系統別・治療手技の展開

感覚器系−外皮／リンパ系／
結合組織（非収縮組織）と筋系／
関節系／神経系／その他の治療手技

【改訂第3版】 竹井 仁・黒澤和生 編集

協同医書出版社

執筆者一覧（五十音順）

- 有川　　功（有川整形外科医院）
- 岩貞　吉寛（国際マッケンジー協会日本支部）
- 小倉　秀子（Kaiser Permanente South San Francisco Medical Center Rehabilitation Services）
- 金子　満寛（訪問看護ステーションほたる）
- 黒澤　和生（国際医療福祉大学大学院医療福祉学研究科保健医療学専攻）
- 小林　孝誌（小林記念病院リハビリテーション科）
- 小牧　順道（元・馬場病院リハビリテーションセンター）
- 齋藤　昭彦（杏林大学大学院保健学研究科保健学専攻）
- 佐藤　友紀（常葉大学健康科学部静岡理学療法学科）
- 鈴木　　勝（千葉メディカルセンターリハビリテーション部）
- 砂川　　勇（滋賀医療技術専門学校）
- 高田　治実（帝京科学大学医療科学部東京理学療法学科）
- 田口　順子（日本フェルデンクライス協会）
- 竹井　　仁（首都大学東京大学院人間健康科学研究科理学療法科学域）
- 辻井洋一郎（日本マイオセラピー協会）
- 東保潤の介（富士温泉病院理学療法科）
- 中山　　孝（東京工科大学医療保健学部理学療法学科）
- 林　　　寛（彦根中央病院リハビリテーション科）
- 藤縄　　理（埼玉県立大学保健医療福祉学研究科）
- 増井　健二（大阪回生病院リハビリテーションセンター）
- 森川　美紀（有川整形外科医院）
- 横山　貴司（相澤病院運動器リハセンター）

手技イラストレーション：古屋直徳

序

　第1版から第2版までの7年間，そして第2版が発行されてからさらに7年間が経過しました．本書が，教科書としても多くの学校で採用され，臨床においても多くの場面で活用されていることには感謝を申し上げたい．

　しかし，現況におきましても，理学療法における各種治療手技の分類としては，依然として特有の治療手技を患者に当てはめる傾向や，他手技を批判する傾向があり，日本の理学療法としてそうした閉鎖的な傾向が強いことは否定できません．そうした側面を改善していくためにも，第3版を出版することとなりました．

　第3版でも，各系に対する治療手技を整理し，患者の状態に応じて治療手技を選択するというコンセプトを前面に押し出すことには変わりはありません．また，本書は，系統別治療手技いわゆる構造的アプローチに重点を置きながらも，機能的アプローチと包括的アプローチ（構造的アプローチ＋機能的アプローチ）の重要性も念頭に置いて構成されており，その方針はこのたびの改訂第3版においても変わるところはありません．

　治療手技は患者の身体状態に合わせて最も効果的な方法が選択されるべきであり，治療手技に患者を当てはめるべきではありません．患者の身体状態，すなわち解剖学的な身体構成要素に対して治療手技は選択されるべきであり，患者の身体状態の変化・回復に合わせて複数の手技を取捨選択していかなければならないということは，この改訂第3版の変わらぬ方針でございます．

　そのため，今回の改訂におきましても，大きな構成方法はそのまま踏襲することになります．ただし，過去2回の改訂を経て，本書の記載内容は確かに充実してはまいりましたが，その分，ボリュームがふくらみ，結果として内容的には詳しくてもポイントを読み取るには複雑すぎたという点もありました．そこで，第3版では思い切って内容をコンパクトにすることといたしました．解剖・生理学的な基礎知識は第1部の総論にまとめ，第2部以降の身体システム（系）では，その手技の効用を理解するために必要な基礎的な知識を最小限にとどめ，手技の紹介もその治療構造の紹介，主要な手技，その臨床適用例というスムーズな流れで分かりやすく整理いたしました．

今回の第3版の改訂の特色は以下の通りです．①各系の正常な解剖・生理学・運動学基礎はすべて第1章でまとめて編者が概説する．②第2版までにあった第2部の各系における正常な解剖・生理学・運動学基礎は第1章に移行する．この①と②によって，各手技における基礎的内容の記述にみられる重複を解消する．③各手技においては，その手技の治療効果を理解するうえで必須となる特異的な病態解剖・生理・運動学的基礎を概説する．④第3章にて，体性機能異常に対する一般的な評価方法を概説する．⑤各手技においては，その手技に特異的な評価方法を概説する．⑥各手技は，学校教育あるいは新人理学療法士が知識・技術として最低限知っておいてもらいたい代表的な手技とする．⑦実際の症例紹介を通して，著者がその手技を使用するに至った流れを把握できるようにする．併せて，「クリニカルリーズニング」についても独立した章を設けて総論的に解説する．⑧イラストの配色を変更して見やすいものとする．

末尾になりますが，本書を通じて種々の治療手技をより多く広く学ぶことで，本書がセラピストの引き出しを増やし，オープンマインドで多種多様な症状や徴候に対して適切な手技を使用できるようになるガイドになれることを願っています．

竹井　仁
首都大学東京大学院
人間健康科学研究科理学療法科学域　教授

黒澤和生
国際医療福祉大学大学院
医療福祉学研究科保健医療学専攻理学療法学分野　教授

目 次

序

第1部 系統別治療手技における評価と治療の原理 ……… 1

第1章 理学療法における構造的アプローチ，機能的アプローチ，包括的アプローチ …… 3
（竹井 仁）

構造的アプローチ　3
機能的アプローチ　4
包括的アプローチ　4
本書の基本的考え方　4

第2章 各系統別解剖・生理・運動学的基礎 …… 7
（竹井 仁）

骨　7
関節　11
結合組織　17
筋　28
神経　38
循環　42

第3章 体性機能障害に対する一般的な評価とその意義 …… 53
（黒澤和生）

問診と病歴　54
理学的検査（客観的評価）　57

第4章 神経筋骨格系障害の病態生理学的治癒過程 …… 65
（黒澤和生）

軟部組織の治癒過程　65
創の治癒過程と痛み・運動　67
筋の傷害と治癒過程　67
muscle guarding（筋ガーディング）と muscle spasm（筋スパズム）　68
神経の傷害　68

第5章 クリニカルリーズニング …… 71
（齋藤昭彦）

はじめに　71
「レシピ」，「マニュアル」の限界　71
クリニカルリーズニングに重要な3要素　71
仮説の形成　71
主観的検査　72
客観的検査　73
後方視的評価　74
予後　74
治療　74
ベストチョイスとベターチョイス　75
今後，セラピストに求められるクリニカルリーズニング　75
おわりに　76

第2部 系統別治療手技の展開 ……… 77

第6章 感覚器系―外皮 ……… 79
（小林孝誌）

■ 触圧覚刺激法 ……… 79
触圧覚刺激法の概念と定義　79
手技に特異的な病態解剖・生理・運動学的基礎　80
治療効果　85
適用と禁忌　86
手技に特異的な評価方法と治療操作部位（触圧覚刺激点）特徴　87
治療手技　90
症例紹介　99

◆治療手技専門コースガイド　101

第7章 リンパ系 ……… 103
（小倉秀子）

■ リンパ系に対する理学療法 ……… 103
■ リンパ系の解剖・生理学的基礎 ……… 103
解剖学　103
■ リンパ性浮腫の理学療法 ……… 106
リンパ性浮腫　106
リンパ性浮腫―理学療法の歴史　106
評価　107
理学療法が禁忌，または医師による診断が必要な疾患　108
理学療法治療　108
おわりに　111

第8章 結合組織（非収縮組織）と筋系 ……… 113

■ 筋膜に対するアプローチの展開 ……… 113
（竹井　仁）
結合組織　113
結合組織の正常機能　113
結合組織の機能異常　114
筋膜の機能異常　116

鑑別診断のポイント　119
筋膜機能異常に対する治療　123
評価　124

■ I. マッスルペインリリーフ（muscle pain relief：MPR）……… 126
（竹井　仁）
基礎理論　126
適用と禁忌　130
評価　130
治療への一般的原則　130
治療の実際　132
治療時の反応　134
ホームプログラム（Home Program）　135
症例紹介　135
おわりに　136

■ II-1. 筋膜リリース（myofascial release：MFR）……… 138
（竹井　仁）
筋膜とは　138
筋膜リリースの概念　139
適用と禁忌　141
評価から治療　142
3 men technique　152
筋膜ストレッチング（myofasial freedom）　153
症例紹介　154
おわりに　157

■ II-2. 小児領域の筋膜リリース（pediatric myofascial release）……… 159
（金子満寛）
脳性麻痺の運動障害の捉え方　159
各状況下における筋・筋膜の変化　159
成長期における骨・筋のアンバランスによる短縮　160
筋緊張，痙縮と拘縮との関係，成人との違いなど　161

■ III. 筋膜マニピュレーション（Fascial Manipulation®）……… 165
（竹井　仁）
筋膜とは　165

- 筋膜マニピュレーションの概念　*165*
- 筋膜の生理学　*168*
- 筋膜の作用　*168*
- 筋膜マニピュレーションの適用と禁忌　*169*
- 筋膜マニピュレーションの実際　*169*
- 全節性協調中心の治療例―矢状面での治療例―　*171*
- おわりに　*176*

■ マッスルエナジーテクニック
（muscle energy technique：MET）......... *177*
（竹井　仁）
- 歴史と起源　*177*
- METで用いられる筋収縮の種類　*177*
- 関節のアライメント修正に用いる筋収縮　*178*
- 筋障壁概念（Muscle barrier concept）　*179*
- 適用と禁忌　*180*
- 評価　*180*
- 治療　*183*
- 各機能異常の詳細な評価から治療への流れ　*184*
- 治療後の機能的運動（functional exercise）　*203*
- 症例紹介　*204*
- おわりに　*204*

■ 軟部組織モビライゼーション
（soft tissue mobilization）.................. *206*
（砂川　勇・竹井　仁）
- 評価　*207*
- 治療　*209*
- まとめ　*223*

■ マイオチューニング・アプローチ *225*
（高田治実）
- 概念と定義　*225*
- 手技に特異的な病態解剖・生理・運動学的基礎　*226*
- 治療効果　*231*
- 適用と禁忌　*233*
- 手技に特有な評価方法　*233*
- 代表的な治療手技　*236*
- 症例紹介　*258*
- おわりに　*260*

■ プレーティング *261*
（横山貴司・東保潤の介）
- 概念と定義　*261*
- 手技に特異的な病態解剖・生理・運動学的基礎　*262*
- 治療効果　*262*
- 適用と禁忌　*264*
- 手技に特異的な評価方法　*265*
- 治療手技：代表的な手技の紹介　*265*
- 症例紹介：評価からその手技を選択した理由，実際の治療，治療結果　*266*

◆治療手技専門コースガイド　*268*

第9章　関節系 *271*

■ 関節モビライゼーション
（Kaltenborn-Evjenth Concept）............ *271*
（林　寛）
- 関節モビライゼーション総論　*271*
- 関節モビライゼーションのための評価　*275*
- 関節モビライゼーション各論　*277*
- おわりに　*296*

■ 関節モビライゼーション
（Maitland Method）......................... *298*
（中山　孝）
- はじめに　*298*
- 治療概念と定義　*298*
- 手技に特異的な病態解剖・生理・運動学的基礎　*300*
- 治療効果　*300*
- 適用と禁忌　*301*
- 手技に特異的な評価方法　*301*
- 治療手技　*302*
- 症例紹介　*302*

■ 関節モビライゼーション／
　マニピュレーション（Paris）……… 309
　（佐藤友紀・増井健二）
　はじめに　309
　概念と定義　309
　手技に特異的な病態解剖・生理・運動学的基礎
　　310
　治療効果：マニピュレーションの効果　312
　適用と禁忌　314
　手技に特異的な評価方法　315
　治療手技：代表的な手技の紹介　319
　症例紹介：評価からその手技を選択した理由，
　　実際の治療，治療結果　321
　おわりに　324

■ マリガンテクニック
　（Mulligan technique）……… 327
　（小牧順道・藤縄　理）
　概念と定義　327
　手技に特異的な病態解剖・生理・運動学的基礎
　　327
　治療効果　328
　適用と禁忌　328
　手技に特異的な評価法　328
　治療手技　329
　症例紹介　331
　おわりに　348

◆治療手技専門コースガイド　349

第10章　神経系 ……… 353

■ 神経系モビライゼーション
　（mobilization of the nervous system）
　……… 353
　（齋藤昭彦）

■ 神経系の解剖・生理学的基礎 ……… 353
　神経系の構造と生理　353
　神経系の機能異常（症状と徴候）　358
　鑑別診断のポイント　360

■ 神経系モビライゼーション ……… 362
　評価　362
　ニューロダイナミック・テスト
　　（neurodynamic test）　362
　治療手技　368

■ マイオセラピー（myotherapy）……… 374
　（辻井洋一郎）

■ マイオセラピーに必要な
　神経科学の基礎知識 ……… 374
　運動単位（motor unit）　374
　脊髄神経の後枝と前枝（posterior & anterior rami
　　of the peripheral nerves）　374
　軸索反射（axon reflex）　375
　後根反射（dorsal root reflex）　375
　ポリモーダル受容器（polymodal receptor）　376
　神経性炎症（neurogenic inflammation）　377
　神経因性疼痛（neuropathic pain）　378
　除神経性（廃用性）超感受性
　　（denervation or disuse supersensitivity）　378
　神経栄養因子（neurotrophic factor）　380
　自律神経系と免疫系
　　（autonomic & immune systems）　380
　硬節（sclerotome）　381

■ マイオセラピー ……… 386
　治療原理　386
　検査　388
　基本的治療手技　391

◆治療手技専門コースガイド　396

第3部 その他の治療手技の紹介 ... 397

第11章 構造的アプローチとの連携 ... 399

■ はじめに ... 399
（黒澤和生）

■ マッケンジー法
（McKenzie Method, Mechanical Diagnosis and Therapy, MDT）... 401
（岩貞吉寛）

  はじめに　401
  前編　マッケンジー法を哲学的に捉える　401
  後編　システムとしてのマッケンジー法　402
  おわりに　410

■ MSIアプローチ
―運動系症候群の評価と治療 ... 412
（鈴木　勝）

  概念と定義　412
  特異的な病態解剖・生理学・運動学的基礎　415
  治療効果　416
  適用と禁忌　417
  MSIアプローチに特異的な評価方法　417
  代表的な治療方法の紹介　423
  症例紹介　427

■ ヤンダアプローチ ... 431
（小倉秀子）

  概念と定義　431
  手技に特異的な病態解剖・生理・運動学的基礎　431
  治療の効果　434
  適用と禁忌　435
  手技に特異的な評価方法　435
  治療手技：代表的な手技の紹介　437
  症例紹介　評価からその手技を選択した理由，実際の治療，治療結果　440

■ フェルデンクライス・メソッド ... 441
（田口順子）

  フェルデンクライス・メソッドの概念　441
  フェルデンクライス・メソッド誕生のきっかけ　441
  フェルデンクライス・メソッドの適用　442
  フェルデンクライス博士について　443
  フェルデンクライス・メソッドの方法　443
  ATMについて　443
  ATM（動きを通しての気づき）開始前のボディスキャニング　446
  機能統合（functional integration）の実際　450
  禁忌　452
  おわりに　452

■ テープ療法 ... 453
（森川美紀・有川　功）

  概念と定義　453
  手技に特異的な病態解剖・生理・運動学的基礎　453
  治療効果　455
  適用と禁忌　459
  手技に特異的な評価方法　462
  治療手技　464
  症例紹介（局所異常調整テープ療法の紹介）　469

■ メディカルトレーニングセラピー
（medical training therapy：MTT）... 480
（竹井　仁）

  トレーニングの科学　480
  柔軟性　484
  Medical Training Therapy（MTT）の実際　486
  プーリーマシンを用いたエクササイズ例　490
  セラバンドを使用したエクササイズ例　491
  おわりに　500

◆治療手技専門コースガイド　501

索引　503

第1部

系統別治療手技における評価と治療の原理

第1章 理学療法における構造的アプローチ，機能的アプローチ，包括的アプローチ

構造的アプローチ

　構造的アプローチは，系統別・治療手技という考え方の根本となるもので，各系（感覚器系，循環系，結合組織，筋系，関節系，神経系，内臓系など）を評価し，診断したうえで最も適する治療手技を選択する方法である．すなわちこの方法は，体性機能異常（筋骨格系およびそれに関連した血管，リンパ，神経系の相互依存的な構成要素の機能異常または機能的変化）に起因する神経学的疾患，整形外科学的疾患，慢性疾患の症状や徴候に対して，その原因を身体の各系別に総合的な評価と鑑別診断と治療とを用いてアプローチする系統別・治療手技といえる．言い換えると，構造的アプローチは疾患を選ぶのではなく，人体構造の原理とその機能異常といった観点から患者の抱える問題を評価し，それに対する治療を行うというものであり，整形外科疾患とか中枢性疾患という枠組みは不要なのである．その意味もあって，本書では徒手療法という用語ではなく，あえて"治療手技"という用語を使用している．

　臨床的視点からの各"系"の分類と，その系（原因）の治療に第一義的に選択される国内外の代表的な治療手技の展開は表1.1に示した通りである．各系の分類については，系統解剖学的な器官系も考慮に入れて編集者が整理したものである．なお，系統解剖学的には，身体の生物学的構成単位は細胞であり，分化した細胞とその産生物質でできた構造物が組織であり，一種あるいは数種の組織からなり，かつ一定の形態と機

表1.1 ● 各系とそれに対する第一義的な代表的治療手技

1. 感覚器系（特に外皮）
   触圧覚刺激法
2. リンパ系
   リンパ系に対する理学療法（lymphatic massage）
3. 結合組織（非収縮組織）と筋系
   マッスルペインリリーフ（Muscle Pain Relief）
   筋膜リリース（myofascial release）
   筋膜マニピュレーション（Fascial Manipulation®）
   マッスルエナジーテクニック（muscle energy technique）
   軟部組織モビライゼーション（soft tissue mobilization）
   マイオチューニング・アプローチ（myotuning approach）
   プレーティング（plating）
4. 関節系
   関節モビライゼーション（joint mobilization）
   　　Kaltenborn，Maitland，Paris
   マリガンテクニック（Mulligan technique）
5. 神経系
   神経系モビライゼーション（mobilization of the nervous system/neural tissue mobilization）
   マイオセラピー（myotherapy）
6. その他
   中枢神経系　　　頭蓋仙骨療法（craniosacral therapy）
   内臓系　　　　　筋膜マニピュレーション（Fascial Manipulation®）
   エネルギー系　　鍼（acupuncture），ゼロバランス（zero balancing）
   感情／精神ストレス　体性感情リリース（SomatoEmotinal release）

能を備えた体部を器官といい，多数の器官が集まって一定の連結をなし，生活機能の一部分を営むものを器官系という．結合組織は系統解剖学的な器官系ではないが，本書では治療における臨床的視点からみて，系と同様に位置づけている．また，感覚器系に分類した触圧覚刺激法は，筋あるいは筋膜に生じた機能異常に対して用いるため，筋系あるいは結合組織に属するべきかもしれない．しかし，今回は皮膚への刺激方法を理解すること，あるいは感覚器の解剖学的な構造を理解することを目的として，あえて感覚器系に分類してある．マイオセラピーに関しても，刺激は筋系に対するものだが，作用を及ぼす組織が神経ということで神経系に分類してある．

機能的アプローチ

医学的リハビリテーションにおいては機能的な維持・改善・増強を主眼としたアプローチが主流であり，理学療法では運動機能に焦点を置き，作業療法では感覚と運動機能に，言語療法では言語と摂食・嚥下機能に，心理療法では心理と感情機能に，認知療法では知的機能に焦点を当てるというように，それぞれの専門領域に応じた手技を駆使することによって治療が行われる．すなわち機能を重視したアプローチが「機能的アプローチ」であるといえる．

理学療法における機能的アプローチは，初期の伝統的理学療法（自動的・他動的関節可動域運動や運動療法，歩行練習，漸増的抵抗運動，電気療法など）と，その後の神経学的な抑制と促通の理論からなる方法（RoodやBobath，Knott，Brunnstromら）が含まれる．

包括的アプローチ

機能的アプローチにおける患者の機能は，患者の構造的可能性によって高められる．例えば理学療法と作業療法においては，運動機能のなかに可動性や柔軟性，筋力，持久力，バランス，協調性，固有感覚などが含まれるが，構造的アプローチが各系に対してより的確に実施されていれば，機能的アプローチとして利用される治療方法もこれらの運動機能のどれに"よりいっそう"焦点を絞ればよいかという特異性が明確になる．大切なのは，構造的アプローチ次第で機能的アプローチにおける患者の機能改善の可能性は変わるということである．

必要な構造的アプローチを伴わない機能的アプローチ，あるいは構造的アプローチだけで機能的アプローチを伴わなければ，包括的アプローチとしての最善の機能正常化は達成できない．我々にとっては，構造的アプローチと機能的アプローチの両方を用いて治療能率を改善することが重要であり，機能改善の可能性は，構造的な神経筋骨格系が回復する可能性をいかに利用できるかにかかっている．我々は構造的アプローチを用いて患者の構造的問題を治療し，それ相応に機能的アプローチを加味していけばよいのである．

言い換えれば，包括的アプローチとは構造的アプローチ（＝可能性［潜在性］への到達）に，機能的アプローチ（＝可能性［潜在性］の維持・増進）を加味した考え方といえる．つまり，これら三者の関係は次のように図式化して理解できる．

包括的アプローチ＝
　　系統別・治療手技すなわち構造的アプローチ
　　　　　　　　　＋
　　機能的アプローチ

Ⅳ．本書の基本的考え方

上記のように，理学療法が最も十全な形で実施される形態は，包括的アプローチと呼べるものであることは理解していただけると思われるが，本書の刊行に際しては，治療手技を包括的アプローチとして統合して捉える大きな視野を今後の課題として意識しつつ，構造的アプローチに焦点を絞って構成を行った．

第1部の「系統別治療手技における評価と治療の原理」では，理学療法臨床において患者の訴える症状と人体の構造的な理解，そして治療手技の三者を結びつけていくための考え方について述べ，さらに第2部「系統別治療手技の展開」では各系に対する基礎・評価・治療を解説している．これらを通して，読者には治療手技を患者に当てはめるのではなく，患者の各系の身体状態を評価したうえで第一義的な治療手技を取捨選択する道筋を理解していただきたい．

ただし現実に遭遇する患者の大半は，各系の中で一つだけが機能異常をきたしていることは稀であり，実際には各系が入り交じった状態であることはいうまでもない．ただ，そこで悩み，先に進めなくなるのでは

なく，一つ一つ丁寧に評価を進めること，つまりclinical reasoningを行うことで，問題点がはっきりしてくるはずである．もちろん，用いる治療手技も第一義的な手技一つのみではなく，いくつか組み合わせて実施することもあり，患者の身体状態が変化するのに従って，用いる手技が変化するのは当然のことである．常に一対一で解決できることのほうがむしろ少なく，それがゆえに，様々な治療手技を広く知ることの意義があるのである．

様々な視点・系から患者を評価し，治療する技術を身につけることで，患者の治療効果は変わるはずである．構造的アプローチなくして機能的アプローチなく，どちらが欠けても包括的アプローチにはならないのである．

（竹井　仁）

第2章 各系統別解剖・生理・運動学的基礎

　身体の生物学的最小構成単位は細胞であり，細胞は組織を，組織は器官を，器官は器官系をなす（表2.1）．運動器とは通常は，骨・軟骨・関節・靱帯・腱・筋膜・筋などの運動に直接関与するものをさすが，実際には全身の器官系が直接，間接に関与する．

骨

　骨は集まって骨格を作り，関節とともに受動運動器を構成する．これは能動運動器である筋によって動かされる．骨の機能には，この受動運動機能を含めて5つある（表2.2）．

1. 骨の数と種類

　人体の骨格は，206個あまりの骨からなる．人体の骨格は中軸性骨格と付属性骨格に分けられる．頭を含む体幹にある中軸性骨格は，頭蓋23個，椎骨26個，胸郭25個からなり，四肢にある付属性骨格は，肩甲骨2個と鎖骨2個を含む上肢64個，寛骨2個を含む下肢62個および耳小骨6個からなる．この数は年齢や個人の骨の癒合状態により異なる[1,2]．骨はその形状によって，長骨，短骨，扁平骨，不規則骨，種子骨，含気骨（表2.3）に分類される（図2.1）．

表2.1● 構造分類

1. 細胞：身体の生物学的最小構成単位
2. 組織：分化（分業的特殊化）した細胞とその産生物質でできた構造物
①上皮組織：皮膚，粘膜，漿膜などの生体の内外面を被う膜様組織
②支持組織：結合組織，軟骨組織，骨組織，血液およびリンパ
③筋組織：骨格筋，心筋，平滑筋
④神経組織：神経細胞体，軸索，ニューロン，神経膠
3. 器官：一種あるいは数種の組織からなり，かつ一定の形態と機能を備えた体部
4. 器官系：多数の器官が集まって一定の連結をなし，生活機能の一部分を営むもの
①外皮系：皮膚，付属構造（毛髪や爪）
②骨格系：骨，軟骨
③関節系：関節，付随する靱帯
④筋　系：筋肉
⑤脈管系：循環（血管）系，リンパ系
⑥神経系：中枢神経系，末梢神経系，感覚器
⑦内臓系：消化器系，呼吸器系，泌尿器系，生殖器系，内分泌器系

表2.2● 骨の機能

1. 受動運動機能：能動運動器である筋によって動かされる
2. 支柱機能：身体の内部の支柱として形を保持
3. 保護機能：内臓器を納める胸郭や骨盤，脳を納める頭蓋骨
4. 無機塩類の貯蔵機能：カルシウム，リン，マグネシウムなど
5. 造血機能：赤色骨髄は，赤血球，一部のリンパ球，顆粒球，血小板を生じる

表2.3 ● 骨の分類

1. 長骨：管状で縦に長い骨で，両端には膨らんだ骨端がある
    特徴：一般に筋によってテコとして動き，主に身体の支持，移動や運動に役立つ
    例：上腕骨，橈骨，尺骨，大腿骨，脛骨，腓骨，手足の指骨
2. 短骨：立方形ないし積木状の短い骨
    特徴：一般に数個が集まり，運動は限られるが強くかつ弾性をもつ骨格を作る
    例：手根骨，足根骨
3. 扁平骨：やや湾曲した扁平な骨
    特徴：内腔を囲み保護するとともに，その広い表面は筋の付着面にもなる
    例：頭蓋骨，胸骨，肋骨，肩甲骨，寛骨
4. 種子骨：腱が四肢の長骨の端を横切るところにある小さな骨で数は人によって異なる
    特徴：腱を過剰な摩耗から守り，腱が付着部に向かう際にしばしばその角度を変える
    例：膝蓋骨
5. 不規則骨：上記のどの範疇にも入らない骨
    特徴：機能に関連して不規則な特有の形状をもつ
    例：椎骨，顔面頭蓋の多くの骨
6. 含気骨：一般に頭蓋の骨にみられ，骨質の内部に大きな空洞をもつ
    特徴：重量を軽減するため，空気が入る空洞があり，内面は粘膜で被われている
    例：篩骨，蝶形骨，上顎骨

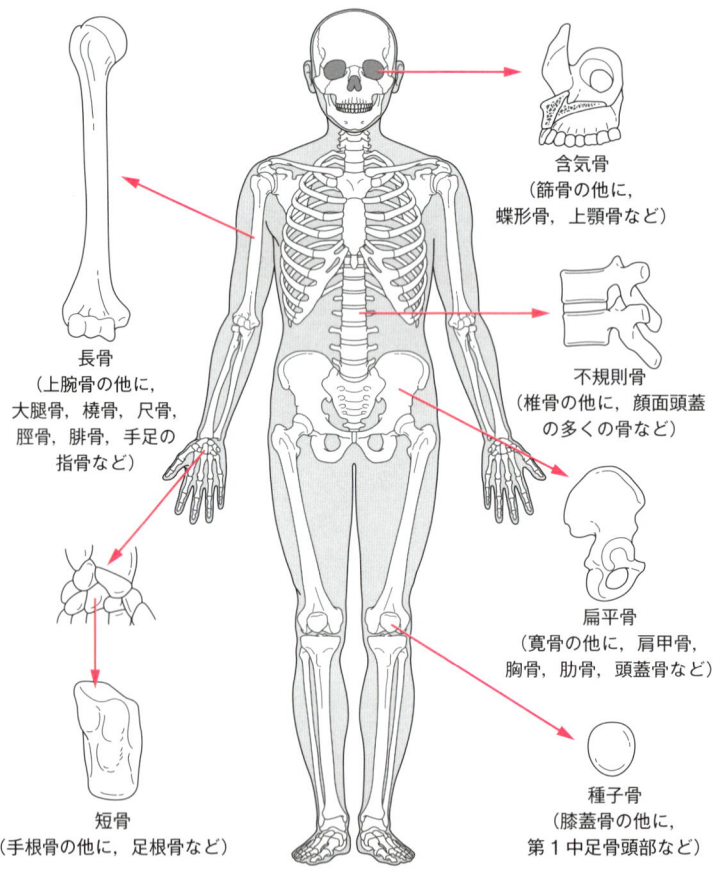

図2.1 ● 骨の種類[1]

2. 骨の基本構造

1) 骨の形態

骨は，骨膜，骨質，骨髄，関節軟骨の4つの組織からなる（図2.2a, b）．長骨の両端を骨端，太くなっている中央部を骨幹，骨幹から骨端に移行する部分を骨幹端という．骨は外層から骨膜，緻密質，海綿質からなり，骨幹部では中央に骨髄腔がある．これに血管，神経，リンパ管が加わる．

長骨は表面から見ると緻密質でできているように見えるが，骨端の内部は海綿質になっていて骨髄を有する．短骨と不規則骨の緻密質は長骨よりも薄く，明瞭な境界なしに海綿質に移行する．扁平骨は2層の硬い緻密質に挟まれて，薄い海綿質が存在する．緻密質はきわめて硬く，多数の同心円状の層板構造からなる．

2) 骨の血管と神経

緻密質の多数の同心円状の層板構造の中心に，ハバース管が骨の長軸方向に縦走し，これらを連絡するフォルクマン管が横走する（図2.2c）．管中には血管，神経，リンパ管が走行する．ハバース管を中心とする層板構造を緻密質の1つの単位として骨単位という．動脈は骨膜から骨に入る．骨膜動脈は緻密質に多数の点で進入し，血液を送り骨に栄養を供給する．骨の中心では，1本の栄養動脈が緻密質を斜めに貫いて，海綿質と骨髄に血液を送る（図2.2b）．フォルクマン管は骨膜動脈と栄養動脈の血液供給路を互いにつないでいる．骨幹端動脈と骨端動脈は，骨の両端に血液を送る（図2.2c）．静脈は動脈に伴って走るが，栄養動脈にはしばしば2本の静脈が伴行する．静脈は関節端近くの孔を通って出て行く．赤色骨髄を含む骨には，多数の太い静脈がある．

神経は血管に伴って骨に分布する．骨膜には感覚神経が豊富で，その一部は痛みを伝達する．これらの神経は，とりわけ外傷や張力に敏感で，骨に打撃を受けると痛みが生じる．骨の内部では，血管運動神経が血管の収縮と拡張を行う[1,2]．

3. 骨代謝

ヒトの一生における骨代謝は，骨の形が決定する胎

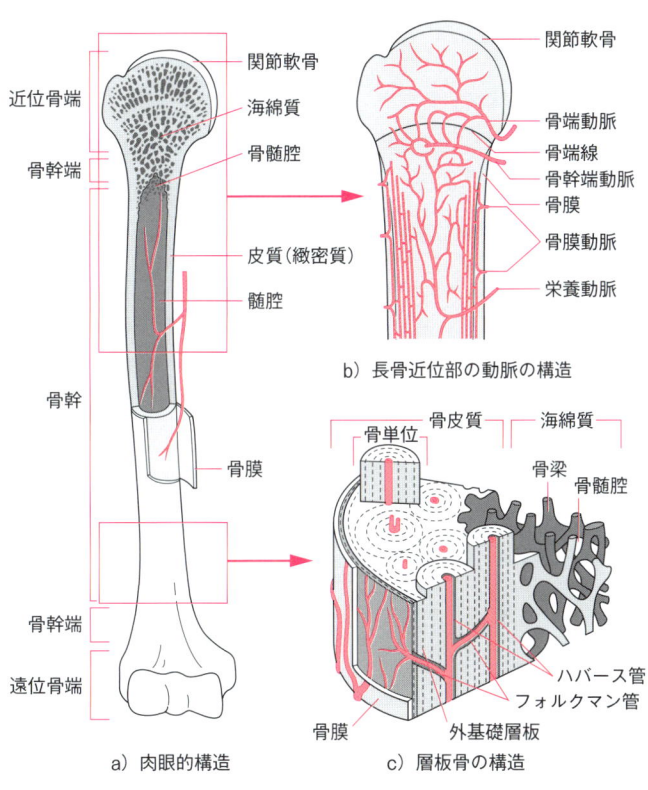

a）肉眼的構造　　b）長骨近位部の動脈の構造　　c）層板骨の構造

図2.2 ● 長骨の構造[1]

生期，出生から成人までの過程で骨が大きくかつ強固になる成長期，20〜50歳頃までの骨の質と量が一定に保たれる維持期，50歳以降の骨が減少する後退期に分かれる[3]．

成熟過程から分類すると，胎生期に軟骨で形成され成長に伴い化骨が進む軟骨性骨（軟骨性硬骨）と，軟骨を形成せず，膜質の組織内で成熟する膜性骨（膜骨）に分けられる．一般に長管骨は軟骨性骨に属し，扁平骨は膜性骨に分類される．四肢の長管骨は出生時，膝を除く骨端は軟骨でできている．その後時間をかけて石灰化が進み，硬骨となる．この変化を化骨と呼ぶが，この過程は骨ごとに一定の規則性があり，この対応を年齢ごとに標準化したものが骨年齢である．新生児期におけるX線像では骨幹のみ確認される．化骨の中心となる部分が骨核であり，骨核は融合し成熟した骨となるが，融合した痕が骨端線瘢痕である[4]．

手根骨で最初に化骨するのは有頭骨であり，最後に化骨するのは豆状骨である．手根骨は，12〜13歳で全部が出現し，足根骨は3〜4歳で全部が出現する．骨結合に関しては，肩甲骨が19〜25歳，鎖骨が20〜25歳，寛骨（腸骨・坐骨・恥骨）が20歳，大腿骨頸部が17〜19歳である．頭蓋骨も出生時化骨が不十分なため，骨の縫合の間に泉門が形成されている．大泉門は1歳頃までに閉じる[4,5]．

骨は，成長後もその形態や大きさを維持するため，形成，吸収，再形成の新陳代謝を繰り返している．これを骨改変（リモデリング）といい，①破骨細胞による骨の解体，②骨芽細胞による骨の建設，③骨細胞による骨の保守の役割分担で行われている[3]．

骨の成長に重要な役割を果たすホルモンには，①成長ホルモン（growth hormone：GH），②副甲状腺ホルモン（parathyroid hormone：PTH），③カルシトニン，がある．成長ホルモンは，脳下垂体から分泌され，骨に対する作用としては，骨端成長板の軟骨細胞の増殖を促して骨の長径を伸ばす．副甲状腺ホルモンは，甲状腺の付近にある副甲状腺から分泌され，破骨細胞を活性化し骨吸収を促進することで血中のカルシウムを上昇させる働きをもつ．また，腎臓において活性化ビタミンDの合成を促進し，活性化ビタミンDは腸管からのカルシウム吸収を促進させる．カルシトニンは，副甲状腺ホルモンと反対の作用を示し，破骨細胞の働きを抑え，骨吸収を抑制し，結果として骨の形成の促進につながる[3]．

骨形成に必要なビタミンには，①ビタミンD，②ビタミンK，③ビタミンC，④ビタミンAがある．ビタミンDは脂溶性ビタミンの1つで，その作用は小腸からのカルシウムの吸収と骨へのカルシウムの取り込みである．腎臓で産生された活性型ビタミンDは，体内におけるカルシウムやリンの恒常性維持，骨代謝調節に大きな役割を担う．ビタミンKは，緑黄色野菜などに含まれるフィロキノンという形で含まれている．ビタミンKは，骨芽細胞が産生するオステオカルシンという物質を促進，骨形成を促す．ビタミンCは，コラーゲンを合成する酵素の補因子である．骨に存在するコラーゲン線維は高い強度をもっており，このコラーゲンの合成にビタミンCは不可欠である．ビタミンAは脂溶性ビタミンであり，破骨細胞を活性化する．したがって，慢性的なビタミンAの過剰摂取は骨密度の減少につながる[3]．

4．骨へのストレス

骨へは，外的な負荷や筋自体による内的な負荷など，様々な方向からのストレスがかかる（図2.3）[6]．長骨の海綿質の骨梁は，骨端に加わる負荷や張力に対応するような走行配列をとり，力学的に優れた適応構築を示す（図2.4）[7]．しかしながら，図2.3のc，d，eのようなストレスに対する抵抗力は少ない．短骨と不規則骨も，軽量ではあるが，長骨と同様に骨梁は力学的に強固な配列を示す．扁平骨の海綿質は，骨の軽量化とともに力学的に緩衝作用をもつ．

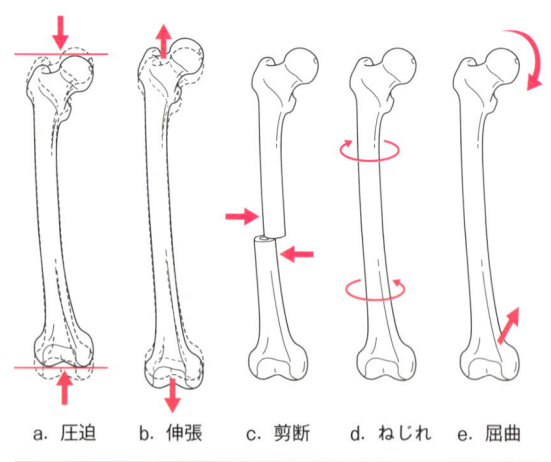

a．圧迫　b．伸張　c．剪断　d．ねじれ　e．屈曲

図2.3●骨へのストレス[6]

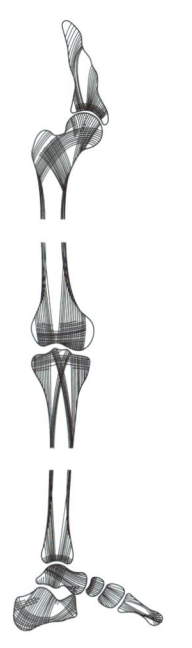

図2.4●骨梁の構築[7]

関節

関節とは，骨と骨とを可動的に結合させる部分をいう．関節には，①動き（可動性），②靱帯，関節包などの静的安定機構（その組織が受動的に働くことにより関節が安定化される機構），③筋による動的安定機構（筋の能動的な収縮により関節が安定化される機構），④関節内部にある感覚受容器の働きなどがある[1-3]．

1. 不動結合

不動結合は，可動性のほとんどみられない不動性の関節である[1,2]．関節包はもたず，関節腔は軟骨や結合組織などで埋まっている．両骨を結合する組織によって，線維性連結・軟骨性連結・骨性連結の3種類に分けられる（図2.5）．

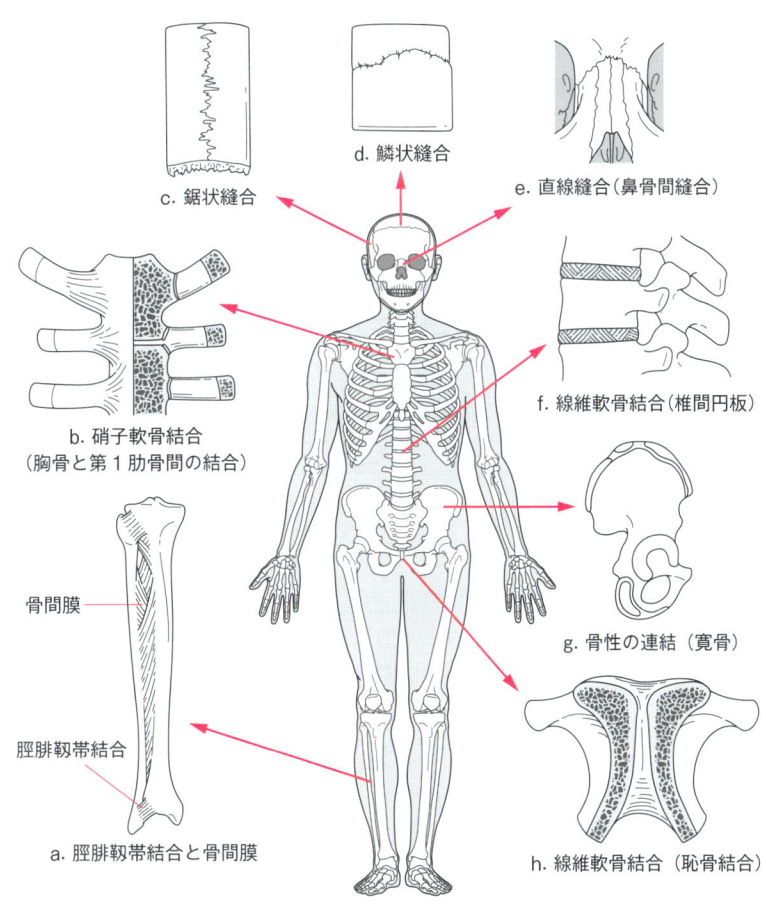

図2.5●不動結合の分類[1]

a. 脛腓靱帯結合と骨間膜　b. 硝子軟骨結合（胸骨と第1肋骨間の結合）　c. 鋸状縫合　d. 鱗状縫合　e. 直線縫合（鼻骨間縫合）　f. 線維軟骨結合（椎間円板）　g. 骨性の連結（寛骨）　h. 線維軟骨結合（恥骨結合）

1) 線維性の連結（靱帯結合・縫合）

線維性結合組織が索状を呈する場合は骨間靱帯（例：前・後脛腓靱帯による脛腓靱帯結合）といい，広い膜状を呈するときは骨間膜（例：下腿や前腕）という．

縫合は頭蓋骨間にみられ，わずかな結合組織により線状に連結している．縫合の形によって鋸状縫合，鱗状縫合，直線縫合に分類できる．

2) 軟骨性の連結

硝子軟骨結合（例：胸骨と第1肋骨間の結合，頭蓋底における骨の連結など）と線維軟骨結合（例：椎間円板や恥骨結合）に分類される．

3) 骨性の連結

最も強固な連結で，成長終了後の腸骨・坐骨・恥骨からなる寛骨や長骨の骨端と骨幹を結合している．

2. 可動結合（滑膜関節）

可動結合は，全身のほとんどの骨の連結様式で，滑膜関節である[1,2]．滑膜関節以外では，肩甲骨と胸郭間の筋連結や，遠位靱帯関節の靱帯結合なども可動性を有する．

1) 関節面

関節とは，結合する2つまたはそれ以上の骨の骨端間に一定の間隙が存在して，完全に分離し，両者が可動的に結合したものである．骨端の表面は，1～5mm程度の平滑な硝子軟骨性の関節軟骨で被われる．

対向する関節面は一方が凸面の関節頭となり，他方はそれに対応した凹面の関節窩となるのが一般的な関節面である（図2.6）．各関節の凹凸の形状を表2.4に示す．

関節の構成運動（自動運動に伴って起こる関節包内運動をいい，滑り，転がり，軸回旋の組み合わせで生じる生理的な運動をいう）における滑りの方向は，関節面の形状によって決まり，この法則を凹凸の法則concave-convex ruleと呼ぶ．運動軸に異常がない場合，運動する関節面が凸の場合，滑りは骨の角運動と反対の方向に生じる．一方，運動する関節面が凹の場合，滑りは骨の角運動と同じ方向に生じる（図2.7）．

2) 関節の種類

関節の種類は，軸，自由度，関節面の形状などいろいろな観点から分類できる（図2.8，表2.5）．

(1) 軸による分類

1軸性，2軸性，多軸性に分類できる．2軸性関節は，2つの軸を組み合わせることで分回し運動が可能となる．

(2) 自由度による分類

両関節体の可動性によって，運動自由度が1度，2度，3度に分類できる．

(3) 関節体の数による分類

関節包に包まれた関節体が2個のものを単関節，関節包の中に3個以上の関節体があるものを複関節（例：肘関節）という．

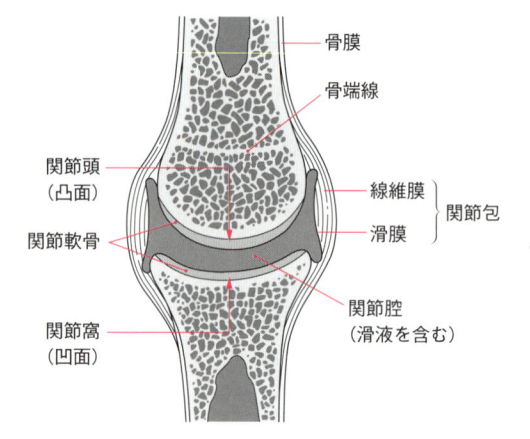

図2.6 ● 滑膜関節の構造[1]

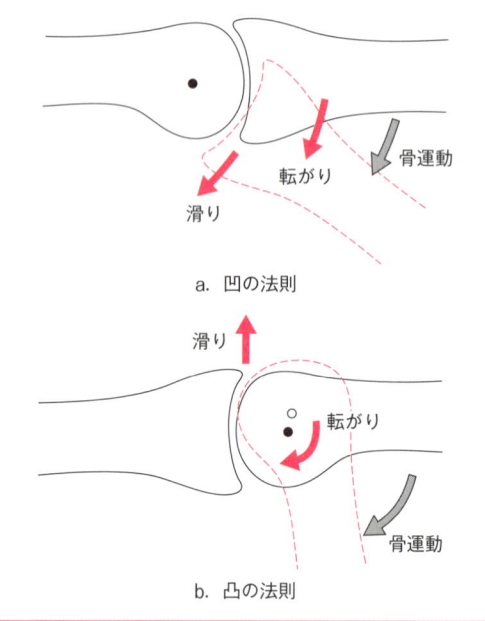

図2.7 ● 凹の法則と凸の法則[1]

表2.4●各関節の凹凸の形状

関節	形状
脊柱・骨盤帯	
環椎後頭関節（O/C 1）	後頭顆：凸，環椎上関節窩：凹
環軸関節（C 1/2）外側	環椎下関節窩：凸/凹，軸椎上関節面：凸
正中	環椎歯突起窩：凹，軸椎前関節面：凸
下部頸椎椎間関節（C3-T2)*1	上関節面：凸，下関節面：凹
胸椎椎間関節	上関節面：凸，下関節面：凹
腰椎椎間関節	上関節面：凹，下関節面：凸
仙腸関節（一部靱帯結合）	仙骨耳状面：凹，腸骨耳状面：凸　一部逆
肩甲帯・上肢	
肩甲上腕関節	肩甲関節窩：凹，上腕骨頭：凸
胸鎖関節（鞍）[挙上・下制]	胸骨：凹，鎖骨：凸
[前方突出・後退]	胸骨：凸，鎖骨：凹
肩鎖関節	肩峰：凹，鎖骨：凸
腕尺関節 [屈曲・伸展]	上腕骨滑車：凸，滑車切痕：凹
[外転・内転]*2	上腕骨滑車：凹，滑車切痕：凸
腕橈関節	上腕骨小頭：凸，橈骨頭：凹
上（近位）橈尺関節	橈骨頭関節環状面：凸，尺骨橈骨切痕：凹
下（遠位）橈尺関節	橈骨尺骨切痕：凹，尺骨頭関節環状面：凸
橈骨手根関節	橈骨：凹，近位手根列：凸
手根中央関節 [掌屈・背屈・橈屈・尺屈]	舟状骨：凸，大・小菱形骨：凹
	舟状・月状・三角骨：凹，有頭・有鈎骨：凸
第1手根中手関節（鞍）[橈側・尺側]	大菱形骨：凹，第1中手骨底：凸
[背側・掌側]	大菱形骨：凸，第1中手骨底：凹
第2〜5手根中手関節	手根骨：凸，中手骨底：凹
中手指節関節	中手骨頭：凸，基節骨底：凹
指節間関節	近位の指節骨頭：凸，遠位の指節骨底：凹
下肢	
股関節	寛骨臼：凹，大腿骨頭：凸
脛骨大腿関節	大腿骨：凸，脛骨：凹
膝蓋大腿関節	膝蓋骨：凸，大腿骨：凹
近位脛腓関節	脛骨の腓骨関節面：凸，腓骨頭関節面：凹
遠位脛腓靱帯結合	脛骨腓骨切痕：凹，腓骨下端：凸
距腿関節 [背屈・底屈]	脛骨・腓骨：凹，距骨：凸
[内転・外転]*2	脛骨・腓骨：凸，距骨：凹
距骨下関節	距骨：後関節面−凹，前・中関節面−凸
	踵骨：後関節面−凸，前・中関節面−凹
距舟関節	距骨：凸，舟状骨：凹
踵立方関節（鞍）[背屈・底屈]	踵骨：凹，立方骨：凸
[回内・回外]	踵骨：凸，立方骨：凹
楔舟関節（平面関節に近い）	舟状骨：凸，内側・中間・外側楔状骨：凹
足根中足関節	足根骨：凸，中足骨底：凹
中足趾節関節	中足骨頭：凸，基節骨底：凹
趾節間関節	近位趾節骨頭：凸，遠位趾節骨底：凹

*1：上部胸椎（T1, 2）は下部頸椎と形状が類似していて頸椎の運動（屈曲・伸展，側屈/回旋）に関与するので，関節運動学上T2までを下部頸椎と同様に扱うことがある
*2：随意運動ではなく，屈曲・伸展に伴う構成運動として生じる

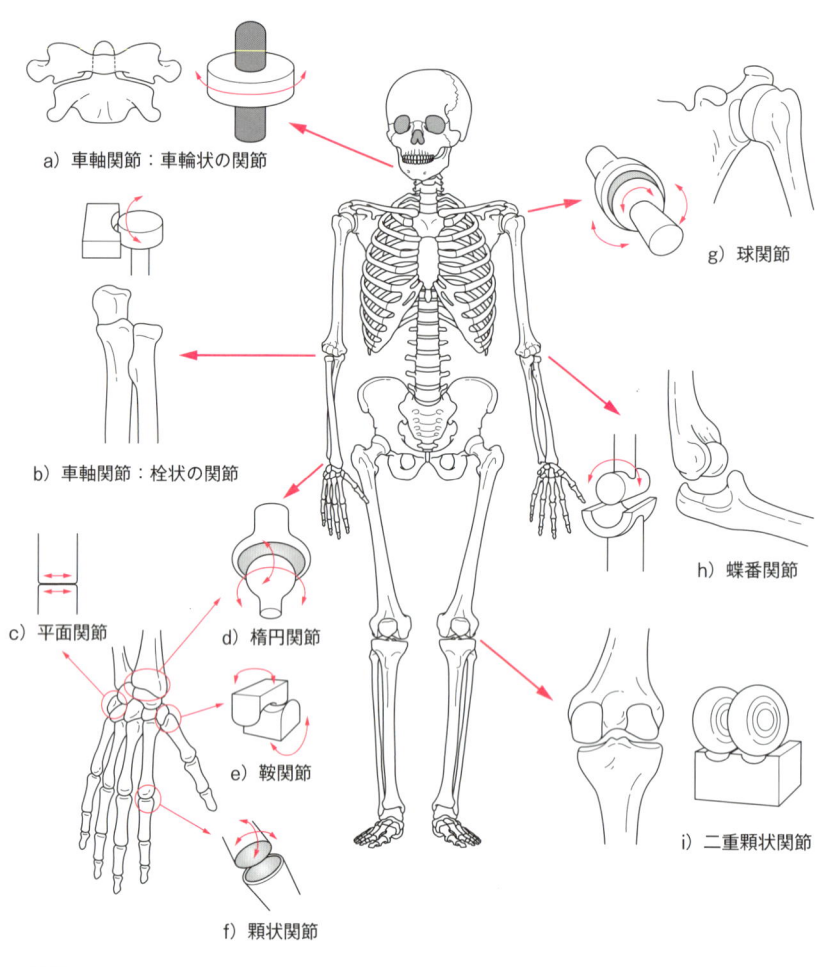

図2.8●関節面の形状による分類[1]

表2.5●関節面の形状による分類

形状	軸	例
蝶番関節	1軸性	指節間関節
らせん関節	1軸性	腕尺関節，距腿関節
車軸関節	1軸性	栓状（上橈尺関節），車輪状（正中環軸関節，下橈尺関節）
顆状関節	2軸性	中手指節関節（母指中手指節関節は蝶番関節様），中足指節関節，顎関節，膝関節の二重顆状関節
楕円関節	2軸性	橈骨手根関節，環椎後頭関節
鞍関節	2軸性	母指手根中手関節，胸鎖関節，踵立方関節（不完全な鞍関節）
平面関節	多軸性	外側環軸関節，肋骨頭関節，肋横突関節，胸肋関節，椎間関節，肩鎖関節，手根骨近位列の関節，手根骨遠位列の関節，母指以外の手根中手関節，膝蓋大腿関節，脛腓関節，距骨と舟状骨の関節を除いた足根間関節
半関節	多軸性	仙腸関節
球関節	多軸性	肩関節，腕橈関節 有頭骨・有鈎骨と舟状骨・月状骨との関節も一種の球関節
臼状関節	多軸性	股関節

(4) 関節面の形状による分類

■ a. 蝶番関節
蝶番関節は軸が横方向にあり，凹面関節体と凸面関節体とからなる．しばしば凹面関節体には稜状の隆起がみられ，この隆起は凸面関節体の溝にはまり込む．

■ b. 車軸関節
車軸関節は凸面をなす円柱状の関節体とそれに適応した凹面の関節体がある．栓状の関節では円柱状の関節体は凹面の関節体の中で回転する．これに対し車輪状の関節では凹面の関節体が凸面の関節体の周りを動く．

■ c. 顆状関節／楕円関節
顆状関節は球関節に似るが，靱帯と筋の抑制により回旋運動が困難なため2軸性である．楕円関節は卵円形の関節面あるいは顆が，楕円形の関節窩におさまり，多軸性だが主軸は2つである．複合運動として回旋が可能である．

■ d. 鞍関節
鞍関節は2つの鞍状の関節体からなり，どちらの関節体にも凹面と凸面をなす湾曲がみられる．この関節は多軸性ではあるが主軸は2つである．

■ e. 平面関節
2つの並行する平面，または一方がわずかに凸弯し他方が凹弯する面で作られ，滑り運動が可能である．両者の運動は関節周囲の靱帯や骨の突起で制約される．

■ f. 球（臼状）関節
球関節は多軸性で，関節窩と関節頭をもっている．球関節の1異型に臼状関節があり，この関節では関節窩が関節頭の赤道を越えてすっぽりはまっている．

3) 関節軟骨

関節軟骨は，長骨の近位と遠位の末梢部を被う一種の結合組織である．関節軟骨はその中央部ほど厚い．極端に厚いのは膝蓋骨の関節面で6mmである．関節軟骨の栄養は，滑液と滑膜の毛細血管からの拡散によって行われる．

関節軟骨は硝子軟骨として知られている．関節軟骨の周辺部は滑膜でカバーされる．硝子軟骨は，軟骨細胞からなり，軟骨細胞はプロテオグリカンやⅡ型コラーゲンの2つの細胞外成分（基質）を合成する機能をもつ．関節軟骨のユニークな機械的機能は，これらの2つの構成要素に由来する[8]．

関節面相互の接合は完全には一致しない．可動関節における相互の関節面は非対称なので，もし恒常的な衝突が生じると，摩耗や裂離を引き起こすかもしれない．それを防ぐためのいくつかの戦略として，関節の不一致を改善するために半月が進化した．もう一つの戦略として，関節軟骨の変形を可能にしている弾力性がある硝子軟骨が，関節との接触圧力を減らしている．圧縮においては，軟骨は半月の2倍固いのに対して，張力においては半月が軟骨の10倍固い．また，滑液の存在が，骨の接触を最小限に抑え，骨の摩耗を防ぎ，関節の機能を永続的に保たせている．2つの関節面相互の摩擦係数は，氷上のアイススケートの摩擦係数（0.02以下）よりも少ない．関節軟骨はショックアブソーバーの働きに加え，負荷を拡散させる機能ももつ．つまり，隣接した軟骨下骨層は衝突の影響を吸収するのに役立つけれども，軟骨が変形することで関節との接触面積を増やし，負荷を軽減させる役割をもつ[8]．

通常，軟骨へそして軟骨からの流体の正味の流れは，滑膜関節の通常の荷重機能によって誘発される．荷重のかかっている間，上にある体重と床からの反力が関節の相互の面で衝突する．外圧力が細胞外マトリックス内に含まれる流体の内圧を上回るならば，流体は外へ流れる．このように水は，荷重で関節への圧縮が生じているときは，集中勾配に抗して関節軟骨の表面を越えて，細胞外マトリックスから滑液の方向へ押し出される．流体のこの分離は，滑液の容量を増やして，軟骨と軟骨の接触を最小にする．これにより，くさび形の流体が接点（流体潤滑）の間に挿入されることになり，骨関節の摩耗を最小にする．この荷重がなくなれば，流体の流れは逆になり，平衡が復旧する．例えば，遊脚期の膝関節には負荷はかからないので，水は細胞外マトリックス内のプロテオグリカン高分子へと戻っていく[8]．

流体運動は関節への潤滑油の役目と，軟骨細胞への栄養補給，軟骨への負荷に対する3つの機能をもつ．断続的なリラクセーションがなく，長期間軟骨に負荷が加わると，関節軟骨への栄養補給は減少する．滑膜関節を長期に動かさなかった場合は，滑液の停滞，栄養の減少，関節軟骨の不使用による萎縮に至る[8]．つまり，ギプス固定時にも，等尺性収縮を実施することで，わずかでも関節面相互を動かす運動は重要となる．

4）関節包

関節を作る骨の骨膜は互いに連続して関節包となる．関節包は関節腔を包む強靭な袋で，外側の線維膜と内側の滑膜からなる．関節包は緊張または弛緩することができ，軟骨に被われた面の近くに固着している．線維膜はコラーゲン線維からなり，強固な支持力によって脱臼を防止している[1,2]．

関節包の再内膜層は，滑膜と呼ばれる結合組織で滑液が連絡する．滑膜は可動関節の関節腔を囲む．滑膜は，表層の滑膜細胞と，エラスチン線維，血管，神経が含まれる内膜層からなる．内膜層の細胞には，2つの種類がある．A型細胞は非常に多く，貪食細胞の特徴をもち，活発に食菌する．もう一つはB型細胞で，ここから分泌されるムコ多糖類のヒアルロン酸の生産は，滑膜の主要な機能である[8]．滑膜には，しばしば関節腔内に滑膜ヒダと滑膜絨毛がみられる．滑膜表面の無数の滑膜絨毛の莫大な表面積は人間の膝関節において100平方メートルにも達する．

滑液内の代謝産物としての老廃物は毛細血管やリンパ管を通って排泄されるが，関節腔は栄養物も取り入れるための共同スペースでもある．さらに滑膜は，関節が全範囲を動く際にそれに適応する弾力性が十分になければならず，関節の伸縮に応じた動きが必要である．単純な車軸関節より多い他の関節の形態では，関節相互の向かい合う面の小さい面積の側は，関節面積の大きい側を滑ったり越えるような動きが必要である．対面する軟骨どうしの接触がない場合は，一時的に滑膜によってカバーされる．関節での関節軟骨の動きに応じ，弾力性がある滑膜は伸張されるが，骨が元の位置に戻る際には，滑膜も本来の大きさと位置に戻る．関節軟骨が元の位置に戻るときに，安全な位置に簡単に戻れるように滑液が作用する．このシステムが失敗すると，毛細血管を豊富に有する滑膜組織では関節血症が繰り返され，関節に悪影響を及ぼす．滑膜と半月や脂肪パッドのような他の構造物は，滑液が関節全体に均等に広がることを助け，滑液量を調整する．滑膜炎は，滑膜の炎症が原因である．関節リウマチは滑膜の疾患であり，関節滑膜の炎症は二次的に骨関節炎を生じる[8]．

5）関節腔

関節腔は，滑液で満たされた閉鎖された領域である．滑液は，淡黄色，透明で粘稠性が高い．滑液は関節の運動を円滑にする．滑液の粘度はヒアルロン酸の含量によるが，温度が低いほど滑液は粘稠となり動きが悪くなる．滑液内の代謝産物としての老廃物は，毛細血管やリンパ管を通って排泄される[1,2]．

ヒアルロン酸は，蛋白質の大きい複合体で，生化学的にグリコサミノグリカンと呼ばれる酸性ムコ多糖類に分類される炭水化物である．ヒアルロン酸はムチンとして知られており，粘着性のあるゲルのような特徴をもつ[8]．滑液がもつ油をさすような特徴は，ヒアルロン酸のシキソトロピー（揺変性）にある．シキソトロピーは，特定のゲルの可逆性な性質である．例えば，カンに入ったペンキをかき回しても，かき回すのをやめると元の状態に戻る．滑液は粘稠性と弾力性の両方の特徴をもつが，関節がゆっくり動くような剪断率が低い場合には粘稠性が増し，関節が速く動くような剪断率が高い場合には粘稠性が低下する．動きに応じて関節の潤滑性を変化させるヒアルロン酸がもつシキソトロピーな性状は，高い分子量とそのランダムな鎖構造による．

滑液の液体力学における特徴は，現代の機械工学における潤滑システムの約10倍の潤滑性にある．通常の可動関節の2つの面における摩擦係数は，2つの湿った氷の摩擦係数（0.02）より少ない．関節は動きのどの時点においても潤滑性に優れており，このようなモデルはほかにはない．各々の関節の表面は，ヒアルロナート分子の薄い層で被われている．よって，関節は直接に各々の関節軟骨どうしが滑るのではなく，2枚の薄い層の上を滑っていく．このメカニズムは，関節への負荷が軽いときやゆっくりとした動きの開始や停止のときに主として機能する．しかし，過度の負荷や合図とともに開始するような動きのときにはこの機能が停止する[8]．

体重負荷が増加すると，滑液の関節表面の潤滑油としての働きは，相対する関節面との間で搾り取られるようになる．これは，関節可動範囲を通して変化する関節の接触面における，第2のメカニズム（流体潤滑）によって抗される．滑液で満たされる硝子軟骨の範囲内で，骨関節接触点は陥凹を引き起こす．そして，それは圧力接点を弱めて，最小の摩擦によって骨関節の摩耗部位を減らすのに役立つ．関節表面は完全ではないので，不規則な接点にある陥凹を満たす流体は，くさび形を呈する．これによって，可動関節の表面は分離する[8]．

6）関節の特殊装置

（1）関節円板・関節半月

関節円板や関節半月は，関節頭と関節窩の適合を補い，関節面どうしの動きを誘導する機能をもつ．これらはコラーゲン線維の多い線維軟骨性の結合組織からなる．関節円板（例えば，顎関節，胸鎖関節，尺骨下端）は関節腔を完全に，関節半月（例えば，膝関節の半月）はそれを不完全に分ける．

（2）関節唇

肩関節や股関節の関節唇は軟骨細胞の散在するコラーゲン線維からなっており，関節窩の深さを補い，関節の動きにつれて移動したり，変形する．

（3）滑液包

滑液包は滑膜に似た，内面が滑膜性の膜で閉じた薄い大小の袋である．この膜は時には，壁の孔で滑膜と続いているものもある．滑液包は，骨や靱帯の隆起部を越える筋や腱の滑走を助け，その位置によって皮下，筋下，腱下滑液包と呼ばれる．

（4）靱帯

靱帯は関節包を補強する紐状のコラーゲン線維束で，一般に関節包に癒着する．靱帯は，腱と似た構造であるが，その構成成分は腱ほど整然とは並ばない．腱と同様にエラスチン線維に乏しいが，靱帯の一部（項靱帯や黄色靱帯）には大量のエラスチン線維を含む．

7）連結部の血管と神経

関節では，関節軟骨・関節円板などは血管を欠くが，関節包は周囲の動脈から豊富な血管支配を受ける．動脈はしばしば吻合（交通）して網工を作る．交通静脈と呼ばれる静脈が動脈に伴行し，動脈と同様に関節包とくに滑膜に分布する．

神経は関節包・靱帯に分布し，神経終末は関節包の中にある．主として痛覚線維と深部痛覚の知覚線維であるが，そのほかに自律神経線維（血管運動神経）もある．関節に作用する筋を支配する神経は，その付着を被う皮膚と関節にも分布する（ヒルトンの法則）．

関節からの主な感覚は，固有覚である．関節の内部や周辺には神経受容器が分布しており，関節の位置や運動，関節包への機械的ストレスを感知している．滑膜は比較的，無感覚であるが，痛覚の神経線維は，線維性の関節包と付属する靱帯の中に多数存在する．関節周辺には少なくても4種類の受容器があり，それぞれ異なった太さの神経線維の支配を受けている（表2.6）．

結合組織

結合組織は線維，細胞，基質という基本的な構成要素からなる．結合組織は，体内に広くひろがり（表2.7），種々の細胞，組織，器官などの相互の間を結合または充塡し，これらに一定の形を与え，さらにこれ

表2.6 ● 関節の受容器

形式	形態	神経線維	分布と機能
Type I	ルフィニ小体様	有髄（II） 6〜9μ	静的および動的な機械的受容器で，表層の線維性の関節包に存在し，閾値が低く順応が遅い． 関節の位置と運動を感知，運動の速度と方向に反応する．
Type II	層状でパチニ小体様	有髄（II, III） 9〜12μ	動的な機械的受容器で，深層の線維性の関節包と関節の脂肪に存在し，閾値が低く順応が速い． 運動と圧力の変化に敏感，関節の速い運動と振動，関節包の横方向のストレスに反応する．
Type III	ゴルジ腱器官様	有髄（Ib） 13〜17μ	機械的受容器で，靱帯や腱に存在し，閾値が高く順応が非常に遅い．周囲の筋活動を反射的に抑制して関節に過剰なストレスが加わるのを防ぎ，運動にブレーキをかける．
Type IV	自由神経終末，神経叢	有髄（III） 2〜5μ 無髄（IV） <2μ	侵害受容器で，線維性関節包の全域，関節の血管壁，関節の脂肪に存在し，痛みで興奮するが閾値は高い．脊髄後角にある機械的受容器は，正常な場合わずかな刺激で反応する． 過剰な関節の運動を感知，変形時の機械的刺激や化学的刺激により関節痛の信号を出す．

表2.7 ● 結合組織の主な種類

1. 固有結合組織
   1) 疎性結合組織：真皮乳頭層，皮下組織，漿膜下層，腺，粘膜上皮など
   2) 密性結合組織
      ①密性不規則性結合組織：真皮，筋膜など
      ②密性規則性結合組織：腱，靱帯など
2. 特殊な性質を備えた結合組織：一種の疎性結合組織
   1) 脂肪組織
   2) 弾性組織
   3) 造血組織（リンパ組織と骨髄組織）
   4) 粘液組織
3. 支持結合組織
   1) 軟骨
   2) 骨

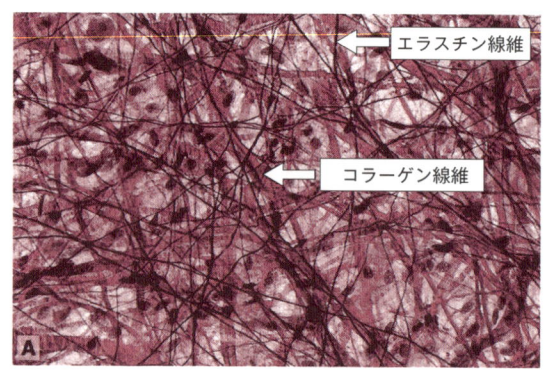

図2.9 ● 若いラットの腸間膜全層のコラーゲン線維束とエラスチン線維[16]

表2.8 ● 膠原線維と弾性線維の特徴

膠原線維	弾性線維
・コラーゲンという蛋白質からなり，線維束は白い独特の輝きをもつ． ・大きな引っ張りの強さが要求される部分に豊富で，軟らかく屈伸自在である． ・最重要な機能は組織の構築の支持． ・弾性線維のように弾力性はないが，張力に対しては強い抵抗性を示す． ・通常は，膠原線維は介在する弾性線維の収縮力によって波状に縮められているが，組織が伸張されると弾性線維の弾力がこれに応じ，膠原線維の長さは波状の走行が直線上に変化することで伸ばされ，その際に線維自体の伸張はほとんどない．	・エラスチンという蛋白質からなり，束をなす場合は黄色に見える． ・弾性線維は，常に膠原線維と交錯してともに存在する． ・組織に柔軟性を与え，組織が伸張した後，正常な状態に復元する能力をもつ． ・弾性線維はゴムに似ており，元の2～2.5倍まで伸張し，力が去れば元に復元する． ・弾性線維の伸張は，ランダムコイル状のエラスチン分子の伸縮によって起こる． ・エラスチン分子間には多くの架橋がある．

らの器官を一定の位置に固定する[9]．基本的には中胚葉性（間葉）由来の細胞と細胞間質よりなり，組織の特徴は，細胞がばらばらに散在し，細胞間には多量の基質が存在することである[9-11]．この細胞間を埋める無定形基質は線維を多量に含む．これらの線維にはコラーゲン線維（膠原線維），エラスチン線維（弾性線維），細網線維などがある[9,10,12]．ただし，細網線維はコラーゲン線維と同一の線維性蛋白が異なった形態を示すことから，幼若な発展途上のコラーゲン線維とみなされている[13,14]．

基質に含まれる水分は，毛細管と細胞間の代謝産物やガス，電解質の拡散のために重要である．この水分含有は，結合組織全体の緊張に影響し，また伸張に対する感受性に影響を及ぼす[15]．

結合組織の細胞は，コラーゲンを合成する固有の線維芽細胞のほか，脂肪細胞，ヒスタミンを含む果粒を

もつ肥満細胞，貪食作用がある組織球（マクロファージ）などがある[10,12]．

1．コラーゲン線維とエラスチン線維

結合組織の線維には，コラーゲン線維と，弾力に富むエラスチン線維の2種類がある[10,12,14]．コラーゲン線維束とエラスチン線維が不規則に重なり合う様子を図2.9に示し[16]，それぞれの線維の特徴を表2.8に示す．

1）コラーゲン線維

コラーゲン線維は，皮下組織など一般に線維性結合組織に広く分布し，結合組織のなかで最も多い線維である．腱や靱帯はこの線維の集束にほかならないが，骨や軟骨にも大量に含まれる（表2.9）．走行は線維ごとに多様であるが，結合組織が伸張状態にないときに

表2.9●コラーゲンの型

型	特徴
Ⅰ型コラーゲン 線維性コラーゲン	最も普遍的な膠原線維を作るコラーゲンである．最も大量に存在するコラーゲン．腱，筋膜，皮膚，骨などにみられる．骨に大量に含まれ，骨に弾力性をもたせるのに働いている．皮膚の真皮にも非常に多く，皮膚の強さを生み出す働きがある．多くの組織でコラーゲン細線維，さらにはそれが集まったコラーゲン線維の主成分である．
Ⅱ型コラーゲン 線維性コラーゲン	軟骨や眼球の硝子体，脊索にあるコラーゲンで，原線維として存在し，線維を形成しない．
Ⅲ型コラーゲン 線維性コラーゲン	リンパ組織，脾臓，肝臓，平滑筋などにみられる細網線維や胎生期・創傷治癒の際に出現する．大量の糖質を含む．Ⅰ型コラーゲンの存在する組織にはⅢ型コラーゲンも共存する場合が多い．コラーゲン線維とは別の，細網線維と呼ばれる細い網目状の構造を形成し，細胞などの足場を作っている．創傷治癒過程の初期段階で増殖し，やがてⅠ型コラーゲンに置き換わることで治癒が進む．
Ⅳ型コラーゲン 非線維性コラーゲン	基底板を作るコラーゲンで，トロポコラーゲンが重合せず糖蛋白と結合して膜を作る．平面的な網目状のネットワークを形成し，基底膜の構造を支えている．上皮組織の裏打ち構造で，上皮細胞の足場になる．
Ⅴ型コラーゲン 線維性コラーゲン	Ⅰ型コラーゲン，Ⅲ型コラーゲンの含まれている組織に少量含まれている．64nm周期の横縞を示すが，きわめて細い．
Ⅵ型コラーゲン 非線維性コラーゲン	細線維の成分である．細線維は，コラーゲン細線維とは別の線維状構造で，直径13nm程度で細胞外基質に存在する．
Ⅶ型コラーゲン 非線維性コラーゲン	基底板をその下のⅠ型コラーゲンやⅢ型コラーゲンの線維に結びつけるいかり型線維を作る．64nmの周期性を示す．Ⅳ型コラーゲン同様，基底膜の構成成分である．
Ⅷ型コラーゲン 非線維性コラーゲン	血管内皮細胞などが作っている．また盛んに形態形成が起こっている組織で多く作られている．

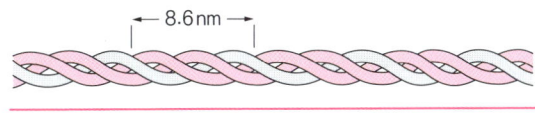

図2.10●コラーゲン分子[16]

は，ゆるやかな波状の走行をとる[10,14]．コラーゲン線維の太さは様々であるが，一般に大きい動物ほど，また成長したものほど大きい．コラーゲン線維はほぐれて裂けていることはあっても，枝分かれがみられない点で，エラスチン線維とは対照的である．各コラーゲン線維はさらに細い平行に走る膠原細線維からできており，これを電子顕微鏡的にみると，さらに細く平行に配列する膠原微細線維からできている[16-19]．

コラーゲン線維を作っている物質はコラーゲンという蛋白質で，グリシン，プロリン，ヒドロキシプロリンからできている．これらのアミノ酸が結合してトロポコラーゲンという線維状蛋白質分子を作る．この蛋白質分子はそれぞれ分子量100kDaの2本のα1ペプチド鎖と1本のα2ペプチド鎖からなり，それが右巻きにらせん状に織り込まれ，水素結合と疎水性の相互作用によって結びついている．らせんのそれぞれの周期は8.6nm．トロポコラーゲン分子の長さは280nm，幅は1.5nmである（図2.10）[16]．コラーゲン線維束の成り立ちは，まず，この長さ280nmの棒状のコラーゲン分子が段階的に重なって配列する（図2.11a）．この配列によって小さな間隙と重なり合った部位が生じる（図2.11b）．電子顕微鏡で観察すると，コラーゲン細線維に特徴的な横紋が生じる．この横紋は，64nmの周期性をもって，暗帯と明帯とが連続して配列する（図2.11c）．コラーゲン細線維は集合し，コラーゲン線維を形成する（図2.11d）．さらに集合してコラーゲン線維束を形成する（図2.11e）．これが一般にコラーゲン線維と呼ばれているものである．ちなみに，Ⅲ型コラーゲンは普通，線維束を形成しない[16]．

コラーゲン線維の集まりを肉眼で見ると，白い独特の輝きをもっている．黄色いエラスチン線維に対して白い線維と呼ばれるゆえんである．

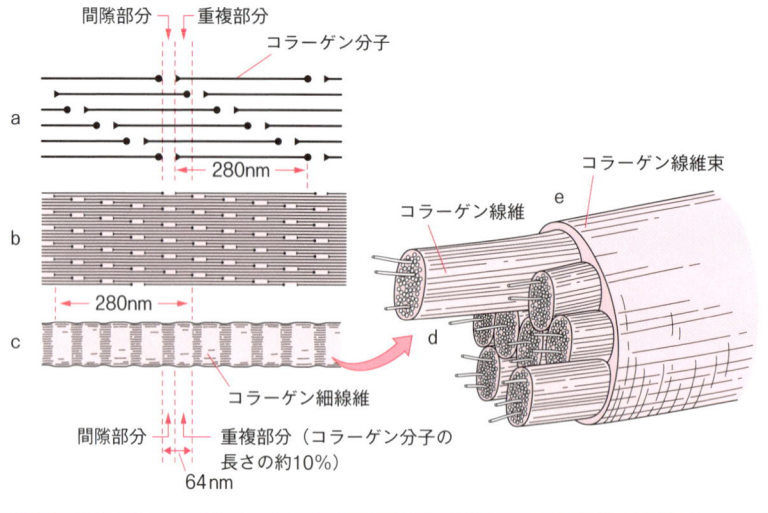

図2.11●コラーゲン線維束[16]

コラーゲン線維の最も重要な機能は組織の構築を支持することである．コラーゲン線維は軟らかく屈伸自在である．エラスチン線維のように弾力性はないが，張力に対しては強い抵抗性を示す[9,11,14,20]．この抗張力は線維を構成するコラーゲン分子間の架橋，線維とプロテオグリカンや糖蛋白などの線維間物質との結合，および線維間の摩擦力などに基づいている[20]．

2）エラスチン線維

エラスチン線維は，コラーゲン線維とともに結合組織の主要な線維成分であり，常にコラーゲン線維と交錯してともに存在する．エラスチン線維が束をなす場合は黄色に見えるので，黄色線維とも呼ばれる．エラスチン線維は系統発生的にも個体発生的にもコラーゲン線維より遅れて出現する．成熟動物では，動脈，肺，弾性軟骨，項靱帯のように生理的に弾性が強く要求される組織にエラスチン線維が豊富に存在する[20]．項靱帯は全重量の80％がエラスチン線維で占められる．また，特に太い動脈壁には厚い内弾性板をはじめ，多量のエラスチン線維が発達している．大動脈は30～40％のエラスチン線維を含む[21]．皮膚や疎性結合組織ではエラスチン線維の含量は少なく，真皮では2～5％にすぎない[20,21]．

エラスチン線維の形態は，コラーゲン線維のひものような単純な形に対して，しばしば枝分かれをしたり（実際には，枝分かれが多いというよりは，全体として網をなして広がっている），断端がぜんまいのように巻いている[20]．線維はしばしば交織して薄板状や膜状を呈することがあり，弾性膜とも呼ばれる．その場合，網の目にあたるところがあいているため有窓膜とも呼ばれる[21]．

エラスチン線維の主成分はエラスチンという蛋白質で，グリシン，プロリン，バリン，デスモシンなどからできている[9,11,21]．エラスチン線維は線維芽細胞，平滑筋細胞などによりトロポエラスチンが合成・分泌され，リジン酸化酵素によりエラスチン鎖が架橋（クロスリンク）され線維化される[11]．このようにエラスチン分子は数多く集まって，ランダムコイルを形成しており，それぞれの分子の間に多くの架橋がある．エラスチン分子の間には糖蛋白が介在し，エラスチン線維の構造の支えになっている[21]．

弾性とは小さな外力により変形され，あるいは引き伸ばされても，その外力が取り除かれると元の形や大きさに復する能力である．エラスチン線維はゴムに似ており，元の長さの2～2.5倍まで伸張するが，力が去れば元に復元する特性がある．エラスチン線維の伸張は，ランダムコイル状のエラスチン分子が伸びたり，縮んだりすることによって起こる[21]（図2.12）．エラスチン線維は，2.5倍以上に伸ばされると切れる[11]．血管壁が弾力をもって血流を円滑にしているのも，肺が呼気時に自力で縮むのも，組織の中に張りめぐらされたエラスチン線維の性質による[21]．

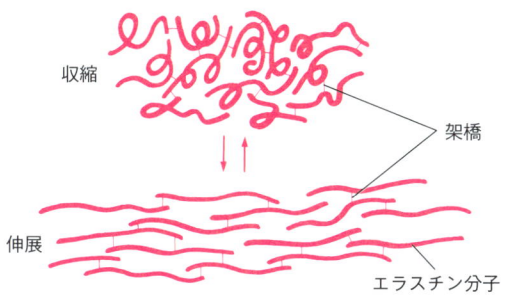

図2.12● エラスチン分子の伸張と収縮

(藤田恒夫:支持組織(「標準組織学総論」). 医学書院, 東京, 1988, pp.122-155)

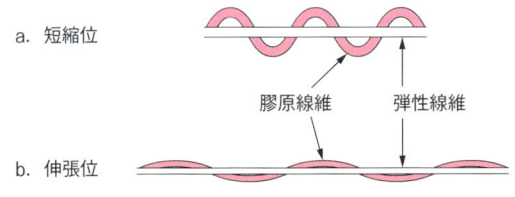

図2.13● コラーゲン線維とエラスチン線維の伸張

3) コラーゲン線維とエラスチン線維の伸張

普段はコラーゲン線維はエラスチン線維の収縮力によって波状に縮められている．組織が伸張されるとエラスチン線維の弾力がこれに応じ，革のベルトのようなコラーゲン線維は，波状が直線状に変化するだけで線維自体の伸張はほとんどない（図2.13）．コラーゲン線維が伸びきると，組織はそれ以上引き伸ばされない．

2. 疎性結合組織と密性結合組織

結合組織はその線維の配列によって，疎性結合組織と密性結合組織に分けられる．疎性結合組織は高度に水分を含んだ基質に富み，一般に外皮の直下，筋の間，およびその他の動きやすい場所にみられる．他方，可動性よりも強さが重要な場所では，密性結合組織が形成され，そこのコラーゲン線維束は局所の機械的圧迫に最も効果的に抵抗出来る走向をとる傾向がある[14]．

1) 疎性結合組織

疎性結合組織は線維の走行が一定せず，かつその配列がまばらであり，肉眼的には水に浸した真綿のような感じである[12]．疎性結合組織は，圧力はかかるが，あまり摩擦が生じないような構造を支持する．最も一般的な結合組織であり，筋束の間を満たし，上皮を支持し，リンパ管や血管を被う層を形成する[16]．また疎性結合組織は，真皮の乳頭層，皮下組織，腹腔や胸腔の漿膜下層，腺，および粘膜（中空性器官の内面を被う湿った膜）上皮の支持組織としてもみられる[16]．

疎性結合組織は，固有結合組織にあるすべての主な構成要素からできており，主要成分というものは存在しない．最も多数存在する細胞は，線維芽細胞とマクロファージであるが，結合組織のその他の種類の細胞も存在する．ある程度の量のコラーゲン線維，エラスチン線維，細網線維も存在する．疎性結合組織においては，柔軟性に富み，血管が発達し，圧力に対しては抵抗性がほとんどないという状態が常に保たれている[16]．

線維芽細胞は結合組織のなかで最も一般的なもので，線維はこの細胞によって作られる．脂肪細胞は脂肪を貯えるために特殊化した細胞であり，組織の大部分が脂肪細胞で占められる場合は脂肪組織という．この脂肪を含んでいる疎性結合組織は，量的には各々異るが種々の器官の間の芯として働き，身体随所に存在する．皮下組織は一般に多量の脂肪組織を含み，脂肪層とも呼ばれる．この皮下組織によって皮膚は深部組織（筋や骨など）に対して移動ができ，この移動性によって脈管・神経の損傷が避けられる．他の組織球，肥満細胞，形質細胞などの数種の細胞はアメーバ様運動などによって，適宜に移動集散を行いうるもので，自由細胞または遊走細胞と呼ばれる[9,19,21]．

2) 密性結合組織

密性結合組織は線維の配列が密なもので，そのためたいへん強靭で，かつ組織そのものが一定の形態を保っている．可動性よりも強さが重要な場所に形成され，そのコラーゲン線維束は局所の機械的圧迫に最も効果的に抵抗できる走行をとる傾向がある．組織間隙はほとんどなく，脈管，神経も比較的少なく，線維芽細胞以外の細胞はほとんど含まれない．コラーゲン線維が密集しているために，圧に対して強い抵抗を示す．

密性結合組織は抵抗性と防御に適応している．密性結合組織は疎性結合組織と同じ構成要素からなるが，疎性結合組織より細胞が少なく，コラーゲン線維が豊富である．密性結合組織は疎性結合組織より柔軟性が少なく，圧力に対してかなりの抵抗性を示す．コラー

ゲン線維束が一定の方向性をもたないで配列している場合には密性不規則性結合組織と呼び，線維が一定の方向に平行して配列するか，あるいは何らかの一定した走行を示すときには密性規則性結合組織（平行密性結合組織）と呼ぶ[9,12,14,22]．

（1）密性不規則性結合組織

密性不規則性結合組織の中で，コラーゲン線維束は三次元的なネットワークを形成し，あらゆる方向からの圧力に対して抵抗性を示す[16]．多量の太いコラーゲン線維束が，密にかつ縦横無尽に交織して緻密な織物様の網を作り，コラーゲン線維の間にはエラスチン線維網が広がっている．基質の量と細胞成分が少ないのが特徴である．真皮や強膜，角膜，筋膜など，外圧が加わる部位に多く，基質の量と細胞成分が少ないのが特徴である[9,12,17,21,22]．

■ a．真皮

皮膚は身体の最大の器官であり，表皮と呼ばれる最表の細胞層と，真皮と呼ばれる深部の結合組織層からなる．皮膚の役割は，①傷害および液体の喪失から保護する（例：小さな熱傷），②汗腺と血管による体温調節，③表層の神経とその感覚終末による感覚である[16]（図2.14）．

表皮の厚みは0.2mmで，ケラチン（角質）で形成されている．表皮の最下層の皮膚細胞が細胞分裂をして，新しい基底細胞が作られ，その基底細胞が約2週間で有棘層・顆粒層・淡名層・角質層の順番に上へと上がっていき，角質層で核がない死細胞のケラチンとなり，さらに約2週間で最後にはアカとなってはがれていく．

真皮の厚みは2〜3mmで，コラーゲン線維，エラスチン線維，ヒアルロン酸などのムコ多糖類で形成され，新陳代謝は生じない．表皮と真皮は乳頭層によって分けられ，加齢に伴い乳頭層の山谷が浅くなり，結合面積が減少することで表皮のたるみが出現する．

真皮は皮膚の深層を形成する．構成要素は疎性結合組織と同じであるが，コラーゲン線維束はより太く密に織られた織物用の網を作る[14]．エラスチン線維も含まれているため皮膚には反発力がある．真皮の線維は直接皮下組織の線維に連続するが，皮下組織では線維はより細くその配列もより疎であり，エラスチン線維とコラーゲン線維とがばらばらに絡み合う[14,23]．

■ b．皮膚の受容器

皮膚の受容器には，メルケル触盤，マイスナー小

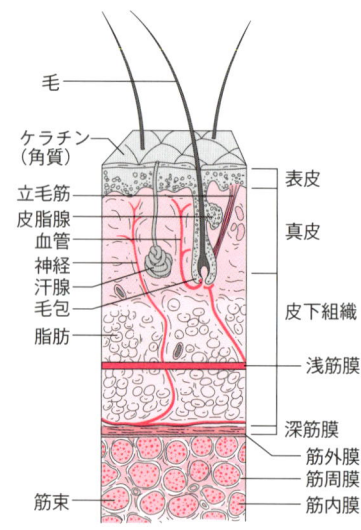

図2.14 ● 皮膚と皮下組織の構造

体，パチニ小体などがある[24]（図2.15）．これらの受容器は，遅順応性線維／受容器機構と速順応性線維／受容器機構に分類できる．

■ ①遅順応性線維／受容器機構

遅順応性線維／受容器機構には2つの神経生理学上の特徴がある．ひとつは，神経インパルスはその発射頻度の持続時間が減少しても刺激が持続している間は放電し続けるということ．2つめは，刺激強度の変化でインパルスの放電頻度に変化があることである．皮膚の遅順応性機械的受容器とは，皮膚の無毛部や有毛部の両部に確認されているメルケル触盤である[24]．

メルケル細胞は重層上皮基底層の触覚受容細胞であり，神経終末とシナプス様構造を形成している．角状突起を上方と側方に伸ばし，デスモゾームで周囲の角化細胞と結合する．細胞質の主に下半には，ゴルジ装置から作られる有芯小胞（神経分泌顆粒）が多数存在し，その部分の細胞膜外側に真皮より進入する無髄神経終末がシナプス様構造で密着する．これは知覚神経で，メルケル細胞が上皮の変形による刺激に反応して放出する分泌顆粒により興奮する．細胞の起源として神経由来説と上皮細胞由来説があるが，単層上皮型のケラチン線維を有し，時にややケラチン線維束が多く，上皮細胞との移行像をみることから，後者の説が有力である[24]．

メルケル触盤は，この無毛部表皮胚芽層にあるメルケル細胞と，これに接する神経終末からなり，表皮と

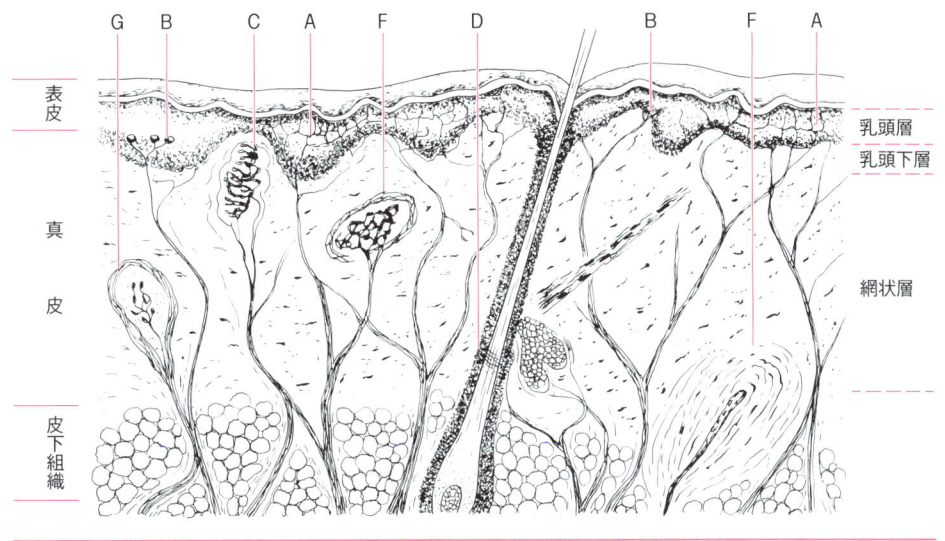

図2.15●皮膚の受容器[24]

A：自由神経終末，B：メルケル触盤，C：マイスナー小体，D：毛根終末，E：パチニ小体，F：クラウゼ小体，G：ルフィニ小体

外毛根鞘の基底層に分布しており，メルケル触盤圧力に対し遅く順応し，持続的な皮膚への圧力によく反応する．この部位を刺激することは，副交感神経を優位とさせるトロフォトロピック系（副交感神経活動増加，骨格筋のリラクセーション，ベータ・リズム：睡眠）の識別的な触圧覚を用いることになる[24]．その結果，特定の関節周囲部に触圧覚刺激を加えることで筋スパズムを減少させて関節可動域を改善することが可能となる．

■②速順応性線維／受容器機構

羽ばたき振動感覚の受容器は，皮膚無毛部のA-β線維の速順応群には2つの集団がある．ひとつは低周波刺激（5～40cpsの範囲）にたいへん鋭敏であり，特に30cpsあたりで最も鋭敏となる．別の集団は高周波刺激（60～300cpsの範囲）に鋭敏で，特に250cpsで最も鋭敏となる[24]．

低周波刺激に応答する速順応性線維のある一集団は表皮に存在する受容器をもっており（おそらくマイスナー小体），瞬間的刺激（運動）と羽ばたき運動の検出に応答する．高周波刺激に応答する第2の集団は，皮下にある受容器（おそらくパチニ小体）をもっており，瞬間的刺激（運動）と振動の検出に応答する[24]．

マイスナー小体の神経終末の末端は，小体の中で複数の細い線維が集まって膨らみ，球形，輪状，あるいは繊細な網の目状を作っている．マイスナー小体は，パチニ小体やメルケル触盤と違って個々の線維の末梢受容野を重複して多重支配している[24]．

マイスナー小体への適正刺激は，指腹などの触知覚と羽ばたき振動（30cpsの音叉によく反応）である．また，動的触認知（動的2点識別）に反応する．神経線維の特性として速順応性である．皮膚の機械的刺激により毛細血管や毛細リンパ管の皮神経に伝達され収縮・拡張が生じる．マイスナー小体は，浅層リンパ管の循環に重要な役割をもつ．

■c．筋膜

筋膜は，浅筋膜，深筋膜（腱膜筋膜），筋外膜，筋周膜，筋内膜からなり，それぞれが重要な機能的な多様性をもつ．腱膜筋膜と筋外膜を合わせて深筋膜ということもある．四肢の筋膜と体幹の筋膜の概要を図2.16に示す[25]．広義の膜組織としては，高密度平面組織シート（中隔・関節包・腱膜・臓器包・支帯）や靱帯・腱も含む．

筋膜は，全身に連なる三次元的に連続した組織であり，身体を覆っている．筋膜は，基質の中に，膜に強度と形態を与えるコラーゲン線維と，柔軟性と伸張性と形態記憶性を与えるエラスチン線維が存在する（図2.17）．この線維網の中に，血管とリンパ管，細胞，神経がある．これらの線維網は，姿勢と運動のコントロールにとって重要な要素となっている．筋膜の主な機能を表2.10に示す[26]．

■①浅筋膜

浅筋膜は，皮下組織において皮下脂肪組織を2つに分ける線維弾性シートである（図2.18）．脂肪を分け

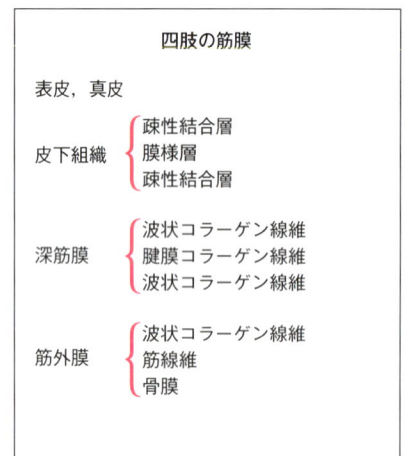
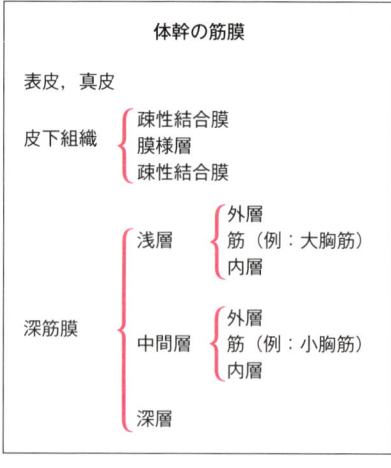

図2.16●四肢と体幹の筋膜[25]

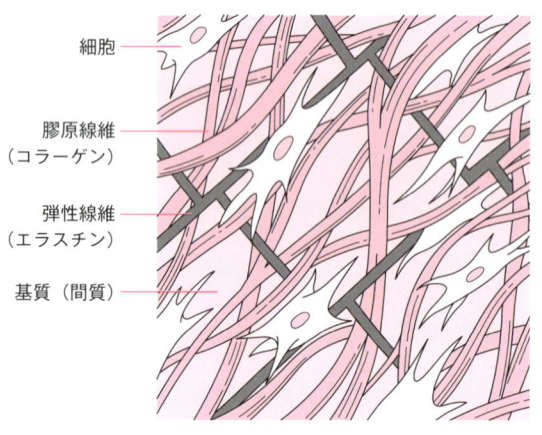

図2.17●筋膜の構造

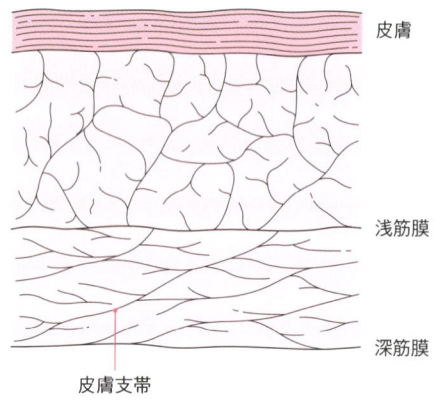

図2.18●浅筋膜

表2.10●筋膜の機能

- 同時に運動器官構造のすべてを連結する要素となる.
- 筋膜単位の一方向性の運動単位を結びつける.
- 筋膜配列の一方向性の筋膜単位を結びつける.
- らせんで同時に様々な分節の運動方式を結びつける.
- 中枢神経系のフレーム枠（大脳鎌, 硬膜）を形成する.
- 発育中の胚で神経支配を導いて, 神経鞘を形成する.
- 配列を経て求心性神経に方向的な意味を与える.
- 筋外膜と腱上膜を経て筋に硬さを与え, 滑走成分を供給する.
- 関節包を補強して, 靱帯と連結する.
- 骨膜を経て骨の障害や骨折を知らせる.
- 脈管によって静脈と動脈, そして神経鞘を囲む.
- 炎症・修復・代謝活性の部位である.
- 外部の温度を内部の温度にリンクさせる.

る皮膚支帯は, 別名として皮膚靱帯とも呼ばれ, 身体の大部分に存在する線維膜と複合体構造である. 皮膚支帯は, 複数方向の力が生じても, 深筋膜を皮膚に固定し, 力学的ストレスに対して柔軟であり, 同時に抵抗を示す.

浅筋膜は, 疎性結合組織（エラスチン線維を含む）の中にコラーゲン線維を含み, 皮膚と深筋膜との間にあって, 全身を連続的に被う. ゆるく編まれた性質のために, 皮膚はその下の組織上で多くの方向に動かすことができる. 浅筋膜は, 皮膚の下でスクロールすることによって筋が収縮することを可能とする. 深筋膜（固有感覚）から, 皮膚認知（外受容）の分離を可能にする. ほかに, 熱断熱物としての作用, 血管と神経と腺を支持してそれらを保護する作用, 液またはその他の代謝産物を蓄積する潜在的スペース, リンパの流れ

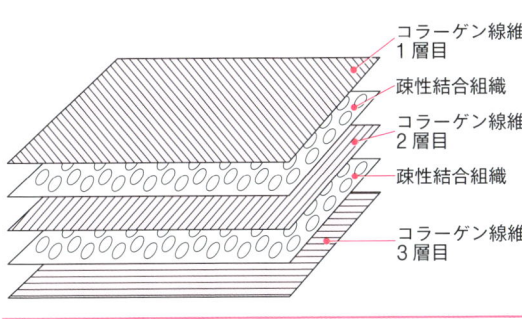

図2.19 ● 深筋膜（腱膜筋膜の3層構造）

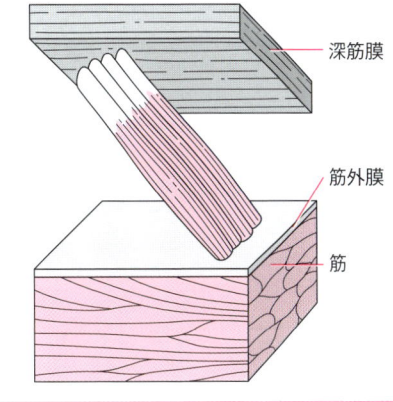

図2.20 ● 筋外膜から深筋膜への筋線維の挿入[29]

に影響，また，自律神経の自己調節への浅筋膜の関与が内臓と系に関して機能すると仮定されている[25,26]．

■ ② 深筋膜

深筋膜は，複雑なネットワークを形成している薄い線維膜で，筋を包んで，分離し，神経と血管のために鞘を形成し，関節周辺で靱帯を形成したり強くする．厚みは約1mmである．深筋膜は，様々な器官や腺を包み，硬い密な塊にすべての構造を結びつける．深筋膜は，腱膜筋膜（または伝達筋膜）とも呼ばれ，筋外膜（または協調筋膜）と接する．

深筋膜は，基質の中に，波状コラーゲン線維とわずかなエラスチン線維とが存在する．深筋膜は，基質の中のコラーゲン線維の3つの異なった方向（斜め方向・縦方向・横方向）をもつ．各層の間は滑りを提供する疎性結合組織の薄いシートによって分けられている（図2.19）．コラーゲン線維の2層目は，1層目と78°に角度を変えている[27]．深筋膜は，筋膜のうちで最も広く連続的に存在し，強い弾力性がある．筋の表面を強く包むことで，筋収縮による筋腹の膨れ過ぎを防止する．筋収縮の際には，隣接筋などの間に摩擦が起こらないように滑動を助ける．深筋膜は時に筋や他の構造物を包むために分離し，再び1枚の膜に結合する．これにより，ある筋膜は他の筋膜に連結する．骨膜や軟骨膜，靱帯などの連続性も助ける．また，血管や神経およびリンパ管を支持し，かつそれらを通過させる機械的機能もある．

さらに重要な機能として，筋線維が挿入して付着部になる部位がある．筋力と筋挿入の37％が停止腱へ行かないのには，理由がなければならない[28]．つまり，筋外膜から深筋膜への筋線維の挿入があり，この

筋膜展開のため，筋収縮は上に横たわる筋膜に伝達され，一方から他へと伝達されるのである[25,29]．

生体においては，すべての筋組織は互いの上を自由に滑ることが可能である[26,30]．筋組織内の筋線維は，すべてが同時に収縮するのではなく，逐次連結しながら収縮する．この筋線維の連続した動きは，滑る構成要素が妨げられていないときにのみ可能となる．この滑走を許す緩衝剤として，筋膜が機能する[26]．深筋膜層の間，深筋膜と筋外膜の間，筋内膜の至る所に存在するヒアルロン酸がこの滑走に寄与する[31]（図2.20）．術後の検体に関する研究では，筋外膜が完全であれば，筋膜と筋の間のインターフェース構造はヒアルロン酸内張りの保持を含めて保存されていたが，筋外膜が破壊されているとインターフェース構造は消し去られていたと報告されており[32]，手術の際の筋外膜への侵襲が術後の筋の機能に与える影響は大きい．また，過用などでヒアルロン酸が凝集すると，筋膜の粘弾性が増大し，筋膜の高密度化の原因にもなる[31,32]．

■ ③ 筋外膜

筋外膜は，薄いシート（平均厚さ：297μm）で，筋を取り囲む．筋外膜は筋に付着して，それらの線維性骨格を形成する．筋外膜は，筋の中の筋周膜と筋内膜に連続している．

筋外膜は，体幹と肢節間には若干の差がある（図2.16）．体幹の深筋膜は，多くの場合筋外膜と融合する．薄い結合組織層は体幹筋を包んで，浅筋膜と深筋膜の両方に作用する．肢節の筋外膜は，筋と平行している線維で，筋周膜と筋内膜で連続である．筋の両端においては，筋外膜は腱鞘と連続する[25,26]．

筋外膜は，波状のコラーゲン線維とエラスチン線維

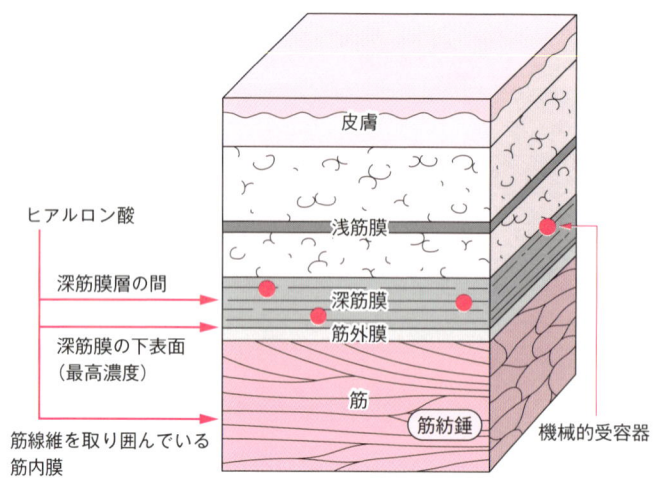

図2.21●ヒアルロン酸の分布[31]

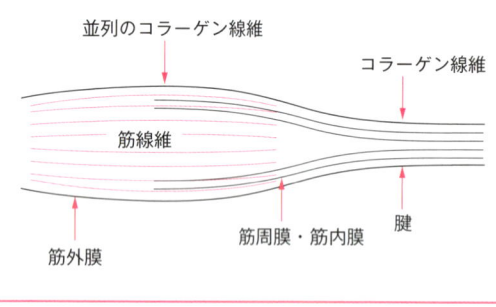

図2.22●腱の構成

表2.11●筋膜に包埋される運動感覚受容器

筋受容器	感受性
筋紡錘	伸張 stretch
ゴルジ腱器官	伸長 lengthening
パチニ小体	張力をかける tensioning
自由神経終末	張力 tension
関節受容器	感受性
ルフィニ小体	最小限の伸張
ゴルジ小体	最大限の伸張
パチニ小体	運動の始め／終了
自由神経終末	機械的刺激

によって形成されるので，深筋膜の構造と類似している．深筋膜の下に位置し，四肢では筋外膜は深筋膜との間を自由に滑るが，体幹では筋外膜は深筋膜自体と一体となる．筋外膜は筋周膜と筋内膜に連続している．これらの筋膜構造は，筋をいくつかの筋束に分割する．筋束の外側には，脂肪細胞と多くのエラスチン線維を含む筋周膜があり，筋束の内側には，ほとんどエラスチン線維と脂肪細胞を含まない筋内膜がある．筋紡錘は筋内膜に付着するため，筋外膜と連続する筋内膜に異常があると，筋紡錘の機能にも影響がでる．

また，筋外膜は，腱上膜と腱周膜によって筋の端を越えてつながる．筋紡錘とゴルジ腱器官の間にある張力の作用に直接関与している．筋間中隔，腱膜と腱として深筋膜と結びつく．腱は，筋外膜の延長であり，腱線維は，筋周膜の波状コラーゲン線維が平行かつ伸張しないコラーゲン線維へ形質転換したものである[25,26]（図2.22）．

d. 筋膜に包埋される運動感覚受容器

運動覚は，神経受容体（例えば，ルフィニ小体，パチニ小体，ゴルジ小体，自由神経終末）によって決定される[25]（表2.11）．これらの神経受容体が伸張によって活性化されるとき，それらが伸張可能な組織に包埋されていれば，それらは正しく機能することができる．それらが位置する身体の部位に関係なく，それらは常に脳に神経インパルスの同じ型を伝達する．この情報が方向有意性をもつために，これらの受容体は，正確な地形上の方向をもつ構造の範囲内になくてはならない．

筋膜は，運動協調性に介入する．筋紡錘とゴルジ腱器官は，筋収縮を調整する神経終末である．筋紡錘は，筋線維と並列に筋内膜に包埋されている．ゴルジ腱器官は，筋線維と直列に，筋腱間接合部に包埋され

ている．結合組織骨格による筋内膜の連続性は，すべての筋膜に筋紡錘収縮の伝播を保証する．この連続性が反対方向に作用することができることも明らかで，筋の他動的伸張は1つの筋紡錘さえ活性化することができる．実際に，筋紡錘は，γ線維回路を経て，あるいは他動的な筋の伸張によって，自動的に刺激される．しかしながら，これらの機序が正しく活性化されるには，筋膜がその生理的弾力を維持していることが必要となる．筋膜があまりに硬い場合には，1つの筋紡錘の伸張にも適応することができない．そして，筋紡錘の中心部の拡大に続いて起こるらせん形線維の発火が生じない．ゴルジ腱器官も，それらの軸索を囲んでいる網状コラーゲン線維をもっている．抑制神経インパルスが活性化される可能性があるかないかは，それらの受ける伸張の方向によってこれらの線維が巻き付いたりほどけたりすることによる[25]．

　浅筋膜には，パチニ小体のような温度受容器と感圧性の受容体がある．同心性層板構造はこれらの受容体の神経インパルスの活性化に関与する．そして，それらは圧力によって活性化されるので，皮下の疎性結合組織はそれらにとって最も適切な組織環境である．

　深筋膜の支帯には，様々な受容体があり，すべてがこの構造の複数の機能を解釈することに適している．筋外膜と筋内膜には，筋紡錘がある．筋腱移行部には，ゴルジ腱器官がある．筋膜区画に沿って，たいてい自由神経終末があり，筋の伸張によって活性化される[25]．

　波状コラーゲン線維が長くなるとき，それらは自由神経終末を伸張できるのに対して，並列のコラーゲン線維は，隣接した分節で1つの筋から他の筋へと張力を伝達する．それゆえ，伸張可能な線維は運動覚にとって必要であり，そして様々な筋群の間の運動協調性のために並列な線維となっている．もしも筋膜が波状コラーゲン線維だけであれば，その役割は知覚だけになってしまう．もしも筋膜が並列線維だけであれば，その役割は，張力の伝播とその後の協調性だけになってしまう[25]．

　深筋膜の受容体は，深筋膜が正常な生理的限界を越えて伸張されるときはいつでも，すべてが侵害受容器として作用できる固有受容器である．

　皮膚感覚受容器は，すべて外受容器である．手掌と足底の帽状腱膜では，多くのコラーゲン線維が深筋膜に皮膚を結合させている．それゆえ，これらの領域の

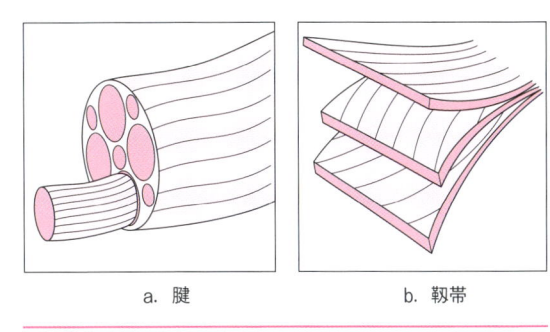

a. 腱　　　　　b. 靱帯

図2.23●腱・靱帯のコラーゲン配列[34]

受容体には，固有受容器および外受容器の役割がある[25]．

■ e. 漿膜下筋膜

　漿膜下筋膜は体腔にあって，漿膜（胸膜，心膜，腹膜）の線維性の層を作り，臓器を被い，支持する．漿膜の壁側板は体壁の内面の深筋膜に接着している．つまり，漿膜下筋膜は深筋膜の内皮包層と体腔を被っている漿膜の間に位置し，皮膚と深筋膜の間にある浅筋膜と同じようなものである．種々の程度の筋膜隙が，浅筋膜と深筋膜の場合のように，深筋膜と漿膜下筋膜を分けていて，この2つの筋膜の間でかなりの滑り運動ができる[33]．

（2）密性規則性結合組織

　密性規則性結合組織のコラーゲン線維束は一定の配列をとる．この組織のコラーゲン線維は，ある一定の方向にかかる伸展力に対応するように細長い線維芽細胞の長軸に沿って配列する．このため張力に対して，抵抗することができる[16]．多量のコラーゲン線維束を含むが，束は正確な規則的配列を示し，線維の方向が一定した織物または細糸の束のように見える（図2.23）[34,35]．分布は牽引や伸展の加わる部位に多く，腱や靱帯，腱膜などがその代表である．細胞要素としては，線維の走行に平行に列をなして並ぶ線維芽細胞をみるだけである[17]．

■ a. 腱

　腱は密性規則性結合組織の最も典型的な例である．前述した通り，腱は，筋外膜の延長であり，腱線維は，筋周膜の波状コラーゲン線維が平行かつ伸張しないコラーゲン線維へ形質転換したものである[25,26]．腱線維の間には線維芽細胞が介在し，これを腱細胞あるいは翼細胞という[9,21]．腱は長い筒状の構造をもち，筋を骨に付着させる．また，筋の側方や中央部を様々

な長さで走行し，筋の外側縁に沿って筋線維を停止させる役割も持つ．コラーゲン線維が豊富なため白色を呈し，張力に対して抵抗する．少量の細胞間基質により，コラーゲン線維は密に平行に配列する．線維細胞の核は細長く，コラーゲン線維と平行に配列する．細胞質は少なく，その周囲をコラーゲン線維で取り囲まれる[16]．

腱のコラーゲン線維束（一次線維束）はさらに集まってより大きな束（二次線維束）を形成する．二次線維束は血管や神経を含む疎性結合組織に包まれる．腱は外周を密性結合組織の腱鞘によって包まれる．ある腱では，腱鞘は2層からなり，この2層とも間葉由来の扁平細胞によって裏打ちされている．1つの層は腱に結合し，他の1層は隣接する構造に沿って配列する．この2つの層の間には，粘性の液体（滑液に似ている）を含む腔が形成される．この液体は水分，蛋白質，グリコサミノグリカン，糖蛋白質やイオンを含み，腱鞘の中で腱を滑りやすくする潤滑剤として働く[16]．

筋腱移行部（筋腱接合部）は，筋と腱との境である．筋腱移行部には，筋線維および腱の結合組織線維（コラーゲン線維）が互いに入り組んでいる．筋腱移行部では，筋線維（筋細胞）と腱組織が交互に入り組んだひだ状の凹凸構造が観察される[36]．この構造は，筋細胞で生じる力を腱に伝達するにあたり互いの組織の接触面積を増加することで，結果的に単位あたりの機械的ストレスを分散するようになっている．

骨格筋細胞の収縮は最初，細胞外のマトリックスに伝わり，その力は最終的に腱に伝えられ，関節を介した骨格の運動を引き起こす．細胞に対する機械的な刺激は細胞の増殖や肥大を促し，さらにはミトコンドリアの増殖をも誘導する．このように細胞外からの刺激は細胞の変化を生み，細胞内の変化は隣接する細胞に形態的，機能的影響を与える[1]．

腱は筋出力を骨に伝える役割があるため，腱組織の線維の走行方向は筋からかかる力と平行に配列している．それゆえ線維方向と同一方向に対する力には強い構造を有するが，線維の走行方向と垂直交差する方向に対する強く突発的な外力には弱い構造を有している．つまり，腱の線維は曲げやすいが，引っ張り力に対しては大きな抵抗を示す．例えば腱は500 kg/cm^{2}の引っ張りに耐えうるが，その点における線維の伸張はわずか全長の数％にすぎない[14,21]．

b. 靱帯

靱帯は関節包を補強するコラーゲン線維束で，一般に関節包に癒着する．腱と似た構造であるが，その構成成分は腱ほど整然とは並ばない[14,21,23,34,35]．靱帯の一部（項靱帯や黄色靱帯）には大量のエラスチン線維を含むこともあるが，一般的には，靱帯は腱と同様にエラスチン線維に乏しい．形は束状，帯状，シート状と様々で，両端が骨に付着する．その深層は滑膜の一部を形成することもある．しかし，その表面は周囲の結合組織と混ざり合った弾性組織で被われている．

靱帯は関節を安定させると同時に，ある方向へは関節運動制限も与える役割があるので，結合組織は強固で平行な方向に走っている．靱帯は，完全に自由な運動ができるように柔軟で曲げやすいが，与えられた力には容易には屈しないぐらい強く丈夫で，伸びることはない．日常生活や通常のスポーツでは，靱帯の伸張は4％を超えることはほとんどないが，6％を越えると部分的に損傷し，8％を過ぎると断裂するという[37]（図2.24）．腱と同様に，線維の走行方向に対して垂直交差する方向に大きな外力が突然加わった場合には弱い構造である．実際には，靱帯組織はいろいろな方向からの外力に対抗できねばならず，一部ではあるがあらゆる方向の線維組織が認められる[22,37]．

靱帯はその機能に従って補強靱帯（関節包のための），あるいは運動を一定の方向に導く指示靱帯または運動を制限する抑制靱帯などと呼ばれる．靱帯は一般に関節包の外面にあるが（関節外靱帯），時には大腿骨頭靱帯や膝十字靱帯のように関節腔内にある（関節内靱帯）．

筋

筋には骨格筋，心筋，平滑筋の3つの型がある．筋線維（筋細胞）は収縮によって内部の器官を含め身体の諸部分を動かす．筋の基本成分は骨格筋細胞であり，通常筋線維と呼ばれる．骨格筋と心筋の筋線維は，筋原線維に横紋があることから横紋筋とも呼ばれる．

一般に，ヒトを含む哺乳動物の骨格筋は，筋線維数の増加が胎児期までに終わり，成人に至るまで筋線維数に変化がない．このことから，発育に伴う骨格筋の太さの増大は，筋線維の増加ではなく，1本1本の筋線維の肥大（筋原線維の太さの増大と筋原線維数の増加）

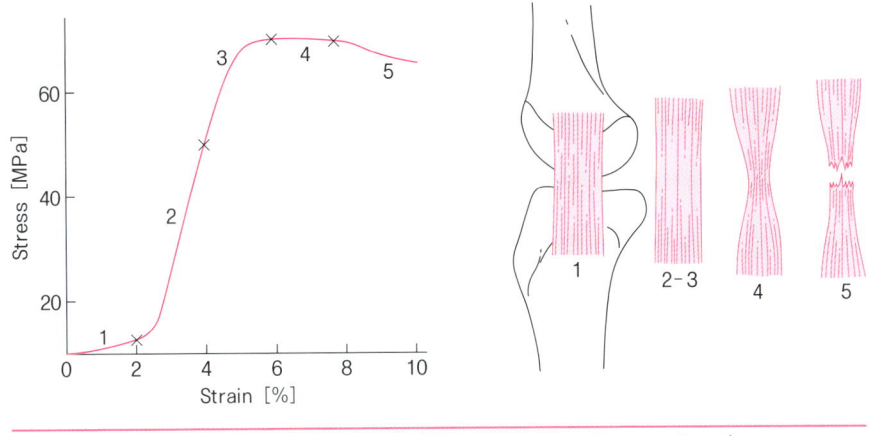

図 2.24 ● コラーゲン（腱・靱帯）のストレス-ストレインカーブ
(Oatis CA : Kinesiology. Lippincott Williams & Wilkins, Philadelphia, 2004, pp. 80-95 を一部加筆)

表 2.12 ● 骨格筋の基本的性質

1. 体型，シルエット（外形），表情の形成
2. 興奮性があり，神経の刺激に反応する
3. 収縮する性質があり，自ら縮むことができる
   ①身体の能動運動：走る，コップを持つなど
   ②姿勢の保持：立位，座位など
   ③熱の産生：筋肉運動に用いられるエネルギーの45％が筋収縮に使われ，残り55％から熱が生産される．全身の体熱の約85％が筋で生産される
   ④筋ポンプ：筋内の静脈やリンパ管には弁があるので，筋収縮によって圧されて一方向のみに流れ，循環系の還流を促進する
4. 伸張性があり，筋自身が引き伸ばされる
5. 弾力性があり，収縮・伸張後は元の長さに戻る

表 2.13 ● 筋の補助装置

1. 腱 tendon
   筋の張力を骨の限られた領域に伝達する場合に使われる強靱線維性結合組織
2. 筋膜 muscle fascia
   筋の表面を包む線維性の結合組織で，筋を保護し，収縮を制限する
3. 支帯 retinaculum
   線維性結合組織で，多くの腱の浮き上がりを防止する
4. 滑液包 synovial bursa
   腱が骨や他の腱と強く接する場所での摩擦の軽減
5. 腱鞘 tendon sheath
   激しい動きによる摩擦の防止
6. 筋滑車 trochlea
   腱の走行方向を転換するための装置
7. 種子骨 sesamoid bone
   腱が骨の突出部を越えて走行するとき，その部位の摩擦に抵抗するための小骨

によるものと考えられる．一方，筋の長さの増大については，筋節（サルコメア：筋の最小の機能的単位で，筋節の仕切線をZ線と呼ぶ）数の増加がおもな要因であることが明らかにされており，特に筋から腱への移行部である筋線維末端で筋節数の増加が起こる[38]．

1. 骨格筋の機能と形状

　人体には約650個の筋があり，体重の半分近くを占める．筋は骨に付くほかに，関節包・皮膚・内臓壁などにも付く[1,39]．

　骨格筋の多くは，意思によって制御できることから，しばしば随意筋と呼ばれる．骨格筋は高度に分化した細胞からできており，5つの基本的な性質（表2.12）をもっている．また，筋がその作用を効果的に発揮するためにいくつかの補助装置をもつ（表2.13）．

　筋の中央部を筋腹と予備，筋の両端は結合線維組織の腱となって骨に付着する．筋の両側の付着部を起始 origin および停止 insertion と呼ぶ．起始は筋の近位端が付いているところで，多くの場合，筋が収縮するとき固定されている．停止は筋の遠位端が付き，多くは筋の収縮で動く．筋の収縮によって腱が引っ張られ，さらに腱が付着する骨に張力が伝達されて運動が起こる．

　筋束の形状とそれが腱に付着する方法はたいへんに差異がある．ある筋では縦軸に並行に配列し，どちらかの端が平たい腱で終わる．他の場合には，筋の全長にわたって走る腱の片側に鳥の羽のように筋束が集まる．筋束の形状は筋の力と関連している．筋が長くて

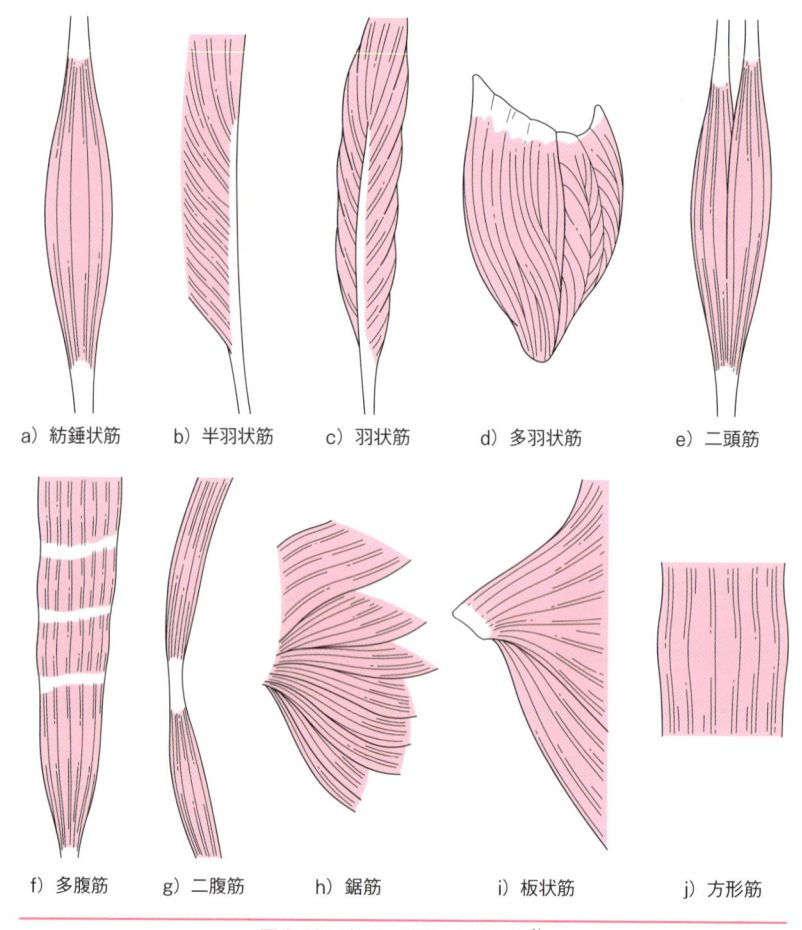

a）紡錘状筋　　b）半羽状筋　　c）羽状筋　　d）多羽状筋　　e）二頭筋

f）多腹筋　　g）二腹筋　　h）鋸筋　　i）板状筋　　j）方形筋

図2.25●筋の形状による分類[1]

筋束が比較的少ない筋は，運動は大きいが力は弱い．一方，半羽状筋はその腱に沿って多数の筋束が配列していて，力は強いが運動は小さい．筋の形状による分類を図2.25に示す[39]．

2. 骨格筋の微細構造

1）筋外膜・筋周膜・筋内膜

筋膜の下では，筋外膜（外筋周膜あるいは筋上膜）が筋腹を包む．筋外膜は，筋の内部に向かって分派して筋を多数の筋束に区分している（図2.26a）．

筋外膜は内部に向かって分派して，弾力性のある薄い筋周膜（内筋周膜）となり，筋を多数の筋束に区分する．筋周膜には比較的大きな血管・神経線維・線維芽細胞・筋紡錘なども含まれている．筋周膜はさらに分かれて，薄い結合組織性の筋内膜となり，個々の筋線維を鞘状に包み込む．筋内膜には毛細血管が分布する[1,39]．

2）筋線維（筋細胞）

筋周膜はさらに分かれて各筋線維の間にまで進入し，個々の筋線維を鞘状に包み込む．この薄い結合組織性の膜を筋内膜といい，ここに毛細血管が分布する（図2.26a）．筋内膜の内側には基底膜と形質膜（筋線維表面の筋細胞膜）からなる筋鞘がある．それぞれの筋線維の筋形質はこの筋鞘で包まれている（図2.26b）．筋線維は，直径10～150μm，長さ数～約30cmのきわめて細長い細胞である．1本の筋線維が1個の細胞であり，一般的な細胞とほぼ同様の構造である．しかし1本の筋線維に複数個の核をもち，他の細胞にはみられない横行小管がある．また滑面小胞体は，他の細胞に比べて発達しており筋小胞体と呼ぶ（図2.26b）．収縮のためのエネルギー生成に関連するミトコンドリアやエネルギー源のグリコーゲンも，他の細胞に比べて多い[1,39]．

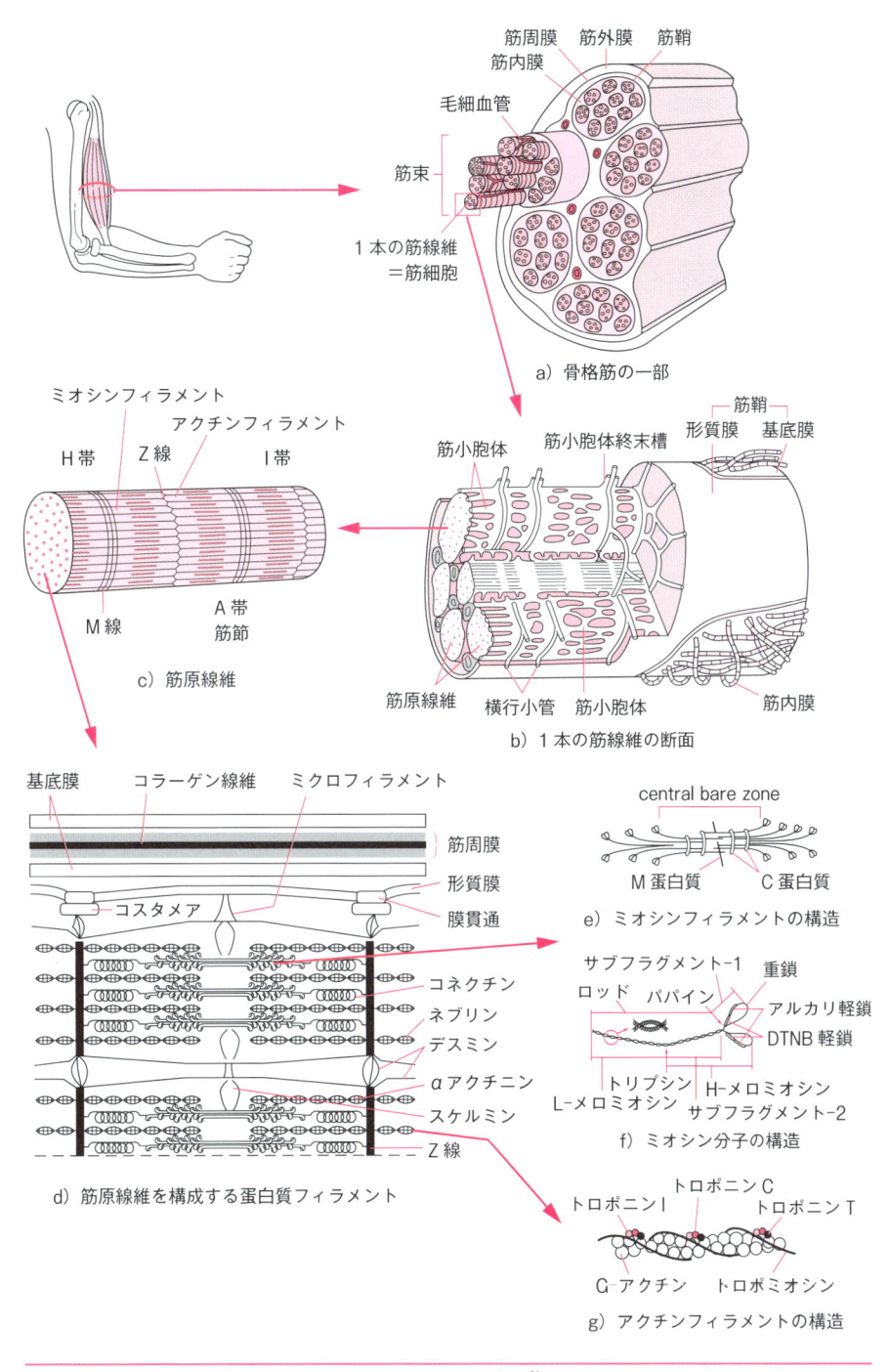

図2.26 ● 筋の構造[1]

3) 筋原線維

筋線維内には，筋原線維の束が細胞の長軸方向に走行している．筋原線維は，主にアクチンフィラメントとミオシンフィラメントから構成されている直径約1〜2μmの束である．筋原線維の表面には一定の周期で繰り返される横紋がみられ，この繰り返し構造の一単位を筋節（筋の最小の機能的単位）と呼び，筋節の仕切線をZ線（Z帯，Z盤）と呼ぶ．横紋の各部分は，A帯（暗帯），I帯（明帯）と呼ばれ，A帯はミオシンフィラメントの並列部分，I帯はアクチンフィラメントの

みが並列している部分である．またA帯の中央にはミオシンフィラメントのみのやや明るいH帯がある（図2.26c）．

筋原線維を構成する蛋白質は，現在約40種のものが知られているが，主要なものは，ミオシン，アクチン，トロポミオシン，トロポニン，コネクチン（1976年に丸山によって分離されて命名）/タイチン（同時期にK. Wangによって分離されて命名），ネブリンなどである（図2.26d）．コネクチン（タイチン）とネブリンは収縮には関与しない．収縮蛋白質であるミオシン，アクチンはそれぞれミオシンフィラメントとアクチンフィラメントを作る．横断面からみると，アクチンフィラメントとミオシンフィラメントが整然と六角格子状に取り巻くよう配置されている[1,39]．

(1) ミオシンフィラメントの構造

ミオシンフィラメントは，ゴルフクラブの形をしたミオシン分子数百個から構成され，筋節の中央部を境にして頭部が両端のZ線に向くように配列している．その長さは約1.6μm，直径12nmで，中央部の0.15μmには分子頭部の突起（クロスブリッジ）がみられない．この部分をcentral bare zoneと呼んでおり，ミオシン分子の尾部が中央から左右に7～9本のC蛋白質によって束ねられている．また，中央部にはM蛋白質からなる3ないし5本のM線がみられ，ミオシンフィラメントどうしを六角形格子状に結びつけている（図2.26e）．ミオシン1分子は，2つの頭をもった細長い形をしており，重鎖2本と軽鎖4本のサブユニットからなる6量体である（図2.26f）．

また，コネクチン（タイチン）は，ミオシンフィラメントの尖端をバネ状構造により弾性的にZ線に結びつけている（図2.26d）．コネクチン（タイチン）の長さは筋の収縮や弛緩に応じて変化する[1,39]．

(2) アクチンフィラメントの構造

アクチンフィラメントは，Gアクチンが数珠状に連結した2重らせん構造をもつ鎖（Fアクチン），トロポミオシン，およびトロポニン複合体から構成されている細いフィラメント（直径7～8nm，長さ1.0μm）である．トロポニン複合体は，Ca^{2+}と結合するトロポニンC，収縮を抑制するトロポニンI，トロポミオシンと結合するトロポニンTという3種類のサブユニットからなる（図2.26g）．アクチンフィラメントは，αアクチニンなどのアクチン架橋蛋白によってZ線に固定されている（図2.26d）．なお，アクチンフィラメントは，筋節以外にも広く分布し，主要な細胞骨格として様々な役割を担っている[1,39]．

また，Z線に始まりアクチンフィラメントに沿ってネブリンという蛋白質が存在する（図2.26d）．ネブリンフィラメントはアクチン鎖の長さを決める定規として存在することにより，収縮を繰り返す2つのフィラメントの位置を保ち，筋節構造を維持している[1,39]．

(3) 他の蛋白質

他の多くの細胞骨格（ミクロフィラメント，中間径フィラメント，微小管）をなす蛋白質が，筋節を中心としてネットワークを形成している．筋原線維どうしは，中間径フィラメントであるデスミンによってプレクチンを介して結びつけられている．デスミンはZ線を挟んで二重構造をとり，筋原線維の周囲を囲み束ねると同時に筋節全体を縦横に束ねている（成熟した骨格筋では，骨格筋線維の長軸方向に走る方向のデスミンはみられなくなる）．中間径フィラメントのスケルミンはM線の安定化に関与する．また，筋原線維を細胞膜，細胞外マトリックスにZ線でつなげているのは，ビンキュリンが豊富なコスタメア構造である．筋の長軸方向におけるコスタメアの分布は主にZ線と重なり，M線と重なる部分にも少し分布している．これらの部分で細胞膜は筋原線維と中間径フィラメントで結びついており，細胞膜が収縮時に筋原線維から剥離するのを防いでいる（図2.26d）[1,39]．

4) 細胞外マトリックス

細胞外マトリックスは組織を構築する個々の細胞の外側に存在する構造物である．特に，基底膜は，細胞の分化形質の維持・制御に関連している細胞外マトリックスとして重要である（図2.26d）．細胞外マトリックスの機能としては，筋細胞，血管，神経線維などの周りを固め保護すると同時に，筋の形状を維持するフレームのような役割をもつ[1,39]．

また，コラーゲン線維は筋線維のように収縮することはできない．したがって，筋線維が収縮することにより筋としての能動的な強さを補償するのに対して，結合組織は筋が引き伸ばされるとき，受動的伸張に対する強さを補償しており，筋の弾性要素としての働きは非常に大きい．弾性要素には直列弾性要素と並列弾性要素があるが，筋の形状を整えているフレームとしての結合組織網のうち，筋線維の走行方向のものおよび腱は直列弾性要素，走行方向にクロスするものを並

列弾性要素と考えることができる．筋線維にもコネクチン（直列弾性要素）やデスミン（直列・並列弾性要素）が存在しているが，結合組織網や腱の受動張力に比べるとはるかに弱い．弛緩中の筋における弾性は結合組織網（コラーゲン線維群）によって支配・決定されている[1,39]．

5）骨格筋の筋収縮機序

筋収縮は筋線維内に蓄えられた化学的エネルギー（アデノシン三リン酸：ATP）を機械的エネルギーに変換しすることで生じる．

（1）興奮収縮連関

以下の電気的興奮から機械的反応までの一連の反応を，興奮収縮連関と呼ぶ[1,39]．

■a．筋形質膜の電気的な興奮による脱分極

骨格筋が収縮するには運動ニューロン（運動神経細胞）からの刺激が必要である（図2.27a）[1,39-41]．運動ニューロンから筋線維への興奮の伝達は，運動神経線維末端の接合する運動終板（神経筋接合部）で行われる．運動神経線維末端にはシナプス小胞があり，中に化学的神経伝達物質であるアセチルコリン（ACh）を含んでいる．運動神経のインパルスが軸索終末部に達すると，終末部の脱分極によってAChが終末部から放出される（図2.27b）．

脱分極性の終板電位が両側に活動電位を発生させて形質膜全体へ刺激が伝導され，そのインパルスが筋収縮を起こす．

■b．横行小管の脱分極と筋小胞体からのCa^{2+}の放出

形質膜上を伝播した活動電位は，横行小管を伝わって筋線維深部へ導かれ，筋小胞体へ伝達されると筋小胞体の膜興奮を引き起こし，貯蔵していたCa^{2+}を筋線維内へ放出する．

■c．トロポニンCとCa^{2+}との結合

細胞内のCa^{2+}がトロポミオシン鎖上にあるトロポニンCと結合すると，トロポミオシン鎖の位置がずれ，静止時には被われているミオシン結合部が露出する（図2.27c）．

■d．フィラメント滑走

ミオシン各分子は大きな頭をもっていて，アクチンのミオシン結合部に結合して架橋cross-bridge（アクトミオシン）ができる．ミオシンの頭部にはADP（アデノシン二リン酸）とPi（リン酸）が付いていてこれらを離すとともにボートのオールのような格好で首が曲がって，アクチンフィラメントをたぐり込み滑走し，筋節は短くなる．次の瞬間，ミオシンの頭部にATPが付きミオシン頭部がアクチンから離れる．ミオシンはここでATPをADPとPiに分解し，曲がった首が元の角度に戻る（図2.27d）．

■e．筋形質膜の再分極

AChは，その後アセチルコリンエステラーゼにより速やかに分解され，筋形質膜は再分極へと向かい，筋線維は再び静止状態に戻る．AChの分解産物は軸索の末端で回収され，シナプス小胞の中で再びAChに合成され，小胞内に蓄えられて，次の収縮に備える．

■f．Ca^{2+}の排出

筋線維の興奮状態が静止状態に戻ると，Ca^{2+}はATPの分解エネルギーを使って筋小胞体に再び取り込まれ，筋線維は弛緩する．

（2）ミオシンとアクチンの相互作用とAChの影響

ATP濃度が低ければ収縮になり，高ければ弛緩となる．ATPが減少するとアクチンとミオシンが結合してミオシンの頭部が曲がったまま留まり，弛緩しなくなる．

フィラメント滑走に際しては，負荷が小さいときには1ATPのエネルギーを小出しにして，何回もアクチンと結合解離を繰り返し長距離を速やかに滑走するのに対して，大きな負荷がかかるとATPのエネルギーを一挙に放出して大きな力を発揮する．

また，シナプス間隙にAChが存在する限り筋線維は興奮し続けるが，運動神経を反復刺激すると放出されるAChの量が低下して疲労現象が起こり筋収縮が起こらなくなる[1,39]．

（3）収縮に伴う横紋の変化

筋収縮時には各筋節の長さが短くなり，そのときI帯，H帯の幅は狭くなるがA帯の幅は変わらない．筋張力はミオシンフィラメントとアクチンフィラメントとの間の架橋の数，すなわち両フィラメントの重なり合う部分に比例する（図2.28）．

また，紡錘状筋は筋線維の短縮によって解剖学的横断面積は大きくなるが，羽状筋は短縮によって筋束の傾斜角度が増加し，解剖学的横断面積や筋厚は変化しない[1,39]．

6）骨格筋の神経と血管

筋に分布する神経は筋膜を貫いて進入して分岐する．進入部位は一般に筋の深側面のほぼ中央の辺縁近

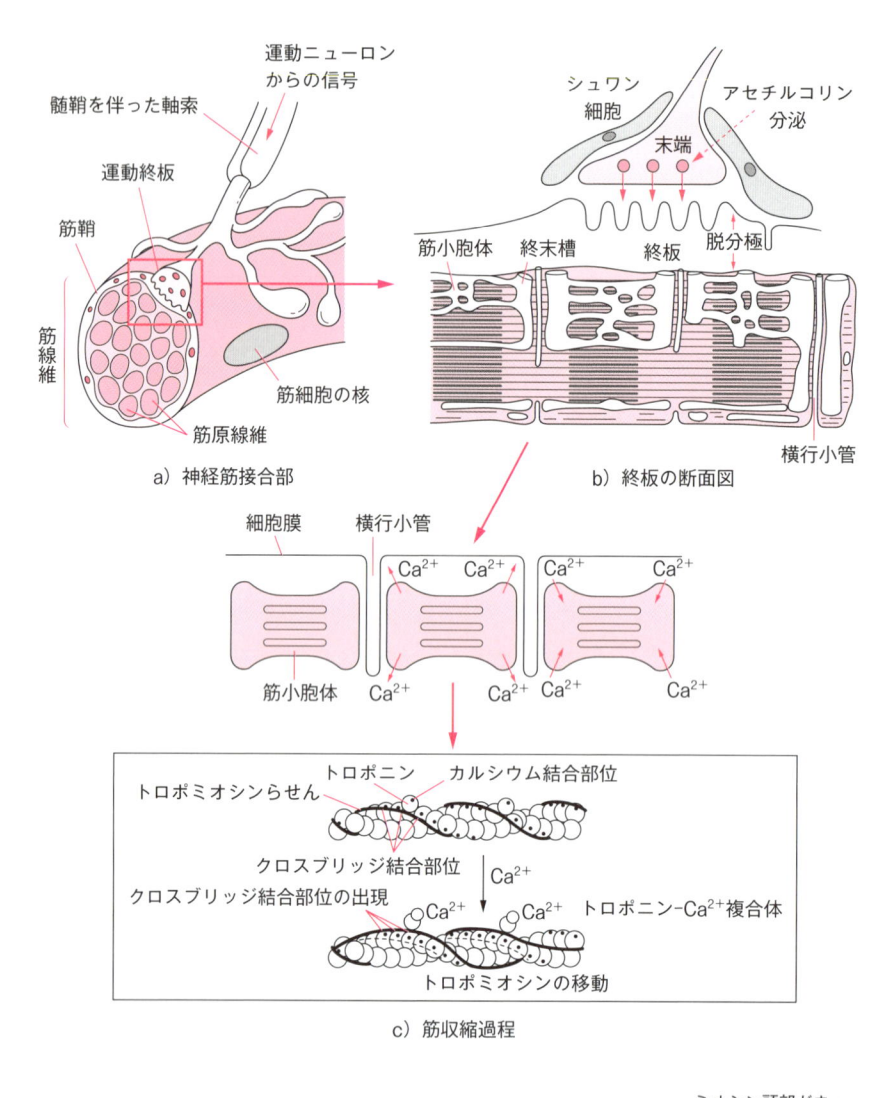

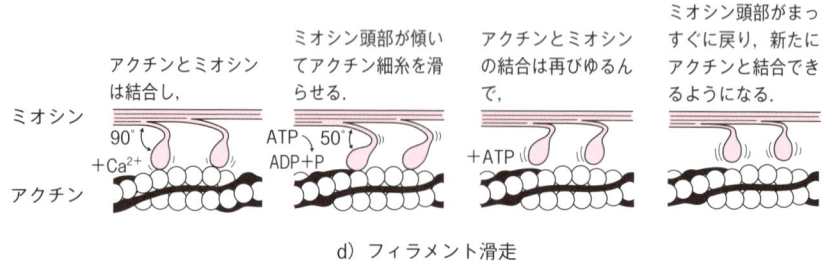

図2.27 ●興奮収縮連関[1,40,41]

くにあり，運動点といわれる．神経は筋の収縮・弛緩によって機械的影響をほとんど受けない．神経には運動線維約60%と感覚線維約40%とが含まれる．神経には，交感神経線維も含まれる．交感神経線維は主として筋の血管に分布し，血流の調節に関係がある[1,39]．

(1) 運動線維

運動線維は筋に収縮する命令を伝える遠心性線維で，脳・脊髄にある運動性神経細胞（運動ニューロン）から起こる．前角細胞から出たα運動ニューロンの軸索はその終末で枝分かれし，複数の筋線維を神経支配している．1本の運動ニューロンとそれに支配される

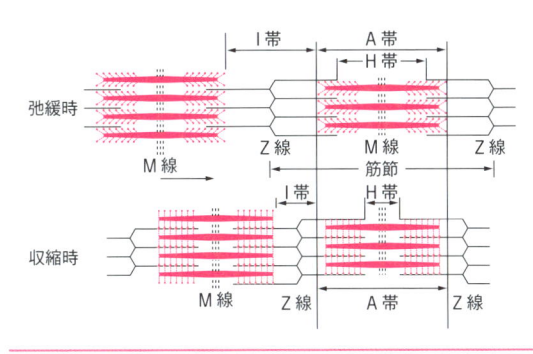

図2.28 ● 収縮に伴う横紋の変化[1]

筋線維群を運動単位 motor unit：MU（または神経筋単位 neuromuscular unit：NMU）という（図2.29）[42].

1つの運動単位を作る筋線維の数は筋によって異なる．1本の運動ニューロンが何個の筋線維を支配しているかを神経支配比という．一般に精密微妙な運動を行う筋（例えば眼筋や手の指を動かす小筋など）では，1本のニューロンが支配する筋線維の数は少ないので，神経支配比は小さい．一方，粗大な運動を行う筋（大腿や体幹の筋など）では，1本のニューロンが多くの筋線維を支配するので，神経支配比は大きい．例えば，1個のニューロンが支配する筋線維の数は，手内在筋では数個程度であるのに，殿筋では約200個といわれる[1,39].

運動は，活動する運動単位の数（動員 recruitment）が増えることにより起こる．筋収縮の程度は，活動している運動単位の発射頻度，活動する運動単位数および各運動単位の活動のタイミングの一致によっても変化する．一度動員された運動単位は必ず疲労するまで活動し続けるわけではなく，一定の力を発揮しているときでも，一部の運動単位は活動を休止している．そのときの力の低下分は，同じ筋内あるいは共同筋内において新たに運動単位を動員したり，すでに動員されていた運動単位の発射頻度を増加することによってカバーされる．非常に高い筋出力が必要であったり，疲労したとき，あるいは神経障害（脊髄損傷後）のあるときは，いくつかの運動単位が同期して活動する．運動単位が同期して活動すると，当然一瞬の筋力は高まるが，次の瞬間には筋力が低下し，一定の筋力を発揮し続けることはできない．最大下運動において運動単位の活動が非同期であることは，疲労を抑えて一定の力を維持するための戦略であろう[1,39].

(2) 感覚線維

感覚線維はインパルスを筋から中枢神経系に向かって伝える求心性線維で，痛覚や筋線維の収縮・張力や受動的伸展などの深部感覚を伝える．深部感覚を受容する終末構造は筋紡錘や腱紡錘である[1,39].

(3) 骨格筋の血管

筋は豊富な血管分布を受ける．動脈は一般には神経に伴って進入し，分岐して毛細血管となる．毛細血管は網状構造となって筋線維を取り囲み，その後再び合して静脈となる．毛細血管を通じて，酸素や代謝産物

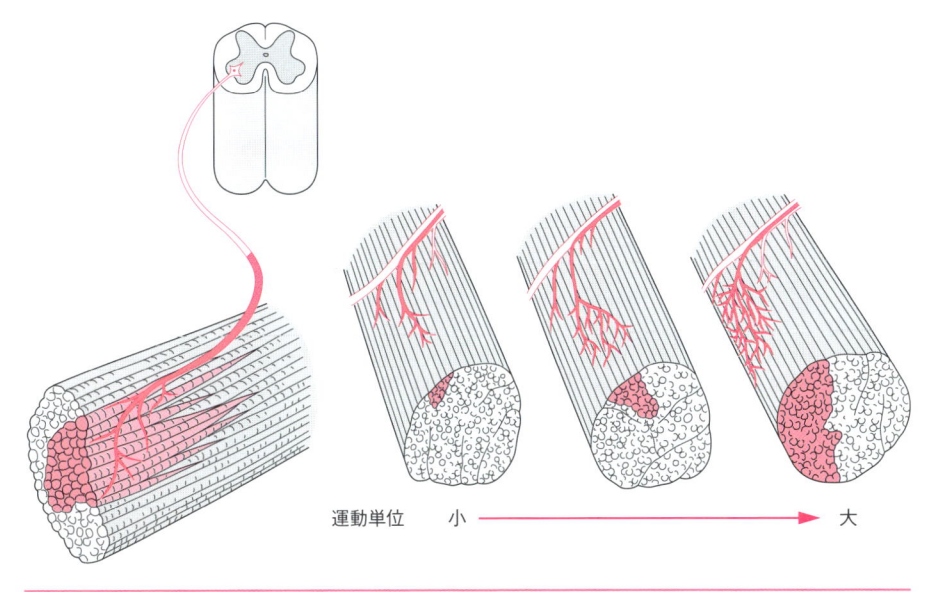

図2.29 ● 運動単位[42]

の交換が行われる．筋内の血管の収縮や拡張は自律神経の支配によって起こるが，運動によって筋に生じた酸性代謝産物も毛細血管の拡張を促す．弱いあるいは中等度の筋収縮も毛細血管の血流を増加するが，強収縮では筋内圧が増加して血流の遮断が起こる．一般的にはトレーニングに伴い毛細血管数は増加し，不活動では逆の適応が生じる[1,39]．

7）筋線維の種類

筋線維の種類は，筋単位（筋線維群）あるいは運動単位の各特性により大きく3つに分類できる．3つの線維の代謝と収縮特性による骨格筋分類筋単位による分類を表2.14に示す．

その分類は，筋単位の骨格筋細胞のタイプから，収縮特性から遅筋線維（slow twitch fiber：ST）と速筋線維（fast twitch fiber：FT）に分類できる．また，ヒトの場合にはミオシンのタイプ分類から前者をtypeⅠ線維，後者をtypeⅡ線維と分類し，酸化酵素活性による差からtypeⅡ線維をtypeⅡa線維（FTa）とtypeⅡb線維（FTb）に分類する．この3分類は，エネルギー代謝特性によるSO線維（slow-twitch oxidative fiber），FOG線維（fast-twitch oxidative glycolytic fiber），FG線維（fast-twitch glycolytic fiber）という分類とも対応する[1,39]．

運動単位では，発火特性，筋単位の収縮の速さおよび疲労耐性などによって，筋単位（筋線維群）と同様にS（slow-twitch），FR（fast-twitch fatigue resistant），FF（fast-twitch fatiguable）の3つに分類できる．Sタイプは一定姿勢保持のときなどに活動し緊張性運動単位ともいわれ，FFタイプは緊急時の激運動で活動し相動性運動単位ともいわれる．なお，動物では，FFタイプがFI（fast-twitch intermediate）にも分けられ，4分類になる[1,39]．

typeⅠ線維（ST線維，SO線維，赤筋，遅筋，Sタイプ）は，収縮速度は遅く，疲労耐性が最も高い．収縮力は小さい．毛細血管の分布が多く酸素の獲得に有利．代謝特性では酸化系酵素活性が高い．有酸素性代謝によるエネルギー獲得に適した能力が高い．姿勢保持筋など持続的な収縮が必要な筋に多い．

typeⅡb線維（FTb線維，FG線維，白筋，速筋，FFタイプ）は，収縮速度が速く，疲労耐性が最も低い．収縮力は大きい．筋小胞体が大きく発達しており，多くの一次樹状突起を有する．代謝特性では解糖系酵素活性が高く，細胞内のグリコーゲン貯留も多いことから

表2.14 ● 代謝と収縮特性による骨格筋分類筋単位による分類

筋単位による分類	typeⅠ線維	typeⅡa線維	typeⅡb線維
ATPの供給	酸化系酵素活性	解糖系酵素活性 酸化系酵素活性	解糖系酵素活性
グリコーゲン含有量	少ない	中間	多い
トリグリセライド	多い	中間	少ない
筋収縮に要するATP消費量	低い	中間	高い
毛細血管	密	密	粗
ミトコンドリア量	多い	多い	少ない
有酸素的なATP産生能力	高い	中間	低い
ATP産生に対する消費割合	低い	中間	高い
ミオシンATPase活性	低い	やや高い	高い
色（筋線維）	赤	中間	白
筋線維径	小	中間	大
運動単位による分類	Sタイプ	FRタイプ	FFタイプ
最大収縮速度	遅い	やや速い	速い
同速度での収縮力	小さい	中間	大きい
疲労	遅い	やや遅い	速い

無酸素性エネルギー代謝による作動に適し，素早く大きな力発揮を必要とする筋などに多い．

typeⅡa線維（FTa線維，FOG線維，速筋，FRタイプ）は，収縮速度は速く，疲労耐性が高い．収縮力はSタイプより大きい．SO線維とFG線維の両方の性質を有する．代謝特性では解糖系酵素活性および酸化系酵素活性が高い．

つまり，筋原線維が多ければ出力が高く，筋小胞体が多ければ高頻度で収縮でき，ミトコンドリアが多ければ有酸素的代謝が強くなる（図2.30）[43]．

筋線維は，胎児期には複数の運動神経によって支配（多重神経支配：1本の筋線維に対し数個の運動神経が接続した状態）されているとともに，機能的にも代謝的にも未分化な状態にある．胎内での発育が進むにつれ，胎児期の筋線維は，複数の運動神経支配から，単一運動神経支配へと変わり，段階的にtypeⅠ線維とtypeⅡ線維への分化がみられるようになる[38]．

生まれた直後はほとんどの筋がtypeⅡ線維の性質を示すが，姿勢保持筋など持続的な収縮が必要なtypeⅠ線維が分化することよって，抗重力姿勢を獲得できるようになる．

加齢では，筋線維面積はtypeⅡ線維に顕著な萎縮が認められるのに対して，typeⅠ線維はその影響をあまり受けない．運動単位もFF（fast-twitch fatiguable）型およびFR（fast-twitch fatigue resistant）型が運動ニューロンの選択的な死により減少する．筋線維間の毛細血管の分布も減少する．一方，ギプスやベッドレストのような不活動に伴う変化はtypeⅡ線維よりもtypeⅠ線維の減少をもたらすことから，typeⅡ線維の減少は老化に伴う変化として捉えられる[39]．

8）サイズの原理（Hennemanらによる）

サイズの原理とは，小さな運動単位から大きな運動単位へと動員が進むことを指す．すなわち，小さな力を発揮するとき，動員される運動単位のほとんどはSタイプである．さらに強い収縮力が必要なときはFRタイプの運動単位が追加動員され，最大収縮力発揮時においてはサイズの最も大きなFFタイプの運動単位が動員される．筋収縮力を低下するときはその逆の順番で動員は停止される．すなわち，最初にFFタイプの運動単位が活動を停止し，収縮力がなくなる直前までSタイプの運動単位は活動する．ただし，皮膚刺激に端を発する反射行動のように速く動かなくてはならないときや，運動場面でも素早い動きが優先されるときには，Fタイプの運動単位の動員が優先される[1,39]．

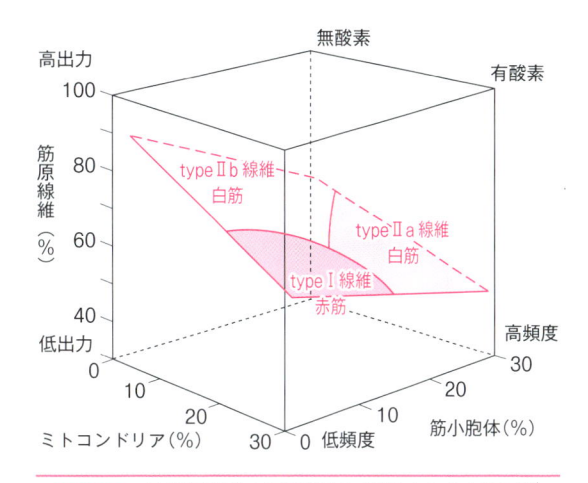

図2.30 ● 骨格筋線維の収縮頻度に関係する3大要因[43]

9）筋線維組成（筋線維比率）

魚類，鳥類では筋全体が白色のtypeⅡ線維，あるいは赤色のtypeⅠ線維に区別できるものもあるが，ヒトでは両方の筋線維が一つの筋に混在し，筋によりその比率（筋線維組成）が異なる．ヒトでは，typeⅠ線維は主に姿勢保持筋に多く，typeⅡ線維は主に運動筋に多い[1,39]．

例として，typeⅠ線維には，脊柱起立筋（主に頸部と腰部），肋間筋，咀嚼筋，三角筋，僧帽筋下部線維，腸腰筋，股関節内転筋群，ハムストリングス，ヒラメ筋などがある．typeⅡ線維には，眼輪筋，前鋸筋，上腕三頭筋，内側広筋表層部，腓腹筋，足底筋，長指伸筋などがある．両者の中間には，腹直筋，上腕二頭筋，大殿筋，外側広筋，内側広筋深層部，前脛骨筋などがある．ただし，運動歴や性別，遺伝的要因などで，個人差は大きい[1,39]．

健常な一般人では通常，筋線維のtypeⅡaとtypeⅡbの比率はほぼ1：1である．男性ではtypeⅠと比較するとtypeⅡaの横断面積が広い．女性ではtypeⅠの横断面積の値が最も高い．男女の共通点は，筋線維タイプの中でtypeⅡbの横断面積が小さいことである[1,39]．

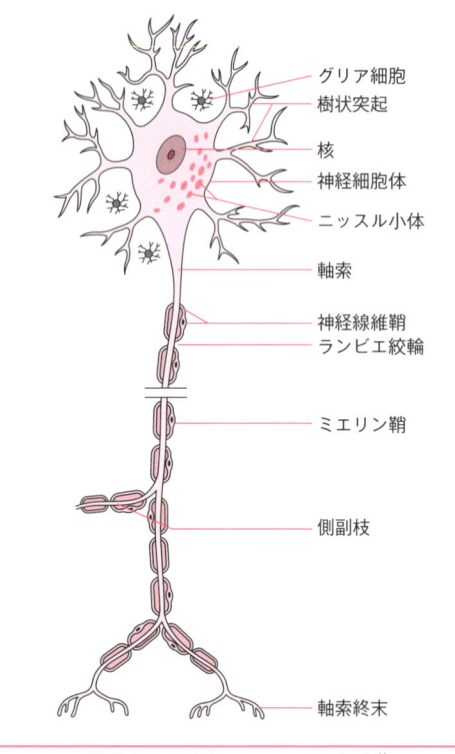

図2.31●運動ニューロンの構造[1]

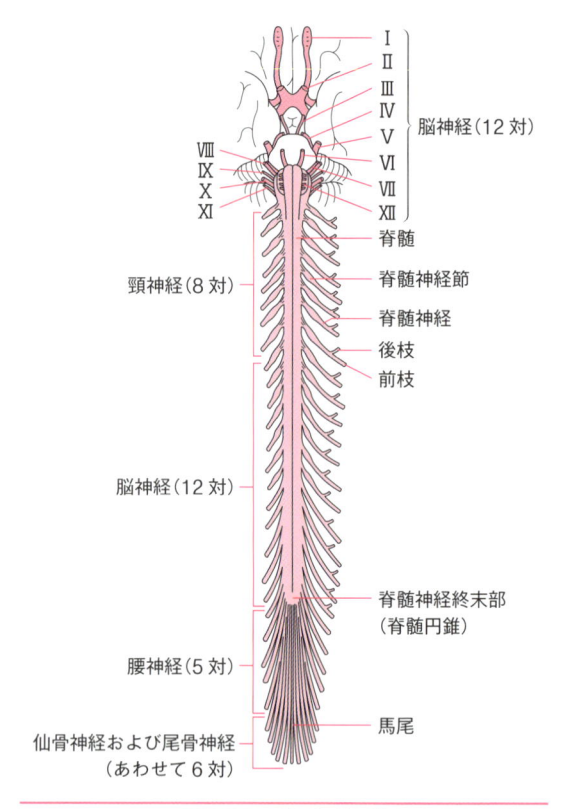

図2.32●脳と脳神経[1]

神経

　神経系は，構造的には中枢神経系と末梢神経系に分けられ，機能的には意識的に制御できる体性神経系と意識的に制御できない自律神経系に分けられる[1,39]．

　神経組織は，ニューロン（神経細胞）と支持細胞（グリア細胞）からなる（図2.31）．ニューロンは，細胞体とその突起である樹状突起および神経線維（軸索）からできており，それぞれインパルスを細胞体の方向および細胞体から離れる方向に伝える．ミエリン鞘と呼ばれる脂質と蛋白の層が，一部の軸索の周りに鞘を作り，インパルスの伝導速度を著しく増加させる．ニューロンはシナプス（ニューロン相互の接合部位）で連絡する．神経インパルスは軸索を伝導され，シナプスを経由して他の神経細胞に伝達される．興奮は一方向にしか伝わらず，逆方向への伝達はない（一方向伝達）．グリア細胞は，非興奮性の特殊な結合組織細胞で，神経組織の大部分を作り，神経細胞の支持と保護と栄養を行う．

1. 中枢神経系 central nervous system（CNS）

　中枢神経系は脳と脊髄からなり（図2.32），脳脊髄液および髄膜（脳と脊髄を包む膜：硬膜・軟膜・クモ膜）によって保護される．中枢神経系は，入・出力の神経信号を統括し調整したり，思考や学習のような高次の精神機能を営む．中枢神経系には，伝導路という軸索の束がある．また，中枢神経の運動系は便宜的に錐体路系と錐体外路系に分けられる[1,39]．

2. 末梢神経系 peripheral nervous system（PNS）

　末梢神経系は，脳神経および脊髄神経よりなる．12対の脳神経は脳から，31対の脊髄神経は脊髄から起こり（図2.32），それぞれ中枢神経系と解剖学的，機能的に連続する．例えば，脳・脊髄・坐骨神経・脛骨神経・足底神経と解剖学的名称は異なるものの，物理的には連続体として捉えることができる[1,39]．

　末梢神経の軸索の束を神経と呼び，中枢神経系の外

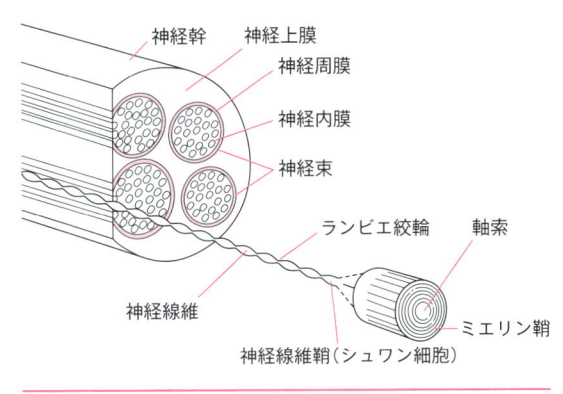

図2.33 ● 神経線維の構造[44]

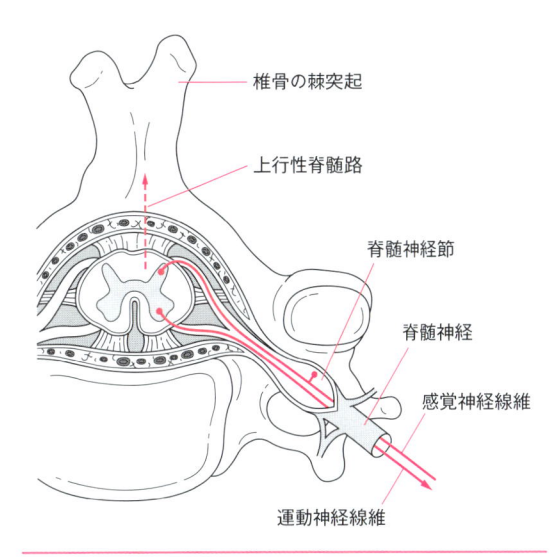

図2.34 ● 神経系の構成[1]

での神経細胞体の集まりを神経節と呼び，神経の網工は神経叢と呼ぶ．末梢神経線維は，軸索，ミエリン鞘，および神経線維鞘すなわちシュワン細胞からなる．繊細な神経線維は，神経上膜・神経周膜・神経内膜の3種類の結合組織の被覆によって強化，保護されているため，強靱で弾力がある（図2.33）[44]．

脊髄神経は，脊髄の各分節から左右に前根と後根が出る．前根は主に，脊髄の前角の神経細胞体からくる運動性（遠心性）線維を含む．後根は，感覚性（求心性）線維を脊髄の後角まで運ぶ（図2.34）．臨床的な根症状としては，前根の刺激では線維性攣縮，麻痺では弛緩性麻痺と筋萎縮，後根の刺激では神経痛，麻痺では知覚鈍麻を呈する．後根および前根は，合体して脊髄神経を形成し，それが2本に分離して後枝と前枝になる．後枝と前枝は，どちらも運動性と感覚性の神経を含む．後枝は，神経線維を背中に送り，前枝は，神経線維を四肢や体幹の前および外側域に送る．脊髄神経は成人では，ほぼ第2腰椎の高さ以下には脊髄はなく，脊髄神経の前根と後根が走行する馬尾がある．

脊髄神経は，体性感覚性（一般体性求心性）線維，臓性感覚性（一般臓性求心性）線維，体性運動性（一般体性遠心性）線維，臓性運動性（一般臓性遠心性）線維に区分できる．

3．体性神経系

中枢神経系と末梢神経系の体性部分からなり，感覚および運動の要素を含む．体性感覚性線維は，身体からの感覚を脊髄に伝える．これには，皮膚からの痛覚，温度覚，触覚，圧覚などの外来性感覚や，筋，腱，関節から関節の位置ならびに腱と筋線維の緊張を伝える固有感覚（深部感覚）がある．体性運動性線維は，骨格筋に運動のインパルスを伝えて骨格筋を収縮させ，随意運動を行う．運動系に特に関係のある感覚受容器は，体性感覚のうちの深部感覚であり，関節受容器，筋紡錘，腱紡錘，皮膚の圧受容器などが関与する[1,39]．

4．自律神経系（臓性神経系）

遠心性神経と求心性神経，および神経節からなる．遠心性神経は，心臓，平滑筋，腺にインパルスを伝え，求心性神経は，内臓の痛覚と自律神経反射の求心性要素に関わる．臓性運動性線維は，心筋，平滑筋，腺にインパルスを伝える役目をする．自律神経系は2つの部分からなる．交感神経系は，緊急でストレスの強い状況下に働く．不安，怒り，精神的な緊張を伴い，心拍，血圧，発汗が増加し，瞳孔が拡大する．一方の副交感神経系は，安静時に働き，身体の資源を保存し回復する活動を刺激する．例えば，心拍や血圧を抑え，腸の活動を高めるので消化も進む．迷走神経は一番重要な副交感神経である[1,39]．

5．脊髄反射機構

反射reflexとは，受容器の刺激によって起こった興奮が，中枢において意識とは無関係に変換されて効果器に伝えられ，反応が起こる現象である．受容器から効果器官までのニューロン連鎖を反射回路と呼ぶ．構造的には，入力部（受容器・感覚神経）・調節部（反射中枢）・出力部（運動ニューロン・筋）に区分する[1,39]．

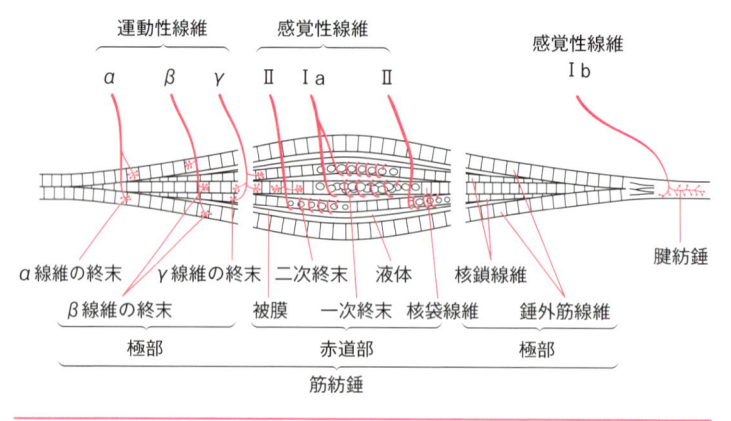

図2.35●筋紡錘と腱紡錘の模式図[1]

　反射は，大きく3種類に分類できる．1つ目は，局所性姿勢反応であり，1肢内に限定して現われるものであり，伸張反射・Ib抑制・屈筋反射などがある．筋は，筋紡錘と腱紡錘の2種類の感覚器官をもつ（図2.35）．中枢は感覚神経の入力する脊髄節とその近接脊髄節内にある．2つ目は，交差性伸展反射・上下肢間反射などの体節性姿勢反応で，1と合わせて脊髄反射と呼ぶ．3つ目は，緊張性頸反射・緊張性迷路反射および種々の立ち直り反射を含む，全身性姿勢反応である．

1）筋紡錘と腱紡錘（ゴルジ腱器官）

　筋紡錘は筋線維群の走行と並列に配置され，筋の長さおよびその変化の度合を感知する役割をもつ．1個の骨格筋（錘外筋線維）は，数十～数百個の筋紡錘をもつ．1個の筋紡錘は3～8本の錘内筋線維からなり，錘内筋線維は横紋筋の一種で，太い核袋線維と細い核鎖線維からなる．長さが7mm～1cmである．一般に大きな筋ほど多数の筋紡錘を有するが，その密度は逆に骨間筋のように末端に近い筋ほど高い傾向があり，筋紡錘の密度は神経支配比に逆比例する傾向にある．哺乳類では一般的に筋紡錘の数は出生時にほぼ成体の値に達しており，成長とともに長さは増加する[1,39]．

　中央部と隣接部に一次終末と二次終末という感覚受容器があり，それぞれをIa群線維とII群線維の2種類の感覚神経線維が支配している．感覚線維は直径分布の太い順にI（12～20μm），II（4～12μm），III（1～6μm），IV（無髄）群の4種類に分類される．腱紡錘を発する感覚線維もI群線維なので，便宜的に筋紡錘由来をIa，腱紡錘のそれをIbと呼んで区別する．

　一次終末のIa群線維と二次終末のII群線維は，ともに筋が伸張されれば発射頻度を高め，短縮すれば低下・消失させる．Ia群線維の反応パターンは筋伸張の絶対長そのものに応答する静的反応と，伸張中の速度に比例する動的反応の2つの要素をもつが，特に動的反応が高い．II群線維は主として静的反応を示し，その感度もIa群線維より低い．

　筋紡錘の中央は非収縮性で受容器を含むが，両端は収縮性をもつ錘内筋線維になっており，これが錘外筋線維に結合する．両端の錘内筋線維は，γまたはβ運動ニューロンで支配されている．γは錘内筋線維だけを専門に制御するが，βは錘外筋と錘内筋線維を1本の軸索分枝で同時に制御している．これらが活動すると，両端部は短縮する．この収縮力は微弱で筋張力としての効果はないが，筋紡錘受容器の緊張度を強めて感度を高める働きがある．両端が固定されていれば，中央は伸張され，あたかも筋紡錘を伸張したかのような感覚信号活動を起こす．

　γ運動ニューロンには，動的反応を選択的に高める動的γ運動ニューロンと，静的反応を高めかつ動的反応を抑える静的γ運動ニューロンの2種類がある．これらは運動遂行場面に応じて筋の収縮情報（伸縮の程度あるいは速度）を選択してフィードバックできるようにする機能をもつと考えられている．

　腱にある腱紡錘は，筋線維に対して直列の配置をとり，筋収縮により生じる張力および筋の受動的伸展により腱にかかる張力を感知する張力受容器で，求心路であるIb群線維の終末が多数分岐している．筋が受動的に伸展されると筋紡錘と腱紡錘ともにインパルスの発射が起こるが，筋の自動的収縮では腱器官のみに

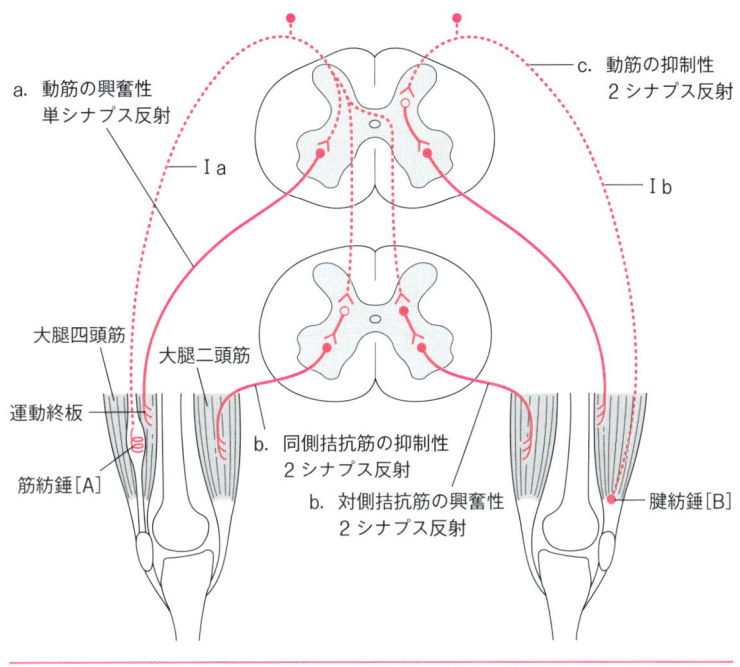

図2.36 ● 反射回路[42,45]

2）反射回路（受容器から効果器官までのニューロン連鎖）

(1) 伸張反射

伸張反射は筋の受動的伸張を刺激として，その筋を収縮させる反射で，受容器は筋紡錘である．腱反射は，腱を介して筋紡錘が伸張されることで，反射性の筋収縮を生じる伸張反射の一種である．筋を伸ばすと筋紡錘一次終末が刺激され，筋紡錘からの神経インパルスが求心性のIa群線維で伝導され，この軸索終末が脊髄前角で当該筋およびその協力筋を支配するα運動ニューロンを直接単シナプス性結合により興奮させ，筋収縮を引き起こす．伸張反射は人間では唯一の単シナプス反射である（図2.36a）[42,45]．反射は筋長を一定にする方向に働き，基本肢位の維持に機能するもので，抗重力筋で著明に反応がみられる．ただし，最近では，このIa群線維による単シナプス反射に加えて多シナプス反射の関与，さらにはII群線維，脳幹・大脳を含む長軸反射の関与も主張されている．

(2) Ia抑制

伸張反射は，一方では同時に拮抗筋には抑制ニューロンを介して結合し，拮抗筋活動を抑制する（Ia抑制）（図2.36b）[42,45]．このような当該筋および共同筋と拮抗筋に対しての興奮・抑制の相反する神経結合を相反性神経支配という．また，自動運動の際にも，ある動筋の収縮は，反射性にその拮抗筋を抑制し弛緩することで動きが円滑になる．負荷に対して，主動筋が強く収縮すると拮抗筋にそれだけ強く抑制が起こり，その結果拮抗筋は弛緩する．

このIa抑制（相反性抑制）が働かなければ，動筋の収縮により拮抗筋は伸張されて，伸張反射による収縮を生じ，目的とする動きが妨げられることになる．

(3) Ib抑制（自己抑制）

腱紡錘の閾値は筋紡錘の閾値よりも高い．そのため，筋は伸張されると伸張反射が起こるが，極度に伸ばされると腱紡錘が興奮し，その求心性インパルスがIb群線維を通って脊髄に達し，抑制性介在ニューロンを興奮させ，当該筋の筋活動は抑制されて弛緩する（図2.36c）[42,45]．このIb抑制は主として当該筋または共同筋に対する抑制なので，自己抑制ともいう．この抑制は，筋が強い伸展を受けて傷害を起こすような強い反射性収縮を抑制し筋を保護する作用を有する．なお，Ib群線維の活動は拮抗筋のα運動ニューロンには促進作用をもつ．また，typeI線維を支配する運動

ニューロンは，type Ⅱ線維支配の運動ニューロンよりも Ib 抑制を強く受ける．

3）α-γ連関

γ運動ニューロンの働きは筋紡錘の受容器としての感度を調節することにある（ガンマ調節）．γ運動ニューロン自身は上位中枢の制御を受けている．随意運動における上位中枢からの運動指令は，当該筋に属するα運動ニューロンとγ運動ニューロンの両者を同時に興奮させる（α-γ連関）．これは，α運動ニューロンが興奮して筋が収縮すると筋紡錘が弛緩し，Ia 群線維からの興奮性インパルスが低下・停止して運動ニューロンへの背景興奮入力が減少するはずであるが，同時に活動するγ運動ニューロンが筋紡錘の感度を高めてこの減少を補償するためと考えられている[1,39]．

ガンマ調節で筋紡錘の閾値を低く調節（感度を高くする）されれば，わずかに筋が伸張されても Ia 群線維で伝導されるインパルスの量が増加してα運動ニューロンに伝えられる．このように中枢神経（脊髄）－γ運動ニューロン（遠心性経路）－筋紡錘－Ia 群線維（求心性経路）－中枢神経（脊髄）とループを形成して筋の張力を調節する（ガンマ環）．

伸張反射の活動は，γ運動ニューロン活動により筋紡錘の感度が高まるに応じて利得（ゲイン）を増大させる．例えば，痙縮によってγ運動ニューロン活動が高まっている場合には，筋紡錘の両端が短縮し中央部が伸張されることにより，Ia 群線維の興奮が高まり，α運動ニューロンを興奮させることになり，当該筋に収縮が生じて硬くなり，筋緊張は亢進状態となる．そこで，筋緊張の亢進した筋に対して持続的な筋伸張を加えると，筋線維と直列に並んだ腱紡錘が伸展されるので Ib 線維の求心性インパルスは著明に増大し，結果的に当該筋が弛緩する．これをジャックナイフ現象と呼ぶこともある．

循環

循環回路は，心臓と脈管が直接に連なり構成される（図 2.37）．血管は人体にとって最も重要な輸送路であり，心臓とともに心臓血管系を構成している．心臓血管系はすべての細胞に酸素と栄養を分配し，同時に細胞から二酸化炭素や老廃物を運び去り，体外に排泄し

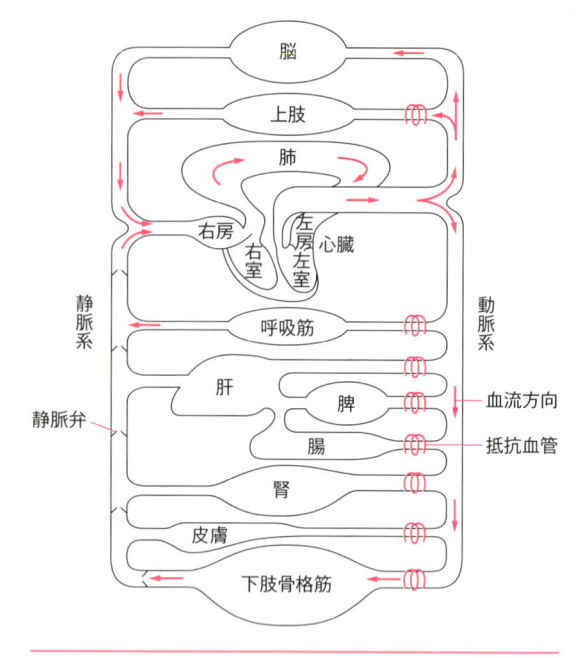

図 2.37 ● 循環系の模式図[46]

ている．人体の循環系には，体循環（左心室→大動脈→組織→大静脈→右心房）と肺循環（右心室→肺動脈→肺→肺静脈→左心房）の 2 つの大きな系がある．この回路は閉回路であるが，これに加えて組織間隙に脈管の解放口をもつリンパ管系が組織液やリンパ液を血管内に還流する補助循環機構が備わる[1,39]．

1．体循環

動脈は血液を心臓から運び出し，身体に分配する．静脈は血液を毛細血管床から心臓に戻す．まず，左心室の血液は大動脈に駆出される．大動脈弓は腕頭動脈，左総頸動脈，左鎖骨下動脈に分枝し，酸素に富んだ鮮紅色の血液を心臓から身体各部に運ぶ．弾性壁の動脈（図 2.38）[41]は，心臓の収縮期に押し広げられるが，拡張期に心筋が弛緩すると血管壁は収縮して，血液をさらに末梢に送り出す．動脈は分岐を繰り返して細い小動脈になり，最終的には毛細血管になる．非常に薄くて透過性のある毛細血管の壁を通して，血管と組織間で酸素，栄養素，代謝産物の交換が行われる．毛細血管は同時に動脈と静脈の間を連絡する血管でもある．

毛細血管に続く小静脈は，酸素に乏しい暗赤色の血液を集め，合流を重ねるたびに太くなる．**静脈では平滑筋とエラスチン線維からなる中膜の発達が弱いた**

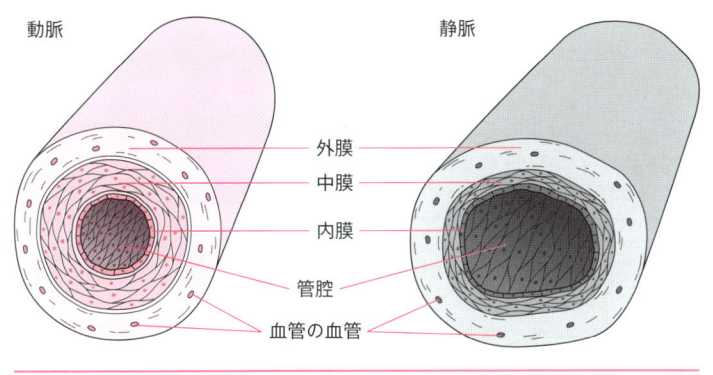

図2.38 ● 動脈壁と静脈壁[41]

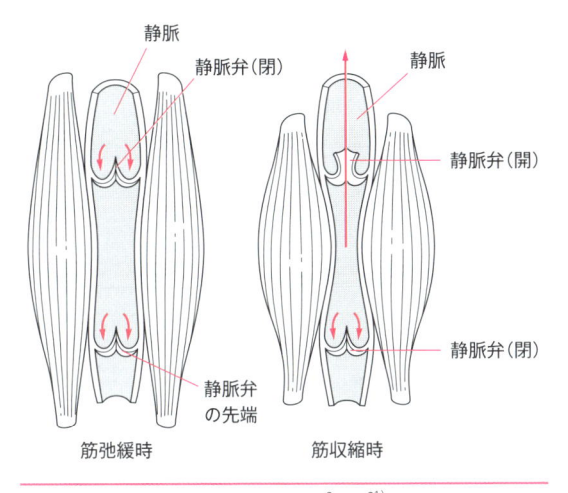

図2.39 ● 筋肉ポンプ[1]

め，静脈壁は動脈壁より薄い（図2.38）[41]．小静脈や中等大の静脈には静脈弁があり，血液が心臓とは逆の方向へ移動するのを防いでいる．これらの弁の働きは静脈の周囲の骨格筋に助けられる．骨格筋が収縮すると深部静脈は圧迫され，血液が心臓の方に押しやられる．この作用を筋ポンプmuscular pumpといい，静脈血の還流に重要な役割を果たしている（図2.39）．最終的に最も太い静脈である上大静脈と下大静脈になって，血液は右心房に戻る．

2. 肺循環

右心室は血液を肺循環に送り出す．肺循環でも体循環と同様，肺の中で枝分かれを繰り返して毛細血管になる．肺の毛細血管網の血液は，肺胞から酸素を取り込み，同時に二酸化炭素を肺胞に排出する．二酸化炭素は最終的に外界に排出される．毛細血管は肺静脈となって血液は左心房に戻り，再び体循環に送り出される．なお，肺循環以外に，肺自身の酸素需要に応えるために体循環の気管支動脈からも肺へ血液が供給されている[1,39]．

3. 運動と酸素輸送

運動中の各臓器の機能的な相互作用を図2.40に示す[1,47]．運動によって生じる筋組織における酸素消費量の増加は，筋の灌流血から抽出された酸素量の増加，末梢循環の増加，心拍出量（1回拍出量と心拍数の積）の増加，肺循環の増加，および肺気量の増加など生理的機構の連関によってまかなわれる．一方，筋組織で大量に産生された二酸化炭素は血液へ排出され，増加した静脈還流によって肺へ運搬される．生体における酸素輸送の目的は，細胞機能の維持および生命の維持にある．酸素輸送機構を考える場合は，肺呼吸における酸素のとり込みから，細胞における酸素の利用に至るまでの全過程が重要となる[1,39]．

4. 運動による心臓循環系の変化

心臓循環系の変化は運動の種類，強度によって異なる．大きな筋による動的運動では，心拍出量，心拍数，収縮期血圧は増加する．心拍出量は運動に用いる筋の大きさにも関係する．同じ運動強度の場合，片側上肢あるいは片側下肢の運動では，両側上肢あるいは両側下肢の運動よりも心拍出量が多い．同様に，上肢の運動と下肢の運動を比べると，上肢の方が相対的運動強度が高くなり，血圧や心拍数などの循環応答は高くなる．

静的運動では最大随意収縮の70％以上の筋収縮になると，筋血流は完全に遮断される．これ以前には血

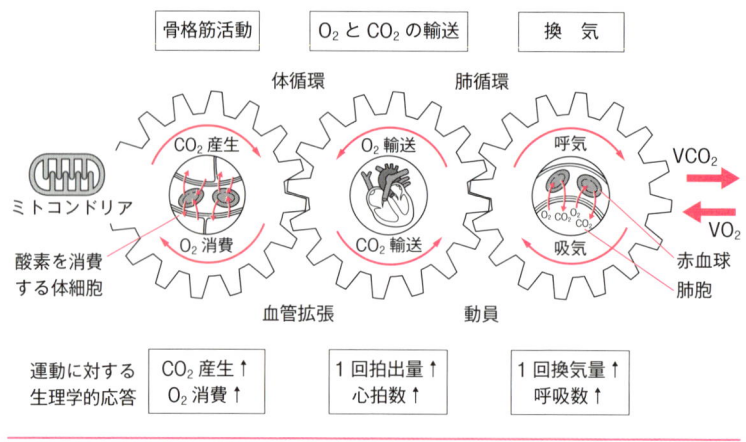

図2.40 ● 外呼吸と内呼吸の輸送機構[1,47]

圧上昇によって筋内圧の上昇に対応している．そのため，収縮期と拡張期の血圧は上昇する．心拍出量と心拍数の増加は中等度である．持久性の有酸素性トレーニングを続けると種々の変化が起こり，心拍出量増加による心臓のポンプ作用が改善する[1,39]．

5. リンパ系

リンパ系とは，いくつもの経路によって構成された解剖学的な構造である．基本的な機能は毛細血管から間隙への蛋白質分子や還流流体粒子の流れにより，血液量を維持することである．また，感染や新生物増殖の防御作用に働くために，循環しているリンパ球・リンパ系の器官は重要な役割がある．

リンパ系の主な役割は，①流動的な細胞内液や基礎となる組織細胞の健全性や機能を望ましい状態に維持する，②細胞から放出される科学的な物質の運搬や処理を行う，③死細胞となった変異細胞を除去する，④バクテリアやウイルスなどの生体にとって異物である有機体や炭素やシリカなどの無機化合物の分子など環境から細胞内に入ってきた物質を除去することにある[48]．

リンパ系は，リンパ管の広大な網工で，リンパ節と呼ばれるリンパ組織の小さな塊とつながっている．右のリンパ幹は，頭と頸の右側，右上肢を流域とする．胸管は，身体のそれ以外の部分を流域とする（図2.41）[49]．

1）ヒトのリンパ系

リンパ系は，リンパ管とリンパ器官（免疫器官であり，このリンパ器官は特異的免疫機構の一部で，感染性微生物の侵入に対する関門として働く．脾臓は，血流と直接連絡をもつ唯一の免疫器官である）から構成される．組織液がリンパ管に入ると，その液はリンパ液と呼ばれる．これはたいてい透明でさらさらした液で，血漿と同じ成分をもつ[5]．

リンパ管系は静脈系に沿って走る脈管系で，主要な機能として，①組織液や毛細血管に吸収されなかった物質の吸収がある．リンパの組成は部位により異なり，周囲の細胞間質液の性状に影響される．②消化管で吸収された脂質の輸送に働く．③リンパ器官から血液循環へとリンパ球を運ぶ[5]．

リンパ管系を構成するのは，毛細リンパ管，リンパ管とその途中に位置するリンパ節，リンパ本幹である．

リンパ管叢は，毛細リンパ管と呼ばれる小さなリンパ管の網工で，ほとんどの組織の細胞間腔から始まる．組織間隙の組織液は毛細リンパ管で回収され，リンパ管からリンパ節を通ってリンパ本幹に送られる．リンパ節は，リンパ組織の小さな塊からなり，リンパ液が静脈に向かう途中で通過する．リンパ本管には，胸管および右リンパ本幹がある．1ないし複数のリンパ節を通過した後で，リンパ液はリンパ本幹と呼ばれる大きなリンパ管に入るが，これは合流して，胸管もしくは右リンパ本幹を作り，左右の静脈角（鎖骨下静脈と内頸静脈の合流部）で，リンパ本幹から静脈系へと注ぐ．

胸管は，腹部の乳ビ槽と呼ばれる袋から始まり，上行して左の内頸静脈と鎖骨下静脈の合流点に注ぐ．右リンパ本幹は，頭と頸の右側，右上肢，胸腔の右半分

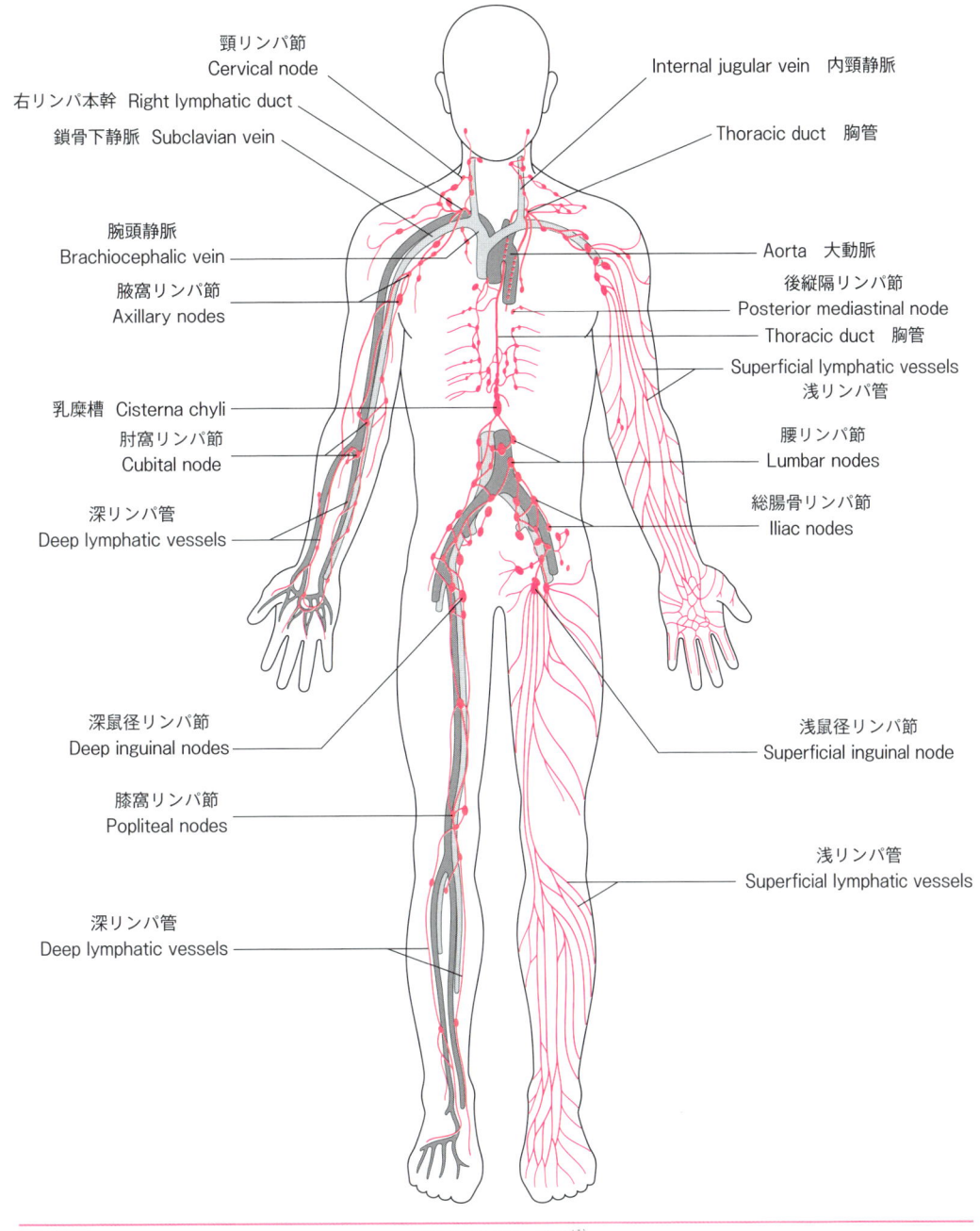

図2.41●リンパ系[49]

を流域とする．胸管は身体の残りの部分を流域とする．リンパの3/4は左静脈角に注ぎ，右上半身からのリンパのみ右静脈角から静脈系に入る[5]．

2) リンパ管系の構造

リンパ管系は，形態および機能的規準から以下の3つに区分される．①浅在性リンパ系→皮膚・皮下組織のリンパを集める．浅リンパ管は，皮膚および浅筋膜の中にある．②深在性リンパ系→筋・関節・腱鞘・神経からのリンパを集める．深リンパ管は，その領域の主要な血管と伴行する．③器官所属リンパ系→各器官のリンパを集める．器官ごとに特徴的な形状を示す．

貫通リンパ管は浅在性リンパ管と深在性リンパ管とを連絡する．リンパ管系は，リンパ管の組織学的構造

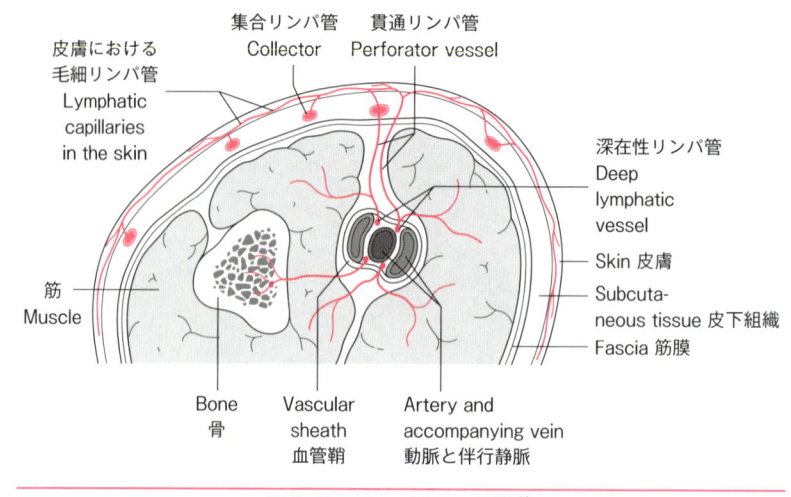

図2.42●リンパ管系の構造[5]

により，①毛細リンパ管，②前集合リンパ管，③集合リンパ管，④リンパ本幹の4部に細分される（図2.42）[5]．毛細リンパ管と前集合リンパ管は，まとめて起始リンパ管という．

3）リンパ領域

　浅在性・深在性リンパ系は，きわめて薄い壁をもつ，直径50μmほどの毛細リンパ管に始まる．毛細リンパ管は皮膚と粘膜から起こり，内皮は不完全な基底板で囲まれ，付着フィラメントによって周囲組織のエラスチン線維やコラーゲン線維に連結している．一重の内皮細胞が重なり合って構成され，重なり合っている部分が開いたり，閉じたりしながら，組織間隔より液体粒子や分子を吸収する．解剖学的に，毛細リンパ管には弁や括約筋がない．そのため，リンパ液はどの方向にも流れることができ，他動的な伸張と弛緩による圧迫と減圧によって流れが促進される．

　毛細リンパ管網は，合流して直径100μmほどの前集合リンパ管となる．毛細リンパ管と異なり，前集合リンパ管には弁が備わっており，壁は結合組織層によって補強されている．

　前集合リンパ管は，同様に弁をもつ直径150〜600μmの集合リンパ管に開く．より太いリンパ管やリンパ本幹と同様，集合リンパ管も静脈に似た壁構造をもち，不明瞭ながら，内膜（内皮と基底膜），中膜（平滑筋層）および線維性の外膜から成る3層構造を示す．

　リンパ輸送は，集合リンパ管の弁間部分平滑筋が起こす律動的収縮（6〜12回/分）によって行われる．リ

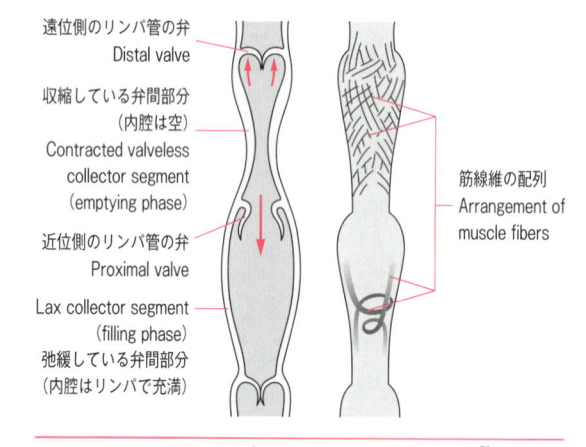

図2.43●リンパ管におけるリンパの流れ[5]

ンパが流れる方向は，前集合リンパ管や集合リンパ管における遠位弁の閉鎖と近位弁の開放とで調節される（図2.43）[5]．

4）リンパ節

　リンパ節はリンパ管系の途中に位置する濾過装置であり，特異的免疫応答機構（TおよびBリンパ球を含む）に含まれる．リンパ節は，臓器ごとにみられる所属リンパ節と，いくつかの所属リンパ節からリンパを受ける領域リンパ節とに区別される[5]．

　リンパ節は，卵形をした小さなカプセルのような形をしている．通常，0.1〜2.5cmほどの大きさで，リンパ管の通り道に存在する．身体には，600〜700のリンパ節があり，主に腹部に集中しているが，約200

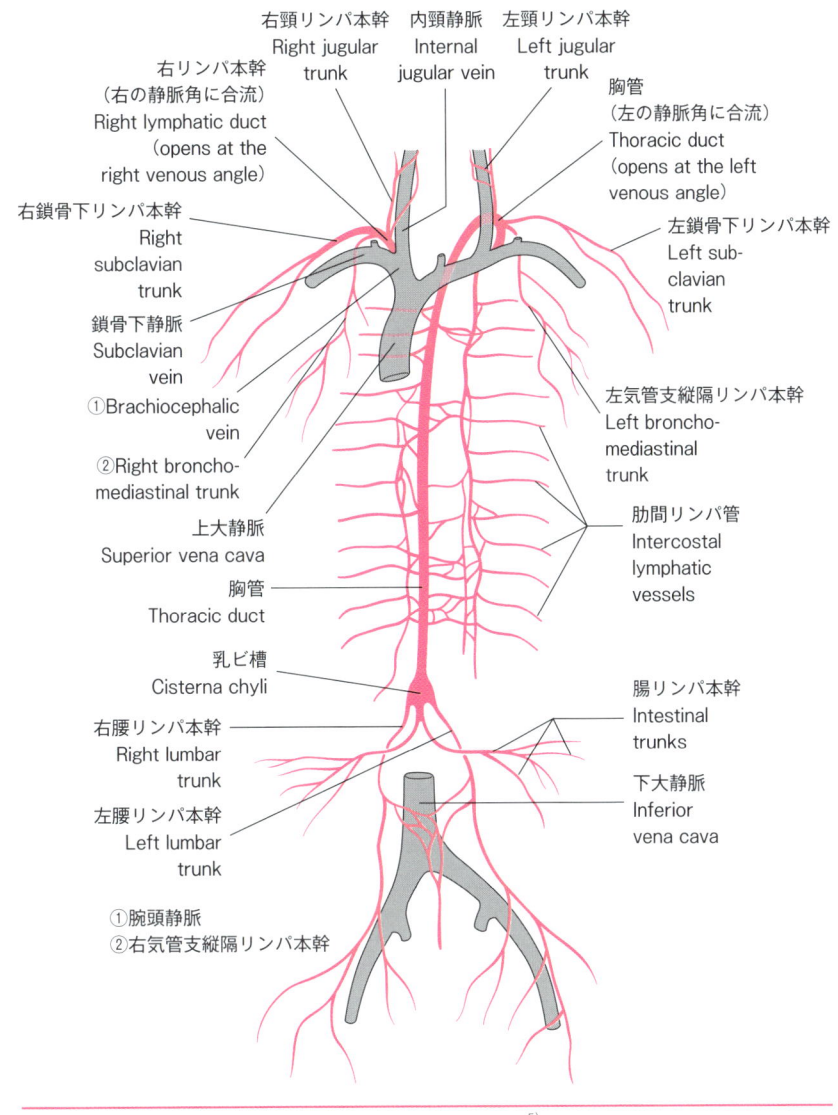

図2.44 ● 左右の静脈角[5]

~300個が頸部，約25個が腋窩，約10個が鼠径部にあり，その他は主に腹部の臓器周辺に存在する．リンパ節は，フィルターの役目をしており，すべてのリンパ液は，リンパ節を通ってから，循環系に戻る．リンパ節の重要な役割は，蛋白質の濃度を調節，そして，リンパ球を生成し，免疫に大きな役割を果たす[5]．

リンパは何本かの輸入リンパ管からリンパ節に注ぎ，リンパ液がリンパ洞から輸出リンパ管へと向かう間に，リンパ洞に面したリンパ組織と接触する．リンパ節は，浅層から深層に向かって，皮質，傍皮質および髄質に分けられる．皮質浅層にはBリンパ球域を構成する2次リンパ小節が多数みられ，2次リンパ小節

の間や皮質深層にはTリンパ球域（胸腺依存域）がみられる．Tリンパ球域には毛細血管後細静脈（PCV）があり，血流に乗ってきたリンパ球はここで立方形内皮を貫いてリンパ組織内に出る．ここで分化したリンパ球はリンパ節を離れ，輸出リンパ管を通って別のリンパ節などへと向かう[5]．

5）左右の静脈角

長さ約1cmの右リンパ本幹が身体の右上半分のリンパを回収し，右内頸静脈と右鎖骨下静脈の合流地点にあたる右静脈角に還流する（図2.44）．右リンパ本幹の主要な枝は以下の3つである．①右頸リンパ本幹

(頭頸部の右側)，②右鎖骨下リンパ本幹（右上肢，胸壁と上腹壁の右浅層領域），③右気管支縦隔リンパ本幹（胸部内臓の右側）[5,50]．

胸管は長さ約40cmのリンパ管で，下半身と左上半身のリンパがここに還流する．胸管は左内頸静脈と左鎖骨下静脈の分岐部にあたる左静脈角に合流する（図2.44）．胸管には次の各リンパ本幹が入る．①左頸リンパ本幹（頭頸部の左側），②左鎖骨下リンパ本幹（左上肢，胸壁と上腹壁の左浅層領域），③左気管支縦隔リンパ本幹（胸部内臓の左側），④腸リンパ本幹（腹部内臓から），⑤左右の腰リンパ本幹（両下肢，骨盤内臓，骨盤壁，腹壁，後腹壁から）[5,50]．

肋間リンパ管は左右の肋間のリンパを集め，胸管に回収する．

体幹の皮膚からのリンパは皮静脈に沿って走行し，主として腋窩リンパ節と浅鼠径リンパ節において回収される．この2系統のリンパ路の「分水嶺」は臍の上方，そして肋骨弓の下方に曲線を描いて走る．リンパは，腋窩リンパ節と浅鼠径リンパ節を出た後，最終的にリンパ本幹を経て左右の静脈角に達する．静脈角は内頸静脈と鎖骨下静脈の合流地点にあたる．右上半身のリンパは右リンパ本幹に合流した後に静脈系に注ぐが，右下半身と左半身のリンパはすべて胸管に集められた後，静脈系に回収される（図2.45）[5]．

6）上肢のリンパ管

上肢の深リンパ管は動脈や深部静脈に伴行しており，浅リンパ管は皮下組織内に存在する．上肢においてリンパ管は，橈側皮静脈および尺側皮静脈と密接な関係を有している．多くの吻合が，浅リンパ管と深リンパ管の間に存在する[5]．

図2.46の矢印はリンパの流れる主な方向を示す[5]．母指，示指，そして中指の一部からのリンパは，橈側リンパ管群に流れ込み，そこを経由して直接腋窩リンパ節に運ばれる．それ以外の指からは尺側リンパ管群に流れ込み，そこを経由して肘リンパ節に運ばれる．

腋窩からのリンパは鎖骨下リンパ本管に流れ込む．右側では，鎖骨下リンパ本管から右リンパ本管や右気管支縦隔リンパ本管に流れ込み，右リンパ本管に達する[5]．

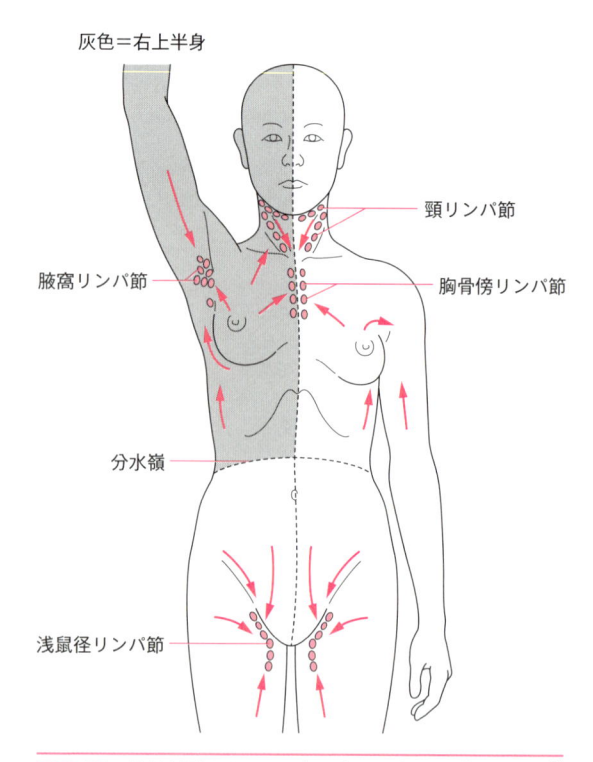

図2.45 ●体幹前壁からリンパを受ける浅リンパ管の走行[5]

7）下肢のリンパ管

下肢のリンパは，上肢の場合と同様に，浅層（筋膜上）系と深層（筋膜下）系に従って流れる（図2.47）[5]．最大のリンパ管は集合管と呼ばれ，基本的には浅層静脈（大・小伏在静脈）と深層静脈（膝窩静脈，大腿静脈）に沿って走行し主として膝窩と鼠径部に存在する吻合により相互に交通する[5]．

浅層リンパ管は，基本的には皮膚と皮下組織からのリンパを排出する．深層系は筋，関節と神経からのリンパを排出する．浅層リンパ管は前内側束と後外側束からなる．前内側束は大伏在静脈に沿って走行し，鼠径リンパ節に至り，足の外縁部とふくらはぎの細長い領域を除く，下肢のすべての皮膚と皮下組織のリンパを排出する．後外側束は足の外縁部とふくらはぎの細長い領域のリンパを排出するが，これは前内側束の排出領域よりかなり狭い領域となる．後外側束のリンパは小伏在静脈に沿って走行し，浅膝窩リンパ節に至り，さらに深膝窩リンパ節を通過し，深鼠径リンパ節に至る[5]．

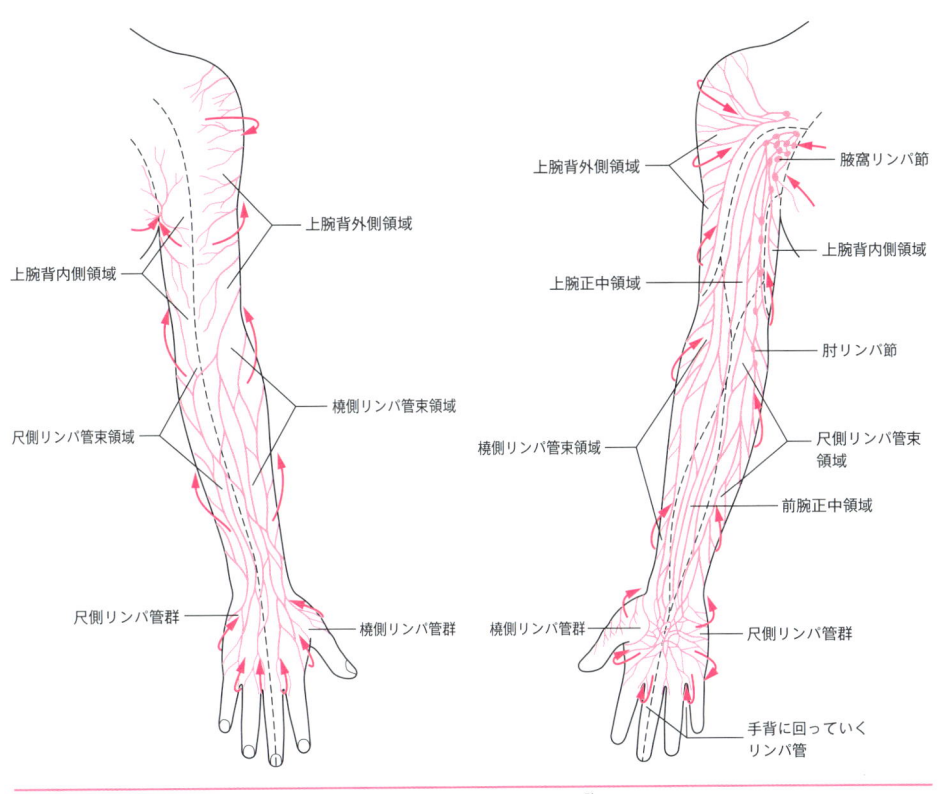

図2.46 ● 上肢のリンパ管[5]

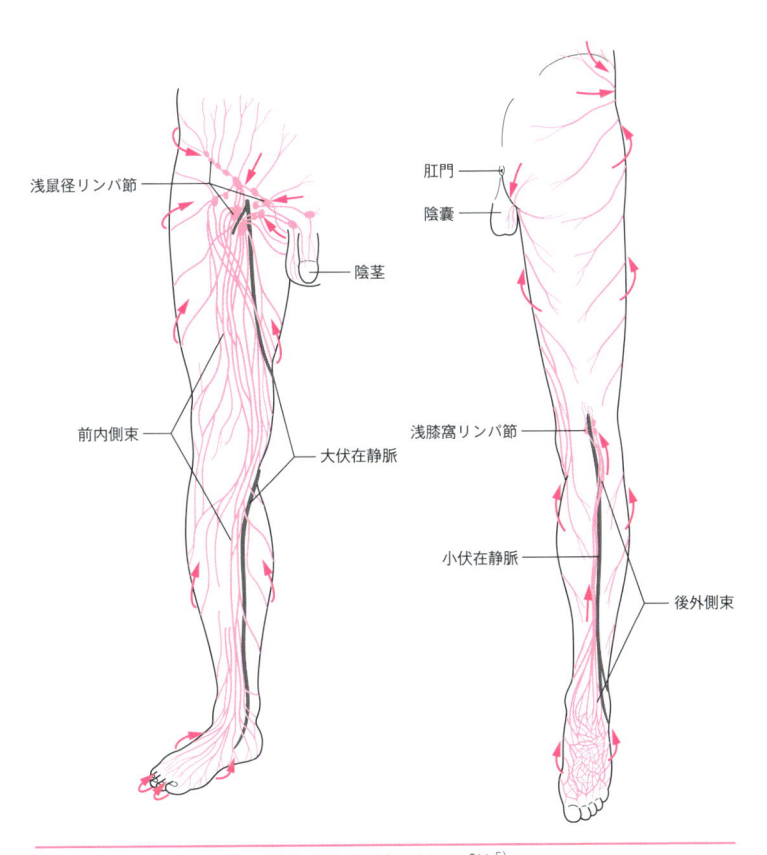

図2.47 ● 下肢のリンパ管[5]

文 献

1) 竹井仁：運動器の構造（丸山仁司・編：運動学）．中外医学社，東京，2004，pp.5-54.
2) 竹井仁：触診機能解剖カラーアトラス 上．文光堂，東京，2008.
3) 竹井仁：ビジュアル版 筋と関節の仕組みがわかる事典．西東社，東京，2013.
4) 新田収：人はどのようにして歩行を獲得するのか（新田収，竹井仁 他・編：小児・発達期の包括的アプローチ）．文光堂，東京，2013，pp.15-16.
5) Michael Schünke, Erik Schulte, Udo Schumacher（坂井建雄，松村讓兒・監訳）：プロメテウス解剖学アトラス解剖学総論／運動器系．医学書院，東京，2007，pp.16-17, 50, 51, 166, 167, 312, 313, 468, 469.
6) Hamill J, Knutzen KM：Biomechanical basis of human movement. Lippincott Williams & Wilkins, Philadelphia, 2003, p.41.
7) Deane Juhan：Job's body. Station Hill Press, New York, 1987, p.104.
8) 竹井仁：進行性の疼痛と朝のこわばりが下肢関節にあり、悪天候により機能低下が著名となる症例（David C. Saidoff, Andrew L. McDonough（赤坂清和，藤縄理・監訳）：理学療法のクリティカルパス 下巻）．エルゼビア・ジャパン，東京，2005，pp.408-433.
9) 森 優，山元寅男：分担解剖学 組織学・発生学．金原出版，東京，1991.
10) 岸 清，石塚寛・編：解剖学．医歯薬出版，東京，1996.
11) 山下 昭：小組織学書．金芳堂，京都，1983，pp.72-89.
12) 藤田恒太郎：人体解剖学．南江堂，東京，1993.
13) 溝口史郎：図説組織学．金原出版，東京，1985，pp.41-56.
14) 安田健次郎：結合組織（William Bloom, Don W. Fawcett（山田英智 他・監訳）：組織学〔I〕）．廣川書店，東京，1984，pp.170-211.
15) Palastanga N：Soft-tissue manipulative techniques. In boyling JD, Palastanga N(ed.)：Grieve's modern manual therapy(2nd ed.), CHURCHILL LIVINGSTONE, N.Y., 1994, pp.809-822.
16) Luiz Carlos Junqueira, José Carneiro（坂井建雄，川上速人・監訳）：ジュンケイラ組織学 第2版．丸善株式会社，東京，2007，pp.113-127.
17) Krause & Cutts（山本敏行・訳）：機能組織学．南江堂，東京，1984，pp.49-59.
18) Engles M：Tissue response. In Donatelli RA, Wooden MJ (ed.)：Orthopaedic Physical therapy(2nd ed.). CHURCHILL LIVINGSTONE, N.Y., 1994, pp.131.
19) 伊藤隆：解剖学講義．南山堂，東京，1984.
20) 梶川欽一郎：結合組織．金原出版，東京，1984.
21) 藤田恒夫：支持組織（藤田尚男，藤田恒夫：標準組織学総論）．医学書院，東京，1988，pp.122-155.
22) Cantu RI, Grodin AJ：Myofascial manipulation: theory and clinical application. Aspen Publishers, Gaithersburg, Maryland, 1992.
23) Hollinshead WH, Jenkins DB：Functional anatomy of the limbs and back. W.B. Saunders Company, Philadelphia, 1981.
24) 小林孝誌：皮膚と軟部組織の解剖・生理学的基礎（奈良勲，黒澤和生，竹井仁・編：系統別・治療手技の展開改訂第2版）．協同医書出版社，東京，2007，pp.51-62.
25) 竹井仁：筋膜マニピュレーション実践編．医歯薬出版，東京，2011.
26) 竹井仁：筋膜マニピュレーション理論編．医歯薬出版，東京，2011.
27) L. Benetazzo, A. Bizzego, R. De Caro, et al：3D reconstruction of the crural and thoracolumbar fasciae. Surg Radiol Anat 33：855-862, 2011.
28) Mark J. C. Smeulders, Michiel Kreulen, J. Joris Hage, et al：Spastic muscle properties are affected by length changes of adjacent structures. Muscle & Nerve 32(2)：208-215, 2005.
29) Thomas Findley, Hans Chaudhry, Antonio Stecco, et al.：Fascia research-a narrative review. Journal of Bodywork & Movement Therapies 16：67-75, 2012.
30) McCombe D, Brown T, Slavin J, et al.：The histochemical structure of the deep fascia and its structural response to surgery. J Hand Surg 26(2)：89-97, 2001.
31) Carla stecco, R. Stern, A. porzionato：Hyaluronan within fascia in the etiology of myofascial pain. Surg Radiol Anat 33：891-896, 2011.
32) Stern R, Asari AA, Sugahara KN：Hyaluronan fragments: an information-rich system. Eur J Cell Biol 85(8)：699-715, 2006.
33) Charles Mayo Goss（嶋井和世 他・監訳）：グレイ解剖学I．廣川書店，東京，1981.
34) Lederman E：Fundamentals of manual therapy. Churchill Livingstone, London, 1997, pp.9-21.
35) Donatelli RA, Wooden MJ：Orthopaedic physical therapy(3rd ed.). Churchill Livingstone, N.Y., 2001, pp.1-24.
36) 中里浩一，水野一乗：筋腱接合部とは？（跡見順子，大野秀樹，伏木亮・編：骨格筋と運動）．杏林書院，東京，2001，pp.82-83.
37) Oatis CA：Kinesiology. Lippincott Williams & Wilkins, Philadelphia, 2004, pp.80-95.
38) 志手典之：成長期の筋運動と体力（勝田茂・編：運動と筋の科学）．朝倉書店，東京，2000，pp.140-146
39) 竹井仁：触診機能解剖カラーアトラス 下．文光堂，東京，2008.
40) 吉岡利忠・監修：分子の目で見た骨格筋の疲労．NAP，東京，2001，p.231.
41) Arne Schäffler, Sabine Schmidt（三木明徳・監訳）：からだの構造と機能．西村書店，東京，1997，p.89, 225.
42) 中村隆一，齋藤宏，長崎浩：基礎運動学 第6版補訂．医歯薬出版，東京，2012，pp.80-82, 119.
43) Rome LC, Lindstedt SL：The quest for speed: muscle built for highfrequency contractions. News Physiol Sci 13：261-268, 1998.
44) Westmoreland BF, Benarroch EE, et al.：Medical neurosciences. An approach to Pathology and physiology by systems and levels(3rd ed.). Philadelphia, Lippincott Williams 6 Wilkins, p.308, 1994.
45) Monnier M In：Functions of the nervous systems. Vol II. Motor and psychomotor functions. Amsterdam, Elsevier, 1970.

46）斉藤満，加賀谷淳子：循環　運動時酸素運搬システム調節．NAP，東京，2007，p.2.
47）Wasserman K, Hansen JE, Sue DY, et al.：Principles of exercise testing and interpretation. Lea & Febiger, 1987.
48）小倉秀子：リンパ系の解剖・生理学的基礎と治療手技の展開（奈良勲，黒澤和生，竹井仁・編：系統別・治療手技の展開　改訂第2版）．協同医書出版社，東京，2007，pp.149-151.
49）坂井建雄訳：ムーア臨床解剖学．医学書院MYW，東京，1997，pp.22-24.
50）塩田浩平，瀬口春道，大谷浩　他：グレイ解剖学．エルゼビア・ジャパン，東京，2007，pp.333-335.

（竹井　仁）

第3章 体性機能障害に対する一般的な評価とその意義

　徒手的治療手技の評価・治療対象は，体性機能障害（Somatic dysfunction）である．体性機能障害とは，体性系（身体の枠組み），すなわち骨格，関節，筋膜，それに関連する血管，リンパ，神経系などの要素に生じた機能障害，あるいは変化のことをいう（ICD-9-CM：International Classification of Disease）．これらの機能障害を理解するには，胎生期の「体節」（皮膚節，筋節，椎節）の理解が必要である．体節とは，脊椎動物における中胚葉性の構造の名でもある背中側で脊索の両側に位置する．体節は，成熟すると皮膚節（dermatome），筋節（myotome），椎節（sclerotome）に分化して，のちに皮膚・真皮，骨格筋，脊椎骨を含む骨格などに分化する（図3.1a, b, c）．体性機能障害の病態は，組織の質感（軟部組織の異常，皮膚，筋膜，筋），非対称性（筋骨格系の構造・機能的な非対称性），可動範囲の制限，圧痛の4つが含まれる．運動制限を伴う体性機能障害では，障害に関連する筋が運動制限に対応してある一定のパターンで収縮し，関節可動域が減少する[1]．また，可動域制限に陥った関節の機能異常が，分節的に関係のある組織や内臓器官にも影響を及ぼすこともある．

　理学療法士が行う体性機能障害の評価は，この機能異常が体節（皮膚節，筋節，椎節）のどの組織と関係しているかを明らかにするプロセスのことであるといえる．頸部・腰部の場合，神経根からのものであるか否か（筋力，感覚障害）を明らかにし，痛みのコントロールなどの管理的対応へと変更するか確認する必要がある．痛みは，いくつかの分類が存在するが，上記の発生学上の分類から体性痛と内臓痛に分けられる．臨床的な痛みは，ほとんどが深部組織や内臓の障害で生じると考えられている．理学療法士が痛みを捉える場合，評価のポイントは筋骨格系の疼痛か否かを明らかにすることである．特に体性痛は，表在痛（皮膚や体表の粘膜の痛覚繊維の関与する）と深部痛（骨格筋，関節，骨膜などに分布する痛み）に大きく分けられる．深部痛は，局在がはっきりせず不快であり，吐き気をもよおすことや，発汗，血圧の変化などの自律神経の異常を伴う場合がある，これは，一つの後根から神経を受けている深部構造（somatic）である椎節自体が，皮膚節に比べると，あまり分かっていないことに起因している．

　疼痛を捉えるのに，生物学的な視点から眺め評価の意義について述べたが，最近の疼痛の捉え方に別の視点からの考察が加わるようになった．腰痛診療ガイド

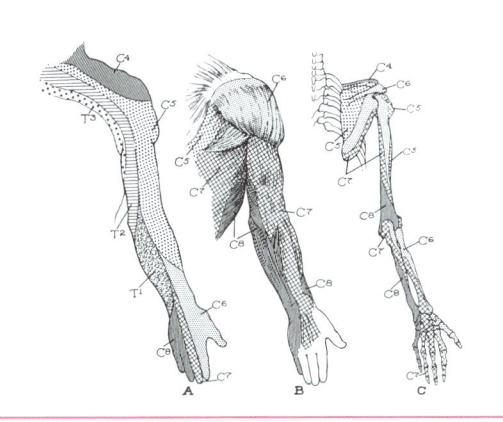

図3.1a●上肢の皮膚節，筋節，椎節（Chusid JG：Correlative neuroanatomy & functional anatomy, 1982）

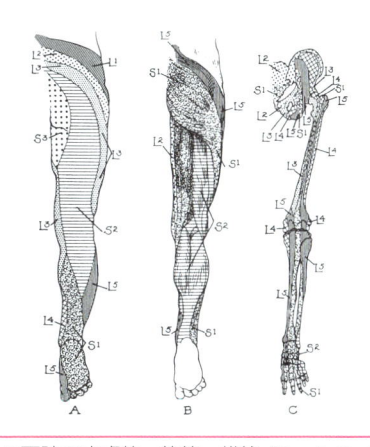

図3.1b●下肢の皮膚節，筋節，椎節（Chusid JG：Correlative neuroanatomy & functional anatomy, 1982）

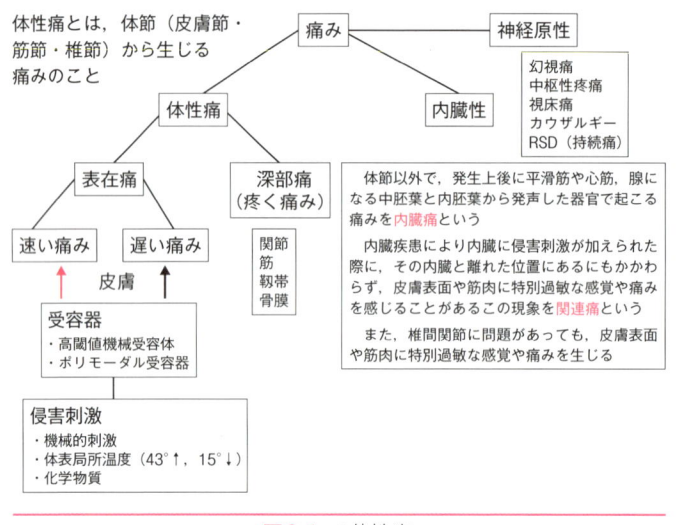

図3.1c ● 体性痛

体性痛とは，体節（皮膚節・筋節・椎節）から生じる痛みのこと

- 痛み
  - 体性痛
    - 表在痛
      - 速い痛み
      - 遅い痛み
      - 皮膚
        - 受容器
          - ・高閾値機械受容体
          - ・ポリモーダル受容器
        - 侵害刺激
          - ・機械的刺激
          - ・体表局所温度（43°↑，15°↓）
          - ・化学物質
    - 深部痛（疼く痛み）
      - 関節
      - 筋
      - 靱帯
      - 骨膜
  - 神経原性
    - 幻視痛
    - 中枢性疼痛
    - 視床痛
    - カウザルギー
    - RSD（持続痛）
  - 内臓性

体節以外で，発生上後に平滑筋や心筋，腺になる中胚葉と内胚葉から発声した器官で起こる痛みを内臓痛という

内臓疾患により内臓に侵害刺激が加えられた際に，その内臓と離れた位置にあるにもかかわらず，皮膚表面や筋肉に特別過敏な感覚や痛みを感じることがあるこの現象を関連痛という

また，椎間関節に問題があっても，皮膚表面や筋肉に特別過敏な感覚や痛みを生じる

ラインが各国で報告されているが，特に2008年のヨーロッパの腰痛診療ガイドラインでは，腰痛治療のパラダイムシフトが指摘されている．これまで腰痛は，物理的・構造的・生物学的な損傷として扱われてきたが，これではどうしても説明できないことが多すぎるという指摘から，生物的・心理社会的な要因からくる痛みの症状として腰痛を捉えようという考え方に変わってきている．もちろん評価結果に則って，治療を実施するわけであるが，疼痛に関しては急性痛・慢性痛のメカニズムが解明されてくるに従って，症状が慢性化する問題を心理社会的要因も含めて捉えていこうとする傾向にある．これらの評価項目の広がりをしっかり捉え，問題点を把握して治療効果を上げる治療者側のレベルアップが必要である．

臨床における理学療法士の業務遂行を認知レベルで捉えて，より科学的なプロセスに則って進めていくのに必要な技法の一つとして，臨床推論（clinical reasoning）がある．これは，理学療法士が患者およびその周辺の人々と関わる過程において，目標や健康管理手法を，臨床のデータ，患者自身の選択，専門家としての判断や知識に基づいて構築することとされている．医学的情報の収集，分析，解釈，統合，治療の実施，再評価のすべてを含むものである．具体的には，問題の原因を特定し，最適な治療法の選択ができ，治療結果の認識について，確実にこなすことのできる技術を臨床推論といっている．このことを実践していくために，治療者と対象者間で意思決定を行い，最適な治療を行わなければならない．総論に戻るが，理学療法は疾病に対する最も古い治療手段であり，徒手を用いた治療手技の歴史も同様に古の時代から受け継がれてきた．そして，物理医学とリハビリテーションの概念が結びついた時代には，障害を治療対象とした理学療法が，disabilityをabilityにする治療目的を有し，相互補完的に疾病・障害の治療に用いられている．

この章では，神経筋骨格系の一般的評価に述べるが，一般的評価に加えて心理社会的評価手段についても触れ，理学療法士としての評価・治療の捉え方について概説を加えることにする．

問診と病歴

1. 患者病歴情報

病歴の聴取を目的として，最初に行うのは問診である．問診では，得られた情報から問題を整理し，治療への方向付けを行っていくことが望まれる．腰痛患者の初診時に必要なものとして，注意深い問診と理学的検査によって，①重篤な脊椎疾患（腫瘍，骨折，炎症etc）の合併が考えられるもの，②神経症状を伴うと考えられるもの，③非特異的腰痛との3つのものの優先順位を明らかにする[2]．問診では，まず患者病歴情報として①氏名，②年齢，③性別，④職業などを確認する．

②年齢は？

年齢では，特定の疾患や外傷など特別な病態に関連しており，頸部，腰部の病態においては若年で椎間板

```
評価のまとめ

A. 問診と病歴
1. 患者病歴情報
   ①氏名，②年齢，③性別，④職業など
2. 主訴
3. 疼痛
   ①痛みの症状（痛みの範囲，痛みの種類・質：どのような痛みか），
   ②痛みの強さ（VASなど），
   ③痛みの深さ（表在痛か深部痛か），
   ④痛みの発現パターン，
   ⑤動作と痛みとの関係（どの動作がきつくどの動作が楽か）
4. 特別な質問（全身状態，服用薬，レントゲン等）
5. 現病歴
   ①原因（誘因）
   ②記載事項，
     1）初発および前駆症状は？
     2）部位は？
     3）どのような愁訴か？
     4）どのように？
   ③経過と伸展
6. 既往歴
   ①手術の有無
   ②内科的疾患や全身の状況
   ③機能的状態
   ④精神機能
   ⑤事故の既往

B. 理学的検査（客観的評価）
1. 観察：
   ①姿勢の観察（前後左右）アライメント
     上部交差症候群，下部交差症候群，後弯，前弯
   ②筋の形状の観察
   ③軟部組織の観察
   ④歩行の観察
   ⑤身体機能および患者の態度
2. 運動検査
   自動運動，他動運動，抵抗運動
3. 筋の検査
   筋力（髄節），筋の制御，筋長
4. 特殊検査
5. 神経学的検査
6. 触診
7. 関節副運動
8. 心理的要因の評価
```

ヘルニア，また壮年期以降では退行性の疾患が関係する．変形性関節症は，60歳を超えるまであまり出現しない[2]．肩回旋筋腱板損傷では，30〜50歳が好発年齢であり，凍結肩は40歳以降に多く発症する．頸椎症は50歳以上に多い[2]．

③性別は？

性差による疾患も明らかにされている．代表的な大規模疫学調査によれば，腰痛の有訴率は25〜35％程度であると報告されている．性差では男性で25％前後，女性で30〜40％と，有意に女性の発生頻度が高い．女性では40歳以下と70歳以上の高齢者に有訴率が高い[3]．

④職業は？

特に，職業との関連では，腰痛の有訴率が職業によって違いがあると報告されている．

腰痛の発生頻度と身体的負荷との間には，比例関係があるとされており，腰痛の発症に身体的負担度の程度が問題であると指摘されている[4]．

また，車の運転は，ヘルニア発生の危険因子の一つであるとの報告がある[5]．

2. 主訴

主訴とは，患者が訴える自覚症状や愁訴のうちの主要なものをいい，問題の存在部位を含むことが多い．訴えの内容により機能障害に関連する事項，能力障害に関連する事項，社会的・心理的に関連する事項に大きく区分できる．患者がどの領域の事項を主として訴えているかを知ることは，必要性（need）を把握していくには大切である．

3. 疼痛

理学療法士が行う疼痛の評価は，疼痛が体節（皮膚節，筋節，椎節）のどの組織と関係しているかを明らかにするプロセスのことである．痛みが主観的なものであり，病歴聴取にあたる問診（主観的評価）によって痛みの症状（symptom）を患者本人の言葉で表現し，

body chartに記載し立体的に明らかにしていくことが必要である．頸部・腰部の場合，神経根からのものであるか否か（筋力，感覚障害）を明らかにすることはたいへん重要である．これは，治療指針に関係し，痛みのコントロールなどの管理的対応へと変更するかを検討する情報だからである．腰痛における疼痛の部位と分布領域については，問診において下肢痛の部位および分布領域を丁寧に聞くことが大切である．病歴のなかで下腿まで放散する疼痛，神経根の走行に一致する疼痛，咳やクシャミにより悪化する疼痛，発作性の疼痛の4つが重要であるとしている[6]．

①痛みの症状：痛みの範囲，痛みの種類（質）

痛みの範囲は，患者に直接指摘してもらう方が誤りがない．Body chartに領域を記載する．深部痛か表在痛かについても区別して記載する．痛みの質については，Mageeらの表が参考となる（表3.1）．患者の言葉で記載する．

②痛みの強さ（VAS，NMR，など）

痛みの強さの記述は，視覚的アナログ尺度，数値尺度を用いて測定する．VASは，非常に有用な痛みの評価法である（ほかに嘔気や満足度にも使用できる）．100 mmの線を引き，左端は無痛（no pain），右端は最悪の痛み（the worst pain never felt）として，感じている痛みがどの程度なのかを記入してもらう．左から長さで強度を表現する．感度が高く，再現性がある．VASには，2種類の評価方法がある．1）左端からポイントまでの長さを測定し痛みの数値とする（100段階評価）．2）線を10等分し，痛みがどの領域にあるかを示す（10段階評価）．安静時痛と運動時痛の場合，別々のVASを用いると正確度が大きく改善される．言葉や数字の手掛かりをVASにのせることによって得られる．数値評価スケール（numeric rating scale：NMR）では，VASに似ているが，線上に数字を組み合わせる．「0：痛み無し」から「10：想像できる最大の痛み」までの11段階に区切って，現在の痛みを口頭で答えてもらうこともできる．また，小児や軽度の意識障害や認知障害がある場合などは，表情評価スケール（Faces Pain Scale：FPS）を用いるのがよい（図3.2）．笑っている顔から泣いている顔まで徐々に変化した表情を示した絵を見せ，どの表情に一致しているかをみる方法である．

③痛みの深さ（表在痛か深部痛か）

骨，関節原性および筋原性の痛みは，深部痛に属する痛みであり，部位をはっきり指摘できないものである．痛覚線維の分布は，筋を包む結合組織，筋・腱移行部にみられ筋線維にはない．筋の痛みは，急性痛であれば虚血状態や運動後に生じる代謝産物の蓄積によることが知られている．筋の痛みはAδ線維とC線維が関わり，Aδ線維は機械的刺激（筋の伸展，収縮，圧刺激）に関与している．しかし，温度，化学的刺激により感作され，その1/3のものが侵害受容性に変わり，虚血，低酸素，侵害性の局所的筋内圧上昇に反応するようになると考えられている[7]．筋の痛みの問題は，筋の伸張，収縮，圧刺激を加えることで，大方明らかとなる．

④痛みの発現パターン

1日のうちどのような時間に疼痛があるのか，あるいはどのように変化するのかについて明らかにする．具体的には，朝方の痛みとこわばりの存在は，炎症性疾患を示唆するものである．1日の始まりと夕方の症状の変化を捉える．筋骨格系の疼痛では，活動性の有無により変動する特徴がある．

表3.1 ● 組織とそれに関連する痛みの表現

組織	痛みのタイプ
筋	ひきつるような鈍い痛み
靱帯，関節包	鈍く疼くような痛み
神経根	鋭く打ち込まれるような痛み
神経	鋭くはっきりとした電気が走るような痛み
交感神経系	焼け付くような，押し込まれるような，刺すような痛み
骨	深く，しつこい鈍い痛み
骨折	鋭く，耐えがたい痛み
血管	脈打ち様，あいまい

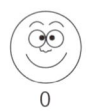

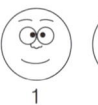

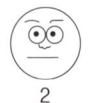

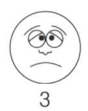

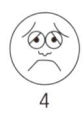

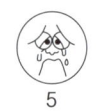

0：痛みがまったくなく，とても幸せである．
1：わずかに痛みがある．
2：もう少し痛い．
3：もっと痛い．
4：とても痛い．
5：これ以上考えられないほど強い痛み．

図3.2 ● フェイススケール

⑤動作と痛みとの関係（どの動作がきつくどの動作が楽か）

腰椎では，腰椎椎間板症が「前に曲げると痛い」のが特徴であるのに対し，腰椎椎間関節症では「後ろに反ると痛い」のが特徴である[8]．きつい動作は，治療後の効果判定する際に有用である．また，楽な動作を知ることで治療開始に用いる場合もある．

4. 特別な質問（全身状態，服用薬，レントゲン等）

全身の健康状態について確認する（疲労感，発熱，ストレス，不安感，抑鬱）．体重の変動は，大切な情報である．急激な体重減少の有無は，腫瘍性疾患や全身性疾患の可能性がある．また，ハンドリングや他動的な手技を用いる場合，患者の服用している薬の情報が重要な判断基準となる．どのような内容の薬であるのか．長期にステロイドを服用しているのか．抗凝固剤の服用はあるのか．これらは手技の選択，ハンドリング，損傷等に対して事前に配慮する必要性が明らかとなる．腰痛ガイドラインによれば，画像は重篤な脊椎疾患が疑われる場合や治癒が遷延している場合に推奨される[9]．

5. 現病歴

現病歴は，現疾患の初発から現在に至るまでの経過を記録するものである．上手な現病歴のとり方は，患者の言葉をそのままではなく訴えを明瞭に，しかも的確に要領よくまとめることである．そのためには，時系列的に順序よく記載することが望ましい．病歴の記載事項は，原因（外傷の場合は受傷機転），初発および前駆症状，経過および伸展の3つである．

①原因（誘因）
②初発および前駆症状
 1) 現症がいつ起こったのか？
  現症が起こったのはいつかを明らかにする．
 2) 部位は？
  身体のどの部位かを特定する．この場合，患者の訴える部位を自ら指し示させることが最も正確である．そのうえで，部位の広がりや複数箇所に訴えがあるか否かについても明らかにしていく．
 3) どのような愁訴か？
  愁訴の性質を明らかにする．具体的には痛みの強さ，性質，持続性についてである．
 4) どのように？
  愁訴がどのように起こったかを知ることは重要である．症状が徐々に進展してきたものか．あるいは突発的に生じたものか．外傷によるものか．その場合，受傷機転はどのような状況にあったかを十分把握する必要がある．最初の発症を詳細に聞くことで原因が明らかにされる．

③経過と進展
症状が起こってからの経過はどのようにたどったか．経過の中でどのような治療を受けたか．発症から現在に至る症状の進行とこれまで行われた治療の効果を知ることができる．

6. 既往歴

現在までの健康状態やどのような疾患に罹患したかを情報収集する．既往歴を知ることで，現疾患と密接な関係が存在することもある．
①手術の有無
②内科的疾患や全身の状況
③機能的状態
④精神機能
⑤事故の既往

7. 家族歴等

腰椎椎間板ヘルニアの発生にはある程度は遺伝的背景が関与すると考えられ，特に若年性腰椎椎間板ヘルニアでは明らかに家族性に起こりやすいと報告されている[10]．また，若年者の腰椎椎間板ヘルニアの頻度については，約5倍の家族性の素因を有していたと報告されている[11]．

理学的検査（客観的評価）

理学的検査は，問診等で明らかにされた患者の症状を引き起こす原因について確認することである．問診（主観的評価）等によって，得られた情報から立てた仮説について，検証を加えることである．

1. 観察

観察は，静的・動的な状況で観察をする．観察は問診から始まっており，理学的検査の段階で不足してい

る情報を追加観察する．持続的姿勢や習慣化された姿勢は，機能不全に発展していく可能性がある．問診で得た情報との照合や推論を交えて観察する．

①**姿勢の観察**：前後左右から理想的なアライメントを念頭に置いて観察する．
上部交差症候群，下部交差症候群，後弯，前弯など．
②**筋の形状の観察**：筋の発達，緊張度，萎縮度合いなど左右差を比較する．
③**軟部組織の観察**：皮膚の状態，瘢痕の有無など．
④**歩行の観察**：左右前後から，歩行周期での歩容の観察を行い，異常歩行の原因の考察など．
⑤**身体機能および患者の態度**：理学療法士は，患者の態度に敏感に対応し，共感を抱く適切な対応をとりながら，治療に向かう姿勢を支援する必要がある．

2. 運動検査[12]

自動運動，他動運動，抵抗運動がある．我々，理学療法士にとっては大切な評価手段であり，必ず実施してその違いを判断するskillを磨かなくてはならない．また，他動運動に含めて論じているが，最終域感（end feel）も治療を実施するうえで，大切な概念である．

①自動運動

自動運動には，主に3つの意味がある．

第一に，指示された運動課題に対して，患者が自身の意思で行うことができるかどうかをみることである．第二に，自力で動かすことのできる可動範囲を確認することである．そして第三に，筋力の有無を判断することである．自動運動の価値は，障害されている部位を明らかにしたり，症状がなぜ生じているかを大まかに判断できることである．まず運動検査の進め方は，自動運動から始めて他動運動，抵抗運動へと進める．他動運動と筋力は後で別々に評価できるので，障害されている部位が可動域を確保することが可能なのか，意図的にできないのかについて比較することが必要である．可動範囲は，正常かあるいは制限を受けているのか，はたまた過可動性かが問題となる．

②他動運動

他動運動は，主に運動方向とは反対側にある非収縮要素である靱帯，腱，軟部組織の状態をみることである．可動範囲では力を抜かせて行うことで，自動運動との違いを全方向の運動範囲について確認する．他動

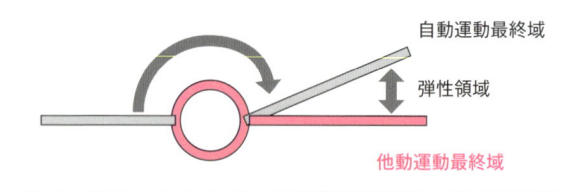

図3.3 ●エンドフィール

運動では，疼痛の有無が分かる．痛みの評価と可動域の評価は別にして行う必要がある．例えば，疼痛弧などが例として挙げられる．自動運動と他動運動から得られた可動範囲の不一致を比較する必要がある．インピンジメントが生じている場合，その解釈と説明が理学療法士にとっては重要であり，治療へと発展できる解釈かどうかが問題とされる．

他動運動に含まれるものであるが，可動範囲における自動運動の最終域（first stop）から他動運動の最終域（final stop）までの抵抗感を最終域感（end feel）と呼んでいる（図3.3）．これは，可動域制限に対する治療法の選択に重要な意義をもっている．最終域感のもつ意味は，関節可動域の制限因子を探るために，自動可動域の最終から患者に直接触れながら，他動的に動かして療法士側が感じるわずかな抵抗の変化を捉え，硬さの原因が筋なのか，靱帯・腱にあるのか，あるいは骨軟骨性によるものかを特定していく過程であるといえる．これらの抵抗感は，正常では大きく3つに分類される．柔らかく，弾力性がある抵抗感をsoft（筋の伸張や接近による停止感），やや硬く，弾力性がある抵抗感をfirm（関節包や靱帯が伸張された停止感）そして，硬く，弾力性がない場合をhard（骨と骨の接触による停止感）という．

③抵抗運動

抵抗運動は，特定の関節周囲の筋の問題を明らかにする方法である．従って抵抗運動を行う際には，関節に負担をかけないという目的で関節は最も緩んだ肢位（loose packed position）にする（表3.2）．こうすることで関節包，靱帯，腱には負担をかけないようにし，筋である収縮要素に負荷をかけ痛みが収縮要素からのものかどうかが判断できる．関節包が最も緩んだ肢位は，各関節でほぼ決まっている．この肢位で等尺性の収縮を行い，疼痛が生じれば収縮要素のいずれかの部位に疼痛の原因が内在されていると考える．疼痛の部位を特定する場合には，触診技術が効果を上げる．抵抗運動は，それ自体関節に負担をかける運動であるこ

表3.2 ● 各関節のloose packed position[13]

椎間関節：伸展と屈曲の中間位
顎関節：軽度の開口（freeway space）
肩甲上腕関節：55°外転，30°水平内転
肩鎖関節：基本的立位姿勢で上腕を体側に楽に下げた肢位
腕尺関節：70°屈曲，10°回外
腕橈関節：完全伸展，完全回外
近位橈尺関節：70°（肘）屈曲，35°回外
遠位橈尺関節：10°回外
橈骨手根関節：軽度尺屈，（前腕）中間位
手根中手関節：外転−内転と屈曲−伸展との中間位
中手指節関節：軽度屈曲
指節間関節（手指）：軽度屈曲
股関節：30°屈曲，30°外転および軽度外旋
膝関節：25°屈曲
距腿関節：10°底屈，最大内反と外反の中間位
距骨下関節：各可動域の中間位
横足根関節：各可動域の中間位
足根中足関節：各可動域の中間位
中足指節関節：中間位
指節間関節（足指）：軽度屈曲

とから，関節の問題を排除して考える必要があるため，事前に関節面に対する他動的圧迫を加え，関節の圧迫で痛みが生じるかを確認しておく．関節からの痛みではないと判断されれば，収縮して生じる疼痛が収縮要素の原因となる．収縮性組織の問題かどうか，等尺性収縮で疼痛の誘発で症状の再現がなければ，より深部の関節構成体の問題の評価へと移っていく．これから先は，副運動の項目で述べる．

3. 筋の検査

腰椎の多裂筋，内側広筋（斜頭）は，関節の安定筋として作用しているが，関節機能不全が生じると，反射抑制が生じ（廃用性筋萎縮ではない），筋のボリュームが低下して疼痛を生じることが明らかとなっている．腰部の筋については，治療前後における超音波を用いた筋厚の評価が行われている．本来の安定筋の作用を回復させることで，分節の安定化が必要である．また，肩関節周囲の二次性インピンジメントでは，肩周囲の筋のアンバランスによってインピンジメントが生じる．静的なアライメントにおいて，肩甲骨の位置の非対称性が確認されれば，筋長の検査が必要である．菱形筋，肩甲挙筋，小胸筋などの筋群は筋が厚く，スパズムを起こしやすく治療対象となる．また，等尺性収縮，筋の髄節については，それぞれ運動検査，神経学的検査の項で述べる．

4. 特殊検査

筋骨格系機能障害における症状や症状の部位を特定する目的で行われる検査を特殊検査という．上肢下肢の特殊検査では，診断精度（感度，特異度）が検討されている．表3.3に，上下肢の代表的な検査の感度と特異度を示す．感度とは，病気の人が検査で陽性となる確率のことであり，除外診断として有用性が高い．臨床では，感度の高い検査法を用いると病気をもった人を見落とす可能性が低くなる．つまり，感度の高い検査で陰性だった場合は，病気の存在を否定できることとなり，除外診断としての有用性が高いことを意味する．一方，特異度とは健康な人が検査で陰性となる確率であり，確定診断としての有用性が高い．臨床で，特異度の高い検査法を用いると，健康な人を病気だと誤診する可能性が低くなる．つまり，特異度が高い検査で陽性だった場合は，病気が存在するということになり，こちらは確定診断としての有用性が高いことを意味する．感度，特異度が両方100％というテストは存在しない．

表3.3 ● 各検査における感度と特異度[14]

検査法	感度	特異度	検査目的	文献
アプリヘンションテスト	0.53	0.99	脱臼不安感検査	Lo et al.[15]
自動圧迫検査	1.0	0.98	関節唇	O'Brien et al.[16]
ヤーガソンテスト	0.74	0.58	上腕骨結節間溝部	Naredo E, et al.[17]
パトリックテスト	0.69	0.16	疼痛誘発検査（仙腸関節）	Drefuss P et al.[18]
マックマレテスト	0.97	0.87	半月板断裂	Muellner et al.[19]
下肢伸展挙上	0.98	0.44	神経根症状	Kerr et al.[20]

5. 神経学的検査

上肢や下肢の痛みのなかでも，放散する痛みや電気が走るなどの痛みを訴える場合や膀胱直腸障害などの中枢神経系の障害に注意を要する．局所のメカニカルな痛みとは区別して捉える必要がある．理学的検査の後半に位置づけた内容ではあるが，中枢神経障害か末梢神経障害（神経根性の問題か神経絞扼障害か）が考えられる場合には，理学的検査の最初に行うべき検査である．これは，レッドフラグとして鑑別の必要があるためである．

神経根性の問題の鑑別には，髄節レベルごとのkey muscle，深部腱反射，表在感覚（痛覚）の障害の有無を検査し，神経根性の問題が存在するのか，あるいは末梢神経の絞扼の問題か深部腱反射，筋力テストを用いて検査する（表3.4）．中枢神経障害が考えられる場合，病的反射を含む鑑別が必要である（表3.5）．

また，関節の制限因子として神経組織の短縮と機能障害が挙げられる．ニューロダイナミック・テストは，可動域制限で述べた終末感覚において，神経組織が伸張されて起こる症状と筋や関節包，靱帯などが伸張されて起こる症状を鑑別する意義がある．下肢の他

表3.4 ● 各髄節レベルにおけるkey muscle，深部腱反射および感覚領域

髄節	Key muscle	深部腱反射
C5	肘屈筋	上腕二頭筋
C6	手関節背屈筋	腕橈骨筋
C7	肘伸展筋	上腕三頭筋
C8	中指末節の屈筋	
Th1	小指外転筋，第1背側骨間筋	
L2	股関節屈筋	
L3	膝伸展筋	
L4	足背屈筋	膝蓋腱反射
L5	足指伸展筋	
S1	足関節底屈筋	アキレス腱反射

感覚検査
Th4：乳頭
Th6：剣状突起
Th10：臍

深部肛門知覚が存在：
脊髄損傷が不全麻痺であることの唯一の証拠となることがある

① 20歳男子に好発する
② L4, 5（L5根），L5/S1（S1根），
③ L3, 4（L4根）の順に多い
④ Tension test：SLRテスト，FNSテスト
⑤ ヘルニア摘出（LOVE法）

ヘルニア高位	L3, 4	L4, 5	L5/S1
髄節	L4	L5	S1
運動障害	前脛骨筋	長母趾伸筋 長趾伸筋	長腓骨筋 短腓骨筋 腓腹筋 ヒラメ筋
感覚障害			
反射異常	膝蓋腱反射低下または消失		アキレス腱反射低下または消失

表3.5●上位と下位運動ニューロン障害の特徴

	上位	下位
筋緊張	Spasticity, Rigidity	Flaccidity
深部反射	亢進または正常	減退または消失
筋萎縮	なし	著明
病的反射	陽性	陰性
障害の筋	筋群として障害	1つの筋の障害あり
線維性攣縮	なし	あり

動的下肢伸展挙上テストを用いて説明する．他動的下肢伸展挙上テスト（PSLR：passive straight leg raising test）は，仰臥位で一方の下肢を膝伸展で屈曲させ，疼痛の有無や疼痛が生じた角度を記載するものである．神経のみが伸張される場合と筋のみが伸張される肢位を選択するため，大腿後面のhamstringsに緊張が生じた場合に，股関節屈曲の角度を下げて，いくつかのテストを施行する．角度を下げて，足関節背屈（bragard sign），股関節内旋・内転（bonnet sign），頸部を屈曲（kernig test）のいずれかを行い，疼痛の有無が確認できれば，筋の問題ではなく神経の問題として判定できる．

6. 触診

触診には，静的触診（static palpation）と動的触診がある．静的触診では，患者は安静で，手の甲，手のひら，指腹，皺壁などを利用して，皮膚，筋膜，腱，骨を表層から深層へ向かって触診する．これは，皮膚の湿潤，体温，緊張，弾性，組織間の可動性を評価するのに用いられる．特に，脊柱における自律神経の問題を含む場合に有用である．

また，四肢の触診において非収縮性組織に対する触診では，操作を加えて行う必要がある．靱帯は，伸張位にすることで触診しやすくなるため，深部の走行する位置まで圧迫を加えて横断的に触診を行う．ストレスが多いover useの組織では，圧痛が存在する．ストレステスト後の部位の特定には有用である．

動的触診（dynamic palpation）では，身体を動かしながら，動きや量，質を自動運動と他動運動によって評価し，他動運動では終末感覚をみる．動かしたときの疼痛の増大，軽減などの症状変化を観察表層から深

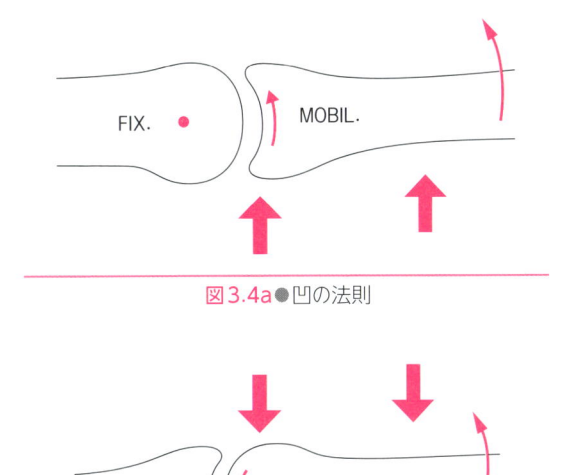

図3.4a●凹の法則

図3.4b●凸の法則

部へと行う．理学療法士にとっては，動的触診の有用性は，非常に高い．

7. 副運動の検査

副運動は，関節の余剰可動域のことである．検査実施上可動域を制限する因子のうち，関節包が最も緩んだ肢位で筋がリラックスした状態で検査を行うことが必要である．ここでは，Kaltenbornの治療面を参考にして，評価の方法について述べる．

副運動（accessory movements）は，患者自身が自動的に行うことのできない正常な関節可動域に必要な関節内に起こる運動である．副運動は，構成運動（comporment motions）と関節の遊び（joint play）が含まれる．関節の遊び（joint play）は，関節包内で生じる動きであって正常な関節にとって必要な動きであり，他動的によってのみ生じる運動である．検査では，離開（distruction），滑り（sliding），圧迫（compression）を用いる．副運動の検査をする場合，Kaltenbornの凹凸の法則（図3.4a, b），関節の治療面および牽引の段階についての理解が前提である．解剖学者のMacconailは，全身の関節は凹凸のいずれかに分類可能であるとし，Kaltenbornはこれを関節の治療に結びつけた．治療面は，関節面の凹面に引いた接線のことをいい，接線に対して垂直な方向に動かすことが離開（distruction）と圧迫であり，接線に平行な方向に動かすことは滑り（sliding）と呼んでいる．

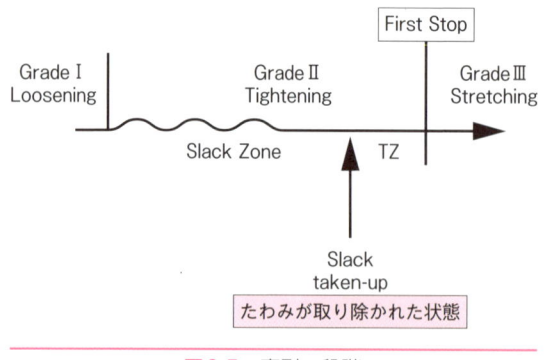

図3.5 ● 牽引の段階

表3.6a ● StarT スクリーニングツール

Keele，StarT スクリーニングツール

氏名：＿＿＿＿＿＿＿＿＿＿＿＿＿＿＿＿ 日付：＿＿＿＿＿＿＿＿

この2週間について，以下の質問にご回答ください．

	同意しない 0	同意する 1
1. ここ2週間腰痛が足のほうにも広がった	☐	☐
2. ここ2週間，肩や首にも痛みを感じることがあった	☐	☐
3. 腰痛のため，短い距離しか歩いていない	☐	☐
4. 最近の2週間は，腰痛のため，いつもよりゆっくりと着替えをした	☐	☐
5. 私のような体の状態の人は，体を動かし活動的であることは決して安全といえない	☐	☐
6. 心配事が心に浮かぶことが多かった	☐	☐
7. 私の腰痛はひどく，決して良くならないと思う	☐	☐
8. 以前は楽しめたことが，最近は楽しめない	☐	☐

表3.6b ● スクリーニングの判定

9. 全般的に考えてここ2週間に腰痛をどの程度わずらわしく感じましたか？

全然	少し	中程度	とても	極めて
☐	☐	☐	☐	☐
0	0	0	1	1

総合得点（前9質問）：＿＿＿＿＿＿＿＿＿＿＿＿＿
領域得点（質問5-9）：＿＿＿＿＿＿＿＿＿＿＿＿＿

＊身体4問，心理社会5問，
　総スコアが3点以下（low risk群）
　総スコアが4点以上，かつ心理社会的要因に関する5項目
　（Q5-9）が3点未満（medium risk群）
　総スコア4点以上（high risk群）

これが動かす方向である．次に，どのくらいの力で関節を動かすかについては3段階ある（図3.5）．治療対象となる関節面に対して，両手で把持すると牽引の第1段階のグレードⅠ（関節面が離れ関節にかかる圧が軽減）が起こる．滑りを加える際に，関節を擦らずに済む．次に，関節包のたわみが取れる段階をグレード

Ⅱ，伸張が加わる強さをグレードⅢとしている．評価の段階では，グレードⅡの強さの牽引と滑りを用いる．また，特に疼痛が主な症状の場合，治療もグレードⅠ，Ⅱを用いる．疼痛がなく可動制限が主な場合は，治療としてグレードⅢを用いる．

8. 心理社会的要因の評価

腰痛の慢性・難治化リスクを簡便に評価するツールとして，StarT Back testがある．身体的要因に関する設問が4問，心理社会的要因に関する設問が5問あり，計9問で構成されている（表3.6a）．

リスクは，3段階に区分され，総スコアが3点以下の場合low risk群，4点以上で，かつ心理社会的要因に関する5項目（質問5-9）が3点未満でmedium risk群，4点以上でhigh risk群となる．High risk群は，認知行動療法を行うよう推奨されている（表3.6b）．

文　献

1) Neuman HD：マニュアルメディスン．富雅男訳．医歯薬出版．1993．p.136．
2) Magee DJ（陶山哲夫 他・監訳）：運動器リハビリテーションの機能評価Ⅰ 第4版．エルゼビア・ジャパン，東京，2006．
3) 吉村典子，村木重之，岡敬之 他：腰痛の疫学—大規模疫学調査ROADから．日本整形外科学会雑誌84：437-9，2010．
4) Hartvigsen J, Kyvik KO, Leboeuf-Yde C, et al：Ambiguous relation between physical workload and low back pain：a twin control study. Occup Environ Med 60：109-114, 2003.
5) Kelsey JL, Githens PB, O'Conner T, et al.：Acute prolapsed lumbar intervertebral disc. An epidemiologic study with special reference to driving automobiles and cigarette smoking. Spine 9：608-613, 1984.
6) Vroomen PC, de Krom MC, Knottnerus JA：Diagnostic value of history and physical examination in patients suspected of lumbosacral nerve root compression. J Neurol Neurosurg Psychiatry 72：630-634, 2002.
7) 杉浦康夫，白石洋介：腰痛と薬物療法．Journal of Practical Pharmacy 54(10)：3-11, 2003.
8) 小川節郎・編著：痛みの概念が変わった．振興交易医書出版部，2008, p.109．
9) Koes BW, van Tulder M, Lin CWC, et al.：An update overview of clinical guidelines for the management of non-specific low back pain in primary care. Eur. Spine J 19：2075-2094, 2010.
10) Richardson JK, Chung T, Schultz JS, et al.：A familial predisposition toward lumbar disc injury. Spine 22：1487-1493, 1997.
11) Varlotta GP, Brown MD, Kelsey JL, et al.：Familial predisposition for herniation of a lumbar disc in patients who are less than twenty-one years old. J Bone Joint Surg 73-A：124-128, 1991.
12) Cyriax J：Textbook of Orthopaedic Medicine (8th ed). Bailliere Tindall, 1982.
13) 岩倉博光 他：運動器疾患の評価,医歯薬出版，1990．
14) Cleland J（柳澤健，赤坂清和・監訳）：エビデンスに基づく整形外科徒手検査法．エルゼビア・ジャパン，東京，2007．
15) Lo IK, Nonweiler B, woolfrey M, et al.：An evaluation of the shoulder relocation test. Am J Sports Med. 22：177-183, 1994.
16) O'Brien SJ, Pagnani MJ, FealyS, Mcglynn SR, et al.：The active compression test：a new and effective test for diagnosing labral tears and acromioclavicular joint abnormality. Am J Sports Med 26：610-613, 1998.
17) Naredo E, Aguado P, De Miguel E, et al.：Painful shoulder：comparison of physical examination and ultrasonographic findings. Ann Rheum Dis 61：132-136, 2001.
18) Dreyfuss P, Michaelson M, Pauza K, McLarty J, Bogduk N：The valueof medical history and physical examination in diagnosing sacroiliacjoint pain. Spine 21：2594-2602, 1996.
19) Muellner T, Weinstabl R, Schabus R, et al.：The Diagnosis of meniscal tears in athletes. A comparison of clinical and magnetic resonance imaging investigations. Am J Sorts Med 25：7-12, 1997.
20) Kerr R, Cadoux-Hudson T, Adams C：The value of accurate clinical assessment in the surgical management of lumbar disc protrusion. Neurol Neurosung Psychiatry 51：169-173, 1998.

（黒澤和生）

第4章 神経筋骨格系障害の病態生理学的治癒過程

　徒手的治療手技は，体性機能異常（somatic dysfunction）を治療対象としている．体性機能異常は，疼痛，関節可動域障害と組織変化の大きく3つに分類され，四肢の関節や脊柱の椎間関節の機能異常として現れる．理学療法士が対象とする関節は，狭義の関節であり，その構成要素である解剖学的・生理学的関節が治療対象となる（図4.1）．そして，関節の可動性が運動減少か運動過大のうちどちらであるかによって，モビライゼーション（関節モビライゼーション，軟部組織モビライゼーション）やスタビリティーなどの治療手技の選択につながっていく．

　関節の機能異常のうち運動減少という問題は，特に痛みと硬さといったことが主な原因である．関節の構造上，関節包内の問題か関節包外の問題なのかを明らかにすることは，治療対象である問題の組織を特定するために大切である．また，関節機能異常が生じた原因と病理学的な治癒過程を理解することは，どの時期にどのような適切な介入をすべきか（治療手技の開始の時期と治療手技の強さの選択）にとって重要な情報となる．関節機能異常を生む原因は，外傷による組織の損傷や軽微な外力の継続による使い過ぎ（overuse），あるいは加齢による退行変性などが主なものである．こういった原因による一次障害と不動による二次的障害が加味され，関節機能異常の症状を修飾している．

　組織の損傷による治癒の過程を軟部組織（靱帯，腱），筋，神経に焦点を当て概説する．

軟部組織の治癒過程[1,2]

1. 基質期

　組織が損傷を受けて5日頃までの時期は基質期と呼ばれ，膠原線維生成開始までの時期である．組織が外傷により損傷を起こすと，身体の局所的，組織レベルで炎症反応が生じる．炎症が生じていれば，それを示す徴候が存在する．炎症の徴候は，痛み，腫脹，発

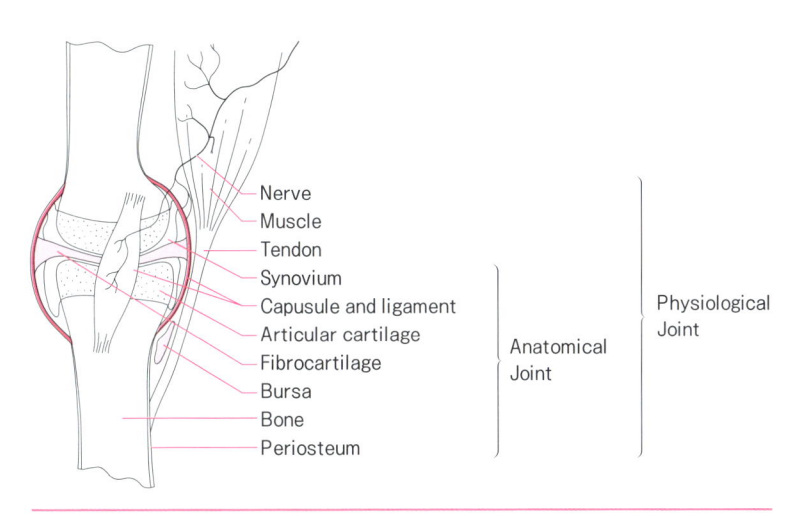

図4.1●滑膜関節の解剖学的・生理学的概念
（Hertling D, Kessler RM：Muscloskeletal disorders. 2 ed, Lippincott, 1990 より）

赤，発熱と機能障害の5つである．外傷による大きな損傷であっても，また微少な外力の繰り返しである使い過ぎによっても同様である（腱などの組織では炎症が生じていないとする見解もある）．

　組織が損傷を受けると，組織の代謝に変化が生じ，浮腫という問題が発生する．組織の損傷による直接的な出血とその後に生じる浮腫という2つが炎症徴候の中の腫脹の原因である．損傷後の治療はまず，止血を促すため安静を保つことが必要となり，運動は禁忌である．また，浮腫の発生を抑制するのであれば，組織を冷却する手段が選択される．冷却は，組織中に生じる遊離蛋白質を少なくして浮腫の原因となる組織の浸透圧を小さくする効果がある．このことにより，腫脹の原因である浮腫を抑制できる．急性期の処置にRICE（安静，寒冷，圧迫，挙上）が用いられるのはそのためである．組織損傷によって生じた壊死組織は，大食細胞により取り除かれ，次の修復の段階の準備が行われる．

2. 線維芽細胞期

　損傷後，4日から6日後に線維芽細胞が損傷部へ移行し始め，4週から10週まで続く．線維芽細胞は，組織の物理的性質を決定する線維である膠原線維やムコ多糖類（基質成分）を産生する役割を果たす．損傷部の隙間は，損傷後15日〜20日間までに膠原線維によって埋め尽くされた状態となる．この時期では，膠原線維の物理的強度は弱く，激しい運動を行うことは禁忌となる．しかしながら，傷の部分での膠原線維の産生を促すために，超音波やレーザー治療などの物理療法を行うことが望ましいと考えられている．また，膠原線維の産生に伴って組織の抗張力も徐々に増大してくるが，癒着などを起こさないように自動運動や徒手による治療を行うことも必要である．もしも，不動の状態が続くと，腱，靱帯，関節包を構成する基質成分（水分，特にヒアルロン酸とコンドロイチン硫酸）の減少によって，クロスリンク（架橋結合）が生じ（図4.2），関節を動かすのにより多くの力を要することになる．

3. 成熟期

　創傷内に産生された膠原線維の量は，損傷後3週から4週の間に増えなくなる．2週から4週のこの時期を成熟期と呼んでいる．膠原線維の分子間にできる架橋によって，組織は強く編み込まれて，抗張力が次第に増大していくことになる．損傷部は，膠原線維の改良や分解と再編成によって，再構築される．改変は6カ月から12カ月続く．線維芽細胞期の修復の間に関節包の癒着などが起きてしまうと，関節の運動性を回

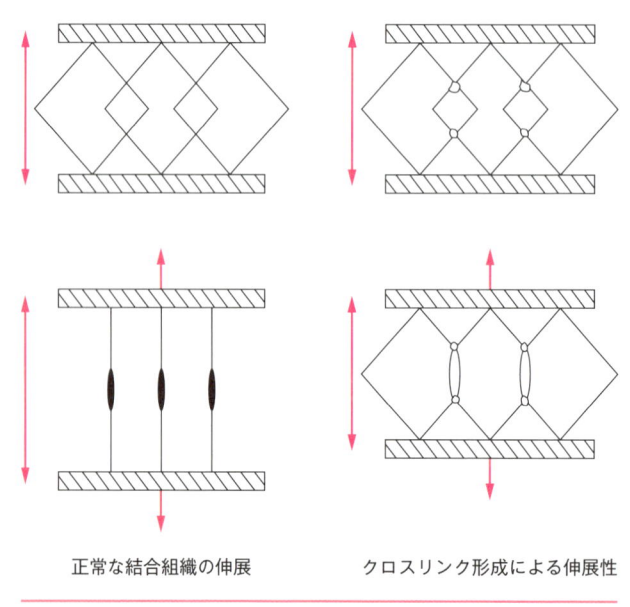

|正常な結合組織の伸展|クロスリンク形成による伸展性|

図4.2● 架橋形成

（Cantu RI et al：Myofascial Manipulation. aspen. 1992 より）

復させるために，より強力な強制力を加える必要が生じる．関節の病理学的制限を越える力（グレード5：高速度，低振幅スラスト）を加えるような治療手技（マニピュレーション）は，痛みがあまりなく，最終域感がかなり硬い時に適用となる．

創の治癒過程と痛み[3]・運動

外傷後に生じる痛みは，侵害受容性疼痛であって損傷した組織が求心性のC線維（閾値の高い）やAδ線維（閾値の低い）を刺激して生じるものである．一般的に組織損傷の発現，炎症，修復に関係した痛みの特徴は，損傷した組織を動かすことで疼痛が生じ，安静で消失する．組織が受ける機械的な刺激の程度が多ければ疼痛も増強する．損傷が治癒に向かえば，疼痛も消失する．腰部を例にとれば，疼痛を誘発する動作には前屈や後屈などの極端な動きや長時間の立位，重量物の持ち挙げなどがある．安静は通常痛みを和らげる．

一方，軟部組織傷害後の不動は二次的な痛みや浮腫をきたすため，運動は創の治癒にとって必要なものである．運動により治癒組織に酸素を供給し，加えられた力と平行に並ぶ膠原線維の抗張力を強くする．軟部組織修復中の動きが少ないと，瘢痕形成を促進し，その組織を動かそうとすると痛みが生じる．回復過程での動きの不足によって，膠原線維の合成と破壊の平行が崩れて基質成分が減少し，膠原線維の数と密度が増加する．運動は，瘢痕形成を抑制する．しかし治癒過程との関係で運動を捉えれば，成熟期は悪化しやすい時期であることに注意が必要である．

靱帯は，関節の過度な動きを抑制することが役割である．その分，過度なストレスにさらされ損傷を受けやすい組織であり，機械的刺激による広範囲な痛みと鋭いナイフで刺したような痛みを呈するのが特徴である．靱帯損傷の急性期では癒着の危険があり，受傷直後より横方向への摩擦マッサージなどによる伸張が加わるなら，癒着を防ぐことが可能である．急性の外傷ではないが，使い過ぎなどによる軽微な炎症（最近では炎症でなく変性と捉える）が存在すれば，求心性の線維が通常よりも敏感となり，生理学的な運動範囲でも疼痛は過敏となる．関節にストレスをかけることで痛みを誘発でき，局在がはっきりするだろう．

腱は，緊張を加えることによって線維芽細胞が刺激を受け，平行に再配列して増殖し，最終的に損傷された腱が自ら内在的修復を行う．腱は，無髄の神経による内的な神経支配をもっていることが知られているが，これらの神経が固有感覚を伝え，ゴルジ終末器官の伝導を支配し，痛みの感覚を伝える．腱は，加えられたストレスによって張力が効果的に回復するが，穏やかな負荷から強力な負荷へと段階的に行うべきである．組織が修復過程にある時期に過度な力が加わったり，運動開始が早すぎる場合には，未成熟な組織修復を崩してしまうことになる．細胞レベルで横断マッサージが腱の治癒過程に及ぼす影響について生理学的効果が検討したGehlsenら[4]の報告がある．コラゲナーゼを用いて酵素傷害を起こさせたラットのアキレス腱に，種々の圧でモビライゼーション治療を行い，アキレス腱の形態学的変化を評価した．30匹のオスの白ラットを1グループ6匹を割り当てて，A－Eまでの5つのグループにランダムに配分した．対照群として外科的処置のみEとした．治療は，3分間腱の全長に渡って遠位3回，近位3回の6回の治療を実施した．治療実施後に，光学顕微鏡を用いて構造変化を評価した．その結果，線維芽細胞の数は最大圧迫を用いた治療では，軽度および中等度の圧治療と比較して治癒の過程を促通することが明らかとなった．線維芽細胞は，アミノ酸を用いてコラーゲン線維を産生することから，モビライゼーションによって，線維芽細胞の増殖を刺激するだけでなく，加える圧の量に依存していることが明らかとなった．腱の治癒過程に，線維芽細胞の増殖と活動が関係している．

筋の傷害と治癒過程

筋の痛みは，筋組織そのものから起こるか，障害を受けた隣接組織である骨，関節，骨膜，靱帯，腱からの二次的な筋の保護的スパズムとして生ずることもある．筋スパズムが起こる機序は，筋における神経反射作用あるいは化学的反応によるとされている．筋の緊張は，侵害受容性刺激の源であり，最終的には痛みの感覚へと変わっていく．はじめの損傷部位が筋であれば，筋が痛みの原発部位となるが，はじめの損傷部位が隣接組織であってもその組織の損傷が良くなった後で筋スパズムが痛みの原発部位になることがある．

muscle guarding（筋ガーディング）と muscle spasm（筋スパズム）[5]

　この2つの状態は，関節の可動域を制限する因子が筋に存在する．前者は，原因が筋以外にあり，防衛のため反射的に筋が収縮した状態を指し，後者は原因となる状態が消失したにもかかわらず，筋そのものが痛みの原因に陥った状態を言う．

　筋ガーディングとは，痛み刺激に反応する筋の持続的収縮であり，防御的に体が過度に動くのを制御するサインと言える．痛みは，痛みの受容器が分布している組織から生じるが，それは上記の皮膚や体表の粘膜や，関節，靱帯，骨膜などの筋以外の組織からである．第一次的痛みの原因は，筋以外の組織，筋の直下の組織，あるいは関連痛である場合が多い．寝違えで頸が回らないなどはその例である．寝違えの原因は，椎間関節に正常に存在するメニスクス様構造物が関節面によって絞扼される（メニスクス絞扼論）と説明されてきたがメニスクス様構造物以外の構造物の絞扼や，急性の椎間板傷害や椎間板の圧迫力でも生じることが報告されている．原因が取り除かれれば，防御的収縮である筋ガーディングは軽減することになる．

　筋の持続的収縮は，組織の阻血，代謝のうっ滞をきたし，筋組織自体の代謝的変化が生じることとなる．筋スパズムとは，筋ガーディングが長く続くことにより，筋自体が痛みの原因となってしまった状態を指している．この状態では，すでに筋の代謝異常が生じているために，原因が取り除かれたとしても筋の律動的収縮は続くこととなる．また，筋の硬結バンドのある部位にトリガーポイント（発痛点）が存在し，その刺激で特有の関連領域に痛みを生じる筋筋膜疼痛症候群の段階では，筋肉の短縮をし続ける悪循環が考えられる（図4.3）．トリガーポイントの病態生理は，筋形質（筋線維以外）が障害を受けることにより，筋小包体からのカルシウム放出のメカニズム（図4.4a, b）破綻による筋短縮，それに引き続き生じる代謝障害による侵害物質の生成が指摘されている．筋の痛みは，GroupⅢであるAδ線維とGroupⅣであるC線維が関与する．太い線維は，筋の伸展，収縮などの機械的刺激に反応するが，温度や化学的刺激により感作されて，ほぼ30％が侵害受容性に変化して筋内圧上昇に反応するようになると言われている．

神経の傷害[6,7]

　坐骨神経痛や根性痛などと呼ばれる末梢神経の病理学的変化の要因としては，脈管性要因と構造力学的要因に大別され，圧迫の早期段階においてどちらの要因が関わっているのかについては見解が一致していない．また，正常な神経根では圧迫により痛みを起こすことはないとされるが，すでに障害を受け炎症を呈する神経根が圧迫されることで痛みが生じ，筋力の低下，異常知覚を伴うものと考えられている．痛みの内容は刺すような，打ち抜かれたような痛みであり，細いベルト状の範囲に沿うようなものと表現される（牽引による痛み）．研究上の困難性から病理学的組織的変化について記述した論文は少ないのが現状である．軽度または初期の神経圧迫障害症状はニューロダイナミック・テストにより誘発される．一方，中等度の神

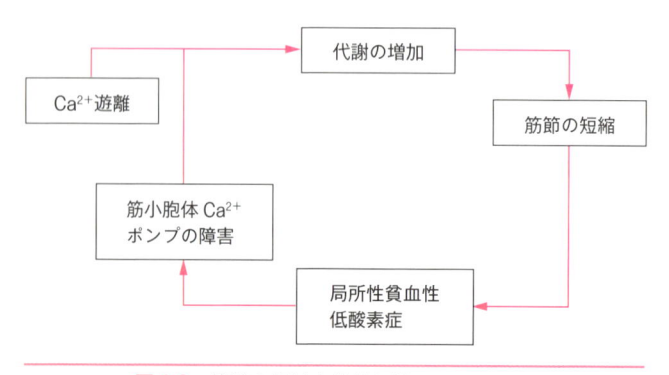

図4.3 ● 筋節の短縮を維持し続けるサイクル
（花岡一雄・監修：ペインマネージメント最前線．中山書店より）

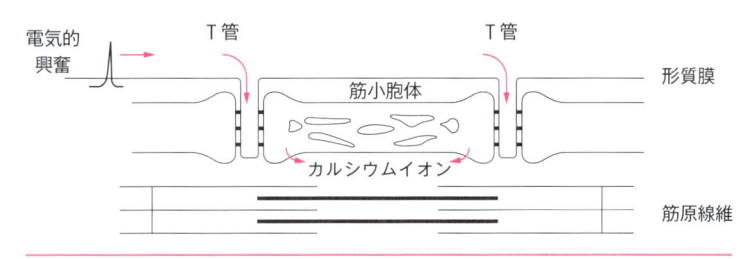

図4.4a ● 神経インパルスの到来が筋細胞内に伝わるまでの過程

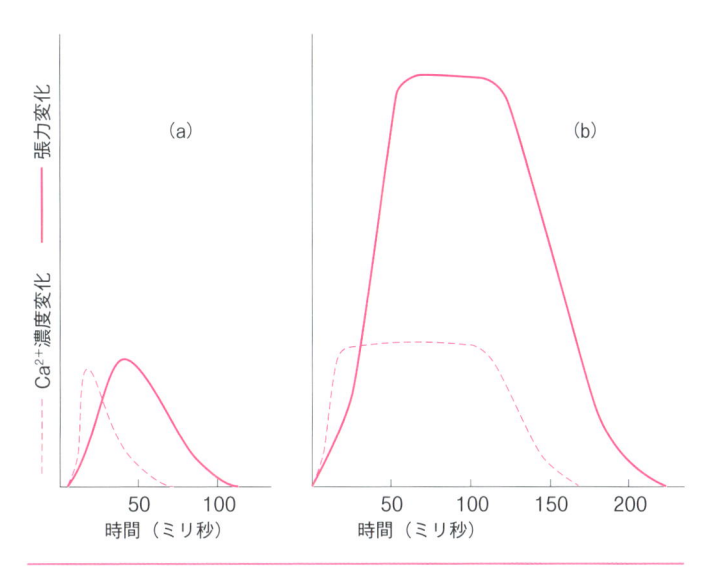

図4.4b ● 筋細胞内カルシウムイオン濃度変化と発生張力の関係
（山本啓一，丸山工作：筋肉．化学同人，1986より）

経圧迫障害では，脱力感ないし知覚異常を訴えるが，持続的なしびれ感は認めない．病理学的変化としてワーラー変性が生じ神経の損傷が認められれば，筋力低下や二点識別覚の異常が現れる．

　急性期では病態生理学的に炎症が問題となる．むち打ち症などがその例である．神経組織のみならず，関節や靱帯などの組織が同時に傷害され，安静の重要性は言うまでもないが，炎症後の瘢痕を最小にするため傷害を受けた場所から離れた部位で神経系のみを動かすことで，症状の軽減を図る可能性もある．

引用文献

1) 上田敏，他・編集：リハビリテーション基礎医学．医学書院（第2版）．1996, pp.95-111.
2) Lee D（丸山仁司・監訳）：ペルビックアプローチ．医道の日本社，2002, pp.68-74.
3) 杉浦康夫，白石洋介：腰痛と薬物療法．The journal of Practical Pharmacy. 54：3-11, 2003.
4) Gehlsen GM, et al：Fibroblast responses to variation in soft tissue mobilization pressure. Medicine & science in sports & exercise 1999, 31(4)：531-5.
5) Kisner C, Colby LA：Therapeutic exercise. Foundations and techniques. FA Davis, Philadelphia. 1985.
6) 平澤泰介・監訳：末梢神経の外科．金芳堂, p.56, 1992.
7) 斎藤昭彦：神経系の解剖・生理学的基礎と治療手技の展開（奈良　勲，他・編集「系統別・治療手技の展開」）．協同医書出版社．pp.205-228, 1999.

（黒澤和生）

第5章 クリニカルリーズニング

はじめに

臨床では，患者の痛みや機能異常の原因を特定し，適切な治療をすることが求められる．それには複雑に絡み合った問題を一つ一つ論理的に解決していくプロセスが必要となる．このようなプロセスをクリニカルリーズニングという．「クリニカル」は「臨床」を意味し，「リーズニング」は「推論」を意味する．推論は「論理的に考えること」であり，クリニカルリーズニングは，臨床での諸現象を関連する知識・技術を用いて推論し，未知の事柄を判断し，決定していくプロセスである．

「系統別・治療手技の展開」では，クリニカルリーズニングがベースになければならない．憶測（限られた情報をもとに考えること）や当てずっぽうの考え（根拠がない状態で結論を出すこと）では対象者の問題を解決することはできない．

「レシピ」，「マニュアル」の限界

料理の作り方を書いたものを「レシピ」という．レシピに従えばそれなりの料理を作ることができるが，一流のシェフが作った料理のようなわけにはいかない．そこにはレシピに書けない経験に裏打ちされた微妙な火加減や塩加減が存在するからだ．

レストランやファーストフード店にはお客に対応するための「接客マニュアル」があり，新人スタッフの第一歩はマニュアルを覚え，その通りに行動することから始まる．ベテランスタッフには経験を通して培われた接客マニュアルを超えた接客術があり，マニュアルには記載されていない状況においても適切な接客ができる．

レシピは一定水準の料理を作れるようにするものであり，マニュアルは一定水準のサービスを提供できるようにするものである．臨床において，「レシピ」や「マニュアル」に相当するものは教科書である．しかし，教科書に書かれていることは臨床の諸現象の一部でしかない．むしろ，教科書に書かれていないことの方が多い．教科書は初心者を一定のレベルに引き上げることができるが，セラピストが目指すのはそれらを超えたところにある．

シェフやベテランスタッフに共通するものは「経験」である．様々な困難に遭遇し，時には失敗し，試行錯誤を重ねるプロセスのなかで培われる．セラピストの仕事も「経験」が重要であり，経験を通してクリニカルリーズニングスキルが向上する．「経験」は単に月日の経過ではなく，単純に臨床経験を重ねても臨床能力を高めることにはならない．臨床能力を高め，患者の抱える問題を効率的に解決するためにはクリニカルリーズニングについての知識が不可欠である．

クリニカルリーズニングに重要な3要素

クリニカルリーズニングでは，①経験に裏打ちされた知識，②情報を捉え，それを基に考える能力，③メタ認知，の3つの要素が重要である．メタ認知とは自らのリーズニング（推論）を冷静にモニターし，リーズニングのなかに思い込みや憶測が入り込んでいないかを判断するセルフモニタリングスキルである．この場合の「メタ」は「高次の」という意味である．これらの3要素はクリニカルリーズニングに重要な要素であり，「経験」や同僚とのディスカッションを通して身につくものである．

仮説の形成

患者の状態は中身が見えないブラックボックスである．ブラックボックスの中身を知るには，外から働きかけ，その反応によって推論していくプロセスが必要

表5.1 ● 仮説の形成

①症状の原因となる組織は何か？
②そこでどのような病態が生じているのか？
③その病態によってどのような機能異常が生じているのか？
④その機能異常に影響している他の要因はないか？
⑤検査・治療を進めるうえでの注意点や禁忌はあるか？
⑥どのような治療を行い，どのように進めるか？
⑦予後はどうか？

となる．外からの働きかけとは主観的検査（問診），客観的検査（身体検査），治療である．

クリニカルリーズニングでは，少なくとも表5.1の項目に関する仮説を形成する．

注意しなければならないのは，クリニカルリーズニングでは，すべての情報が集まってから仮説を形成するのではなく，患者を見た瞬間から，上記の仮説を立てるための推論を展開しなければならないことである．初心者は通り一遍の情報を集めた後に，問題点を絞り，アプローチを決定しようとする．

私がオーストラリアに留学して間もない頃，患者の情報収集を始めてから5分ほどで臨床実習指導者から「現時点の問題点は？」と聞かれたことがあった．当時の私は，クリニカルリーズニングを理解していなかったため一通りの検査を進め，検査データがそろったところで問題点を抽出し，アプローチを決定していたため，途中で「問題点」を聞かれても答えることができなかった．

主観的検査

主観的検査ではまずコミュニケーションによって症状の領域を明らかにし，図5.1のようにボディチャートに記録する．

この段階で，痛みの原因となる組織を表5.2のようにリストアップすることができる．クリニカルリーズニングはあくまでも得られた情報を根拠とすべきであり，根拠のない"先走った推論"は憶測となってしまうので注意が必要である．例えば，ボディチャートの情報のなかで「右大腿後面の痛み」を「右ハムストリングスの痛み」と表現した場合には，根拠がない憶測になってしまう．

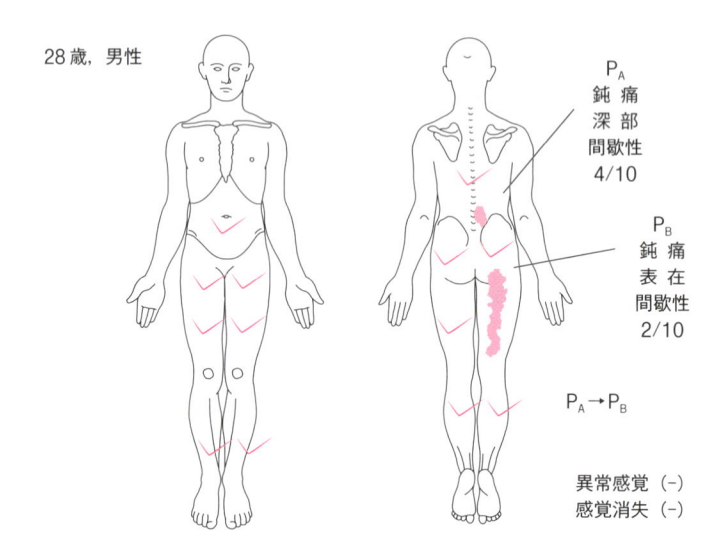

28歳，男性

P_A 鈍痛 深部 間歇性 4/10

P_B 鈍痛 表在 間歇性 2/10

$P_A → P_B$

異常感覚（－）
感覚消失（－）

28歳男性．患者は右腰部痛（P_A）と右大腿後面の痛み（P_B）を訴えている．P_A は深部に感じる鈍痛であり，0〜4/10の間で変化する．P_B は表在に感じる鈍痛であり，痛みは0〜2/10の間で変化する．両者の痛みには関連性がみられ，P_A が強くなると P_B が出現し（$P_A→P_B$），P_B が単独で出現することはない．他の領域に痛みの訴えはなく，しびれなどの異常感覚や感覚が消失している部位はない．

図5.1 ● ボディチャートの情報

表5.2 ● 痛みの原因となる組織とその根拠

痛みの原因となる組織	根　拠
①右下位腰椎の体性構造	P_A，P_Bの領域と，両者の痛みの関連性から，大腿後面の組織ではなく，右下位腰椎の体性構造（神経支配のある組織の総称）に起因する痛み（P_A）とその関連痛（P_B）[注] が考えられる．
②右仙腸関節の体性構造	上記と同じ理由で，右仙腸関節に起因する痛み（P_A）とその関連痛（P_A）が考えられる．
③右坐骨神経系の結合組織	痛みの領域が右坐骨神経の走行に沿った痛みであることから右坐骨神経系に由来する痛みが考えられる．神経組織のうち異常感覚や感覚消失がみられないことから神経伝導組織ではなく，神経結合組織（神経内膜，神経周膜，神経外膜）に起因する症状であると考えられる．

[注] 関連痛のメカニズムは，痛みの原因となる組織と皮膚などの体性組織からの感覚線維が同じ髄節レベルの後根に入り，シナプスを経て共通の二次ニューロンで上行するため，上位中枢が痛みの発生部位を誤認してしまうという収束説が最も有力である．関連痛は臨床的にはかなり頻繁にみられる．患者の症状の原因を考える際にはつい忘れてしまうことが多い．

　主観的検査を進めるなかで，患者の話のなかから有用な情報を抽出し，解釈していく能力が必要となる．例えば，ボディチャートの症例の主観的検査のなかで，患者が「咳では痛みが出現しないが，くしゃみによって痛みが出現する」と言った場合，聞き過ごすのではなく，そこから痛みの原因となる組織を推論していく．「咳」は腹圧の変化であり，「くしゃみ」は腰椎の関節運動を伴うことから，患者の訴える痛みは，腰椎の関節運動に伴う痛み（機械的疼痛mechanical pain）の可能性が高くなる．

　逆に，「咳」（腹圧変化）でも痛みが出現する場合は，より急性期の炎症性の疼痛閾値の低い化学的疼痛chemical painが疑われる．

　断片的な一つの情報のみで，クリニカルリーズニングが大きく左右されることはないが，その組織が原因であることを示唆する情報が多く集まれば，その組織が症状の原因である可能性が高くなる．先の症例で，「数週間にわたりボルタレンが処方されているにもかかわらず，痛みが改善していない」という情報があれば，炎症性疼痛ではなく，機械的疼痛の可能性がさらに高くなる．

客観的検査

　客観的検査は主観的検査に基づいて行い，仮説の根拠となる徴候を探し，仮説をより確実なものとする．効率的なクリニカルリーズニングを進めるためには，あらかじめリストアップされた検査項目を埋めるようなチェック方式ではなく，個々の患者に対応したテイラーメイド（taylor-made；個々に適した）の客観的検査でなければならない．

　先の症例において，立位で腰椎の自動運動を検査する場合，どの方向の運動を検査すべきであろうか？クリニカルリーズニングをベースにしていないチェック方式の検査では，屈曲，伸展，左右側屈，左右回旋の6方向をすべて検査するかもしれないが，クリニカルリーズニングをベースにした客観的検査では，検査する運動の順序や方向を決定する根拠がある．

　検査する運動方向は患者のイリタビリティーに左右される．イリタビリティーは症状の出現のしやすさの指標であり，①症状出現までの関節運動量，②出現した症状の程度，③出現した症状の持続時間，の3つの要素によって相対的に評価する．

　急性期で，炎症性の痛みが主体の場合は，わずかな関節運動で痛みが出現し，痛みが出現すると消失しにくい．このような患者をイリタブル患者irritable patientという．イリタブル患者の治療の目的は症状の軽減であるので，すべての運動方向を検査するのではなく，どの方向の動きが症状軽減をもたらすかという観点で検査を進める．症状の軽減をもたらす運動方向に関する情報は主観的検査の段階ですでに得られているはずである．

　急性期を過ぎて，炎症性の痛みではなく，関節運動に伴う機械的な痛みが主体の場合は，ある運動方向の最終域で痛みが出現し，その運動を止めれば痛みがすぐに消失する．このような患者をノンイリタブル患者non-irritable patientという．ノンイリタブル患者の治療の目的は可動性低下などの機能異常を解決することであるので，機能異常が明らかな運動方向を探索するという観点で検査を進める．可能であれば，その運

動によって同じ部位で，同じ強さで，同じ性質の痛みを再現する．どの方向の動きが制限されているかに関する情報は主観的検査から得られる．

客観的検査では，常に目的を持った検査を考える．検査のための検査ではなく，治療（マネジメント）をするための検査でなければならない．常に，優先させるべき検査はどれか？ あるいはいま必要とされている最も重要な検査は何かを考える．

ノンイリタブル患者では，様々な場面で鑑別検査が必要となる．上記のボディチャートで，立位での腰椎自動屈曲によって右殿部から右大腿後面にかけての痛みが出現した場合，この痛みが右坐骨神経に由来しているか否かを判断するためには，立位での腰椎屈曲に加えて頸部を屈曲することにより推論できる．頸部屈曲を加えることにより痛みが強くなれば右坐骨神経系に由来する痛みの可能性があり，頸部屈曲を加えることにより痛みに変化がみられなければ右坐骨神経系に由来する痛みの可能性が低くなる．

患者の検査を進めるなかで，正常から逸脱する検査結果が複数存在することが多い．いつも自分に問いかける必要のあるのは，この異常結果は患者の症状と関連があるか否かである．患者の症状に関連あるいは相当する最も重要な異常をコンパラブルサインcomparable signという．多くの場合，コンパラブルサインは症状の再現により証明できる．例えばボディチャートの症例のコンパラブルサインは右L4/5椎間関節のPA方向の動き（unilateral PA）かもしれない．

後方視的評価

主観的検査・客観的検査を通して形成された仮説は，治療後の再評価で証明される．すなわち，症状の原因と考えられる組織に対してアプローチし，その結果，改善がみられれば，症状の原因がその組織にあったことが証明される．しかし，症状の原因となる組織は必ずしも一つとは限らない．

先の症例では，症状の原因となる組織として①右下位腰椎，②右仙腸関節，③右坐骨神経系がリストアップされていたが，主観的検査・客観的検査終了時点で，どの組織がどの程度患者の症状に影響しているかが明らかではない．このような場合，右下位腰椎の治療→再評価①→右仙腸関節の治療→再評価②→右坐骨神経系の治療→再評価③の順で治療・再評価を行うことにより，どの関節がどの程度症状に影響していたかが後方視的（レトロスペクティブ）に判明する．症状全体を100％としたとき，右下位腰椎を治療することにより症状が50％軽減し，次に右仙腸関節を治療することにより症状が10％軽減し，右坐骨神経系を治療することにより症状が完全に消失すれば，右下位腰椎が50％，右仙腸関節が10％，右膝が40％関与していたことが判明する．

予後

経験の浅いセラピストが予後を推論するのは難しい．しかし，予後が良好であることを示す情報と，予後が不良であることを示す情報を天秤にかけることにより予後を判断することができる．例えば，以下の情報のうち①〜⑤は予後が良好であることを示す情報で，⑥〜⑩は予後が不良であることを示す情報である．しかも，④，⑨以外は主観的検査で得られる情報である．つまり，主観的検査の終了時点で，患者の予後がかなりの程度推論できることがわかる．

①痛みが局所的で，関連痛がみられない．
②再発の既往がない．
③過去に，今回と同様の症状がみられたが，回復が良好であった．
④最初の治療後の改善が良好であった．
⑤急激な発症で，数日で安定しているか改善している．
⑥夜間痛がみられる．
⑦緩徐な発症で悪化傾向にある．
⑧神経損傷が疑われる．
⑨治療に対する反応が不良である．
⑩症状の出現頻度が増加し，症状が強くなってきている．

治療

治療のなかでクリニカルリーズニングにより様々な判断が必要となる．例えば，徒手的な治療によって関節の動きを改善する治療を行った後に，「痛みが強くなった」と患者が言った場合，治療効果なしと判断すべきであろうか？ 答えは「ノー」である．可動域を改善する治療を行った場合は，可動域が改善したか否かで効果判定をする．それではなぜ治療後に「痛みが

強くなった」のだろうか？　これは治療により関節可動域が改善し，治療前よりも新たな段階まで組織が伸張されるようになったことによる"新たな痛み"の可能性が高い．この場合，治療前までの関節可動域（新たに得られた可動域の手前まで）の運動では痛みは生じないはずである．

　治療経過のなかでもクリニカルリーズニングが必要となる．例えば，昨日の治療後の反応は良好であったが，今日の治療前の評価で患者の状態が悪化していた場合，今日の治療はどのようにすべきであろうか？このような場合，昨日とは異なる治療をすぐに選択するのではなく，昨日の治療後の反応が良好であったという事実を重要視する必要がある．すなわち，治療後の反応が良好であったという事実は，少なくともその時点では仮説の証明がなされ，治療効果ありと判断されているため，一日，経過するなかで悪化をもたらすような別の要因がなければ論理性が失われる．したがって，前回の治療が終了してから今日までの行動等について患者に聞く必要がある．前回の治療後の結果が良好であったため，いつもよりたくさん動いてしまったり，服用していた薬をやめてしまったりというような何らかの理由が存在すれば論理性が保たれる．そのような理由があれば，同じ治療を繰り返す根拠となる．

ベストチョイスとベターチョイス

　臨床では，患者を目の前にして迅速かつ的確な判断が求められる．その際，その患者にとって最も良い選択（ベストチョイス）は誰にもわからない．しかし，その状況においてよりよい選択（ベターチョイス）をすることは可能である．常によりよい選択を行うことによりベストチョイスに近づけることができる．

　よりよい選択を可能にするのがクリニカルリーズニングである．クリニカルリーズニングには絶対的な正解はない．初めての山に登る場合，どのルートが最もよいかはわからない．その時々で分かれ道を選択しなければならない．時には誤った選択をすることもある．そうしたときに分岐点まで戻れるような軌跡を残してくれば，その分岐点に戻って，再び他の道を選択することができる．

　でたらめに治療を進めたのでは軌跡は残らない．例えば，評価の結果，患者の症状の原因としてA関節が特定され，治療法αと治療法βという2つの治療法が有効であろうと考えられるとき，どのように治療を進めるべきであろうか？　この場合，つい行いがちなのは，治療法αを行い，次に治療法βを行い，その後に，再評価する方法である．しかし，この方法では，治療法α＋治療法βの治療効果を判定することはできるが，それぞれの治療法の効果は明確とはならない．したがって，このような場合には治療法αを行ったあと再評価を行い，次に，治療法βを行ったあと再評価を行う．こうすることにより，治療法αと治療法βのそれぞれの効果が明確となる．このようにして再評価を邪魔するような方法は避けなければならない．

今後，セラピストに求められるクリニカルリーズニング

　アメリカ，ヨーロッパ，オーストラリアなどの先進諸国では，患者が医師の診察を経ることなく，直接，理学療法の検査・治療を受ける権利（ダイレクトアクセス）が認められている．このような状況下では，セラピストが患者に"潜む疾患"を発見する能力が問われている．本来，医師の評価・治療を必要とする患者が，セラピストのところに来た場合，医学的評価・治療を必要とする状況（症状・徴候）を識別し，患者を医師に紹介しなければならない．このような能力は残念ながら，開業が許されていない我が国では十分発展していない．このような判断（クリニカルリーズニング）は今後ますます求められる．

　そのようなクリニカルリーズニングの例を以下に示す．

【症例A】

　6ヵ月前に右膝関節の人工膝関節置換術を受けた75歳の女性が，整形外科医の紹介によりリハビリテーションを開始することになった．右膝関節の運動制限，浮腫，持続的疼痛がみられたほか，食欲不振と嚥下困難があり，ここ数週間で体重がかなり減少しているようであった．

＊

　このような症例を担当した場合，「食欲不振」，「嚥下困難」，「体重減少」というキーワードが食道癌などの消化器系の悪性腫瘍を示唆する情報であることに気がつき，医師の診察の必要性を認識しなければならな

い．理学療法士は特定の疾患を診断するのではなく，理学療法を実施してよい状況ではないことを認識し，適切な対処（医師への報告）をしなければならない．

【症例B】

23歳のサッカー選手．試合中に相手選手と競り合って転倒し，左半身を強打した．数分後，再び試合に参加し，試合終了までプレイした．

翌朝，左肩関節の強い持続痛のため目が覚め，午前9時に理学療法を受診した．客観的検査では左肩関節の運動障害は明らかではなく，左肩関節に関連痛を起こす可能性のある頸椎や胸椎にも異常を認めなかった．

その日は，左肩関節痛に対する対症療法的な治療を行い，関節運動を維持するための振り子運動を指導し，改めて検査・治療を行うために翌日に再受診させることとした．

＊

日常の臨床のなかで，このようなアプローチをしがちである．しかし，「外傷性の病歴」，「症状の突然の出現」，「説明できない左肩関節の持続痛」を考慮すると，理学療法の適用ではなく，直ちに医師に紹介すべき状況である．運動器の障害ではなく，内臓損傷（例，脾臓破裂など）の緊急手術が必要な状況である可能性が高く，急変する可能性が高い．

おわりに

電気製品などの使い方を説明したものを取扱説明書（マニュアル）という．製品の使い方はマニュアルを読めばわかる．セラピストが対象とするのは一人の人間であり，マニュアル化は難しい．一方で，マニュアルは「徒手的な」という意味である．マニュアルセラピーは本来，「徒手による治療」であり，「マニュアル化された治療」であってはならない．それには，検査－治療－再評価の一連の論理的過程であるクリニカルリーズニングがベースになければならない．

クリニカルリーズニングをベースにするということは一言で言えば「常に考えながら検査・治療を進めること」である．ともすると経験や憶測により臨床判断をしがちであるが，メタ認知（セルフモニタリングスキル）によってそうした自分を戒めなければならない．クリニカルリーズニングの概念を理解し，臨床を経験することによりクリニカルリーズニングスキルが向上し，効率的な検査・治療が行えるようになる．

（齋藤昭彦）

第2部

系統別治療手技の展開

第6章 感覚器系—外皮

触圧覚刺激法

触圧覚刺激法の概念と定義

　徒手の関節可動域治療の目的は，単に関節を他動的自動的に操作し可動域の維持拡大を図ることだけではない．徒手操作により四肢や体幹の動作に運動の促進や運動学習の効果を高め，同時に防御反応と炎症症状の抑制的影響を与えることである．

　触圧覚刺激法[1]は，特定の関節周囲部位に触圧覚刺激を加えることで筋スパズムを減少させて関節可動域を増大させることを目的としている．

　皮膚受容器は主として体表への外来刺激によって興奮するのに対し，深部受容器は主として自己の活動すなわち運動によって刺激され興奮するとされている[2]．それゆえ治療を目的とする皮膚受容器への適刺激は，体表から入力するため深部感覚入力よりむしろ質・量ともに安定した形で人体へ処方することが的確かつ容易にできるのである．つまり標的の皮膚受容器に刺激を与え，期待する反応を導くことができるのである．

　本法と同様に，外受容器に分類される皮膚感覚に適刺激を加えて治療に結びつける方法には，Rood[3]やPNF法[4]などに代表される手技のプログラム中に一部報告があり広く用いられている．最近の報告の中で，特に皮膚刺激により関節運動に直接変化を及ぼす方法として，田中らのスパイラルテーピングの治療では，患部で疼痛とか腫脹が発現しているのは熱または冷えによるものと考え，皮膚表面の緊張も正常な状態より緊張しているか弛緩している状態である．浅部痛であれ深部痛であれ，皮膚表面にその反応を見出すことができ，この部分にスパイラルテーピングを行うことは，より正常に近い皮膚の緊張状態を保つ作用を働かせる目的で行うことである．このことにより筋内層まで刺激を伝えることができる，としている[5]．またGordon S. Cummings の pseudo-myostatic contracture（仮性筋拘縮）[*1]に対する治療の中では，トリガーポイントのある仮性筋拘縮の治療には，約30秒間にて2，3回トリガーポイントの触れる部分に痛みを与えることなく，ゆっくりと一定の圧迫を加えることによって短縮した筋すなわち仮性筋拘縮のリラクセーションを得ることができる．圧迫の強さは，セラピストの指の温かさでワックスボールがとろけてゆくようなイメージにて行い，そして最終域までの関節運動はたいへんゆっくりと注意深く行うべきである，とされている[6]．

　通常の生活のなかで突然の痛みや筋の異常緊張（筋スパズム）が生じた関節に手を当てる，あるいは，支えるなどその罹患した関節の運動を改善しようとする姿を観察することができる．これら一連の行為は，疼痛や筋スパズムによる違和感が去るまでの数秒から数分間に及ぶことがある．この行為中の手の位置を特定し，その特定部位に皮膚感覚刺激を加えることにより関節に正常な位置の情報を送り込むという仮説をたてた．

　すなわち，皮膚の適刺激の概念は，「より安定した

[*1] 筋の短縮などが生じていない状態で，筋スパズムや筋膜の傷害によってあたかも筋拘縮が生じているような状態をいう．

関節の位置情報を皮膚への適刺激として入力する触圧覚刺激」と想定した．この皮膚刺激には，「皮膚の緊張している部分がゆっくりととろけるような沈み込む感覚」として入力すると考えた．MargotとShirley[7]は，触圧覚の受容器を副交感神経を優位とさせる識別的なものと，交感神経を優位とさせる侵害的なものとに区別している．治療には，この副交感神経を優位とさせるトロフォトロピック系の識別的な触圧覚を用いるのである[*2]．

識別的な触圧覚刺激は，受容器と機能について以下の2つに分類される．

Vallbo[8-10]は，遅順応性（slowly adapting：SA）と速順応性（rapidly adapting：RA）に区別している．遅順応性受容器の機能特徴では，静的触覚（constant touch）として定義づけ，刺激が加えられている間中インパルスを発射し，刺激を強くするとそれに応じてインパルスの頻度も増加する傾向を示すとしている．また持続的な物の把握に関与していると報告している．Dellon[11]は，速順応性受容器の機能特徴では，動的触覚（moving touch）として定義づけ振動により識別的機能をもつ受容器であり，すぐにインパルスが順応してしまうとしている．したがって実験結果より，受容器は皮膚接触時間が1分程度必要であり，直径20mmのひずみゲージを介した圧力は500g前後であるため（脂肪組織が少なく，皮膚直下が骨の部分では90gである），静的触覚情報を感知する機能をもつ遅順応性の受容器であるメルケル触盤によるものと推察できる．

手技に特異的な病態解剖・整理・運動学的基礎

1．知覚神経終末と皮膚の感覚受容装置[11,19]

皮膚の知覚神経終末は，特異的な感覚受容細胞に接着したり，複雑な構造の感覚受容器の一部となったりすることが多い．知覚神経終末も含めた皮膚感覚受容装置は形態学所見から，①メルケル細胞，②有皮膜終末，③自由神経終末，④毛包周囲の棚状神経終末，の4群に大別される．また，感覚小体の新しい形態学による分類では，先細りの自由神経終末，先端が膨張している終末（例えばメルケル触盤），被包された終末（パチニ小体，マイスナー小体）の3群に分類される．

末梢の表在知覚受容器を組織学的ならびに機能的立場から述べる．

1）メルケル細胞

メルケル細胞は，真皮〜表皮間にある表皮基底層に位置する．マウスや猫の毛盤や洞毛では，この部の毛包上皮の基底層に多数のメルケル細胞が分布する．乳頭下神経叢あるいは神経網は，有髄神経と無髄神経の両方を含んでいる．乳頭下神経層からは，有髄線維（グループA-β）が特定の感覚神経終末器官を支配するために伸びてくる．真皮を上行してきた神経線維は表皮突起知覚で数本に分枝し，表皮基底に平行しつつメルケル細胞に付着する．メルケル細胞に付着する末端では，軸索から膨らみ結節状を呈している（図6.1）[20,21]．この細胞の機能に関しては，電気生理学的実験から物理的刺激に対する感覚受容細胞であり，触覚を感知する機械的受容器[*3]（mechanoreceptor）と考えられている．

2）有皮膜小体

有皮膜神経終末は，知覚神経末端を特殊な皮膜が包むもので，触覚，圧覚あるいは振動の受容器（mechanoreceptor）である．マイスナー小体（Meissner corpuscle）は，手掌，指腹，口唇，外陰部の真皮乳頭の中，境界隆起と中間隆起の間に存在する．真乳頭にみられる約80nmの大きさの構造物で，層板細胞が重層する中を神経線維が螺旋状に上行する（図6.2）[22]．パチニ小体（Pacinian corpuscle）は，手掌，指腹，足底，外陰部にて真皮下層のレベルで支配神経を受け，真皮深層から皮下組織に存在する径1mmの楕円体で，中心の神経線維を同心円上に皮膜が何重にも取り巻き，振動刺激に反応する（図6.3）[23]．毛包や真皮乳頭が存在しない皮膚で手足無毛部の真皮や粘膜固有層の100nm程度の球状にて，速順応性線維に反応する

[*2] 感覚刺激を使って交感神経または副交感神経の優位を操作する方法の中で，ゆるやかなリズミカルに反復する方法は交感神経優位を抑制し，副交感神経が機能することを可能にする．このような感覚刺激がトロフォトロピック系の刺激である．刺激の例として，ゆるやかなストローリング，背中の皮膚を下方へ向かって撫でる，手掌，足底，腹部への接触などがある．

[*3] 感覚受容器はある種類の刺激のみに反応し興奮する．感覚受容器のひとつである機械的受容器は，音振動・圧力・張力・加速度などの機械的刺激を適刺激とする受容器である．

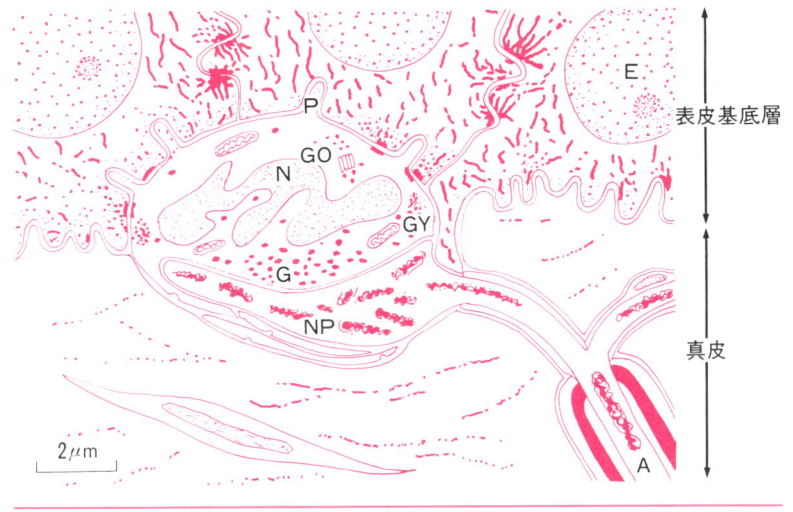

図6.1● メルケル細胞の構造[6]

A：神経軸索の有髄線維，NP：神経の終末，盤状となり，メルケル細胞に接している．メルケル細胞は核（N），顆粒胞（G），グリコゲン（GY），ゴルジ装置（GO）などを含む．細胞の突起（P）が表皮基底層に突入している．

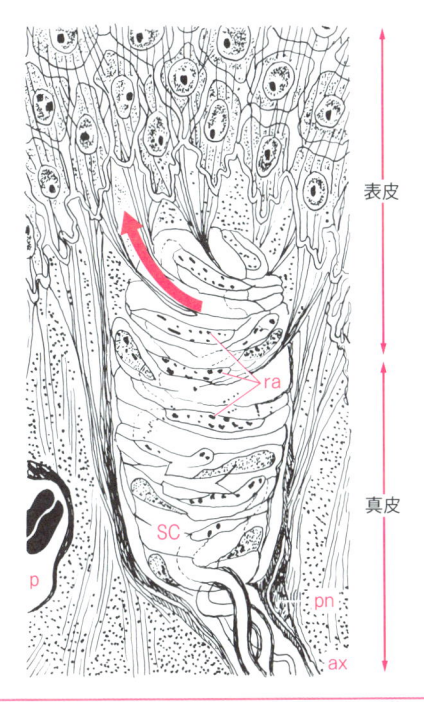

図6.2● マイスナー小体の構造（Andre & During 1973）[7]

黒い矢印：ミラゲン線維により神経軸索が表皮と結合する方向を示す．
白い矢印：小体の下半分の動きを示す．ax：軸索（有髄），ra：受容器内軸索，SC：シュワン細胞，pn：神経周囲細胞，cp：毛細血管

代表としてクラウゼ終末（クラウゼ小体：Krause ending）がある．それに類似する陰部小体，あるいは無毛部と有毛部の真皮に0.5〜2mmの紡錘形の構造物としてみられる遅順応性線維の終末器官であるルフィニ小体（Ruffini corpuscle）などが知られるが（図6.4）[24]，いずれも機械的受容器である．

この機械的受容器の分布は，皮膚以外の組織にも観察されている．例えば関節内では，遅順応線維はルフィニ小体（膨大終末）により，速順応線維はパチニ小体（被包終末）によって代表される（表6.1）[11]．

2. 末梢感覚神経機構[11]

末梢神経は，線維の太さおよび髄鞘を含有しているかどうかによって分類される．ことにグループA-b線維は，触覚に関する有髄線維である．これらの線維は静的触覚への順応性に応じて分類され，インパルス反応が速やかに衰えてゼロになる線維は速順応性であり，インパルスが刺激されている間中持続するようであれば遅順応性である．遅順応性線維だけが，刺激を強めても発火割合を増し，インパルスの頻度を増すのである．そのため遅順応性線維だけが静的触覚（constant-touch）と圧覚（pressure）に関する情報を伝えることができる．2点識別テスト[*4]は，遅順応性線維/受容器機構の神経支配密度を測定するものである．速順応性線維は，瞬間的な動きの情報を伝える．そのため速順応性線維/受容器機構は，動的触覚を探知することになる．動的2点識別テスト[*5]は，速順応性線維/受容器機構の神経支配密度を測定するものである．

矩形波状に持続する皮膚の変形刺激に対する応答の順応（なれ）の様子から，機械的受容器を遅順応型

表6.1 ● 脊髄後索を通り内側縦束系に連絡する第一次求心性線維[4]

起源	タイプ	機械受容器の種類
皮膚の有毛部	毛の動きを感受する速順応性線維（動的検出）	触-圧迫（および羽ばたき振動flutter）
	触円盤（Iggo）を支配している遅順応性線維	触-圧迫
皮膚の無毛部	真皮隆起（たぶんマイスナー小体）を支配している速順応性線維（動的検出）	触-圧迫（および羽ばたき振動flutter）
	真皮隆起（たぶんメルケル触盤）を支配している遅順応性線維	触-圧迫
真皮と深部組織	パチニ小体における線維終末（高頻度検出）	振動覚
	骨膜や筋膜における遅順応性線維終末（ルフィニ様）	触-圧迫
	関節包と関節靱帯における線維終末（ルフィニ様）	運動覚

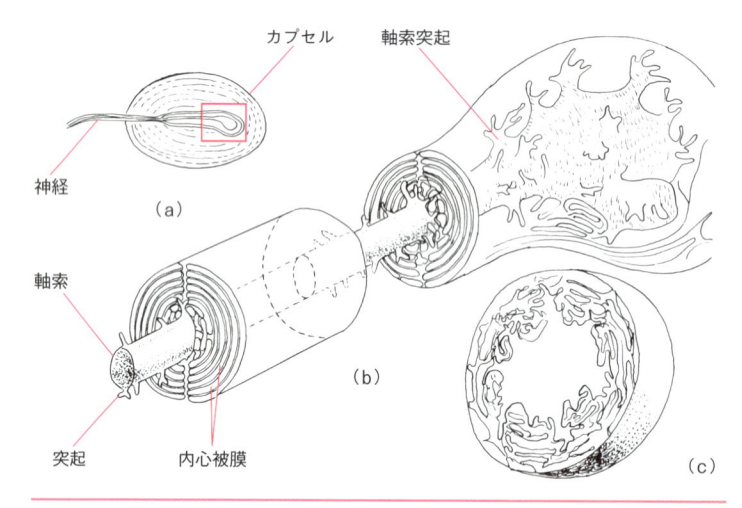

図6.3 ● パチニ小体（Spencer & Schaumberg 1973）[8]
(a) 全体図，(b) a図において四角で囲った部分を拡大したもの，(c) b部の終末部の断面

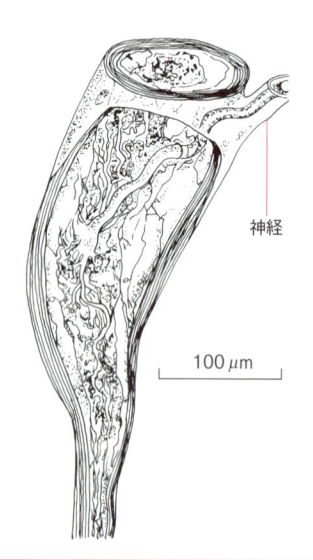

図6.4 ● ルフィニ終末の構造（Chamber, Andre, Duering & Iggo 1972）[9]

AX：神経軸索，これより先で無髄となり分枝する．KF：コラーゲン線維，IC：内芯，CS：結合織間隙，C：カプセル

（slowly adapting：SA型）と，速順応型（rapidly adapting：RA型）に分ける[10-12]．2つのタイプの受容器は，その受容野の大きさにより，それぞれ2つの型に分けられ，Ⅰ型（SAⅠ，RAⅠ）は，受容野がごく小さくその境界が比較的鮮明であるのに対し，Ⅱ型（SAⅡ，RAⅡ）は，受容野が広く境界不鮮明である．Ⅱ型

*4 皮膚に同時に加えられた2つの刺激を識別できるかどうかをみる．コンパスを用いて皮膚に蒼白部を生じない程度の力で2点または1点刺激を加える．刺激は手指や体の長軸に沿って行い，10回程度行う．2点を認識できる距離は身体の各部位で大きな相違があり，背中では4〜5cm離れていて認識できる．手指では3〜6mmであり，2点の距離が6mm以下であれば精密把握が行え，15mmであれば握力把握が可能と評価できる．

*5 皮膚に同時に加えられた2つまたは1つの刺激を動かし，2点であることを識別できるかどうかをみる．指の場合，長長軸と直角になるように2点を当て，2秒間かけて末節中央から指先まで動かし，2点が識別できる最短距離をいう．

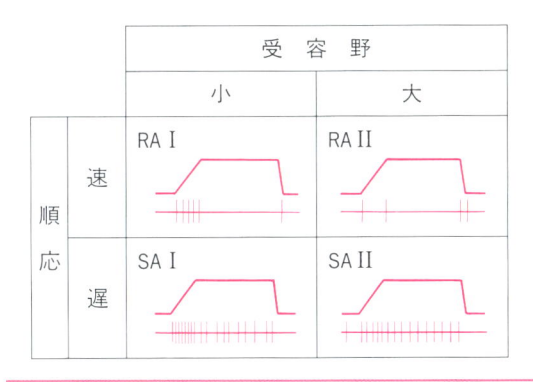

図6.5●触覚ユニットの4型（Johansson & Vallbo 1983）[10]

機械的刺激に対する4つの型
RA（rapidly adapting）Ⅰ：速順応性にて受容野が小さい
RA（rapidly adapting）Ⅱ：速順応性にて受容野が大きい
SA（slowly adapting）Ⅰ：遅順応性にて受容野が小さい
SA（slowly adapting）Ⅱ：遅順応性にて受容野が大きい

ユニットは全体の30％を占める．RAⅠ，SAⅠ，RAⅡ，SAⅡの各ユニットは，形態学的に同定した4つの受容器すなわちマイスナー小体，メルケル細胞，パチニ小体，ルフィニ終末であると推定される（図6.5）．

速順応性線維と遅順応性線維は以下の生理学的特徴を示す[11]．

1）遅順応性線維／受容器機構

遅順応性線維／受容器機構には2つの神経生理学上の特徴がある．ひとつは，神経インパルスはその発射頻度の持続時間が減少しても刺激が持続している間は放電し続けるということ．2つめは，刺激強度の変化でインパルスの放電頻度に変化があることである．皮膚の遅順応性機械的受容器とは，皮膚の無毛部や有毛部の両部に確認されているメルケル触盤である．

2）速順応性線維／受容器機構

羽ばたき振動（flutter）感覚[*6]の受容器は，皮膚無毛部のA-β線維の速順応群には2つの集団がある．ひとつは低周波刺激（5〜40cpsの範囲）にたいへん鋭敏であり，特に30cpsあたりで最も鋭敏となる．別の集団は高周波刺激（60〜300cpsの範囲）に鋭敏で，特に250cpsで最も鋭敏となる．

[*6] 振動覚を与える場合，慣例的に音叉を当てる部分は骨の間近に当てるが，皮膚の振動覚を調べるため，30cpsの音叉を皮下の軟部組織の多い指先などに触れ，まるで鳥が羽ばたくような刺激を与えて検査するときの刺激をいう．

低周波刺激に応答する速順応性線維のある一集団は表皮に存在する受容器をもっており（おそらくマイスナー小体），瞬間的刺激[*7]（運動）と羽ばたき運動（flutter）の検出に応答する．高周波刺激に応答する第2の集団は，皮下にある受容器（おそらくパチニ小体）をもっており，瞬間的刺激（運動）と振動の検出に応答する（表6.2）．

3．皮膚刺激が運動器へ及ぼす機能

皮膚抑制に関しては，Oscarssonが，外受容器である皮膚受容器からの刺激が運動ニューロンを抑制する理論として，屈曲反射求心線維（flexor reflex afferents）と呼ばれるなかの閾値の低い皮膚神経や関節受容器の線維（low threshold cutaneous and joint）は，α運動神経を抑制しγ運動神経を促通すると報告している[13-16]．これは，外界からの皮膚刺激が，運動の修正機能として働くことによる（図6.6）[25]．

皮膚促通に関しては，刺激された皮膚と同側表面の筋が収縮を起こす．同側性伸展反射を応用した運動促通理論として，屈筋は四肢のどこを刺激しても収縮するが，拮抗筋の表面の皮膚を刺激した場合はかえって抑制される．これに反し伸筋は四肢のどこを刺激しても抑制されるが，その筋の表面を刺激した場合は興奮する，という原理である[19]．

関節と皮膚に関しては，Brooksらが，多くの細胞が皮膚入力を受け（65％），一部は関節の動き（20％）に応じるものがあり，これは錐体路や非錐体路で差異がなく約半数の細胞は感覚刺激の種類に特異性の高い受容野をもち，残りはかなり広い受容野をもつものであったと報告している[26,27]．津山は，深部感覚に皮膚感覚が大きく関与し，皮膚感覚は，関節覚の50％以上に関与していると報告している[28]．

筋と皮膚に関しては，SakataとMiyamotoは，筋収縮を引き起こす皮質部位にある細胞は，収縮で引き伸ばされた側の皮膚や関節の伸張によって興奮を受けるもの[27]，Asanumaらは，逆に収縮する側の皮膚からの入力を受けるものが存在する[29,30]と報告している．また皮膚感覚の機能の局在性は，StrickとPrestonが，皮質刺激で起こる筋収縮と末梢体性感覚入力の関係は，両者はほぼ同じ体部位に一致する[24]と

[*7] ここでは，動的2点識別テストの皮膚上を運動する刺激をさす．

表6.2 ● 速順応性線維／受容器機構および遅順応性線維／受容器機構と臨床との関係

	パチニ小体	マイスナー小体	メルケル触盤
速順応性線維／受容器機構	■	■	
遅順応性線維／受容器機構			■
静的触覚			■
動的触覚	■	■	■
触覚認知	■	■	
羽ばたき振動（flutter）		■	
振動	■		
指での圧			■
ヴォン・フレイの触毛			■
2PD			■
M2PD	■	■	
30CPS		■	
256CPS	■		

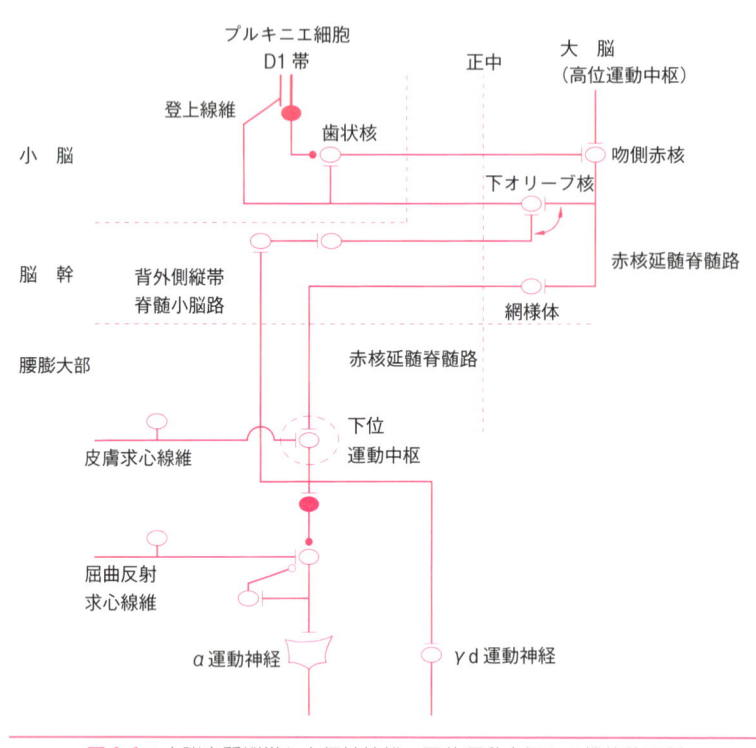

図6.6 ● 小脳皮質縦帯と上行性線維，下位運動中枢との機能的関係 (Oscarsson 1980)[18]

興奮性および抑制性作用をもつニューロン（群）をそれぞれ白丸と黒丸で示す．

報告している．

4. 感覚器系の機能異常

皮膚への触圧覚の刺激を入力する場合に，ある種の病的状態では痛覚の閾値が低下していることがある．これを痛覚過敏（hyper algesia）という．脊髄損傷で痛覚過敏が起こるのは，正常時には他の感覚が痛覚に対して抑制的に作用していたのに，損傷によって抑制

作用が減少するためと考えられる．皮膚に傷や炎症があるとその痛覚閾値が著しく低下する．これを防御過敏症という．損傷部位を麻酔すれば周囲の閾値に戻ることから，皮膚にはかなり広く枝分かれする神経線維があって，その一部が損傷されると分枝から未知の物質を遊離し，痛覚過敏が起こるものと考えられている[19]．皮膚の異常として神経の完全損傷を負った対象者では，しわのない状態や無発汗による乾燥状態，あるいは硬化した状態を観察する．炎症状態では発赤や腫脹や浮腫を観察する．

皮膚受容器は外受容器であり，外部環境に関する情報を提供する役割を果たしている．闘争または逃避反応を引き起こすすべてのストレス反応は，エルゴトロピック刺激と考えられている．エルゴトロピックという用語は，交感神経活動の増加，骨格筋活動の増加，皮質性非同期化すなわちアルファ・リズム（注意，覚醒状態の大脳皮質）の3要素からなる．また，これとは反対に，深いリラクセーション睡眠傾向への反応はトロフォトロピック刺激と考えられている．トロフォトロピックという用語は，副交感神経活動の増加，骨格筋のリラクセーション，皮質性同期化すなわちベータ・リズム（睡眠）の3要素からなる．人にとって危険の可能性を含む情報は，防御的な交感神経性反応を引き起こす．すなわち痛覚や両極端の温度は交感神経の活動を導き，その個体を危険の可能性がある状況から救うための闘争または逃避反応を引き起こす．識別的受容器[*8]は交感神経系が優位な状態では機能しないとされる．つまり識別的受容器で機能する触圧覚受容器は，副交感神経系が優位な状態で用いるべきである．またエルゴトロピック状態の痙縮に対し，トロフォトロピック的触圧覚刺激を用いることにより筋のリラクセーションを得ることができる[7]．

感覚器系の障害を特定するには，感覚単位レベルと脊髄から大脳皮質感覚野レベルまでを視野に入れて考える必要がある．セラピストは障害部位を特定することにより筋の異常緊張の原因と特性を知ることができる．

末梢感覚神経は感覚単位として構成される．感覚単位は，背側神経脊髄節にある神経，中枢神経との接合部，末梢神経線維，感覚終末にて構成される．感覚終末から中枢神経との接合部までが第一次求心性線維である．第一次求心性線維の異常には，筋スパズムや外傷などによる神経断裂や神経圧迫，または急性腰痛などがある．また脊髄節に応答した皮膚分布の知覚障害や内分泌障害による手袋状や靴下状の知覚障害，あるいはウイルス感染による知覚神経の走行に沿った知覚障害がある．

中枢神経は，脊髄レベルと視床レベルを連絡する第二次求心性線維と大脳皮質感覚野までの第三次求心性線維からなる．第二次求心性線維の異常には，脊髄損傷や後縦靱帯骨化症あるいは脊髄腫瘍などがあり，脊髄横断性知覚障害や脊髄節性知覚障害，交代性知覚障害が生じる．第三次求心性線維の異常には，脳出血や脳梗塞などにより情報を遮断され片側性上下肢知覚障害が生じる．

関節可動域の障害の原因が筋の痙縮によるところが多く，関節治療において筋の異常緊張の鑑別が重要となる．臨床の異常筋緊張は，①筋スパズムを起こす脊髄反射[32]②骨折による筋スパズム[32]③腹膜炎にみられる筋腹のスパズム[32]④筋クランプ[32]⑤脊髄損傷や脳卒中の痙縮（痙攣）である[32,33]．

治療効果

触圧覚刺激法の実際（実証）[1]

私たちは，これらの特定部位に触圧覚刺激を加えること（生得的行動を誘発する解発因）により健常者の関節において関節角度が増加する変化が生じ，反応持続時間（平均20時間）の持続性があることを報告した．また，関節可動域の制限や筋スパズムを呈する関節リウマチにも有効である結果を得た．

[健常者への触圧覚刺激法による関節可動域の変化と効果時間]

対象は，健常者（腰痛症や神経症状を呈しない）15名．内訳は，性別は男性8名，女性7名．年齢は，21〜53歳，平均28.3歳である．対象関節は，両股関節30関節である．

測定方法は，股関節の屈曲角度（膝関節伸展位）は，①刺激前角度・刺激直後角度・持続時間（期間を4時間ごと9時・13時・17時）・加圧量・刺激時間を求めた，②計測方法は，背臥位にて左下肢より両側肢行う．関節可動域は，3回測定しその平均値を求めた，

[*8] 外部からの圧迫，タッチ，温度および痛みの刺激が逃避反応を生じさせずに触覚，温度覚，圧覚および痛覚として識別可能な時に反応する外受容器をいう．

③加圧量は，豊田工機株式会社製FP-3D形ピンチメータを使用，温度範囲0〜50℃（計測時18〜23℃）である．ピンチ変換器は，負荷重力方向（圧縮方向）で直径20mmのものである．

　刺激方法は，①変換器を刺激部位に置き，セラピストの示指で圧迫を加える．刺激時間は，刺激から刺激部位の緊張の変化する時間を計測する．緊張変化の判定は，治療者の主観的感覚「沈み込み」による．②刺激部位は，後上腸骨棘と大転子を結ぶ線上の中央点の皮膚緊張を有する部分である．③被験者は「計測期間は過激な運動は行わない．ストレッチを行わない」とする以外は，日常生活の制限を行わなかった．

　結果は，刺激時間平均69.1±14.5秒，加圧量516.7±118.6g，刺激前角度平均78.6±10.3°，刺激後角度平均92.5±10.4°，反応角度平均14.0±3.7°の$P<0.01$にて有意差を認めた．平均反応時間20±14.5時間（刺激前との角度差3°以内を除く），最大反応時間52時間，最小反応時間4時間であった．平均反応時間（持続時間）と刺激直後角度変化の関係は，$y=1.7x-3.8 r=0.45 p<0.05$であった．30関節を100％とした場合の各計測時ごとの反応時間の割合と経時的平均反応角度変化は，刺激直後14±3.7° 100％・4時間後11.8±4.1° 100％・8時間後9.2±5.2° 80％・24時間後8.5±5.3° 57％・28時間後9.2±6° 37％・32時間後6.8±1.8° 24％・48時間後4.7±1.3° 10％・52時間後3.4° 3.4％であった．また各計測時ごとの最大反応時間の割合は，4時間20％・8時間23.3％・24時間20％・28時間13.3％・32時間13.3％・48時間6.9％・52時間3.4％であった．全体のうち80％以上が，8時間持続していた．また4時間しか持続しなかったものが20％あった．

　当初，本法を紹介するために施行した刺激部位が脂肪組織に富んだ外側殿部であり，加圧量が500gという測定値を示した．後に発見された刺激部位，足関節背屈では骨直上の部分もあり，90gで反応する部位が確認されている．また，刺激時間では，股関節屈曲・外転や足関節背屈の刺激部位では5秒程度で十分な反応を得ることができる部位がある．紹介した刺激方法と刺激部位に関し，関節あるいは刺激する皮膚の状況に応じて実践的なアレンジの必要性が求められる．

適用と禁忌

1. 適用

　四肢関節の骨折に対する固定後の関節拘縮，人工骨頭置換術や人工関節あるいは人工靱帯の術後早期の筋スパズムによる可動域制限，急性・慢性腰痛，肩関節周囲炎，関節リウマチ，拘束性肺疾患，脳血管障害の知覚障害が比較的軽度の不全片麻痺，バネ指，脊髄損傷の障害境界部位の絞扼感や筋スパズム，など．

2. 禁忌

　急性期の外傷の皮膚や火傷を負った皮膚の部分は，筋スパズムを助長する．また有効でない症状として，脳血管障害により高度の知覚障害を伴う片麻痺，脊髄損傷の完全対麻痺や四肢麻痺，知覚の認知が形成していない重度脳性麻痺，慢性期の外傷による知覚脱出部分や火傷後の瘢痕性皮膚や皮膚移植部分などが挙げられる．

　筋スパズムの少ない部分や，症状のない関節へ触圧覚刺激法を加え他動的ストレッチを行うと，正常範囲外の過度の可動域が生じてしまう．この時，関節や筋の損傷を起こすことがあるので注意しなければならない．

手技に特異的な評価方法と治療操作部位（触圧覚刺激点）特徴

　刺激入力部位の評価は，本方法を行ううえで，まず求心性神経の障害の有無と部位の特定を行う．触圧覚刺激を末梢から入力するため，その機構・経路が温存されていなければならない．この触圧覚の知覚テストとして代表されるヴォン・フレイの触毛試験[*9]やウェバーテスト[*10]は，静的触覚として遅順応性線維の状況を評価している．しかし，これらのテストから

[*9] 圧覚検査のひとつである．鑢の棒に人の直毛や馬毛にて異なる太さ（40〜100nm）の毛を取り付けて用いる．触圧覚閾値は，感覚の生じる最も細い毛を曲げるために必要とされる力とした．類似の試験法として，セメス−ワインスタイン−モノフィラメントがある．

[*10] 神経支配密度を測る2点識別テストのこと．2点識別テストを発表した1853年，Ernst Heinrich Weber氏の名をとってウェバーテストと呼んでいる．

得られる精密な識別覚の情報量は必要としないかもしれない．なぜなら知覚の不全麻痺にても同等の効果を示す場合があり，また入力情報の特性は，直径20mmの範囲にて500gの触圧覚刺激を与える単純な条件のみである．したがって識別的適刺激ではあるが識別機能としての情報量までは必要としないと推察する．共通最終経路から皮質までの上行路にて，第二次神経は，温存されていなければならない．第三次神経は障害されていても投射性線維の背外側毛様体脊髄路が障害していなければ支障は起こらないと推定している（Oscarssonによる図6.6参照）[12-16]．

次に刺激部位の皮膚の状態観察を行う．触圧覚刺激として加えられた適刺激情報が，皮膚刺激部位の知覚麻痺や腫脹や浮腫によってピンで刺したような痛覚や灼熱感や冷たさの温度覚として刺激することがないよう注意しなければならない．このことは触知覚はもとより，固有知覚や内受容器も第一次知覚神経線維の段階にて必ず自律神経系のフィルターを介することからも，正しく想定された刺激として送り込まれているかを確認する必要がある．自律神経系のフィルターとは正常な生活を営んでいるときには，常時副交感神経系が優位な状態でセットされている．身体への入力情報に応答し，交感神経あるいは副交感神経優位に変動する仕組みとなっている（図6.7）[7]．例えば精神状態が興奮にあるときや外傷などで情報を受ける皮膚が急性期炎症状態にあるときは，交感神経が優位に転じている．このため，いかに副交感神経優位な情報として静的触覚刺激を与えたとしても，痛覚や侵害刺激として身体に入力してしまうことになる．以上を考慮したうえで，触圧覚刺激入力準備のための感覚異常の有無を評価しなければならない．

評価には触診が重要である．毛，表皮，真皮，皮下組織，筋膜，筋と順に表層から深部までどこを触診しているかを指先や手掌による（識別）評価を行う（図6.8a-d）．表層から，表皮に直接触れることなく表皮

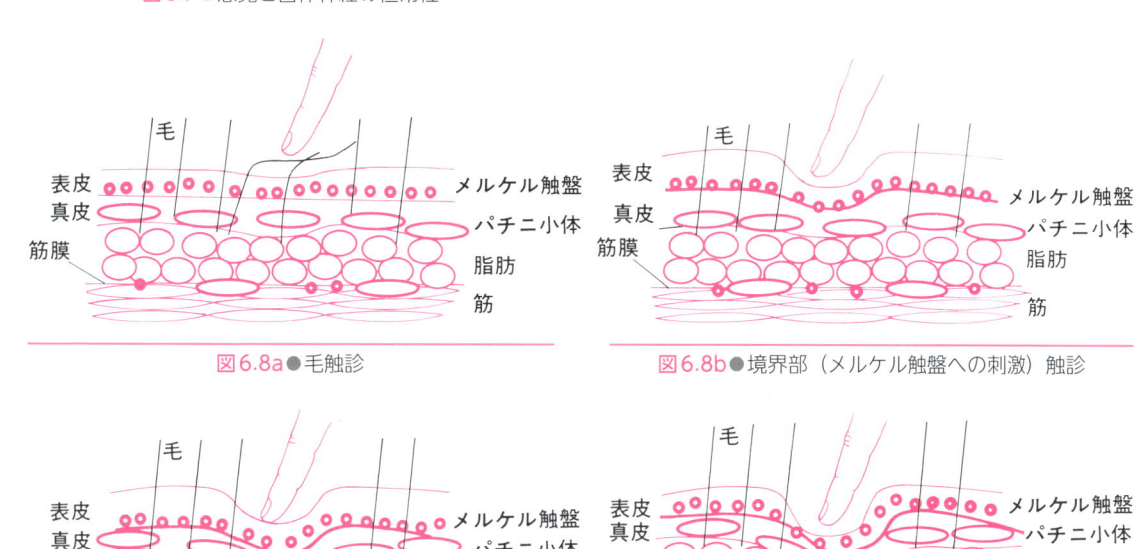

図6.7 ● 感覚と自律神経の恒常性

図6.8a ● 毛触診

図6.8b ● 境界部（メルケル触盤への刺激）触診

図6.8c ● 真皮・皮下組織触診

図6.8d ● 筋膜・筋層触診

に付属する毛に触れる．皮膚の表面に接するように触れると表皮に触れることになる．表皮を表面が少しひずむように押すと真皮の弾力性を感じることができる．この時点が触圧覚刺激法の触圧覚点である（図6.8b）．さらに強く押し続けると硬い筋膜表面に到達する．この区間には脂肪層があり人体の部分によって皮下組織として厚い部分と薄い部分があり異なりを感じる．さらに筋膜を貫くように押すと筋実質や骨に到達するような感じを得る．触診すると理解できることであるが，柔らかな脂肪組織の豊かな部位や皮膚直下にて，ただちに骨を触診できる場所がある．また瘢痕性の組織を感じとったり，炎症や感染あるいは老化により皮膚組織が薄くなっているような触感に遭遇することもある．触診の経験を積むと，皮膚の発汗の状態や局所熱感など自律神経反応状態を評価することも可能となる．皮膚状況を速やかに察知し，熟練することより必要とする受容器への適刺激，すなわち質と量を限定して入力することが容易に可能となる（表6.3）．

実際に，具体的に触圧覚刺激点へ入力して操作してみると分かることであるが，以下のことが原則として認められる．

①運動の方向によって部位が異なり，関節によっても異なる．
②各関節に複数の刺激部位がある．また関節の自由度により運動方向が異なる．
③刺激形態（質と量）は，運動軌跡・時間・深度加圧量によって構成する．
④同時期に複数の刺激部位と運動方向を用いプログラムすることができる．
⑤関節ごとにひずみ刺激入力方向が異なる．

⑥体幹，頸部では背側に刺激点を認める．筋スパズムを認める筋走行上や皮膚の緊張のある部分に沿って刺激を入力すると四肢関節と同様の反応を示す．

ただし，深度（加圧量）は，表在知覚を対象としているため強い圧力をかけ筋膜や特に筋へ到達するような刺激を加えると，効果が半減あるいはなくなってしまう．受容器は特定の圧力に応じて反応するようになっているので，入力すべき適切な圧を加えることに注意を払う必要がある．反応が少ないからといって強く圧を加えると深部圧痛や疼痛として入力されてしまうため，よりいっそう効果が得られなくなってしまうのである．また時間は部位により数秒から最大時間で70秒以内であるため，これ以上の時間をかけても無駄である．臨床場面では自動運動訓練時に刺激部位に触れている，あるいは他動運動時に必要な改善方向への刺激部位に触れる操作のみにて十分反応するため，他の運動プログラムと併せて行うことができる．改めて触圧覚治療のための提示した姿勢（開始肢位）や時間をかける必要はない．

皮膚の接触刺激は，3種類の接触形式を選択して効果的に用いる．大半は，指腹を用いる．特に脊椎（上部頸椎を除く），四肢関節の股関節屈曲（膝関節屈曲）では指尖を，肘関節屈曲，手関節背屈掌屈，膝関節屈曲伸展と手指関節では指腹全体（帯状）を用いると効果的である（図6.9）．

操作部位の評価と関節操作方法

操作部位の評価は，①関節可動域の制限，②操作関節の皮膚の観察，③他動運動痛の有無と疼痛出現の位置，④自動運動痛の有無と疼痛出現の位置，⑤筋への触診による緊張筋あるいは短縮筋の特定，⑥①〜⑤の情報による筋連結による障害の有無，⑦⑥の情報による連動関節の運動異常の有無，などの手順に沿って行う（表6.4）．

関節操作を用いて触圧覚刺激を入力する場合は，四肢関節はその関節の自由度に応じて操作する．入力時の関節運動は，自然肢位より必要可動域を求める方向へ中間位までとする．あるいは，Maitlandの他動運動段階におけるⅠまたはⅡの段階を主に用いる（図6.10）[17,18]．椎間関節は，背側にて刺激点を用いる．ただし腹筋を除き腹側の触圧覚刺激点は特定できていない．屈曲・側屈・回旋と3方向を用いる．入力時の

表6.3●刺激入力部位の評価手順

1. 求心性神経の障害部位の特定（受容器，第一次性・第二次性・第三次性神経）
2. 刺激部位の皮膚の状態観察
   ・腫脹の有無
   ・浮腫の有無
   ・外傷の有無
   ・皮膚への触診による発汗の有無（湿性・正常・乾性）
   ・皮膚への触診による緊張（硬化・弾性・弛緩）
   ・あるいは，（厚い・正常・薄い）
   ・皮膚への触診による局所熱感部位の有無
3. 触圧覚刺激による感覚異常の有無（鈍麻・正常・過敏）

指先　　　指腹　　　指帯状

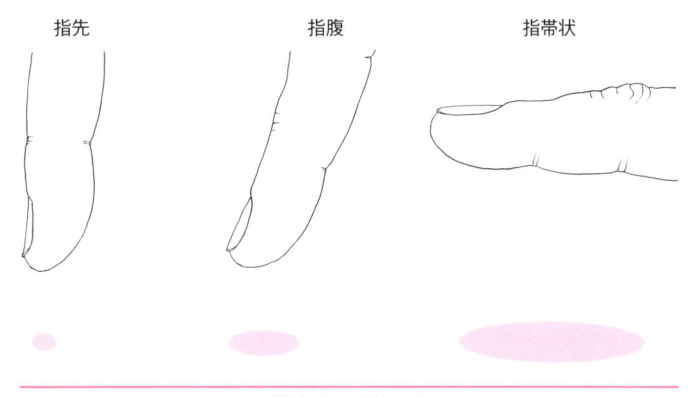

図6.9 ● 刺激形態

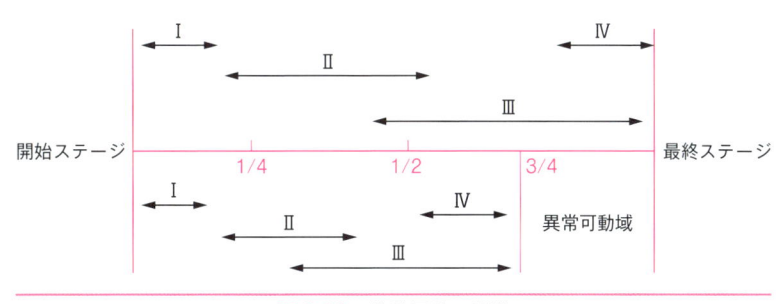

図6.10 ● 他動運動の段階

モビライゼーションの4段階
Ⅰ　初段階可動域での小さな振幅，Ⅱ　可動域内での大きな振幅，Ⅲ　最終可動域までの大きな振幅，Ⅳ　最終可動域までの小さな振幅

表6.4 ● 操作部位の評価手順

1. 関節可動域の制限（制限方向の特定・クリックの有無）
2. 操作関節の皮膚の観察
   ・関節包の硬さ（例：前壁障害・後壁障害など）
   ・関節の動揺性の有無（靱帯損傷の有無）
   ・皮膚緊張（硬化・弾性・弛緩）
3. 他動運動痛の有無と疼痛出現の位置
4. 自動運動痛の有無と疼痛出現の位置
5. 筋への触診による緊張筋あるいは短縮筋の特定
6. 1～5の情報による筋連結による障害の有無
7. 6の情報による連動関節の運動異常の有無

関節運動は，手掌近位部あるいは前腕内側筋位部を用いる．例えば下部腰椎は，屈曲を中心にわずかな回旋運動を用いる．胸腰椎移行部は屈曲運動と回旋運動を同等程度に用い，筋スパズムの走行に応じた方向へ対応させる．上胸部は屈曲運動はわずかであり，回旋運動を中心に操作を行う．誤ってはならないことは，刺激を入力するときの関節操作は関節可動域改善のために筋伸張をするのではなく，あくまでも関節周囲の皮膚の変化を生じさせることを目的としているのである．

触圧覚刺激法の徒手操作の実際では，関節軸（支）点から力点までの距離を加味することが必要である．理論上の関節面の移動距離と運動方向で操作していても，錯覚して理論上の力点よりも関節面に近くなってしまい，ややもすると操作運動が小さくなり想定した関節運動が得られないことがある．関節面から一定の距離をもつ力点（操作部位）は，想定した大きく弧を描くような運動軌跡を操作することにより，適した関節運動が得られるのである．

関節運動の制限には，骨や関節包などの関節由来の問題と皮膚や筋や腱・靱帯の問題がある．Muscle guardingは，筋スパズムによって関節に特定の障害を生じたときに，その関節の防御機構反応のひとつとして生じていると考えられている．転がり運動と滑り運動のリズムが壊れ，運動制限を受けたある点で滑り運動が困難となり，一点を軸とした転がり運動を引き起こす．これは，「抉る」ような操作，あるいは"impingement"状態を無視して関節運動を続けることは，関節を壊すことと同様の行為である．

治療手技

具体的な皮膚への刺激方法と刺激部位の紹介

刺激部位の操作は，①刺激部位，②刺激方向，③開始肢位，④接触刺激形態に分けられる．ただし開始肢位については必ずしも実際の治療効果には関係がなく，治療場面において工夫されるべきである．解説において刺激部位や刺激方向や関節操作方向などを分かりやすくするために姿勢の制約を設けただけである．矢印の方向は皮膚をひずませる方向を示し，矢印が接触点である．

1）肩関節

屈曲：①腋窩部．広背筋線維より腹側へ1-2横指の部位．屈曲時に上腕骨骨頭が触れる部位．②腹側より接し頭尾方向へ水平にひずませる．③背臥位．肩関節軽度屈曲位（図6.11a），④指腹．

外転：①広背筋と三角筋と肩甲骨外縁に囲まれた部位．②外側より接し，頭尾方向へ水平にひずませる．③背臥位．肩関節軽度外転位（図6.11b），④指腹．

伸展：①a．三角筋前部線維上．上腕骨骨頭中心よりやや頭位．鎖骨よりやや尾位．b．広背筋と三角筋後部線維と肩甲骨外縁に囲まれた部位．②a．腹側より接し尾頭方向へ水平にひずませる．b．背側より接する．③背臥位．または腹臥位（図6.11c），④指腹．

外旋：①三角筋前部線維上．上腕骨骨頭よりやや頭位．鎖骨よりやや尾位．②腹側より接し頭尾方向へ水平にひずませる．③背臥位．肩関節外転位（図6.11d）．なお，治療練習では外転90°で行うと反応を得やすい．④指帯状．

内旋：①a．三角筋前部線維上．上腕骨骨頭よりやや尾位．b．広背筋と三角筋後部線維と肩甲骨外縁に囲まれた部位．②a．腹側より接し頭尾方向へ水平にひずませる．b．背側より接する．③背臥位．外転位（図6.11e）．④指帯状．

2）肘関節

屈曲：①前腕部．上腕二頭筋腱付着部より1-2横指

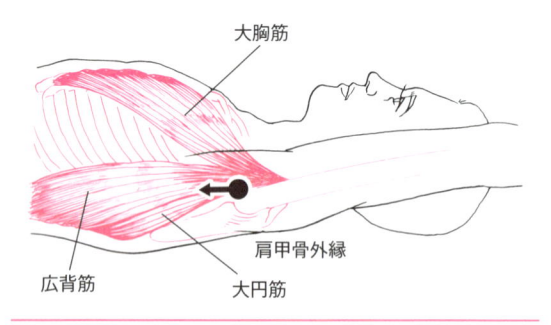

図6.11b●肩関節外転

開始肢位：背臥位．軽度外転位．
刺激部位：広背筋と三角筋後部線維と肩甲骨外縁に囲まれた部位．

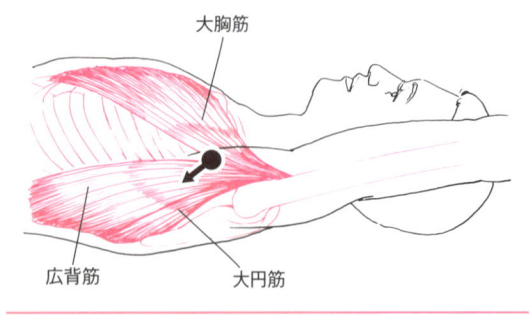

図6.11a●肩関節屈曲

開始肢位：背臥位．軽度屈曲位．
刺激部位：腋窩部．広背筋線維外縁より腹側へ1-2横指．屈曲時に上腕骨骨頭が触れる部位．

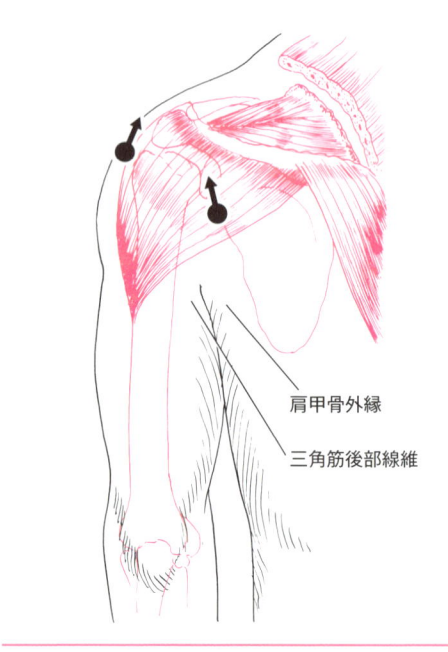

図6.11c●肩関節伸展

開始肢位：背臥位または腹臥位．
刺激部位：
1）三角筋前部線維上．上腕骨骨頭中心よりやや頭位．鎖骨よりやや尾位．
2）広背筋と三角筋後部線維と肩甲骨外縁に囲まれた部位．上腕骨骨頭が触れる部位．

触圧覚刺激法 ● 91

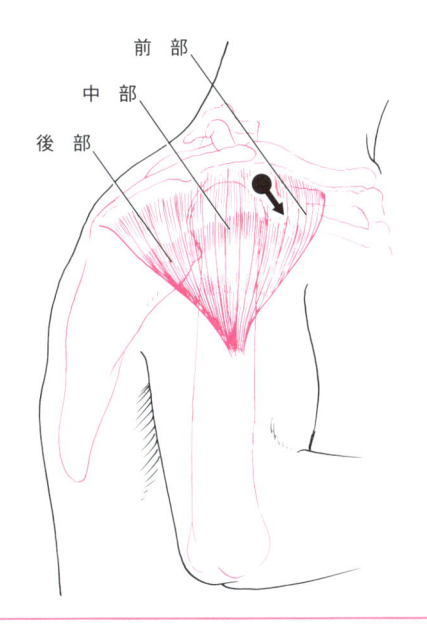

図6.11d●肩関節外旋

開始肢位：背臥位．外転位．
刺激部位：三角筋前部線維上．上腕骨骨頭中心よりやや頭位．鎖骨よりやや尾位．

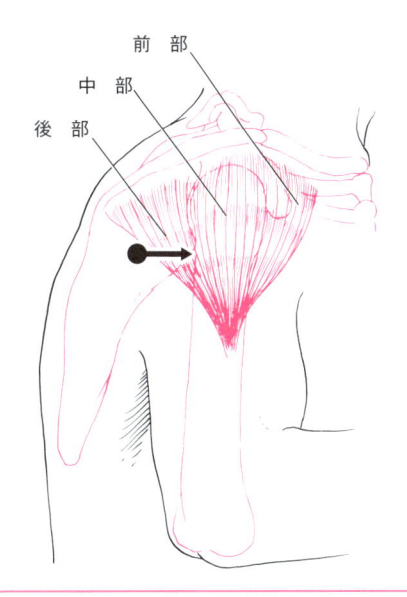

図6.11e●肩関節内旋

開始肢位：背臥位．外転位．
刺激部位：
　1) 三角筋前部線維上．上腕骨骨頭よりやや尾位．
　2) 広背筋と三角筋後部線維と肩甲骨外縁に囲まれた部位．

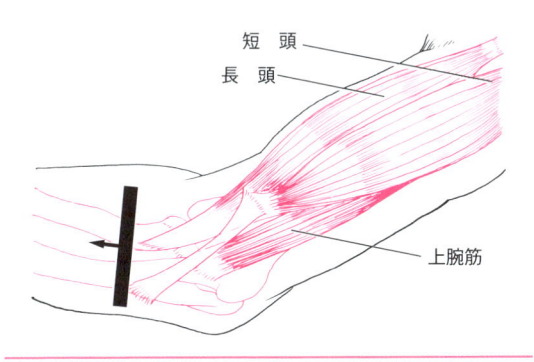

図6.12a●肘関節屈曲

開始肢位：背臥位．肘関節軽度屈曲位．
刺激部位：前腕部．上腕二頭筋付着部より1-2横指遠位部．

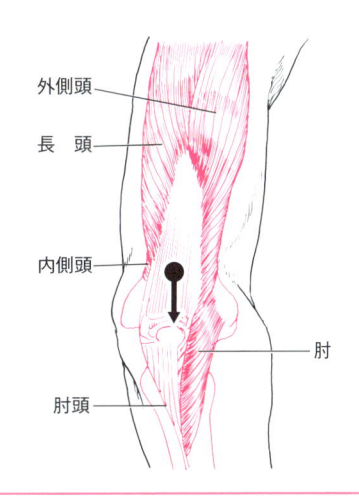

図6.12b●肘関節伸展

開始肢位：軽度屈曲．
刺激部位：上腕三頭筋腱部．肘頭より1-2横指近位部．

遠位．②腹側より接し頭尾方向へひずませる．③背臥位．肘関節軽度屈曲位（図6.12a）．④指帯状．

　伸展：①肘頭より1-2横指近位部．上腕三頭筋腱上．②背側より接し頭尾方向へひずませる．③肘関節軽度屈曲．前腕中間位（図6.12b）．④指帯状．

3) 前腕

　回内：①背側．橈骨頭と尺骨の間より1-2横指遠位．②外側より接し肘頭方向へひずませる．③肘関節90°屈曲中間位（図6.13a）．④指腹．

　回外：①背側部．橈骨頭と尺骨の間より1-2横指遠

位部．②外側より接し尺骨頭方向へひずませる．③肘関節90°屈曲前腕中間位（図6.13b）．④指腹．

4) 手指関節

　中手指節関節を中心に母指を伸展位にし中手骨に置く．他の手指は握るようにしながら基節骨に置く．矢印の方向に皮膚をひずませるように接触する．同時に反対方向へも回旋刺激を与える（図6.14a, b）．

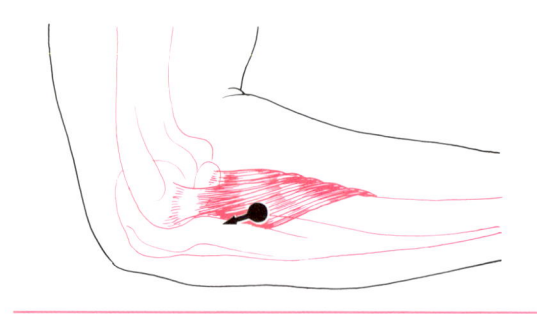

図6.13a●前腕回内
開始肢位：軽度屈曲中間位.
刺激部位：前腕背側．橈骨頭と尺骨の間より1-2横指遠位.

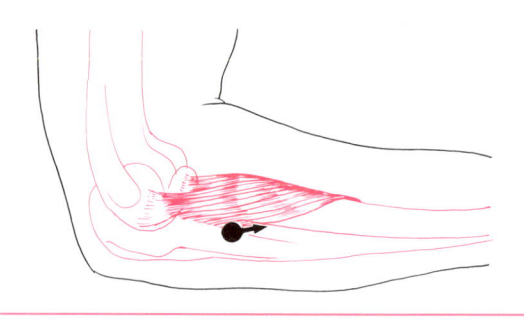

図6.13b●前腕回内
開始肢位：肘関節軽度屈曲中間位.
刺激部位：前腕背側．橈骨頭と尺骨の間より1-2横指遠位.

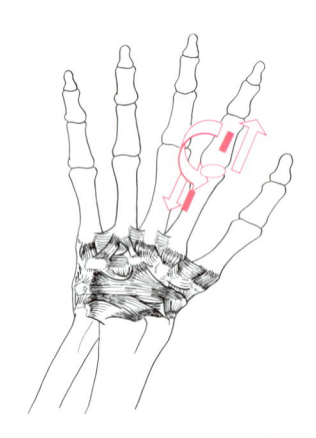

図6.14a●中手指節関節

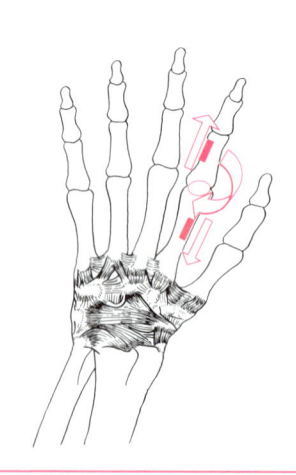

図6.14b●中手指節関節

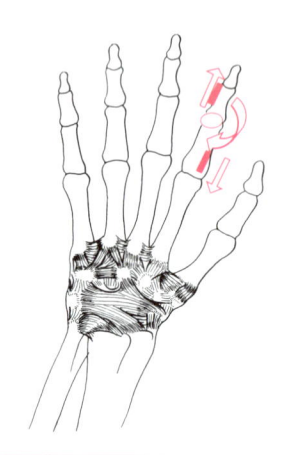

図6.15a●近位指節関節

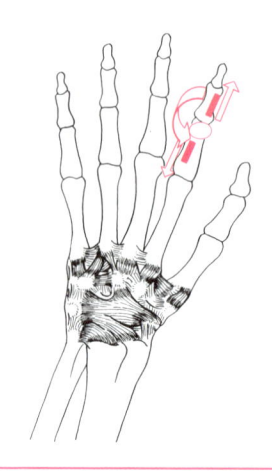

図6.15b●近位指節関節

　近位指節関節を中心に母指を伸展位にし基節骨に置く．他の手指は中節骨におく．矢印に従って皮膚をひずませながら接触する．同時に反対方向にも回旋ひずみ刺激を与える（図6.15a, b）.
　指関節（手）の触圧覚刺激法の操作手順は図6.16を参照のこと．刺激形態は指帯状である.

5）股関節
　屈曲（膝関節伸展位）：①後上腸骨棘と大転子を結ぶ線上の中央点．②背外側より接し尾頭方向へひずませ

触圧覚刺激法 ● 93

の部位で関節を挟み込む
ように接する

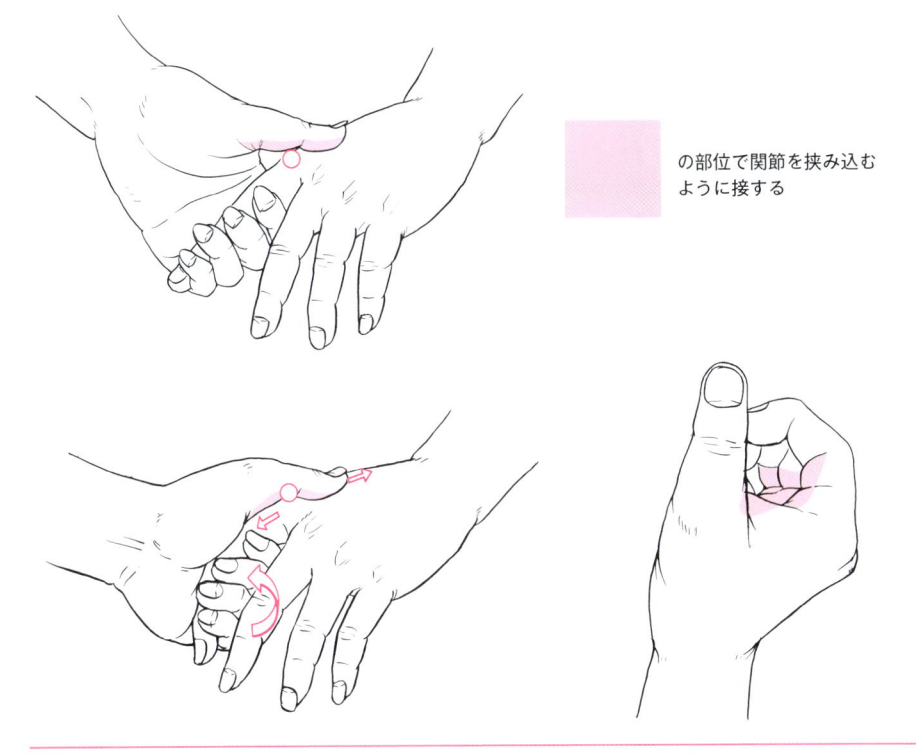

図6.16● 指関節（手）の触圧覚刺激法の操作手順
アミ部分の部位で関節を挟み込むように接する．

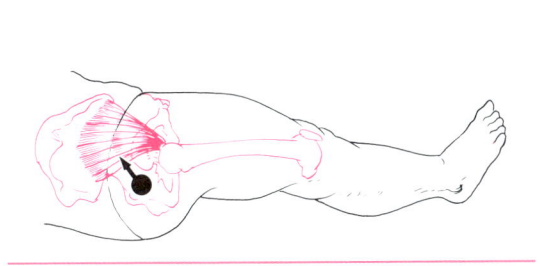

図6.17a● 股関節屈曲（膝関節伸展位）
開始肢位：背臥位．股関節軽度屈曲中間位．
刺激部位：後上腸骨棘と大転子を結ぶ線上の中央点．

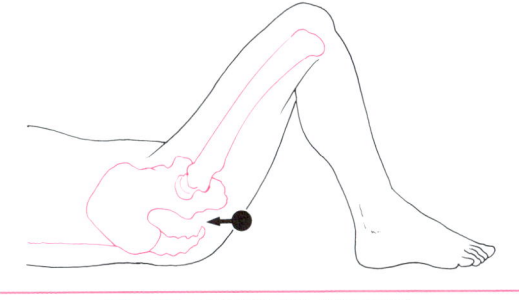

図6.17b● 股関節屈曲（膝屈曲位）
開始肢位：背臥位．股関節約60°屈曲位．
刺激部位：坐骨レベルの水平線上の坐骨と大腿部外側間の中央点．

る．③背臥位．股関節軽度屈曲中間位（図6.17a）．④指腹．

屈曲（膝関節屈曲位）：①坐骨レベルの水平線上の坐骨と大腿外側縁間の中央点．②尾頭方向より接する．③背臥位．股関節約60°屈曲位（図6.17b）．④指先．

屈曲外転：①長内転筋腱と薄筋の間と坐骨への垂直線との交点．②尾側より接する．③背臥位．股関節軽度屈曲外転位（図6.17c）．④指腹．

伸展：①鼠径靭帯中央部．②腹側より接し尾頭方向へ水平にひずませる．③腹臥位．または，側臥位（図6.17d）．④指腹．

6) 膝関節

屈曲：①下腿後面．両側ハムストリングス停止部より1横指遠位部．②背側より接し頭尾方向へひずませる．③背臥位．または，座位．膝関節軽度屈曲位（図6.18a）．④指帯状．

伸展：①脛骨粗面より1横指近位部．②腹側より接する．③背臥位または，座位．膝関節軽度屈曲位（図6.18b）．④指帯状．

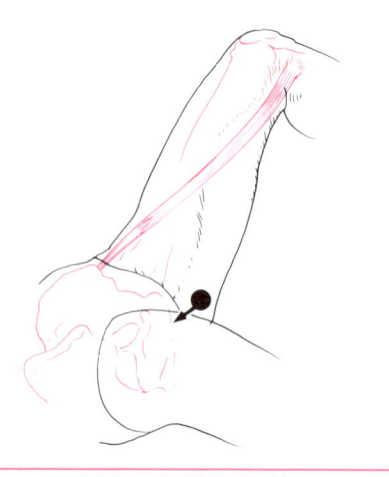

図6.17c●股関節屈曲・外転
開始肢位：背臥位．軽度股関節屈曲外転外旋位．
刺激部位：長内転筋腱と薄筋の間と坐骨への垂直線との交点．

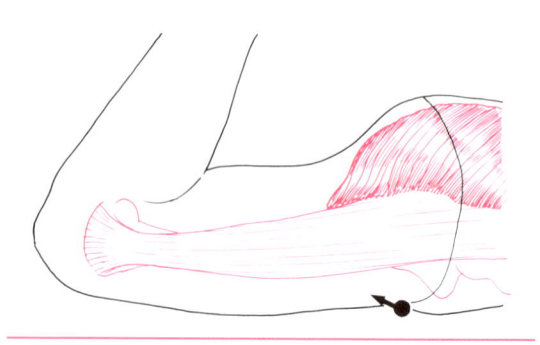

図6.17d●股関節伸展
開始肢位：腹臥位あるいは側臥位．
刺激部位：鼠径靱帯中央部．

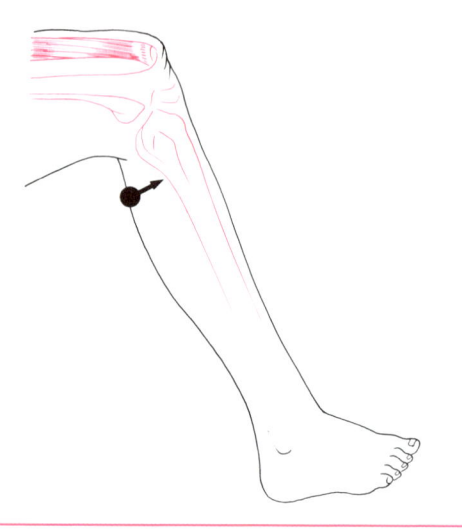

図6.18a●膝関節屈曲
開始肢位：背臥位または座位．膝軽度屈曲．
刺激部位：下腿腹面．両側ハムストリングス停止部より1横指遠位部．

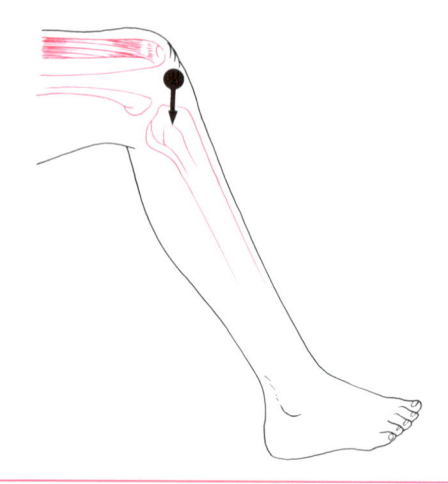

図6.18b●膝関節伸展
開始肢位：背臥位または座位．膝軽度屈曲．
刺激部位：脛骨粗面部より1横指近位部．

7）足関節

背屈：①内果外果前後部．②内果外果の前部より腹背方向と内果外果の後部より背腹方向に挟み込むようにする．③背臥位（図6.19）．④指先．

8）足指関節

遠位指節関節を中心に母指を伸展位にして基節骨に置く．他指は末節骨に置く．矢印に従って皮膚をひずませながら接触する．同時に反対方向にも回旋ひずみ刺激を与える（図6.20a, b）．

近位指節関節を中心に母指を伸展位にして基節骨に置く．他の手指は中節骨に置く（第5指の場合）．矢印に従って皮膚をひずませながら接触する．同時に反対方向にも回旋ひずみ刺激を与える（図6.21）．

中足指節関節を中心に母指を伸展位にし中足骨に置く．他の手指は握るようにしながら基節骨に置く．矢印の方向に皮膚をひずませるように接触する．同時に反対方向へも回旋刺激を与える（図6.22a, b）．

足根中足関節を中心に母指を伸展位にし楔状骨に置く．他の手指は握るようにしながら中足骨に置く．矢印の方向に皮膚にひずませるように接触する．同時に反対方向へも回旋刺激を与える（図6.23）．

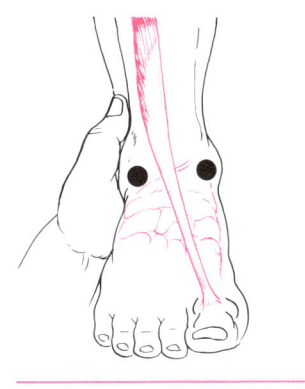

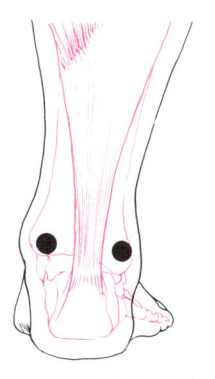

図6.19●足関節の背屈

開始肢位：背臥位.
刺激部位：内果・外果の前後部.

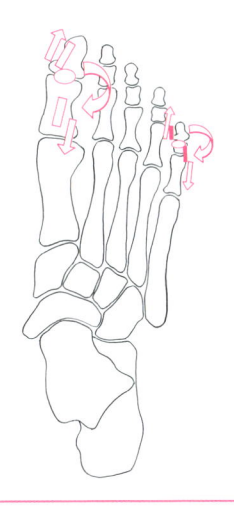

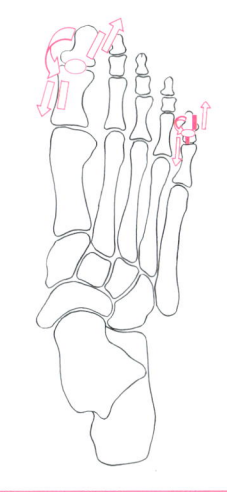

図6.20a●母指指節間関節・第5末（遠位）指節間関節

図6.20b●母指指節間関節・第5末（遠位）指節間関節

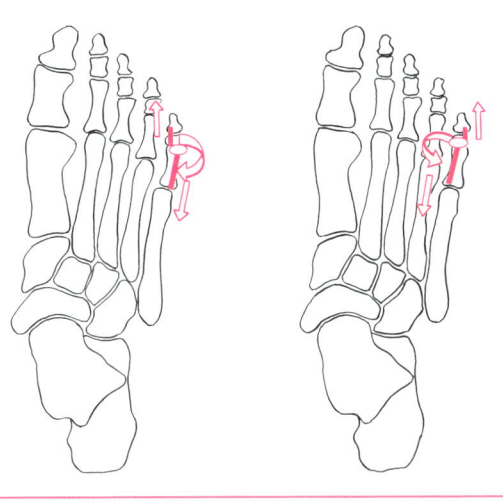

図6.21●近位指節関節（第5指）

図6.22a●中足指節関節（母指・第5指）

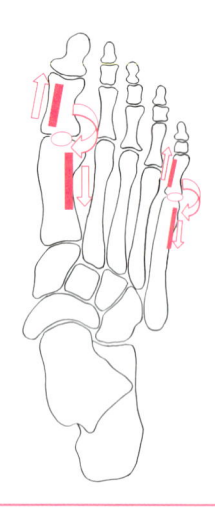

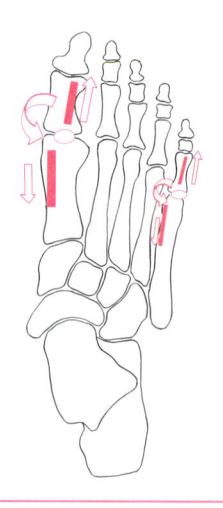

図6.22b●中足指節関節（母指・第5指）

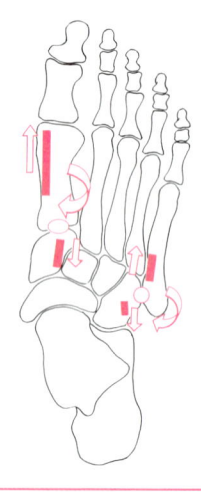

図6.23●第1・第5足根中足関節（リスフラン関節）

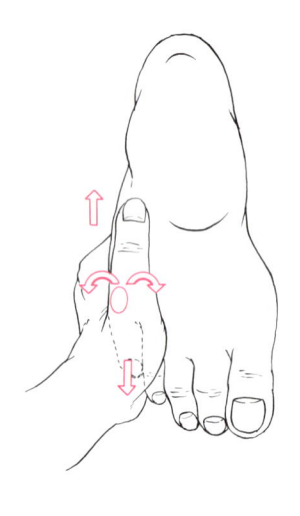

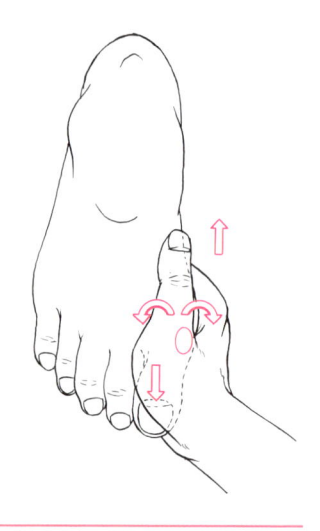

図6.24●指関節（足）の触圧覚刺激法の操作手順

触圧覚刺激法 ● 97

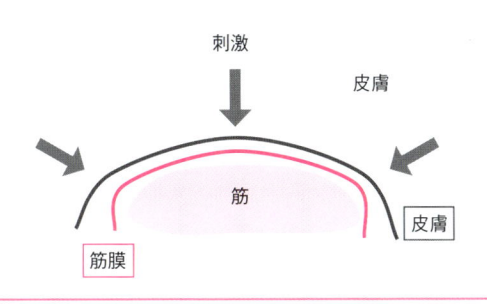

図6.25a ● 3方向からの刺激（筋全体）

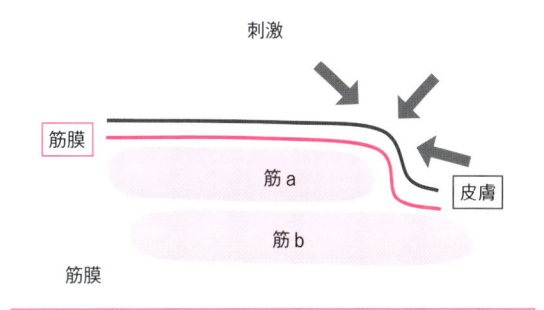

図6.25b ● 3方向からの刺激（筋腱移行部）

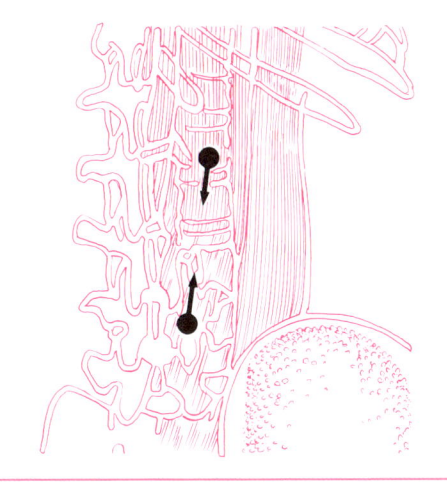

図6.26 ● 腰椎屈曲・回旋

開始肢位：側臥位
刺激部位：伸張する椎体の上下2椎体の1横指外側部あるいは緊張する筋の走行線上部

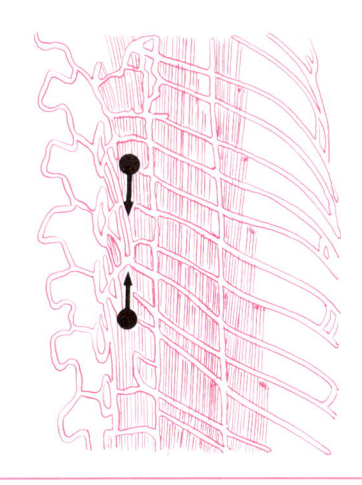

図6.27 ● 胸椎屈曲・回旋

開始肢位：側臥位
刺激部位：伸張する椎体の上下2椎体の1横指側部あるいは緊張する筋の走行線上部

指関節（足）の触圧覚刺激法の操作手順を図6.24に示す．刺激形態は指帯状である．

9）椎体関節（上部頸椎を除く）

体幹法において，一つの筋を3方向から刺激すると効果的である．最長筋の場合，図6.25a，腹直筋の場合は図6.25bに示す．

屈曲：①筋スパズムの中心の皮膚の走行上の上下1から2椎体の部位，②背側から腹側に上下椎体の位置に触れ，挟み込むように皮膚をひずませる．③側臥位または，背臥位（図6.26，図6.27）．④指先．

10）上部頸椎および頭部[3,4]

上部頸椎の場合，頭部運動にて操作刺激を行う．頭部を保持しながら，上位頸部後面および頭部の皮膚に接触刺激を行う．

（1）頸部

刺激部位（図6.28a, b, c）

①両母指は側頭筋起始部，他の2〜5指は，外後頭隆起と乳様突起を結ぶ線上の1横指近位にて，頭半棘筋・頭板状筋・頭最長筋・胸鎖乳突筋の停止部．②指腹にて接触する．上下移動（1cm）．加えて両側へわずかに左右あるいは回旋運動を行う．③背側より接す．④指先．

（2）頭部

刺激部位（図6.29a, b, c）

①母指は前頭筋，示指は蝶前頭縫合部付近の側頭筋，3と4指はラムダ縫合線付近の後頭筋．②母指にて接触する．上下移動（1cm）．加えて両側へわずかに左右あるいは回旋運動を行う．③背側より接す．母指を除く基節骨は，頭部を支えるのに用いる．④指先にて各筋群に対し垂直に接する．保持が不安定な場合は両側の手掌近位端を合わせ固定する．

頸部，頭部の場合とも，上下（前後）運動操作時に

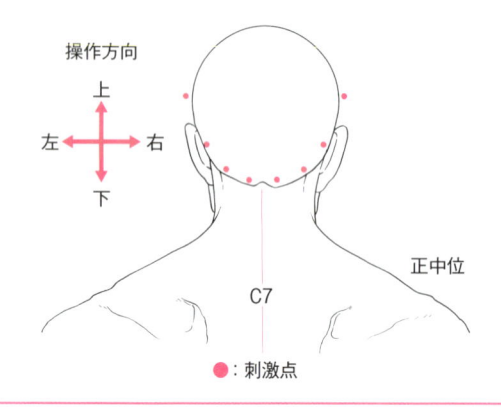

図6.28a●上部頸椎および頭部刺激部位（背面）

刺激部位：両母指は側頭筋あるいは外側翼突筋の起始部に接触する．他の2〜5指は，外側頭隆起と乳様突起を結ぶ線上の1横指近位部にて，頭半棘筋・頭板状筋・頭最長筋・胸鎖乳突筋の停止部へ指腹にて接触する．

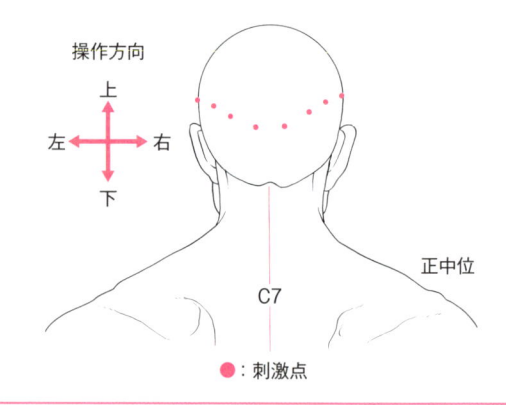

図6.29a●頭部刺激部位（背面）

刺激部位：母指は前頭筋，示指は蝶前頭縫合部付近の側頭筋，3と4指はラムダ縫合線付近の後頭筋へ指腹にて接触する．

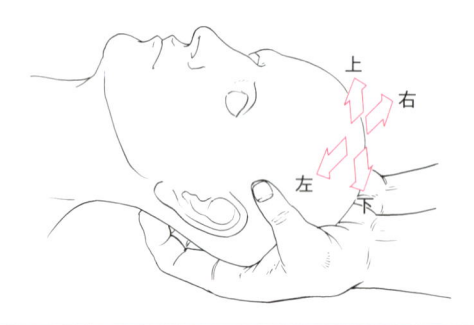

図6.28b●上部頸椎および頭部　操作

開始肢位：①頭部の自重は両手手掌で支える．
②上下移動（1cm）をする．また両側へわずかに左右あるいは回旋運動を行う．
③上下運動時間は4から6秒程度とゆっくりな操作である．

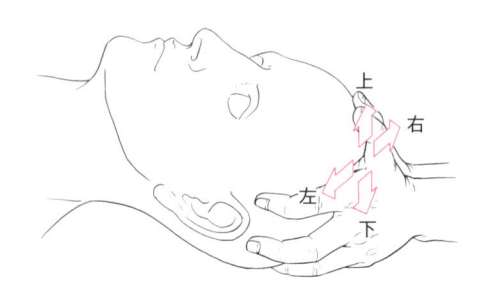

図6.29b●頭部　操作

開始肢位：①頭部の自重は母指を除く基節骨と小指側手掌で支える．
②上下移動（1cm）の運動を行う．
③両手外側端を接触する．
④運動時間は4から6秒程度とゆっくりな操作である．

■の部分で頭部を固定する

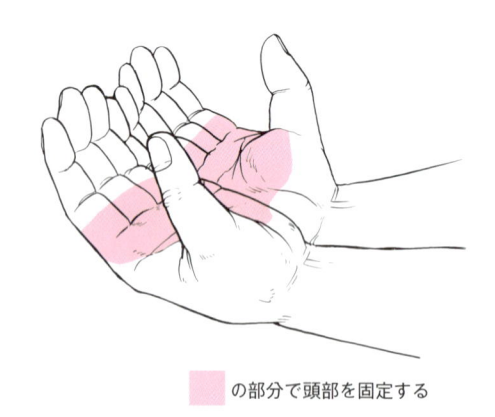

図6.28c●上部頸椎および頭部　保持

アミの部分で頭部を固定する．

■の部分で頭部を固定する

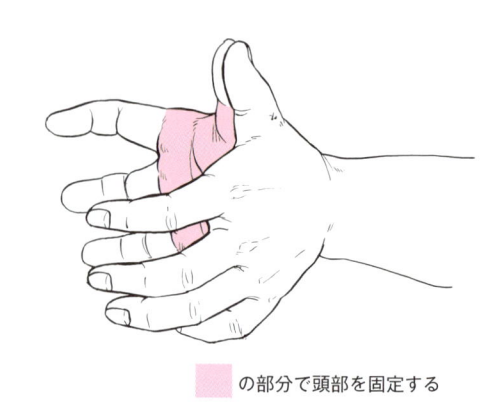

図6.29c●頭部　保持

アミの部分で頭部を固定する．

頸部を屈曲伸展させないようにする．誤って行うと頸部痛の原因となるため留意する．

症例紹介

腰痛や姿勢保持，転倒リスクに大きく関与する大腰筋の伸張の手技について紹介する．大腰筋は，一般に股関節伸展によるストレッチの場合，大腰筋停止部へより反応する股関節伸展手技と触圧覚刺激法を用いる場合は，筋起始部の周囲筋群である胸最長筋や腰棘間筋・仙棘筋の弛緩と直接大腰筋起始部に徒手による伸張を施術する環境を得ることができる．腰部体幹手技の2つの手技を用いる．

触圧覚刺激法を膝屈曲の制御に効果のある四肢関節法の体幹法と膝関節屈曲伴う股関節伸展を術者の姿勢や患者肢位など手順に従って解説する[35]．

1. 膝関節屈曲

患者を腹臥位にする．術者の右手で下腿遠位を把持する．術者の示指を指帯状で下腿後面の形状に合わせ，下腿背側から入りハムストリングの停止部より1～2横指遠位部にて下腿長軸に対し直角に接触し，頭尾方向に皮膚を皮膚表面に対し水平に歪ませる．接触2秒後，術者の右手で患者の膝関節を屈曲方向へ動かすと同時に接触する示指を膝関節屈曲運動方向に追随する．また，ハムストリングの外側，内側と分けて1/4円形に接触し行う．

2. 股関節伸展

患者を側臥位にして，術者の膝または体幹で患者の臀部を当て固定する．術者の左手示指指腹にて術者の左手手掌部を寛骨上前腸骨棘より外側から入り，鼠形部に沿って鼠形靱帯中央部に接触し，尾頭方向に皮膚を皮膚表面に対し水平に歪ませる．接触2秒後，術者の右手で患者の股関節を伸展方向へ動かすと同時に接触する示指を股関節伸展運動方向に追随する．

3. 腰部体幹手技

患者を側臥位にして，術者の膝または体幹で患者の殿部を当て固定する．術者の両指尖刺激にて筋走行に沿って皮膚に3方向から接触する．胸最長筋，特に第12胸椎から第5腰椎までの胸最長筋，腰骨間筋・仙棘筋の縦軸方向部を背部より接し2点間の距離を保ちながら水平に指間を接近するようわずかに歪ませる．接触2秒後，操作は体幹屈曲およびわずかな回旋運動とする．

[共通する治療時の用具]

①ベッド：昇降式ベッドは術者自身の身長や，頭頸部法あるいは体幹法にて操作しやすいように高さの調節がしやすいようにする．頭頸部法や体幹法施行時に頭部の位置を変えるため頭部の高さを調節できるベッドがより使用しやすい．

②小枕：下肢や上肢のポジショニングに用いる．

引 用 文 献

1) 小林孝誌：触圧覚刺激法．理学療法学 22：374-379, 1995.
2) 伊藤文雄：クローズアップ生理学．名古屋大学出版会，名古屋，1996.
3) マルグレット・フェルトカンプ，インゲ・ダニエルキック：神経生理学的治療法の理論と実際．パシフィックサプライ，1984, pp.159-198.
4) Dorothy E, Marjorie K, Beverly J：Proprioceptive neuromuscular facilitation(3rd ed). Harper & Row Publishers, 1985.
5) 田中信孝：スパイラル・テーピング（第1版）．メディカルプレス，東京，1994.
6) Cumings SG：私信，1992.
7) Margot CH, Shirley LR（斉藤祐子 他・訳）：人間行動の発達（第1版）．協同医書出版社，東京，1986, pp.27-50.
8) Johansson RS, Vallbo AB：Tactile sensory coding in the glabrous skin of the human hand. Trends in Neuroscience 6：27-32, 1983.
9) 石塚典生 他：一次求心性線維の脊髄内形態．神経進歩 24：579-595, 1982.
10) 岩村吉晃：つまむ―指の運動と触覚．J J Sport Sci, 1987, pp.612-616.
11) Dellon AL（内西兼一郎・監訳）：知覚のリハビリテーション（第1版）．協同医書出版社，東京，1994.
12) Baldissera F, ten Bruggencate G, Lundberg A：Rubrospinal monosynaptic connection with last order interneurones of polysynaptic reflex paths. Brain Res 27：390-392, 1971.
13) Hongo T, Jankowska E, Lundberg A：The rubrospinal tract. 2. Facilitation of interneuronal transmission in reflex paths to motorneurones. Exp Brain Res 7：365-391, 1969.
14) 木村実：運動のメカニズム（伊藤正男・編：最新脳の科学1）．同文書院，東京，1988, pp.128-129.
15) Lundberg A, Voorheve P：Effects from the pyramidal tract on spinal reflex arcs. Acta Physiol Scand 56：201-219, 1962.
16) Lundberg A, Norrsell U, Voorhoeve P：Pyramidal effects on lumbo-sacral interneurons activated by somatic afferents. Acta Physiol Scand 56：220-229, 1962.
17) Maitland GD：Peripheral Manipulation. Butterworths, 1977, pp.28-31.
18) Darlene HBS, Randolph MK：Management of

common musculoskeletal disorders. Scand, JB Lippincott, 1990, pp.16-38.
19) 真島英信：生理学．文光堂，東京，1974．
20) Iggo A, Andre KH：Morphology of cutaneous receptors. Ann Rev Neurosi 51：1-31, 1882.
21) Iggo A, Muir AR：The structure and function of a slowly adapting touch corpuscle in hairy skin. J physiol 200：763-796, 1969.
22) Andre KH, von During M：Morphology of cutaneous receptors. In Iggo A(ed.)：Handbook of sensory physiology, Vol. 2：somatosensory system, Spinger, Heidelberg, 1973, pp.3-28.
23) Spencer PS, Schaumburg HH：An ultrastructural study of the inner core of the pachinian corpusle. J Neurocytol 2：217-235, 1973.
24) Chambers MR, Andre KH, von During M and Iggo A：The structure and function of the slowly adapting Type II mechanoreceptor in hair skin. Q J Exp Physiol 57：417-445, 1972.
25) Oscasson OF：Functional organizasion of olivary tprojection to cerebellar anterior lobe. In Courville J, de Montigny C, Lamarre Y(eds.)：The inferior olivary nucleus anatomy and physiology, Raven Press, New York, 1980.
26) Brooks VB, Rudomin P, Slayman CL：Sensory activation of neurons in the cat's cerebral cortex. J Neurophysiol 24：286-301, 1961a.
27) Brooks VB, Rudomin P, Slayman CL：Peripheral receptive fields of neurons in the cat's cerebral cortex. J Neuro-physiol 24：302-325, 1961b.
28) 津山直一：運動支配様式の可塑性．神経進歩25：1288-1294, 1981.
29) Sakata H, Miyamoto J：Topographic relationship between the receptive fields of neurons in the motor cortex and the movements elicited by focal stimulation in freely moving cats. Jap J Physiol 18：489-507, 1968.
30) Asanuma H, SD Stoney Jr, Abzung C：Relationship between afferent input and motor outflow in cat motor-sensorycortex. J Neurophysiol 31：670-681, 1968.
31) Asamuna H, Rosen I：Topographical organization of cortical efferent zones projecting to distal forelib muscles inthe monkey. Exp Brain Res 14：243-256, 1972.
32) Guyton AC（有園耕二 他・監訳）：人体生理学 上．廣川書店，東京，1979．
33) 伊藤文雄：筋感覚の科学．名古屋大学出版会，名古屋，1985．
34) 小林孝誌：触圧覚刺激法（細田多穂 他・編：アドバンス版 図解 理学療法技術ガイド）．文光堂，東京，2005, pp.338-347.
35) 小林孝誌：高齢者の腰痛と下肢痛の触圧覚刺激法介入におけるクリニカルリースニング．徒手的理学療法学 10（2）：45-54, 2010.

参 考 文 献

- 小林孝誌：触圧覚刺激法．理学療法学22：374-379, 1995.
- Preston JB, Whitlok DG：Intracellular potentials recorded from motorneurons following precentral gyrus stimulation in primate. J Nerophysiol 24：91-100, 1961.

（小林孝誌）

治療手技専門コースガイド

■触圧覚刺激法

1. 理学療法士対象

《コース名》理学療法士講習会（応用編）「触圧覚刺激法ベーシックコース」

　主催：公益社団法人日本理学療法士協会

　問い合わせ先：日本理学療法士協会

　内容：触圧覚刺激法の概念・理論；基本的な手技を学ぶ．触圧覚刺激法の運動ポイントを用いたテーピング技術を学ぶ．

2. 柔道整復師・鍼灸師対象

　主催：触圧覚刺激法研究会

　問い合わせ先：触圧覚刺激法研究会　http://www.eonet.ne.jp/~syokuatyukaku/

　内容：①触圧覚刺激法の概念・理論及び応用編，②アドバンスコース　研修生として1年間参加

第7章 リンパ系

リンパ系に対する理学療法

リンパ系の解剖・生理学的基礎

解剖学

1. リンパシステム

リンパシステムの解剖学や生理学は，比較的新しい分野であり，研究者によってその定義や呼称などに多様性があるが，Olszewskiは，リンパシステムを以下のように定義している[3]．

「リンパシステムとは，いくつもの経路によって構成された解剖学的な構造である．基本的な機能は毛細血管から間隙への蛋白質分子や還流流体粒子の流れにより，血液量を維持することである．また，感染や新生物増殖の防御作用するために，循環しているリンパ球・リンパ系の器官は重要な役割がある．」

Olszewskiは，リンパシステムの主な役割として以下の4点を挙げている[4]．

① 流動的な細胞内液や基礎となる組織細胞の健全性や機能を望ましい状態に維持する．
② 細胞から放出される科学的な物質の運搬や処理を行う．
③ 死細胞となった変異細胞を除去する．
④ バクテリアやウイルスなどの生体にとって異物である有機体や炭素やシリカなどの無機化合物の分子など環境から細胞内に入ってきた物質を除去する．

2. リンパシステムの分布

リンパシステムは，身体の表層，深層，そして内臓周囲に存在する．

身体の表層には，後に説明するリンパ毛細管，コレクターが皮下に網の目のように存在している．深層では，筋，関節，滑液鞘，神経などからリンパ液を吸収する．また，内臓周囲には，それぞれの臓器の解剖学的・機能的な特徴に応じたリンパシステムが存在し重要な機能を担っている．

3. リンパシステムの解剖的な構成

リンパシステムの解剖学的な構成要素として，リンパ細胞，リンパ液，リンパ管，そしてリンパ節がある．

1) リンパ系の細胞・リンパ液

リンパに関係する細胞としては，蛋白質・樹状細胞・大食細胞，リンパ球などの細胞，リンパ性組織と呼ばれるリンパ節，胸腺，脾臓，骨髄などのリンパに関係する細胞を生成する組織，そしてリンパ系組織を多く含む肺や肝臓などの臓器がある．リンパ管内にある液をリンパ液と呼び，細胞を体の隅々へ運ぶ．

2) リンパ管

先に述べたように文献によってリンパ管の分類や呼称は様々であるが，FoldiやOlszewskiは，初期リンパ脈管－リンパ毛細管（initial lymphatics-lymph-capillaries），リンパ収集脈管－リンパプレコレクター

(lymph pre-collectors)とリンパコレクター（lymph collectors）そして，そしてリンパ管－リンパトランクと胸椎ダクト（lymph trunk and thracic duct）に分け説明している．

（1）初期リンパ脈管－リンパ毛細管

初期リンパ脈管－リンパ毛細管は皮膚と粘膜から起こり，身体の表層の至る所に網の目のように張りめぐらされている．詳細は成書を参照されたい．一重の内皮細胞が重なり合って構成され，重なり合っている部分が開いたり，閉じたりしながら，組織間隔より液体粒子や分子を吸収する．解剖学的に，リンパ毛細管には弁や括約筋がない．そのため，リンパ液はどの方向にも流れることができ，他動的な伸張と弛緩による圧迫と減圧によって流れが促進される．

（2）リンパ収集脈管－リンパプレコレクター・リンパコレクター

リンパ液はリンパ毛細管から，リンパ収集脈管に運ばれる．リンパ毛細管からのリンパ液は，まずリンパプレコレクターへ流れる．リンパプレコレクターは，いくつかの細胞によって構成されるが，一部に平滑筋細胞があり，収縮によってリンパ液を運ぶことができる．また一部に弁も存在するため，その流れは一方向への流れを促進する．

リンパコレクターは，リンパシステムのなかで運搬役である．弁をもち，平滑筋があって血管収縮が可能である．これらの解剖的構造から，リンパ液の逆流を防ぎ，リンパ液を遠位から近位へと運び，リンパ節に到達することができる．心臓血管系では心臓のポンプ作用が，血液の流れを決めるが，リンパシステムにおいては，この平滑筋がその流れを促進する．安静時の平滑筋の収縮（リンパ性収縮）は，1分間に6～10回ほどであり，心臓血管系の流れと比べるとかなりゆっくりとしている．リンパシステムの流れの量が増加した場合，平滑筋収縮によるリンパの許容量も増加するが，その影響因子としては，①身体的な運動，②温熱，③炎症，が挙げられる．

また，リンパ収集管の流れは，①筋や関節のポンプ作用，②動脈性拍動，③呼吸，④外的な圧迫（皮膚の動き・徒手的リンパドレナージやコンプレッションバンデージなど）により促進される．

（3）リンパトランクと胸椎ダクト

リンパトランクは，主に上肢や上半身に存在する臓器などからのリンパの流れを収集し，胸椎ダクトは主に下肢や下半身に存在する臓器などからのリンパの流れを収集する．様々な研究があるが，胸椎ダクトには約2～4リットルのリンパが毎日流れているという報告がある．

3）リンパ節

リンパ節は，卵形をした小さなカプセルのような形をしている．通常，0.1～2.5cmほどの大きさで，リンパ管の通り道に存在する．身体には，600～700のリンパ節があり，主に腹部に集中しているが，約200～300個が頸部，約25個が腋窩，約10個が鼠径部にあり，その他は主に腹部の臓器周辺に存在する．

リンパ節は，フィルターの役目をしており，すべてのリンパ液は，リンパ節を通ってから，循環系に戻る．リンパ節の重要な役割は，蛋白質の濃度を調節，そして，リンパ球を生成し，免疫に大きな役割を果たす．

4．末梢におけるリンパシステムの生理学

1）毛細血管における濾過作用と再吸収作用に重要な4つの圧

正常なリンパの流れは，4つの重要の圧からなる濾過と再吸収によって行われている．

毛細血管圧は，毛細血管から液を押し出すのに重要な圧である．血小板コロイド浸透性圧は，浸透圧によって毛細血管内の血小板における蛋白質濃度を維持する．間隙液圧は細胞間隙における液圧で，間隙から液を押し出すのに重要な圧であり，間隙コロイド浸透圧は，細胞間隙内の蛋白質濃度を維持する圧である．これらの圧は，臥位や立位などの姿勢，身体活動などによって常に変化しているが，毛細血管内の流体静力学的圧はおよそ30mmHgであり，コロイド浸透圧がおよそマイナス25mmHgである．

毛細血管における動脈からの流れの90％は静脈に再吸収され，約10％がリンパ毛細管に再吸収される（図7.1a, b）．

2）リンパ性浮腫のメカニズム

Foldiは，リンパ性浮腫を「正常なリンパ容量が，組織の蛋白分解性の活動が低下のために運搬量が低下したため起こる高濃度蛋白質性浮腫」と定義している．

通常は，リンパシステムは運搬能力の範囲内，つまりリンパシステムが運ぶことができる許容量の範囲内

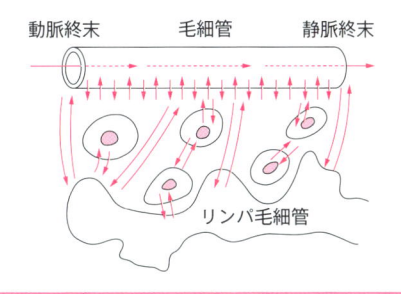

図7.1a●濾過と再吸収．毛細血管からリンパ毛細管への流れ．

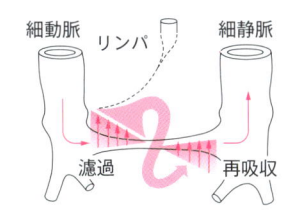

図7.1b●90％再吸収．10％がリンパへ．

で流れている．正常では，機能的な余裕であるリンパ機能的許容量があり，運動や温熱などの一時的にリンパ量が増えても，通常ではリンパ性浮腫にはならない．

リンパシステムの流れの量が増加した場合，平滑筋収縮によるリンパの許容量も増加するが，その影響因子としては，①身体的な運動，②温熱，③炎症などが挙げられる．

また，リンパの流れは，①筋や関節のポンプ作用，②動脈性拍動，③呼吸，④外的な圧迫（皮膚の動き・リンパ性ドレナージ・コンプレッションバンデージなど）により促進される．

3）動的不全（dynamic insufficiency）

リンパシステムの機能や解剖学的構造に問題はないが，リンパシステム内のリンパ液量が増加し，運搬能力許容量の範囲内を越えたときに起こる．液の蛋白質量は低く，例としては，外傷，術後の浮腫や，心肺機能の低下によるものが挙げられる．外傷の場合，表層のリンパシステムの破壊が大きい場合，重篤なリンパ性浮腫となり，長期に浮腫が続いた場合，機械的不全へと移行する．

4）機械的不全（mechanical insufficiency）

リンパシステムの機能や解剖学的構造に変性が起こった状態である．そのため，リンパ液を運ぶことができる許容量が低下する．例としては，乳がんなどによるリンパ節の除去などがある．

5）病理生理学

病理生理学的な視点でリンパ性浮腫を分類すると，一次性と二次性に分けることができる．

まず，一次性リンパ性浮腫は先天性の発育不全などが主にリンパコレクターの形態や構造にあり，成長とともにリンパ性浮腫が進行するものをいう．原因がよく分からないことも数多くあるが，現在までの研究では，この発育不全は，出生時からすでに遺伝子にプログラム化されていると考えられている．例としては，Milroy's diseaseがある．Milroy's diseaseは，出生時，または出生後まもなくに発症する．初期リンパ収集脈管が認められず，症状としては，通常両側の下肢，特に膝より遠位にリンパ性浮腫が認められる．

次に，二次性リンパ性浮腫は，正常なリンパシステムになんらかの明らかな原因による損傷や障害によって起こるものをいう．例としては，手術や放射線治療によるリンパ節除去や損傷，悪性新生物，感染，創傷などが挙げられる．

リンパ性浮腫の理学療法

リンパ性浮腫

浮腫には様々な分類方法があるが，まず大きく分けると末梢循環の問題による末梢性の浮腫と心肺機能低下や炎症性腸疾患などによる内臓性の浮腫がある．末梢性の浮腫には，リンパ性浮腫（図7.2）のほかに静脈機能の不全によって起こる静脈性浮腫，循環血液中に異常に多量の脂質が存在することによって起こる脂肪性浮腫などがある[1]．

リンパ性浮腫の治療については，様々な研究が行われており，治療方法とその効果の解明は進んできている．特に理学療法としては，徒手的リンパドレナージ，コンプレッションバンデージ，コンプレッションポンプなど徒手的療法と物理療法，そして運動療法などの理学療法治療が，1960年代から進歩し世界各地に普及しつつある．しかし，残念ながら，国・教育・医療機関によってその治療や治療効果の捉え方は様々であり，理学療法士に対する教育の多様性，手技とその効果の解釈の違いもあるうえに，リンパ性浮腫に対する治療を受けることができる医療機関が限られているなど，教育・医療体制が整っていない．日本のみならず，欧米諸国でも地域によって，徒手的リンパドレナージ・コンプレッションバンデージやコンプレッションスリーブ・ストッキングなど，必要な治療費・経費が医療保険で認められず，対象者が自己負担を余儀なくされているケースも少なくない．このように過渡期にある治療のため，現段階では，様々な医療機関で異なるアプローチをしている場面に出会うなど，学生の臨床実習ではとまどうことも少なくないだろう．

ここでは，リンパ性浮腫治療の理学療法について，近年の歴史と治療方法の進歩，そしてEBMを基礎とした理学療法評価と治療について紹介する．

リンパ性浮腫―理学療法の歴史

リンパ性浮腫の病理やリンパシステムの解明のために貢献した著名な科学者・研究者は世界各国に多数いるが，ここでは，主にリンパ性浮腫治療の歴史のなかで，徒手的治療や理学療法の発展に貢献した臨床家・研究者について紹介する．

リンパ性浮腫の徒手的治療は，1960年頃よりヨーロッパを中心に発展した．ヨーロッパにおける代表的な臨床家・研究者として，Vodder, Asdonk, Foldi, Leducなどがいる．

Vodderは，デンマークのマッサージ師・哲学博士であり，1960年代にリンパ性浮腫に対する徒手的リンパドレナージをヨーロッパの理学療法学会などで紹介した．ドイツ，フランスなどのヨーロッパ諸国，そしてオーストラリアや北米などの各国で，徒手的リンパドレナージの講習会や学校などを開催・設立した．

Asdonkは，ドイツの医師であり，Vodderのテクニックを学び，ドイツで初めての徒手的リンパドレナージの学校を設立した．Asdonkは，Vodderのテ

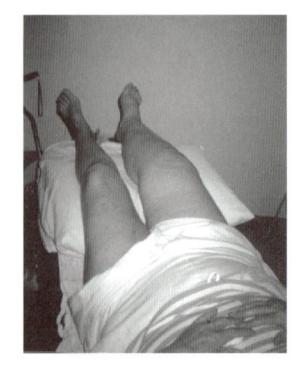

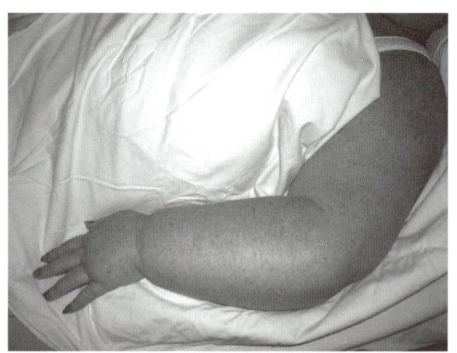

図7.2●リンパ性浮腫
（写真提供：Anne-Marie Vaillant-Newman, PT, MA. Pacific Therapy Education）

クニックを応用し，科学的・医学的なものとするために貢献した．

Foldiは，ドイツの医師であり，Kuhnke, Greglなどのその他の研究者とともに，VodderのテクニックやAsdonkの研究などをさらに進め，徒手的リンパドレナージ，コンプレッションバンデージ，コンプレッションスリーブ・ストッキング，運動療法などからなるComplete Decongestive Therapy (CDT)という治療法を提唱した．Foldiは，ドイツの黒い森で有名なHinterzartenに，リンパ性浮腫の専門クリニックを設立し，現在では保存的療法のみならず，手術的療法施設も完備し，保存的・外科的治療など総合的な医療を提供しており，ドイツ国内のみならず，EU共同体の各国，また米国からなどの患者も受け入れている[2]．

ヨーロッパでは，ドイツのほかに，フランス，ベルギーなどでもリンパ性浮腫治療が発展した．Leducは，EBMの観点に立った浮腫治療の重要性を訴え，1980年代より，ベルギーのブリュッセルで，研究と臨床を実践している．治療は，徹底したリサーチベースであり，理論と治療実践の重要性を強調し，現在も，EBMに基づいた効果的な治療方法について研究が行われている．

評価

1. 現病歴・既往歴

現病歴や既往歴聴取は鑑別診断や効果的な治療を行うためにたいへん重要である．急速な進行で，発赤や痛みを伴う場合は，リンパ性浮腫以外の疾患も考えられるため，進行がどのように進み，どのような症状を伴っているかを聴取する．既往歴としては，二次性浮腫の場合は特に明らかな原因，例えば手術の経験や感染の経験などが，リンパ性浮腫の引き金となっていることがほとんどである．また，過去に同じような症状をもっていた場合，過去に受けた治療とその効果を確かめておくことも，治療を進めるうえで参考となる．

2. 評価項目

1) 視診

全体：立位・座位で前方，後方，側方から視診し，四肢の重みなどにより，代償や異常がないか，習慣的な姿勢をチェックする．

患部：どの程度の範囲に浮腫があるかを視診する．また，手術創，創傷，外傷などがないかを確認しておく．皮膚の色も観察し，発赤などの炎症症状などがないかをチェックする．

2) 触診

皮膚温度はたいてい，健側と差がないか，またはわずかな上昇が認められる程度である．また，痛みを伴うことはほとんどない．皮膚温が高く，痛みを伴う場合は，深部静脈血栓症や小胞炎，リンパ管炎などの炎症疾患の可能性があるため，皮膚温の左右差や患部の触診による痛みがないかを確認する．

3) 感覚検査

リンパ性浮腫はほとんどの場合，感覚の異常はない．術後の場合，触覚にわずかな変化が認められることはあるが，明らかな感覚異常が認められる場合，他の疾患を考える．末梢・中枢神経障害などの神経疾患による感覚異常を併発している症例では，圧迫による創傷などの可能性があることからコンプレッションバンデージ・スリーブ・ストッキングの使用は注意が必要であり，禁忌となる場合もある．

4) 周径

周径をとる場合，重要なことは再現性があることである．基本となる部位を定め，そこから約4～10 cmおきに評価する．再現性のある評価のためには，できる限り同じ評価者により，定期的に治療前，治療後の効果が分かるように，評価・記録されることが望ましい．

5) 関節可動域テスト

四肢，特に患肢の可動域に制限がないか確認しておく．特に乳がんなどの悪性新生物に対する外科的治療でリンパ節切除術などを受けた場合，関節の可動域制限を併発し，日常生活で問題となることがある．

6) 筋力テスト

筋力テストは，通常異常は認められないが，外科的・整形外科的術後急性期の場合，手術創などの痛みなどの影響により筋力が発揮できないことや，慢性期の場合，筋・靱帯組織の変性により，損傷を受けやす

い状態になっていたり，廃用性の筋力低下などの可能性がある．筋力テストを行う場合は，痛みや損傷に注意して行う．

7）臨床鑑別テスト

リンパ性浮腫の場合，静脈エコーやリンパシンチグラフィーなどの診断方法があるが，臨床的鑑別診断としては以下の2点が挙げられる．

①Stemmer徴候：足指や手指の背側の皮膚が肥厚し，皮膚のたるみやシワが極端に少なくなる．Stemmer徴候は急性期には認められないこともあるが，慢性化したリンパ性浮腫で著明である（図7.3）．

②圧痕徴候（Pitting Sign）：皮膚を押しても戻ってこないため，圧迫した形が残る．評価の仕方として，測定者は，拇指の指腹を使って，爪で引っかくなどしないように気をつける．Pitting Edema Scaleとして，図7.4に示したスケールを使うこともできる．

理学療法が禁忌，または医師による診断が必要な疾患

①皮膚の炎症疾患（小胞炎・リンパ管炎など）
②深部静脈血栓症
③心疾患
④動脈性疾患

理学療法治療

理学療法治療の短期ゴールは，リンパ性浮腫の軽減である．そして長期ゴールとしていかに浮腫が軽減した状態を維持し，組織変性や廃用などによる機能・筋力低下などの二次的な障害を予防することが焦点となる．以下に挙げる徒手的リンパドレナージ，コンプレッションバンデージ，コンプレッションスリーブ・ストッキング，運動療法，そして対象者教育などを統合的に行い，ゴールである浮腫の軽減と二次的障害の予防を目的とする．

1. 徒手的リンパドレナージ

徒手的リンパドレナージは，表層にある初期リンパ脈管やリンパ収集脈管，そしてリンパ節内にあるリンパ液の排出を促していく技術である．様々な治療者によってテクニックが異なるが，基本的には，正常なリンパシステムの流れの方向に沿って，皮下にある初期リンパ脈管，リンパ収集管とリンパ節の伸張，圧迫，減圧を繰り返し行う．四肢の単なる圧迫や筋収縮のみでは，リンパ液に多く含まれる分子が比較的大きな蛋白質の排出に効果が期待できないという研究結果が報告されている[6]．徒手的リンパドレナージでは，皮膚部分に伸張を加えるため，皮下に多く存在する初期リ

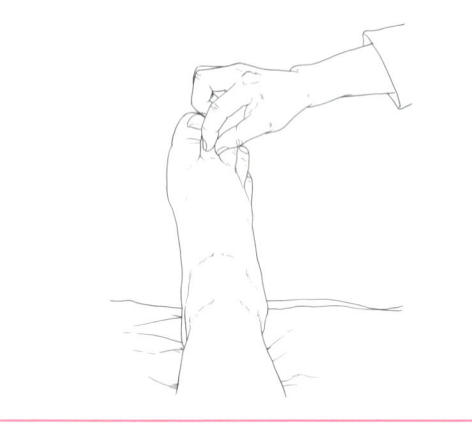

図7.3●Stemmer徴候

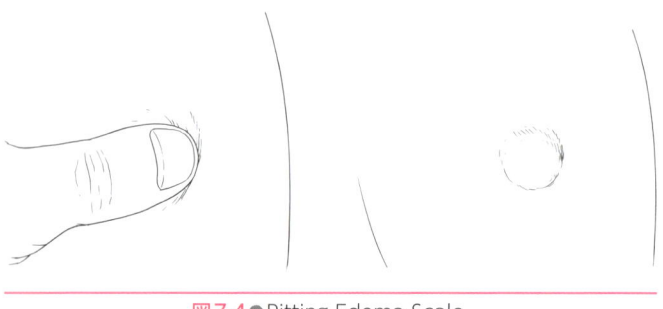

図7.4●Pitting Edema Scale

ンパ脈管やリンパ節も効果的に伸張される．その後圧迫を加え，リンパ液内の特に蛋白質を望ましい排出方向へ動かしていく．また圧迫を緩め減圧することで，吸圧効果をもたらす．このプロセスによって，リンパ液全体の流れが効果的に促進されるという理論である．

リンパ性浮腫が慢性になればなるほどリンパ脈管組織はもろくなり，強度な伸張や圧迫によって破壊されやすい状況になっている．そのため，皮膚の伸張・圧迫は，やさしく注意深く行っていく．

2. コンプレッションバンデージ

コンプレッションバンデージは，短期間に効果的に特定的な浮腫の減少とリンパ液の排出を目的として行う．また徒手的リンパドレナージの治療後にその効果を維持するためにも利用する．様々な方法があるが，基本的には，皮膚を保護するためにまずストッキネットで患部を被う．次に，圧が一定になるようにシリンダーやフォームを利用し，それからショートストレッチバンデージを利用する．Leducはシリンダーの応用を強調している．シリンダーを使うことにより，特に膝関節や肘関節の付近のようにフォームでは対応しにくい凹凸がある部分でも，ほぼ均一の圧をかけることができる（図7.5）．バンデージをつけていながら，日常生活が行えることが望ましい．バンデージはきつすぎず，しゃがんだり，手を伸ばして物に届いたりできるようにする．

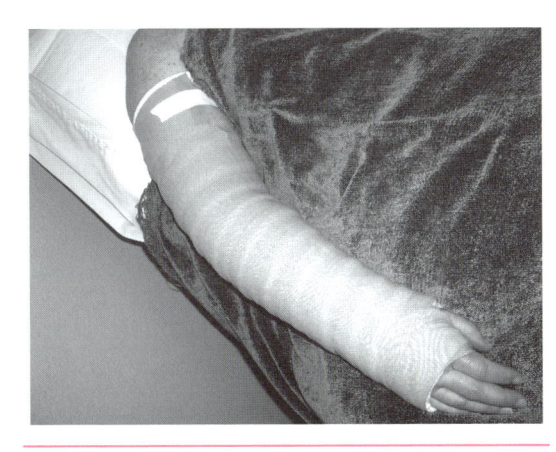

3. コンプレッションスリーブ・ストッキング

四肢を通すだけで簡単に装着ができる袖や靴下用のもので一般にコンプレッションスリーブ（上肢用）ストッキング（下肢用）と呼ばれているものは，主に慢性期の浮腫治療として浮腫の悪化や組織変性などの二次的障害の予防のために使われる（図7.6）．コンプレッションスリーブ・ストッキングには，既製品と注文品がある．既製品は軽度の浮腫や，外傷や整形外科術後など急性期の一時的な浮腫などにも使われる．注文品は，主に積極的な浮腫治療が終了し，周径がある程度一定した慢性期の浮腫に使用される．一次性リンパ性浮腫疾患や二次性リンパ性浮腫のなかでも広範囲の障害で，長期にわたるコンプレッションスリーブやストッキングの使用が必要な場合は，注文で対象者の四肢の形に最も適した使いやすいものが望ましいが，注文品は高価で医療保険などが利用できないことがあるため，臨床の実際では状況に応じた対応が必要とな

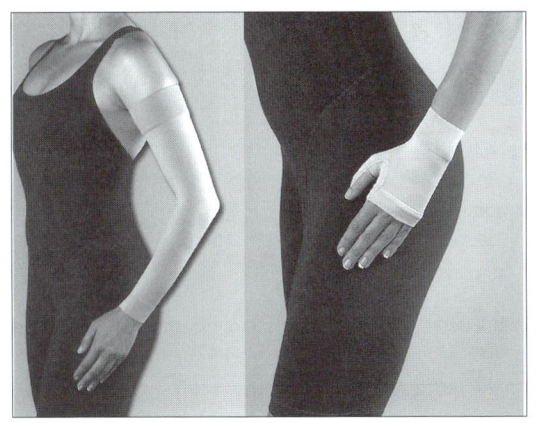

図7.5
（写真提供：Anne-Marie Vaillant-Newman, PT, MA. Pacific Therapy Education）

上肢用

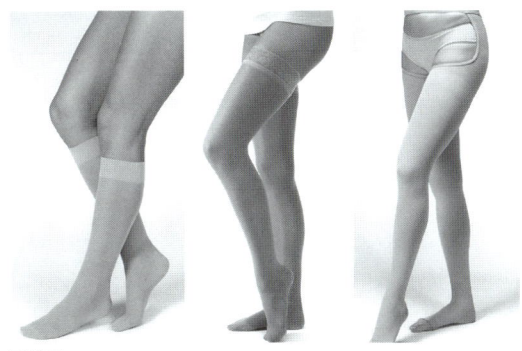

下肢用

図7.6●コンプレッションスリーブ・ストッキング（写真提供：テルモ・ビーエスエヌ株式会社）

ることが多い．

　リンパ脈管の流れを促進するため，コンプレッションストッキングの圧は，正常な毛細血管内の流体静力学的圧よりやや高い30〜40mmHg程度が望ましいとされている．

4．コンプレッションポンプ

　コンプレッションポンプの効果には，様々な議論があるが，特に重篤な浮腫において四肢の重みを軽減することを目的として，主に水分の排出を促進するために，コンプレッションポンプを利用する．リンパ液に多く含まれる蛋白質を排出するためには，徒手的リンパドレナージのように，皮膚の伸張・圧迫・減圧をリンパシステムの走行に沿って行っていくことが必要であり，コンプレッションポンプによる圧迫と減圧だけでは，特にリンパ管内の蛋白質排出に効果が少ないとされている．しかし，重篤な浮腫のように，静脈性浮腫を併発するなど水分も多く含まれている浮腫の場合には，ポンプで四肢の重みを軽減することを目的として行う．

　コンプレッションポンプの圧は，30〜40mmHg程度に設定し，対象者がリラックスできるポジションで，患肢を胸部より高い位置に置いて，約30分程度行う．

5．運動療法

　運動療法の効果については，現在，様々な研究が行われており，徐々に解明が進んでいる．まず，コンプレッションスリーブ・ストッキングやコンプレッションバンデージを着用しての患肢の運動は，患部のリンパ排出に効果的とされている．これは，筋が収縮と弛緩を繰り返すことでコンプレッションストッキングと筋の間に分布するリンパコレクターが物理的に伸張・圧迫・弛緩されるため，MLDと同じような効果が期待できるという理論である．

　また，リンパ性浮腫の問題をもつ対象者は，しばしばADL活動レベルが低く，心肺機能や運動機能が低下しがちであり，循環や代謝活動を促すという意味でも運動療法の効果が期待されている．また，これまでの研究で，慢性期において，患側肢に脂肪組織が増加し，筋組織の萎縮が認められることが多いことが認められているため，脂肪燃焼のためのエアロビクスなどの運動療法の効果も期待される．また，腹式呼吸は，リンパ節が多く存在する腹部のリンパ吸収を促進するとされている．エアロビクスなどによる運動の際，腹式呼吸を強調することが効果的と考えられている．

　運動療法の注意点として，慢性期の対象者の場合，長期間組織内にリンパ液が貯留した状態が続くと筋や腱の組織変性が起こるため，腱・筋組織の損傷に十分な注意と配慮が必要である．

6．対象者教育

　リンパ性浮腫は慢性疾患であり，長期にわたる自己管理が必要である．そのため，対象者教育はたいへん重要であり，フォローアップなどを通して確認し，必要に応じて再教育などを行う．日常生活や仕事などを配慮した個人に応じた対応が必要だが，主な項目は以下の通りである．

[温熱を避ける]

　皮膚の刺激となるものは，できる限り避けるべきである．例えば，海水浴などによる日焼けによって，皮膚温が上昇したり，表層の皮膚に多く存在する初期リンパ脈管や初期リンパ収集脈管が損傷し，リンパ性浮腫の悪化を招く可能性がある．また，温泉浴も皮膚の温度を上昇させるため，注意が必要である．日常生活では，できる限りシャワー浴が望ましい．

　熱傷の可能性のある日常生活活動，特に調理には注意が必要であり，台所や調理器具などやけどの危険性がないように，確認しておく必要がある．

[過度の運動を避ける]

　過度の運動は，体内の温度を上昇させ，リンパの流れを抑制する．そのため，激しいスポーツ活動には注意が必要である．

[衣服・装飾]

　患側にはできる限り皮膚の刺激やリンパの流れを止めるようなアクセサリーを身につけないことが必要である．指輪は，できる限り健側につけることなどを勧める．

[外傷を避ける]

　日常生活での外傷に注意が必要である．例えば，植物の水やり時にうっかりとげで患側を引っかいてしまうことなどから，水やり時にできる限り植物に触れないようにする工夫が必要である．また，犬や猫などにかまれたり引っかかれることにも注意が必要である．裁縫や料理，その他趣味で行う習慣的な活動をチェックし，活動時に注意を促すことが必要である．

[飛行機による旅行の際の注意]

飛行機による旅行は気圧の変動などの影響により，浮腫が悪化するケースがしばしばある．コンプレッションスリーブ・ストッキングの持参や，機内でできる運動などを指導する．

[医療機関受診時]

医療機関を受診時に血圧測定や注射などを行う場合，健側に行ってもらうことなどを習慣とする．

[skin care]

皮膚の乾燥や不衛生などから感染しやすい状況になることが決して少なくない．刺激の少ない石鹸や乾燥を防ぐローションの使用，皮膚のチェックが必要である．

おわりに

先に述べた通り，リンパ性浮腫の治療は過渡期にあり，実際の臨床では教育・医療機関によってその捉え方や治療方法が様々な場合がある．また，残念ながら現在の医学ではリンパ性浮腫に治癒はなく，理学療法治療のゴールは，浮腫を軽減し悪化を防止すること，そして組織変性や廃用などの二次的な障害を防ぐことである．

このように，リンパ性浮腫の理学療法は，現段階で様々な制限や解明されていない部分があるが，医療者としてベストを尽くすということを私たち理学療法士は忘れてはならず，また，EBMの視点から治療方法と効果を判断していくことが大切である．

文 献

1) Olszewski WL：Lymph Stasis：Pathophysiology, Diagnosis and Treatment Chapter 1 Lymphology and the lymphatic system. CRC Press 1991.
2) Zuther JE：Lymphedema Management The comprehensive Guide for Practitioners Chapter 4 Complete Decongestive Therapy：History and Background 2005.
3) Olszewski WL：Lymph Stasis：Pathophysiology, Diagnosis and Treatment：Chapter 2 Structure of initial and collecting lymphatic vessels CRC Press 1991.
4) Olszewski WL：Lymph stasis：pathophysiology, Diagnosis and treatment Chapter 1 Lymphology and the lymphatic system. CRC Press inc, USA 1991.

参 考 文 献

・Foldi M, Foldi E, Kubik S：Textbook of Lymphology for Physicians and Lymphedema Therapists, Urban & Fischer 2003.
・Leduc AO：Leduc Drainage de la Grosse Jamebe. New Trends Physical Therapy 1992.

〈小倉秀子〉

第8章 結合組織（非収縮組織）と筋系

筋膜に対するアプローチの展開

結合組織

　結合組織は線維，細胞，基質という基本的な構成要素からなる．結合組織は，体内に広く広がり，種々の細胞，組織，器官などの相互の間を結合または充填し，これらに一定の形を与え，さらにこれらの器官を一定の位置に固定する．

　結合組織の特徴は，細胞がばらばらに散在し，細胞間には多量の基質が存在することである．この細胞間を埋める無定形基質は線維を多量に含む．これらの線維にはコラーゲン線維（膠原線維），エラスチン線維（弾性線維），細網線維などがある．

結合組織の正常機能

　主な結合組織の機能には，以下に示すような，物理的機能（機械的支持作用など），物理化学的機能（物質の運搬や蓄積など），および生化学的機能（合成，修復，防衛反応など）がある[1]．

1. 支持作用

　結合組織は，器官および身体自体の支持構造をなし，また，例えば腱が筋と骨をつなげるように，離れた構造物を結びつける．あるいは器官の諸要素を一つの機能単位にまとめあげる．これらは，線維によって行われ，その量や分布は局所の構造上の必要条件に適応している[2,3]．ある器官が正常な機能を営むときにはその器官の構成要素は外部から加えられる力を抵抗

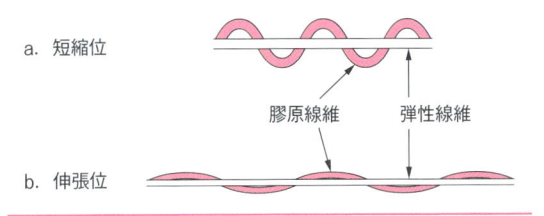

a. 短縮位

b. 伸張位

膠原線維　弾性線維

図8.1 ●コラーゲン線維とエラスチン線維の伸張

なく受け入れかつ相互の関係を変更することが要求される．同時に各構成要素を互いに結びつけている結合組織は，ひずみを元の状態に戻すに十分な反発力をもっていなければならない．前者がコラーゲン線維の役割とすれば，後者はエラスチン線維の役割として重要である．コラーゲン線維は，大きな引っ張りの強さが要求される部分に豊富にある[3]．

　エラスチン線維は組織に柔軟性を与え，組織が伸展した後正常な状態に復元する能力を与える．

　エラスチン線維は常にコラーゲン線維と組になって働く．コラーゲン線維は介在するエラスチン線維の収縮力によって，普段は波打った状態に縮められているのが普通である．組織が引き伸ばされると，エラスチン線維の弾力がこれに応じる．さらに強く引っ張られると，コラーゲン線維が伸びきった状態に達し，持ち前の引っ張り強さを発揮するので，組織はそれ以上引き伸ばされることがない[4-8]（図8.1）．

2. 貯蔵

　結合組織内の脂肪細胞は化学的熱産生のための供給源であり，予備エネルギーの貯蔵庫である[2]．脂肪は

代謝されやすい物質で，エネルギー供給の必要性が生じたときは動員を受け消費される．また，脂肪組織は熱の放散を制限する断熱毛布を作り，手，足，眼球周囲では機械的保護のためのクッションとなる[9]．

3. 代謝物質の交換・輸送

一般に，結合組織にとり囲まれている毛細血管やリンパ毛細管は，血液から栄養物質の組織への輸送および細胞から脈管への分泌物や老廃物の流出の場である[2]．その際，これらの物質や代謝産物は結合組織の層を通過しなければならない．疎性結合組織の基礎質は水を結びつけているので，交換が効果的に行われる媒質として働く[9]．

4. 感染防御および創傷の修復

細胞間物質には，血液および細胞からの様々な物質が運ばれてくるが，生体にとって有害な物質が皮膚や粘膜から侵入すると，結合組織はそれを除去し，生理的内部環境を保持しようとする．微量の有害物質は生理的に組織球の貪食によって処理される[1,2]．形質細胞による抗体産生，および一部のリンパ球が行う細胞毒性物質の産生も役に立つ．基礎質もまた微生物や，感染局所で作られた毒性物質が拡散するのをとどめ，あるいは遅らせる[9]．有害物質（細菌，ウイルス，刺激物など）の作用が結合組織の生理的浄化作用を越えると，結合組織内で脈管性および細胞性防御反応，つまり炎症が生じる[1-3]．

炎症，その他の原因で内部環境が破壊されると，結合組織細胞は旺盛な再生能力によって，細胞間物質を産生し内部環境を修復する．線維芽細胞の再生力が強いことと，同細胞が創傷に対して増殖と線維造成の形で即座に反応するので，線維芽細胞は修復機転の主役である[1-3]．このため，悪性腫瘍や癌を被っている結合組織をリリースすることは避けた方がよい．また，線維芽細胞は，結合組織そのものの損傷ばかりでなく，自身では再生能力が弱いか，あるいは全くない他の組織の損傷の治癒にも関与する．例えば狭心症により変性した心筋は結合組織性の瘢痕により置き換えられる[1]．

創傷修復では，筋膜の炎症期に続く数時間は，マクロファージに追従する好中球が出現している時期であり，それは同時に新しく形成された壊死物質を除去する．筋線維芽細胞は活動的となり，新しいⅢ型コラーゲン線維を生産する．次の3日間，治療部位に最終的に小さい血腫が現れ，個々の素因にもよるが，症状を一時的に悪化させる可能性がある．治療の5日後には，局所痛は減少し，筋膜の張力バランスが整い症状と腫脹が改善する．次の20日で，最初のⅢ型コラーゲンは牽引のラインの方向にゆっくりと配置していき，より安定したⅠ型コラーゲンに置き換えられる[10-12]．その後，エラスチン弾性線維が修復にあたる．よって，安定したⅠ型コラーゲンに置き換えられない間に，傷口に強い刺激を与えると，再度創傷修復過程が再燃し，瘢痕が厚く盛り上がることになるので注意が必要である．

5. その他：ホルモンの影響

下垂体の副腎皮質刺激ホルモンと副腎皮質ホルモンであるコーチゾンはともに，基質の糖蛋白の含量を低下させる傾向がある．これらのホルモンはまた，炎症の際の細胞の反応を軽減する作用がある[3]．

結合組織の機能異常

結合組織における機能異常は，組織の老化や膠原病由来のもの，炎症修復後の瘢痕組織，姿勢の異常によるものまで種々の原因で生じる．

1. 瘢痕による機能異常

通常は損傷部位に新しい結合組織が形成されることで，傷により分断された部分が再癒合するという治癒過程の重要な役を担っている．外傷の回復に際して形成される結合組織を瘢痕組織と呼ぶ[13]．皮膚の肥大性瘢痕およびケロイドでは，コラーゲン合成の亢進が認められる[1]．異常瘢痕のコラーゲン線維は細く，配列が不規則である．異常瘢痕の線維芽細胞は張力に対して正常な応答ができず，様々な方向に線維形成を行い，一方では不規則に配列する線維のため絶えずストレスを受けコラーゲン合成の亢進が持続するものと推定される[1]．もし，外傷の程度が重く長期にわたるものであると，コラーゲンは近接部位にも癒着して膜組織の短縮を起こし，そこに形成される瘢痕組織は必要以上に大きくなり，新たに望ましくない支持構造を形成してしまう[5,13]．この新しく形成された瘢痕は古くなるにしたがい線維が短縮し，さらに密集してその部位の運動を制限してしまう[13]．

なお，瘢痕におけるエラスチン線維の形成は乏しく，創傷瘢痕では約2カ月後にエラスチン線維が出現するといわれるが，創傷1週日で深部結合組織にエラスチン線維の形成がすでに始まっているという報告もある[1]．

2. 筋，腱，靱帯の機能異常

軟部組織の傷害には，ストレイン（strain），スプレイン（sprain），過用症候群（overuse）などがある[14]．ストレインは，過伸張，過伸展などの軟部組織の過用のために生じる．特に筋腱単位の分離の程度を表すために使われる用語である．スプレインは，関節包や靱帯，腱，筋の軟部組織への過度なストレス，伸張あるいは断裂を意味しているが，特に靱帯の傷害の程度を表す用語である．過用症候群は，亜最大負荷が反復的に筋や腱に加わることで損傷が起こり，結果的に炎症と疼痛を生じたものをいう．Stearns[15]は，創の治癒過程と同様に，運動の影響が関係している軟部組織の治癒過程に線維芽細胞の活動が関わっていることを観察した．線維形成は受傷直後から始まること，外部からの物理的負荷は線維の規則正しい配列の進展に関係するとしている．急性期の靱帯と筋の傷害に伴う炎症と病的な癒着は，軟部組織モビライゼーションの横断マッサージ（Quer massage, Friction massage）の適用となり，組織の動きを獲得する上で特に効果的である[16]．

腱の修復は，線維芽細胞を刺激して自分自身で内在性修復を行い，線維芽細胞に加える緊張がこの細胞を平行に再配列して増殖させ，最終的に損傷された腱を修復する．

筋では，ストレインあるいは過用症候群により，微小裂傷が形成される．縦方向に強固な瘢痕化が生じ線維化を伴い消散するが，筋線維のもつれは生じない．筋線維に対して横方向の横断マッサージにより縦方向の線維は損傷を与えず，横方向の線維化を防ぐ．

靱帯の修復では，剥離している両端をつなぐ縦の傷を回復させることは効果的であるが，骨への横断的癒着は可動性が制限されて永続的な問題の原因となる．治療は，癒着を防止し可動性の獲得を目的に，捻挫後すぐに行うのがよい．

3. 関節の不動化

関節の数週間にわたる不動化では，筋周膜や筋内膜の肥厚が生じることから，筋組織内には線維化が生じると考えられる．また，痙縮が重症になるほどコラーゲン含有量が増加する．そして，痙縮の進行は筋の線維化を助長し，拘縮へと発展する．筋線維は不動の影響を受け，劇的かつ急速に筋蛋白質の分解が進み萎縮する．そのため，筋内での結合組織の占める割合が増加し，筋組織は線維化すると考えられ，このことは，筋の伸張性低下の一因となっている[17]．

また，不動後の筋においては，コラーゲン分子間の架橋結合の数やその強度が増加し，組織の柔軟性が低下する要因になる．さらに，コラーゲン線維の配列の変化が，コラーゲン線維の可動性を減少させ，拘縮の病態に深く関与する．

4. 痙縮の影響

成人片麻痺において痙縮があるとき，動筋と拮抗筋の活動不均衡により痙縮筋群に慢性的短縮を生じる．痙縮による長期間の関節の固定は，筋線維の短縮，筋出力の低下を招く．この筋短縮は組織学的に筋節長自体の短縮と筋節数の減少，破壊により引き起こされている．また，個々の筋線維を包む筋内膜，筋線維の束を包む筋周膜，筋全体を被う筋膜などの結合組織は，その柔軟性，弾力性が低下する．組織学的にはコラーゲン線維の走行角度の変化，分子間架橋結合の増強，エラスチン線維の含有量の低下が引き起こされている．

痙直型脳性麻痺の場合，痙縮の程度が強いほど，また，運動機能のレベルが低くなるにつれて，筋細胞そのものの断面積は減少し，丸みを帯び，細胞間の間隔は増大し，そこにコラーゲンが蓄積されることが報告されている[18]．関節可動域の制限は筋線維の短縮よりも細胞間のコラーゲンの増殖が大きく関わっているといわれている．

5. 筋の不動化

筋は弛緩位で不動化すると筋長自体が短縮する．逆に，筋を伸張位で不動化した場合，不動直後には筋節長は延長して伸張された状態にあるが，不動1〜2週後には筋節長は本来の長さに戻り，筋節数が増加し，筋長も延長する．すなわち，筋は持続的な伸張刺激が負荷されると，解剖学的な筋長が延長するが，その際には新しい筋節を加えることで筋長を調節する[17]．

しかし，不動化による線維化形成の途中での介入と，線維化が完成してしまった後での介入では結果が

異なるという報告もある．すなわち，筋の不動化の過程で伸張運動を行えば，線維化の発生を予防できる可能性があるが，いったん線維化が発生した後に伸張運動を施してもその回復に対する効果が得にくい．つまり，筋の線維化に対しては可及的早期からの治療介入が重要である[17]．

また，介入に関しては，超音波照射や間欠的伸張運動はコラーゲン分子間架橋を減少させる作用がある．また，不動によって筋内膜は個々のコラーゲン線維の可動性減少が生じ，筋内膜の伸張性が低下すると考えられるが，この過程で伸張運動や超音波照射を実施するとコラーゲン線維の可動性減少の改善に効果があり，関節可動域制限の進行抑制につながる[17]．

筋膜の機能異常

筋膜は様々な原因で変性する（表8.1）．外傷，廃用，循環不全による運動不足，反復運動，長期間にわたる不良姿勢などは，膠原線維束のねじれによって筋膜に高密度化を生じさせ，最終的に脱水が生じて基質を硬くゲル状にしてしまう．また，過用や持続的筋収縮によるヒアルロン酸の凝集も筋膜の滑りを制限する要因となる[10-12]．

コラーゲン線維の癒着は，炎症，傷害，姿勢へのストレスを生じさせ，身体の運動性とアライメントに問題を起こし，最終可動域までの全自動運動を妨げる．原因として，筋膜その形状を保ち，変形に対応することに役立つ弾性を備えているが，負荷の種類，大きさおよび持続時間によっては，筋膜は塑性的変形の後にその元のサイズと形状を回復しないことによる．このような状況で，ある姿勢で身体を支えようとすると筋膜には短縮が生じ，さらに骨格の非対称パターンのなかで，膜組織は隣接の組織と癒着を起こす．本来機能的に分かれて存在していた構造物どうしが癒着すると，双方の自由に滑り合う能力が損なわれることになる．結果として，筋膜の短縮は筋膜とその深部にある筋組織などすべての組織で滑り合う性質や運動性を低下させ，抗重力姿勢の保持や円滑で機能的・効率的な運動を制限する．実際のところ身体の筋膜は，ある部位から他の部位にかけて連続しており，全体として身体のすべての他の要素を被っている．ある部分の筋膜の制限は他の部分にも影響を与え，異常な運動パターンの原因にもなり，癒着が進むにつれて，個々の筋の活動まで妨げられることになる．

筋膜の制限は，筋の運動範囲や筋出力を低下させることになり，これらが拘縮の原因となることもある．また，筋外膜と筋周膜の波状コラーゲン線維が腱となり，腱が関節の機械的受容器や侵害受容器を刺激することで，筋に加えて関節周囲への痛みも生じさせる．これは，腱，筋，筋膜の短縮と機能障害を引き起こす原因になる．

また，筋膜は血管や神経およびリンパ管を支持するほかに，それらを通過させているという1つの非常に重要な機械的機能を見落としてはならない．筋膜は伸張するが，ねじれたりすると，筋や血管，神経が影響を受ける．さらには，筋膜の基質の生化学的および免疫学的変化も生じる．これらの結果として，機能異常は患者に大きな害を及ぼすことがあり，客観的に測定

表8.1●筋膜の変性の原因

機械的	急性：捻挫・骨折・直接的な外傷 慢性：過用・姿勢・作業・スポーツ
身体的（物理的）	温度：熱・寒冷・風・湿度 精神的緊張：苦悶・葛藤・うつ
化学的	栄養：過多・アンバランス・中毒 内分泌：ホルモン
感染	代謝
固定	コラーゲン線維間の異常な小網の発生 コラーゲン交代力学（合成と分解）の変性 新しいコラーゲン線維の分裂 より少ない水とグルコサミノグリカン（glycosaminoglycan：GAGs）による無定形物質の量と質の変動

できないような徴候を生み出すこともある．これらの軟部組織の変化はしばしば急性の傷害が治癒したずっと後も持続的な徴候をもたらすことがある[5,19]．

1. 筋膜の協調中心（centre of coordination：CC）の機能異常

筋紡錘が筋内膜で発揮するすべての牽引は筋外膜で同時に収束する．最も単純な筋膜単位において，牽引は同じ筋に沿って中間点に収束する．さらに，多数の異なる筋の運動単位によって形成されているような複雑な筋膜単位でさえ，これらの力が収束する点は統一される．この，筋力のベクトルが収束する筋外膜上の明確な点を協調中心（CC）と呼ぶ．CCにこの筋力ベクトルが収束できるように，筋膜は自由に1つの筋束上を滑ることが可能でなければならない．また，筋膜が剥がれることなく伸張できるように，骨にいくつかの固定点をもつ必要がある[10-12]．

ヒトにおいては，各筋膜単位のCCが，特定の運動に対する1つの運動単位の作用を統一する．CCは，自由神経終末の求心性神経を通してというよりは，むしろ筋紡錘の牽引に適応するその能力によってこれらの筋線維を協調させる．

筋紡錘は，筋内膜に挿入されていて，いつでもγインパルスがそれらを収縮させ，それらはすべての筋膜のフレーム枠を伸張する．この伸張はランダムでなく，筋膜の内因性弾性のために，伸張に適応する正確な点あるいはCCの方へ収束する．筋紡錘が収縮するとその部分は短縮するが，中心部分は引き伸ばされ，らせん形終末が動かされる．らせん形終末から起こるIa線維と，Ib線維の求心性神経は，脊髄にインパルスを伝える．これらの求心性神経が脊髄に到達すると，α線維を経て興奮あるいは抑制に作用する．

普通は，この神経筋の筋膜活動は認知不可能である．しかし，それが正しく機能しないときに，我々は結果として生じる関節の疼痛に気がつく．CCの高密度化が生じると，筋紡錘の伸張に正しく適応できなくなる．これは，Ia求心性線維のすべて，すなわちすべての必要なα線維が動かされるというわけではないことを意味する．それゆえ，関節には歪められた牽引が生じ，筋膜単位の中のいくつかの筋線維が収縮することになる．

患者が痛みを感じたり認知する領域を認知中心（centre of perception：CP）という．筋外膜と筋周膜の波状コラーゲン線維からなる腱が関節包を刺激することで，CPは，通常は関節の周囲に位置する．関節それは随意筋に連結されて，一般の神経支配をそれらと共有する．CPは，腱・靱帯・関節包の関節成分すべての求心性神経の合計でもある．筋膜は，これらの軟部組織成分のすべてに連結されており，このことは，これらの求心性神経に方向的な意味付けを割り当てると解釈できる[10-12]．

CCとCPは，第1に筋紡錘と影響しあう点で，第2に各運動方向についての情報を様々な関節受容器に提供するという点で，神経系の末梢情報に作用する．

2. 筋膜の作用

生体においては，すべての筋組織は互いの上を自由に滑ることが可能である．筋組織内の筋線維は，すべてが同時に収縮するのではなく，逐次連結しながら収縮する．この筋線維の連続した動きは，滑る構成要素が妨げられていないときにのみ可能となる．この滑走を許す緩衝剤として，筋膜が機能する．深筋膜層の間，深筋膜と筋外膜の間，筋内膜の至る所に存在するヒアルロン酸がこの滑走に寄与する．術後の検体に関する研究では，筋外膜が完全であれば，筋膜と筋の間のインターフェース構造はヒアルロン酸内張りの保持を含めて保存されていたが，筋外膜が破壊されているとインターフェース構造は消し去られていたと報告されており，手術の際の筋外膜への侵襲が術後の筋の機能に与える影響は大きい．また，過用などでヒアルロン酸が凝集すると，筋膜の粘弾性が増大し，筋膜の高密度化の原因にもなる[10-12]．

身体分節は，上肢として肩甲骨（sc）・上腕（hu）・肘（cu）手根（ca）・手指（di），体幹として頭部（cp）・頸部（cl）・胸郭（th）・腰部（lu）・骨盤（pv），下肢として股（cx）・膝（ge）・距骨（ta）・足趾（pe）の14身体分節に分けられる．分節の省略語はラテン語で表記する[10,11]（表8.2）．

CCは，3つの空間平面で様々な身体分節を動かす6つの筋膜単位（矢状面の前方運動と後方運動，前額面の外方運動と内方運動，水平面の外旋運動と内旋運動）に存在する（表8.3）．筋膜単位は，単関節筋および二関節筋の一方向性の筋線維からなり，それらの深筋膜および関節は，これらの構造によって1つの面上で1つの方向に動かされる[10,11]．それぞれの筋膜配列を図8.2に示す．

表8.2●体節とそれらの省略語を示すのに用いられる用語

日本語 省略語	ラテン語 省略語	ラテン語	英語	相当するもの
手指	DI	Digiti	fingers	手根骨間および指節間関節，手の骨間筋
手根	CA	Carpus	wrist	橈骨手根関節，橈側手根伸筋と尺側手根伸筋
肘	CU	Cubitus	elbow	肘関節，上腕筋膜，上腕二頭筋，上腕三頭筋，腕橈骨筋
上腕	HU	Humerus	shoulder	肩甲上腕関節，三角筋，上腕二頭筋，棘上筋
肩甲骨	SC	Scapula	scapula	肩甲胸郭および鎖骨の関節，僧帽筋，前鋸筋，菱形筋
頭部	CP	Caput	head	頭蓋骨と顎関節，眼の筋，側頭筋
頸部	CL	Collum	neck	頸椎，頸部筋膜，頸腸肋筋
胸郭	TH	Thorax	thorax	胸椎，胸肋関節，胸腸肋筋，胸筋
腰部	LU	Lumbi	lumbar	腰椎，筋膜，腰腸肋筋，腹直筋
骨盤	PV	Pelvi	pelvis	仙腸関節，恥骨結合，殿筋，腹斜筋，腹直筋
股	CX	Coxa	thigh	股関節，大腿，内閉鎖筋，恥骨筋，梨状筋
膝	GE	Genu	knee	膝関節，大腿筋膜，大腿四頭筋，大腿二頭筋
距骨	TA	Talus	ankle	足関節（距腿関節），下腿筋膜，腓腹筋，脛骨筋
足趾	PE	Pes	foot	足根骨間および趾節間関節，筋膜，足の骨間筋

表8.3●3面の運動を述べる新旧の用語と省略語

日本語 省略語		英語 省略語	英語	日本語
矢状面	前方	AN	Antemotion	前方運動
	後方	RE	Retromotion	後方運動
前額面	外方	LA	Lateromotion	外方運動
	内方	ME	Mediomotion	内方運動
水平面	外旋	ER	Extrarotation	外旋運動
	内旋	IR	Intrarotation	内旋運動

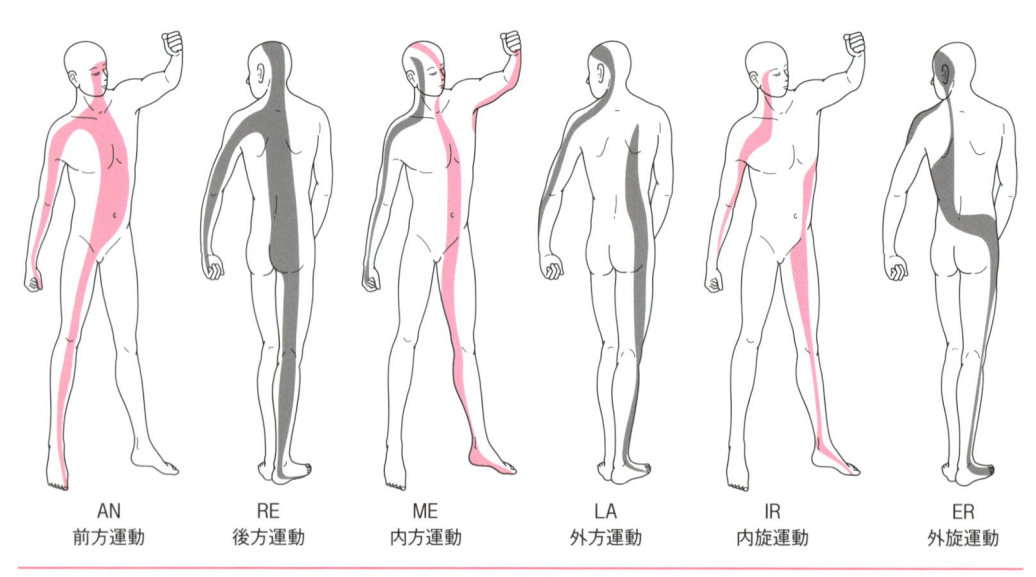

AN　前方運動　　RE　後方運動　　ME　内方運動　　LA　外方運動　　IR　内旋運動　　ER　外旋運動

図8.2●筋膜配列

表8.4●協調中心（CC）と融合中心（CF）の違い

協調中心（CC）	融合中心（CF）
筋腹上に位置し，それらは筋外膜と筋周膜と筋内膜を経て筋膜単位を調整する． 3つの空間平面と一致している身体部位に位置する． 力が要求されるときや，筋膜上への筋の停止が張力をかけられる（配列）ときに動員される．	腱上に位置し，それらは支帯と筋膜螺旋を経て運動方式を調整する． 関節の近くで，2つの平面の間の中間帯（対角線）に位置する． 直接的（腱を経て）あるいは間接的（支帯が付着する骨の運動を経て）な支帯の張力によって動員される．

　CCは，分節レベルで介入し，筋紡錘の活性化を経て一方向性の筋線維の活動を同期させることで，一方向性の分節運動の協調性に関与している．

　また，1つの平面ではない対角線上の複合運動方式（前方－外方，前方－内方，後方－外方，後方－内方）における，2つの隣接した筋膜単位からのベクトルが収束する点が，融合中心（centre of fusion：CF）がある（図8.3）．これは，筋膜の対線または螺旋に沿って組み合わさる．腱に張力をかけることにおいて重要な役割を果たすCFは，支帯の範囲内で見出される．CFは，ゴルジ腱器官調節を経て，運動方式において関節を動かすことに関与する2つ以上の筋膜単位の活動を同期させる．CFは関節の近くに位置することが多い．CCとCFの違いを表8.4に記す．

　CFの配列による筋膜対角線を図8.4に[10)]，筋膜螺旋を図8.5に[11)]示す．筋膜螺旋に関しては，手と足のどのCFから始まる螺旋かによって，名前が付けられている．例えば，AN-LAの螺旋は，手と足の前外側部から始まる螺旋パターンを示す．

　不良姿勢や異常運動パターンによって，CCが高密度化（基質のゲル化と筋膜内コラーゲン線維の配列の変異）をきたして疼痛を生じると，静的姿勢あるいは動的活動（運動行為）において，疼痛を回避するために姿勢の代償が生じることになる．

　筋膜の基底張力が高密度化の形成によって変性すると，神経受容体がこの異常な伸張に反応し，疼痛信号によって潜在的危険を知らせる．身体は，姿勢代償によってこの疼痛信号を中和するようになる．所定の筋膜単位の張力のあらゆる変調は，この基底張力を保つ方法として，同じ配列に沿って他の筋膜単位で反張力を引き起こす．例えば，大腿筋膜張筋がその牽引力を増加させた場合，同じ配列の遠位の筋膜単位（長趾伸筋）で反対方向の牽引力が誘導される．そのような張力の調整は，多くの場合で急性痛を生じさせる．なぜ

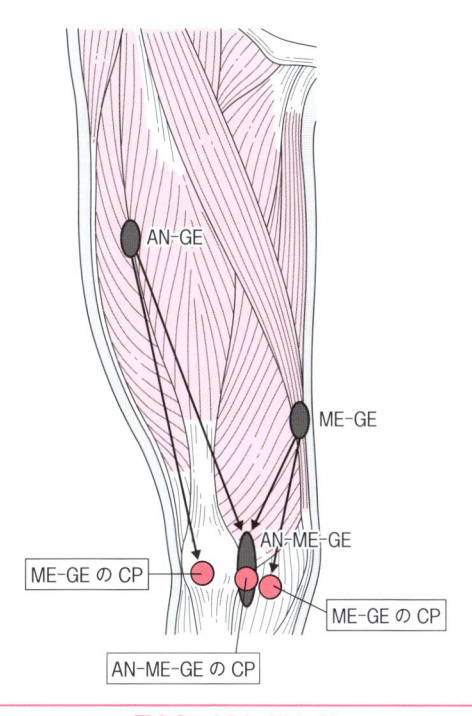

図8.3●CCとCFとCP
CC：AN-GE（膝－前方），ME-GE（膝－内方）
CF：AN-ME-GE（膝－前方－内方）：AN-GEとME-GEの融合点
CP：疼痛部位

なら，筋膜のこの分節の自由神経終末が，過剰および異常な牽引を受けるからである．そして，身体は平衡を再構築する手段として対側の代償を生じる．つまり，薄筋によって膝関節において反張力を生じ，外側の股関節と足関節の筋膜スパズムに対抗しようとするのである[10)]．

鑑別診断のポイント

　どのような治療でもその実施前には，器質性疾患を除外するための鑑別診断が必要となる．単なる組織の老化によるものも除外する．関連痛はその原因を追求

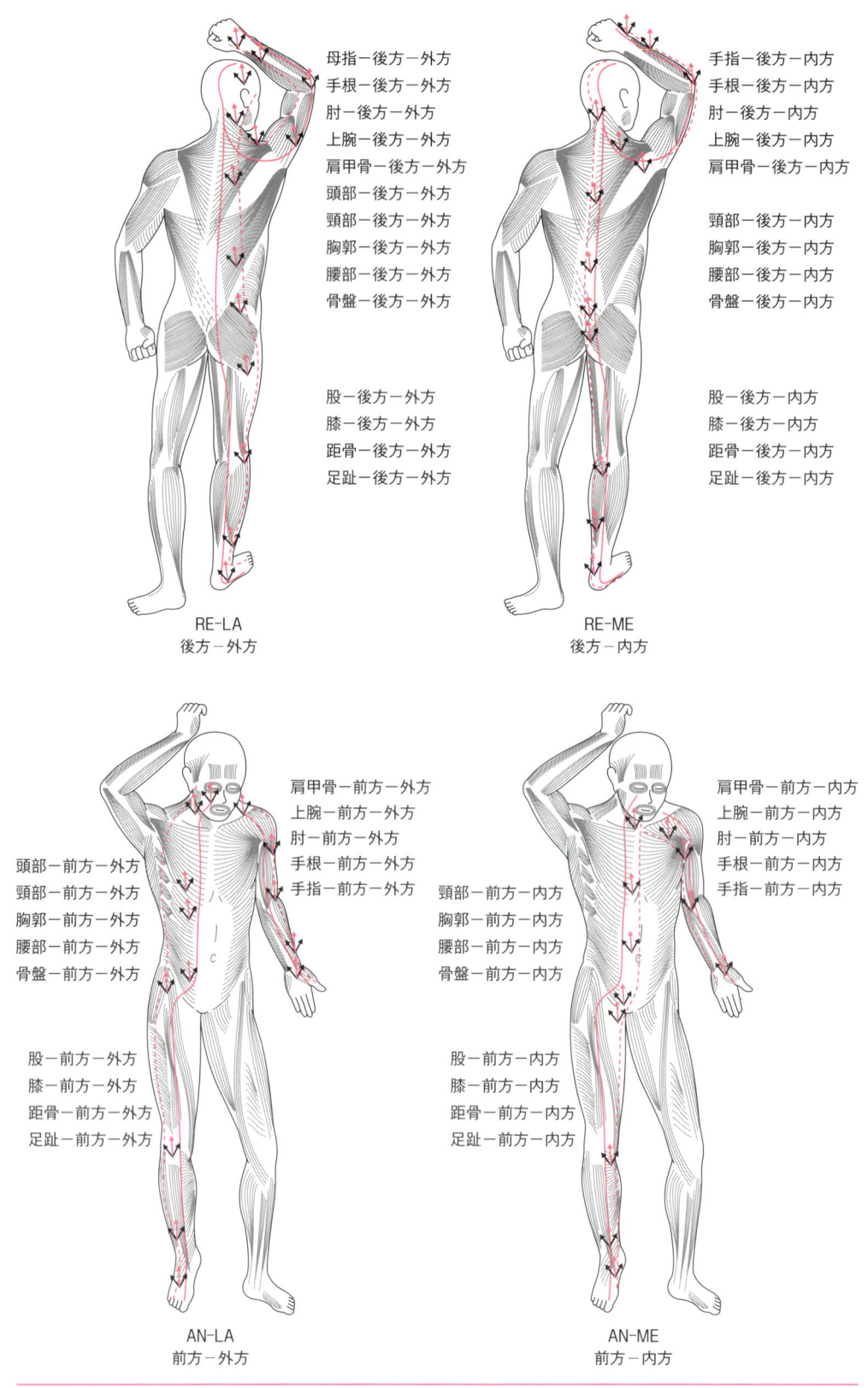

120 ●第8章 結合組織（非収縮組織）と筋系

母指－後方－外方
手根－後方－外方
肘－後方－外方
上腕－後方－外方
肩甲骨－後方－外方
頭部－後方－外方
頸部－後方－外方
胸郭－後方－外方
腰部－後方－外方
骨盤－後方－外方

股－後方－外方
膝－後方－外方
距骨－後方－外方
足趾－後方－外方

RE-LA
後方－外方

手指－後方－内方
手根－後方－内方
肘－後方－内方
上腕－後方－内方
肩甲骨－後方－内方
頸部－後方－内方
胸郭－後方－内方
腰部－後方－内方
骨盤－後方－内方

股－後方－内方
膝－後方－内方
距骨－後方－内方
足趾－後方－内方

RE-ME
後方－内方

頭部－前方－外方
頸部－前方－外方
胸郭－前方－外方
腰部－前方－外方
骨盤－前方－外方

肩甲骨－前方－外方
上腕－前方－外方
肘－前方－外方
手根－前方－外方
手指－前方－外方

股－前方－外方
膝－前方－外方
距骨－前方－外方
足趾－前方－外方

AN-LA
前方－外方

肩甲骨－前方－内方
上腕－前方－内方
肘－前方－内方
手根－前方－内方
手指－前方－内方

頸部－前方－内方
胸郭－前方－内方
腰部－前方－内方
骨盤－前方－内方

股－前方－内方
膝－前方－内方
距骨－前方－内方
足趾－前方－内方

AN-ME
前方－内方

図8.4 ● 4つの筋膜対角線[10]

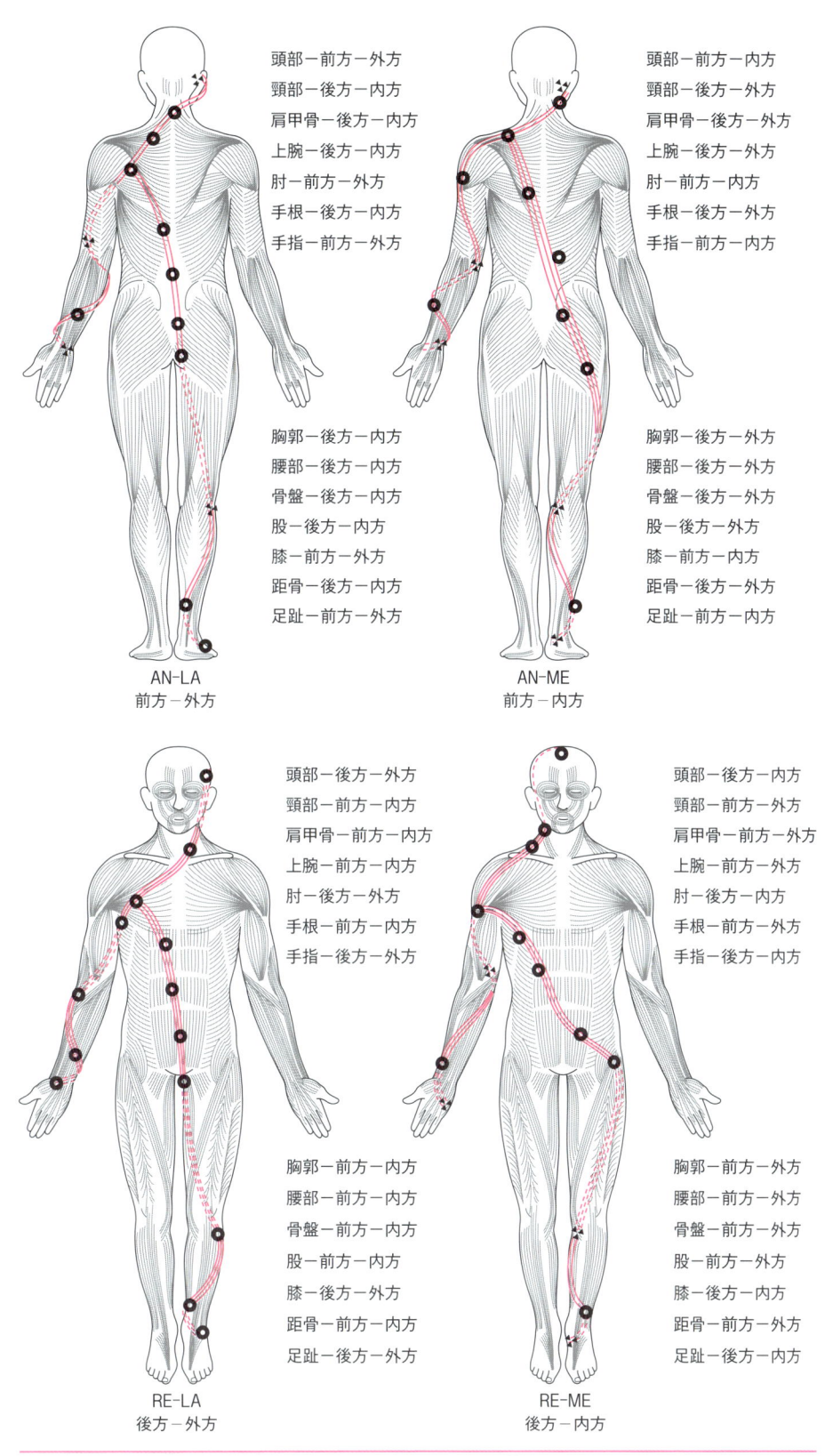

121　筋膜に対するアプローチの展開

頭部－前方－外方
頸部－後方－内方
肩甲骨－後方－内方
上腕－後方－内方
肘－前方－外方
手根－後方－内方
手指－前方－外方

胸郭－後方－内方
腰部－後方－内方
骨盤－後方－内方
股－後方－内方
膝－前方－外方
距骨－後方－内方
足趾－前方－外方

AN-LA
前方－外方

頭部－前方－内方
頸部－後方－外方
肩甲骨－後方－外方
上腕－後方－外方
肘－前方－内方
手根－後方－外方
手指－前方－内方

胸郭－後方－外方
腰部－後方－外方
骨盤－後方－外方
股－後方－外方
膝－前方－内方
距骨－後方－外方
足趾－前方－内方

AN-ME
前方－内方

頭部－後方－外方
頸部－前方－内方
肩甲骨－前方－内方
上腕－前方－内方
肘－後方－外方
手根－前方－内方
手指－後方－外方

胸郭－前方－内方
腰部－前方－内方
骨盤－前方－内方
股－前方－内方
膝－後方－外方
距骨－前方－内方
足趾－後方－外方

RE-LA
後方－外方

頭部－後方－内方
頸部－前方－外方
肩甲骨－前方－外方
上腕－前方－外方
肘－後方－内方
手根－前方－外方
手指－後方－内方

胸郭－前方－外方
腰部－前方－外方
骨盤－前方－外方
股－前方－外方
膝－後方－内方
距骨－前方－外方
足趾－後方－内方

RE-ME
後方－内方

図8.5●4つの筋膜螺旋[11]

第8章

する．膠原病のように結合組織に異常をきたす疾患は，その特徴をよく理解した上で除外するかどうかを決定する．以下に組織の老化によるもの，膠原病のように結合組織に異常をきたす疾患，治療上禁忌あるいは注意を要するものを挙げる．

1．組織の老化

体重当たりでは骨格筋の減少が著明で，老年者の身体成分比では蛋白質および細胞内水分の低下が特徴的である．また，コラーゲン，エラスチン，レクチンなどの結合組織蛋白質の量も変化する．コラーゲンは若齢者では総体蛋白質の25％であるのに対して，高齢者の体内では30〜40％になる．コラーゲンが増えればコラーゲンどうしの間隙が狭くなり，細胞や組織液が動きにくくり，器官相互の運動の自由度も減少する．エラスチンは加齢に伴い減少する．さらにカルシウム沈着の増加，ムコ多糖類の減少が加わり，エラスチンの弾力性，屈曲性が低下する．

皮膚では，その構成要素はすべて加齢に伴い退行性変化を呈する．皮膚の老化は加齢による一般老化（遺伝子要因に加え，生命維持に必要なエネルギー生成時に生じる活性酸素および食生活により生じる代謝産物や運動に伴う活性酸素が要因）と太陽紫外線（特に紫外線B）による皮膚損傷のために生じる光老化に大別できる．皮膚の老性萎縮は頭部・顔面・手背，ときに性器などで明らかになる．表皮や毛包の萎縮は表皮下の血管床の面積減少も影響している．真皮の変化としては，真皮乳頭部の厚みが減少し，真皮と表皮との結合が脆弱になる．コラーゲンやエラスチンの種類や構造あるいは密度の変化は，真皮内で著明である．日光に過剰に曝露することで光化学線作用による傷害が生じ，こうしたコラーゲンやエラスチン線維の変性を加速したり増幅したりする結果となる．基底膜を構成するⅣ型コラーゲンやⅦ型コラーゲンの減少ならびにエラスチン線維の減少に伴う機能低下のために，皮膚はたるんだ感じとなり，シワが形成される．真皮や皮下組織の毛細管や細静脈はまばらになり，不規則となる．皮下組織での脂肪の脱落と微小循環の減少は，加齢に伴う熱放散の調節力の低下の原因ともなる．

2．各種器質的疾患

結合組織に異常をきたす疾患に膠原病がある．今日では膠原病の主なものは本態的には自己免疫疾患であると認められている．しかし，両者は完全に同一のものではなく，自己免疫疾患のなかには膠原病でないものもある[20]．

種々な意見はあるが，膠原病には，①関節リウマチ，②全身性エリテマトーデス，③強皮症・全身性強皮症，④皮膚筋炎・多発性筋炎，⑤シェーグレン症候群，⑥大動脈炎症候群，⑦混合性結合織病，⑧ベーチェット病などが含まれる．ただし，本章では膠原病に限らず結合組織の異常をきたす疾患を概説する．

1）線維形成の障害

線維形成の障害の原因として，①コラーゲンまたはエラスチンの生合成の障害，②分子の架橋の欠陥，③線維の凝集に影響を与える他の細胞間物質（例えばプロテオグリカンや糖蛋白）の異常，および④線維分解酵素の活性の亢進が考えられる[1]．

代表的な疾患には，①副腎皮質ホルモンの大量投与による障害，②壊血病，③ラチリズム，④遺伝性結合組織疾患：Ehlers-Danlos症候群，Marfan症候群，ホモシスチン尿症，皮膚弛緩症，Menkes' Kinky-hair症候群，などがある[1-3]．

2）線維症

臓器に過剰の結合組織線維，特にコラーゲン線維が沈着し臓器の機能障害が惹起される状態は一般に臓器線維症と呼ばれる．瘢痕，胼胝，癒着，被包などは病理的，臨床的意義は線維症と違うが，コラーゲン線維の過剰沈着という点では線維症と本質的に同じ現象である．線維症は一般に肉芽組織の結果として発生するが，薬剤によっても後腹膜や皮膚に線維症が誘発される[1]．線維症は，単にコラーゲン線維の量的増加ではなく，①臓器固有の線維構築が破壊され，構成コラーゲンの変化やエラスチン線維の減少などの質的変化が伴う，②線維症に沈着したコラーゲンの代謝回転は速く，線維の成熟が一般に遅延する，③線維症には石灰沈着やヒアリン化などの二次的変性が起こりやすい．

代表的な疾患には，①肝線維症，②肺線維症，③リンパ節線維症，④強皮症，⑤瘢痕などがある[1]．

3）エラスチン線維と疾患

皮膚疾患におけるエラスチン線維の変化は，①エラスチン線維の減少，②エラスチン線維の増加，および③エラスチン線維のカルシウム沈着に分けられる．病

表8.5 ● 特に鑑別が必要な禁忌あるいは注意が必要な疾患

1. 悪性腫瘍・癌	11. 骨粗鬆症あるいは進行した退行性変化
2. 開放創	12. 筋区画症候群（コンパートメント症候群）
3. 縫合部	13. 急性期の循環障害
4. 全身あるいは局所感染	14. 骨髄炎
5. 急性期のリウマチ様関節炎	15. 動脈瘤
6. 発熱時	16. うっ血性水腫
7. 蜂巣炎	17. 進行した糖尿病
8. 血腫	18. 皮膚過敏症
9. 回復過程の骨折部位	19. 抗凝血療法施行時
10. 過可動性関節	20. その他

表8.6 ● 筋膜機能異常に対する治療手技

手技	概要
マッスルペインリリーフ muscle pain relief	strain-counterstrainを筋膜配列に沿った筋筋膜治療として，竹井がオリジナルに発展させた技術．筋力のベクトルが収束する筋外膜上の協調中心（centre of coordination：CC）の痛みに対して，他動的に最も痛みが少ない楽な姿勢をとらせて，筋紡錘を他動的に短縮させ，不適切な固有受容器活動を減少もしくは抑制し，痛みを軽減する．
筋膜リリース myofascial release	全身の膜組織を対象として，単なる膜の伸張ではなく，膜のねじれをリリース（解きほぐす）し，基質の粘稠度を変化させ筋・筋膜のバランスを整える．協調中心（CC）と筋膜配列の考えでさらに効果が上がる．
筋膜マニピュレーション fascial manipulation®	協調中心CCと，いくつかの筋膜の単位の力が収束するより幅広い領域または点としての融合中心（centre of fusion：CF）を治療対象とする．高密度化したCCに対しては，筋膜配列に沿って評価と治療を行う．各CCに対して十分な時間の摩擦を与え，基質の粘稠性を修正する．動筋と拮抗筋のバランスも考慮する． 融合中心（CF）は，複合的な運動の協調に関与する．筋膜対角線と筋膜螺旋に沿って評価と治療を行う．CCより圧を少なめにして，摩擦の滑りを増やす．

的状態におけるエラスチン線維の変化は，原発性または続発性に発生するが，コラーゲン線維のように著しく増加することは少ない．

代表的な疾患には，①銅欠乏症，②ラチリズム，③皮膚弛緩症，④老人性エラスチン線維症，⑤エラスチン線維性仮性黄色腫，⑥全身性エリテマトーデスおよび強皮症：エラスチン線維の原発性変化ではなく，結合組織病変の一部として発生する，⑦腫瘍：腫瘍の間質にエラスチン線維の増加を認め，特に硬性乳癌にエラスチン線維の増加が起きる，などがある[1]．

3. 禁忌あるいは注意を要するもの

禁忌あるいは注意を要するものは表8.5の通りである[5,17,20,21]．特に悪性腫瘍や動脈瘤，急性関節リウマチは禁忌であり，血腫や開放創，治癒過程にある骨折部位などは局所的に禁忌となる．なかでも，悪性腫瘍・癌では，結合組織が癌を囲み，病的細胞の転移を防いでいるため禁忌であり，開放創や縫合部では結合組織が傷口の修復過程にあるため6〜8週間は禁忌である．また，全身あるいは局所感染時は，結合組織が感染をさえぎり，他の組織への感染の拡大を防いでいるため禁忌となる．

筋膜機能異常に対する治療

筋膜機能異常に対する治療としては，高密度化（基質がゲル状に変化し，ヒアルロン酸が凝集し，筋膜内コラーゲン線維の配列が変化）した筋膜に対して，摩擦によって温度の局所上昇を引き起こし，ゲル化された基質を流動化させることで正常な状態（ゾル）に戻し，筋膜の順応性を活用することによってコラーゲン線維間の癒着を除去することが求められる．間接的治療には，マッスルペインリリーフ（muscle pain relief）があるが，直接的治療には，筋膜リリース（myofascial release）や筋膜マニピュレーション（fascial manipulation®：FM）がある（表8.6）．

評価

一般的評価は第1部第3章を参考にして行うが，これら3手技に共通する評価として，特に，現在の疼痛，随伴性疼痛，既往歴に関しての詳細な問診，アライメントの評価，運動時の可動域，筋力，異常感覚，触診による疼痛部位の確認は特に重要となる[10-12]．

1．運動検証

運動検証は，自動運動，他動運動，ストレッチング，抵抗運動からなる．疼痛，ROM制限，筋力低下があるかを評価する．

評価結果として，アステリスクを1つから3つ記載する[10]（表8.7）．

運動検証の結果は，再テストの際に痛みや筋出力がどの程度回復したかを確認するために用いる．

2．触診検証

CCの触診は，治療の面を決定するためにも特に重要となる[10]．

患者の主訴，運動検証の結果から，面（矢状面，前額面，水平面），分節，筋膜単位を選択するため，その動筋筋膜単位のCCを触診する．もしも，動筋筋膜単位に変性がなければ，同じ面の拮抗筋筋膜単位のCCを触診する．特に何もなければ，動筋筋膜配列に沿って他のCCを触診する．拮抗筋筋膜配列に沿った触診も合わせて実施する．その面に明確な異常が見出せないときは，他の面のCCを触診する．このことで，患者が訴えている部位以外の，例えば既往歴に関係するような無症候性CCを発見することにつながる．

CCは，筋膜の緊張・圧痛・浮腫を生じている直径約1cmの小さな点で，最も圧痛の強い部分は直径3mm程度である．指で押すと正常の組織の4倍ほど過敏な点である．患者によっては，CCに変性があると，痛くて飛び上がったり（jump sign），顔をしかめたり（grimace sign）する．

評価結果として，各面の各分節に，アステリスクを1つから3つ記載する（表8.8）．関連痛が生じる場合には，その関連部位がそのCCの近位（上行性）に生じるか，遠位（下行性）に生じるかも記載する．

最終的には，アステリスクの多くついた面が治療対象となる．治療の際には，動筋と拮抗筋とのバランスをとることも忘れてはいけない．

次項から，各手技の概要を説明する．

表8.7●運動検証の結果記載

*	軽度の疼痛と，または筋力不足，ROMの制限
**	中等度の疼痛と，または筋力不足，ROMの重大な制限
***	非常に強い疼痛（または運動制限），または運動検証ができない

表8.8●触診検証の結果記載

*	高密度化＋疼痛
**	高密度化＋激しい疼痛
***	高密度化＋疼痛＋関連痛

文　献

1) 梶川欽一郎：結合組織．金原出版，東京，1984．
2) 山下昭：小組織学書．金芳堂，京都，1983，pp.72-89．
3) 安田健次郎：結合組織（山田英智 他・監訳：組織学〔I〕），廣川書店，東京，1984，pp.170-211．
4) 藤田恒夫：支持組織（藤田尚男，藤田恒夫：標準組織学総論）．医学書院，東京，1988，pp.122-155．
5) Barnes JF：Myofascial release. John F.barnes,P.T. and Rehabilitation Services, Inc., Pennsylvania, 1990.
6) Swenson C：(1995, June)Craniosacral therapy. Course taken in Mineapollis, The upledger institute, INC.
7) Upledger JE, Vredevoogd JD：Craniosacral therapy. Eastland Press, Seattle, 1983.
8) Upledger JE：Craniosacral therapy II. Eastland Press, Seattle, 1987.
9) Krause & Cutts（山本敏行・訳）：機能組織学．南江堂，東京，1984，pp.49-59．
10) 竹井仁：筋膜マニピュレーション 理論編．医歯薬出版，東京，2011．
11) 竹井仁：筋膜マニピュレーション 実践編．医歯薬出版，東京，2011．
12) 竹井仁：筋膜マニピュレーション（嶋田智明，有馬慶美，斉藤秀之・編：臨床思考を踏まえる理学療法プラクティス 新人・若手理学療法士のための最近知見の臨床応用ガイダンス 筋・骨格系理学療法）．文光堂，東京，2013，pp.46-60．
13) Hollinshead WH, Jenkins DB：Functional anatomy of the limbs and back. W.B.Saunders company, Philadelphia, 1981.
14) Kisner C, Colby LA：Therapeutic exercise(2nd ed.). F.A.Davis, 1990.
15) Stearns ML：Studies of the development of connective tissue in transparent chambers in the rabbit ear II. Am J Anat 67：55-97, 1940.
16) Cyriax J：Deep Massage. Physiotherapy, 63(2)：60-61, 1977.
17) 沖田実：筋による拘縮の発生とそのメカニズム（望月

久，山田茂・編：筋機能改善の理学療法とそのメカニズム－理学療法の科学的基礎を求めて 第2版）．ナップ，東京，2007，pp.123-135．
18) Booth M, et al.：Collagen accumulation in muscles of children with cerebral palsy and correlation with severity of spasticity. Developmental Medicine & Child Neurology. 43(5)：314-20, 2001.
19) Greenman PE：Myofascial release technique. Principles of manual medicine(2nd ed.). Williams & Wilkins, Baltimore, 1996, pp.145-158.
20) 橘敏也：内科〈免疫・膠原病〉（橘敏也，長野博，西崎統・編：全科疾患ブック）．ミクス，東京，1990，pp.153-167．
21) Spoerl JJ, Benner EK, Mottice MD：Soft tissue mobilization techniques(2nd ed). JEMD Publishers, Ohio, 1994.

（竹井　仁）

I. マッスルペインリリーフ (muscle pain relief：MPR)

マッスルペインリリーフ (muscle pain relief：MPR) は、ストレイン・カウンターストレイン (strain-counterstrain：S-CS) の治療理論を参考に、筋膜配列に沿った筋筋膜痛治療として、竹井がオリジナルに発展させた技術である.

S-CSは、Positional releaseとも呼ばれるとおり、体性機能異常（筋骨格系およびそれに関連した血管、リンパ、神経系の相互依存的な構成要素の機能異常または機能的変化）をきたしている身体各部を他動的に最も痛みが少ない楽な姿勢をとらせることで、体性機能異常を生じさせている不適切な固有受容器活動を減少もしくは抑制し、痛みを軽減する方法である[1-9].

S-CSは、オステオパシー医師であるLawrence H. Jonesによって1960年代に創始され[3-5]、現在も、PTのRandall S. Kusunoseらを中心に治療技術の開発、工夫が続けられている. しかしながら、筋膜の解剖学的配列、すなわち筋膜配列に沿った全節性の評価と治療は行われておらず、部位別の筋痛の治療が中心となっている.

また、S-CSでは、体性機能異常を圧痛点 (tender point) として捉えるが、MPRでは、筋力のベクトルが収束する筋外膜上の協調中心 (centre of coordination：CC) を治療対象とする. CCは、トリガーポイント、テンダーポイント、経穴、ツボなどとも一致する点が多い. しかし、CCは筋膜の解剖学的配列から科学的に証明された点である[10,11].

本項では、筋膜配列に沿った筋筋膜痛治療として、MPRを概説する.

基礎理論

筋外膜の高密度化は、関節受容器を刺激して、関節に痛みを発生させる. 腱は、筋外膜の延長であり、腱線維は、筋周膜の波状コラーゲン線維が平行かつ伸張しないコラーゲン線維へ形質転換したものである. よって、筋外膜の高密度化は、腱を経て関節包に刺激を与えることになる. また、筋外膜を覆う深筋膜への筋線維の挿入が、深筋膜を牽引することになり、深筋膜は関節を越えて多領域にその牽引を伝えることとなり、関連痛を生じる原因となる.

侵害受容器からの刺激は、機械的受容器が介在ニューロンを通して抑制するため、強い刺激でないと反応しない（表8.9）. しかし、侵害受容器からの刺激が大量に脊髄に達すると、機械的受容器の抑制作用がきかなくなり、状況によっては長期的な機能異常を生じる. きっかけとなる最初の障害は、捻挫や筋肉への

表8.9●関節の受容器

形式	形態	神経線維	分布と機能
Type Ⅰ	ルフィニ小体様	有髄（Ⅱ）6〜9μ	静的および動的な機械的受容器で、表層の線維性の関節包に存在し、閾値が低い順応が遅い. 関節の位置と運動を感知、運動の速度と方向に反応する.
Type Ⅱ	層状でパチニ小体様	有髄（Ⅱ, Ⅲ）9〜12μ	動的な機械的受容器で、深層の線維性の関節包と関節の脂肪に存在し、閾値が低い順応が速い. 運動と圧力の変化に敏感、関節の速い運動と振動、関節包の横方向のストレスに反応する.
Type Ⅲ	ゴルジ腱器官様	有髄（Ib）13〜17μ	機械的受容器で、靱帯や腱に存在し、閾値が高く順応が非常に遅い. 周囲の筋活動を反射的に抑制して関節に過剰なストレスが加わるのを防ぎ、運動にブレーキをかける.
Type Ⅳ	自由神経終末, 神経叢	有髄（Ⅲ）2〜5μ 無髄（Ⅳ）<2μ	侵害受容器で、線維性関節包の全域、関節の血管壁、関節の脂肪に存在し、痛みで興奮するが閾値は高い. 脊髄後角にある機械的受容器は、正常な場合わずかな刺激で反応する. 過剰な関節の運動を感知、変形時の機械的刺激や化学的刺激により関節痛の信号を出す.

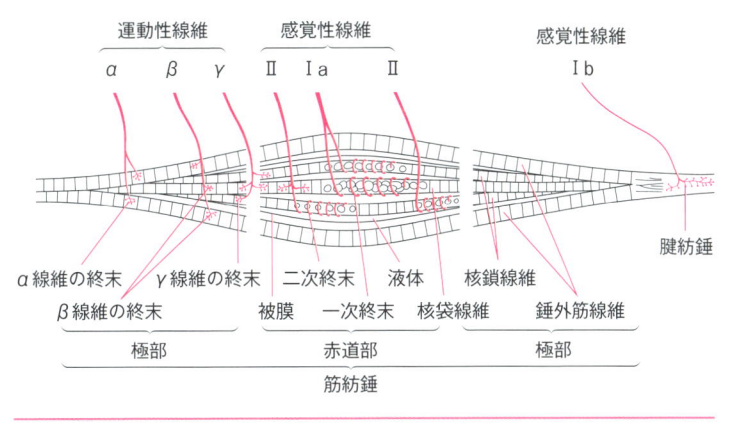

図8.6● 筋紡錘と腱紡錘の模式図
（竹井仁：運動器の構造. 丸山仁司編集, 中外医学社, 東京, 2004, pp.5-54）

無理な負荷，あるいはその手当が不十分だったり多種多様である．いずれの場合も，侵害受容器からの刺激によって正常なα-γ連関の働きが阻害されることになる．そして，γ遠心系のインパルスが増加し，筋紡錘の緊張が高まる．筋紡錘の緊張が高まると，Ia群とⅡ群の求心性線維が興奮し，それがまたα運動ニューロンのインパルスを増大させる．α運動ニューロンのインパルスが増大すると，紡錘外線維が緊張して慢性的な筋緊張が起こり，機能異常が長期化し病的な状態が持続することになる[12]．

1. 筋膜の生理学

認知中心 (centre of perception：CP) は患者が痛みを感じたり認知する領域に対応する．そして，各筋膜単位の協調中心は機能障害の起源に対応する[11,12]．

CPは，通常は関節の周囲に位置する．それは随意筋に連結されて，一般の神経支配をそれらと共有する．認知中心は，腱・靱帯・関節包の関節成分すべての求心性神経の合計でもある．筋膜は，これらの軟部組織成分のすべてに連結されており，このことは，これらの求心性神経に方向的な意味付けを割り当てると解釈できる．

各筋膜単位は，関節の特定の領域を支配するので，正確な運動検査によって，関節の痛みや機能障害に対して原因となっている筋膜単位を確認することができる．

協調中心と認知中心は，第1に筋紡錘と影響し合う点で，第2に各運動方向についての情報を様々な関節受容器に提供するという点で，神経系の末梢情報に作用する．

2. 治療理論の生理学

筋紡錘は筋線維群の走行と並列に配置され，筋の長さおよびその変化の度合を感知する役割をもつ．1個の骨格筋（錘外筋線維）は，数十～数百個の筋紡錘をもつ[13,14]．

中央部と隣接部に一次終末と二次終末という感覚受容器があり，それぞれをIa群線維とⅡ群線維の2種類の感覚神経線維が支配している．

筋紡錘の中央は非収縮性で環らせん終末の受容器を含むが，両端は収縮性をもつ錘内筋線維になって錘外筋線維に結合する．両端の錘内筋線維は，錘内筋線維だけを専門に制御するγ運動ニューロンと，錘外筋と錘内筋線維を1本の軸索分枝で同時に制御するβ運動ニューロンで支配されている．これらが活動すると両端部は短縮する．この力は微弱で筋張力としての効果はないが，筋紡錘受容器の緊張度を強めて感度を高める働きがある．

筋紡錘またはγ遠心性線維が興奮して筋肉が収縮すると，一次終末（Ia群線維）からのインパルスが増加する．このストレインを生じて促通された筋紡錘を，他動的に短縮するような関節の肢位をとると，一次終末からの求心性発射は減少し，中枢神経系はαおよびγ運動神経の発射を減少させて，それにより錐外筋線維を弛緩させる[1-5,15,17]（図8.7）．

MPRでは，CCの痛みが軽減する関節角度の肢位を90秒～120秒保持する．この時間は，固有受容器からの起電の減少が適切な程度になり，かつ血管系に悪

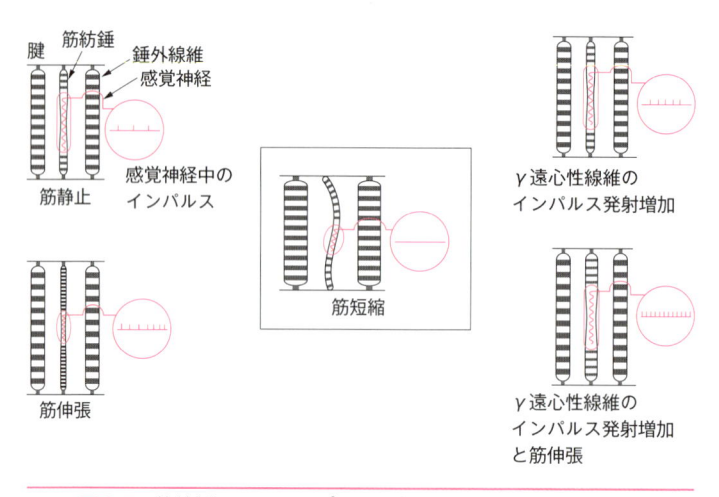

図8.7 ●筋紡錘からのインパルス発射に対する各種条件の効果
（中村嘉男：反射．星　猛・他編，医科生理学展望，丸善株式会社，東京，1996，pp.123-132を一部改変）

影響を及ぼさない時間である[1-5]．錐内筋線維と錐外筋線維の長さの関係が回復すると，筋は静止時の筋緊張を増加させることなく関節をその正常な安静肢位に戻すことが可能となる[3,5,9]．

理想的に痛みが軽減する楽な肢位というのは，正しい解剖学的な姿勢である．そのとき，筋，筋膜には正常な力がかかり，正常な緊張が生じている．機械的受容器は侵害受容器からの信号を抑制しているため，筋肉には正常な休息状態のインパルスが送られている．

しかし，長時間にわたりこの肢位を保持すると，筋静止状態とみなし，錘外筋は短縮しているにもかかわらず，筋紡錘の長さのみ正常な長さに回復する．これは，緩んだ錘外筋が急激に伸張させるようなことがあった場合の危険回避にもつながる生理学的機序である．なぜ，筋紡錘の長さが回復するかに関しては，α-γ連関を理解する必要がある．γ運動ニューロン自身は上位中枢の制御を受けている．γ運動ニューロンの働きは筋紡錘の受容器としての感度を調節することにある．これをガンマ調節といい，ガンマ環（脊髄－γ運動ニューロン－筋紡錘－Ia群線維－脊髄）によって筋の張力を調節する．運動を始めようとする際に，錘外筋を支配するα運動ニューロンと筋紡錘を支配するγ運動ニューロンが上位中枢からの運動命令によって同時に興奮することをα-γ連関という．もし錘外筋だけが短縮したら，並列に位置する錘内筋は緩んで筋紡錘の感度が低下してしまうが，同時に錘内筋も短縮すれば感度が落ちなくてすむためと考えられている[18,19]．

以上のことから，MPRは，異常を起こしたα-γ連関や他の関節受容器の誤情報を修正し，筋肉の正常な緊張状態を取り戻そうとする治療法といえる．

3. 筋膜配列の例

身体分節は，上肢として手指・手根・肘・上腕・肩甲骨，体幹として頭部・頸部・胸郭・腰部・骨盤，下肢として股・膝・距骨・足趾の14身体分節に分けられる．CCは，3つの空間平面で様々な身体分節を動かす6つの筋膜単位（矢状面の前方運動と後方運動，前額面の内方運動と外方運動，水平面の内旋運動と外旋運動）に存在する．筋膜単位は，単関節筋および二関節筋の一方向性の筋線維からなり，それらの深筋膜および関節は，これらの構造によって1つの面上で1つの方向に動かされる[10,11]．

上肢の前方運動配列と後方運動配列を図8.8に示す[10]．

前方運動配列に関しては，母指の前方運動は，長母指屈筋，短母指屈筋，母指対立筋，短母指外転筋によって引き起こされる．これらの筋の多くの線維は屈筋支帯から生じ，前前腕筋膜を強化する．それゆえ，母指の部分からのあらゆる力の増加は，この筋膜上でより大きな牽引を生じる．橈側手根屈筋の多数の線維（AN-CA）と上腕二頭筋のいくつかの線維も，前前腕筋膜から起こる．上腕二頭筋は，上腕二頭筋腱膜としてこの筋膜上に入り込む．この腱膜に受動的に張力を

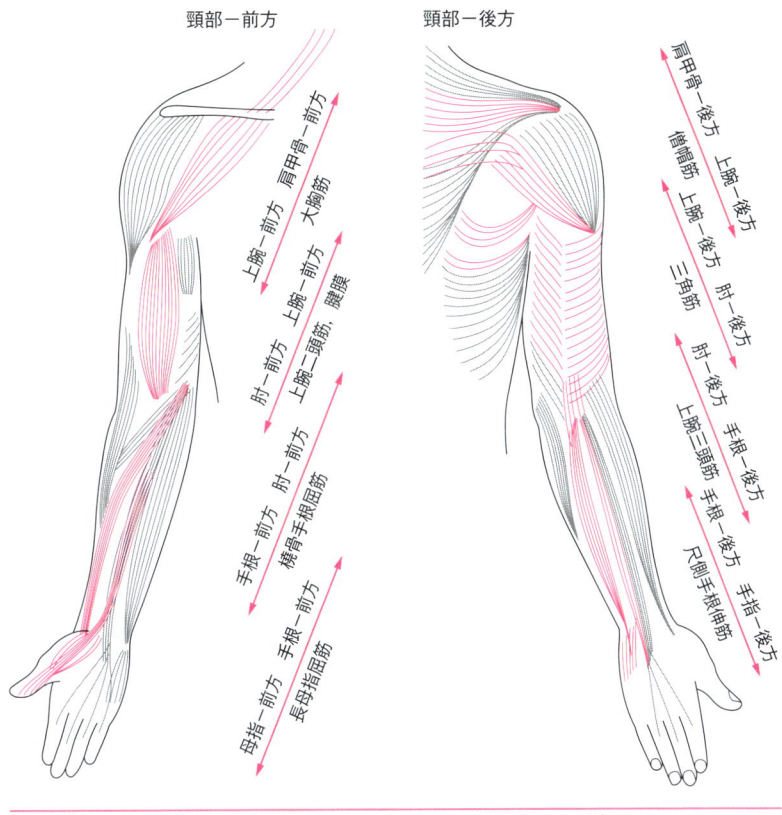

図8.8● 上肢の前方運動配列と後方運動配列[10]

かけることは，AN-CUの筋膜単位の筋紡錘を活性化する．上腕筋は上腕筋間中隔から起こるので，上腕筋が収縮すると，遠位方向で前上腕筋膜を伸張する．三角筋と大胸筋の線維は，上腕筋膜上に入り込む．大胸筋鎖骨部を覆う筋膜は頸筋膜と連続的であり，それは次に，胸鎖乳突筋の鎖骨部分を囲む．これらの2つの構造は，筋膜を通してあるいは広頸筋を経たときには連続している．そして，肩と頸の部位を連結する．このように，上肢の前方運動の配列は，頸部の前方運動（AN-CL）と交わる．腕が自由に垂れ下がっているとき（開放性運動連鎖open kinetic chain：OKC），大胸筋と三角筋はそれらの鎖骨線維によって上腕骨の前方運動（AN-HU）に関与する．腕が固定されているとき（閉鎖性運動連鎖closed kinetic chain：CKC），それらは肩甲骨の前方運動（AN-SC）に関与する[10]．

後方運動配列に関しては，手の小指外転筋（RE-DI）は，尺骨方向に小指を動かす．その一部の線維が直接筋膜から生じているので，この筋が収縮すると，筋膜は遠位に張力をかけられる．すべての脊椎動物において，後方運動配列は常に上肢の尺骨側にある．手指の後方運動（RE-DI）の筋膜単位の収縮は，手根筋膜の範囲内にある縦線維を経て，前腕筋膜に展開する．これらのコラーゲン線維は，指の伸展を手根の背屈（RE-CA）と同期させる伝播ベルトのように作用する．後前腕筋膜は，尺側手根伸筋の線維の一部を起始させる．上腕三頭筋は，この同じ筋膜に腱を展開する．これらの線維のため，上腕三頭筋は筋膜張筋（RE-CU）と考えられる．後前腕筋膜は，尺側手根伸筋の張力を近位に，上腕三頭筋の張力を遠位に伝播させる．これは，運動が手に起こる場合，近位の筋膜単位が動員されることを意味する．肩で力が生じる場合，筋紡錘の活性化に従う筋膜単位の活性化が，遠位方向に向かう．頭側では，上腕筋膜は三角筋肩甲棘部によって張力をかけられ，大円筋と棘下筋とともに上腕骨の後方運動（RE-HU）に関与する．三角筋は，交差する多数の中隔を経て筋膜に張力をかけるだけではなく，棘下筋膜にも部分的に筋線維を送る．

僧帽筋と菱形筋は，肩甲骨の後方運動（RE-SC）を引き起こす．両筋とも，脊柱起立筋の筋膜，すなわち頸部と胸郭の後方運動配列に連結する[10]．

表8.10 ●MPRの適用・禁忌・注意

適用：筋・筋膜痛，慢性痛，手術後の疼痛，捻挫後の痛み，高齢者やRAなどの痛み，妊婦，小児の側弯症にみられる椎骨の変位や痛み，慢性痛，関節可動域制限，脳卒中の痙縮，運動パフォーマンス向上など
禁忌：骨折，断裂などの他は特になし
注意：痛みが強すぎる場合や持続し過ぎる場合，痛みがあって眠れない人，ポジショニングに不安がある人，心臓病をもつ人，手術後などは注意が必要．特に心筋梗塞の前歴がある場合，翌日特異な反応が出て苦しむことがあるので，最初の数回のMPRは控えめにする．

適用と禁忌

MPRは，身体各部を他動的に最も楽な姿勢をとらせることで痛みを軽減させる方法であり，軽くて無理のない治療方法なので，様々な疾患に適用可能である（表8.10）．

手術後に術創部の痛みを代償するために，他部位に生じた疼痛を軽減して代償を軽減する効果も高い．また，スポーツ動作や日常生活における運動パフォーマンスを向上させる効果も高い．

ほかに，腱炎，筋膜炎，肋軟骨炎などの鑑別に利用できる．真の炎症かどうかはMPRの治療姿勢をとることで判明する．圧痛が軽減し，中間位に戻しても痛みが再現しなければ痛みの原因は炎症ではなく，神経筋反射異常である．ただし，炎症であったとしても，筋緊張は低下して腫脹は減少し，自然治癒力は増加する．

評価

一般的評価は第1部第3章を参考にして行うが，特に，現在の疼痛，随伴性疼痛，既往歴に関しての詳細な問診，アライメントの評価，運動時の可動域，筋力，異常感覚，触診による疼痛部位の確認は特に重要となる．運動検証と触診検証に関しては，前項の「筋膜に対するアプローチの展開」を参考にしていただきたい．

ここでは，上肢の前方運動に関する運動検証例を示す（図8.9）．これに引き続き，触診検証を実施する．

治療への一般的原則

1. 快適な肢位を見つける

1）CCの痛みが軽減する関節角度の決定

この関節角度は，CCに触れている指の下で最も組織がリラックスしている点である．この点は，その位置から関節をどの方向に動かしても緊張が増すような位置である．ただし，最も短縮を起こす位置ではないこともあり，中間域のときもある．

圧痛の変化を感じとるため，指はCCに軽く触れておく．一方の手で，組織がリラックスし，楽に感じる肢位に患者を導く．その肢位へ向かって動かす間，時折患者からのフィードバックを得ながら行うと上手くいく．上手くいけば，患者は圧痛点の痛みが減少したと訴え，治療者はその部位の緊張が減少したように感じる．

間欠的な深い触診により圧痛をモニターし，三次元的な調整によって，目標の位置にあと2～3°となったとき，組織はほんのわずかな動きによって大きな変化を生じる．正しい関節角度に達したとき，突然急激な緊張の解放を感じる．この位置では筋の緊張や圧痛が2/3以上は軽減しなくてはならない．この位置からたとえ1～2°ずれても，突然緊張が生じる．この肢位を90秒間保持した後に，治療者はゆっくりと患者を中間位に戻すが，特に最初の数度は慎重にゆっくりと戻さなければならない．理想的なポジションまたはそれに近い部位を探すゆっくりしたアプローチを微調整（fine tuning）という．

2）患者からのフィードバック

慣れないうちは，まずいろいろな姿勢を試し，患者からのフィードバックで楽な姿勢を見つける．姿勢が最適ならば痛みがとれるはずである．うまく圧痛がと

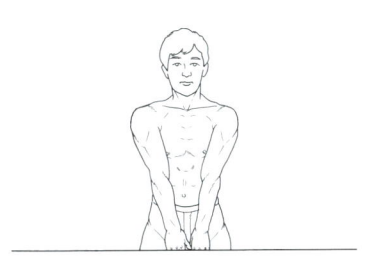

筋膜に対するアプローチの展開／Ⅰ．マッスルペインリリーフ（muscle pain relief：MPR） 131

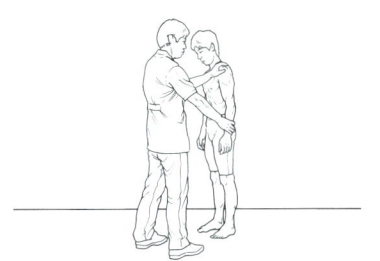

肩甲骨前傾自動運動　　　　　　一側肩甲骨前傾抵抗運動　　　　　小胸筋ストレッチング
a．AN-SC の運動検証

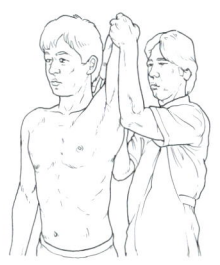

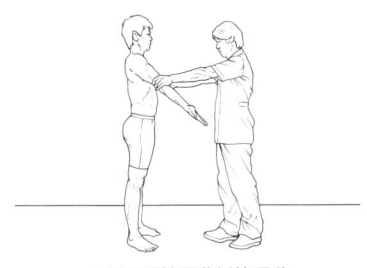

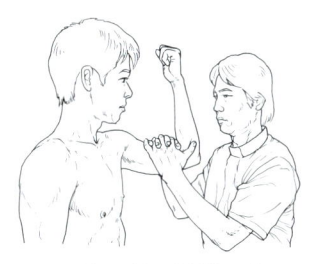

両側肩関節屈曲抵抗運動　　　　一側肩関節屈曲抵抗運動
b．AN-HU の運動検証

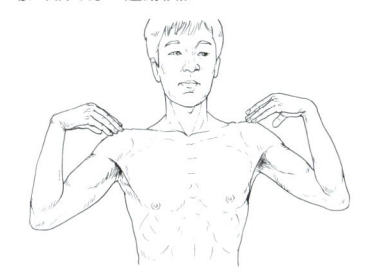

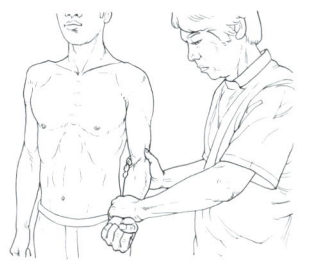

両側肘関節屈曲自動運動　　　　一側肘関節屈曲抵抗運動　　　　　肘屈筋群ストレッチング
c．AN-CU の運動検証

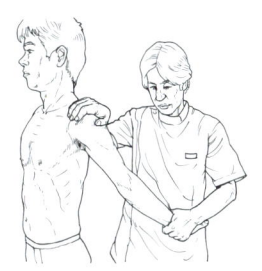

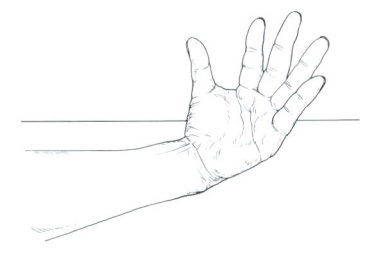

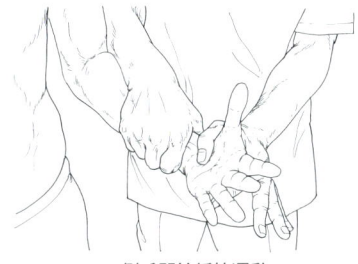

手関節掌屈橈屈自動運動　　　　一側手関節抵抗運動　　　　　　　前腕屈筋群ストレッチング
d．AN-CA の運動検証

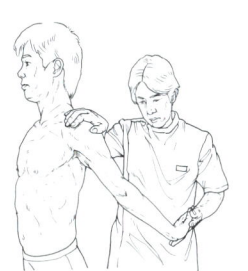

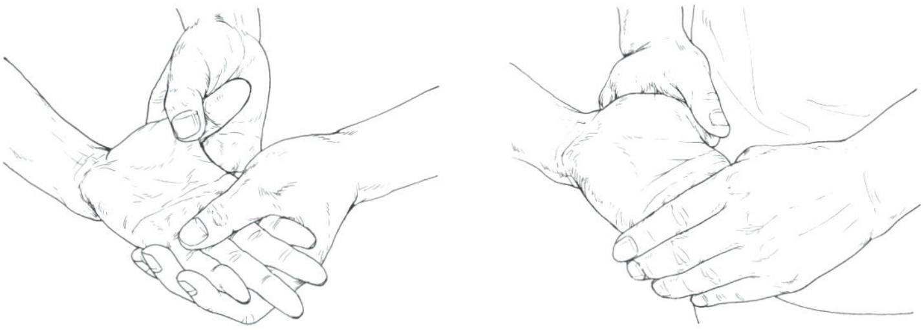

一側母指屈曲抵抗運動　　　　　母指屈筋群ストレッチング
e．AN-DI の運動検証

図8.9●上肢前方運動配列の運動検証

第8章

れれば患者にもそれがはっきりと分かる．慣れてくれば，指先で変化を感じながら理想的な姿勢を見出せるようになる．さらに上達すれば，患者がまだ痛みを訴えていても理想的な姿勢に入ったことが分かるようになる．こういう患者も30秒後には楽になることが多い．

治療の実際

MPRの技術は，全身のCCに及ぶ．MPRでは，筋骨格系の特定の部位における圧痛点を確認し，診断にも治療用のモニターとしても使用する．あるCCが確認されたとき，圧痛と治療者が感じとる組織の過敏さの両方が減少する肢位を選択する．この際に，筋の作用を三次元的に捉えることが重要となる．筋を単純に最も短縮させるわけではなく，屈伸，外内転，外内旋などの要素を組み合わせ，三次元的に痛みが減少する肢位を選択することが大切である．

治療中は，CCに当てた指は診断時よりも軽く触れておき，組織の変化をみる．指先で緊張がなくなるのを確認し，時折指で押して患者に圧痛がとれたかどうかを聞く．この姿勢で約90秒間保持する．その後，患者をゆっくりと正常な姿勢に戻し，再評価を行う．関節周囲の結合組織が正常な機能を回復したとき，CCの痛みは緩和する．

本項では，上肢の前方運動配列と後方運動配列を例に，治療手技を紹介する．

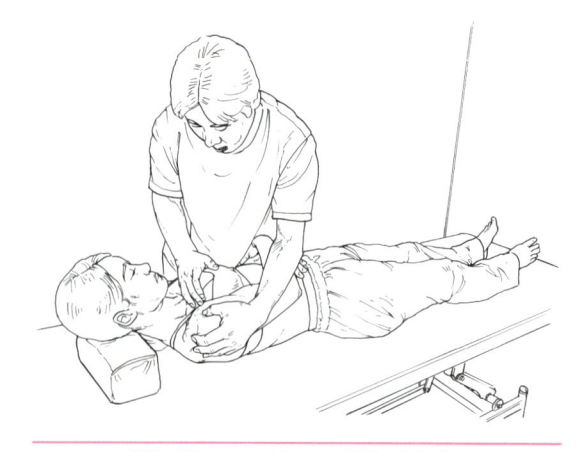

図8.10●AN-SC（小胸筋）のMPR

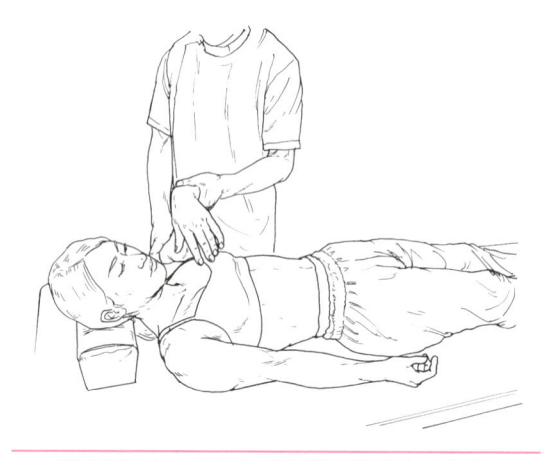

図8.11●AN-HU（三角筋鎖骨部線維）のMPR

1．AN-SC：小胸筋（図8.10）

CC：烏口突起の下方で，小胸筋の筋腹と烏口鎖骨腋窩筋膜上．

CP：肩部，鎖骨腋窩筋膜，肩鎖関節の疼痛（CCとCPは近い）．

治療肢位：背臥位．CC側上肢は身体の前を超えて交差．肩甲骨：前傾，下方回旋，下制．

2．AN-HU：三角筋鎖骨部線維（図8.11）

CC：三角筋と大胸筋の間溝の近くで上腕二頭筋短頭上の三角筋鎖骨部（前部線維）に位置する．または，上腕二頭筋長頭と短頭の間．

CP：肩関節前部の疼痛，腕に下がっていくピリピリ感．

治療肢位：背臥位．肩関節：90°屈曲，わずかに〜中等度外転，内旋，水平屈曲（微調整）．

肘関節：中等度屈曲．

3．AN-CU：上腕二頭筋（図8.12）

CC：三角筋付着部のちょうど下で，上腕二頭筋筋腹の外側．

CP：肘前部，時に上顆または上腕二頭筋腱遠位の疼痛．

治療肢位：背臥位．肩関節：90°屈曲，わずかに〜中等度外転（短頭の場合はわずかに〜中等度内転）．肘関節：中等度屈曲．前腕：回外．

4．AN-CA：橈側手根屈筋（図8.13）

CC：前腕近位1/3と中1/3の間で，腕橈骨筋と橈側手根屈筋の間で，長母指屈筋上．

CP：橈骨手根関節の前外側の疼痛，時に腱嚢胞．

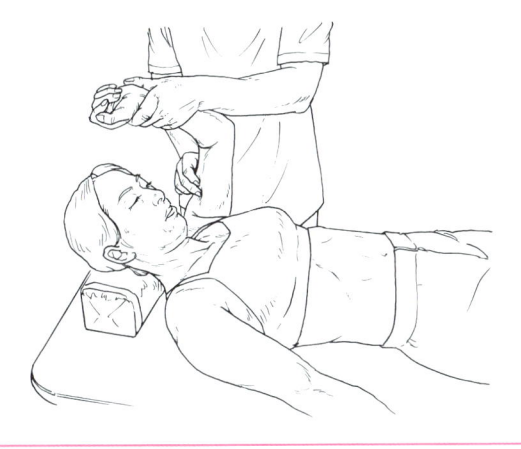

図8.12 ● AN-CU（上腕二頭筋）のMPR

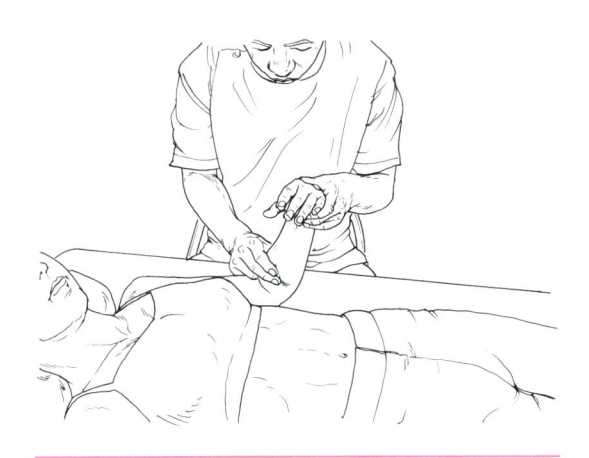

図8.13 ● AN-CA（橈側手根屈筋）のMPR

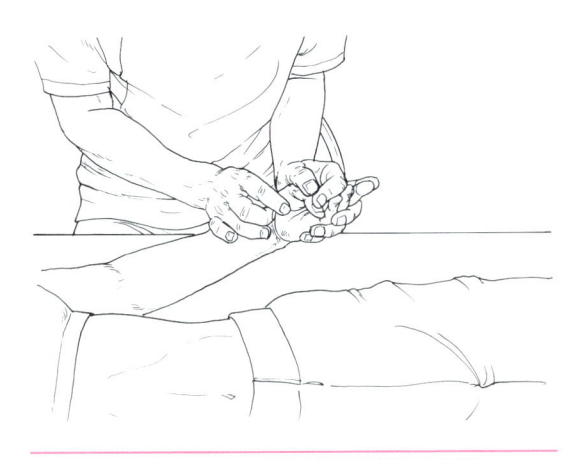

図8.14 ● AN-DI（短母指外転筋）のMPR

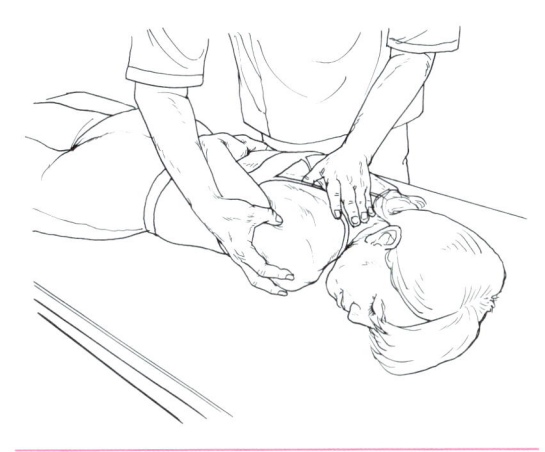

図8.15 ● RE-SC（菱形筋）のMPR

治療肢位：背臥位．肘関節：中等度屈曲．前腕：わずかに〜中等度回内．手関節：掌屈，橈屈．

5. AN-DI：短母指外転筋（図8.14）

CC：母指球の近位外側部．第1中手骨中間．

CP：母指中手指節関節の疼痛．

治療肢位：背臥位．母指：掌側外転，MP関節屈曲，IP関節伸展，対立．

6. RE-SC：菱形筋（図8.15）

CC：大菱形筋と小菱形筋の間．棘突起と肩甲骨内側縁の中間．T2レベル．

CP：肩－頸部－上背部の重苦しい感覚．

治療肢位：腹臥位．肩甲骨：内転，下方回旋，挙上（微調整）．肩関節：背側に内転．

7. RE-HU：大円筋（図8.16）

CC：腋窩後方で大円筋上（あるいは上腕三頭筋長頭）．広背筋，上腕三頭筋長頭，大円筋，小円筋で囲まれた溝．

CP：肩関節（関節包）の前部または後部の疼痛．

治療肢位：座位あるいは腹臥位．肩関節：中等度伸展，内旋強調，わずかに内転．

8. RE-CU：上腕三頭筋（図8.17）

CC：上腕三頭筋筋腹で，内側頭と外側頭との中隔．上腕三頭筋外側頭，三角筋停止腱の高さ．

CP：肘頭，肘関節後方関節包の疼痛．

治療肢位：背臥位．肩関節：軽度外転．肘関節：完全伸展．前腕：回内外で微調整．内外反で微調整．

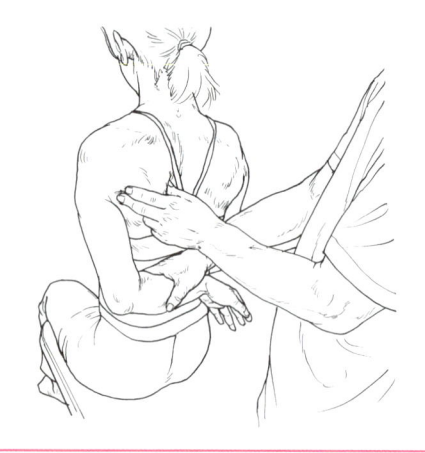

図8.16●RE-HU（大円筋）のMPR

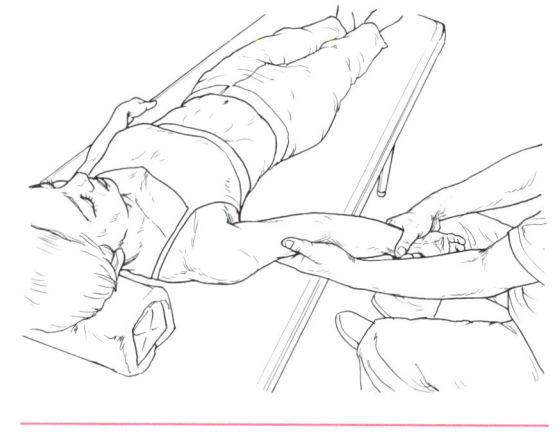

図8.17●RE-CU（上腕三頭筋）のMPR

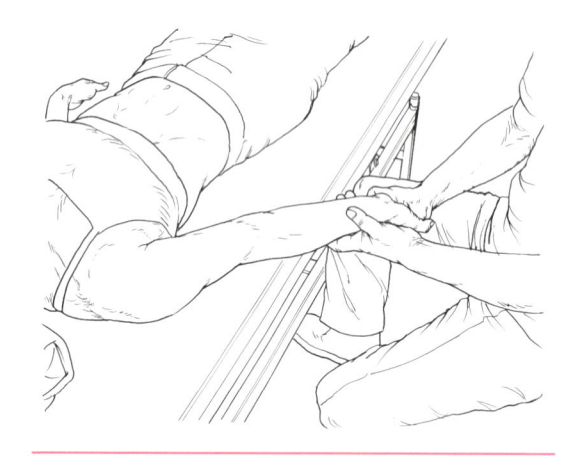

図8.18●RE-CA（尺側手根伸筋）のMPR

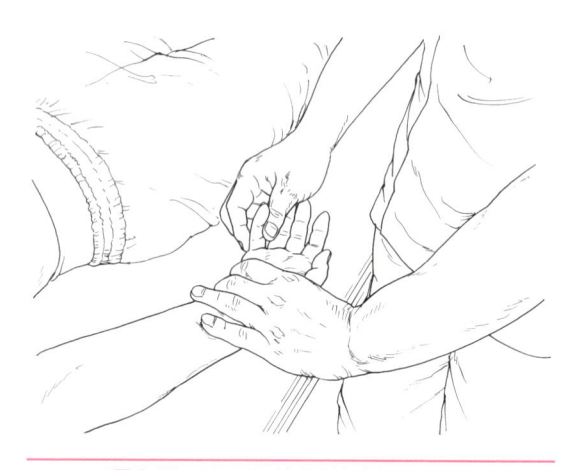

図8.19●RE-DI（小指外転筋）のMPR

9. RE-CA：尺側手根伸筋（図8.18）

CC：前腕遠位1/3（ほぼ中間）の内側で，尺側手根伸筋の遠位．

CP：尺骨茎状突起方向の手関節痛，小指のピリピリ感．

治療肢位：背臥位．肘関節：完全伸展．手関節：背屈，尺屈強調．

10. RE-DI：小指外転筋（図8.19）

CC：第5中手骨底方向で，小指外転筋上．

CP：手の尺側縁と第5指の関節の疼痛．

治療肢位：背臥位．小指：MP外転，MP軽度屈曲．

治療時の反応

MPRは，優しくて患者を傷つけるようなことはないが，強刺激の治療と違って身体がわずかな痛みでも敏感に感じとるようになり，一時的に痛みが悪化する可能性もある．また治療後，筋が張る感じがすることもある．このような反応は患者にとっても不安であり，前もって説明が必要である．筋の張りは通常2～3日で消える．その後，温熱や寒冷療法を実施することがある．張りが残っている間は次の治療が行えないので，週に2～3回の頻度に抑えるようにする[1-4]．

また，効果が持続するためには患者の積極的な協力が必要である．治療後2日間は激しい運動を避ける必要がある．また，痛みが軽減した状態での運動のパフォーマンス向上エクササイズも大切となる．これに

よって，正しい筋収縮のパターンを再学習することになる．

ホームプログラム（Home Program）

ホームプログラムは，患者自身に自分を治療させるのでなく，治療者が治療した効果を持続させるために行わせる．重症かつ重要な場所を1回に2～3箇所指導し，1～2週間後に次の方法を教える．患者自身が可動点を探すのは困難なので，痛みが和らいで気持ちのよい姿勢を枕やベッドを工夫しながら探させる．指導の要点としては，気持ちがよくリラックスして力が抜ける姿勢を2～3分保持し，戻るときはゆっくり戻ることを指導する．1日に2回繰り返すとよい．患者自身が自分の身体に注意を向けることが重要である．

症例紹介

40歳男性，テレビ局大道具係，1ヶ月前から左小指側にしびれが出現．痛みの程度は安静時にNRSで2，作業時に最も痛いときが8であった．検診にて左C5/6の頸椎ヘルニアを指摘されるも，しびれの領域は一致しない．

運動検証と触診検証の結果，特に，左上肢内方運動の筋膜配列の異常が明確となった．右手で釘を打ったりネジを締める際に，左上肢で物を固定する際に左内方運動配列を過度に用いていたことが原因であろう．また，拮抗筋の左LA-CUにも代償的な疼痛が見つかった．

治療として，左ME-SC，HU，CU，CA，DI，左LA-CUの治療を行った．治療後，しびれは消失し，痛みも緩和した．少なくとも1週間は無理な仕事をしないように指導し，経過観察とした．

1．ME-SC：前鋸筋（図8.20）

CC：前鋸筋上で，第5/6肋間隙（乳頭レベル）．広背筋と大胸筋の間．第6肋間隙．
CP：胸郭前方へと広がる腋窩の疼痛．
治療肢位：背臥位．肩甲骨：外転，上方回旋，下制（微調整）．

2．ME-HU：烏口腕筋（図8.21）

CC：烏口腕筋の後方で内側上腕筋間中隔の起始部

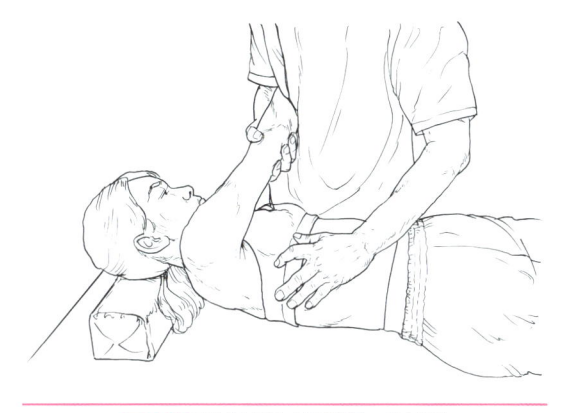

図8.20●ME-SC（前鋸筋）のMPR

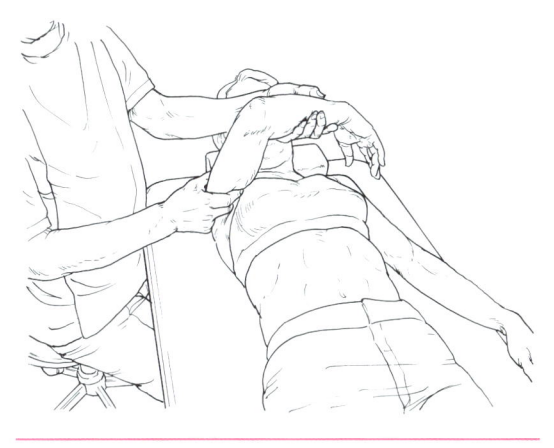

図8.21●ME-HU（烏口腕筋）のMPR

上もしくはわずかに前方．腋窩ひし形の上腕側頂点．烏口腕筋と内側上腕筋間中隔との間．
CP：上腕の内側中隔へと広がる肩関節の疼痛．
治療肢位：背臥位．肩関節：90°屈曲，内転，水平屈曲（微調整）．肘関節：屈曲．

3．ME-CU：尺側手根屈筋（図8.22）

CC：上腕遠位1/3～1/4の内側上腕筋間中隔上．内側上腕筋間中隔のわずかに前方で，尺骨手根屈筋上．
CP：前腕内側に広がる内側上顆の疼痛．
治療肢位：背臥位．肘関節：中等度屈曲．手関節：掌屈，尺屈（微調整）．

4．ME-CA：尺側手根屈筋（図8.23）

CC：前腕の中1/3と遠位1/3の間で，尺側手根屈筋上．
CP：手関節前内側または尺側手根屈筋腱の疼痛．

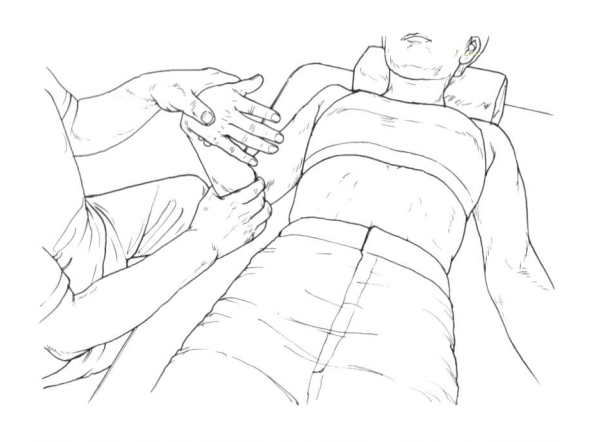

図8.22●ME-CU（尺側手根屈筋）のMPR

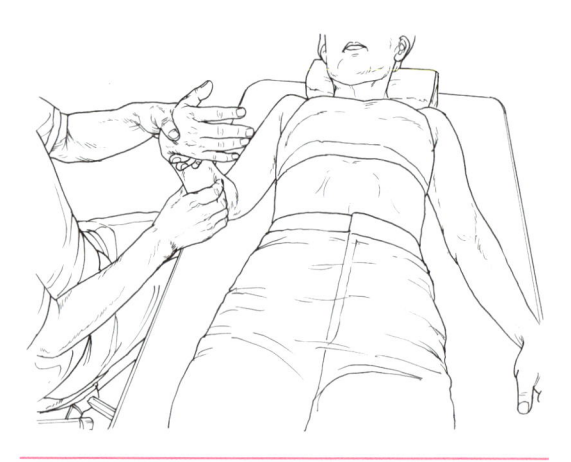

図8.23●ME-CA（尺側手根屈筋）のMPR

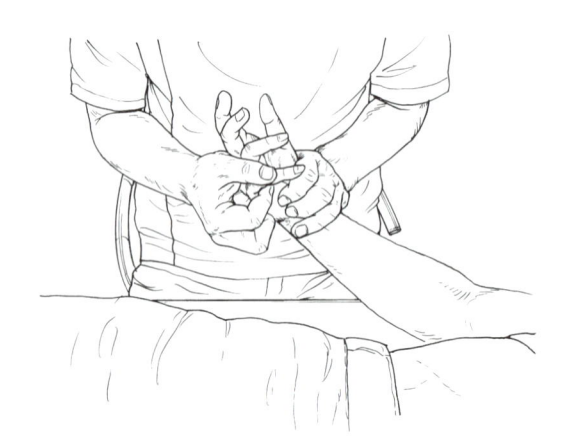

図8.24●ME-DI（短小指屈筋）のMPR

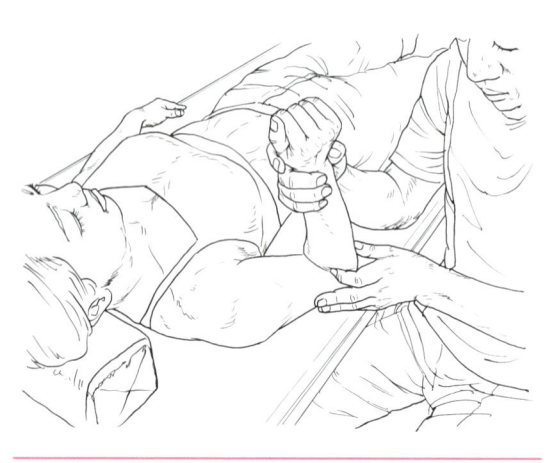

図8.25●LA-CU（腕橈骨筋）のMPR

治療肢位：背臥位．肘関節：中等度屈曲．手関節：掌屈，尺屈（微調整）．

5．ME-DI：短小指屈筋（図8.24）

CC：小指球筋上．短掌筋と短小指屈筋上．
CP：小指球と第5指の疼痛．
治療肢位：背臥位．小指CM関節：屈曲．小指MP関節：屈曲．

6．LA-CU：腕橈骨筋（図8.25）

CC：橈骨頭レベルで腕橈骨筋上と，長橈側手根伸筋との間の溝．
CP：外側上顆，肘の疼痛，前腕のしびれ．
治療肢位：背臥位．前腕：中間位．肘関節：約100°屈曲付近で微調整．

おわりに

　今回のMPRの治療は，上肢の前方・後方・内方運動の筋膜配列に沿った治療の一例である．評価の結果，筋膜配列に沿った全節的治療を実施することで，筋筋膜痛治療に効果が出やすい．しかしながらこの治療方法は，筋膜の高密度化を直接治療しているのではなく，神経生理学的機序に基づく間接的治療である．筋膜制限そのものを治療するには，後述する筋膜リリースや筋膜マニピュレーションがより効果的である．

文　献

1) Jones LH, Kusunose RS：Strain and Counterstrain. Course taken in San Francisco, Jones Institute, INC. 1995, July.

2) Kusunose RS : Strain and Counterstrain III. Advanced and cranials syllabus. Course taken in Seattle, Jones Institute, INC. 2003, September.
3) Jones LH : Jones Strain and Counterstrain. Jones Strain-CounterStrain, Inc., Boise, ID, 1995.
4) Jones LH : Strain and counterstrain. The American Academy of Osteopathy, Indianapolis, IN, 1981.
5) Kusunose RS : Strain and counter strain. In Basmajian JV, Nyberg R(eds.) : Rational manual therapies. Williams & Wilkins, Baltimore, 1993, pp.323-333.
6) Jones LH : Spontaneous release by positioning. DO 4 : 109-116, 1964.
7) Jones LH : Foot treatment without hand trauma. Journal of the American Osteopathic Association 72 : 481-489, 1973.
8) Mitchell FL, Moran PS, Pruzzo NA : An evaluation and treatment mannual of osteopathic muscle energy procedures. Mitchell,Moran and Pruzzo, Valley Park, 1979, pp.1-3.
9) Korr IM : Proprioceptors and somatic dysfunction. Journal of the American Osteopathic Association 74 : 638-650, 1975.
10) 竹井仁：筋膜マニピュレーション 理論編．医歯薬出版，東京，2011．
11) 竹井仁：筋膜マニピュレーション 実践編．医歯薬出版，東京，2011．
12) Schmidt RF, Kniffki KD, Schomburg ED : Der einfluss kleinkalibriger muskelafferenzen auf den muskeltonus. In Bauer HJ, Koella WP, Struppier A(eds) : Therapie der Spastik, Verlag fur angewandte Wissenschaften, Munchen, 1981.
13) 竹井仁：運動器の構造（丸山仁司・編：運動学）．中外医学社，東京，2004，pp.5-54．
14) 竹井仁：触診機能解剖カラーアトラス 下．文光堂，東京，2008．
15) Lee DG : Principles and practice of muscle energy and functional techniques. In boyling JD, Palastanga N(eds.) : Grieve's modern manual therapy(2nd ed.), Churchill Livingstone, New York, 1994, pp.721-732.
16) Sydenham RW : Manual therapy techniques for the thoracolumbar spine. In Donatelli RA, Wooden MJ(eds.) : Orthopaedic physical therapy(2nd ed.), Churchill Livingstone, New York, 1994, pp.421-465.
17) 中村嘉男：反射（星 猛 他・編：医科生理学展望）．丸善株式会社，東京，1996，pp.123-132．
18) Sutherland WG : The cranial bowl. Journal of the American Osteopathic Association 43 : 348-353, 1944.
19) Hoover HV : Functional technique. Academy Applied Osteopathy, Yearbook, Carmel, CA, 1958, pp.47-51.

〔竹井　仁〕

II-1. 筋膜リリース (myofascial release：MFR)

　筋膜リリースの目的は，筋膜のねじれを元に戻し，筋と筋の間もしくは筋と他の構成物の間の可動性や伸張性を改善し，筋やその他の構造物が正常に機能できるように回復することにある．

　膜組織は全身に連なっており，筋膜は全体として身体のすべての他の要素を被っている[1,6-8]．身体を安定させる重要な作用を有し，「第二の骨格」といえる．特に深筋膜は，三次元的に全身に連続した組織であり，膜に強度と形態を与えるコラーゲン（膠原）線維と，形態記憶性と伸張性を与えるエラスチン（弾性）線維からなり，いずれも姿勢と運動のコントロールにとって重要な要素である．

　このため，膜組織どうしの異常な癒着は，筋膜とその深部にある筋組織などすべての組織で滑り合う性質や運動性を低下させ，抗重力姿勢の保持や円滑で機能的・効率的な運動を制限することになる[1,6]．

　特に，コラーゲン線維の癒着は，炎症，傷害，姿勢へのストレスを生じさせ，身体の運動性とアライメントに問題を起こし，最終の可動域までの全自動運動を妨げる．さらに，筋膜のねじれは，筋や血管，リンパ，神経にも影響を与えることになる．

　さらに，最も深層の膜組織は中枢神経を包み込み支える硬膜の管を作るので，硬膜の可動性にも影響があると頭蓋骨と仙骨の生理学的な運動に制限をきたし，種々の機能異常が生じることになる[1,9-11]．実際には，膜組織が全身のネットワークをなすことから，筋膜リリースに，頭蓋仙骨療法が組み合わされることもある[1]．

　筋膜リリースのような治療手技は従来からオステオパシーの領域でも行われてきたが，本書で述べる筋膜リリース (myofascial release) は，John F. Barnesらによって体系づけられてきた技術で，全身の膜組織を対象として，単に筋膜を伸張するだけではなく，筋膜のねじれをリリースする（解きほぐす）技術である[1-5]．その手技に協調中心（CC）を取り入れ，筋膜配列を加味した理論と手技がTakei conceptである．このことによって，筋膜リリースは，さらに効果的な手技となる．

　本項では，John F. Barnesらの筋膜リリース (myofascial release) とTakei conceptについて概説する．

筋膜とは

　筋膜とは，人体に行き渡る結合組織系の軟部組織成分である．これは，「固有の膜」とも呼ばれている高密度平面組織シート（中隔・関節包・腱膜・臓器包・支帯）だけでなく，靱帯と腱の形でのこのネットワークの局所高密度化も含む．その上，それは浅筋膜または筋肉内の最奥の筋内膜のようなより柔らかい膠原（コラーゲン）線維性結合組織を含む[12-14]．

　筋膜組織は局所的な緊張の要求によってその線維配列と密度を適応させる一つの相互接続した緊張したネットワークとみなされる．皮下の浅筋膜・深筋膜（腱膜筋膜）・筋外膜筋膜は，結合組織に含まれる（図8.26）．筋外膜は，筋周膜と筋内膜へと連続しており，筋膜は，筋紡錘，ゴルジ腱器官，神経，筋，腱，支帯，関節などの運動器官の構造のすべてに連結されるので，運動器官の多くの機能障害を左右する可能性があることは明らかである．

1. 筋膜の発達

　体幹は，次々に，肢節の関与のおかげでその垂直位を保持する．すべての肢節配列は，運動を統一する手段と運動を認知する手段として，体幹の垂直保持機能

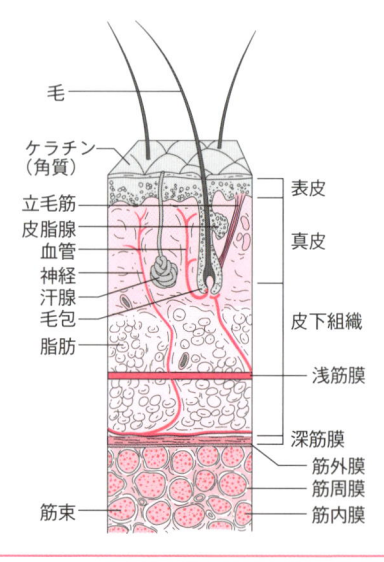

図8.26●浅筋膜・深筋膜・筋外膜

に関わる[12,13].

平衡に関する鍵となる要素として，しばしば提示される頸部の緊張性反射は，頸部だけでなく全身の特権である．頸部は実際のところ，すべての筋膜配列が収束する部位である．

空間知覚の進化は，乳児での協調の発達に対応する．
- 乳児が頭部を動かす1ヵ月目では，ほとんどが反射作用によって，口で物を探索し，物を把持する．乳児は，随意調節のもとで徐々に体の各分節を成長させる．
- 乳児で，座る，這う，歩く，180°向きを変えるなどが始まると，全身運動を達成するために様々な分節を結合させ始める．

精神運動過程の成熟も，分節的な相から全体的なものになる．
- 乳児は，口と手の使用を通して，各1つの物の長さ，硬さ，大きさに気づくことが可能になる．
- いったんある程度の身体の制御が達成されてきたら，空間と時間の概念が唯一の意味を持ち始める．前方と後方，事前と事後，左と右などである．

筋膜の構造は，この学習過程に関係する．乳児は，経験の統合と検証を必要とする．そして，それは筋膜配列を直接含む．それらが身体の左右や，方向（例えば前方・後方）の認知のような経験を考慮に入れてくるので，それらが空間の認知を成熟させるのを助ける．それが空間方向のすべてを成熟させた場合にだけ，知覚の記憶は幾何学的な形状を認識可能となる．

手続き記憶は，筋膜螺旋のコラーゲン線維を増強することによって，複雑な運動動作（例えば，運転，ジャンプ，楽器の演奏など）を容易にしていく[13].

2．筋膜の変性

筋膜は様々な原因で変性する．外傷，廃用，循環不全による運動不足，反復運動，長期間にわたる不良姿勢などは，コラーゲン束のねじれによって筋膜に高密度化が生じ，最終的に脱水が生じて基質を硬くゲル状にしてしまう．また，ヒアルロン酸の凝集も筋膜の滑りを制限する要因となる[12,13].

筋膜の制限は，筋の運動範囲や筋出力を低下させることになり，これらが拘縮の原因となることもある．また，筋外膜と筋周膜の波状コラーゲン線維が腱となり，腱が関節の機械的受容器や侵害受容器を刺激することで，筋に加えて関節周囲への痛みも生じさせる．

3．コラーゲン含有量の変化

関節の数週間にわたる不動化では，筋周膜や筋内膜の肥厚が生じることから，筋組織内には線維化が生じると考えられる．また，痙縮が重症になるほどコラーゲン含有量が増加する．そして，痙縮の進行は筋の線維化を助長し，拘縮へと発展する．筋線維は不動の影響を受け，劇的かつ急速に筋蛋白質の分解が進み萎縮する．そのため，筋内での結合組織の占める割合が増加し，筋組織は線維化すると考えられ，このことは，筋の伸張性低下の一因となっている[15].

また，不動後の筋においては，コラーゲン分子間の架橋結合の数やその強度が増加し，組織の柔軟性が低下する要因になる．さらに，コラーゲン線維の配列の変化が，コラーゲン線維の可動性を減少させ，拘縮の病態に深く関与する．

4．筋・筋膜が拘縮を生じる悪循環

痛みによる筋スパズムや痙縮による筋緊張亢進は筋収縮を惹起し，常にミオシンとアクチンの間にクロスブリッジが形成され，これにより筋は不動状態に導かれる．そしてこれは，筋線維の短縮やコラーゲン分子間架橋の生成につながり，筋膜を構成するコラーゲン線維の可動性が減少すると考えられる．また，このような変化が筋に起こると筋緊張も亢進し，悪循環が形成されることになる[12].

したがって，関節可動域制限に対するアプローチは，可及的早期からこの悪循環をどこかで断ち切ることが重要となり，もし断ち切ることができなければ，長期不動を招くことにもなり，関節構成体に責任病巣の中心が移行し，重篤な拘縮に至ると推察される．

筋膜リリースの概念

筋・筋膜のインバランス，特に筋膜の変性は，関節疼痛ならびに関節可動域制限を生じさせる．それが最近の病変である場合には，関節モビライゼーションなどで直接介入できる可能性がある．関節を緩めることで，痛みを伴う求心性神経は低下し，筋・筋膜の過剰な緊張は消える．しかしながら，成長に伴う長期間のインバランスによって症状が慢性化している場合には，筋膜リリースなどの治療が不可欠となる．

1. リリースとは

　筋膜リリース，特に深筋膜リリースの目的は，高密度化した交差性のコラーゲン線維とエラスチン線維のリリースと，筋膜の基質（細胞間物質）の粘稠度をゲル状からゾル状に変化させることにある．コラーゲン要素による障壁は，無理な力での強制はできない．その代わりに，穏やかな持続した伸張・圧力により，粘稠度すなわち基質の密度が変化し，コラーゲン線維の制限がリリースされ，組織の長さに変化が生じる．

　まず，深筋膜へ圧を到達させる．そのまま，筋膜制限の部位へ穏やかな伸張を加えると，線維の複合体に対する最初の伸張によって，まず弾性要素が引き伸ばされる．伸張を加えている手が，膠原要素による強靱な障壁で止まるまで，弾性要素はゴムあるいはスプリング様にゆっくりと引っ張られる．しかしエラスチン線維には形態記憶性があるため，ここで伸張をやめると，弾性で元の長さに戻ってしまう．膠原要素による障壁は，無理な力で強制することはできないが，持続的に伸張を加えておくことで，エラスチン線維の戻ろうとする弾性力がシリンダーに加わっていく．そして，組織のもつ粘弾性（viscoelasticity）によって，持続的に外力を加えておくことによって徐々にコラーゲン線維に伸張が生じる[16]．治療者は遠心性の抑制が起こるのを待つことによって緊張した組織を弛緩させる．結果的に，穏やかな持続した伸張・圧力により，粘稠度すなわち基質の密度が変化し，コラーゲン線維の制限がリリースされ，組織の長さに変化が生じる（図8.27）．そして，エラスチン線維が組織に本来の形態と柔軟性を取り戻させ，適切な生体力学的アライメントを骨格に取り戻す．

　コラーゲン線維による障壁は，無理な力での強制はできない．高い負荷（速く，圧力を適用した）よりも低い負荷（穏やかな圧力）の方が粘稠度（viscosity）に対しては効果が高い[1]．90秒から3分（長くて5分）の穏やかな持続した伸張と圧力により，粘稠度すなわち基質の密度が変化し，コラーゲン線維の制限がリリースされ，組織の長さに変化が生じる．

2. リリース時の注意点

　筋膜がリリースされるに従い，患者の疼痛が軽減しバターが溶けるように組織が軟らかくなるように感じられる．治療者自身が自分の姿勢に不安を感じたら，

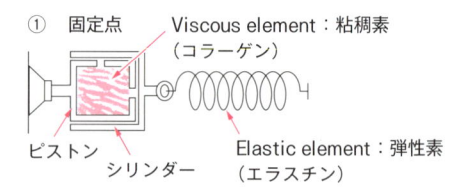

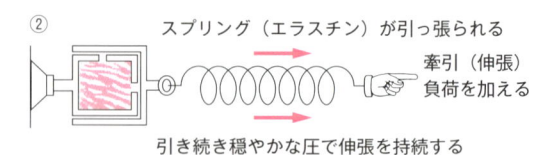

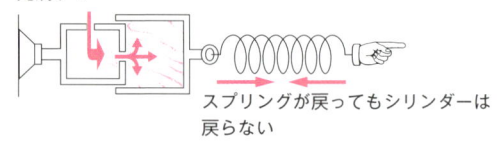

図8.27●spring and dashpot model

自分の両肩や頸部をリラックスさせ姿勢自体をうまく適合させると，伸張を確実に続けられる．リリースする部位の下側に枕を入れるのも効果的である．

　リリースが終了し，組織の軟化を知覚すれば，ゆっくりと穏やかに圧力を解除する．速い動きで手を離すとリバウンド効果が筋系に生じる危険性があるので注意する．リリースが成功すると，エラスチン線維が組織に本来の形態と柔軟性を取り戻させ，適切な生体力学的アライメントを骨格に取り戻させる．ただし，これらの反応は患者のニーズおよび施術者の訓練と経験の程度に従って非常に個人間で異なる[6]．患者の痛みの強さや栄養状態，ストレス反応およびライフスタイル，特にアルコール，タバコおよび鎮静剤を含む薬剤の摂取または過剰摂取によって変化することを注意しなければならない[6]．

　リリース終了後は，患者の全身を調べ，暖かさや発赤の部位などの血管運動神経の反応を評価する．もし，リリースした部位から離れた部位でその反応が生じていたならば，次回はその部位のリリースが必要になるかもしれない．なお，長期間短縮していた組織が伸長されたのちは，筋に張った感じや痛みがその夜から3日間位残ることがある．患者には組織内に蓄積した有害物質を流し去り，不快感を緩和するために多く

の水を飲むように指導する.

　また，リリースが生じると，多くの患者は感情に変化が生じ情緒のリリース（somatoemotional release）を経験することがある．情緒的ストレスが身体に緊張を生じさせるように，身体的ストレスは情緒面での緊張をつくりだす．筋膜組織が身体的緊張から開放されると，情緒的にも開放される．これは，過去の事故か傷害による記憶が意識下レベルから意識レベルへ発現する過程であり，喜んだり泣いたり怒ったり大声を出したりするかもしれないが，治療者がそれを止めてはいけないし，患者自身も感情の表出を抑制してはいけない．もし，途中で感情を抑制すると，その後3日間ほど鬱状態になることがある．感情もリリースされると，患者はよりリラックスしてより軽いと感じるようになる[1,9,11].

3. 筋膜リリースのゴール

　筋膜リリースのゴールは，筋膜制限を解除し，バランスのとれた姿勢において筋骨格系全体の身体平衡を元に戻すことである．構造的にバランスのとれた姿勢を獲得すれば，重心線が正常になり筋骨格系全体の左右対称の機能が達成されるようになる．筋膜制限に適用された穏やかな伸張は，熱（影響を受けた領域に血流量を増やす血管運動神経の反応）を引き出し，リンパドレナージを改善し，筋膜組織を再編成し，そして最も重要である軟部組織固有感覚の感覚機構をリセットする[1,9-11].

　この活動により，中枢神経系（古い疼痛パターンを引き出すことなく正常の機能的な関節可動域を可能にする）を再プログラミングすることになる[17].

　さらに，筋膜リリースに，他の本書系統別治療手技や運動療法あるいは神経発達学的治療を組み合わせることで，患者は新しい運動を学習でき，機能的な巧緻活動場面のなかでその運動を応用していくことも可能になり，自立した機能の獲得へと前進する[1-3,5,19]．最終的には最適の機能とパフォーマンスを最少のエネルギー量で達成できることを目標とする．

適用と禁忌

　筋膜は，過用，瘢痕，炎症，筋スパズム，疼痛，痙縮，筋緊張異常，偏った筋活動，アライメント不良，異常姿勢，習慣的姿勢パターン，慢性的な身体ストレ

表8.11 ● 筋膜リリースの適用

1. 急性・慢性の筋筋膜痛，関連痛
2. 自動・他動関節可動域制限
3. アライメントの改善
4. 円滑な自動運動の異常
5. 神経系機能異常
6. スポーツ障害
7. 循環障害
8. 頭痛
9. 顎関節機能異常
10. 嚥下障害
11. 頭部外傷後
12. 新生児の分娩時外傷や分娩ショック
13. 生理痛
14. 小児や高齢者のコンディショニング
15. 最適なパフォーマンスの獲得
16. 複合性局所疼痛症候群：CRPS（反射性交感神経性ジストロフィー：RSD）
17. 情緒的問題
18. その他

スや精神的ストレスなど種々の原因で機能異常をきたす．

　機能異常はさらに，筋膜の短縮や癒着，結合組織の細胞間物質の密度変化やその部位の栄養障害，筋・筋膜痛症候群，関連痛，関節可動域制限，筋の廃用性萎縮・弱化，活動性の低下，軟骨の変形，アライメント不良，循環不全，触知覚異常などを生じさせる．特にコラーゲン線維の異常な癒着は，炎症，傷害，姿勢へのストレスを生じさせ，身体の運動性とアライメントに問題を起こし，最終可動域までの全自動運動を妨げる．

　これらに対し，特に深筋膜の制限を穏やかにリリースすることで，筋や血管，神経などへの異常な圧の軽減，疼痛の軽減，動きや機能の量と質の改善などが可能となる．また，筋紡錘やゴルジ腱器官，循環系，骨格構造のアライメントや機能，生化学的機能，自律神経，末梢・中枢神経系にも効果を及ぼす[1].

　筋膜リリースは，穏やかな手技なので，様々な症状や徴候に対して適用可能である（表8.11）．一方，全身的な禁忌には，悪性腫瘍・癌，動脈瘤，急性期のリウマチ様関節炎，全身あるいは局所感染などがあり，局所的な禁忌には，血腫，開放創，縫合部，治癒過程にある骨折部位などがある．特に，悪性腫瘍・癌では，結合組織が癌を囲み，病的細胞の転移を防いでいるため禁忌となり，開放創や縫合部では結合組織が傷口の修復過程にあるため6～8週間は禁忌となる．ま

表8.12 ● 禁忌あるいは注意が必要な疾患

1. 悪性腫瘍・癌
2. 開放創
3. 縫合部
4. 全身あるいは局所感染
5. 急性期リウマチ様関節炎
6. 発熱時
7. 蜂巣炎
8. 血腫
9. 回復過程の骨折部位
10. 過可動性関節
11. 骨粗鬆症
12. 進行した退行性変化
13. 筋区画症候群（コンパートメント症候群）
14. 急性期の循環障害
15. 骨髄炎
16. 動脈瘤
17. うっ血性水腫
18. 進行した糖尿病
19. 皮膚過敏症
20. 抗凝血療法施行時
21. その他

表8.13 ● 動筋－拮抗筋のインバランス

姿勢筋：短縮	相動筋：延長または弱化
頸部伸筋群	頸部前方筋群
僧帽筋上部・肩甲挙筋	広背筋
大胸筋鎖骨部	僧帽筋中・下部線維
小胸筋	菱形筋
脊柱起立筋・梨状筋	腹筋群
腸腰筋・大腿筋膜張筋	大殿筋
ハムストリングス	大腿四頭筋
股関節内転筋群	中殿筋
下腿三頭筋	背屈筋群

表8.14 ● 共同筋群における長さのインバランス

筋の働き	短縮	延長または弱化
肩甲骨挙上筋群・内転筋群	肩甲挙筋	僧帽筋上部線維
肩甲骨内転筋群	菱形筋	僧帽筋下部線維
肩甲上腕関節内旋筋群	大胸筋	肩甲下筋
骨盤後傾の体幹屈筋群	腹直筋	外腹斜筋
股関節屈筋群	大腿筋膜張筋	腸腰筋
股関節外転筋群	大腿筋膜張筋	中殿筋後部線維
股関節伸筋群と膝関節屈筋群	内側ハムストリングス	外側ハムストリングス
足関節背屈筋	長趾伸筋	前脛骨筋

た，全身あるいは局所感染時は，結合組織が感染をさえぎり，他の組織への感染の拡大を防いでいるため禁忌となる（表8.12）．

評価から治療

一般的評価は第1部第3章を参考にして行うが，特に，現在の疼痛，随伴性疼痛，既往歴に関しての詳細な問診，アライメントの評価，運動時の可動域，筋力，異常感覚，触診による疼痛部位の確認は特に重要となる．運動検証と触診検証に関しては，前項の「筋膜に対するアプローチの展開」を参考にしていただきたい．

アライメントの評価としては，表8.13，8.14，8.15も参考に姿勢全体を捉えることが必要となる．

筋膜リリースの基本的な3手技は，①長軸方向リリース，②横断面リリース，③pull（traction）からなる（図8.28）．長軸方向リリースは，筋膜配列を考慮して，協調中心（CC）を挟み込むように，穏やかに筋膜に圧を加えながら伸張し，エラスチン線維の制限を感じたところで持続的に伸張を維持し，コラーゲン線維の制限を解除して筋膜をリリースする．

横断面リリースは，深筋膜と腹背のコネクションを感じながら，横断面の筋膜をリリースする．

上肢pullまたは下肢pullは，筋膜を遠位方向にリリースしながら，上肢または下肢を様々な方向に無理

筋膜に対するアプローチの展開／Ⅱ-1．筋膜リリース（myofascial release：MFR） 143

表8.15●関節制御の筋群のインバランス

優位な筋	延長または弱化
大腿筋膜張筋・腸脛靱帯・中殿筋前部線維・小殿筋 （股関節内旋を伴う外転の補助）	中殿筋後部線維
股関節内転筋群	股関節外転筋群
ハムストリングス （股関節伸展の補助）	大殿筋
ハムストリングス （足部固定での膝関節伸展の補助）	大腿四頭筋
半膜様筋・半腱様筋 （股関節内旋を伴う伸展の補助）	大腿二頭筋
大腿筋膜張筋・大腿直筋 （股関節屈曲を補助）	腸腰筋
足趾伸筋群 （足関節背屈を補助）	前脛骨筋
後脛骨筋・長趾屈筋・長母趾屈筋・長腓骨筋 （足関節底屈を補助）	腓腹筋・ヒラメ筋

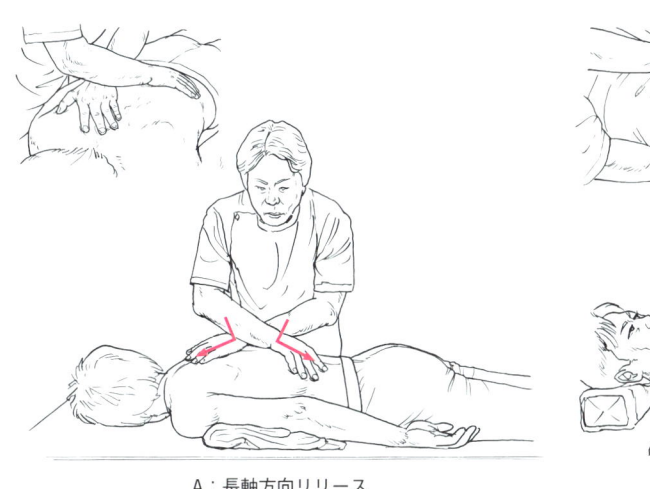

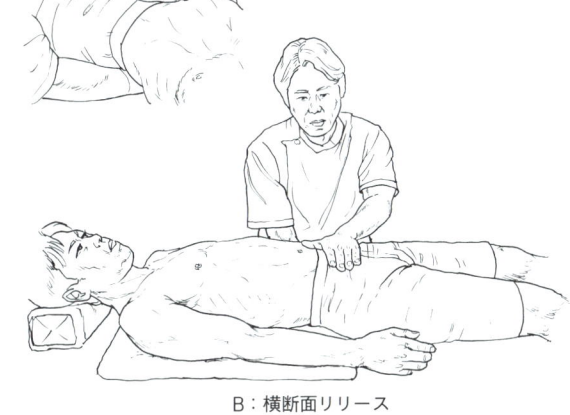

A：長軸方向リリース

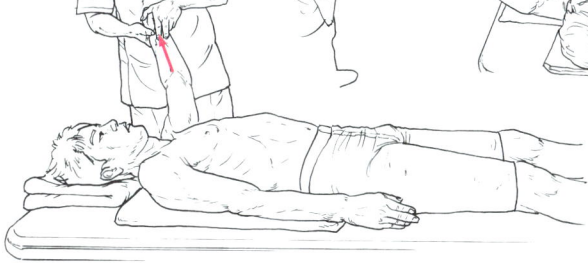

B：横断面リリース

C：pull（traction）

図8.28●筋膜リリースの基本的な3手技

なく動かす手技である．

　いずれの治療手技も，最初に，何を何故行うか，治療中あるいは治療後に生じうる反応を患者に説明する．完全にリラックスすることを指導し，患者にとって気持ちのよい姿勢をとらせることが重要である．リリースの際には，治療者自身がリラックスし，治療者の手掌あるいは指腹が，患者の皮膚と一体となることが大切である．

　皮膚のたるみがなくなり，深筋膜までの圧力を加えたまま，深筋膜を伸張する．リリースを開始すると，まず弾性要素がスプリング様にゆっくりと引っ張られる．引き続き，90秒から3分（長くて5分）圧を維持すると，膠原要素がリリースされて，バターが溶けるように組織が軟らかくなる．圧は徐々に深部に及ぶ．技術の上達に応じて時間は短縮する．リリースが成功すると，エラスチン線維のエラスチンが組織に本来の形態と柔軟性を取り戻させることになる．

1. 長軸方向リリース

　深筋膜の長軸方向のリリースには，筋膜の運動配列を考慮する必要がある．下肢の外方運動配列と内方運動配列の例を図8.29に示す．

　下肢の外方運動配列に関しては，足趾（足）の外方運動（LA-PE）は，手の指の外転に相当し，足の背側骨間筋を含む．これらの筋は，足趾（足）の深足背筋膜に連結される．背側骨間筋の収縮はこの筋膜に遠位に張力をかけるのに対して，この筋膜は第三腓骨筋と趾伸筋によって近位に張力をかけられる．これらの両筋とも，前筋間中隔と下腿の筋膜から多数の線維とともに起始し，それらの共同作用によって距骨（足首）の外方運動（LA-TA）を引き起こす．それゆえ距骨の外方運動のあいだ，下腿の近位外側筋膜は張力をかけられる．大腿筋膜張筋の腸脛靱帯の腱展開は，この筋膜に入り込む．大腿筋膜張筋は二関節筋であり，膝の外側を安定させる（LA-GE）だけでなく股関節の外方運動（LA-CX）を引き起こすことから，内方運動配列における薄筋に相当する．大腿筋膜張筋は，腸脛靱帯を経て下腿の外側筋膜に張力をかける．それはまた，腸骨稜から起こり，上に横たわる大腿筋膜に直接停止する多数の線維によって，大腿筋膜自体に張力をかけ

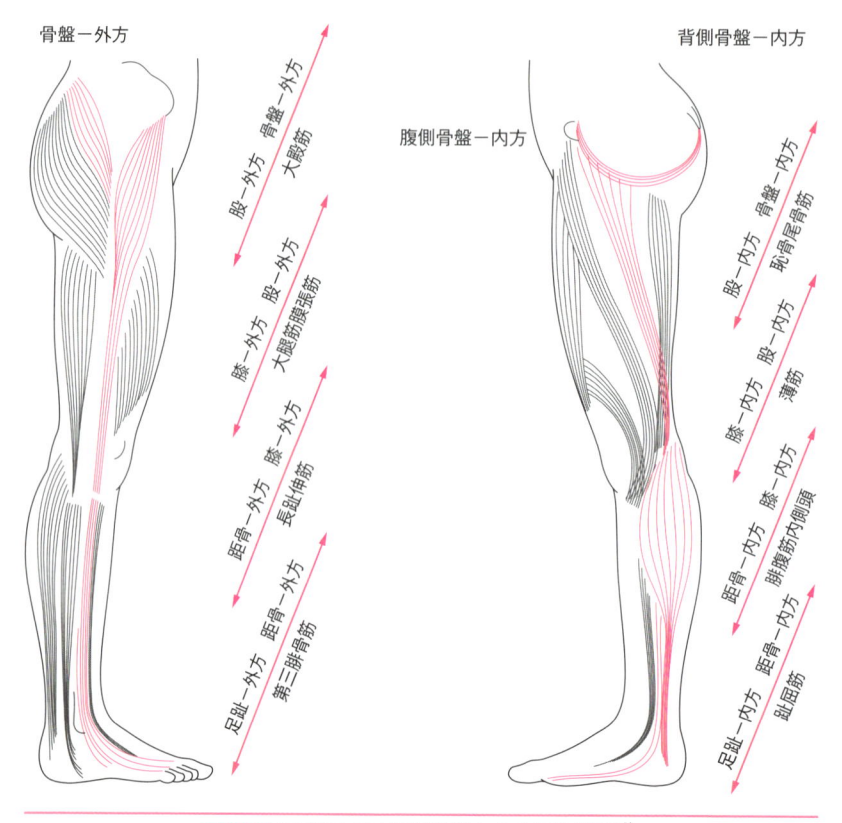

図8.29●下肢の外方運動配列と内方運動配列[13]

る．大殿筋は，腸脛靱帯上に停止することで，股関節の外方運動（LA-CX）と骨盤の外方運動（LA-PV）に関与する．このように，骨盤の外方安定性は，下肢の外方安定性と同期する．しかしながら，この配列の特にその遠位部は筋線維がきわめて少ないので，足を誤って接地すると，足関節の外側靱帯捻挫がしばしば生じる[13]．

下肢の内方運動配列に関しては，足趾（足）の内方運動（ME-PE）は，手の指の内転に等しい．内側に足趾を動かす筋は，底側骨間筋，小趾対立筋（小趾屈筋の部分）と母趾内転筋である．これらの3筋は，足底筋膜の異なる3層で調整され，3筋すべてが足底を内転する．それらは，多数の線維による足底筋膜とその靱帯展開から直接生じる．このため，それらは内方運動配列の遠位張筋とみなせる．底側骨間筋と接触している深足底筋膜は，前方で中足頭部の横靱帯を形成し，後方で長趾屈筋腱に隣接して筋膜に続く．長趾屈筋は，脛骨と下腿の深筋膜から起こる．この筋膜は，薄筋が一部の腱展開を送る膝窩筋膜の深層で，上方に続く．脛骨内側顆に入り込む筋は，膝を内側に安定させる際に共同で働く．肘関節と同様に，膝関節では内方運動の真の運動はない．しかし，筋膜の連続性は内側安定性を保証して調整する．薄筋は，恥骨から脛骨までの筋膜鞘によって囲まれる．この筋は二関節筋で，大腿の内方運動と，膝関節の内側安定性に関与する．大腿の内転筋の筋膜鞘は，腹直筋からの筋線維によって近位に張力をかけられる[13]．

ここでは，下肢の外方運動に関する運動検証例を示す（図8.30）．これに引き続き，触診検証を実施する．

治療により制限がリリースされた後も，血管運動の反応や制限があった部位の再評価を実施し，患者の疼痛と機能異常がどの程度改善したかによって次の治療の指針とする．

1）LA-CX：大腿筋膜張筋（図8.31）

CC：上前腸骨棘下方で，大腿筋膜張筋の筋腹上．

CP：大腿筋膜張筋周囲の大腿外側の疼痛，大腿外側の下方のしびれ．

治療：側臥位．下の下肢は前に，上の下肢はやや後ろに位置させる．CCを挟み込むように手をクロスさせ（cross-hand technique），圧と伸張を加える．

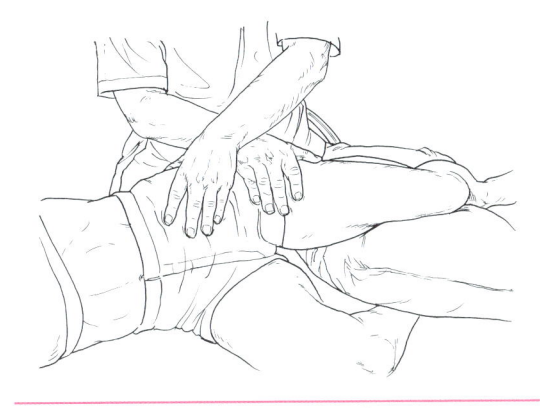

図8.31●LA-CX（大腿筋膜張筋）のリリース

2）LA-GE：腸脛靱帯（図8.32）

CC：大腿二頭筋短頭起始部の近くで，腸脛靱帯に沿った中間．

CP：腓骨頭は過敏で，膝外側領域全体に疼痛がある．

治療：靱帯は波状コラーゲン線維が平行に走行している．その波状コラーゲン線維をリリースする．患側を上にした側臥位で実施する．
　①腸脛靱帯の後縁を，大腿四頭筋方向にリリースする．
　②腸脛靱帯の前縁を，大腿二頭筋方向にリリースする．
　③交互にリリースする．

3）LA-TA：長趾伸筋（図8.33）

CC：下腿の近位1/3と中1/3の間で，腓骨の前方（ほぼ外側）で，長趾伸筋上．それと第3腓骨筋上．

CP：足関節外側の疼痛，足関節捻挫後に持続する疼痛．

治療：側臥位．下腿の中1/3（中間よりやや上）かつ腓骨の前方で，長趾伸筋に圧と伸張を加える．

4）LA-PE：背側骨間筋（図8.34）

CC：第2/3趾間，第3/4趾間の背側骨間筋上．

CP：中足骨頭周囲の足底の疼痛．

治療：背臥位．第2/3趾間または第3/4趾間の背側骨間筋に圧と伸張を加える．

5）ME-CX：薄筋近位・（長内転筋）（図8.35）

CC：大腿近位1/3-1/4で薄筋と長内転筋の間．薄

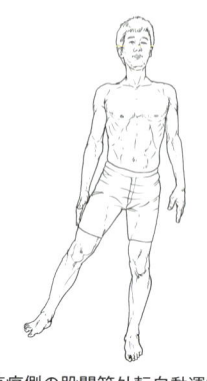

146 ● 第8章　結合組織（非収縮組織）と筋系

疼痛側の股関節外転自動運動

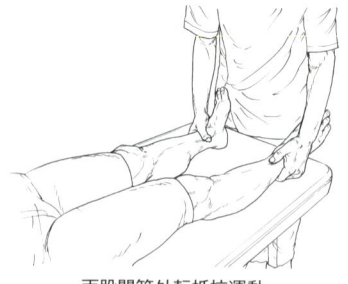

両股関節外転抵抗運動

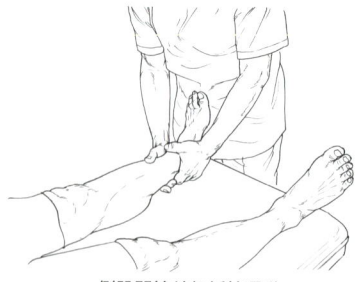

一側股関節外転抵抗運動

a. LA-CX の運動検証

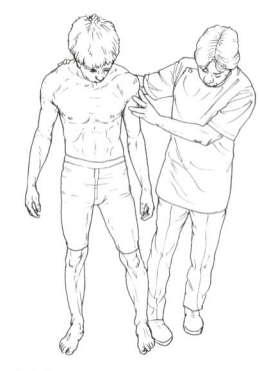

一側膝内反ストレスに対する抵抗運動

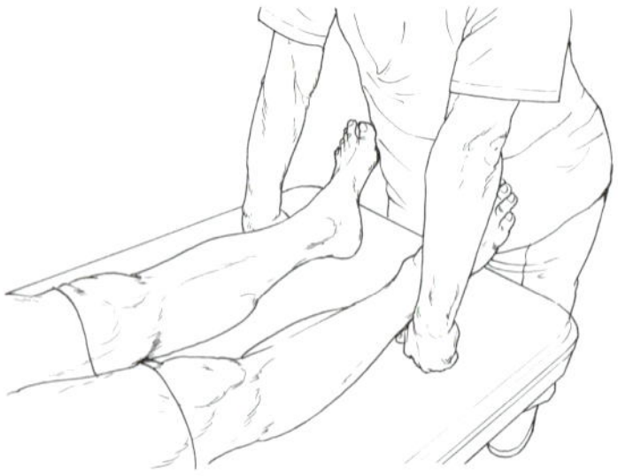

両側膝内反ストレスに対する抵抗運動

b. LA-GE の運動検証

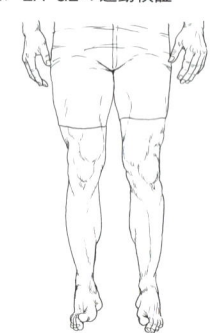

両足部外側部荷重

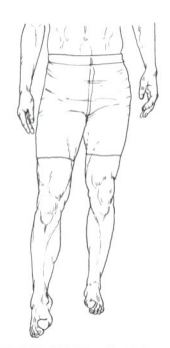

両足部外側部荷重歩行
（LA-TA の CC を伸張）

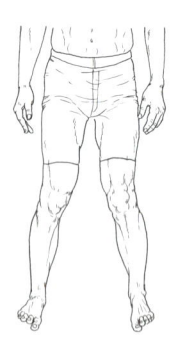

両足部内側部荷重

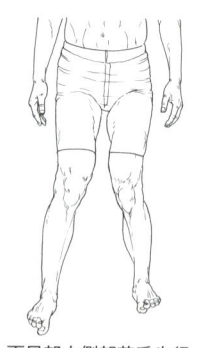

両足部内側部荷重歩行
（LA-TA の CC を収縮）

c. LA-TA の運動検証

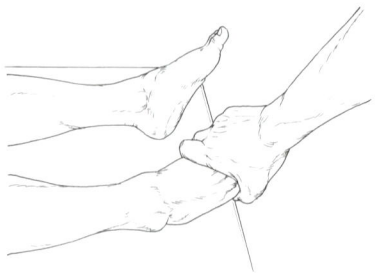

前足部圧縮

d. LA-PE の運動検証

図8.30 ● 下肢外方運動配列の運動検証

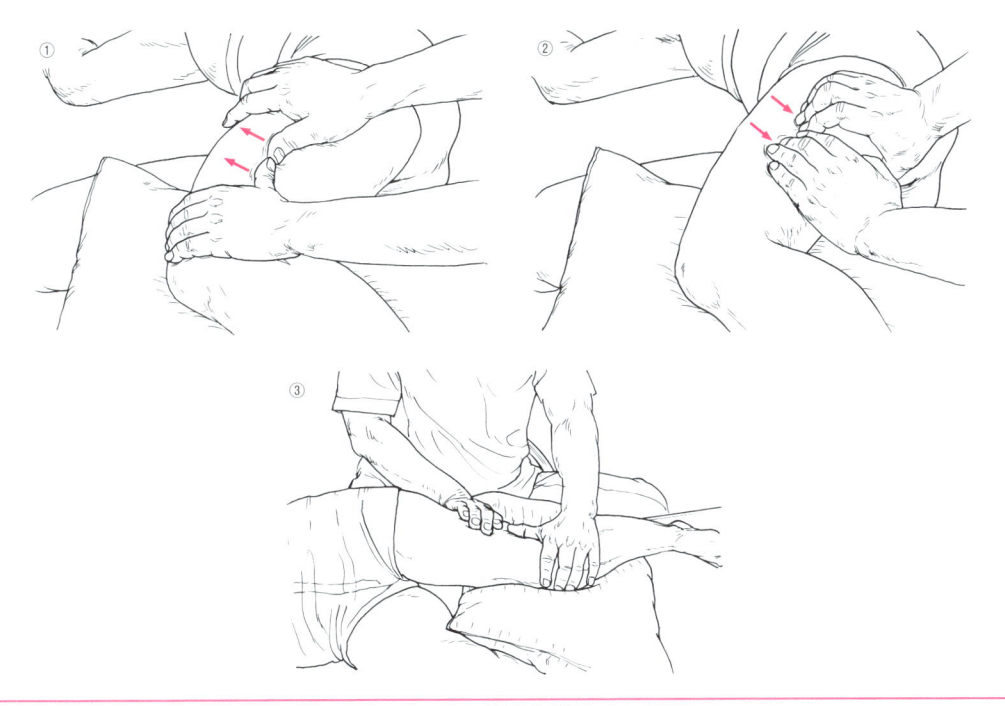

図8.32●LA-GE（腸脛靱帯）のリリース

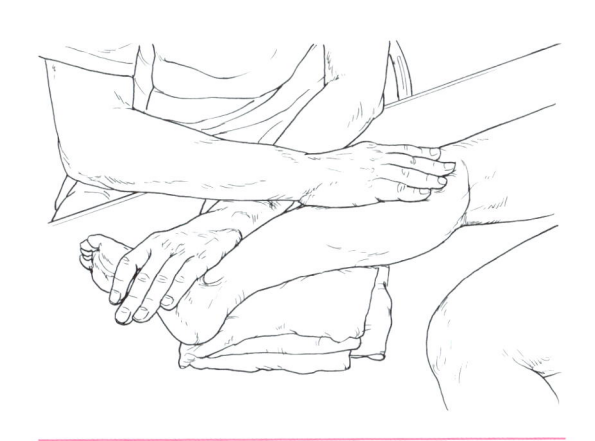

図8.33●LA-GE（長趾伸筋）のリリース

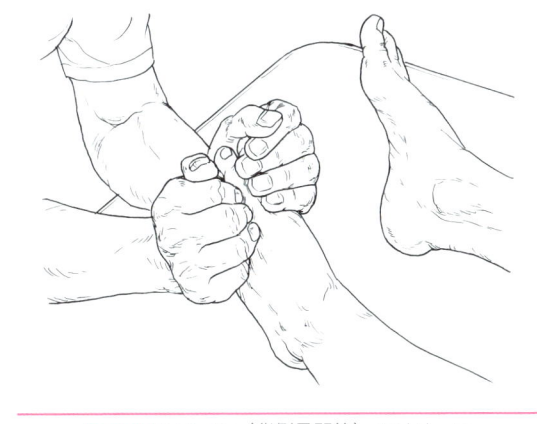

図8.34●LA-PE（背側骨間筋）のリリース

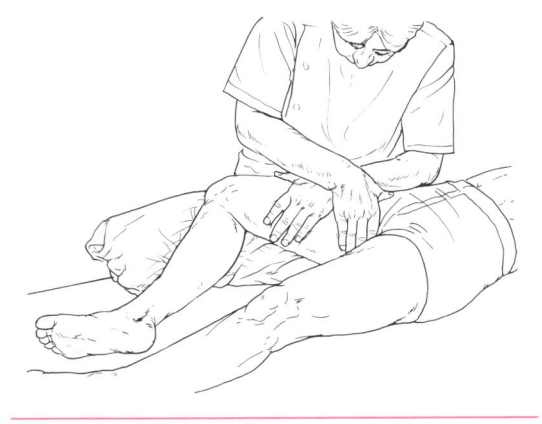

図8.35●ME-CX（薄筋近位）のリリース

筋の近位部上．

　CP：鼠径領域と大腿内側の疼痛，恥骨に付着する筋の疼痛．

　治療：背臥位．股関節やや外旋位で，枕を下に敷く．大腿近位1/3-1/4で薄筋上，あるいは薄筋と長内転筋の間を意識して圧と伸張を加える．

6）ME-GE：薄筋遠位（図8.36）

　CC：縫工筋の後方，薄筋の前方で大腿の中間．大腿中央1/3の薄筋上．

　CP：膝内側部の疼痛．

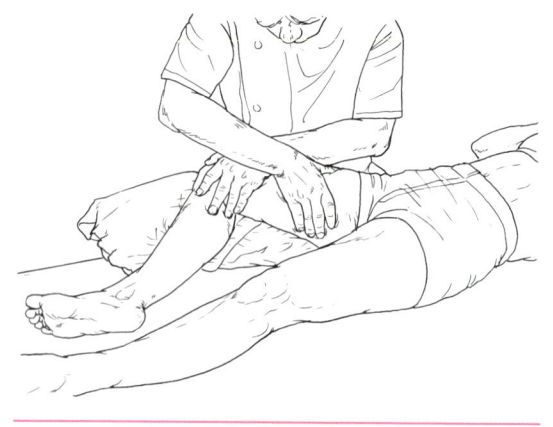

図8.36●ME-GE（薄筋遠位）のリリース

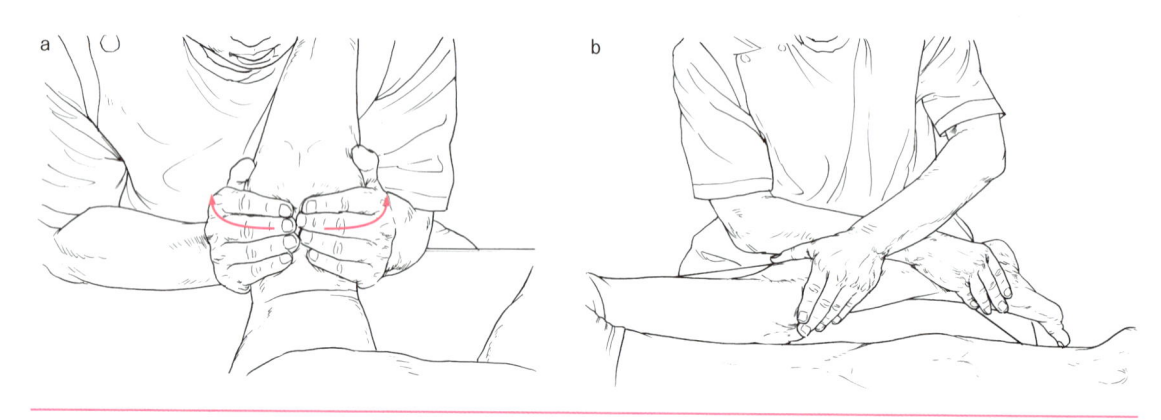

図8.37●ME-TA（腓腹筋内側頭）のリリース

治療：背臥位．股関節やや外旋位で，枕を下に敷く．縫工筋の後方，薄筋上の前方で大腿の中間に圧と伸張を加える．

7) ME-TA：腓腹筋内側頭（図8.37a.b）

CC：脛骨近位1/3で，筋腹中央と筋腱移行部との間．ヒラメ筋が腓腹筋内側頭と合わさる部位．

CP：アキレス腱の内側部，踵内側と足底アーチ内側の疼痛．

治療：腹臥位．下腿三頭筋の中央部に深く指腹が入り込むように持続的な圧を加え，さらに両側へ広がるようにリリースする（図8.37a）．下腿三頭筋は筋膜が密集構造をとるため，より持続的なリリースが必要となる．特に内側部を意識する．

この後，走行に沿ったリリースを実施する．下腿の中間，腓腹筋内側と，ヒラメ筋が腓腹筋内側頭と合わさる部位を意識して圧と伸張を加える（図8.37b）．

8) ME-PE：後脛骨筋（図8.38）

CC：後脛骨筋の舟状骨付着部（踵骨内側部と舟状骨との間溝）．踵骨寄り．

CP：足底筋膜の疼痛．

治療：背臥位．後脛骨筋の舟状骨付着部（踵骨内側部と舟状骨との間溝）で，短母趾屈筋へと連結する部位を意識して圧と伸張を加える．

2. 横断面リリース

筋膜は垂直方向が優位ではあるが，横断面のつながりも非常に重要である．特に，①骨盤隔膜リリース，②横隔膜リリース，③胸郭上口リリース，④舌骨部リリース，⑤後頭顆リリースの5つのリリースは筋膜リリースの手技として重要である．

これらは身体の主要な機能異常の領域でもあり，脊椎にも影響を与える．これらの領域をリリースすることは，その周囲の垂直方向のストレスをリリースするためにも重要である．腹部から上胸部，鎖骨，胸骨，

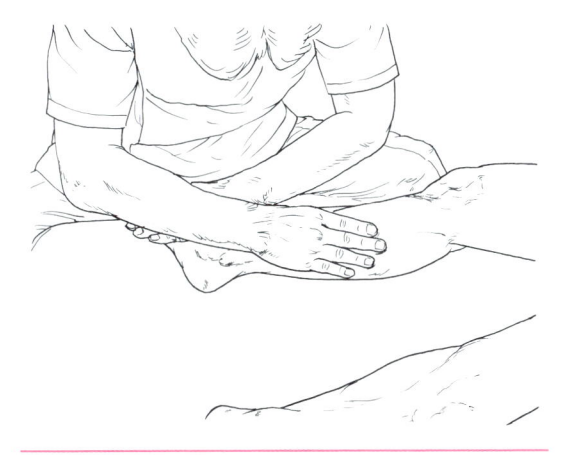

図8.38●ME-PE（後脛骨筋）のリリース

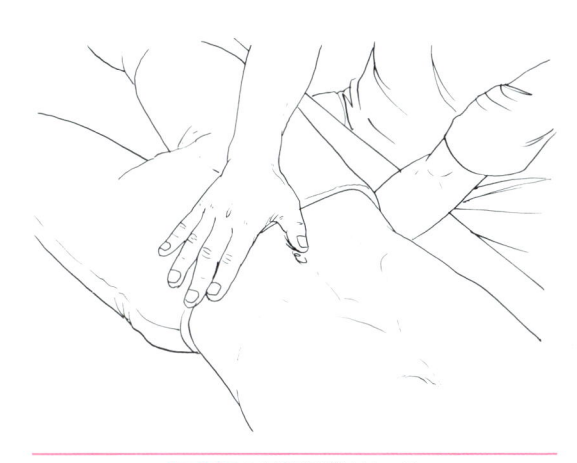

図8.39●骨盤隔膜リリース

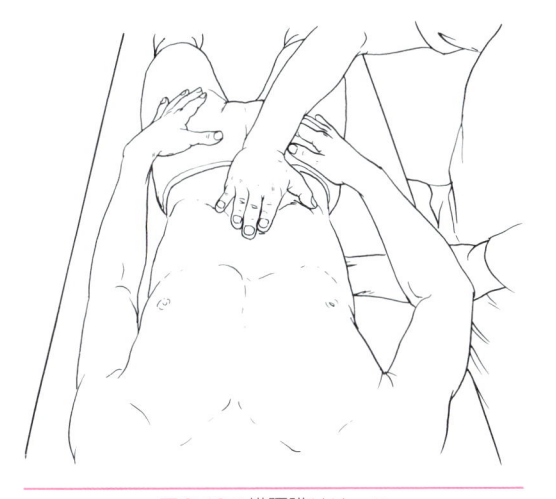

図8.40●横隔膜リリース

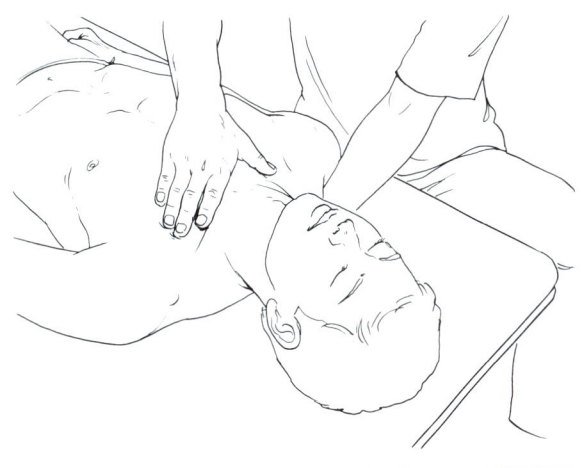

図8.41●胸郭上口リリース

第1・2肋骨などその周囲に付く筋群の横断面（腹背方向）の筋膜制限を解除し，体幹の筋緊張を軽減する．これにより，その後の頭尾方向あるいは左右方向の筋膜リリースを実施しやすくする．

すべての手技は背臥位で行い，治療者は患者に面して快適なリラックスした姿勢をとる．

1）骨盤隔膜リリース（図8.39）

一方の手を仙骨の下に置き，他方の手を骨盤上に置き，小指球を恥骨枝に当てる．手全体で，深さと腹背のコネクションを感じながらリリースし，沈み込みを感じたら，ボールを転がすような動きで，上下の手を協調させて筋膜を伸張する．リリース後はゆっくりと手を離す．

2）横隔膜リリース（図8.40）

一方の手の中指を剣状突起に合わせて手全体を下位の肋骨縁上に置く．他方の手を相対する位置で，遠位指節関節を棘突起に当てるように置く．沈み込みや動きを感じながら，手全体で筋膜をリリースする．リリース後はゆっくりと手を離す．

3）胸郭上口リリース（図8.41）

一方の手は母指と示指を両鎖骨に当て，手掌全体を胸骨に置く．他方の手はC7，T1・T2を被うように当てる．沈み込みや動きを感じながら，手全体で鎖骨，胸骨，T1・2，第1・2肋骨などの周囲筋群の筋膜をリリースする．リリース後はゆっくりと手を離す．

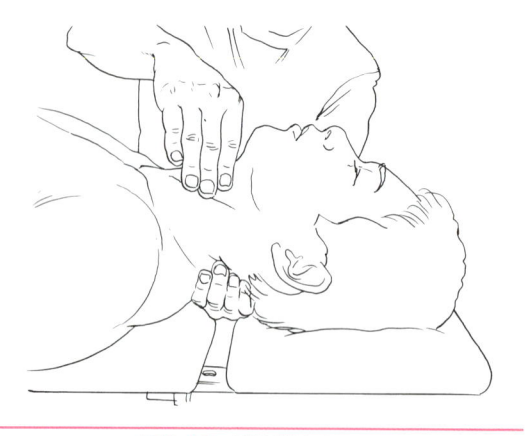

図8.42●舌骨部リリース

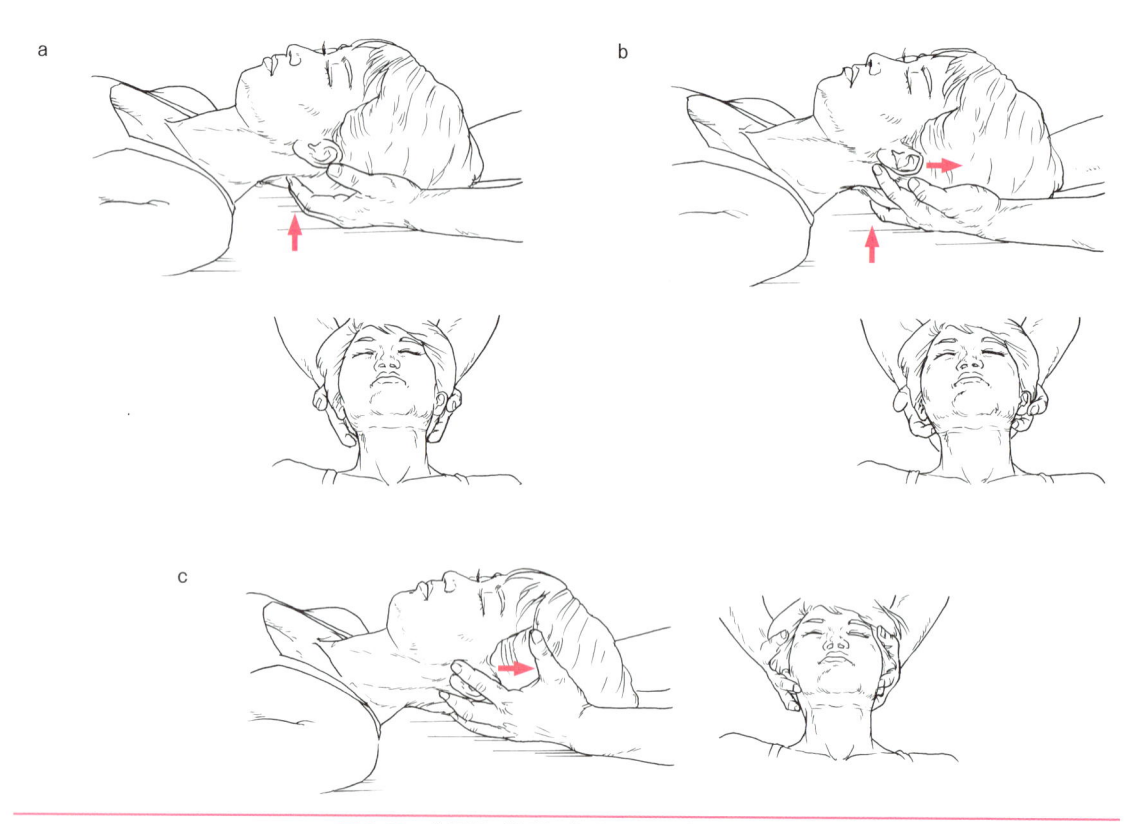

図8.43●後頭顆（後頭下筋群／頭蓋底）リリース

4）舌骨部リリース（図8.42）

一方の手は示指および中指と母指で舌骨を柔らかくつかむ．他方の手は中指の遠位指節関節がC4周辺に当たるように棘突起に沿わせる．頸全体が，静かに伸びる感じになればよい．リリース後はゆっくりと手を離す．

5）後頭顆（後頭下筋群／頭蓋底）リリース（図8.43a, b, c）

両中指と環指を環椎後結節に当て，手掌で後頭骨を包み込む．両中指と環指とで環椎後結節に深い圧を加えて軽く持ち上げる．顎が上がらないようにバランスをとり，手掌から後頭骨が軽く浮くようにする．両中指と環指が後頭下筋群に深く潜り込むことで圧が加わる．筋・筋膜がゆるんでくると，手掌に後頭骨の重さ

が加わってくる（図8.43a）．

　手掌に後頭骨がしっかり載ったら，次に両示指を乳様突起に引っかける．両方の中指と環指は圧を維持したまま，両示指で乳様突起を頭側方向に引きリリースする（図8.43b）．

　さらに頸部を筒のようにリリース（頸部のpull）する（図8.43c）．これによって，頸部全体，さらに脊髄硬膜までリリースが波及する．リリース後はゆっくりと元に戻し，しばらく安静をとらせる．

　この手技により，環椎後頭関節周囲の可動性を増すだけでなく，頸静脈孔の周囲の組織もリリースする．頸静脈孔周囲のリリースは，舌咽神経，迷走神経，および副神経などの機能のうえでも効果的であり，また副神経が僧帽筋や胸鎖乳突筋を支配するためこれらの筋肉にも効果的である．また，頭蓋からの頸静脈の流れを増加し，頭蓋内の流れの滞留を減少するので，頭蓋仙骨システムの可動性にも効果がある．

　なお，後頭顆リリースを用いる際には以下の注意が必要である．まず，急性期の疾患や高齢者，小児などには，身体への刺激が強いため要注意である．また，頸肩部の緊張が高い人はそれだけで頸静脈孔がつまりがちである．頸静脈孔は，その前部に下錐体静脈洞が通り，中間部に舌咽神経，迷走神経，および副神経が通り，後部に横静脈洞と後頭動脈と上行咽頭動脈からの数本の硬膜枝が通る．それゆえに，緊張が強すぎるままにこれらの手技を用いると，椎骨動脈の血流は増すが静脈の滞留が生じ，頭蓋内圧が上昇して頭痛を起こすことがある．よって事前の頸椎セキュリティテストが必要なこともある．

3. pull

1）上肢pull（arm pull）

　上肢伸張は，指，手首，肘，肩の機能異常のほか，頸部，胸部，腰部の機能異常の治療にも効果的である．上肢，肩甲帯，体幹への各種リリースを実施した後の，仕上げ的な手技でもある．

　患者は背臥位で，治療者は，上肢を持って外旋を加えながらゆっくりと穏やかに牽引する（図8.44a）．わずかな抵抗を感じたらそのポイントで障壁がリリースされるまで，穏やかに伸張する．

　そのまま運動を強いることなく，痛みを起こさない範囲内でゆっくりと牽引を加えたまま，外転あるいは屈曲して挙上しリリースする（図8.44b）．

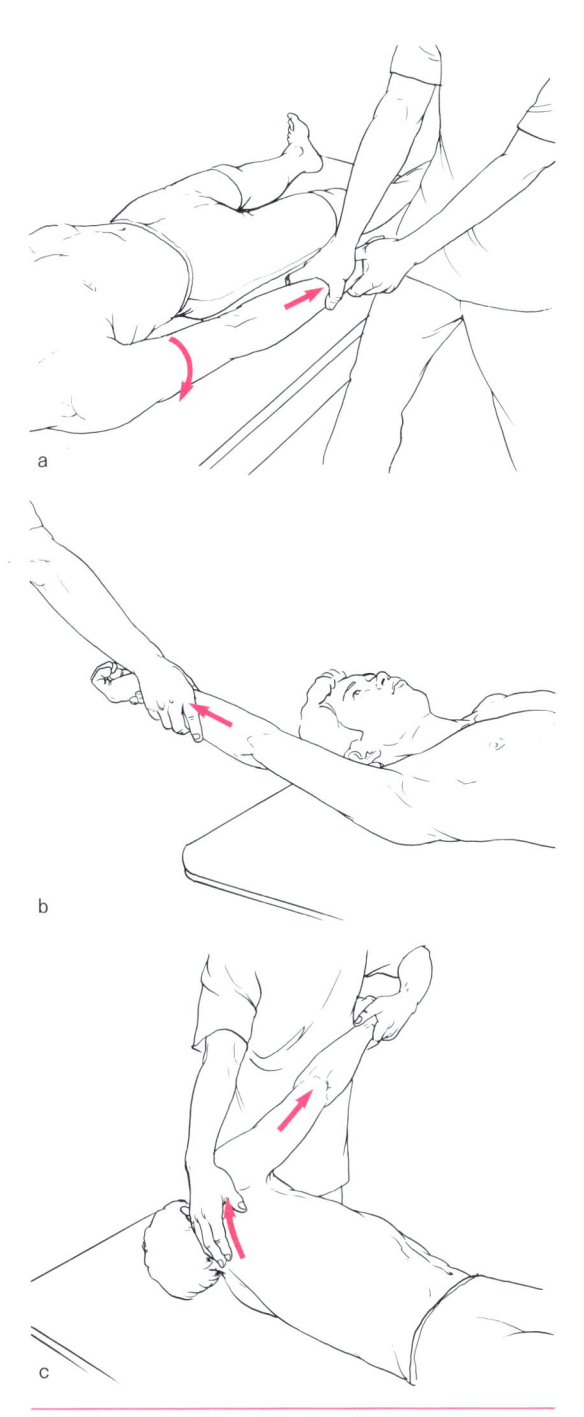

図8.44●上肢pull

　次に上肢を内転あるいは伸展を加え，患者の動きをよく感じながら体幹を回旋させる．上肢を回旋し，牽引しながら，肩甲骨の内側縁を外方に牽引する（図8.44c）．

　リリース後はゆっくりと反対の動きをしながら開始

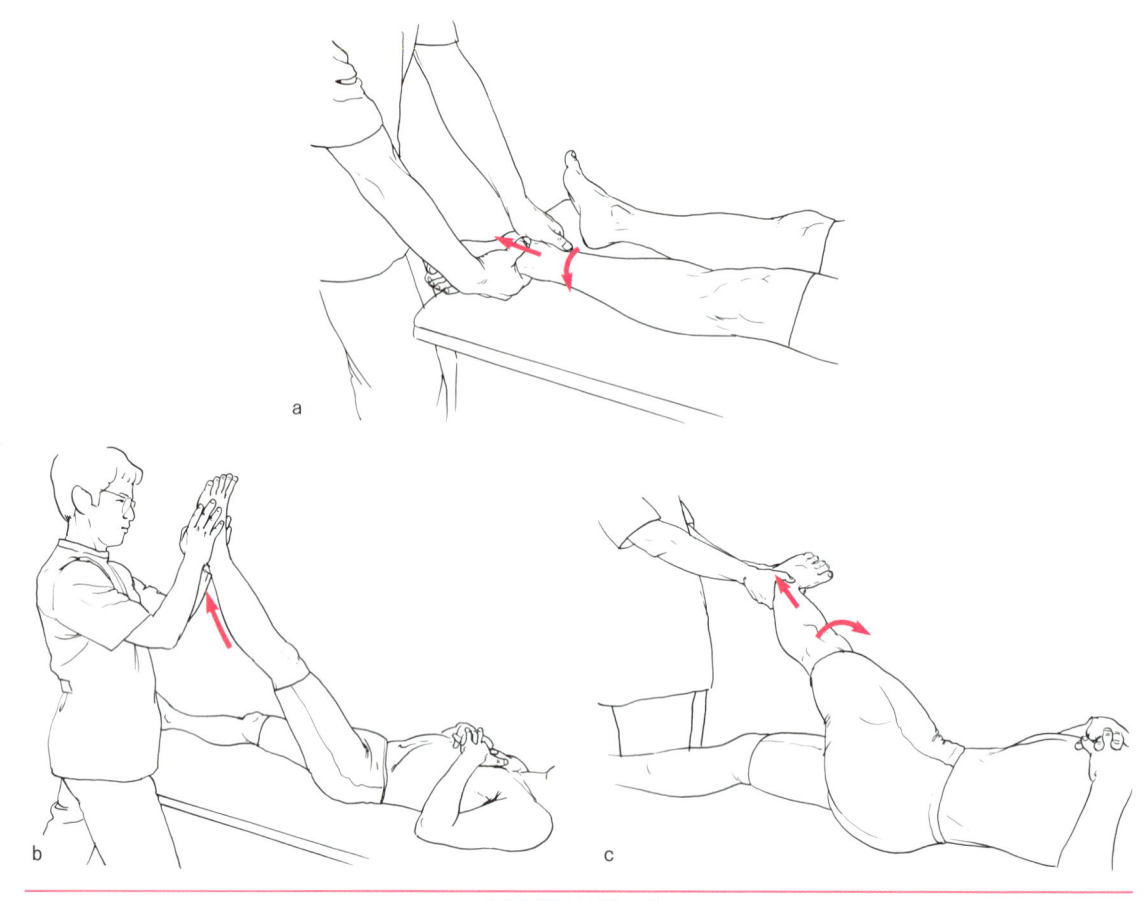

図8.45● 下肢 pull

肢位に戻す．これらの手技の間，患者の指に手を移すと指先までリリースが可能となり，手根管も拡大する．

2）下肢 pull（leg pull）

下肢伸張は，足，足首，膝，腰，骨盤，腰部，胸部の機能異常に効果的である．SLRの改善にも効果があるが，急性あるいは過敏な仙腸関節や股関節には注意が必要である．下肢，骨盤，体幹への各種リリースを実施した後の，仕上げ的な手技でもある．

患者は背臥位で，治療者はベッドの足の方に立ち，一側下肢を持って股関節外旋と足関節背屈を加えながら穏やかに牽引する（図8.45a）．

次に外転を加え，さらに屈曲を加えながら下肢伸展挙上を行う．この間，背屈は保持しながら下肢後面を筒状に伸張する（図8.45b）．

次に牽引を加えたまま下肢を中間位まで戻し，背屈を加えたまま股関節内旋と内転を行う．通常，股関節は前方に移動し，それに伴って体幹下部がゆっくりと回旋するが，目的は体幹下部の回旋ではなく下肢の組織のリリースである（図8.45c）．患者の動きをよく感じることが重要である．この動きは股関節，仙腸部，腰部のリリースに効果的である．

リリース後は弧を描きながら開始肢位に戻す．

3 men technique

3人のセラピストで協力し合いながら，感じ合いながら実施する手技を紹介する．

1．側腹斜方リリース（図8.46）

下肢の遠位方向，上肢の遠位方向にかけて，広い範囲でのリリースを実施する．側腹部の下にバスタオルか枕を入れる．手を交叉して，骨盤の腸骨稜と下部肋骨に手掌全体を当ててリリースする．下肢を引くことで，下肢 pull を実施する．上肢を引くことで，上肢 pull を実施する．主体は真ん中にいるセラピストで，

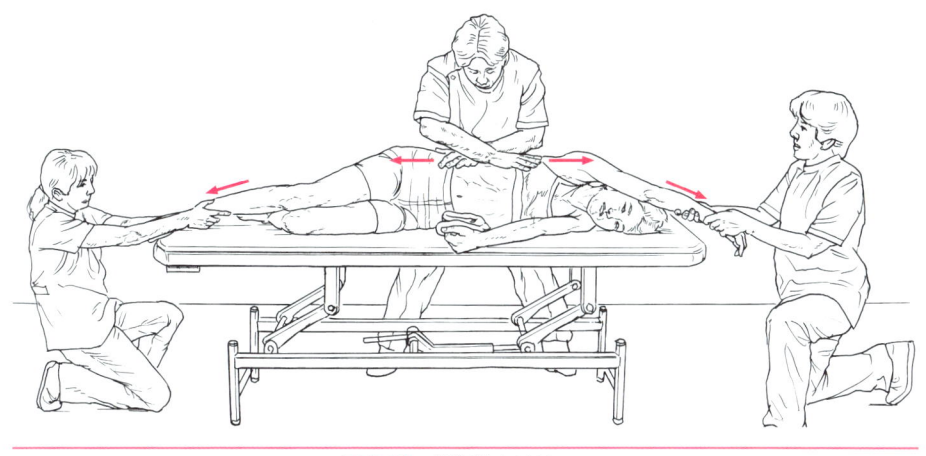

図8.46 ● 側腹斜方リリース

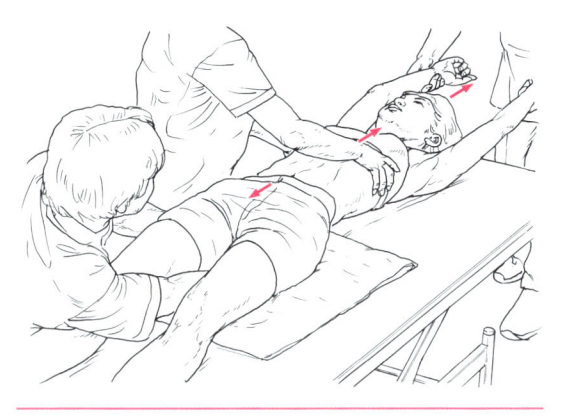

図8.47 ● 前胸部リリース

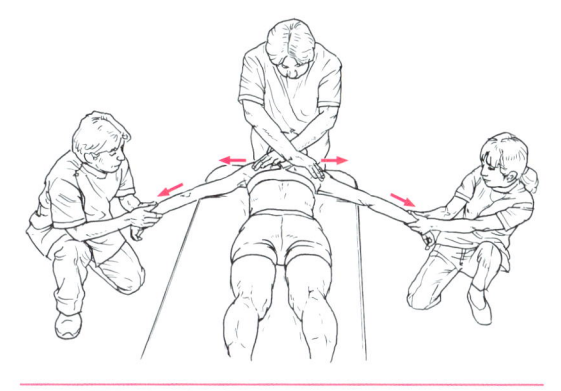

図8.48 ● 水平方向リリース：肩甲骨・上肢

両側の人がリリースを補助する．

2. 前胸部リリース（図8.47）

腰仙部から硬膜管さらに上肢に至るまでの広い範囲でのリリースを実施する．仙骨の下に手を入れ，第5腰椎から仙骨を尾側に引いて腰仙部間を開くリリースを行う．下部肋骨上に手を置き，頭側へリリースすることで仙骨とのcross releaseを加える2 men technique．さらに上肢pullを加えることで，3 men techniqueになる．さらにもう1人が下肢を牽引すれば，下肢pullも加わる4 men techniqueが可能となる．

3. 水平方向リリース：肩甲骨・上肢（図8.48）

頸部，腕神経叢，肩甲骨，上肢の筋膜に至る広い範囲のリリースを実施する．患者の頭側に立ち，両肩甲骨を左右にリリースする．他の2人がそれぞれ患者の手首を持ち，肩甲骨面上で上肢pullを実施する．主体は真ん中にいるセラピストで，両側の人がリリースを補助する．

筋膜ストレッチング（myofasial freedom）

筋膜ストレッチングは，従来のストレッチングと比較し，非常に穏やかに膜組織をリリースするセルフ筋膜リリースである（図8.49）．90～120秒で膜組織がリリースを始める．膜組織の制限を感じながら，身体全体のコネクションを感じながら，身体の内側から意識を持ってリリースを持続することで，3～5分で効果が最大となる．

過伸張や痛みは避け，気持ちがいいと感じるならばその肢位を心ゆくまで持続してもよい．三次元的に制限をゆっくり解除し，バターが溶けるようにリリース

図8.49●myofascial stretching

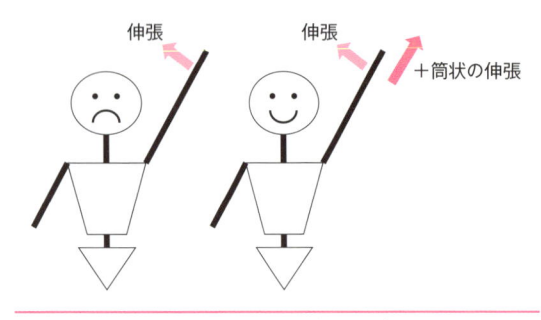

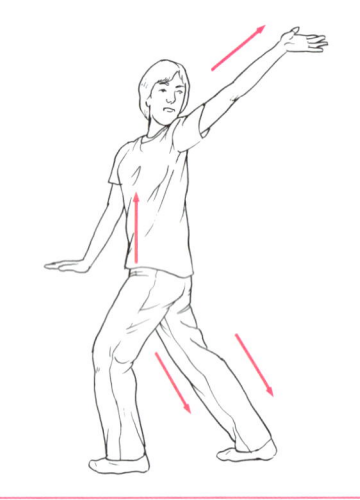

図8.50●lower extremity stretch

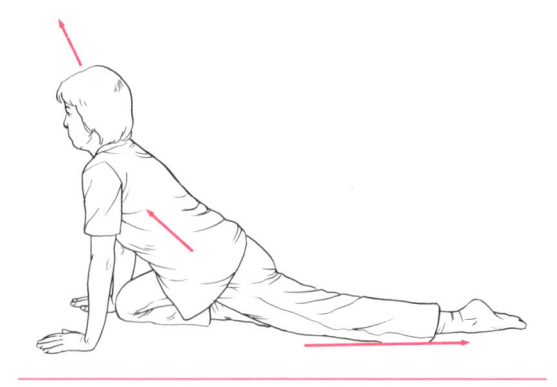

図8.51●psoas stretch

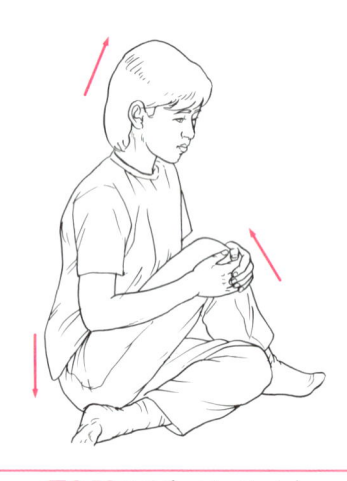

図8.52●piriformis stretch

を待つ．心地よい音楽も用い，落ち着いた雰囲気の中で行う．

以下に，筋膜ストレッチングのいくつかの例を示す．患者には，1セッションで2〜3個ずつ指導する．毎日行うことが大切である．自分と床との位置関係を感じ，どこが硬くまたは緊張しているか感じたり，呼吸を意識することも大切である．また，フェルデンクライス・メソッド（本書第11章参照）も参考になる．

1. lower extremity stretch

下肢から体幹，上肢までを連続的にリリースし，次いで体幹に回旋も加える（図8.50）．

2. psoas stretch

腸腰筋をリリースする（図8.51）．体幹を，伸展した下肢と反対側に倒すことで，大腰筋もリリースされる．

3. piriformis stretch

右梨状筋のリリース（図8.52）．開始肢位で右の殿部が床につかなくてもよい．骨盤は前傾位にする．リリースに従い徐々に床につくようになる．

4. neck stretch

頸部の側屈に，さらに上肢のリリースも加える（図8.53）．

5. ボールを用いたリリース

ボール上で，いろいろな肢位でいろいろな方向に身体を動かし，筋膜をリリースする（図8.54）．

症例紹介

35歳女性，出産後1年経過し，腰痛で来院．子供を

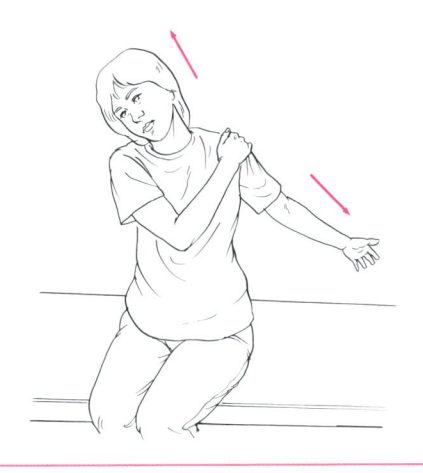

筋膜に対するアプローチの展開／Ⅱ-1．筋膜リリース（myofascial release：MFR） 155

図8.53●neck stretch

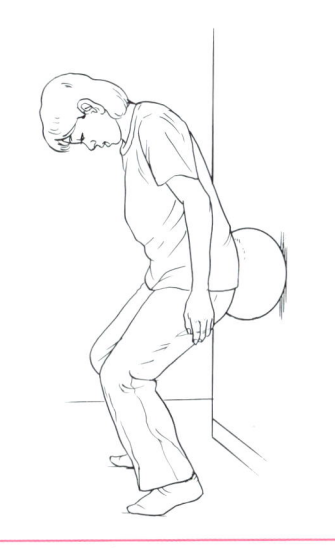

図8.54●ボールを用いたリリース

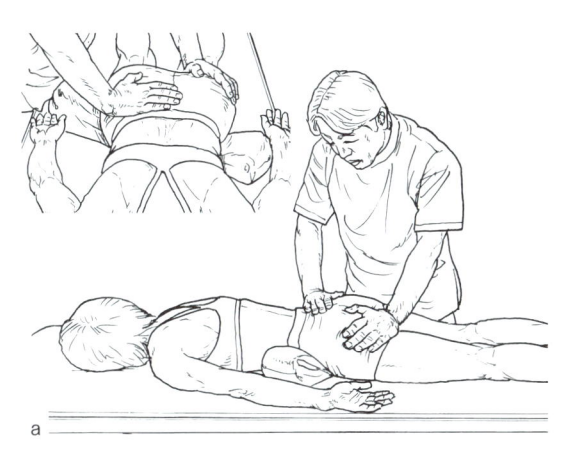

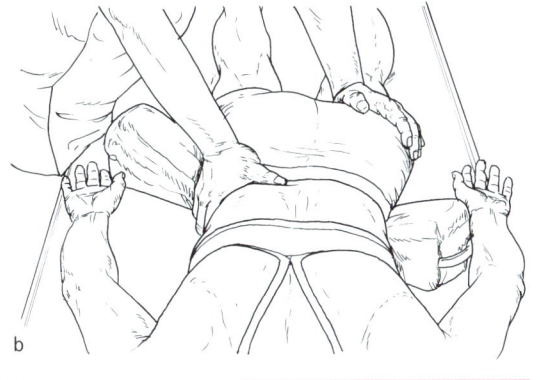

図8.55●骨盤部リリース

右手掌全体を仙骨正中稜と右腸骨に置き，左手掌全体を左坐骨結節近位に置き，リリースする（図8.55a）．引き続き，右手掌を右上後腸骨棘と右腸骨稜に置き，リリースする（図8.55b）．

2．腰仙部減圧

患者は背臥位で両下肢を伸展する．腰椎前弯が強い場合は，両下肢屈曲位から始め，リリースされるに従って，伸展位に移行する．一方の手は腰椎の下に置き，棘突起を両側から挟み込み固定する．なお，エアマットを使用できない場合は棘突起を挟めないので，腰部の手はフラットにする．もう一方の手で主に操作する．この手は，患者の両下肢の間から仙骨の下に回して，仙骨中央に沿わせる．肘はテーブルの上で支える．

仙骨側の手で仙骨の左側を意識して，仙骨に軽く圧を加えたまま，尾側方向へゆっくりと穏やかに牽引する．コラーゲン線維の障壁に達し，リリースされるまで90秒から3分牽引する（図8.56a）．

抱っこしていると腰部に痛みが生じる．痛みの程度は安静時にNRSで3，抱っこしたままでの歩行時に最も痛いときが8であった．骨盤アライメントは，左寛骨前傾位，右寛骨後傾位．触診検証では，左RE-PV，右RE-LU，左AN-LU，右AN-CXに強い変性があった．

治療として，骨盤部リリース，左腰仙部減圧，左RE-PV，右RE-LU，左AN-PV，右AN-CXの筋膜リリースを実施した．治療後，痛みは緩和し，アライメントも改善した．

1．骨盤部リリース

左前傾側の上前腸骨棘の下，右後傾側の大転子の下にウェッジを入れ，斜めの軸を作る．

第8章

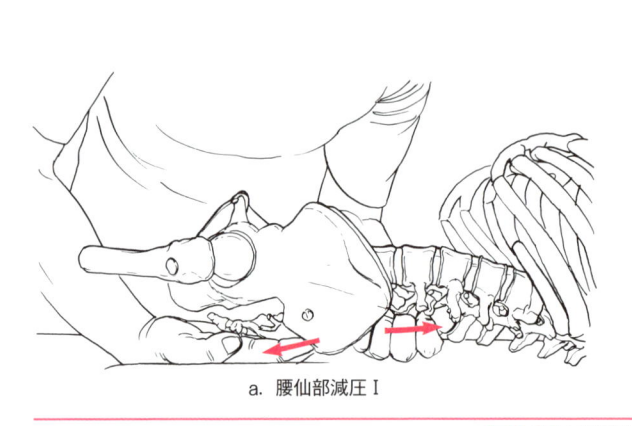

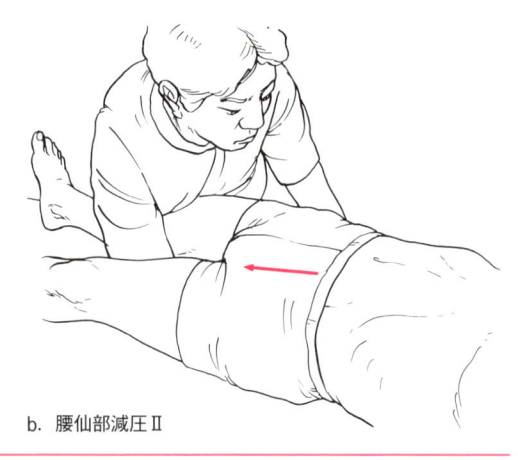

a. 腰仙部減圧Ⅰ　　　　　　　　　　b. 腰仙部減圧Ⅱ

図8.56●腰仙部減圧

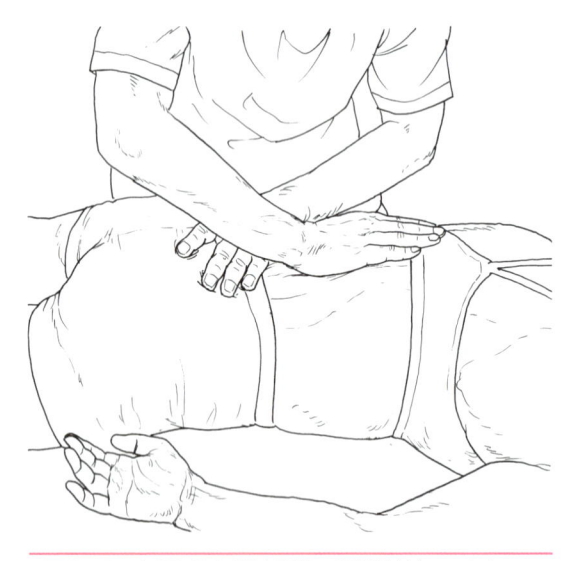

図8.57●左RE-PV（腰方形筋・腰腸肋筋）のリリース

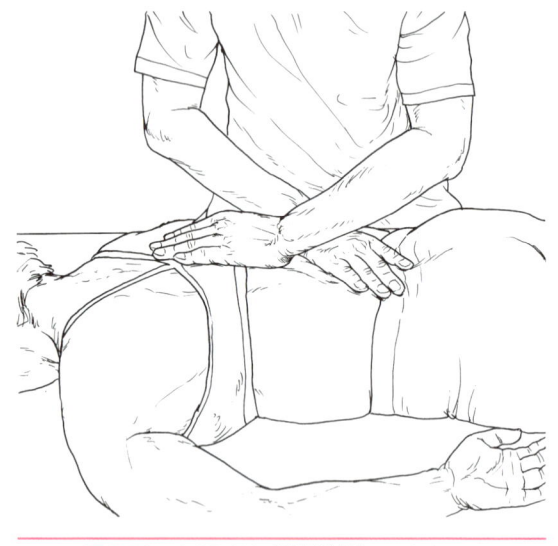

図8.58●右RE-LU（腰腸肋筋）のリリース

引き続き，非常に軽い牽引力を維持したままで，患者が自らを援助するために，軽い力で両側から腸骨をインフレアさせる（図8.56b）．

3. 左RE-PV：腰方形筋・腰腸肋筋リリース（図8.57）

CC：PSIS内側のL5レベルで，腸腰靱帯上部から起始する腰方形筋上．

CP：仙骨の内側（爪のように！）の疼痛は，大腿／下腿後部に沿って放散する可能性がある．

治療：腹臥位．左側の上後腸骨棘内側のL5レベルで，腸腰靱帯上部から起始する腰方形筋も意識してリリースする．

4. 右RE-LU：腰腸肋筋リリース（図8.58）

CC：L1-L2の外側の脊柱起立筋塊上．

CP：腰椎／仙骨領域の中央に限局される疼痛．

治療：腹臥位．右側のL1-L2の外側の脊柱起立筋を意識してリリースする．

5. 左AN-PV：腸骨筋リリース（図8.59）

CC：腸骨筋筋膜上，上前腸骨棘の内側下方．

CP：下腹部，鼠径靱帯，仙腸関節の疼痛．

治療：背臥位．左股関節を屈曲位にして左腸腰筋をゆるめてから，上前腸骨棘の内側下方の腸骨筋をリリースする．さらに，大腿を軽く長軸方向に引き，大

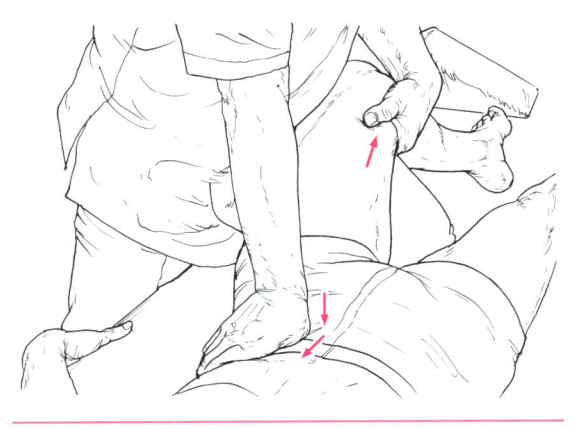

図8.59 ● 左AN-PV（腸骨筋）のリリース

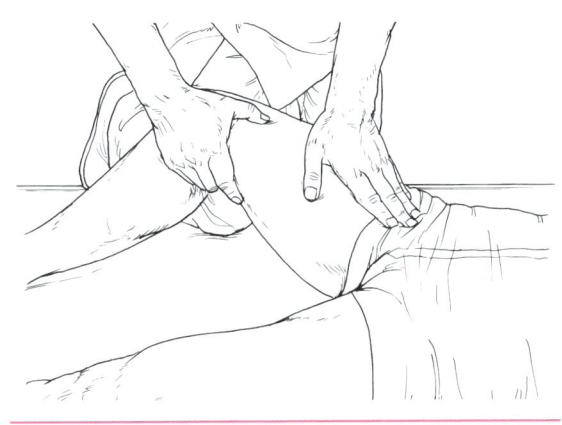

図8.60 ● 左AN-CX（腸腰筋）のリリース

腰筋を頭内背側方向に伸張してリリースする．

6. 右AN-CX：腸腰筋リリース（図8.60）

CC：鼠径靱帯の下方で，縫工筋の内側で，恥骨筋と腸腰筋の外側．

CP：大腿前部，鼠径靱帯，鼠径部の疼痛と灼熱感．

治療：背臥位．鼠径靱帯の下方で，縫工筋の内側で，腸腰筋と恥骨筋の外側をリリースする．腸骨筋筋膜を意識する．

おわりに

本章で紹介した手技は一部にすぎないが，そのいくつかを機械的に試すだけでも効果があることが分かるはずである．しかし，最大限の治療効果を上げるためには，治療者自らの触診技術と感覚に対する意識を磨き，患者の身体の中で起こっていることを正しく感じとらなければならない．経験を重ねることで，筋膜の障壁を感じ，リリースを感じることが可能になる．上達するためには，治療の手順を頭で考えることよりも，まずは治療者自身の手で感じることに注意を集中すべきである．

文　献

1) Barnes JF：Myofascial release. John F.barnes, P.T. and Rehabilitation Services, Inc., Pennsylvania, 1990.
2) 竹井仁：筋膜リリース（奈良勲 他・編：系統別・治療手技の展開 第2版）．協同医書出版社，東京，2007, pp.95-128.
3) 竹井仁：マイオフェイシャルリリース（筋膜リリース）（細田多穂 他・編：アドバンス版 図解理学療法技術ガイド）．文光堂，東京，2005, pp.709-729.
4) 竹井仁：myofascial release（筋膜リリース）によるアプローチの概要．マニピュレーション15（2）：14-20, 2000.
5) Ward RC：Myofascial release concepts. In Basmajian JV, Nyberg R(eds.)：Rational manual therapies,

Williams & Wilkins, Baltimore, 1993, pp223-241.
6) Greenman PE：Myofascial release technique. Principles of manual medicine(2nd ed.). Williams & Wilkins, Baltimore, 1996, pp145-158.
7) 嶋井和世 他・監訳：グレイ解剖学Ⅰ．廣川書店，東京，1981, pp401-405.
8) Juhan D：Job's body. Station Hill Press, N.Y., 1987, pp21-90.
9) Swenson C：(1995, June) Craniosacral therapy. Course taken in Mineapollis, The upledger institute, INC.
10) Upledger JE, Vredevoogd JD：Craniosacral therapy. Eastland Press, Seattle, 1983.
11) Upledger JE：Craniosacral therapyⅡ. Eastland Press, Seattle, 1987.
12) 竹井仁，金子満寛：徒手療法（新田収，竹井仁 他・編：小児・発達期の包括的アプローチ）．文光堂，東京，2013, pp.424-439.
13) 竹井仁：筋膜マニピュレーション 理論編．医歯薬出版，東京，2011.
14) 竹井仁：筋膜マニピュレーション 実践編．医歯薬出版，東京，2011.
15) 沖田実：筋による拘縮の発生とそのメカニズム（望月久，山田茂・編：筋機能改善の理学療法とそのメカニズム－理学療法の科学的基礎を求めて 第2版）．ナップ，東京，2007, pp.123-135.
16) Twomley L, Taylor J：Flexion, creep, dysfunction and hysteresis in the lumbar vertebral column. Spine7(2)：116-122, 1982.
17) Barnes JF, Smith G：The body is a self-correcting mechanism. Physical Therapy Forum, July8：8-9, 1987.
18) Boehme R：Integration of neuro-developmental treatment and myofascial release in adult orthopedics. In Barnes JF(ed.)：Myofascial release：John F.barnes, P.T. and Rehabilitation Services, Inc., Pennsylvania, 1990, pp.209-217.
19) Darling D：In search of the perfect treatment. In D'Orazio BP(ed.)：Back pain rehabilitation, Andover Medical Publishers, Butterworth-Heinemann, 1993, pp.3-31.

（竹井　仁）

II-2. 小児領域の筋膜リリース (pediatric myofascial release)

筋膜リリースは非常に穏やかであり，幼児や子どもたちに，多くの心の痛み，苦しみ，不快感を与えることのない治療法である[1,2]．

小児における筋膜リリースは，神経発達学的治療法，ムーブメントセラピー，感覚統合療法などと併用して行うことにより脳性麻痺，出生時損傷，神経学的問題，運動学的問題，側弯症，および頭部外傷の治療に役立つ可能性をもっている[1,2]．

以下に脳性麻痺を中心とした小児領域の筋膜リリースに関する，基礎的事項と治療について述べる．

脳性麻痺の運動障害の捉え方

脳性麻痺の定義に基づいて，運動障害を捉える場合，2つの側面からみていく必要がある．ひとつは運動発達の遅滞を余儀なくされる運動そのものの遅れであり，新生児期から乳児期にかけての一次的機能障害 (primary impairment) としての神経学的問題の捉え方である．もうひとつは年齢の増加に伴う異常筋緊張，異常姿勢・運動，異常な運動学習の結果によって起こる運動の歪み，つまり二次的機能障害 (secondary impairment) としての筋骨格系問題の捉え方である．

新生児期から乳児期にかけては神経学的問題が多くを占め，当然，神経学的問題に対して治療は行われるであろう．しかし，長期的展望にたった視点での予防的な筋骨格系問題の評価・治療もこの時期から行われるべきである．

各状況下における筋・筋膜の変化

人が動作を行ううえで重要な効果器となる筋・筋膜について，その発生と短縮位，伸張位に固定された場合の組織学的変化などの現象について述べる．

1. 筋の発生

ヒトなどの哺乳動物の骨格筋線維は，タイプI，タイプIIA，タイプIIBの3つに分類される．その筋線維タイプの決定には筋を支配する神経が関与し，筋線維がタイプI線維となるためにはタイプIの二次ニューロンに支配されることが必要であり，タイプII線維の場合もやはりタイプIIの二次ニューロンに支配される[3]．

筋線維のもととなる筋芽細胞は，発生の早い段階で速筋線維になるべきか，遅筋線維になるべきかが遺伝子によって決定されている．骨格筋が支配神経を受ける以前，あるいはその途上で筋線維は未分化である．筋線維の中心に核があり，いわゆる筋幹細胞の状態で，この時期には，白筋，赤筋の区分はなく，このような未分化な線維はタイプIICと呼ばれている．ヒト骨格筋では胎生15〜20週前後よりタイプI，II線維の分化が始まり，生下時にはタイプI，IIA，IIB線維の分化がほぼ完成している[3]．

表8.16 ● 各状況下における筋・筋膜の変化[4-9]

短縮位固定	伸張位固定	痙縮筋
・筋節が個々に消失して，筋線維そのものの短縮が起こる． ・等尺性収縮力も短縮された筋線維の長さに応じて発揮されるために，筋力の低下は必然的に生じる． ・コラーゲンの蓄積は，筋節が消失する以前に筋周膜に始まり，その後，筋内膜にもコラーゲンの蓄積がみられるようになる．	・筋節の新生が起こり，既存の筋原線維の先端に新たに追加され，全体として筋線維が伸張することになる． ・伸張された筋線維の筋腱接合部において，ミオシンやメッセンジャーリボ核酸が堆積し，フィラメントが筋腱接合部に集積してくる． ・筋腱接合部で蛋白合成が最も盛んで，ここに筋原線維がつくられて筋線維が長くなる．	・中枢性神経疾患における筋線維タイプの変化について，タイプIIは萎縮し，タイプIはあまり変化しないが，時として肥大している． ・筋内膜にコラーゲンが集積し肥厚しており，これが筋を硬くさせ，筋の線維化の原因である． ・筋細胞そのものの断面積は減少し，丸みを帯び細胞間の間隔は増大し，そこにコラーゲンが蓄積される．

2. 短縮位で生じる現象 (表8.16)

諸家の動物実験[4,5]による報告では，筋が短縮位で固定された場合，筋節の欠如が起こり筋線維そのものの短縮が生じ，筋の粘弾性も低下するとしている．その結果として，筋収縮の活動性は低下し等尺性収縮力も短縮された筋線維の長さに応じて発揮されるために，筋力低下は必然的に生じることになる．

また，コラーゲンの蓄積は早期段階では筋周膜に限定されているが，その後，筋内膜にもコラーゲンの蓄積が起こる．筋膜や腱線維の変化は，コラーゲンにおける分子の入れ替わりがなく，コラーゲンはいったんできあがった後は，化学的にほとんど変化しない[6]．

正常な若いコラーゲンは強く柔軟性があり，比較的伸び縮みしないが，老化や不動性とともに柔軟性を失う．柔軟性を失うということは，グルコースがコラーゲンに結びつき，1本のコラーゲンの鎖どうしや鎖の中の分子どうしに架橋結合が形成され，非常に丈夫な鎖となるのである．

3. 伸張刺激のもつ意味

筋の成長については，Zivによりマウスの腓腹筋において筋腱移行部における"muscle growth plate"（図8.61）の存在について報告されている[7]．

Hollyらは，正常鶏の筋を持続的に5週間伸張した場合の効果について，伸張を行った筋群では筋線維長軸の成長度合い，横断面積，筋湿性重量ともに優位に増加したと報告している[8]．

つまり，筋を伸張位で固定することにより，組織学的には筋節の新生が起こり，既存の筋原線維の先端に新たに追加され，全体として筋線維が長くなることになる．筋腱接合部では蛋白合成が最も盛んで，ここに筋原線維がつくられて筋線維が長くなる[9]．また，伸張刺激は筋内におけるコラーゲンの蓄積を防ぐことができる（表8.16）．

成長期における骨・筋のアンバランスによる短縮

小児において，成人と決定的に違うところは，成長という因子があるというところである．成長には量的変化と質的変化があるが，ここでは特に量的変化，つまり筋の長さや太さ，骨の長さ形態の変化が重要になってくる．

1. 骨・筋の成長バランス

Zivらにより，正常マウスと痙縮マウスにおける骨の成長と筋の成長について興味深い報告がされている．正常マウスにおいて，骨の成長が100％に対して筋の成長を100％とした場合，痙縮マウスでは骨の成長が100％に対して筋の成長は55％しかみられないことを報告している（図8.62）[7]．

2. 骨の形成と形態的変化

骨は軟骨原基を基にして内軟骨性骨化，膜性骨化を経て形成される．小児成長期の長管骨では，骨幹端部と骨端との間に骨端（発育軟骨）板があって，ここで軟骨が増殖し，これが骨に置き換わる内軟骨性骨化に

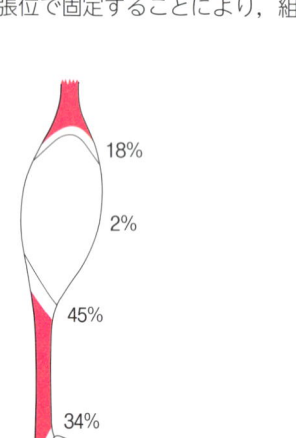

図8.61 ● muscle growth plate[7]
正常ネズミの腓腹筋の成長を％で示す．

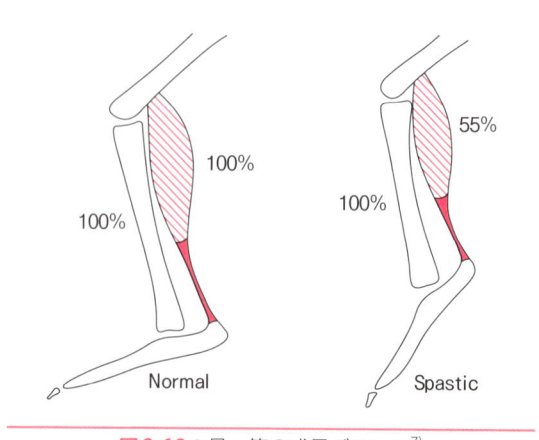

図8.62 ● 骨・筋の成長バランス[7]
痙縮ネズミでは骨の成長は正常ネズミに比べてゆっくりであり，筋の成長は骨の成長の55％である．

よって骨の長径成長が行われる．また，骨の幅の増加は，骨膜の細胞によって直接に骨が付加形成される膜性骨化によって行われる．

成人の場合，いったん構築学的に完成され，その後，変形性関節症などの形態的変化を引き起こすことがある．小児においては構築学的に完成される以前に形態的変化を起こしたり，本来，成長とともに形態的変化を起こしながら完成されていく段階で，その変化が抑制されてしまうことがある．

骨の形態的変化として，臼蓋における臼蓋角・CE角，大腿骨頸部における頸体角，前捻角がある．本来，成長とともに臼蓋角は減少し，CE角は増加していくが，これが阻害されると，臼蓋形成不全となり脱臼の原因になる．同様に，頸体角の減少が阻害されることも脱臼の原因になる．前捻角減少の阻害は，大腿骨が内側にねじれたままに位置し，股関節外旋制限が起こってくる．

筋緊張，痙縮と拘縮との関係，成人との違いなど（表8.16）

1. 痙縮の概念

痙縮は，脳性麻痺，脳卒中，頭部外傷などの上位運動ニューロン障害によりみられ，「A motor disorder characterized by a velocity-dependent increase in tonic stretch reflexes (muscle tone) with exaggerated tendon jerks, resulting from hyperexcitability of the stretch reflex, as one component of the upper motor neuron syndrome (Lance)」（上位運動神経症候群の一部として，伸張反射の過興奮性の結果生じる，腱反射の亢進を伴った緊張性伸張反射の速度依存性の亢進状態によって特徴づけられた運動障害）として定義される．

2. 拘縮の概念

拘縮とは各関節が他動的にも自動的にも可動域制限を起こす状態である．一般的に関節包と関節包外の関節構成体である軟部組織の変化によって起こる関節運動制限を拘縮と呼んでいる．

拘縮には静的拘縮（static contracture）と動的拘縮（dynamic contracture）の2つの概念がある．重力や不良姿勢による一定姿勢で固定されることによって起こる拘縮が静的拘縮であり，主動作筋と拮抗筋における痙縮の程度の差や，筋力の不均衡による拘縮を動的拘縮と言う．

3. 痙縮と拘縮との関係（表8.16）

成人片麻痺において痙縮がある時，主動作筋と拮抗筋の活動不均衡により痙縮筋肉グループに慢性的短縮を生じる．痙縮による長期間の関節の固定は，筋線維の短縮，筋出力の低下を招く．この筋短縮は組織学的に筋節長自体の短縮と筋節数の減少，破壊により引き起こされている．

また，個々の筋線維を包む筋内膜，筋線維の束を包む筋周膜，筋全体を覆う筋膜などの結合組織は，その柔軟性，弾力性が低下する．組織学的にはコラーゲン線維の走行角度の変化，分子間架橋結合の増強，エラスチン線維の含有量の低下が引き起こされている．

痙直型脳性麻痺の場合，痙縮の程度が強いほど，また，運動機能のレベルが低くなるにつれて，筋細胞そのものの断面積は減少し，丸みを帯び，細胞間の間隔は増大し，そこにコラーゲンが蓄積されることが報告されている[6]．関節可動域の制限は筋線維の短縮よりも細胞間のコラーゲンの増殖が大きく関わっていると言われている．

4. 成人との違い

脳性麻痺児の変形・拘縮が生下時にすでに存在するのではなく，多くの場合，成長過程において痙縮筋が慢性的な短縮に固定されることや，体幹や骨盤周囲などの中枢部の支持性の低下に伴い，末梢部位で過剰に姿勢を固定するといった代償により，筋の成長が阻害されることが大きな要因になっていると考えられる．

つまり，拘縮は成人においては筋節の消滅によるものであるが，脳性麻痺児における拘縮は筋の成長の失敗によるものと捉えることができる．その結果として，脳性麻痺児においては関節可動域の制限と筋出力の低下を引き起こしやすいのである．

また，神経系の解剖学的発達から遠心性線維（運動器系）の髄鞘化は遅いことにより，筋・筋膜異常による誤った固有感覚が異常な身体像や身体図式をつくりあげてしまうことも示唆される．

治療[1,2]

筋膜リリースの実施に関する基本的事項は前述どお

りである．ここでは，小児の特性に合わせた実施についていくつか紹介する．

活動性の高い児であれば，安静姿勢をとり続けることが困難であることが多く，玩具を使用したり，バルーンやロールを使い治療姿勢を変化させるなどの環境設定が必要である．しかし，過剰な努力による玩具操作は避けるべきである．

また，脳性麻痺など中枢神経疾患においては異常姿勢反射の影響を受けることがあるため，最も筋緊張が軽減する姿勢で実施することが望ましい．

顔面，頸部，前腕など手を置く位置が狭く手掌全面での接触が困難な場合は，指腹で行う．身体が小さいことにより，部位に合わせてcross-hand technique, non cross-hand techniqueを使い分け，最も実施しやすい方法で行う．また，深部マイオフェイシャルリリース，pullなど各手技との組み合わせが行いやすいのも特徴である．

1. 環境設定した深部マイオフェイシャルリリース

1）腰背部方向リリース

バルーン上での実施では，姿勢を安定させるためにバルーンを固定する必要がある．玩具を使用するのであれば，頸部伸展，上肢の挙上による過剰な脊柱起立筋群の活動を抑えるため，床面近くに位置させるほうがよい（図8.63）．

2）側腹斜方リリース（lateral oblique release）

効果的なリリースを行うために，腰部の下側にバスタオルなどを丸めて入れるが，側弯があり凸側を下にして治療を行う時は，バスタオルの厚さにより痛みを引き起こすことがあるので注意する（図8.64）．側弯が複雑である場合は，クッションなどで，最もリラックスできる側臥位をつくってから行う．

過剰な努力による玩具操作は避けるべきである．リリースされるに従い，玩具を少しずつ離してもよい．

3）腸腰筋リリース（psoas release）

側臥位は不安定な姿勢のため，背部にクッションを置いたり，セラピストの腹部で殿部を固定しながら，治療者の前腕で大腿部分をしっかりと保持してリリースを行う（図8.65）．

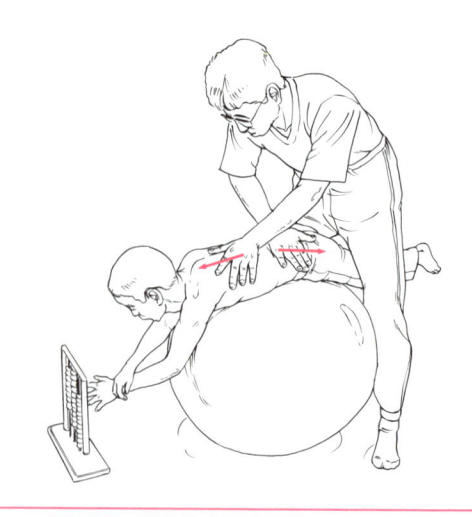

図8.63●腰背部垂直（長軸）方向リリース

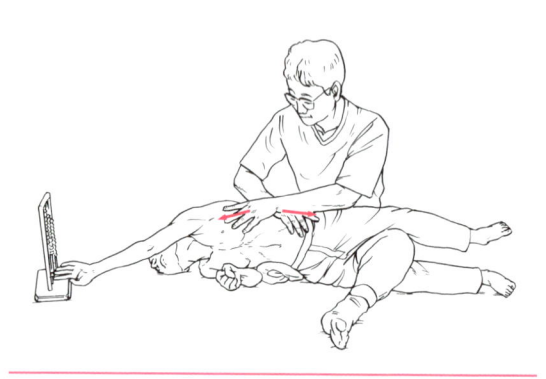

図8.64●側腹斜方リリース

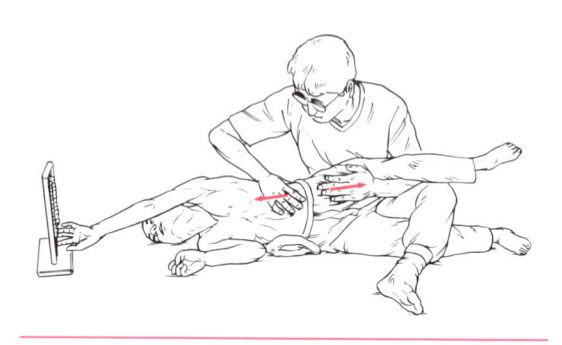

図8.65●腸腰筋リリース

4）胸郭水平方向（大胸筋）リリース（horizontal thoracic release）

座位姿勢で行う場合は，骨盤の前傾，後傾で大胸筋の筋緊張が変わるため，最も筋緊張が軽減する位置で骨盤を固定してリリースを行う（図8.66）．

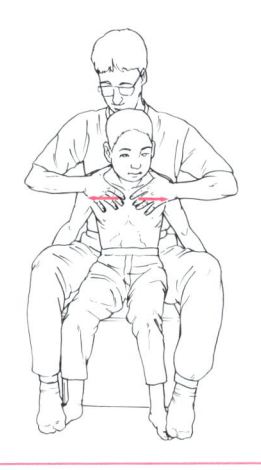

図8.66●胸郭水平方向（大胸筋）リリース

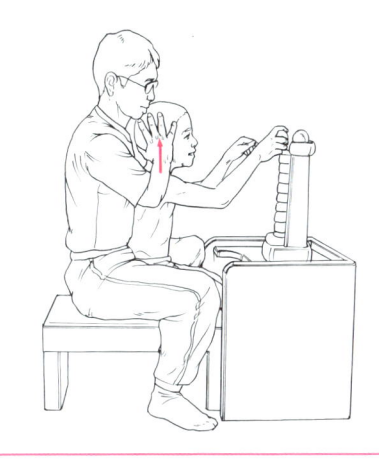

図8.67●後頭顆リリース

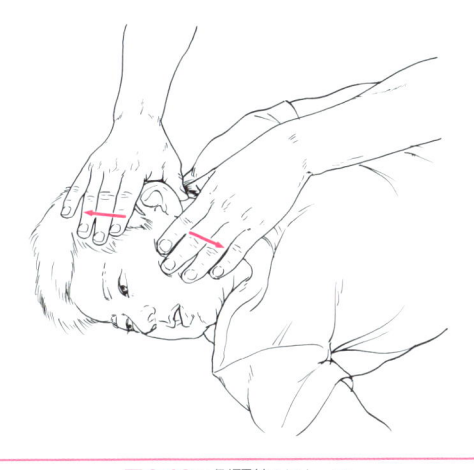

図8.68●側頭筋リリース

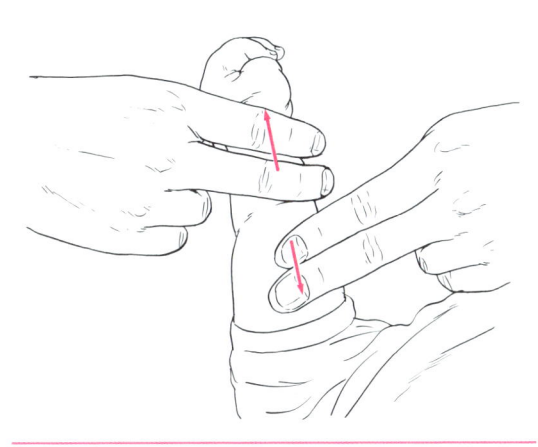

図8.69●前腕筋群リリース

5）後頭顆（後頭下筋群）リリース（occiptal condyle release）

座位にて，後頭部から側頭部にかけて両手で保持しながら頭側方向にリリースする（図8.67）．

最も注意を要する手技で，脳性麻痺のアテトーゼタイプ，ダウン症などでは頸椎の安定性を確認して実施するべきである．また，脊椎形成異常の二分脊椎においては反応を評価しながら非常に用心深く，控えめに行う．

2. 指腹による深筋膜リリース

1）側頭筋リリース（temporalis release）

手を置く位置が狭く手掌全面での接触が困難な場合は，指腹で行う．指は柔らかく身体部位に沿わせるように位置させてリリースする（図8.68）．

2）前腕筋群リリース（forearm release）

乳幼児の前腕などでは指2本程度でリリースを行う（図8.69）．乳幼児の場合，脂肪が厚く深筋膜の区別がつきにくいため，その点においても指腹を使ったほうがよい．

3. リリースの組み合わせ

1）体幹回旋リリースと上肢伸張（arm pull）

体幹回旋リリースに続いて行うものであり（図8.70），慣れないうちは別々に行ったほうがよい．反対への回旋方向でも行うことができる．また，側腹斜方リリースの続きでarm pullやleg pullを組み合わせて行うこともできる．

特殊な手技として，骨盤帯・下肢，上肢を保持してカウンターローテーションでリリースを行う，体幹分離回旋（trunk de-rotation）（図8.71）がある．

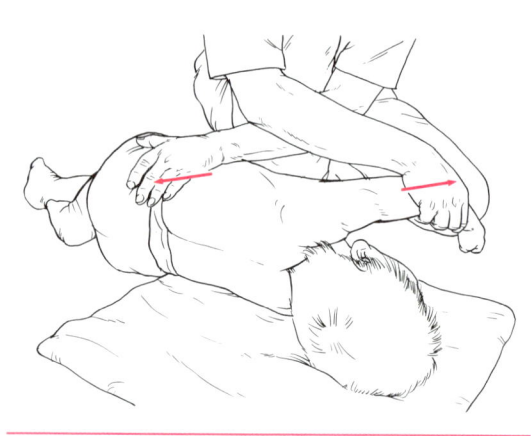

図8.70●体幹回旋リリースとarm pull

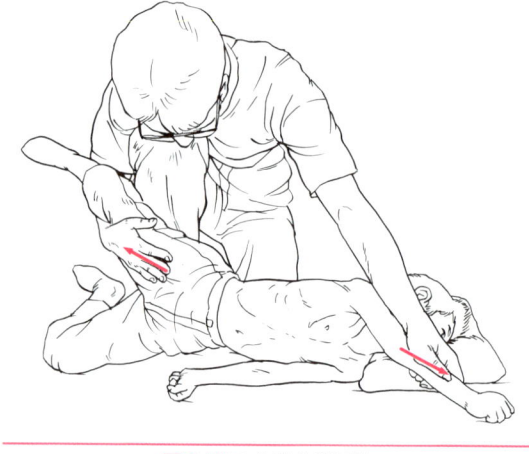

図8.71●体幹分離回旋

引 用 文 献

1) Barnes JF：Pediatric Myofascial release course taken in Long Island NY 2004/9/18-19.
2) Barnes JF：Myofascial release, The search for excellence.
3) Scott W et al：Human skeletal muscle fiber type classifications. Physical Therapy 81：1810-1816, 2001.
4) Katz RT：Spastic hypertonia：mechanisms and measurement. Archives of Physical Medicine and Rehabilitation 70：144-155, 1989.
5) Baker JH et al：Adaptation of skeletal muscle to immobilization in a shortened position. Muscle and Nerve 11：231-244, 1988.
6) Booth M et al：Collagen accumulation in muscles of children with cerebral palsy and correlation with severity of spasticity. Developmental Medicine & Child Neurology 43：314-320, 2001.
7) Israel Ziv et al：Muscle Growth in Normal and Spastic Mice. Developmental Medicine & Child Neurology 26：94-99, 1984.
8) Holly RG et al：Stretch-induced growth in chicken wing muscle：a new model of stretch hypertrophy. The American Journal of Physiology-Cell Physiology 238：C 62-71, 1980.
9) Dix DJ et al：Myosin mRNA accumulation and myofibrillogenesis at the myotendinous junction of stretched muscle fibers. The Journal of Cell Biology 111(5 Pt 1)：1885-1894, 1990.

（金子満寛）

III. 筋膜マニピュレーション (Fascial Manipulation®)

　筋膜の機能異常は，局部痛に影響する分節ごとの筋膜単位（1つのある特定の方向で分節を動かす一群の運動単位．それらは，それらを囲む同じ筋膜に位置している協調中心によって調整される），姿勢に影響する前額面・矢状面・水平面に沿った筋膜配列（上に横たわる筋膜によって結びつけられ，二関節筋線維によって張力をかけられる一方向性の筋膜単位の連鎖），それらの面の対角線上に生じる筋膜対角線，そして広範囲疼痛に影響する筋膜螺旋（それ自体の上で決して交差することなく，肢節または体幹に巻きつく筋膜線維の連続螺旋形状ライン．それは，融合の協調中心を結びつける）によって生じる[1,2]．

　これらを理解したうえで，筋膜マニピュレーションを施行することが大切となる．治療目的は筋収縮の単なるリリース（解除，解放）ではなく，筋膜基質をゾル状に流動化し，筋膜の順応性を活用することによって膠原（コラーゲン）線維の間の癒着を除去することにある[1-4]．

筋膜とは

　筋膜とは，筋膜区画で筋を囲み，筋間中隔でそれらを分離し，関節を越えて連続する筋膜配列でそれらを連結して，支帯によってそれらを同期させる線維性結合組織膜である．筋膜は，浅筋膜・深筋膜・筋外膜・筋周膜・筋内膜からなる（図8.72）．これらの筋膜は，基質の中に波状コラーゲン線維とわずかなエラスチン線維とが存在する．ただし，筋内膜だけはコラーゲン線維のみである．また，広義の膜組織としては，高密度平面組織シート（中隔・関節包・腱膜・臓器包・支帯）や靱帯・腱も含む．

　筋膜は，結合組織に含まれ（表8.17），身体全体を通じて連続的に緊張したネットワークを形成し，すべての器官・あらゆる筋肉・あらゆる神経・小さい筋線維さえも被って連結している．つまり，筋膜は，筋膜区画で筋を囲み，筋間中隔でそれらを分離し，配列でそれらを連結して，支帯によってそれらを同期させる

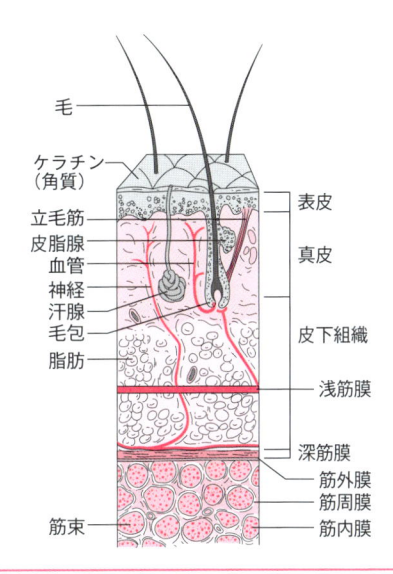

図8.72●結合組織内の筋膜

線維性結合組織膜であり，局所的な緊張の要求によってその線維配列と密度を適応させる1つの相互接続した緊張したネットワークとみなされる．さらに，筋紡錘，ゴルジ腱器官，神経，筋，腱，支帯，関節などの運動器官の構造のすべてに連結されるので，運動器官の多くの機能障害を左右する可能性があることは明らかである．筋膜には自動収縮能の能力があり，包埋される運動感覚受容器も豊富である．また，筋膜は機械的受容器と侵害受容器を含む多くの知覚性神経終末が高密度に分布する．

　筋膜の機能を表8.18に示す．筋膜は様々な原因で変性する（表8.19）．外傷，廃用，循環不全による運動不足，反復運動，長期間にわたる不良姿勢などは，膠原線維束のねじれによって筋膜に高密度化を生じさせ，最終的に脱水が生じて基質を硬くゲル状にしてしまう．これは，腱，筋，筋膜の短縮と機能障害を引き起こす原因になる．

筋膜マニピュレーションの概念

　筋膜マニピュレーションの治療理論は，「機械的：運動－摩擦」，「身体的：熱－炎症」，「化学的：代謝－修復」にある．治療対象は，筋力のベクトルが収束する深筋膜上の高密度化した部位である協調中心（centre of coordination：CC）である[1,2]．

　身体分節は，上肢として肩甲骨（sc）・上腕（hu）・

表8.17 ● 結合組織の構造

皮膚	表皮と真皮によって形成される
皮下組織浅層	脂肪細胞が豊富で，表在性の皮膚支帯が横切る疎性結合組織
浅筋膜（膜様層）	浅筋膜は，多数の脂肪細胞の中間層に存在する網の目のようなコラーゲン（膠原）線維と，大部分にエラスチン（弾性）線維を含む皮下疎性結合組織からなる．浅筋膜は，足底・手掌・顔面には存在しない．浅筋膜は，手関節と足関節では支帯として深筋膜に混ざり，頭皮の上では帽状腱膜へと連なる．浅筋膜は，力学的にも熱に対しても緩衝剤として作用して，深筋膜の上で皮膚の滑走を容易にする．
皮下組織深層	疎性結合組織と深層の皮膚支帯
深筋膜	深筋膜の基質の中には，波状コラーゲン線維とエラスチン線維が存在する．コラーゲン線維は縦・横・斜めの異なった方向に走行する．波状コラーゲン線維は，筋長の変動に適応し，深筋膜に包埋されている受容体を効果的に伸張する．四肢の深筋膜では，皮下組織のすぐ下に，深筋膜外層の波状コラーゲン線維がある．体幹の深筋膜では，皮下組織の下に深筋膜浅層の外層があるが，筋外膜としばしば融合している．
筋外膜	筋外膜は，波状コラーゲン線維とエラスチン線維によって形成され，深筋膜の構造と類似している．筋外膜は，脂肪細胞と多くのエラスチン線維も含む筋周膜と，これらを含まない筋内膜に連続している．筋外膜は，筋間中隔，腱膜と腱として深筋膜と結びつく．筋外膜は，筋内膜と筋紡錘の伸張に適応できるように非常に細密であり，筋の短縮や伸張に対して，また筋内膜と筋紡錘の伸張に対して反応する．筋外膜は，腱上膜と腱周膜によって筋肉の端を越えてつながる．腱線維は，筋周膜の波状コラーゲン線維が，平行かつ伸張しないコラーゲン線維へ形質転換したものである．また，筋外膜は，筋紡錘とゴルジ腱器官の間にある張力の作用に直接関与している．
その他	胸郭・骨盤と，それらの内部の内臓筋膜

表8.18 ● 筋膜の機能

- 同時に運動器官構造のすべてを連結する要素となる
- 筋膜単位の一方向性の運動単位を結びつける
- 筋膜配列の一方向性の筋膜単位を結びつける
- 螺旋で同時に様々な分節の運動方式を結びつける
- 中枢神経系のフレーム枠（大脳鎌，硬膜）を形成する
- 発育中の胚で神経支配を導いて，神経鞘を形成する
- 配列を経て求心性神経に方向的な意味を与える
- 筋外膜と腱上膜を経て筋に硬さを与え，滑走成分を供給する
- 関節包を補強して，靱帯と連結する
- 骨膜を経て骨の障害や骨折を知らせる
- 脈管によって静脈と動脈，そして神経鞘を囲む
- 炎症・修復・代謝活性の部位である
- 外部の温度を内部の温度にリンクさせる

表8.19 ● 筋膜の変性の原因

機械的	急性：捻挫・骨折・直接的な外傷 慢性：過用・姿勢・作業・スポーツ
身体的（物理的）	温度：熱・寒冷・風・湿度 精神的緊張：苦悶・葛藤・うつ
化学的	栄養：過多・アンバランス・中毒 内分泌：ホルモン
感染	代謝
固定	コラーゲン線維間の異常な小網の発生 コラーゲン交代力学（合成と分解）の変性 新しいコラーゲン線維の分裂 より少ない水とグルコサミノグリカン（glycosaminoglycan：GAGs）による無定形物質の量と質の変動

肘（cu）・手根（ca）・手指（di），体幹として頭部（cp）・頸部（cl）・胸郭（th）・腰部（lu）・骨盤（pv），下肢として股（cx）・膝（ge）・距骨（ta）・足趾（pe）の14身体分節に分けられる．

CCは，3つの空間平面で様々な身体分節を動かす6つの筋膜単位（矢状面の前方運動と後方運動，前額面の内方運動と外方運動，水平面の内旋運動と外旋運動）に存在する．

CCは，分節レベルで介入し，筋紡錘の活性化を経て一方向性の筋線維の活動を同期させることで，一方向性の分節運動の協調性に関与している．このCCは筋上に直接位置するので，治療は，定位に鋭く深部に長時間持続する必要がある．そして，筋膜の基底張力（基底緊張）を復元し，適切な固有受容求心性情報とと

もに，静的－動的な運動の協調を再確立することが目的となる．治療には分節性治療と全節性治療がある（図8.73）．

また，筋膜マニピュレーションの技術の中でも，消しゴムを使うかのごとくコラーゲン層を滑らかにする技術に筋膜モビライゼーションがある．この筋膜モビライゼーションは，深筋膜と関節周囲へ延びる組織（支帯，中隔，靱帯）を対象とする．すなわち，1つの平面ではない対角線上の複合運動方式（前方－外方AN-LA，前方－内方AN-ME，後方－外方RE-LA，後方－内方RE-ME）における，いくつかの筋膜単位の力が収束するより幅広い領域または点としての融合中心（centre of fusion：CF）に作用する．

腱に張力をかけることにおいて重要な役割を果たすCFは，支帯の範囲内で見出される．CFは，ゴルジ腱器官調節を経て，運動方式において関節を動かすことに関与する2つ以上の筋膜単位の活動を同期させる．CFは関節の近くに位置するので，治療は筋膜モビライゼーションとしてより幅の広い領域に及ぶ．特に，支帯は膠原線維の多数の層の融合からなるので，これらの点の治療は，深く鋭いマニピュレーションよりも，むしろ消しゴムを使うかのごとく膠原線維層を滑らかにするモビライゼーションが必要となる．CFの治療にもCCと同様に分節性治療と全節性治療がある（図8.73）．

CCとCFの違いを表8.20に示す．

さらには，内臓・脈管・腺の内部機能障害に影響を与えている筋骨格系の評価と治療，頭部・顔面の感覚器官治療，リンパ－免疫・皮膚－体温調節・脂肪－代謝・神経－心因性の障害に対する浅筋膜の治療にも筋膜マニピュレーションは有効である[5]．内臓に関しては，オステオパシーのような内臓そのものにアプローチするのではなく，内臓の働きを弱めている体幹の筋・筋膜のインバランスを治療するのが目的となる．治療後は，蠕動運動の回復や異常感覚・吐き気・重だるい感覚が改善し，内部機能と外部の筋骨格系のバランスが整うことになる．

内部機能障害の治療は，頸部・胸郭・腰部・骨盤・頭部に分けられる．頸部は，内臓（咽頭鼻部・咽頭口部・咽頭後頭部），脈管（頸動脈・頸静脈・リンパ管），腺（甲状腺・副甲状腺・傍濾胞細胞）からなる．胸郭は，内臓（気管支・肺・胸膜），脈管（心臓・大動脈・肺循環），腺（胸膜・心膜・横隔膜中心）からなる．腰部は，内臓（食道・胃・十二指腸），脈管（腎臓・腎盂・尿管），腺（肝臓・胆嚢・副腎）からなる．骨盤は，内臓（小腸・大腸・直腸），脈管（膀胱・尿道・循環），腺（前立腺・性腺）

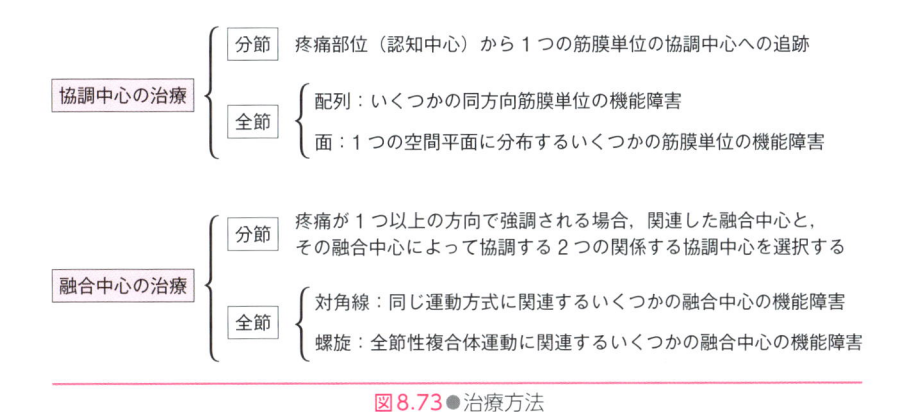

協調中心の治療
- 分節：疼痛部位（認知中心）から1つの筋膜単位の協調中心への追跡
- 全節：
  - 配列：いくつかの同方向筋膜単位の機能障害
  - 面：1つの空間平面に分布するいくつかの筋膜単位の機能障害

融合中心の治療
- 分節：疼痛が1つ以上の方向で強調される場合，関連した融合中心と，その融合中心によって協調する2つの関係する協調中心を選択する
- 全節：
  - 対角線：同じ運動方式に関連するいくつかの融合中心の機能障害
  - 螺旋：全節性複合体運動に関連するいくつかの融合中心の機能障害

図8.73●治療方法

表8.20●協調中心（CC）と融合中心（CF）の違い

協調中心	融合中心
筋腹上に位置し，それらは筋外膜と筋周膜と筋内膜を経て筋膜単位を調整する． 3つの空間平面と一致している身体部位に位置する． 力が要求されるときや，筋膜上への筋の停止が張力をかけられる（配列）ときに動員される．	腱上に位置し，それらは支帯と筋膜螺旋を経て運動方式を調整する． 関節の近くで，2つの平面のあいだの中間帯（対角線）に位置する 直接的（腱を経て）あるいは間接的（支帯が付着する骨の運動を経て）な支帯の張力によって動員される．

からなる．頭部は，視覚・聴覚・嗅覚の感覚器官に対する治療である．

これらの異常があった場合に，融合中心と内旋・外旋の協調中心を組み合わせた治療を行い，これらの器官への緊張を軽減させることになる．また，前後方向・横方向・斜め方向の筋膜配列も考慮した全節性治療を展開することになる．

ほかにも，リンパ－免疫・皮膚－体温調節・脂肪－代謝・神経－心因性の障害に対する治療として，各肢節を AN-LA，AN-ME，RE-LA，RE-ME方に4分割し，その領域の浅筋膜を治療する方法もある．

筋膜の生理学

筋紡錘が筋内膜で発揮するすべての牽引は筋外膜で同時に収束する．最も単純な筋膜単位において，牽引は同じ筋に沿って中間点に収束する．さらに，多数の異なる筋の運動単位によって形成されているような複雑な筋膜単位でさえ，これらの力が収束する点は統一される．1つの点またはCCにこの収束が生じることができるように，筋膜は自由に1つの筋束上を滑ることが可能でなければならない．また，筋膜が剥がれることなく伸張できるように，骨にいくつかの固定点をもつ必要がある．

ヒトにおいては，各筋膜単位のCCが，特定の運動に対する1つの運動単位の作用を統一する．CCは，自由神経終末の求心性神経を通してというよりは，むしろ筋紡錘の牽引に適応するその能力によってこれらの筋線維を協調させる．

筋紡錘は，筋内膜に挿入されていて，いつでもγインパルスがそれらを収縮させ，それらはすべての筋膜のフレーム枠を伸張する．この伸張はランダムでなく，筋膜の内因性弾性のために，伸張に適応する正確な点あるいはCCの方へ収束する．筋紡錘が収縮するとその部分は短縮するが，中心部分は引き伸ばされ，らせん形終末が動かされる．らせん形終末から起こるIa線維と，Ib線維の求心性神経は，脊髄にインパルスを伝える．これらの求心性神経が脊髄に到達すると，α線維を経て興奮あるいは抑制に作用する．

普通は，この神経筋の筋膜活動は認知不可能である．しかし，それが正しく機能しないときに，我々は結果として生じる関節の疼痛に気がつく．CCの高密度化が生じると，筋紡錘の伸張に正しく適応できなくなる．これは，Ia求心性線維のすべて，すなわちすべての必要なα線維が動かされるというわけではないことを意味する．それゆえ，関節には歪められた牽引が生じ，筋膜単位の中のいくつかの筋線維が収縮することになる．

患者が痛みを感じたり認知する領域を認知中心（centre of perception：CP）という．CPは，通常は関節の周囲に位置する．それは随意筋に連結されて，一般の神経支配をそれらと共有する．CPは，腱・靱帯・関節包の関節成分すべての求心性神経の合計でもある．筋膜は，これらの軟部組織成分のすべてに連結されており，このことは，これらの求心性神経に方向的な意味付けを割り当てると解釈できる．

CCとCPは，第1に筋紡錘と影響しあう点で，第2に各運動方向についての情報を様々な関節受容器に提供するという点で，神経系の末梢情報に作用する．

筋膜の作用

生体においては，すべての筋組織は互いの上を自由に滑ることが可能である．筋組織内の筋線維は，すべてが同時に収縮するのではなく，逐次連結しながら収縮する．この筋線維の連続した動きは，滑る構成要素が妨げられていないときにのみ可能となる．この滑走を許す緩衝剤として，筋膜が機能する．深筋膜層の間，深筋膜と筋外膜の間，筋内膜の至る所に存在するヒアルロン酸がこの滑走に寄与する．術後の検体に関する研究では，筋外膜が完全であれば，筋膜と筋の間のインターフェース構造はヒアルロン酸内張りの保持を含めて保存されていたが，筋外膜が破壊されているとインターフェース構造は消し去られていたと報告されており，手術の際の筋外膜への侵襲が術後の筋の機能に与える影響は大きい．また，過用などでヒアルロン酸が凝集すると，筋膜の粘弾性が増大し，筋膜の高密度化の原因にもなる．

不良姿勢や異常運動パターンによって，CCが高密度化（基質のゲル化と筋膜内コラーゲン線維の配列の変異）をきたして疼痛を生じると，静的姿勢あるいは動的活動（運動行為）において，疼痛を回避するために姿勢の代償が生じることになる．

筋膜の基底張力が高密度化の形成によって変性すると，神経受容体がこの異常な伸張に反応し，疼痛信号によって潜在的危険を知らせる．身体は，姿勢代償に

よってこの疼痛信号を中和するようになる．所定の筋膜単位の張力のあらゆる変調は，この基底張力を保つ方法として，同じ配列に沿って他の筋膜単位で反張力を引き起こす．例えば，大腿筋膜張筋がその牽引力を増加させた場合，同じ配列の遠位の筋膜単位（長趾伸筋）で反対方向の牽引力が誘導される．そのような張力の調整は，多くの場合で急性痛を生じさせる．なぜなら，筋膜のこの分節の自由神経終末が，過剰および異常な牽引を受けるからである．そして，身体は平衡を再構築する手段として対側の代償を生じる．つまり，薄筋によって膝関節において反張力を生じ，外側の股関節と足関節の筋膜スパスムに対抗しようとするのである．

よって，筋のインバランスだけでなく，筋膜の視点からも姿勢を評価する必要がある．また，本人が訴える痛みを伴う運動と既往歴を踏まえて，前額面，矢状面，水平面それぞれの面で運動を検証し，筋膜の異常をきたした協調中心を触診検証し，筋膜の関与も評価しなくてはならない．

筋膜マニピュレーションの適用と禁忌

適用は，運動器官の機能障害から内臓機能障害にわたり，鎮痛薬だけを処方しているような，多くの疼痛症候群である．

禁忌は，この技術を科学的に理解したうえで行われれば特にない．ただし，筋膜マニピュレーション自体が，時には身体温度の上昇を左右する可能性があることを考えれば，あらゆる隠れた炎症性反応に対して発熱している人は対象としないことが賢明である．腫瘍は禁忌ではない（組織マッサージによる転移は証明されていない）が注意は必要であろう．

問題なのは，セラピストの知識不足である．セラピストに解剖学的知識があれば，神経と血管の損傷を回避するために，どこにどのように適切な圧力を加えればよいかが分かる．

筋膜マニピュレーションの実際

筋膜の機能異常は，局部痛に影響する分節ごとの筋膜単位（図8.74），姿勢に影響する前額面，矢状面，水平面に沿った筋膜配列（図8.75），それらの面の対角線上に生じる筋膜対角線（図8.76），そして広範囲疼痛に影響する筋膜螺旋（図8.77）によって生じる．

運動検証は，個々の筋に対する検査ではなく，特定の方向に分節を動かすことで，骨−神経−筋筋膜複合

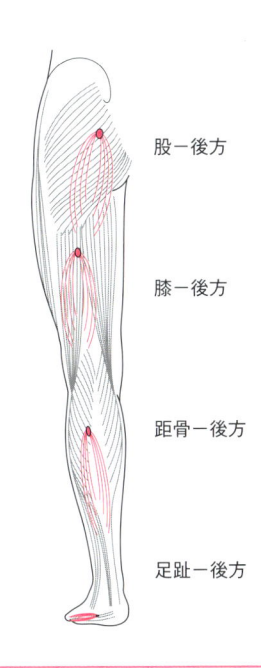

図8.74 ● 筋膜単位の例：下肢後方運動の筋膜単位の協調中心[1]

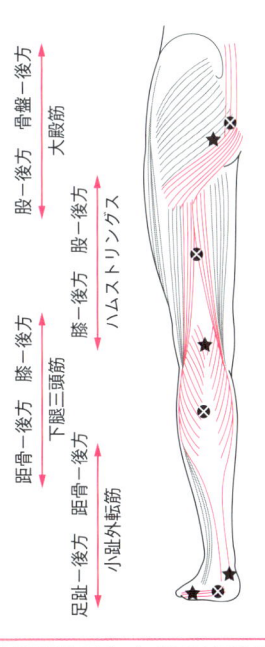

図8.75 ● 筋膜配列の例：矢状面の下肢後方運動の筋膜配列（文献1を加筆）

協調中心：⊗　　認知中心（疼痛部位）：★

体幹
RE-LA-CP
RE-LA-CL
RE-LA-TH
RE-LA-LU
RE-LA-PV

上肢
RE-LA-SC
RE-LA-HU
RE-LA-CU
RE-LA-CA
RE-LA-DI

下肢
RE-LA-CX
RE-LA-GE
RE-LA-TA
RE-LA-PE

RE-LA-CP
AN-ME-CL
AN-ME-SC
AN-ME-HU
RE-LA-CU
AN-ME-CA
RE-LA-DI

AN-ME-TH
AN-ME-LU
AN-ME-PV
AN-ME-CX
RE-LA-GE
AN-ME-TA
RE-LA-PE

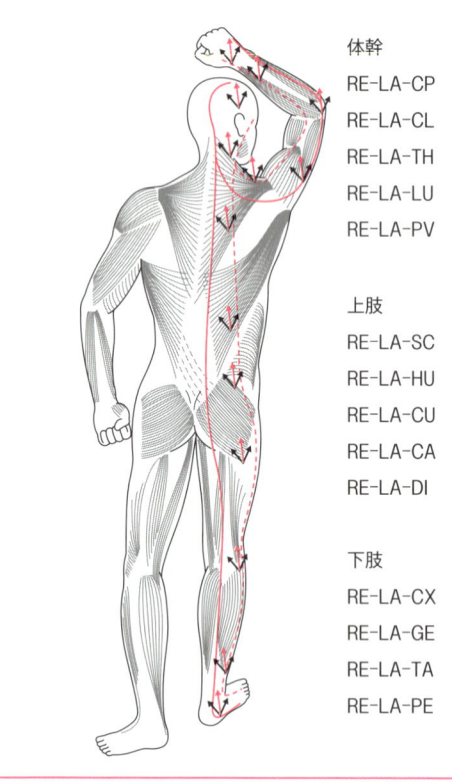

図8.76●対角線の例：後方－外方対角線の融合中心[2]

図8.77●筋膜螺旋の例：手と足の後外側部から始まる RE-LA（後方－外方）螺旋[2]

体全体あるいは筋膜単位を評価するものである．各CCは，その相対的なCPから少し離れて位置しており，触診検証によってのみ疼痛が生じる．運動検証と触診検証を基に，高密度化して変性した筋膜を探索し，筋膜変性を解消するために筋膜自体へ働きかけ，仮説と結果の検証を常に実施しなければならない．

CCの変性は，関節疼痛ならびに関節可動域制限を生じる可能性がある．それが最近の病変である場合には，関節モビライゼーションで関節を緩めることで，痛みを伴う求心性神経は低下し，筋膜単位の過剰な緊張は消える．しかしながら，問題の慢性化がCCの高密度化を生じさせた場合は，CCに筋膜マニピュレーションを直接適用する必要がある．しかも，分節性ではなく全節性インバランスを考慮する必要がある．

CCが筋収縮と筋膜変性を示すときはいつでも，その治療目的は筋収縮のリリース（解除，解放）ではなく，むしろ常に筋膜をゾル状に流動化することにある．いったん筋膜の求心性神経が正常（すなわちもはや侵害受容でない）になれば，筋緊張はそれ自体を正常化する．

筋膜マニピュレーションは，特定の領域（CCあるいはCF）に深い圧を加え，熱をもたらすために筋膜に対して十分な時間の摩擦（フリクション）を与え，高密度化した治療部位に働きかけなければならない．この熱は基質の粘稠性を修正し，治癒のために要される炎症過程が始まる．筋膜が修正され痛みが消えるまで，数分間実施する．温度が上がると，ゲルがゾルへと変化して筋膜基質を修正する．高密度化の粘稠性の変換は，一般に数分以内に達成される．突然，自由神経終末がリリースされることで局在部位が減少し，運動協調性の向上と正常化された関節運動の軌跡のために関連痛が減少する．結果的に，協調中心の機能性を妨げるフィブロネクチンの網目組織を除去する．

治療後すぐに，患者は治療部位周辺の症状とある程度の局所熱感の改善を感じる．腫脹はなく，患者の気分は治療前よりも良い．この領域では，疎性結合組織の変化のために小さい陥凹が生じるかもしれない．10分後，患者は症状の悪化と局所痛の増加に気づくことがある．これは，血液流入の増加とともに滲出期の結果として形成される浮腫に起因する．筋膜マニ

ピュレーションは，線維芽細胞の新しい配向を可能にするために基質の結合を妨げる．筋膜の炎症期に続く数時間は，マクロファージに追従する好中球が出現している時期であり，それは同時に新しく形成された壊死物質を除去する．筋線維芽細胞は活動的となり，新しいⅢ型コラーゲン線維を産生する．

次の3日間，治療部位に最終的に小さい血腫が現れ，個々の素因にもよるが，症状を一時的に悪化させる可能性がある．治療の5日後には，局所痛は減少し，筋膜の張力バランスが整い症状と腫脹が改善する．次の20日で，最初のⅢ型コラーゲンは牽引のラインの方向にゆっくりと配置していき，より安定したⅠ型コラーゲンに置き換えられる．あらかじめこれらの反応を患者に伝えておくことが重要である．

全節性協調中心の治療例
－矢状面での治療例－

治療の実際を症例紹介とかねて説明する．各治療手技のCPに関しては，一般的な疼痛部位を記してある．これから説明する症例で，それらすべてに疼痛を感じていたのではないので参考として見ていただきたい．

1．CCの治療例

この例は筋膜配列に沿うだけでなく拮抗筋の筋膜配列も含む機能障害である．35歳男性患者は，右側後部の骨盤，大腿，膝，踵に分布する坐骨神経様の疼痛を訴えていた．この疼痛は，約6ヵ月間みられ，この2週間で特に強くなった．2年前，患者は右膝蓋骨の骨折を負ったが，2ヵ月以内に寛解した．

◆疼痛部位またはCP
階段や坂道を降りる際に膝前部に疼痛があった．

◆運動検証
一側下肢に体重を完全にかけて，同側膝を屈曲（ランジ動作）し，膝－前方の筋膜単位を収縮させると，疼痛は膝蓋腱（CP）に現れた．運動検証の結果，矢状面の運動で明らかな疼痛が確認できた．

◆機能能障害の起源またはCC
CCは，AN-GEのCCとして，大腿直筋中央部の外側にあった．さらに，RE-PVとRE-TAのCCにも疼痛が確認できた．この後方運動配列のスパズムは拮抗筋の前方運動によって生じた代償と考えられた．

◆治療
治療は，まず右AN-GEのCCに対して実施した．セラピストは，膝蓋骨と鼠径靭帯の中間で，大腿直筋外側の大腿筋膜上に，ナックルまたは肘を置く．膝に疼痛を生じさせる協調中心の筋膜変性を触診してから治療した．

続いて，慢性の訴えに応じて，右RE-PVとRE-TAにもマニピュレーションを実施した．その結果，運動検証でのCPの疼痛は解消し，後方運動配列のスパズムも解消した．

1）AN-GE：大腿直筋外側（図8.78）
CC：大腿1/2で，大腿直筋と外側広筋の隙間の中間広筋上．
CP：鼠径領域と大腿内側の疼痛，恥骨に付着する筋の疼痛．
治療：背臥位．膝蓋骨と鼠径靭帯の中間で，大腿直筋外側の大腿筋膜上に，ナックルまたは肘頭を置いて圧と摩擦を加える．

2）RE-PV：腰方形筋・腰腸肋筋（図8.79）
CC：PSIS内側のL5レベルで，腸腰靭帯上部から起始する腰方形筋上．
CP：仙骨の内側（爪のように！）の疼痛は，大腿／下腿後部に沿って放散する可能性がある．
治療：腹臥位．第5腰椎と上後腸骨棘の間に肘頭を置き，圧と摩擦を加える．

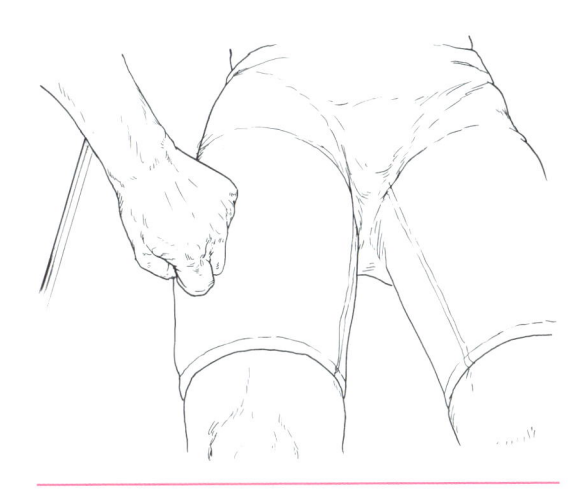

図8.78●AN-GE（大腿直筋外側）の筋膜マニピュレーション

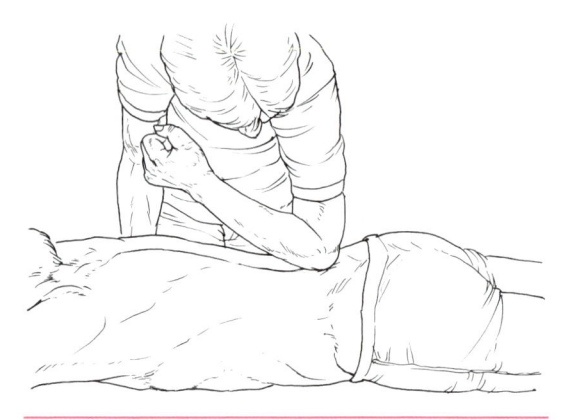

図8.79● RE-PV（腰方形筋・腰腸肋筋）の
筋膜マニピュレーション

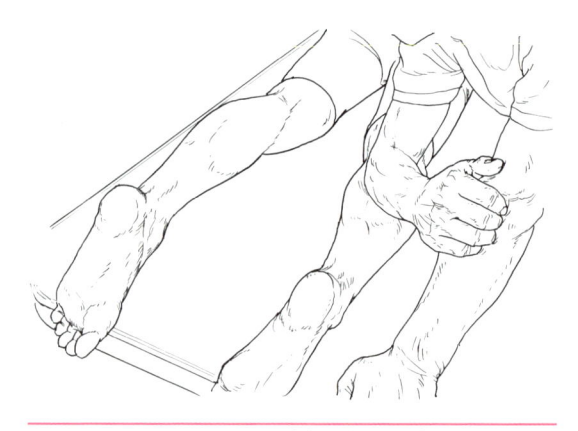

図8.80● RE-TA（腓腹筋外側頭）の
筋膜マニピュレーション

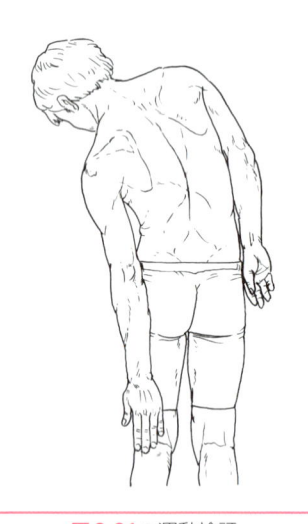

図8.81● 運動検証

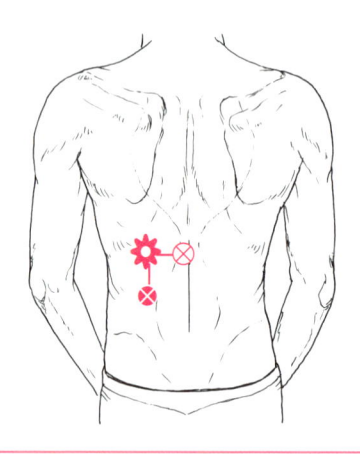

図8.82● 腰部－後方CC⊗と腰部－外方CC⊗とが
融合した腰部－後方－外方CF✿

3）RE-TA：腓腹筋外側頭（図8.80）

CC：下腿の中間で，腓腹筋外側頭（腓骨筋方向）．筋腱移行部．

CP：アキレス腱に沿って，そして踵骨へのアキレス付着部の疼痛，腓腹筋痙攣．

治療：腹臥位．腓腹筋外側部の筋腱移行部よりも筋腹部に肘頭を置き，圧と摩擦を加える．

2. CFの治療例

26歳女性患者は，右骨盤から股関節後方と左腰背部に疼痛を訴えていた．既往歴を確認すると，3年前に右股関節を他動的に強く伸展方向に引っ張られたことがあり，右の股関節前面に1ヵ月ほど痛みがあったことを思い出した．

◆ **疼痛部位**

体幹の捻転，側屈，伸展において腰部痛を訴えた．

◆ **運動検証**

患者に，同側殿部上に手掌を置き，大腿に沿って膝方向へと滑らせた（図8.81）．これは，胸郭，腰部，骨盤に後方－外方運動を生じさせるためである．運動検証の結果，疼痛は，右AN-CXと左RE-LA-LUのCFが最も強く，次に右股－後方にみられた．

◆ **機能障害の起源またはCF**

触診検証により，左RE-LUのCCと左LA-LUのCCのベクトルが融合する点，すなわち左RE-LA-LUのCFが，下後鋸筋上縁と腸肋筋の肋骨付着部で広背筋中央に確認できた（図8.82）．

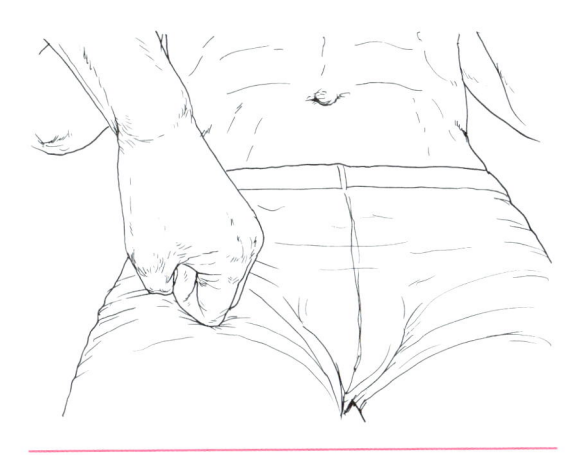

図8.83●AN-CX（腸腰筋）の筋膜マニピュレーション

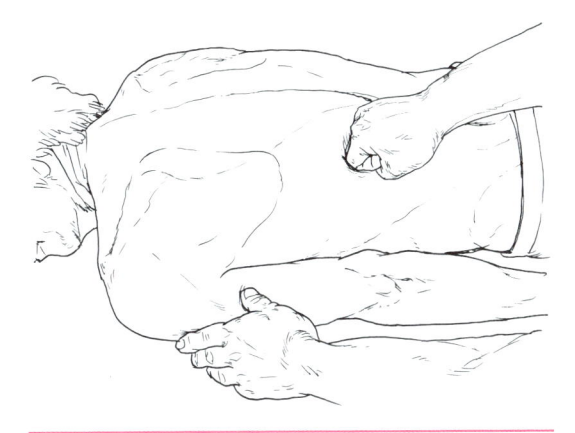

図8.84●RE-LA-LU（広背筋）の筋膜モビライゼーション

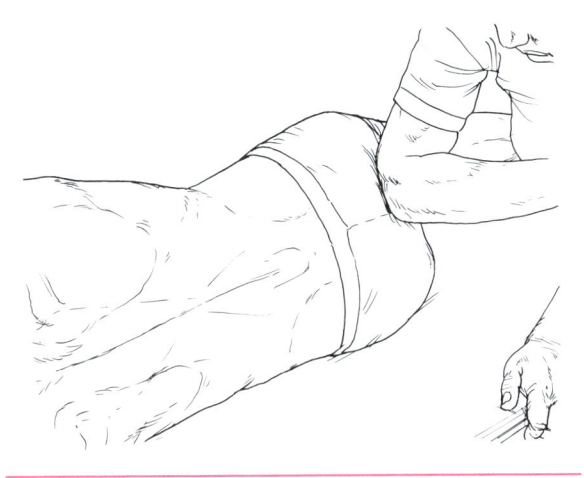

図8.85●RE-CX（大殿筋下部線維）の筋膜マニピュレーション

この結果から，右AN-CXの代償としてのスパズムが拮抗筋の右RE-CXに生じ，日常の姿勢保持や歩行を通して，左RE-LA-LUのCFに筋膜変性が生じたと考えられた．

◆治療

治療は，まず右AN-CXのCCに対して実施し，続いて左RE-LA-LUのCFを治療し，そして右RE-CXのCCを治療した．その結果，運動検証も改善し，左RE-LA-LUのCFの疼痛も緩和した．右下肢にも体重が乗るようになり，歩行時の腕の振りも改善した．

1）AN-CX：腸腰筋（図8.83）

CC：鼠径靱帯の下方で，縫工筋の内側で，恥骨筋と腸腰筋の外側．

CP：大腿前部，鼠径靱帯，鼠径部の疼痛と灼熱感．

治療：背臥位．鼠径靱帯の下方で，縫工筋の内側にナックルを当て，腸腰筋筋膜に対して摩擦を加える．この領域には，リンパ小節と血管があるので，過度に治療時間を延長しないようにする．

2）RE-LA-LU：広背筋（図8.84）

CF：下後鋸筋上縁と腸肋筋の肋骨付着部で広背筋中央．

CP：捻転，側屈，伸展で腰部痛が出現．

治療：腹臥位．下後鋸筋上縁と腸肋筋の肋骨付着部で広背筋中央に対して，CC治療に比較して，弱めの圧と少し幅広の摩擦を加える（筋膜モビライゼーション）．

3) RE-CX：大殿筋下部線維（図8.85）

CC：仙骨外側で仙結節靭帯やや近位の大殿筋下部線維（仙骨外側縁と坐骨結節の中間）．

CP：殿部（坐骨結節に及ぶ）で限局される疼痛．

治療：CC側を上にした側臥位で，股関節と膝関節を屈曲する．仙結節靭帯の近位部に対して，肘頭を使用して圧と摩擦を加える．

3. 筋膜螺旋のCF治療例

48歳女性患者は，2年前から右肩の前方脱臼のような感覚と下制した感覚を訴えており，実際に右骨頭は前下方に偏位していた．右肩の前方と後方に痛みを訴えていた．随伴性疼痛が左恥骨部にあった．既往歴を確認すると，4年前に左足関節捻挫があった．

◆疼痛部位

右腋窩部と上腕下方中間部の疼痛．左恥骨痛．

◆運動検証

CFは，対角線に沿ってよりはむしろそれらの螺旋連合で活性化される可能性がある．運動検証ではその症状ははっきりしないため，触診検証に重点を置いた．

◆機能障害の起源またはCF

触診検証の結果，疼痛は，左RE-LA-PE，左AN-ME-TA，左AN-ME-CX，右AN-ME-TH，右AN-ME-SCのCFに強くみられた．この結果から，左RE-LA-PEの代償として立位や歩行を通して筋膜螺旋として左恥骨を上行して，右肩関節に至ったと考えられた．

◆治療

治療は，左RE-LA-PE，左AN-ME-TA，左RE-LA-GE，左AN-ME-CX，右AN-ME-TH，右AN-ME-SCのCFに対して実施した（図8.77参照）．その結果，CFの疼痛も緩和した．一週間後に再来院した際，患者は「翌日起床した際に，右肩の偏位が元に戻っていてびっくりした．今は，肩が自分の物に戻ったようで嬉しい」と報告があった．

1）RE-LA-PE：上・下腓骨筋支帯（図8.86）

CF：①腓骨外果とアキレス腱の間，②アキレス腱の骨付着部の外側レベル，③腓骨外果尖の直下．

CP：足痛，坐骨神経型疼痛，腱炎，疼痛ジストロフィー，腱付着部症．

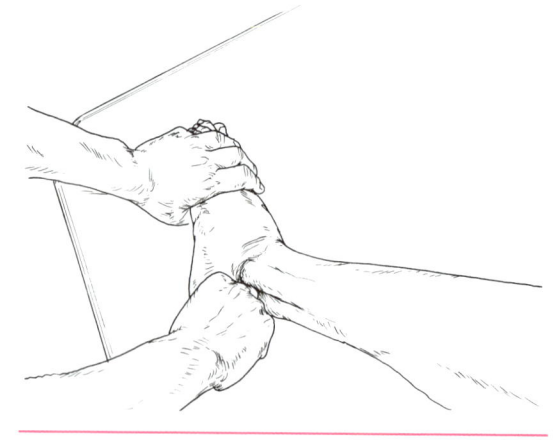

図8.86●RE-LA-PE（上・下腓骨筋支帯）の筋膜モビライゼーション

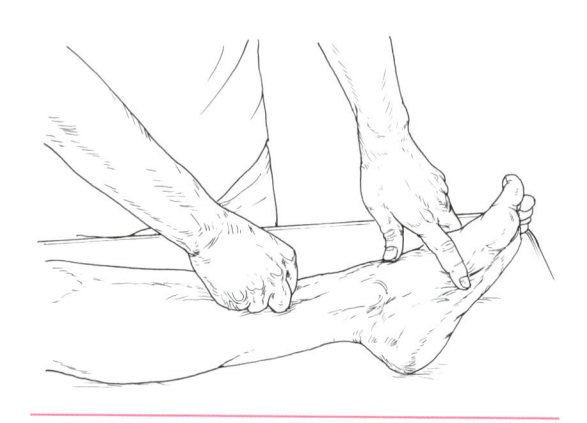

図8.87●AN-ME-TA（上伸筋支帯）の筋膜モビライゼーション

治療：背臥位あるいは側臥位．3つのCFのうち特に①と②に対して治療を実施した．

2）AN-ME-TA：上伸筋支帯（図8.87）

CF：①上伸筋支帯の高さで，脛骨の後内側縁，②脛骨の遠位部．

CP：足関節痛，内側脛骨骨膜の過敏症．

治療：CC側を下にした側臥位．脛骨遠位1/3の内側縁のCFを，ナックルまたは中指の先で治療を実施した．

3）RE-LA-GE：大腿二頭筋の遠位腱内側部・腓腹筋外側頭近位部（図8.88）

CF：①大腿二頭筋の遠位腱内側部，②腓骨頭の後方．

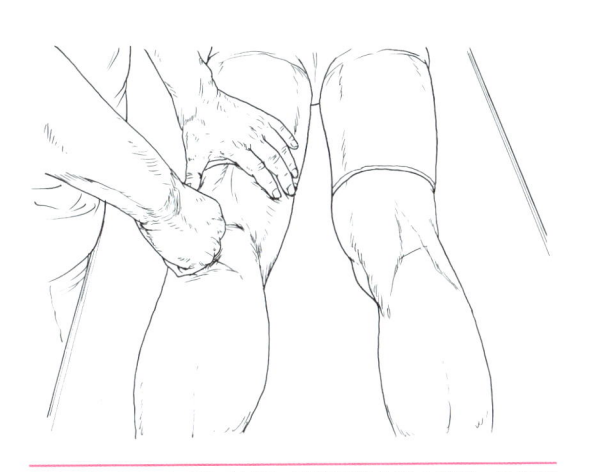

図8.88●RE-LA-GE（大腿二頭筋の遠位腱内側部・腓腹筋外側頭近位部）の筋膜モビライゼーション

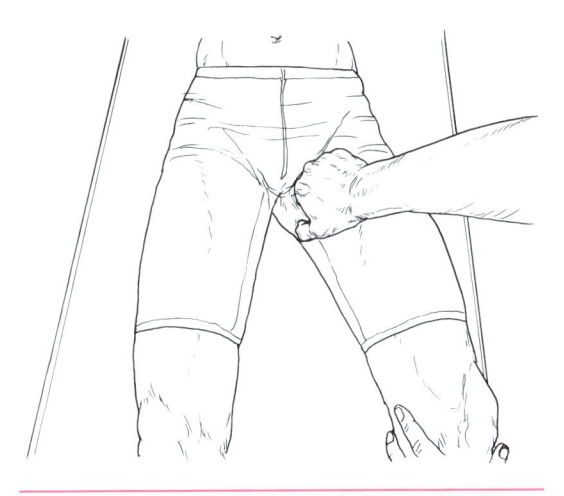

図8.89●AN-ME-CX（長内転筋近位腱）の筋膜モビライゼーション

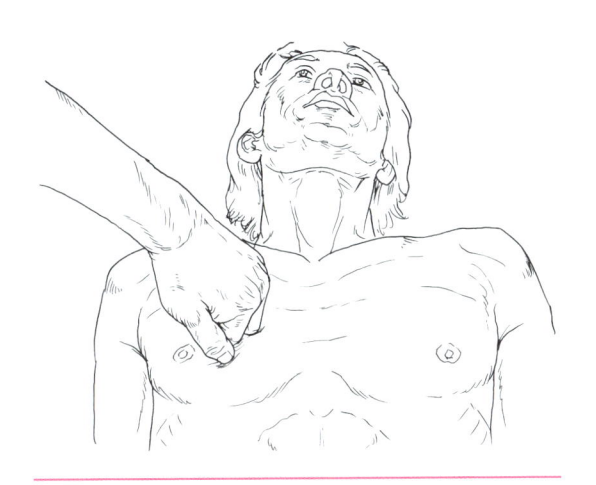

図8.90●AN-ME-TH（大胸筋・腹直筋融合部）の筋膜モビライゼーション

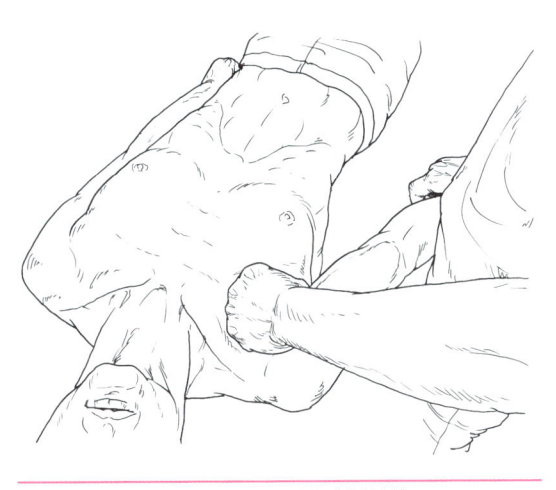

図8.91●AN-ME-SC（大胸筋）の筋膜モビライゼーション

CP：膝，下腿，大腿の疼痛．この疼痛は，1分節で，ときに全3分節で生じる．

治療：腹臥位．2つのCFに対して治療を実施した．

4) AN-ME-CX：長内転筋近位腱（図8.89）

CF：恥骨下枝．

CP：恥骨痛，鼠径ヘルニア型疼痛，内転筋腱付着部症．

治療：恥骨下枝へ付着する腱に対して治療を実施した．

5) AN-ME-TH：大胸筋・腹直筋融合部（図8.90）

CF：①胸骨外側の第1・2肋間隙，②胸骨外側の第3・4肋間隙，③剣状突起外側の第5・6肋間隙．

CP：胸骨後部痛，胸骨圧迫感，苦悶，骨膜炎．

治療：背臥位．生理的な滑りが回復するまで胸骨傍軟部組織に対して治療を実施した．

6) AN-ME-SC：大胸筋（図8.91）

CF：①第2肋間隙で鎖骨中線上，②第3肋間隙で鎖骨中線上．

CP：前胸郭部痛，上肢帯痛．

治療：背臥位．筋内（大胸筋の様々な筋束の間）と筋

間（大胸筋と小胸筋の肋骨付着部の間）の両方に対して，滑りを改善するために，ナックルを使用して治療を実施した．

おわりに

筋・筋膜痛に対する治療手技も多くあるが，解剖学的・生理学的理論に基づく筋膜マニピュレーションは，セラピストにとっては魅力的な方法である．技術に対する説明も非常に的を射ており，臨床におけるセラピストの想像を大きく膨らませてくれることに疑う余地はない．しかし，技術の習得は難しく，簡単に使用できる方法ではない．是非，講習会に参加してその理論と実践を学んでいただきたい．

文　献

1) 竹井仁：筋膜マニピュレーション 理論編．医歯薬出版，東京，2011．
2) 竹井仁：筋膜マニピュレーション 実践編．医歯薬出版，東京，2011．
3) 竹井仁：筋膜マニピュレーション（嶋田智明，有馬慶美，斉藤秀之・編：臨床思考を踏まえる理学療法プラクティス 新人・若手理学療法士のための最近知見の臨床応用ガイダンス 筋・骨格系理学療法），文光堂，東京，2013，pp.46-60．
4) 竹井仁：筋膜マニピュレーション．徒手理学療法14（1）：35-43，2014．
5) Luigi Stecco, Carla Stecco：Fascial manipulation for internal dysfunctions. PICCIN, Padova, 2014.

（竹井　仁）

マッスルエナジーテクニック
(muscle energy technique：MET)

マッスルエナジーテクニック（Muscle Energy Technique：MET）は，体性機能異常（筋骨格系およびそれに関連した血管，リンパ，神経系の相互依存的な構成要素の機能異常または機能的変化）による可動性低下を改善するために，等尺性収縮を利用した緩徐で合理的な治療を実施する方法である．また，求心性収縮や遠心性収縮を利用して，運動療法や運動学習に効果的かつ安全に組み合わせて用いる[1-3]．機能異常を有する分節や関節の状態は，障壁概念（barrier concept）を用いればさらに明確になる[1,4,5]．

METは臨床場面において，分節や関節の可動性回復，運動パターンの再訓練，分節間の筋群の安定性再訓練，組織の浮腫軽減，線維性組織の伸張などに用いる[2,6]．MET実施の目的を表8.21に示す．METは，治療者の指示に従って，治療者が明確に与えた抵抗に抗して，正確に調節された位置から能動的に特定の方向へ収縮させる手技である．それによって，関節の可動性を改善して正常な姿勢を再獲得する能動的治療（active mobilization）と言える[1,7-10]．METの治療目標は，身体の正しい力学的・生理的機能の回復にある．

歴史と起源

METは，1950年代にオステオパシー医師かつ解剖学者のFred L. Mitchellが，T. J. Ruddyの抵抗誘導法の原理を取り入れて系統立てたのが起源である[2,10-13]．その後，Mitchellは60年代から70年代にかけて，機能解剖の専門家であるPaul Kimberlyの支援も得ながら研究を進め[11]，関節生体力学と関節運動学のオステオパシー原理にSherringtonの神経生理学的原理を組み合わせて，身体のいかなる部分や関節にも適用できる方法を確立した[2,3,10]．現在は開発当初の骨盤治療に加え，仙腸関節や椎間関節，四肢の関節他，頭蓋骨を除くすべての関節を対象として治療が行われている[2]．仙腸関節については理学的検査によって可動性が確認され，仙腸関節機能異常の治療が臨床上重要であることが確認されている[2,14-22]．現在はFred L. Mitchell, Jrを筆頭に他の研究者や臨床家によってMETの概念と治療方法がより明確なものへと高められている[10]．

METで用いられる筋収縮の種類

METでは基本的に，①等尺性収縮，②求心性収縮，③遠心性収縮，④アイソリティック収縮（Isolytic：求心性収縮をもたらす努力に逆らって他動的に逆方向に力を加えたときの収縮）の4つの筋収縮を用いる[2,10,18]．最近ではこれに⑤等速性収縮を加えて5つの筋収縮を用

表8.21●MET実施の目的

1. 生体力学的な関節機能異常（例えば，非対称，アライメント異常）に対して
2. 症状が安静あるいは肢位の調整によって軽減するとき
3. 症状が一定の動きや姿勢によって再現あるいは悪化するとき
4. 以下の治療目的を達成するため
    1) 対象者の症状を緩解するため
    2) 機能（function）の質を改善する
       機能の構成：
        (1) 動的，静的姿勢（運動中，構造的に良い姿勢を保持するための能力）
        (2) 脊椎と末梢の関節の可動性
        (3) 軟部組織の柔軟性
        (4) 筋力と持久力
        (5) 無意識の運動パターン
    3) 健康プログラムの一環として，あるいは作業時の身体活動再調整として
    4) 日常生活やスポーツ，仕事に対する負担への耐久性増大として

いる[2,18]．表8.22に，様々な筋収縮を選択する際の目的と方法を示す．

5つの筋収縮のなかでMETとして最も使われるのは等尺性収縮である．低強度の等尺性収縮後弛緩は，可動性を回復させるのに最も効果がある[6]．

主動筋および共同筋の求心性収縮による多分節の運動は，全般的な運動パターンの再訓練に効果的である．誤った運動パターンは，たとえ分節レベルであっても習慣的になるため，METによる正常な随意運動によって神経筋の協調運動を行うことが必要となる[6]．

浮腫の軽減と筋膜性線維の伸張には，多分節の高強度の遠心性収縮が効果的である．治療者が与える拮抗力は患者の力よりも大きいため，収縮している筋は伸張され，筋および筋膜を被う筋膜は引き伸ばされる[6]．

脊柱の不安定性によくみられる所見としては，分節の筋が収縮困難な場合があり．特有の遠心性，等尺性，求心性収縮は神経筋を再訓練し，安定性の回復に効果がある[6]．

アイソリティック収縮は慢性の拘縮に効果がある[2,10]．アイソリティック収縮は，以前は瞬間的な反対方向の力での急激な伸張（quick stretch）を用いていたが，高度な過緊張の筋を伸張させる際に，筋と腱の接合部，腱の骨への付着，あるいは筋線維自体の断裂を招く恐れがあるため，最近は求心性収縮と遠心性収縮を交互に速い振動として起こすことで反対方向の力を加えている[10]．

等速性収縮は，関節運動速度が一定に保たれるため，正確に実施するためには特別な機器が必要である[10,18]が，虚弱化した筋の強化に効果がある[10]．

これらの筋収縮は，それを被う筋膜，結合組織の基質および間質液に影響を及ぼし，また反射メカニズムにより筋の生理を変化させる．筋膜の長さと緊張は筋収縮によって変化し，生体力学的な機能に加え，生化学的にも免疫機能にも影響を及ぼす．METの治療後，12〜36時間の範囲で患者が筋の過敏な痛みを経験することがあるが，これは筋収縮の代謝過程によって二酸化炭素，乳酸およびその他の代謝産物が生じ，これらを輸送してさらに代謝する過程が続くことによる[10]．

METでは，筋収縮の強さは患者が容易に制御可能なために患者にとって安全ではあるが，筋にとっては代償が支払われる．経験の乏しい治療は患者に過剰な負担を与えることになりがちなので注意が必要である．

関節のアライメント修正に用いる筋収縮

関節可動域制限の最終域感（end feel）がfirmであれば関節モビライゼーションなどを使用するが，最終域感（end feel）がsoftの伸張感であればMETが適用となる．

評価の結果，METが適用になれば，筋収縮の種類としては，関節のアライメントに変位を生じさせている動筋の等尺性筋収縮後のリラクセーションおよび拮抗筋の相反抑制を利用する．

動筋の等尺性収縮により，静的筋張力がゴルジ腱器官によるⅠb抑制（自己抑制）を生じさせ，高揚している脊髄α運動ニューロン興奮性を低下させて伸張に対する抵抗を減少させる．等尺性収縮によって筋は短縮（α運動ニューロンは活動）するが，腱が伸張することでⅠb抑制が生じ[23]（図8.92），また，筋紡錘が錘外線維と並列に配置されているため筋紡錘の緊張が緩み，γ運動神経の活動が休止する．さらに収縮後のリラクセーションによって，筋紡錘へのγ遠心性発射活動を減少させ，安静時筋長の増加すなわちある程度の筋肉の伸張を許す．ただし，筋の等尺性収縮後に新しい筋長になるにはわずかな遅れがあるので，引き続き等尺性収縮を開始するには数秒の間隔をおく[24,25]．

ある動筋の収縮は，反射性にその拮抗筋を抑制し弛緩することで動きが円滑になる．

負荷に対して，動筋が強く収縮すると拮抗筋にそれ

表8.22 ● 様々な筋収縮を用いる際の目的と方法

1. 筋，軟部組織，靱帯，関節包の伸張：等尺性収縮，アイソリティック収縮，遠心性収縮
2. 過緊張と痙縮筋のリラックス：等尺性収縮，アイソリティック収縮
3. 関節制限の可動性改善：1と2の組み合わせ
4. 筋力増強：等尺性収縮，等張性収縮，等速性収縮
5. 部分的浮腫の減退：遠心性収縮
6. 神経筋促通による全般的運動パターンの再学習：求心性収縮

だけ強く抑制が起こり，その結果，拮抗筋（障害側）は弛緩する．また，拮抗筋のトーヌスを高め，虚弱すぎる拮抗筋の機能を改善する．次第に強くなる抵抗に逆らって一連の求心性収縮が繰り返されるにつれ，筋収縮に参加する錐外線維の数を増大させる．

　肘の伸展制限を例にとると，伸展制限について考えられる原因は，一つには上腕二頭筋の過緊張と短縮化であり，もう一つは上腕三頭筋の虚弱化による上腕二頭筋とのアンバランスである．前者に対しては，治療者が肘を伸展する抵抗に対して患者が肘を屈曲する方向に等尺性収縮を実施し，上腕二頭筋のγ系を再調整することで肘伸展の可動域を改善する．一方後者に対しては，肘を伸展する方向に等張性収縮を行うことで，上腕二頭筋へのγ運動線維の発射は減少し，上腕三頭筋の強化が可能となる．

筋障壁概念（Muscle barrier concept）

機能異常を有する分節や関節の障害程度は，障壁概念（barrier concept：barrier とは障壁のことで，自由な動きを制限する要因をいう）を用いることで明確に限定できる[1,4,5,7]（図8.93）．

1. 筋障壁（Muscle barrier）

伸張刺激で伸張された筋線維の筋紡錘の閾値である．つまり，最初に筋線維が他動的運動に抗して収縮し抵抗したときの他動的可動域制限の場所であり，姿勢の非対称性や防御的筋収縮（筋スパズム）や疼痛などが原因となる．

2. 障壁内域（Interbarrier zone）

筋障壁が生じる以前の数度の範囲（例えば，筋紡錘が伸張されて，最初に筋線維が防御収縮状態に入ろうとする以前の数度）である．

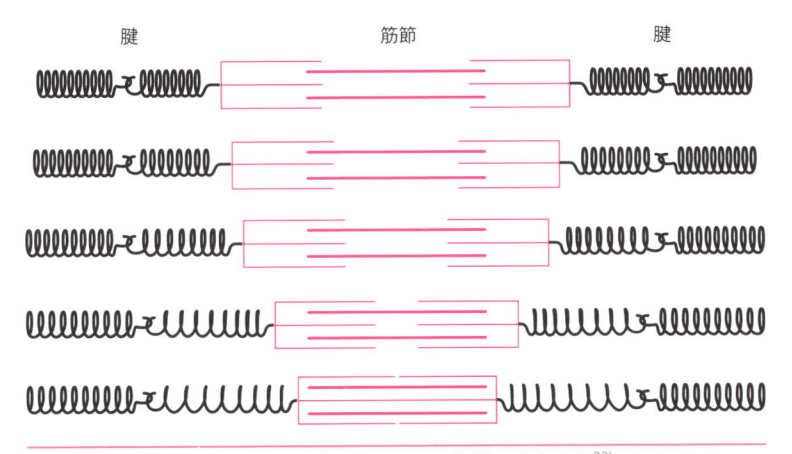

図8.92 ● 等尺性収縮における筋腱の長さ変化[23]

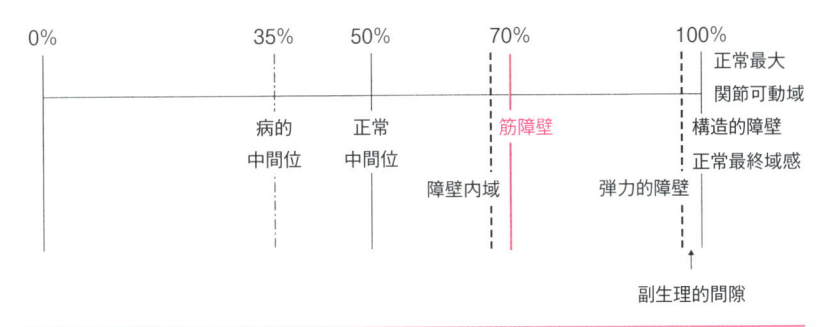

図8.93 ● 他動運動における筋障壁概念

3. 中間位（Neutral position）
関節周囲の軟部組織が最も弛緩して、関節面相互最も少ない接触をしている状態であり、いわゆるゆるみの肢位である．これは、正常可動域の中間あたりである．

4. 病的中間位（Pathological neutral position）
神経筋骨機能異常による筋スパズムや筋膜機能異常のために正常な中間位がずれ、異常な可動域内に存在する病的な中間位をいう．

5. 構造的障壁（Anatomical barrier）
骨体または軟部組織、特に靱帯が関節可動域の最終的限界となり、これ以上の動きは組織の損傷が起きる．

6. 弾力的障壁（Elastic barrier）
ゆるみがなく、他動的な動きに対して制限となる抵抗感をいう．

7. 副生理的間隙（Paraphysiological space）
弾力的障壁を急に越えたときの感覚で、生理的な可動域をわずかに越えた動きで、通常クリック音を伴う．

適用と禁忌

METは、多くの治療効果を1回で得ることが可能で、しかもその治療は生理学的にも解剖学的にも安全なため、価値のある徒手医学治療の一つである[10]．しかしながら、METを実施する際には、MET実施の目的（表8.21）に合わせた適用及び禁忌（表8.23）の理解が大切である[1,8]．

評価

METは、骨盤、仙腸関節、椎間関節、四肢の関節他、頭蓋骨を除くすべての関節を対象として治療が行われる．一般的評価（現病歴、現在の徴候、痛みの程度、既往歴、安静状態、禁忌）や神経学的検査（深部反射、感覚など）、歩行分析（歩幅、腕の振り、立脚・遊脚相、骨盤の傾きおよび上肢帯の対応を多方面から観察）に加えて、MET特有の評価を行うが、ここでは、骨盤帯と椎間関節の機能異常に対する評価を取り上げる．

1. 利き目検査（Dominant eye test）

ほとんどの構造的診断において視診に視覚を利用する際には、視覚的な区別を正確に実施するために利き目を正しく患者に位置づけることが重要である．そこで、スクリーニング検査やその後の詳細な検査を実施する前に、利き目を決定する必要がある．対称または非対称を見分けるとき、視診または触診の対象である2つの解剖学的部位の、中間に利き目をもってくるようにする．

［方法］：腕を伸ばした状態で目と手の協調を利用するため、腕の長さに相当する距離で利き目を検査する．両腕を伸ばし、両手の母指と示指によって小さな円を作る．両目を開き、円から部屋の遠方にある目標物を見ながら円をできるだけ小さくしていく．片目ずつ閉じて、片目でも目標物が見えている方が利き目である．

2. 静的検査：静止立位姿勢での検査

立位で静止姿勢の対称性・非対称性を前額面・矢状面で視診した後、目的とする指標（landmark）を触診する．患者は両足をほぼ寛骨臼の幅に開き、足部は15～20°外旋し、両足に等しく体重をかける．治療者は背後から両側の腸骨稜最上面に両手を当て高さを観察する．このとき両手と両目は同じ高さとする．同様に大転子の高さを比較する．

一方の腸骨稜と大転子が反対側より高ければ反対肢が短いことが示唆される．一方の腸骨稜のみが高くて大転子は同じ高さの場合、またはその逆の場合、骨盤の非対称性が示唆される．

3. スクリーニング検査

METを実施する前に、スクリーニング検査あるいは骨盤、仙骨、脊椎、肋骨、四肢の関節の正確な評価を実施しなければならない．スクリーニング検査の目的を表8.24に示す．

ここでは、スクリーニング検査として、4つの動的検査（運動検査）を紹介する．

表8.23 ● METの禁忌

1. 著しい不安定性関節
2. 骨折の可能性があるとき
3. 関節リウマチによる重度の関節炎、あるいは骨粗鬆症
4. 悪性腫瘍
5. 馬尾病変による膀胱直腸機能障害
6. 性格要因が症状を悪化させるとき
7. 開放性創傷
8. 縫合部

表8.24●スクリーニング検査の目的（文献1を一部改変）

1. 重症疾患の除外
2. 治療で逆効果になりそうな状態の把握
3. 機能異常がマッスルエナジーテクニックで治療可能かどうか決定
4. さらに詳細な評価を必要とする関節の確認
5. 機能異常の主原因と考えられる1つあるいは2つの関節を決定する
6. 治療方針の決定（どの程度多様な治療アイデアを得られるか）
7. 神経学的所見の鑑別

1) 立位体幹前屈テスト（Standing forward bend test：StFBT）（図8.94）

患者は静止立位姿勢での検査と同様に立つ．治療者は患者の上後腸骨稜（PSIS）を母指で触診する．患者に膝を曲げずに，顎を引いたままできるだけ滑らかに上体を前屈させる．治療者はそれぞれのPSISの動きに母指を追随させる．できれば治療者は閉眼で行った方が主観を排除しやすい．ただし，患者が前屈を行っているときの下部胸椎，腰椎の反応を観察し，代償的な側弯や，脊椎の固定した動きの部位がないかどうかを調べる場合は開眼でも実施する．

通常，体幹前屈は寛骨の前傾と仙骨の前屈を伴い，骨盤帯の後方重心移動が生じる．腰椎は上から下の順に前屈し最後に第5腰椎が屈曲し，仙骨上で前方へ移動する．PSISは等しく上方移動し，両側PSISがわずかに接近．

[結果]：陽性側は，仙腸関節の滑りが正常側よりも障害されているため，他側に比較してより仙骨が腸骨を頭側・腹側へ引っ張り上げることとなる．この場合，恥骨結合の機能異常や，腸骨の仙骨上の機能異常が示唆される．

腰仙リズム lumbopelvic rhythm が大きく失われたり，代償的な側弯が強く現れるときは，下肢に制限があることを示唆．偽陽性として，陰性側のハムストリングスの筋長の短さがあるので鑑別が必要である．

2) 立位同側運動テスト（Standing ipsilateral kinetic test：SIKT）（図8.95）

治療者は挙上脚側のPSISと支持脚側の第2仙椎（S2）棘突起を母指で触診する．引き続き，患者に挙上側下肢の股関節と膝関節を90°屈曲させる．正常では

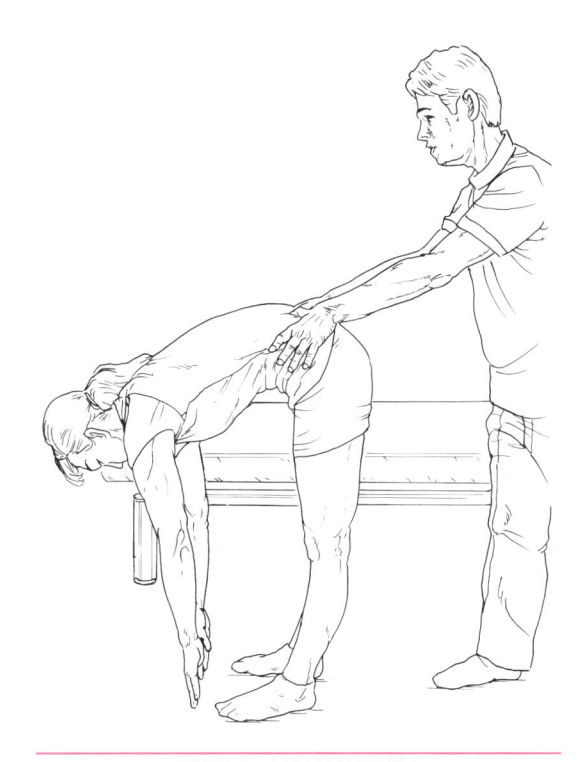

図8.94●立位体幹前屈検査

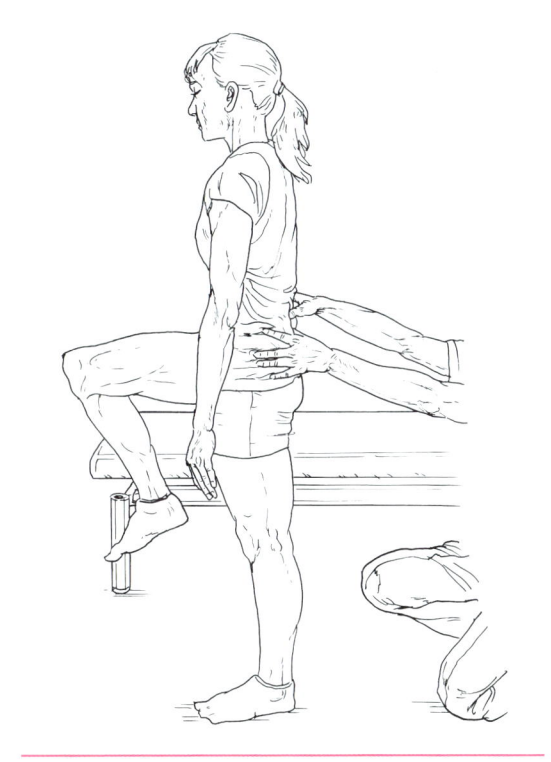

図8.95●立位同側運動検査

挙上側の寛骨は後傾を伴うため，PSISは約1.25cm尾側へ変位する[17]．

[結果]：PSISがより頭側へ変位した側が陽性で可動性低下側である．陽性側の恥骨結合機能異常や，寛骨機能異常が示唆される．ときには骨盤の支持脚側への傾斜も伴う．この場合，支持脚側は正常か，過可動性kyper mobilityのために痛みを伴う可能性もある．

遊脚側のPSISがより過剰に尾側へ変位したら過可動性で痛みも伴う．

また，仙腸関節の下面の動きをテストするときは，治療者は挙上側の坐骨結節と支持脚側の正中仙骨稜最下縁を母指で触診しながら同様の検査を行う．正常では挙上側の坐骨結節は外側・腹側へ変位するが，頭側へ変位して骨盤の支持脚側への傾斜を伴っているときは陽性側の仙腸関節下面の動きに制限があると示唆される．

3）坐位体幹前屈テスト（Sitting forward bend test：SiFBT）（図8.96）

SiFBTは仙骨の腸骨に対する機能異常をみる検査である．患者は背なしの椅子またはベッドに腰掛け，左右の坐骨結節に体重を均等にかけ，両足を床に平らに置き両膝を離しておく．治療者は患者のPSISを母指で触診する．患者に，上肢を膝の間に入れて顎を引いたままできるだけ滑らかに上体を前屈させる．治療者はそれぞれのPSISの動きに母指を追随させる．閉眼・開眼はStFBTと同様である．

通常，座位での体幹前屈は坐骨結節が体重支持をしているため骨盤の動きは制限され，腰椎と仙骨の腸骨に対する動きが検査可能となる．StFBTと比較して，より仙骨の前屈が重要となる．

[結果]：可動性低下側では仙腸関節の滑りが正常側よりも障害されているため，他側に比較してより仙骨が腸骨を頭側・腹側へ引っ張り上げることになる．この場合，仙骨の腸骨に対する機能異常が示唆される．

また，腰仙リズムが大きく失われたり，代償的な側弯が強く現れるときは，骨盤より上に主要な制限があることが示唆される．

4）圧縮検査（Squish test）（図8.97）

患者は背臥位となり，治療者は利き目が右ならば患者の右側に立つ．両側の上前腸骨棘（ASIS）を中心に手掌で腸骨前面を持つ．治療者は，肘を屈曲して腸骨が仙腸関節面となす角度に一致するように前腕を位置づける．その際に患者の左右腸骨の正中に利き目がくるようにする．そして，検査側の腸骨を仙腸関節面に沿ってゆっくり後内側へ滑らせる．反対側の腸骨は軽く手を沿えておく程度で強く固定してはならない．もし検査側が正常であれば，滑らかな動きが生じるが，

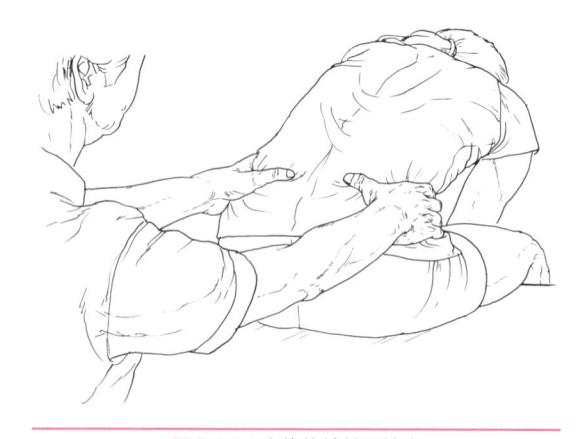

図8.96●座位体幹前屈検査

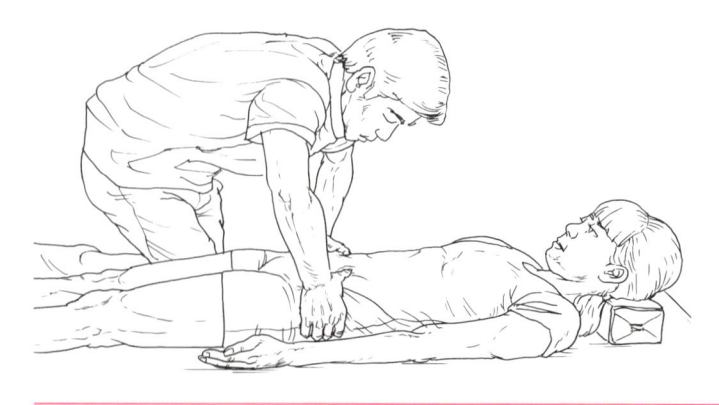

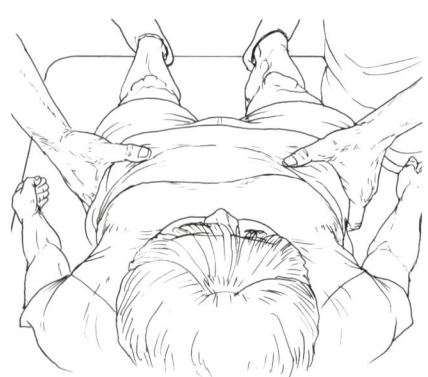

図8.97●圧縮検査

機能異常があれば滑らかな動きが障害され，反対側のASISがベッドから持ち上がるようになり，沿えてある手を押し返す．後内側へ押す力が弱くても即座に反対側のASISが腹側に変位するようなら制限は大きい．

[結果]：ASISが腹側へ移動した側の反対が可動性低下側．この場合，陽性側の恥骨結合の機能異常と寛骨の機能異常が示唆される．注意として，検査自体で寛骨のアライメントを変える恐れがあるので，この検査は特に習熟が必要となる．

これら4つの動的検査の陽性結果から示唆される機能異常は，表8.25のように集約でき，どちら側にどのような機能異常があるかが示唆できる．もしもStFBTのみで生じる側弯は，下肢の筋群の不均衡に起因することが多い．SiFBTで生じる側弯は，仙骨底の側屈か，腰椎の側弯が示唆される．直立位でのみ生じる側弯は，仙骨底の側屈による非対称性への代償である．この側弯がStFBTやSiFBTで出現しない場合，これは機能的側弯である．

4. 詳細な評価

さらに機能異常の程度を詳細に評価するためには，左右の指標の対称性・非対称性の評価が必要となる．利き目を左右の指標の中央に置いて触診の評価を実施する（図8.98）．指標のチェックに続いて，後述の鑑別のための動的検査を追加実施し，機能異常を明確にしていくことが大切となる（表8.26）．

これらの評価を実施し，骨盤帯機能異常の治療を実施視するが，その際の治療順序を表8.27に示す．

治療

METを一般的に用いる場合，評価から治療に至る手順（表8.28）の把握が重要である．METの手順の要素には，患者の自動的筋収縮，正しい関節の位置，特定の方向への筋収縮，治療者が与える明確な抵抗力，適度な収縮強度があるが[10]，どの筋や関節に対するMETにも10の共通した段階[1,7,26]を用いることが重

表8.25 ● 動的検査の陽性結果から示唆される機能異常

動的検査と陽性側（可動性低下側）の反応	恥骨結合	寛骨	仙骨	下肢の制限	骨盤より上の制限
立位体幹前屈検査（StFBT）PSISがより頭側・腹側へ変位	○	○		○	
立位同側運動検査（SIKT）PSISがより頭側へ変位	○	○			
座位体幹前屈検査（SiFBT）PSISがより頭側・腹側へ変位			○		○
圧縮検査（squish test）対側ASISが腹側へ移動	○	○			

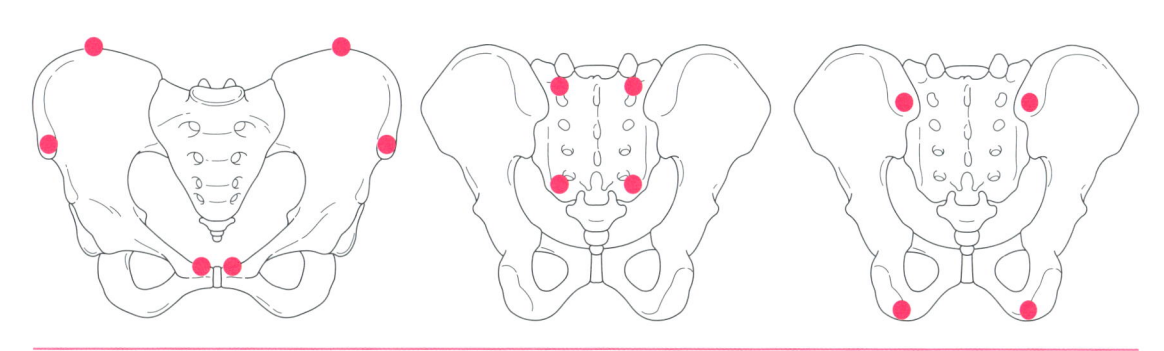

図8.98 ● 骨盤帯機能異常の触診部位

表8.26●骨盤帯機能異常の詳細な評価

1. 恥骨結合の機能異常
    触診：左右の恥骨結節上縁
    下肢長：脛骨内果下縁
2. 仙骨（仙腸関節）の機能異常
    触診：仙骨後面の第5腰椎との関節突起下部の仙骨溝（sacral sulcus：SS）・仙骨尖下外側角（inferior lateral angle：ILA）
    下肢長：脛骨内果下縁
    動的検査：腰椎伸展検査（lumbar extension test：LET）・腰椎屈曲検査（lumbar flexion test：LFT）
3. 寛骨（腸仙関節）の機能異常
    触診：恥骨結節・上前腸骨棘（ASIS）・腸骨稜・上後腸骨棘（PSIS）・坐骨結節
    下肢長：脛骨内果下縁

表8.27●骨盤帯機能異常の治療順序

1. 恥骨結合の機能異常
2. 仙骨（仙腸関節）の機能異常
    ①ねじれ（トーション）症候群
    ②左右対称の屈曲・伸展
    ③一側の屈曲・伸展
3. 寛骨（腸仙関節）の機能異常
    ①上方変位・下方変位
    ②前傾・後傾
    ③アウトフレア（outflare）・インフレア（inflare）
4. 股関節の機能異常
5. 腰椎・肋椎の機能異常
6. 1～5終了後の機能訓練
7. 下肢と足部の機能異常障害
8. 7終了後の機能訓練
9. その他：胸椎・頸椎の機能異常

要である．なお，この手順に従ってMETを実施する際には，表8.29のような誤りに注意する[1]．

各機能異常の詳細な評価から治療への流れ

1. 恥骨結合

恥骨結合の機能異常は一般的によくみられ，腹筋群と股関節内転筋群との不均衡が原因となって生じることが多い．恥骨結合の動きは，片脚立ちや，立位でどちらか一側下肢に体重がかかる状態が長時間持続した際や，歩行中などに生じるが，その動きは小さい．歩行中には恥骨結合は寛骨の回旋軸として働くため，機能異常は歩行周期における左右寛骨の対称的な動きを制限する．恥骨結合の機能異常は，恥骨頭側変位（superior pubic）と恥骨尾側変位（inferior pubic）に大きく分類できる（表8.30）．

1）右恥骨頭側変位に対する治療（図8.99）

対側外腹斜筋から頭側変位側の内転筋群にかけての緊張を緩めることで，位置変位を修正する．

❶治療者は右手で対側ASISを保持し，左手は大腿骨遠位外側部に当てる．
❷筋障壁をASISで感じる．
　1st barrier：伸展．2nd barrier：軽度外転．3rd barrier：軽度外旋．
❸3面の障壁内域にて，下肢を保持する．屈曲（内転と内旋を伴う）への等尺性収縮を必要最小限の抵抗量にて，6～8秒実施．
❹等尺性収縮後にリラックス時間を5秒程度おき，次の筋障壁を評価．
❺これらの過程を3～5回繰り返して，最終的に再評価を行う．

2）左恥骨尾側変位に対する治療（図8.100）

頭側尾側変位側の大殿筋から対側の広背筋にかけての緊張を緩めることで，位置変位を修正する．

❶治療者の左手は対側ASISと腸骨稜を尾側方向に固定する
❷対側ASISを通して，屈曲・内転・内旋のそれぞれの筋障壁を評価する．
　1st barrier：屈曲．2nd barrier：軽度内転．3rd barrier：軽度内旋．
❸3面の障壁内域にて，伸展（外転と外旋を伴う）への等尺性収縮を，必要最小限の抵抗量にて6～8秒間実施する．

この際，左手の代わりに右手で対側ASISと腸骨

マッスルエナジーテクニック（muscle energy technique :MET） 185

表8.28 ● MET実施時の10の共通した段階（文献1を一部改変）

1. 正確な構造的診断の実施
   構造的診断により体性機能異常を診断する．診断基準は，筋骨格系の関連部分の構造的，機能的な非対称性，可動範囲の異常，関節と触診による軟部組織の変質（質感異常）の3点による．
2. 対象者にとって不必要な筋収縮を避けるための快適な肢位を選択
3. 治療者はいろいろな方向への動きをコントロールして，障壁の評価とその際の対象者の肢位を評価
4. 筋障壁の制限を3つの面（前額面，矢状面，水平面あるいは，屈曲／伸展，側屈左／右，回旋左／右）で的確に評価
5. いったん，筋障壁が明確になれば，各3面の障壁に可動域を戻し，引き続いて等尺性収縮を実施
6. 等尺性収縮には対象者の状態に合わせた適切な努力が必要
   1) 治療者が対象者に努力させる力は必要最小限にすべき
   2) 治療目的に応じた特有の方向に収縮させる
   3) 治療目的に応じた特有の時間，収縮を維持させる
      収縮時間は急性期で8〜10秒，慢性期で10〜15秒
7. 等尺性収縮後，対象者は完全にリラックスするのに2〜3秒必要
8. リラクセーション後，患者は新たな制限された障壁の位置を見出され，さらに各3面での障壁内域に戻される
9. 5〜8のステップを3〜5回繰り返す
10. 再評価を実施

表8.29 ● 最も誤りやすいMET実施上の共通の誤り

1. 障害を有する関節の触診で動きを捉えられない
2. 対象者にとって，筋収縮の力が強すぎる
3. 対象者にとって，筋収縮の時間が短すぎる
4. 新たな筋障壁が再設定されるだけのリラックスの時間を与えない
5. 障壁内域に戻すことなく新たな筋障壁の位置で実施してしまう
6. 再評価を忘れる

表8.30 ● 恥骨結合の機能異常

診断		StFBT・Squish Test	恥骨結合の高さ	下肢長
恥骨頭側変位	左	左	左上	左短
	右	右	右上	右短
恥骨尾側変位	左	左	左下	左長
	右	右	右下	右長

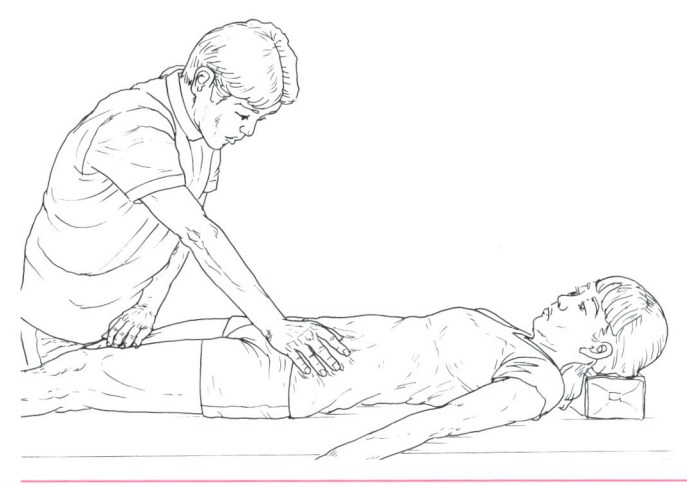

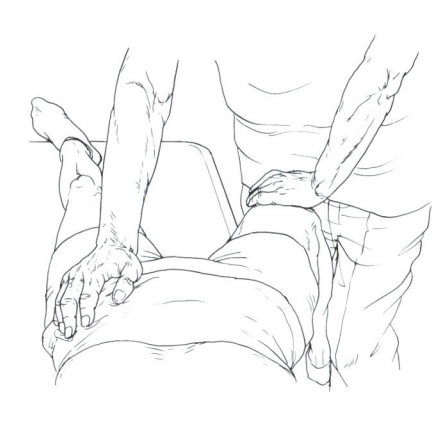

図8.99 ● 右恥骨頭側変位に対する治療

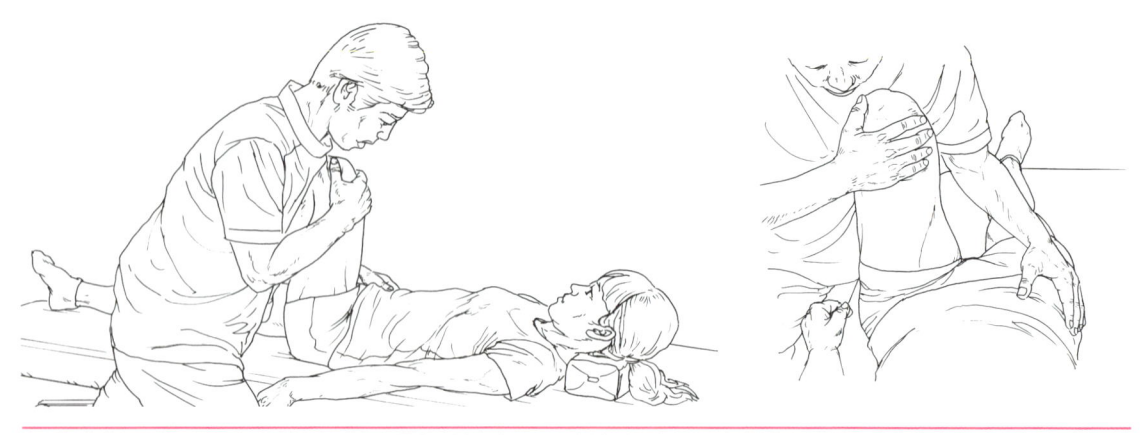

図8.100●左恥骨尾側変位に対する治療

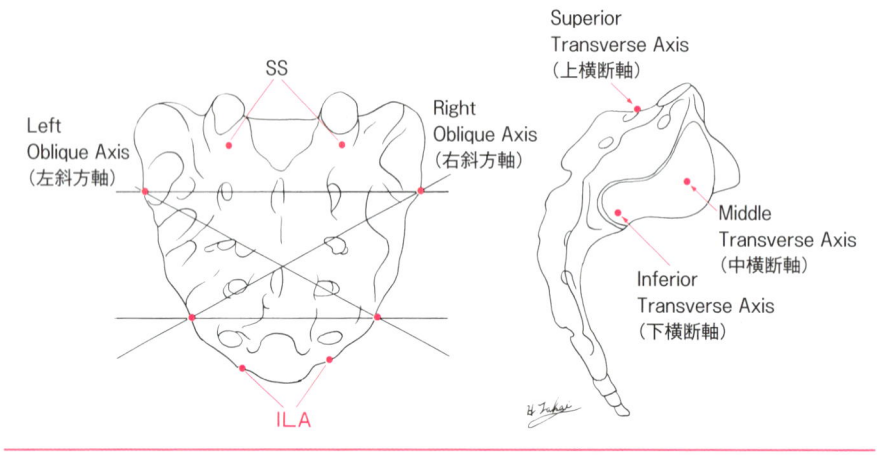

図8.101●仙骨運動の軸（文献39を一部改変）

稜を固定し，左手で治療側の坐骨結節に頭側方向の力を加えてもよい．
❹等尺性収縮後にリラックス時間を5秒程度おき，次の筋障壁を評価する．
❺これらの過程を3〜5回繰り返して，最終的に再評価を行う．

恥骨結合機能異常の治療後，再評価を実施する．機能異常に変化が見られないときは，仙腸関節の機能異常が原因として考えられる．

2. 仙骨（仙腸関節）

仙骨の機能異常は，梨状筋と腸腰筋との不均衡が原因となって生じることが多い．通常，仙腸関節の動きは2つの寛骨の間の仙骨の動きであり，また両側の仙腸関節の関与が必要である．仙骨の動きには，屈曲（前屈・うなずき）と伸展（後屈・起き上がり）がある．

屈曲時には仙腸関節面で仙骨底が前下方へ移動し，仙骨尖が後上方へ移動する．伸展時にはその逆の動きが生じる．また，歩行時や回旋しながらの起き上がり時などに，仙骨のねじれや一側のみの屈曲が生じる．

図8.101は仙骨の動きを臨床的に理解するための架空の軸であり[27]，この軸によってねじれや一側のみの屈曲／伸展が起こると考えられる（表8.31）．なお，仙骨と腰椎との連合した動きとしては，右足を一歩前に出した際の仙骨の左への回旋とL5の右への回旋，腰椎屈曲に伴う仙骨伸展，腰椎伸展に伴う仙骨屈曲などがある．

仙骨の機能異常を明確にするためのポイントは，どちらのSSが深い（腹側）か，そしてどちらのILAが後方（背側）かつ下方（尾側）にあるかである．下肢長に関しては，腹臥位では下肢長は仙骨底の傾きに対しての腰椎の位置関係に影響される．仙骨底の左側屈で，

マッスルエナジーテクニック（muscle energy technique :MET） ● 187

表8.31 ● 仙骨の動きと仙骨が関与する寛骨の動き[1]

1. 生理的
   - 左斜方軸での仙骨の左へのねじれ（トーション）
   - 右斜方軸での仙骨の右へのねじれ（トーション）
   - 中横断軸での左右仙骨対称の屈曲/伸展
   - 上横断軸での呼吸に同調した動き（吸気伸展/呼気前屈）
2. 非生理的
   - 右斜方軸での仙骨の左へのねじれ（トーション）
   - 左斜方軸での仙骨の右へのねじれ（トーション）
   - 仙骨左側屈（軸はない）/仙骨右側屈（軸はない）
   生理的
   - 下横断軸での寛骨前傾（前方回旋）
   - 下横断軸での寛骨後傾（後方回旋）
    （両方とも仙骨のねじれに伴って起こる）

表8.32 ● 3タイプの仙腸関節機能異常

1. 仙骨のねじれ前方/後方（sacrul torsion）
   SSは一側が深く，ILAは反対側が後下方にある
2. 仙骨の屈曲/伸展
   1) 左右対称の仙骨屈曲/伸展（bilat flex/ext. sacrum）
      ①SSは両側とも深く，ILAは両側とも浅い（仙骨屈曲）
      ②SSは両側とも浅く，ILAは両側とも深い（仙骨伸展）
   2) 一側の仙骨屈曲/伸展（unilat flex/ext. sacrum）
      ①一側のSSが深く，ILAは同側が後下方にある（一側仙骨屈曲）
      ②一側のSSが浅く，ILAは同側が前上方にある（一側仙骨伸展）
3. 仙骨の垂直の回旋（vertical torsion）
   同側のSSとILAが浅い，あるいは深い

腰椎が左凸となれば，右下肢が見かけ上短くなる．

評価の結果から，大きく3タイプの仙腸関節機能異常が示唆される（表8.32）．

ただし，仙骨のねじれ前方/後方を例にとると，触診の段階ではねじれていることは分かるが，それが前方にねじれているのか，後方にねじれているのかは分からない．これを区別するためには後述の動的検査が必要となる．

1) 仙骨のねじれ前方/後方

(1) 左斜方軸の仙骨前方左へのねじれ（Anterior sacral torsion-left on left）（図8.102）

仙骨の左へのねじれは，骨運動学的には仙骨の左回旋，左側屈という非生理的な動き．

仙骨は，右のSSが前方（腹側）に深く，左のILAは後方（背側）下方（尾側）にあり，左斜方軸で仙骨が前方（腹側）にねじれを生じた状態．仙骨に対応して左の寛骨は上方に，右の寛骨は後方に動く．結果，左下肢は見かけ上いくぶん短縮する．

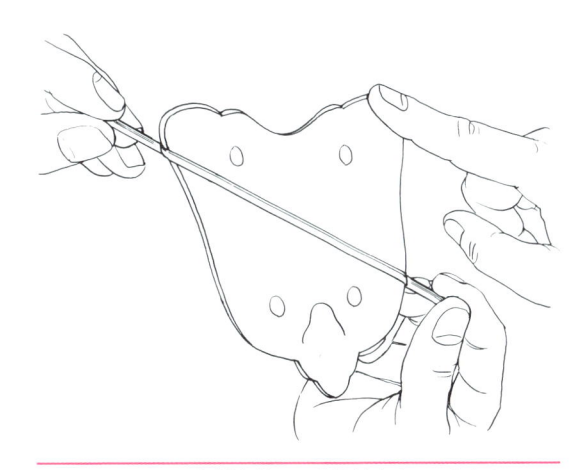

図8.102 ● 左斜方軸での仙骨前方左へのねじれ

(2) 右斜方軸の仙骨後方左へのねじれ（Posterior sacral torsion-left on right）（図8.103）

仙骨の左へのねじれは，骨運動学的には(1)と同様である．ただし，仙骨は左のSSが後方（背側）に突出し，右のILAは前方（腹側）に深く，右斜方軸で仙骨が後方（背側）にねじれを生じた状態．しかし，右のSS

と左のILAを触診すれば，左図と同様に触診されるので，動的検査での分別が必要となる．

- (3) 右斜方軸の仙骨前方右へのねじれ（Anterior sacral torsion-right on right）
- (4) 左斜方軸の仙骨後方右へのねじれ（Posterior sacral torsion-right on left）

この場合も(3)と(4)を後述の動的検査で分別することが必要となる．

2) 左右対称の仙骨屈曲／伸展

(1) 左右対称の仙骨屈曲（Bilateral flexed sacrum）

SSは両側とも深く，ILAは両側とも浅い状態であり，腰椎前弯（ロードシス）が増加してみえる．

(2) 左右対称の仙骨伸展（Bilateral extended sacrum）

SSは両側とも浅く，ILAは両側とも深い状態であり，腰椎前弯は減少してみえる．(1)と(2)の状態を後述の動的検査で分別する必要がある．

3) 一側の仙骨屈曲／伸展

(1) 右側仙骨屈曲（Right unilateral flexed sacrum）

右の仙骨面のみが屈曲して，右のSSが深く，右のILAが後方（背側），下方（尾側）にある状態．

(2) 左側仙骨伸展（Left unilateral extended sacrum）

左の仙骨面のみが伸展して，左のSSが浅く，左のILAが前方（腹側），上方（頭側）にある状態．しかし，右のSSと右のILAを触診すれば，右のSSが前方（腹側）に深く，右のILAが後方（背側），下方（尾側）にあるため，この状態は(1)と同様に触診されるので，(1)と(2)を後述の動的検査で分別することが必要となる．

- (3) 左側仙骨屈曲（Left unilateral flexed sacrum）
- (4) 右側仙骨伸展（Right unilateral extended sacrum）

この場合も(3)と(4)を後述の動的検査で分別することが必要となる．

4) 動的検査

(1) 腰椎伸展検査（Lumbar extension test：LET）
（図8.104）

患者を腹臥位にして両SSを母指あるいは示指で触診する．引き続き，患者に伸展姿勢をとらせて両SSの位置の変化に追随する．ILAも同様に行う．

仙骨の左へのねじれを例にとると，それが左斜方軸の仙骨前方左へのねじれか，右斜方軸の仙骨後方左へのねじれかを区別するために実施する．もしスフィンクス肢位でねじれが改善したように変化すれば前者である．これは腰椎伸展に仙骨の相対的な屈曲が伴う（lumbopelvic rhythm）ことに起因する．つまり腰椎伸展により左SSが前方移動して，右SSと同じ深さに近づくからである．ただし，これは正常な側の関節面が動くことによってねじれが改善したようになるだけ

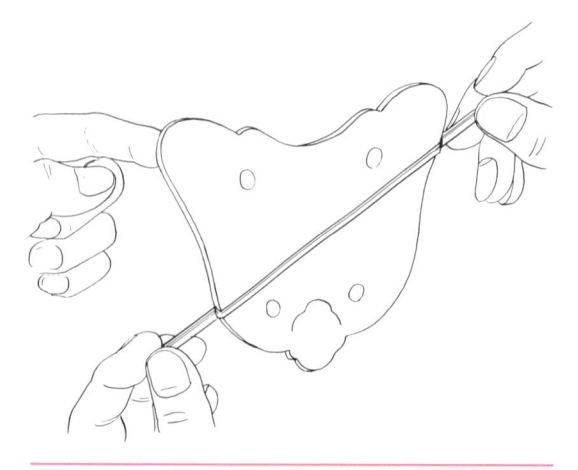

図8.103●右斜方軸での仙骨後方左へのねじれ

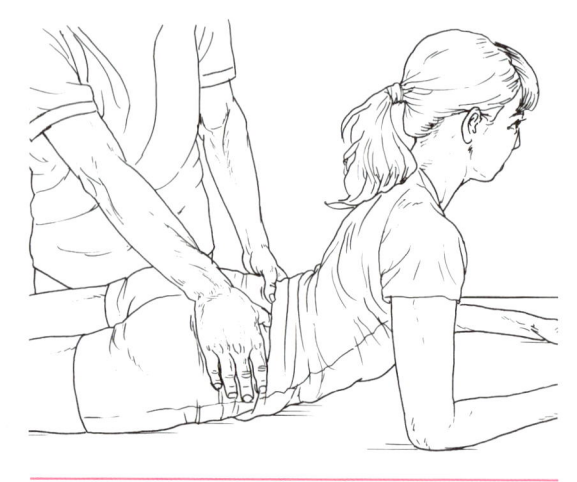

図8.104●腰椎伸展検査（LET）

で，機能異常そのものが改善したわけではない．よって治療する際には，機能異常側の右SSを背側に，左ILAを腹側，頭側へと戻す技術を用いる．もし，スフィンクス肢位でねじれが悪化したように変化すれば後者である．これは腰椎伸展により右SSがさらに前方移動して両SSの非対称性が強まるからである．

同様にスフィンクス肢位で一側仙骨屈曲は改善し，一側仙骨伸展は悪化したように変化する．また，左右対称の仙骨屈曲の場合はこの動作が可能だが，左右対称の仙骨伸展の場合はこの動作が困難である．

(2) 腰椎屈曲テスト（Lumbar flexion test：LFT）
（図8.105）

SiFBTと同様の方法で，左右のILAの動きおよび左右のSSの動きを評価する．

仙骨の左へのねじれを例にとると，体幹前屈でねじれが改善したように変化すれば右斜方軸の仙骨左後方へのねじれである．これは腰椎屈曲に応じて仙骨が相対的に伸展する（lumbopelvic rhythm）ことに起因する．つまり，腰椎屈曲により右SSが後方移動して，左SSと同じ深さに近づくからである．もし悪化したように変化すれば左斜方軸の仙骨左前方へのねじれである．これは腰椎屈曲により左SSがさらに後方移動して両SSの非対称性が強まるからである．

同様に体幹前屈で一側仙骨伸展は改善し，一側仙骨屈曲は悪化したように変化する．また，左右対称の仙骨屈曲の場合はこの動作が困難だが，左右対称の仙骨伸展の場合はこの動作が可能である．

ほかにも，腰椎弾力性テスト（lumbar spring test：LST）や仙骨弾力性テスト（sacral spring test：SST），骨盤帯の靱帯の緊張度をみる検査があるが省略する．

以上の指標の評価の結果，示唆される仙骨（仙腸関節）の機能異常を表8.33に示す．

5) 治療例

(1) 左斜方軸の仙骨前方左へのねじれに対する治療
（図8.106）

右仙骨底はL5に対し前方stuck・仙骨左側屈・左回旋．治療は，機能異常側の右SSを背側に，左ILAを腹側かつ頭側へと戻し，仙骨を右側屈・右回旋させる．

❶患者は機能異常側（右）を上にした側臥位．左上肢は背後に回してベッド上に載せる．右上肢は

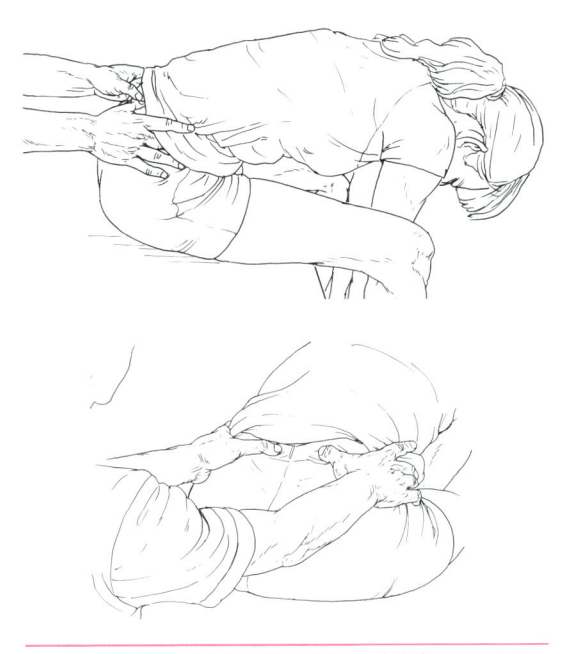

図8.105●腰椎屈曲検査（LFT）

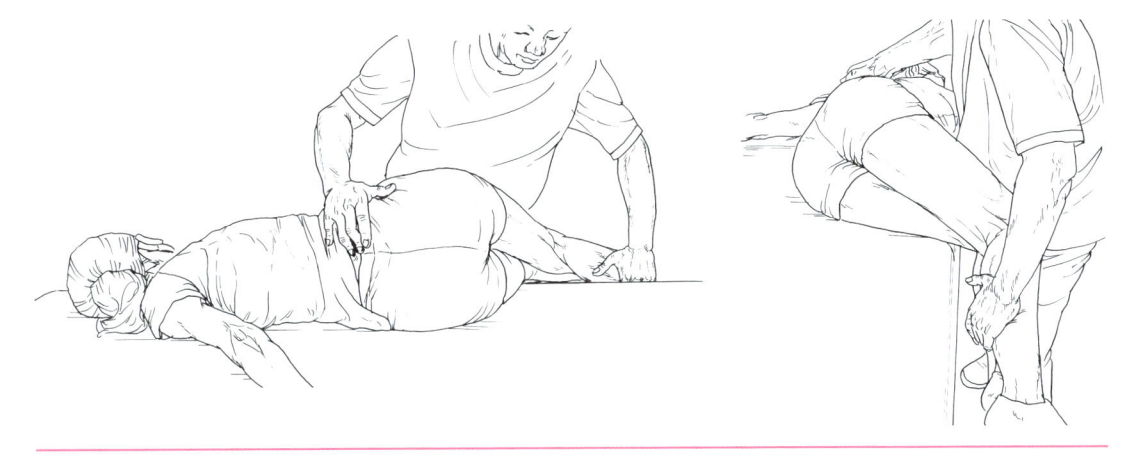

図8.106●左斜方軸の仙骨前方左へのねじれに対する治療

表8.33 ● 仙骨（仙腸関節）の機能異常

診断	出現率	SiFBT	SS	ILA	L5	LET	LFT	腰椎側弯	下肢長腹臥位
前方のねじれ									
左斜方軸での左	85%	右	右-前	左-後	右回旋	改善	悪化	右凸	左-短
右斜方軸での右	15%	左	左-前	右-後	左回旋	改善	悪化	左凸	右-短
後方へのねじれ									
右斜方軸での左	85%	左	左-後	右-前	左回旋	悪化	改善	右凸	左-短
左斜方軸での右	15%	右	右-後	左-前	右回旋	悪化	改善	左凸	右-短
左右対称の屈曲		両側	前	後					均等
左右対称の伸展		両側	後	前					均等
一側の屈曲									
左側	15%	左	左-前	左-下	左回旋	改善	悪化	左凸	左-長
右側	85%	右	右-前	右-下	右回旋	改善	悪化	右凸	右-長
一側の伸展									
左側	85%	左	左-後	左-上	右回旋	悪化	改善	右凸	左-短
右側	15%	右	右-後	右-上	左回旋	悪化	改善	左凸	右-短

　ベッドから垂らす．

❷治療者はL5とS1棘突起の間隙を触診して筋障壁を感じる．

1st barrier：膝関節・股関節を胸方向に屈曲．右SSはL5との位置関係で伸展方向に向かう．

2nd barrier：胸がベッドに近づくように左回旋．息を吐かせながら，右肩を床の方に押す．これにより，L5が左回旋方向に向かい，仙骨は相対的に右回旋してくる．

3rd barrier：両足部を床に下ろして左側屈．仙骨は相対的に右側屈してくる．

❸3面の障壁内域にて，両足部の天井方向への等尺性収縮を6〜10秒実施．

❹リラックス後に次の筋障壁を評価し，これらの過程を3〜5回繰り返して，再評価．

(2) 右斜方軸の仙骨後方左へのねじれに対する治療（図8.107）

左仙骨底はL5に対し後方stuck・仙骨左回旋・左側屈．治療は，機能異常側の左SSを腹側に，右ILAを背側かつ尾側へと戻し，仙骨を右側屈・右回旋させる．

❶患者は機能異常側（左）を上にした側臥位．

❷治療者はL5とS1棘突起の間隙を触診して筋障壁を感じる．

1st barrier：下側の右下肢を伸展．左SSはL5との位置関係で屈曲方向に向かう．

2nd barrier：患者の右上肢を治療者の左手で手前に引き，L5までの上体を左回旋．L5が左回旋方向に向かい，仙骨は相対的に右回旋してくる．

3rd barrier：左股関節を約45°屈曲位にし，左膝から先をベッドから出す．腰仙部の左側屈が生じるように下肢をわずかに天井方向に持ち上げる．仙骨は相対的に右側屈してくる．

❸3面の障壁内域にて，足部と膝を天井方向に押し上げる方向（外転・伸展方向）への等尺性収縮を6〜10秒ずつ行う．その際，左手でベッドの縁を支えさせてもよい．

❹リラックス後に次の筋障壁を評価し，これらの過程を3〜5回繰り返して，再評価．

(3) 左右対称の仙骨屈曲に対する治療（図8.108）

仙骨は両側で屈曲位にある．治療は，両側を伸展（後方）へ戻すことになる．なお，左右対称の機能異常は70％に，一側の機能異常は30％にみられる[8]．

❶患者は背なしの椅子に座り両足を離し，両股関節外転・内旋位．

❷左手掌を両ILA間に当てて固定する．右手は体幹上部背側に当てる．

❸両肘を両膝の間に入れるように体幹を前屈させ，仙骨が動き始めるところで筋障壁を感じたら，障壁内域に戻す．

❹両ILAに腹側への圧を加えたまま，セラピストが体幹を屈曲させようとする力に対して，患者には遠位から伸展して起き上がるようにさせる．

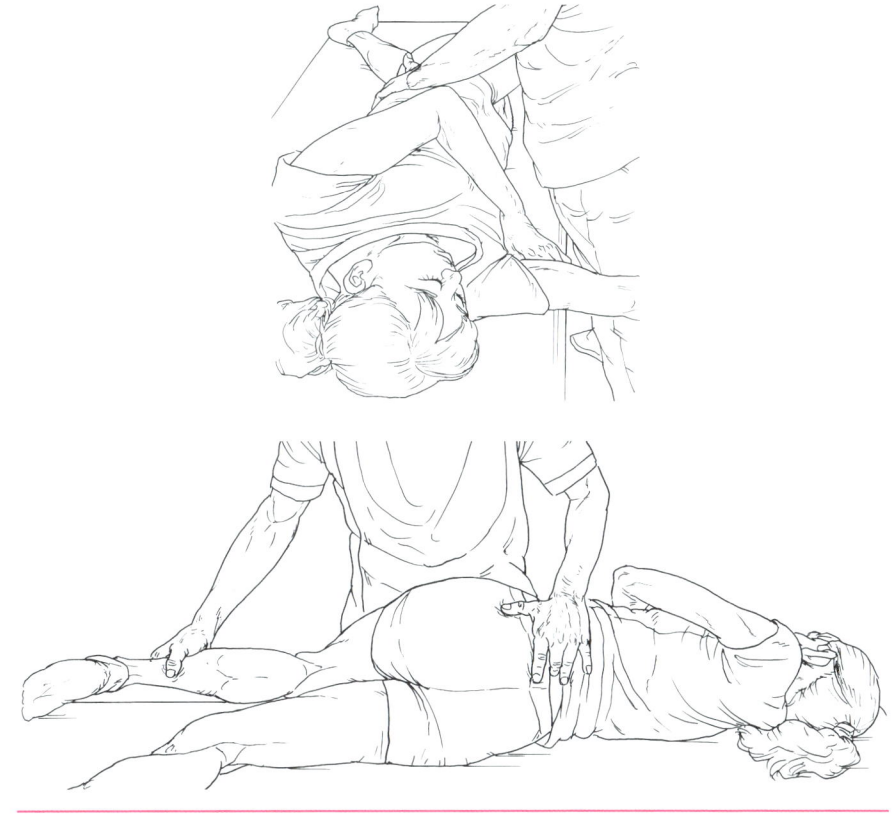

マッスルエナジーテクニック（muscle energy technique：MET） 191

図8.107●右斜方軸の仙骨後方左へのねじれに対する治療

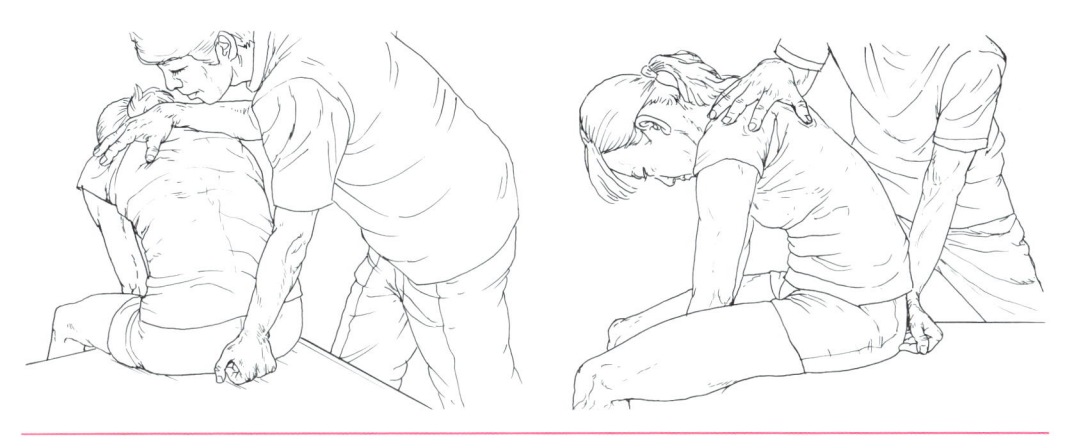

図8.108●左右対称の仙骨屈曲に対する治療

❺等尺性収縮を必要最小限の抵抗量にて3～6秒間実施し，リラックス時間を5秒程度おき，次の筋障壁を評価する．
❻これらの過程を3～5回繰り返して，最終的に再評価を行う．

(4) 左右対称の仙骨伸展に対する治療（図8.109）

仙骨は両側で伸展位にある．治療は，両側を屈曲（前方）へ戻すことになる．

❶患者は背なしの椅子に座り，両足を揃えて両膝を離すことで，両股関節を外転・外旋位．
❷手根を両SS間に当てて固定する．患者は後方に両腕を伸ばし，手を着く．
❸体幹伸展に対して仙骨が動き始めるところで筋障壁を感じたら，障壁内域に戻す．

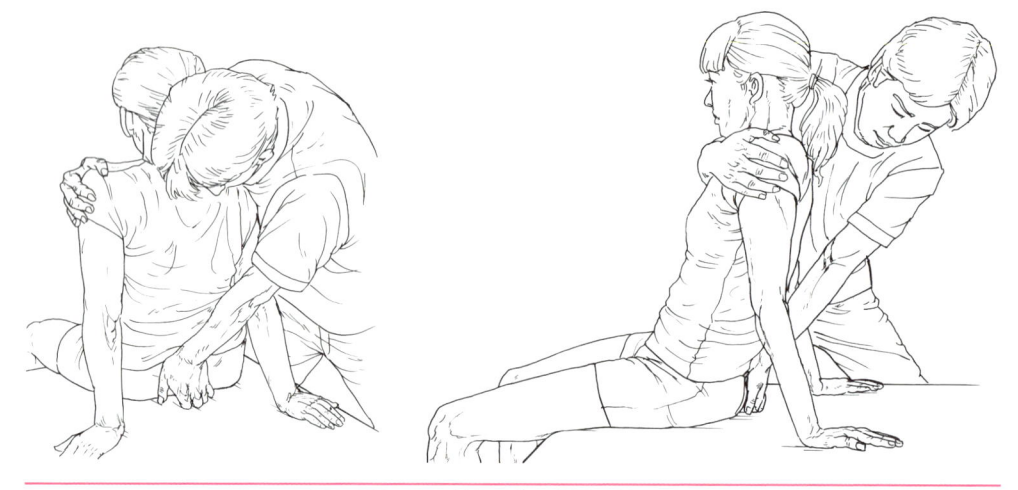

図8.109●左右対称の仙骨伸展に対する治療

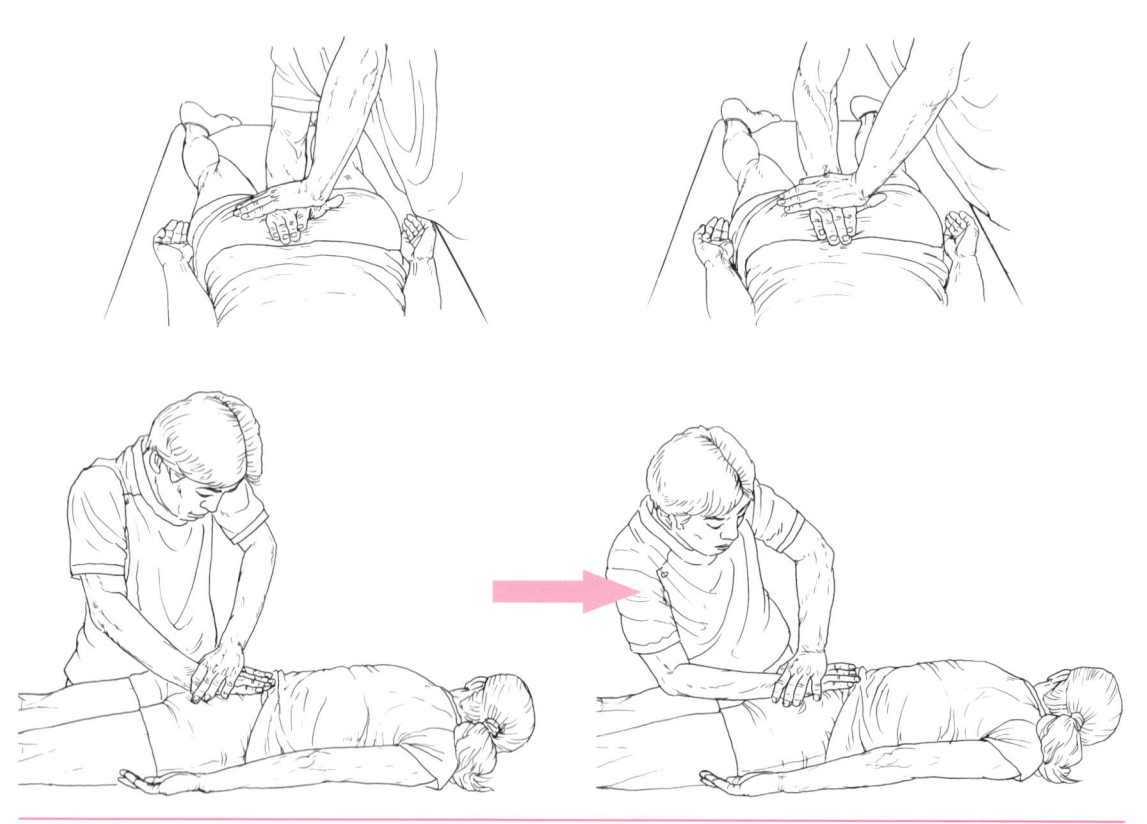

図8.110●一側仙骨屈曲に対する治療

❹両SSに腹側への圧を加えたまま，セラピストが体幹を伸展させようとする力に対して，患者には遠位から前屈させ，等尺性収縮を必要最小限の抵抗量にて3～6秒間実施する．
❺リラックス時間を5秒程度おき，次の筋障壁を評価する．
❻これらの過程を3～5回繰り返して，最終的に再評価を行う．

(5) **一側仙骨屈曲に対する治療**（図8.110）
一側のみが屈曲位になっていれば，一側のSSが腹

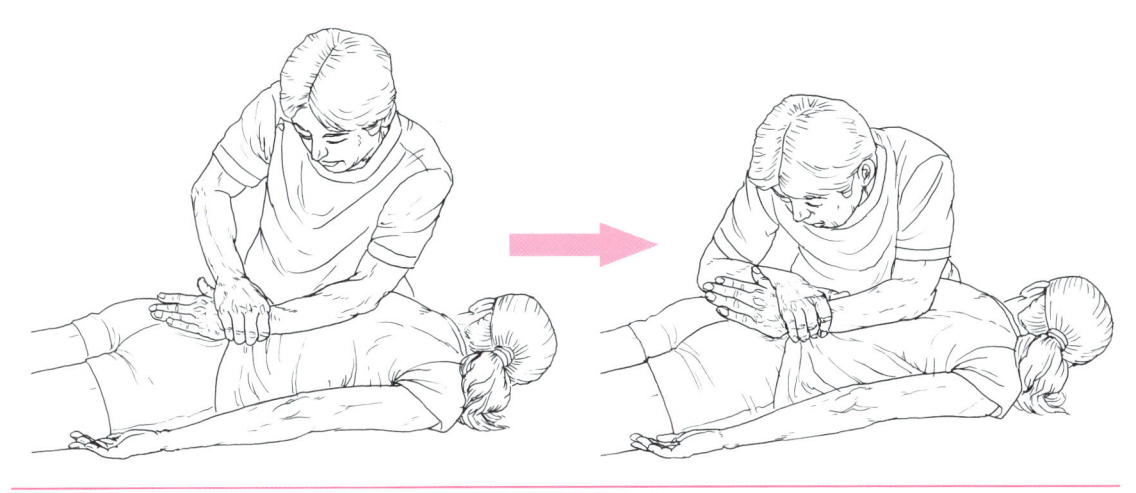

マッスルエナジーテクニック（muscle energy technique : MET） 193

図8.111 ● 一側仙骨伸展に対する治療

側に深く，同側のILAが背側に浅く，尾側にある．
LETでは，非対称性さが改善したように変化する．
LFTでは，非対称性が増すように変化する．

❶ 腹臥位にて，両仙腸関節が最大限に緩む範囲内で，治療側の股関節を約15°外転させ，やや内旋位．
❷ 対側に立ち，両手を重ねて，治療側のILAに小指球側を当てる．
❸ 下方の関節面に沿って，治療側のILAをゆっくり腹側に圧迫する（図8.110左）．吸気も利用しながら，45秒間ほど圧を維持する．
❹ 腹側への圧を維持したまま，セラピストが重心移動することで，上方の関節面に沿って頭側方向に45秒ゆっくりと圧迫する（図8.110右）．
❺ 再評価．
❻ なお，45秒の時間は目安であり緩和が生じれば短時間でもよい．

(6) 一側仙骨伸展に対する治療（図8.111）

仙骨は一側で伸展位になっている．一側のSSが背側に浅く，同側のILAが腹側に深い．

LETでは，非対称性が増すように変化する．LFTでは，非対称性さが改善したように変化する．

❶ 腹臥位にて，両仙腸関節が最大限に緩む範囲内で，治療側の股関節を約15°外転させ，やや外旋位．
❷ 対側に立ち，両手を重ねて，治療側のSSに小指球側を当てる．上方の関節面に沿って，仙骨をゆっくり尾側に圧迫する（図8.111左）．呼気も利用しながら，45秒間ほど圧を維持する．
❸ 尾側への圧を維持したまま，下方の関節面に沿って"すくいあげる"ように背側に45秒間ゆっくりと圧迫する（図8.111右）．
❹ 再評価．
❺ なお，45秒の時間は目安であり緩和が生じれば短時間でもよい．

3. 寛骨（腸仙関節）

仙腸関節はまた，寛骨の視点からも見ることができ，その運動は仙骨上の寛骨の動き，すなわち腸仙関節の動きとして表現できる．寛骨の前傾（前方回旋 anterior rotation）では，寛骨は同側の仙骨に対して前方に回転し，ASISは前下方に，PSISは前上方に，坐骨結節は後上方に移動する．寛骨の後傾（後方回旋 posterior rotation）では，ASISは上後方に，PSISは後下方に，坐骨結節は前上方に移動する．この動きは，仙腸関節が正常なとき，歩行中などに生じる．仮に仙骨と腸骨の向かい合った関節面が平坦で，かつ平行なときには，上下への平行移動が生じる．もし仙骨面がより凸面で，腸骨面がより凹面ならば，垂直軸での回旋運動が生じ，寛骨のアウトフレア（outflare）／インフレア（inflare）が起こる．これらの骨盤内の動きのいずれにも体性機能異常を生じる可能性がある．

腸仙関節の機能異常は仙骨の機能異常が原因となることが多いため，仙腸関節の治療を終了した後でなければ正確な診断はできない．寛骨の前傾，後傾の機能異常は，歩行中の筋の不均衡が原因となって生じるこ

表8.34 ● 寛骨（腸仙関節）の機能異常

診断		StFBT Squish T.	恥骨結節	腸骨稜	ASIS	下肢長	PSIS	坐骨結節
上方変位	左	左	左－上	左－上	左－上	左－短	左－上	左－上
	右	右	右－上	右－上	右－上	右－短	右－上	右－上
下方変位	左	左	左－下	左－下	左－下	左－長	左－下	左－下
	右	右	右－下	右－下	右－下	右－長	右－下	右－下
前傾	左	左			左－下	左－長	左－上	
	右	右			右－下	右－長	右－上	
後傾	左	左			左－上	左－短	左－下	
	右	右			右－上	右－短	右－下	
アウトフレア	左	左			左－外		左－内	
	右	右			右－外		右－内	
インフレア	左	左			左－内		左－外	
	右	右			右－内		右－外	

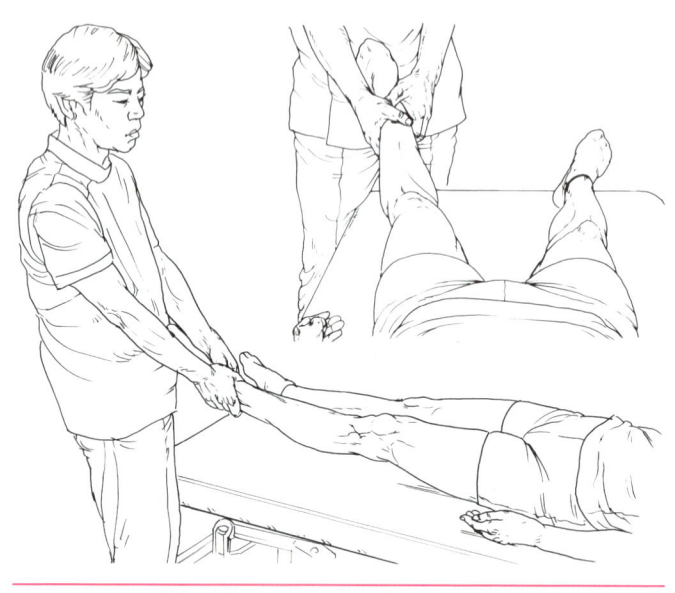

図8.112 ● 左寛骨上方変位に対する治療

とが多い．寛骨の上方変位（upslip），下方変位（downslip）の機能異常は，外傷や腰痛，下肢痛が原因となって生じることが多い．寛骨のアウトフレアやインフレアは頻度としては少ない．ただし，歩行中の寛骨前方回旋には若干のアウトフレアが伴い，後方回旋には若干のインフレアが伴うので，前傾／後傾の機能異常に伴って生じることがある．寛骨の前方回旋あるいは後方回旋を対称の位置に治療した後でも寛骨のアウトフレア／インフレアがある場合には，寛骨のアウトフレア／インフレアが機能異常として考えられる．

評価の結果から示唆される寛骨（腸仙関節）の機能異常を表8.34に示す．

1）治療例

（1）左寛骨上方変位に対する治療（図8.112）

腸骨稜・ASIS・恥骨結節・PSIS・坐骨結節の位置が，左が右よりも頭側にある．スクリーニング検査で左に問題があり，背臥位での下肢長も左が短い場合，左寛骨上方変位の機能異常である．

❶下肢を軽度屈曲・外転して最もリラックスする肢位に保持する．

❷骨盤を引くことで，上体まで動いてくるところが

筋障壁である．
❸障壁内域に戻す．
❹仙腸関節まで力が及ぶように，尾側方向に下肢を牽引．患者はセラピストの力に逆らうように頭側方向に等尺性収縮を必要最小限の抵抗量にて6〜8秒間実施する．
❺リラックス時間を3〜5秒程度おき，次の筋障壁を評価する．
❻これらの過程を3〜5回繰り返して，最終的に再評価を行う．

後傾を伴う場合は股関節の屈曲角度を増して行う．リラックス後，下肢を尾側に引くと同時に屈曲角度を減らすことで，筋障壁を再評価する．前傾を伴う場合は，腹臥位になる．腹臥位で，下肢を伸展・外転位から行う．

(2) 右寛骨下方変位に対する治療（図8.113）

腸骨稜・ASIS・恥骨結節・PSIS・坐骨結節の位置が，右が左よりも尾側にある．スクリーニング検査で右に問題があり，背臥位での下肢長も右が長い場合，右寛骨下方変位の機能異常である．

❶患側を上にした側臥位で，下側の下肢は肢位を安定させるために屈曲位にする．
❷右下肢をやや外転位に保持したまま，左手は右寛骨のPSISから腸骨稜にかけて置き，右手は恥骨下枝から坐骨結節にかけて持つ．
❸天井に向けて外側へ軽く牽引するようにして45秒間保持する．
❹外側への圧を維持したまま，頭側方向に45秒間ゆっくり圧を加える．
❺治療後は再評価を実施する．

(3) 右寛骨前傾に対する治療（図8.114）

一側のASISが尾側，同側のPSISが頭側にある．背臥位では下肢長が長いが，長座位では左右差が逆転．スクリーニング検査で右に問題があれば，右寛骨前傾の機能異常である．

❶後面（腰腸肋筋や広背筋）の治療と，前面（股関節屈筋群）の治療に分けて行う．まずは，後面の治療．
❷両下肢の間から仙骨の下に手を入れて，仙骨の動きをモニターしながら治療する方法．別法として，仙骨をベッド上に載せ，右寛骨だけをベッドから出して治療する方法がある．
❸仙骨（or 対側ASIS）の動きをモニターしながら，屈曲・内旋・内転のそれぞれの筋障壁を評価する．
1st barrier：膝関節・股関節を胸方向に屈曲．
2nd barrier：内旋．3rd barrier：内転．
❹3面の障壁内域で，伸展（外旋と外転を伴う）方向への等尺性収縮を，必要最小限の抵抗量にて6〜8秒間実施する．
❺治療者の左手と前胸部とで必要最小限の抵抗量と方向をコントロールする．この間，仙骨に当てた手で仙骨をゆるみの位置に保持しておく．
❻等尺性収縮後にリラックス時間を5秒程度おき，次の筋障壁を評価する．
❼これらの過程を3〜5回繰り返して，最終的に再評価を行う．

(4) 右寛骨前傾時の股関節に対する治療（図8.115）

(3) の治療後にまだ症状が残存しており，前面の股関節屈筋群が影響している場合には，それに対する治療を実施する．

❶体幹には力を入れさせたくないので，ベルトで寛

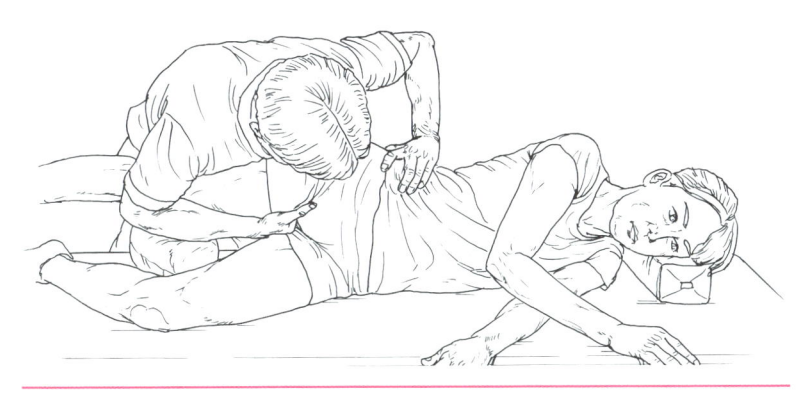

図8.113●右寛骨下方変位に対する治療

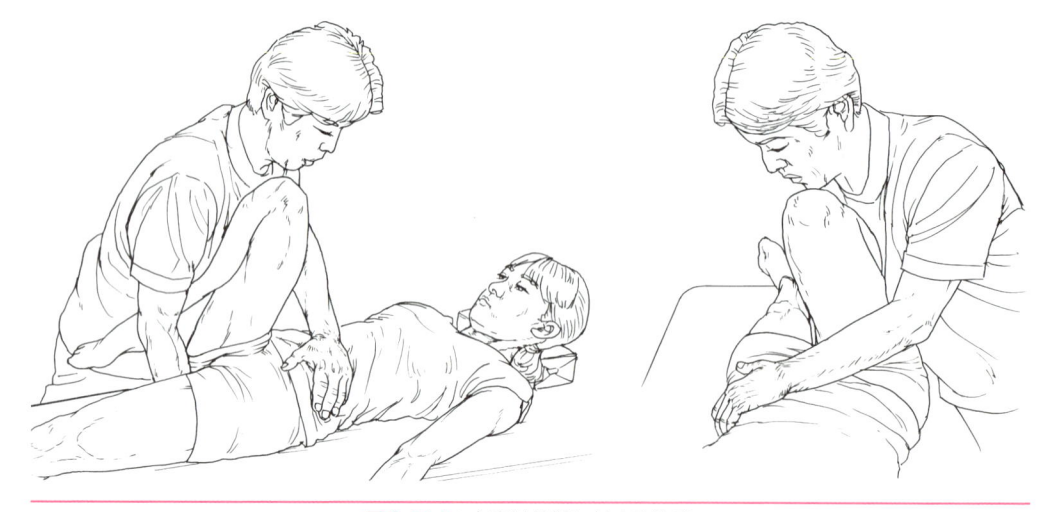

図8.114 ● 右寛骨前傾に対する治療

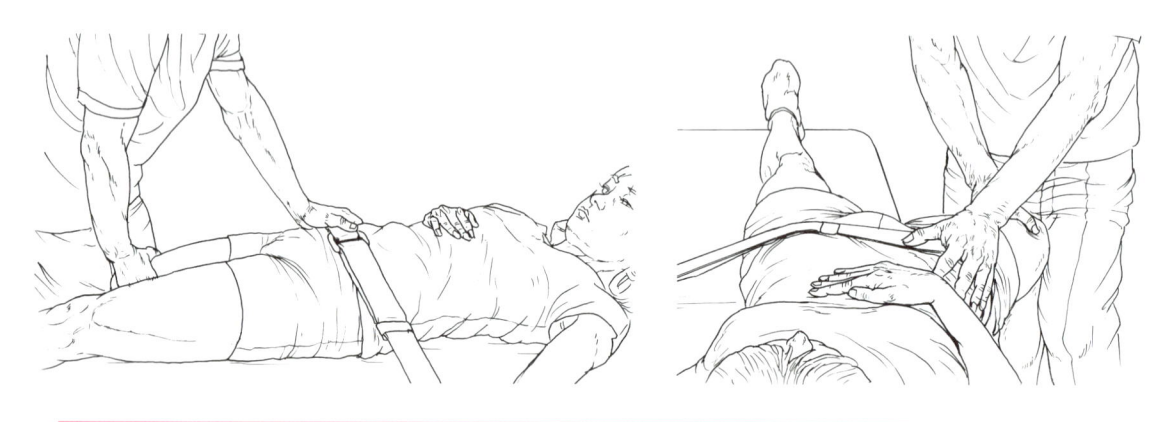

図8.115 ● 右寛骨前傾時の股関節に対する治療

　骨を固定する．
❷同側ASISで筋障壁を感じる．
　1st barrier：伸展．2nd barrier：外転．3rd barrier：外旋．
　あるいは伸展・内転・内旋の場合もある．
❸3面の障壁内域で，屈曲方向への等尺性収縮を，わずかな抵抗量にて6〜8秒間実施する．
❹等尺性収縮後にリラックス時間を5秒程度おき，次の筋障壁を評価する．
❺これらの過程を3〜5回繰り返して，最終的に再評価を行う．

(5) 左寛骨後傾に対する治療（図8.116）

　一側のASISが頭側，同側のPSISが尾側にある．背臥位では下肢長が短いが，長座位では左右差が逆転する．スクリーニング検査で左に問題があれば，左寛骨後傾の機能異常．
❶前面（内転筋群や対側外腹斜筋）の治療と，後面（股関節伸展筋群）の治療に分けて行う．まずは，前面の治療．
❷背臥位で，左下肢をベッドから垂らし，右手はベッドをつかむ．
❸両下肢の間から仙骨の下に手を入れて，寛骨の動きを自由にして，仙骨の動きをモニターしながら治療する方法．別法として，仙骨をベッド上に載せ，左寛骨だけをベッドから出して治療する方法がある．
❹仙骨（あるいは対側のASIS）の動きをモニターしながら，伸展・外旋・外転のそれぞれの筋障壁を評価する．
　1st barrier：伸展．2nd barrier：外旋．3rd

barrier：外転．

❺ 3面の障壁内域で，屈曲（内旋と内転を伴う）方向への等尺性収縮を，必要最小限の抵抗量にて 6 ～ 8 秒間実施する．患者の下腿を挟んだ下肢と右手で抵抗量と方向をコントロールする．

❻ 等尺性収縮後にリラックス時間を 5 秒程度おき，次の筋障壁を評価する．

❼ これらの過程を 3 ～ 5 回繰り返して，最終的に再評価を行う．

（6）左寛骨後傾時の股関節に対する治療（図 8.117）

（5）の治療後にまだ症状が残存しており，後面の股関節伸筋群が影響している場合には，それに対する治療を実施する．

❶ 体幹には力を入れさせたくないので，ベルトで寛骨を固定する．

❷ 同側 ASIS で筋障壁を感じる．

1st barrier：屈曲．2nd barrier：内転．3rd barrier：内旋．

あるいは屈曲・外転・外旋の場合もある．

❸ 3面の障壁内域で，伸展方向への等尺性収縮を，わずかな抵抗量にて 6 ～ 8 秒間実施する．

❹ 等尺性収縮後にリラックス時間を 5 秒程度おき，次の筋障壁を評価する．

❺ これらの過程を 3 ～ 5 回繰り返して，最終的に再評価を行う．

（7）右寛骨アウトフレアに対する治療（図 8.118）

母指と示指の成す角度が右が開いており，スクリーニング検査で右に問題があれば，右寛骨アウトフレアの機能異常である．

❶ 背臥位．治療者は患者の右股関節と膝関節を約 45° 屈曲．右足底はベッド上で支える．

❷ 右手で患者の右膝を内側（内旋・内転）に倒し，筋

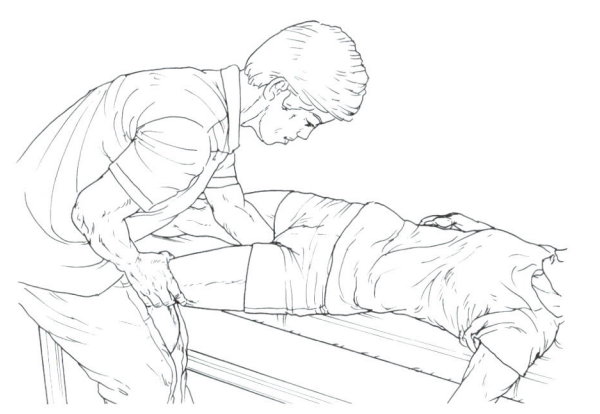

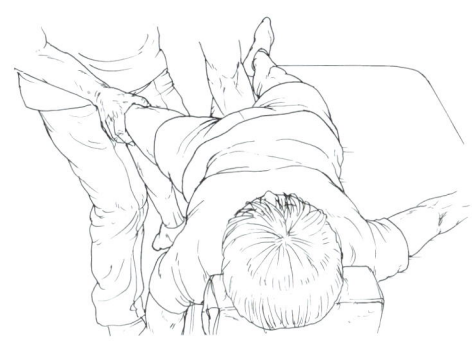

図 8.116 ● 左寛骨後傾に対する治療

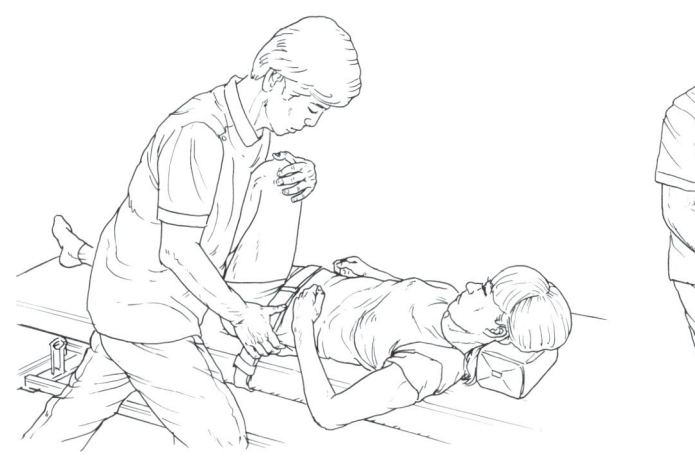

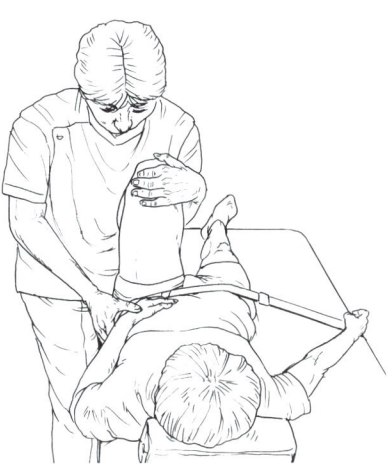

図 8.117 ● 左寛骨後傾時の股関節に対する治療

障壁を評価する．
❸左手で左ASIS（あるいは右PSISの内側）を保持し，障壁内域で，外転かつ外旋方向への等尺性収縮を，必要最小限の抵抗量にて6〜8秒間実施する．
❹等尺性収縮後にリラックス時間を5秒程度おき，次の筋障壁を評価する．
❺これらの過程を3〜5回繰り返して，最終的に再評価を行う．

(8) 左寛骨インフレアに対する治療（図8.119）

母指と示指の成す角度が左が閉じており，スクリーニング検査で左に問題があれば，左寛骨inflareの機能異常である．

❶背臥位．治療者は患者の左股関節と膝関節を約45°屈曲させる．左足底はベッド上で支える．
❷右手で患者の左膝を外側（外旋・外転）に倒し，筋

障壁を評価する．
❸治療者は左手で右ASISを保持し，障壁内域で，内転かつ内旋方向への等尺性収縮を，必要最小限の抵抗量にて6〜8秒実施する．
❹等尺性収縮後にリラックス時間を5秒程度おき，次の筋障壁を評価する．
❺これらの過程を3〜5回繰り返して，最終的に再評価を行う．

4. 脊椎

脊椎には，屈曲，伸展，側屈，回旋の動きがある（図8.120）．脊椎の機能異常には，TypeⅠ機能異常とTypeⅡ機能異常とがある[1,7-9]（表8.35）．環椎後頭関節はTypeⅠのみ，環軸関節は回旋のみ，C2-C7椎間関節はTypeⅡのみ，C7-L5椎間関節はTypeⅠとⅡ

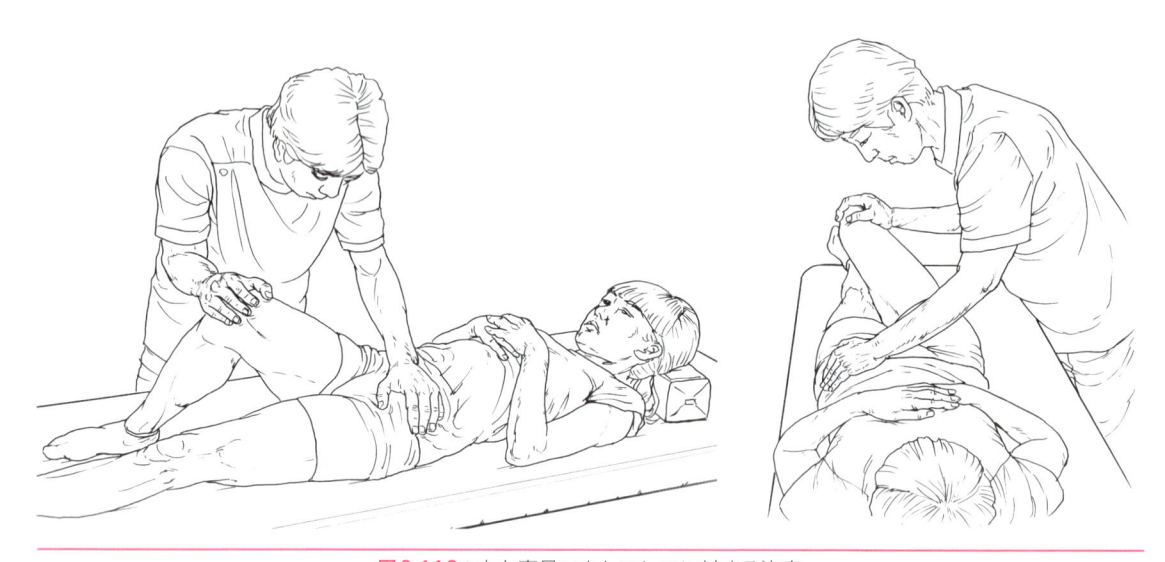

図8.118●右左寛骨アウトフレアに対する治療

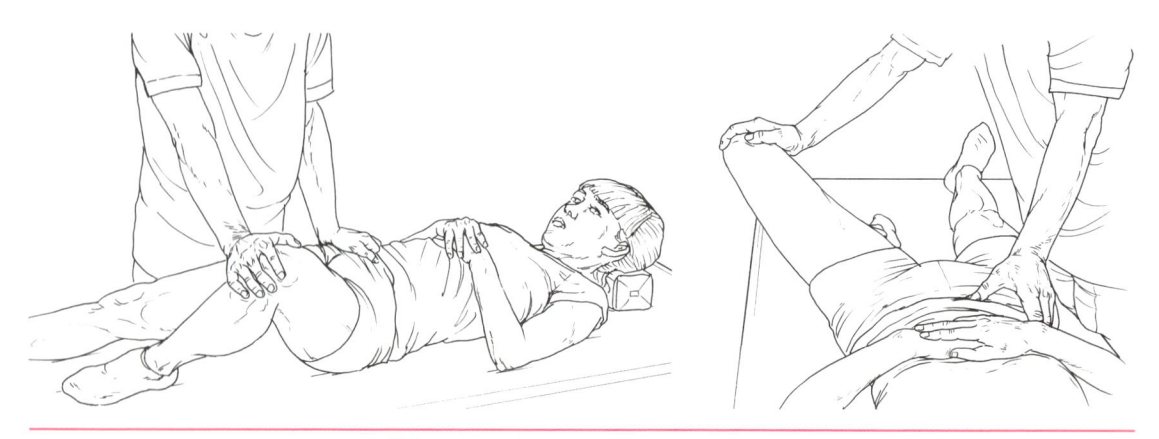

図8.119●左寛骨インフレアに対する治療

の機能異常を生じる．

1）詳細な評価

(1) 脊椎弾力性検査（Spinal spring test：SST）
可動性低下（hypomobility）領域の確認を前もって実施．

(2) 横突起（Transverse process：T.P.）の触診
TypeⅠ機能異常とTypeⅡ機能異常の評価に用いる．正確に対称的に触診することが体性機能異常の性質を決定するために大切である．利き目を脊椎の中央に置き，過緊張の脊椎傍筋群の上を，骨を圧迫しない程度に左右のT.P.を触診し，深さの違いを評価する．

(3) 動的検査
脊椎の屈曲位と伸展位で，T.P.を触診する．正常ならば脊椎の屈曲で両側の関節面が開き，両側のT.P.は対称的である．また，脊椎の伸展で両側の関節面が閉じ，両側のT.P.は対称的である．TypeⅠ機能異常に，TypeⅡ機能異常が隠されている場合は，カーブの端あるいは頂点を指標に，屈曲あるいは伸展運動により見つけることが可能．

■ TypeⅠ機能異常
腹臥位あるいは端座位で，自然な中間位で評価する．後方（背側）に突出した側のT.P.を触診する．屈曲・伸展のいずれの動きのなかでも，両側のT.Pは対称にはならない．

多分節にわたるゆるやかな機能異常で，一側への側屈に反対側の回旋が伴う．機能異常とは逆の側屈と反対側への回旋が制限される．

図8.121の場合は，中間位で頂点より下が右側屈・左回旋しており，障壁は中間位で左側屈・右回旋方向になる．

ただし，機能異常は側屈が主原因で，回旋は二次的

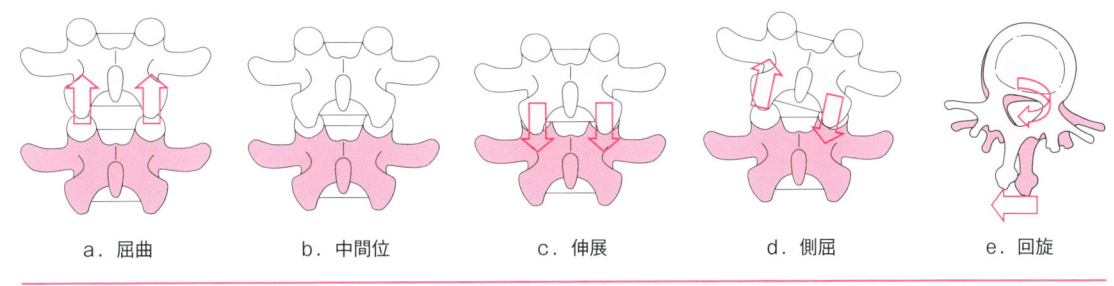

| a．屈曲 | b．中間位 | c．伸展 | d．側屈 | e．回旋 |

図8.120 ● 椎間関節の動き

凸カーブの頂点

表8.35 ● 脊椎の2つのタイプの機能異常

TypeⅠ機能異常	TypeⅡ機能異常
自然な正常位あるいは中間位のときの，椎体の動きで決定する．	前屈あるいは伸展時の，椎間関節面の動きで決定する．
脊椎の正常位あるいは中間位で95％の確立で生じる．	一方の椎間関節の開閉能力のいずれかに制限がある（両側もありうる）．
多分節にわたるゆるやかな機能異常で，一側への側屈に反対側の回旋が伴う．	1分節に引き起こされる機能異常で，一側への側屈に同側の回旋が伴う．
3つ以上の隣り合った横突起に盛り上がりがあり，屈曲・伸展の動きのなかで，両側の横突起が対称にならない．	屈曲または伸展のいずれかの制限を含み，屈曲・伸展のいずれかの動きのなかで，両側の横突起が対称になる．
TypeⅡ機能異常の結果としてその代償で引き起こされることもある．側弯は明確かつ慢性的．	通常，急性期で最近生じたものである．二次的にTypeⅠ機能異常を生じ，その中央にTypeⅡが残存することも多い．
長背筋群に対する等尺性収縮を実施するので，収縮力は大きくする．	短背筋群に対する等尺性収縮を実施するので，収縮力は小さくする．

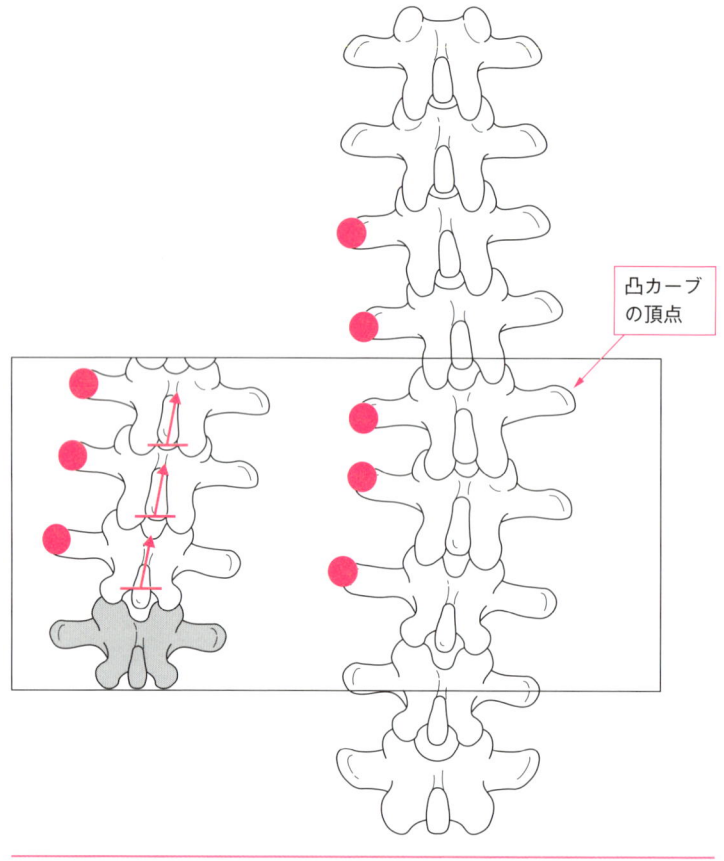

図8.121●TypeⅠ機能異常：右側屈・左回旋

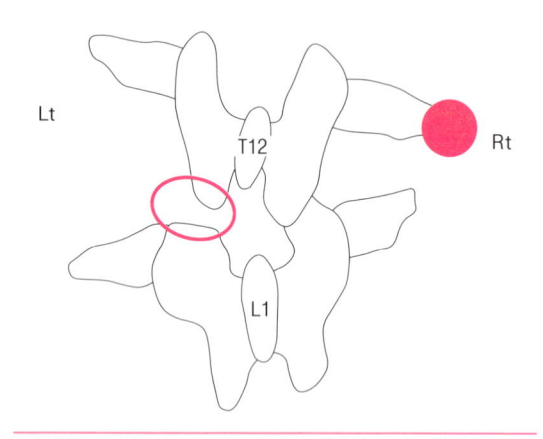

図8.122●屈曲位TypeⅡ機能異常：右側屈・右回旋，右椎間関節が屈曲位でStuck open

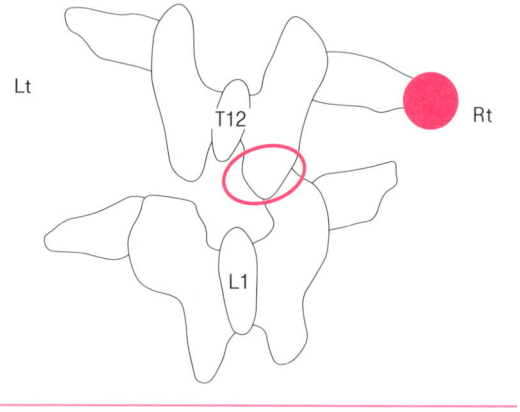

図8.123●伸展位TypeⅡ機能異常：右側屈・右回旋，右椎間関節が伸展位でStuck closed

あるいは側屈への代償である．治療に際しては側屈の改善が主となる．

■ TypeⅡ機能異常：伸展位TypeⅡあるいは屈曲位TypeⅡ

図8.122と図8.123ともに，右T.P.が後方（背側）に突出して触診でき，椎体は右側屈・右回旋している．ただし，左椎間関節の閉じが悪いのか，右椎間関節の開きが悪いのかは分からない．そこで，動的検査を通して確認が必要となる．

a. 屈曲位Type II 機能異常

図8.122の場合は，座位あるいは腹臥位で脊椎伸展時に右のT.P.が後方（背側）に突出し，座位で脊椎を屈曲すると両T.P.が対称になる．左の関節面は屈曲位のまま開いた状態（stuck open）で，伸展に伴い右T.P.はさらに後方に引かれて突出する．

つまり，屈曲・右側屈・右回旋した状態で，障壁は伸展・左側屈・左回旋方向になる．

b. 伸展位Type II 機能異常

図8.123の場合は，座位で脊椎屈曲時に右のT.P.が後方に突出し，腹臥位で伸展時には両T.P.が対称となる．右の関節面は伸展位のまま閉じた状態（Stuck closed）で，左の関節面は動けるために前上方に動き，屈曲に伴い右T.P.は後方に引かれて突出する．

つまり，伸展位・右側屈・右回旋した状態で，障壁は屈曲・左側屈・左回旋方向になる．

2）治療例

ここでは腰椎を例に治療例を紹介する．

(1) 腰椎のType I 機能異常に対する治療（図8.124）

a. 臨床所見

脊椎弾力性検査（SST）：L2からL4にかけて低可動性．

腹臥位，脊椎中間位においてT.P.触診．L2からL4にかけて，左のT.P.が後方（背側）に突出．右凸カーブの下位L2～L4にかけては，右側屈・左回旋．

結果：Neutral，(Rotated Left)，Side Bent Right ＝NSR of L2 to L4

回旋は側屈に二次的に生じた動きなので，異常としては側屈が主となる．このケースでは，L2が右凸カーブの頂点にある．このケースでは，右側屈・左回旋位の機能異常なので，図8.121と同じタイプである．

運動制限：Neutral，(Rotation Right)，Side Bending Left＝NSL

治療肢位：運動制限の障壁内域

b. 治療：NSL of L2 to L4の肢位で実施

❶ 治療肢位は運動制限の障壁内域で行うため，機能異常側T.P.を下（凹側を下）にした側臥位とする（T10～L5の機能異常に適用）．

❷ カーブの頂点で最も制限のある分節（L2）を触診し，脊椎を中間位に保持するため，股関節約30～45°，膝関節約60～90°屈曲位とする．

❸ L2を触診しながら，両足部を天井側に挙上することで，筋障壁を感じるまで脊椎に左凸カーブを生じさせる（すなわち右凸カーブの下位L2～L4を，左側屈させる）．

❹ 障害内域に戻してから，患者が両足を床に押す力と反対方向に必要最小限の抵抗量にて6～10秒間，左腰方形筋と長背筋群に対して等尺性収縮を実施する．

❺ 等尺性収縮後にリラックス時間を数秒程度おき，次の筋障壁を評価する．

❻ これらの過程を3～5回繰り返し，再評価する．

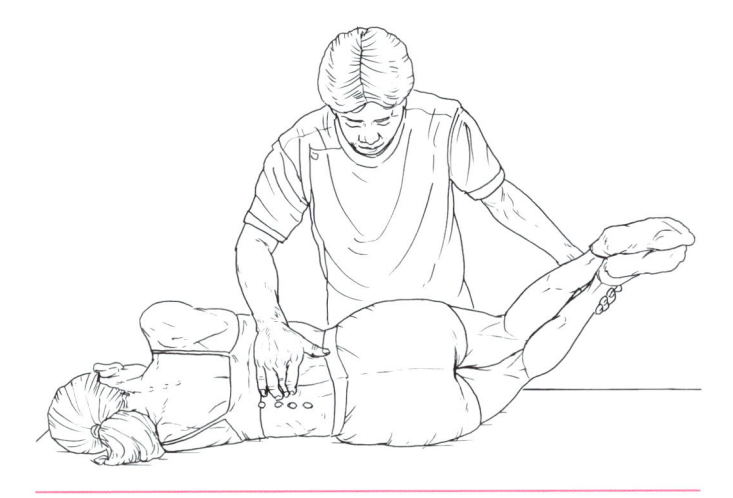

図8.124 ● Type I 機能異常（右側屈・左回旋）に対する治療

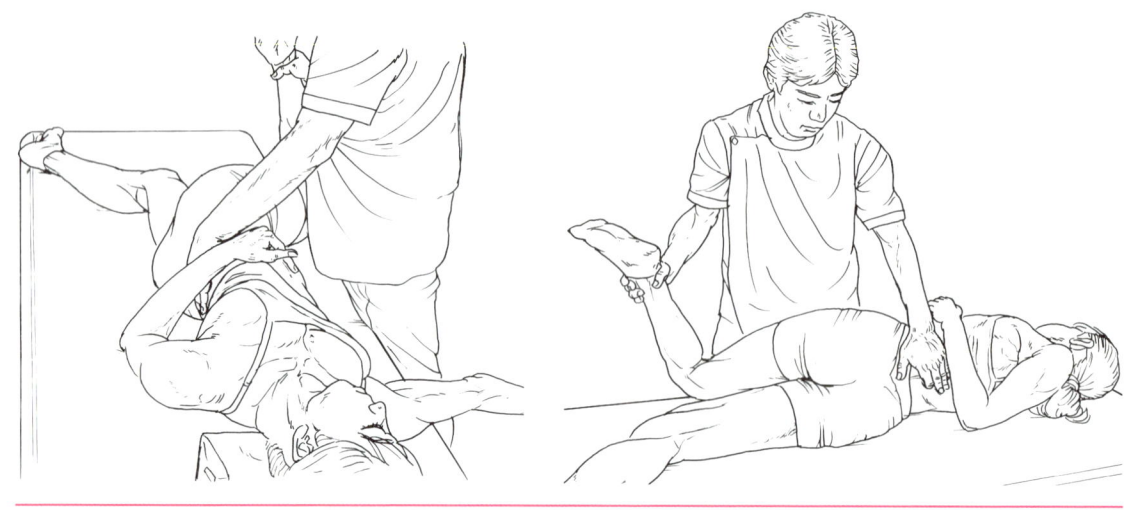

図8.125●腰椎の屈曲位 Type Ⅱ 機能異常（右側屈・右回旋）に対する治療

(2) 腰椎の屈曲位 Type Ⅱ 機能異常に対する治療（図8.125）

■ a. 臨床所見

脊椎弾力性検査（SST）：L3とL4領域で低可動性.

腹臥位，T.P.触診．このケースでは，1分節において，L3の右T.P.が背側に突出．左の関節面が屈曲位のまま開いて固く（stuck）なっているのか，右の関節面が伸展位のまま閉じて固く（stuck）なっているのかは分からない．

T10からL5領域のFRS機能異常は，腹臥位から両前腕支持の脊椎伸展で評価する．

脊椎伸展時に右のT.P.がより背側に突出したならば，左の関節面は屈曲位のまま開いて固い．伸展に伴い正常な右T.P.が後方に引かれて，L3が右側屈・右回旋したことになる．両T.P.が対称になれば，右の関節面が伸展位のまま閉じて固くなっていて，伸展に伴い正常な左T.P.が後方に引かれて，L3が左側屈・左回旋したことになる．

結果：Flexed, Rotated and Side Bent Right＝FRSR of L3 on L4

このケースでは，屈曲位・右側屈・右回旋位の機能異常なので，図8.122と同じタイプである．

運動制限：Extension, Rotation and Side Bending Left＝ERSL

治療肢位：運動制限の障壁内域

■ b. 治療：ERSLの肢位で実施．

❶治療肢位は運動制限の障壁内域で行うため，背側に突出した右T.P.側を下（障害側を上）の側臥位とする．最終的には伸展時の動きを改善させる．

❷L3を左手で触診しながら，下側の下肢を伸展して障壁を感じたら障壁内域へ戻す．

❸L3を右手で触診しながら，頭頸部を伸展して，障壁を感じたら，同様に障壁内域へ戻す．

❹体幹を左回旋し，左肩は後方へ倒し，同様に障壁内域へ戻す．

❺L3を左手で触診しながら，左股関節45°，膝関節90°屈曲し，膝をベッドにつけたまま足部を天井に持ち上げることで骨盤を介して左側屈させ，同様に障壁内域へ戻す．

❻患者が足を床に押す力と反対方向に必要最小限の抵抗量にて6〜10秒間等尺性収縮を実施する．

❼等尺性収縮後にリラックス時間を数秒程度おき，次の筋障壁を評価する．

❽これらの過程を3〜5回繰り返し，再評価する．

(3) 腰椎の伸展位 Type Ⅱ 機能異常に対する治療（図8.126）

■ a. 臨床所見

脊椎弾力性検査（SST）：L3とL4の領域で低可動性．

T.P.を触診する．このケースでは，1分節において，L3の右T.P.が背側に突出している．1分節で，L3が右側屈・右回旋している状態．

左の関節面が屈曲位のまま開いて固く（stuck）なっているのか，右の関節面が伸展位のまま閉じて固く（stuck）なっているのかは分からない．

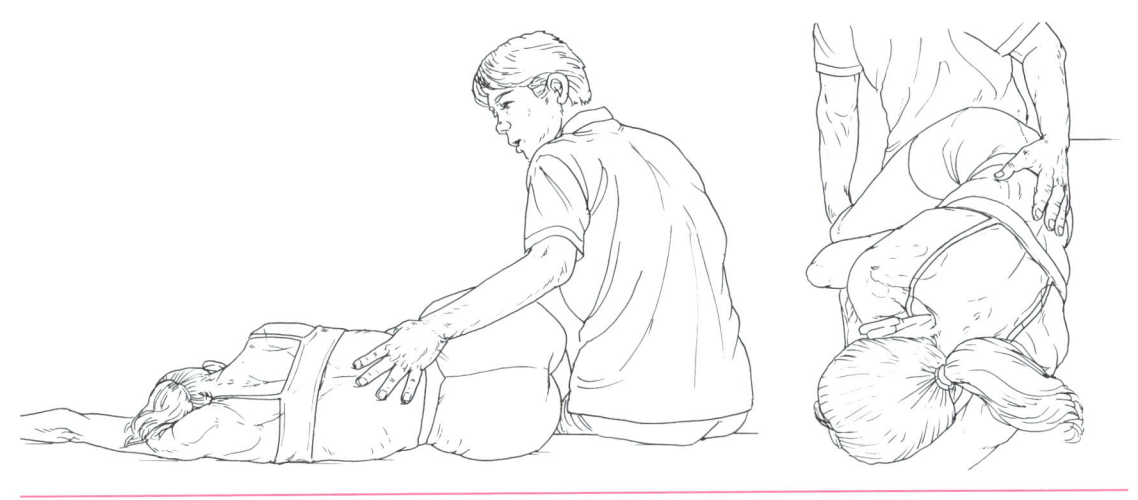

マッスルエナジーテクニック（muscle energy technique：MET） 203

図8.126 ● 腰椎の伸展位TypeⅡ機能異常（左側屈・左回旋）に対する治療

　脊椎を伸展すると両T.P.は対称になる．右の関節面が伸展位のまま閉じて固くなっていて，伸展に伴い正常な左のT.P.が後方に引かれて，L3が左側屈・左回旋したことになる．T10からL5の領域のERS機能異常は，両腕を胸部前面で交差した端座位で，体幹を崩すような脊椎屈曲で評価する．このケースでは，L3の右T.P.が屈曲に伴い，さらに背側に突出してくる．右の関節面は伸展位のまま閉じて固くなっていて，屈曲に伴い正常な左の関節面が腹頭側に動くことで，さらに右T.Pが後方に引かれて突出してくる．L3は右側屈・右回旋したことになる．

　結果：Extended, Rotated and Side Bent Right＝ERSR of L3 on L4

　このケースでは，伸展位・右側屈・右回旋位の機能異常なので，図8.123と同じタイプである．

　運動制限：Flexion, Rotation and Side Bending Left＝FRSL

　治療肢位：運動制限障壁内域

■ b．治療：FRSLの肢位で実施

❶治療肢位は運動制限の障壁内域で行うため，背側に突出した右T.P.側の対側を下（障害側を上）の側臥位とする．最終的には屈曲時の動きを改善させる．

❷L3を左手で触診しながら，両膝を抱えて両股関節を屈曲してL3の障壁を感じたら障壁内域へ戻す．

❸L3を左手で触診しながら，頭頸部を屈曲し，障壁を感じたら同様に障壁内域へ戻す．

❹体幹を左回旋するように，右手をベッドの下におろし，同様に障壁内域へ戻す．

❺L3を左手で触診しながら，両下肢をベッドから下ろすことで左側屈させ，同様にL3の障壁を感じたら障壁内域へ戻す．患者の左手は右図のようにベッドをつかませてもよい．

❻患者が足を天井に持ち上げる力と反対方向に必要最小限の抵抗量にて6〜10秒間等尺性収縮を実施する．

❼等尺性収縮後にリラックス時間を数秒程度おき，次の筋障壁を評価する．

❽これらの過程を3〜5回繰り返し，再評価する．

治療後の機能的運動（functional exercise）

　等尺性収縮後は，①機能異常を生じている筋の，拮抗筋の等張性収縮による相反抑制，②機能異常を生じている筋のストレッチング，③機能異常を生じている筋の，拮抗筋の筋力増強運動を行い，引き続き機能的運動を行う．

　機能的運動は，改善された身体状態において，構成運動再教育や筋再教育，協調性運動などを行う．運動内容としては，前方へのジョギングや後方へのジョギング，サイドステップ，腹臥位からの肘伸展による上体持ち上げ，ブリッジング，ゴムチューブ訓練などである．ゴムチューブ訓練は，スフィンクス肢位で膝を90°屈曲して，足部に巻いたゴムあるいはベルトを開

かせる，あるいはcrook lyingにて膝関節近位と足部にまいた2重ゴムチューブを開かせるなどである．これらを行うことで，機能異常の再発予防にもつながり，新たな身体状態への学習が可能となる．

症例紹介

32歳男性，営業職，1ヵ月前から外回りの歩行時に左腰部に痛みが出現．痛みの程度は安静時にNRSで2，歩行時に最も痛いときが8であった．既往歴として，1年前にギックリ腰を経験し，1ヵ月ほど左殿部から腰部に痛みが続いた．ほかには今回の痛みに関係するような既往歴は確認できなかった．

評価の結果，左仙骨一側伸展と，左寛骨前傾の機能異常がみられた．仙骨の副運動検査では仙骨底の腹側滑り，仙骨の尾側滑りの可動性が低下していた．股関節の可動的は屈曲と内旋で左が右よりも可動域が制限されていた．その際の最終域感は軟部組織によるsoftであった．

仮説として，ギックリ腰による仙骨後屈ロックが解消していないことと，その後の筋の代償による左腰背部の筋・筋膜の硬さが問題と考えた．

治療として，左仙骨伸展に対する治療を実施して再評価を行った．その結果，寛骨の前傾位も軽減したが，まだ機能異常が残っていたため，左寛骨前傾に対する治療と，右寛骨前傾時の股関節に対する治療を実施した．

治療後，アライメントは改善し，歩行時の違和感も消失した．1週間後の経過も順調であったが，右背部痛が気になるとのことで，右の広背筋から左大殿筋にかけてと，左外腹斜筋から右股関節内転筋群への筋膜リリースを実施し，歩行パターン修正の機能的エクササイズを実施して症状は寛解した．

おわりに

系統別治療手技は各系を評価したうえで適切に用いられる．各系が関連しあっている場合もあるし単独の場合もある．METを様々な治療手技に組み合わせることで治療効果の幅はさらに広がるはずである．また，精神機能の向上にMETを取り入れたり[28]，看護業務において患者の疼痛軽減や可動性回復にMETを取り入れようとする試みもある[29]．METの専門性と汎用性の両面からのさらなる発展が期待される．

文　献

1) D'Ambrogio K：(1995, August). Muscle energy. Course taken in Sarasota, FL, The upledger institute, INC.
2) Mitchell FL, Jr：Elements of muscle energy technique. In Basmajian JV, Nyberg R(ed.)：Rational manual therapies. Williams & Wilkins, Baltimore, 1993, pp.285-321.
3) Mitchell FL, Moran PS, Pruzzo NA：An evaluation and treatment mannual of osteopathic muscle energy procedures. Mitchell, Moran and Pruzzo, Valley Park, 1979, pp1-3.
4) Greenman PE：Barrier concepts. Principles of manual medicine(2nd ed.). Williams & Wilkins, Baltimore, 1996, pp.39-44.
5) Korr IM：Proprioceptors and somatic dysfunction. Journal of the American Osteopathic Association 74：638-650, 1975.
6) Lee DG：Principles and practice of muscle energy and functional techniques. In boyling JD, Palastanga N(ed.)：Grieve's modern manual therapy(2nd ed.), CHURCHILL LIVINGSTONE, N.Y., 1994, pp.721-732.
7) Weiselfish S：Manual therapy with muscle energy technique for the pelvic, sacrum, cervical, thoracic & lumbar spine. ANA Publishing, West Hartford, CT, 1994.
8) Giammatteo T, Giammatteo(Weiselfish) S：Integrative manual therapy for biomechanics application of muscle energy and beyond technique. North Atlantic Books, Berkeley, 2003.
9) Weiselfish S：Introduction to developmental manual therapy- an integrated systems approach for structural and functional rehabilitation. Physical Therapy Forum 9(6)：2-5, 1990.
10) Greenman PE：Muscle energy technique. Principles of manual medicine(2nd ed.). Williams & Wilkins, Baltimore, 1996, pp93-103.
11) Ward RC：Myofascial release concepts.In Basmajian JV, Nyberg R(ed.)：Rational manual therapies, Williams & Wilkins, Baltimore, 1993, pp.223-241.
12) Goodridge JP：Muscle energy techniques：definition, explanation, METhods of procedure. Osteopath Assoc 81：249-254, 1981.
13) Sydenham RW：Muscle energy：an approach to the evaluation and treatment of somatic dysfunction. In Peat M(ed.)：Current physical therapy. B.C.Decker, Philadelphia, 1988, pp156-159.
14) Magoun HI：Osteopathy in the cranial field(3rd ed.). The Cranial Academy, Meridian, Idaho, 1976.
15) DonTigny RL：Anterior dysfunction of the sacroiliac joint as a major factor in the etiology of idiopathic low back pain syndrome. Phys Ther 70(4)：250-262, 1990.
16) Lee DG：Kinematics of the pelvic joints. In boyling JD, Palastanga N(ed.)：Grieve's modern manual therapy(2nd ed.). CHURCHILL LIVINGSTONE,

N.Y., 1994, pp.131-138.
17) Fowler C：Mscle energy techniques for pelvic dysfunction. In boyling JD, Palastanga N(ed.)：Grieve's modern manual therapy(2nd edition). CHURCHILL LIVINGSTONE, N.Y., 1994, pp.781-791.
18) Woerman AL：Evaluation and treatment of dysfunction in the lumbar-pelvic-hip complex. In Donatelli RA, Wooden MJ(ed.)：Orthopaedic Physical therapy(2nd ed.). CHURCHILL LIVINGSTONE, N.Y., 1994, pp.481-563.
19) Greenman PE：Pelvic girdle dysfunction. Principles of manual medicine(2nd ed.). Williams & Wilkins, Baltimore, 1996, pp.305-367.
20) 竹井仁，根岸徹，中俣修 他：MRIによる股関節屈曲運動の解析．理学療法学29(4)：113-118, 2002.
21) 竹井仁，宇佐英幸，根岸徹，渡邉修：MRI（磁気共鳴画像）による背臥位での両側股関節屈曲運動の解析－仙腸関節・腰仙関節・腰椎椎間関節の関与について－．理学療法学33(7)：363-369, 2006.
22) 宇佐英幸，竹井仁，妹尾淳史，乙戸崇寛，神谷晃央，渡邉修：MRIによる背臥位での一側および両側股関節屈曲運動の解析－股関節最大屈曲位での屈曲方向への加重の影響－．理学療法学37(1)：1-8, 2010.
23) Lieber RL：Skeletal muscle structure, function, and plasticity(3rd ed.). Lippincott Williams & Wilkins, Philadelphia, 2010, pp.41-181.
24) 竹井仁：運動器の構造（丸山仁司・編）．中外医学社，東京，2004, pp.5-54.
25) 竹井仁：触診機能解剖カラーアトラス 下巻，文光堂，東京，2008, pp.568-575.
26) Greenman PE：Structural diagnosis. Principles of manual medicine(2nd ed.). Williams & Wilkins, Baltimore, 1996, pp.13-37.
27) Saunders HD：Evaluation, treatment and prevention og muscloskeletal disorders(2nd ed.). H Duane Saunders, Minneapolis, 1985.
28) Simpson LD：Seeing the forest for the trees-Treating adults with mental retardation through structurally based manual therapy. OT PRACTICE November：40-45, 1996.
29) Roberts BL：Soft tissue manipulation；neuromuscular and muscle energy techniques. J Neurosci Nurs 29(2)：123-127, 1997.

（竹井　仁）

軟部組織モビライゼーション (soft tissue mobilization)

　軟部組織に対する治療は，主に筋膜に対する徒手的接触，圧迫，運動を指している．直接の治療目的は，活動状態の正常化を図るため，伸張性を回復させることと，痛みの軽減である．軟部組織に対する治療は，軟部組織モビライゼーション（soft tissue mobilization：STM）と筋膜リリース（myofascial release）・筋膜マニピュレーション（fascial munipulation®）に大別される．筋膜リリースと筋膜マニピュレーションに関しては前節を参考．

　軟部組織モビライゼーションは，神経系，筋系，リンパ系や循環系に対する効果を生み出す目的で行う手技であり，具体的には組織の緊張と伸張性の変化を期待するものである．この中には，伝統的マッサージ，結合組織マッサージ（connective tissue massage：CTM），rolfing，acupressure，soft tissue stretchingなどの手技を含んでいる．

　以下，それぞれの手技について説明を加える．

　CTMは，ドイツの理学療法士Elisabeth Dickeが生み出した手技であり，皮膚表面と皮下組織に対し，軽く，短い，あるいは長いストロークを与えることで物理的効果と循環系に対する反射的効果を局所的，全身的に期待するものである．rolfingとは，Ida P. Rolf博士の考案した手技であり，10時間を1サイクルとして，深部組織に対し圧迫伸張刺激を施すことで腱を解きほぐし，筋腱組織を伸張する．結果的に姿勢と心理面の両者に効果を上げ，以前はstractual integrationと呼ばれていた．soft tissue stretchingは，関節可動域の改善とともに，筋群のバランスの回復のために用いられる．acupressureは，30秒から90秒間にわたって1ヵ所につき3分から4分の持続的圧迫をトリガーポイント（痛覚過敏部位，trigger points）へ施行するものである．

　軟部組織の状態により，治療手段が異なり，圧迫の程度と治療の方向を決定する必要がある．圧迫の程度については，一般的には，痛みを生じない程度の強さの圧迫を用いることを原則とする．一連の手技は，軟部組織の緊張を低下させるために，ゆっくりとした持続的な圧迫を行う．軟部組織の伸張性を改善させるためには，軽擦法，強擦法，揉捏法（kneading）など治療を展開する必要がある．また，方向については，緊張が高く，痛みのある筋や外側に広がる状態を元に戻すような場合，間接的に横方向の圧迫を行う．対側（交叉的）の方向にある線維の配列に対して垂直にゆっくりと治療を施行することが，痛みを避け，緊張を減少させ，伸張性を高めるために必要である．一方，痛みがなく，短縮した筋に対しては，伸張するのと同様に筋の配列に対して平行に治療する．

　軟部組織モビライゼーションの治療には，上記の様々な手技が含まれ利用されているが，ここでは特にNordic systemによる軟部組織モビライゼーション（横断マッサージ，機能マッサージ，Hold & Relax，ストレッチング，Stimulation of antagonist，オートストレッチング）を中心に治療の概要について解説を加えることにする．

　Nordic systemのルーツは，医師であるGalenあるいはClaudius Galenos（131〜202年）が，牽引と滑りをコンビネーションした方法がNordic systemの概念の起源と考えられている．そして，その活動は創始者のFreddy M. Kaltenbornを中心として1954年から1970年にかけて，まずスカンジナビアから始まっている．1973年には，The International Seminar of Orthopaedic Manipulative Therapy（ISOMT）の認定を受け，さらに1974年には，Kaltenborn, Maitland, Parisらとともに世界理学療法士連盟の下部組織としてIFOMTの創設に貢献している．

　関節機能異常があれば，関節の可動性が制限（hypo mobility）されている場合と，過可動性（hyper mobility）の場合がある．可動制限があれば関節モビライゼーションを用い，過可動性はstabilizationが必要で，筋トレーニング，あるいはなんらかの手段（装具，テーピング）で運動を制限する方法を選択する．

　また，関節機能異常の原因が骨・関節以外（筋，腱，靱帯，関節包などの軟部組織）に求められるときには軟

部組織モビライゼーション（マッサージやストレッチ）を用い治療される．しかし，これらの所見は必ず別々にあるわけではなく，関節可動制限があるために軟部組織に短縮が起こったり，またはこの逆であったりする．過可動性の場合でも可動制限の代償として，近隣関節が過可動することが多い．したがって治療を考えるときには総合的に評価をして，どこにその原因があるのかを明確にするとともに，治療の選択に際しても関節・軟部組織を別々に考えるのではなく，両者を合わせて関節機能異常をみていかなければならない．そこで初めて，関節だけに問題がある場合や軟部組織に問題があるときには，それに応じた治療を選択する．

評価

関節機能異常は，どのような場合でも解剖学的，構築的な異常により発症している．したがって評価を行うときには，機能解剖や触診の知識・技術が要求されることは論を俟たない．それは関節を構成しているすべての組織（骨，関節包，腱，腱鞘，靱帯，筋など）が，関節機能異常の原因になるということと，その原因を触診や徒手的な操作によって，対象者のすべての情報を収集する必要性があるからである．Nordic systemでは以下の内容について評価している．

1．病歴

疼痛，関節機能異常，組織変化は混在しているときが多い．治療するときには，それぞれ異なった手技を用いるので，評価の際には系統立った基準に従い，完全にもれなく聴取することが，評価の信頼性を高めるためにぜひ必要なことである．病歴の聴取に関しては以下の5項目があり，それぞれ細項目があるので，かなり詳細にわたって聴取できると思われる．

1）現在の主訴
①何が痛み，何が機能的に障害されているか（障害の局在性）
②いつから痛みが，いつから機能障害が生じたか（障害の時期）
③どのような痛み，どのような機能障害か（障害の性質）
④どのようにして痛み，機能障害が誘発されたか（誘発と変化の様態）
⑤どのようなことが痛み，機能障害に伴って出るか（随伴障害）

2）これまでの経過／一般状態／他の疾患
①これまでどのようにして治療されたか（投薬を含む）
②どのようにして改善あるいは変化が達成されたか
③生活機能はどうか（飲食摂取，排便排尿，睡眠，性生活）
④以前に脊柱や関節における症状がいつ出たか
⑤現在，どのような疾患（障害）をもっているか

3）社会的既往歴
①職業（学歴，職歴，副業）
②スポーツと趣味
③障害を残すような事故（労災，スポーツ，交通）
④障害を残すような手術（脊柱，関節，その他の器官）
⑤住居と家族の状態

4）器官系における健康状態
①下腹部（産婦人科，泌尿器科，予防検診）
②腹部器官（胃，腸）
③胸部器官（心臓，肺，気道）
④頭（眼科，耳鼻科，歯科，中枢神経系）

5）家族既往歴
①両親の年齢と死亡原因
②両親の慢性疾患
③同胞の慢性疾患
④子どもの重い病気
⑤遺伝疾患，その他の疾患（痛風，リウマチ，糖尿病）

2．所見

1）視診
治療室に入って来たときから視診は始まる．そのときの姿勢や歩容，座位をとったときの姿勢，衣服着脱時の方法などの観察，形態については肥大，変形，腫脹，貯留液などに注意し，皮膚の状態では色，瘢痕，湿疹，母斑など詳細に観察する．また，こちらからの指示に対して，正しく応答できるかなどの治療に対するコミュニケーションも注意深く観察しておく必要がある．

2）理学的検査

（1）自動運動検査（active test）

自動運動は対象者の動かそうとする協力が必要で、その際の可動域、筋力の複合的な検査である。収縮性組織の機能だけではなく、関節内における非収縮性組織の機能の情報も得られる。運動の回避的な動かし方の観察や疼痛弧（painful arc）があれば、問題のみられる可動範囲を記載しておく。これは、次の他動運動であっても同様である。また雑音（軋轢音）や疼痛の性状についても聞くことができる。

（2）他動運動検査（passive test）

自動運動は、該当する関節を自動的に動かさせて、それを観察し情報を得るが、他動運動では同じ運動を他動的に行う。他動運動での可動域は、いつも自動的なものより大きく、非収縮性組織の機能と関節の状態についての情報が得られる。自動、他動運動の際には、運動のどのあたりで疼痛が惹起されるか、疼痛の強弱および性状の変化、運動パターンなどを尋ねる。さらに関節包徴候[*1]や、筋短縮があるかなど、正常値や左右比較にて確認することも大切である。また、重要な検査で関節可動域終末部での最終域感（end feel）を検査する。最終域感の適切な評価によっては病変のタイプ、重症度、また予後が推定できることがある（図8.127）。

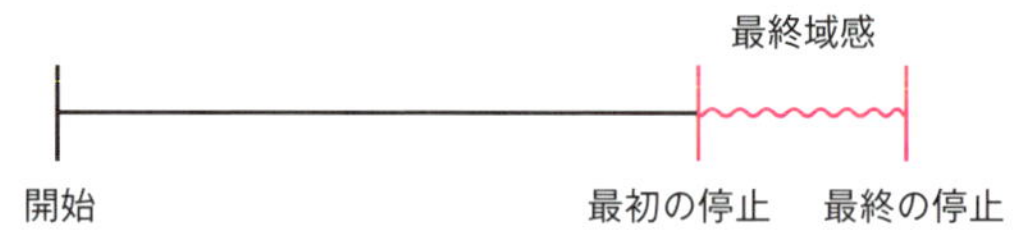

最終域感とは、他動運動の際の最初の停止までの性状と、さらに筋の厚みなどに抗して行う最終可動域までの関節運動の質的感覚を感じとることである。

（3）圧迫と牽引（traction and compression）

関節の病変では、一般的に圧迫によって疼痛は増悪し、牽引によって軽減する。

（4）関節の遊び（joint play）

随意運動は、関節面での回転と滑りの複合運動である。このほかに関節には、他動的にしか行えない、わずかではあるが、関節パートナー間での分離と凹の関節面での滑りという関節の遊びがある。関節機能異常は、ほとんどが関節の遊びが減少している。これには軟部組織の短縮が、関節の圧迫となり関節の遊びを減少させ、痛みの原因となることが多い。正常な関節機能には、関節の遊びは不可欠であり、必要とする関節については関節の遊びの評価は欠かせない。

図8.127

正常な最終域感
soft：筋肉が接近する場合や伸張による停止感（例：肘、膝関節の屈曲）．
firm：関節包や靱帯が伸張された停止感（例：股、肩関節の内外旋）．
hard：骨と骨の接触による停止感（例：肘関節の伸展）．
異常な最終域感
less elastic：瘢痕組織や短縮した結合組織による停止感．
more elastic：筋緊張の亢進や筋短縮による停止感．
springy block：半月板損傷などにみられる跳ね返り感．
empty：関節外の原因による痛みなどのために停止感が感じられない．
premature：RAやOA、または靱帯、関節包の短縮により正常な停止の前に起こる
extended：動揺や過可動性のために、正常な停止の後に起こる．

（5）抵抗運動検査（resisted test）

痛みの原因が収縮性組織か、非収縮性組織にあるのかを鑑別するために抵抗等尺運動を行う。関節をほぼ中間位にて保持し、最大筋収縮を誘発することで検査することができる。このとき、関節運動は起こさないので、痛みの原因から関節は除外できる（事前に圧迫検査[*2]で確認しておくことが必要である）。

Cyriaxは抵抗運動検査の結果を以下のように説明している。

- 疼痛＋強い力＝小さな筋腱の損傷
- 疼痛＋弱い力＝大きな筋腱の損傷
- 疼痛なし＋弱い力＝神経損傷
- 疼痛なし＋強い力＝正常

運動を行うためには、多くの筋が共同して働いているのが普通である。したがって抵抗検査によって、どの筋が関与しているのかを見極めることが重要になる。鑑別診断は単独または複数の筋における特別な筋収縮を誘発したり、あるいは阻止したりする能力が検者には要求される。

3）触診

運動器官の評価に際して、いろいろな組織の触診は、最も多くの信頼できる情報を私たちに与えてくれる。病変を示唆するような筋スパズム、圧痛だけでな

[*1] 関節包全体が萎縮すると、それぞれの関節の特徴ある運動方向の制限がある．例えば肩の場合、外旋－外転－内旋に制限が起こる．また外傷などで関節包の一部のみが萎縮したときには、関節包のその部分が伸張されたときの痛みや運動制限が起こる．

[*2] 関節を構成している片側の骨を保持固定し、他方の骨を関節面に押しつけるよう圧迫を加える．これにより痛みが増加するときには関節（骨）に問題があると考える．

く皮膚と皮下の可動性，温度，知覚，骨の形状，腱付着部の状態，靱帯，筋腱移行部などの状態を，左右比較しながら触知する．そのためにも，解剖学の知識と熟練した技術が要求される．ただ平面的な教科書による知識ではなく，敏感な指先を養い，多くの人に触れ，それぞれの違いが明確に分かるまで，指先の感覚を磨かなければならない．

4）神経学的検査

反射，知覚，運動，協調性，脳神経検査などを総合的に実施することによって，損傷部位の推定が可能となる．このほか，関連痛についての情報が得られる場合が多い．

5）補助検査

一般的なX線検査や必要に応じ関節造影，血管造影の情報も障害部位を限定するのに大いに役立つ．必要であれば，穿刺・組織検査や，内臓からの関連痛を考えると内臓器官の検査も考慮しておく．

治療

機能的な筋緊張に由来する疼痛，機能障害，筋スパズムや外傷による傷害，また，筋は疼痛がなくても短縮していることが，労働による限られた姿勢の保持やスポーツ，舞踏などでみられる．これらは関節機能異常の原因や，単独でもその筋の起始部や停止部に現れる疼痛の原因になる．これらに対して軟部組織モビライゼーションが有効になる．以下，伝統的マッサージとNordic systemによる軟部組織モビライゼーションの手技を述べる．

1．伝統的マッサージ

伝統的なマッサージというのは，特別な方法や特殊な技術を指すものではなく，古くから自然発生的に行われていたマッサージの総称であるといえる．その歴史は紀元前約2700年頃に中国人によって最初に用いられ，その後ヨーロッパに伝えられたとされている．また医聖ヒポクラテスは紀元前400年に医学的治療としてマッサージの必要性を記載していることは有名である．

マッサージは「こねる（knead）」という意味があり，マッサージを定義するならば，徒手的に対象者の皮膚に滑擦（軽擦，強擦）や圧迫，揉捏，叩打などの力を加えて疾病の治療や疲労回復を図る方法である．基本的には皮膚に直接行うことや，身体の末梢部から中枢に向かって行い静脈やリンパの環流を促すことを目的にしている．また，滑擦を行う際にオイルや，タルクなどのパウダーを潤滑剤に使用することもある．

1）伝統的マッサージの効果

皮膚を介しての機械的刺激は，毛細血管を拡張させ皮膚や皮下組織・筋などの循環が改善される．中枢側への環流が促進されることにより老廃物質を機械的に送り出し，循環機能が改善され浮腫などに対する効果が期待できる．また，強擦を施すことで外傷や手術後にできる瘢痕を予防することや，癒着を剥離させることができる．神経系には用いる手技の強さと時間によって異なるが，強い力で長い時間行えば抑制的・鎮静的に作用し，弱い力で短時間行った場合には促進的・興奮的に作用することが知られている．これは自律神経に対しても二次的に良好な効果が期待できる．その他に疲労筋の緊張を低下させ，その快適さは全身をリラックスさせる．

2）禁忌

マッサージの禁忌は他の運動療法や物理療法とも類似していて，運動を禁止されているような疾患は禁忌となる．例えば炎症の急性期，骨折，筋腱断裂，伝染病，出血しやすい疾患，発熱時，悪性腫瘍などである．

3）伝統的マッサージ手技

マッサージの手技は，基本的に次の5種が標準的な手技である．簡単に手技を説明すると，①軽擦法（マッサージの基本的な手技で，対象となる部位を軽く撫でる方法で治療の始めと終わりに多く用いられる），②強擦法（強く撫でる方法で，老廃物質の循環を促進する），③圧迫法（対象部位に圧迫を加える方法で，持続的に圧迫することで神経の興奮を抑制し，間歇的な圧迫は促進に作用する），④揉捏法（軽擦法と同じく基本的な手技で，揉み・こねる方法である），⑤叩打法（文字通り，叩く手技である）の5種である．

5種の基本手技を簡単に述べたが，実際に使用する場合にはセラピストの手掌や手指の使い方で，さらに具体的な呼び方をする．軽擦法では手掌軽擦法（図8.128），二指軽擦法，四指軽擦法，強擦法では手掌強

擦法，拇指強擦法（図8.129），二指強擦法（図8.130），などと呼ぶ．圧迫法では拇指圧迫（図8.131），手掌圧迫，二指圧迫，四指圧迫や，揉捻法では手掌揉捻（図8.132），拇指揉捻（図8.133），二指揉捻，四指揉捻，把握揉捻（図8.134）と呼んでいる．叩打法では手拳叩打法（図8.135），切打法（図8.136）などがある．

2. 軟部組織モビライゼーション

1）横断マッサージ（quer massage）

Nordic systemによる軟部組織モビライゼーションの治療順序を表8.36に示す．

横断マッサージは一般的に，deep transverse frictionsと呼ばれている．医師のJames Cyriaxが最初に紹介したマッサージで，治療を行う組織の線維走行に対して横切る，すなわち横断的に行うマッサージである．文字通り従来からある伝統的なマッサージに比べて，圧のかけ方により，深部にも用いられる特異的なマッサージである．

横断マッサージを用いるには，筋，腱，靱帯，関節包など治療しようとする軟部組織の起始・停止のみならず，筋・腱線維の走行をも理解しているという解剖学的知識に精通していなければ，この手技を正確に使

表8.36 ● 軟部組織モビライゼーションの治療順序

1.	横断マッサージ quer massage/deep transverse frictions
2.	機能マッサージ functional massage
3.	等尺性収縮後弛緩 hold & relax
4.	静的ストレッチング static stretching
5.	拮抗筋の最大随意収縮 stimulation of antagonist
6.	オートストレッチング auto stretching

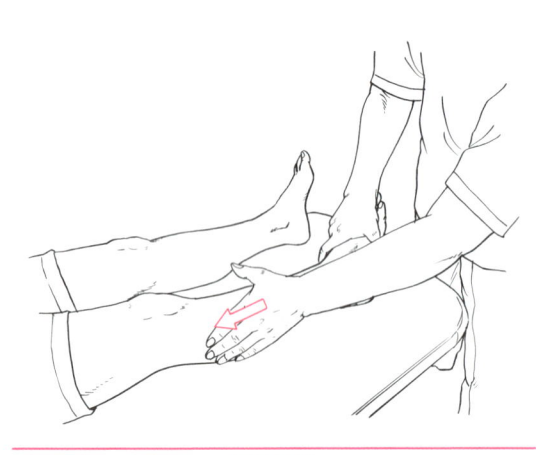

図8.128

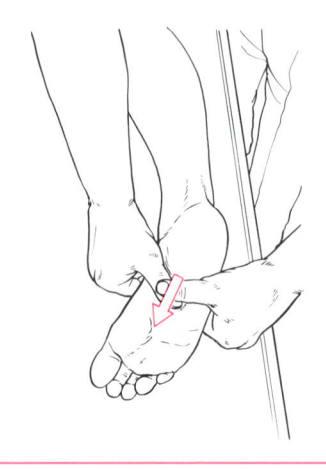

図8.129

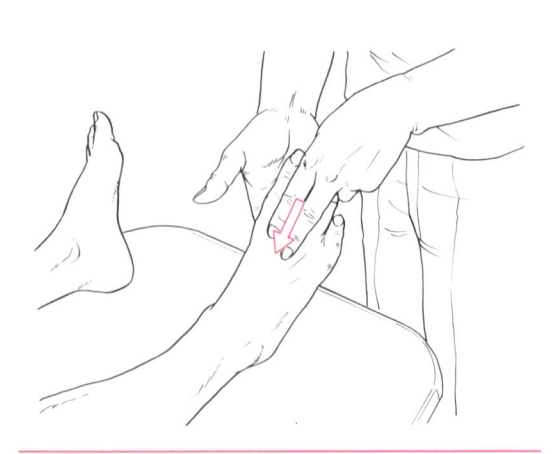

図8.130

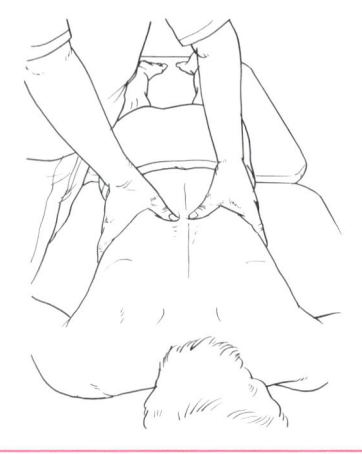

図8.131

軟部組織モビライゼーション（soft tissue mobilization） 211

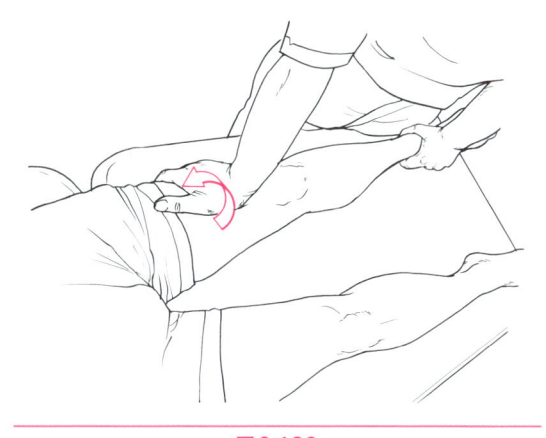

図8.132

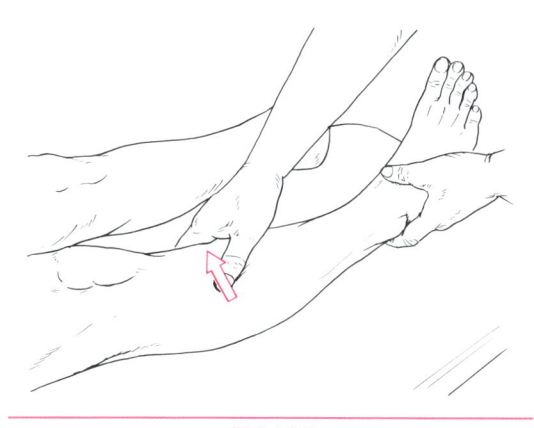

図8.133

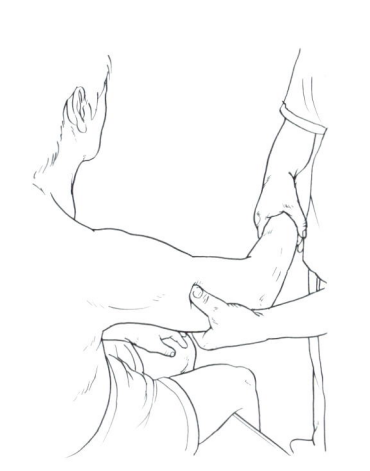

図8.134

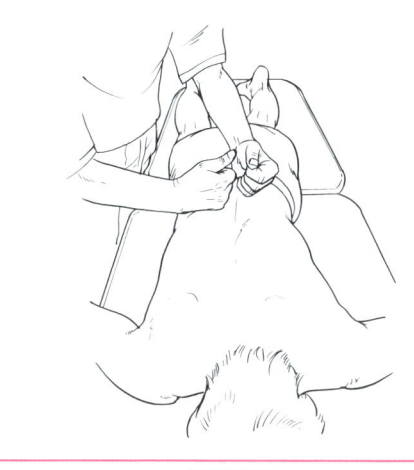

図8.135

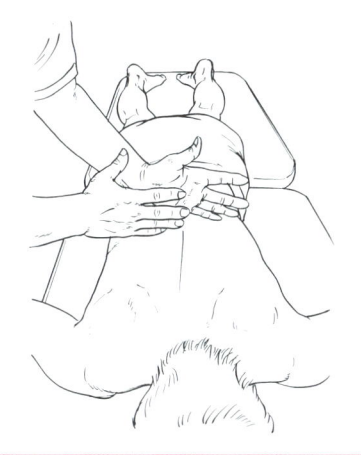

図8.136

の重要性は再度強調しておきたい．

　横断マッサージは疼痛を軽減するという目的もあるが，主として瘢痕形成や隣接する組織との癒着を防止するために用いられる．筋・腱が傷害を受けると，修復するのに線維素（フィブリン）網を形成する．線維素網に線維芽細胞が浸潤して瘢痕組織を形成し，修復が進行していくことは知られている．その過程で瘢痕組織が周辺の傷害を受けていない組織を巻き込み瘢痕が肥大する．このことにより，大きくなった瘢痕は筋・腱の弾力性を失わせ，その結果，筋や腱の収縮力や可動性に影響を与えることになる．また瘢痕組織そのものが直接に痛み刺激となり，疼痛の原因になるとも考えられる．したがって，筋・腱などの軟部組織に機械的な滑動刺激を与え，瘢痕形成を最小に止め癒着を剥離することは，疼痛を軽減するためには有効な手段となる．そのために，治療では筋・靱帯などの軟部組織線維を横断するように（図8.137），治療部位に対して

うことはできない．また，小さい治療部位や触れにくい部位では，触れやすい肢位にもっていき，圧が適正にかかるような工夫も要求されるので，解剖学的知識

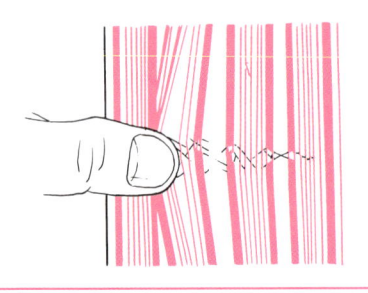

図8.137●深部マッサージ[8]

手指の位置や，動かす方向，さらに組織に加える圧の強さには正確さが要求される．

横断マッサージを用いるには，上述の評価方法で傷害部位を正確に判断することが大切で，次いで，どのような手技を用いるかが決まる．手技は，小さい傷害部位に用いる方法として1指（通常第2指）の指腹を治療部位の上に当て，その指の上に他の指（通常第3指）で重ねて圧を補強して行う方法と，大きい部位には母指を除く第2，3指を，さらに大きくは第2～4指を揃えた指腹で行う．また，部位により母指と他の4指を対立位にして，挟むようにして行う方法がある．そして治療時間が時としては10～20分ほどになることもあり，そのためには，十分その時間を持続できるよう，セラピストの姿勢をあらかじめ整えておかなければならない．治療部位には指腹を接して，筋・腱線維を横切るように，引くときに圧を加え，戻して再度引くときに圧を加えて繰り返す．これはセラピスト側の問題として，引くときの方（伸筋より屈筋の方が筋力が強い）が，疲労が少なく，力を長く持続できるためである．

実際の治療に際して，対象者にゆとりのある楽な姿勢となるよう配慮する．セラピストの手指と対象者の皮膚は一緒に動かせ，皮膚だけを動かせるのではない．これにより皮下の組織と筋・腱，靱帯の傷害部位との間を滑動させることができる．手指と皮膚との間に摩擦があれば水疱を作ることになる．手指は，皮膚に当て，筋・腱，靱帯の線維走行を横断するように引くように動かすが，この時あらかじめ，皮膚を遠位方向へ（指尖の先）たるみを利用して移動させ，そこで圧をかけて引くように動かせると滑動させやすい．この時には手指だけを動かせるのではなく，肩から動かすようにすると掌内筋の疲労は少ない．

横断マッサージの治療手技

(1) 棘上筋（M. supraspinatus）（図8.138）

【対象者の基本姿勢】端座位にて，肩を伸展，内転させ棘上筋腱が肩峰下から引き出され，触れやすい条件を作る．

【セラピストの基本姿勢】セラピストは対象者の後ろに位置する．

【contact】上腕骨頭の上で棘上筋腱を示指で押さえ，その上を中指で補強する．母指を無理のない範囲で肩関節後面につけて示中指を安定させる．皮膚のゆとりを利用して，約1cmくらい前に指尖を移動させ圧をかける．

【手技】圧をかけたまま棘上筋腱を横断するように手前に引く．圧をゆるめて，指尖を戻す．この時，指尖と対象者の皮膚が絶対に摩擦してはいけない．これを繰り返しながら，必要な治療部位へ移動させる．

(2) 多裂筋（M. multifidus）回旋筋（Mm. rotators）（横突起や棘突起に付着する筋）（図8.139）

【対象者の基本姿勢】腹臥位．

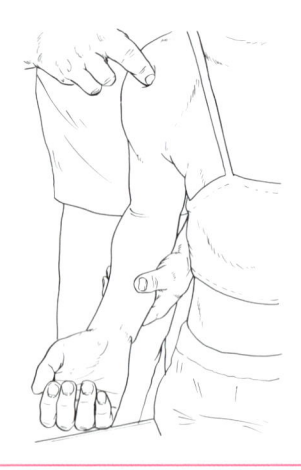

図8.138●棘上筋横断マッサージ

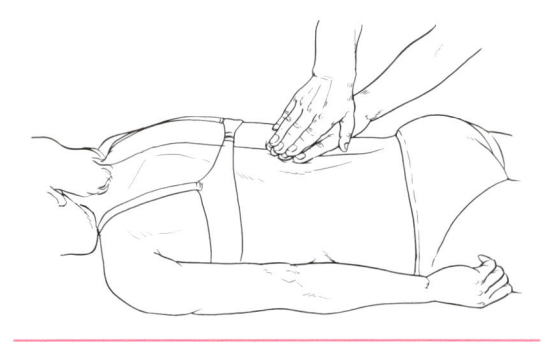

図8.139●背側筋横断マッサージ

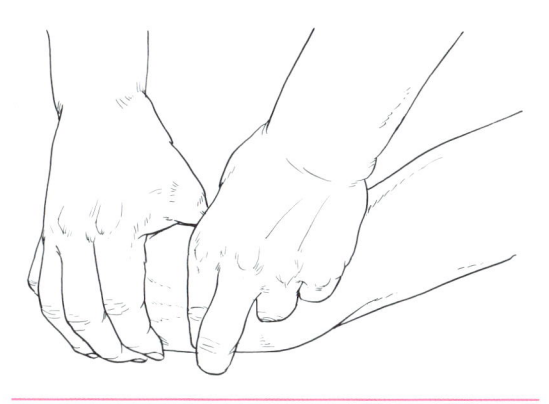

軟部組織モビライゼーション（soft tissue mobilization） ● 213

図8.140●長橈側手根伸筋横断マッサージ

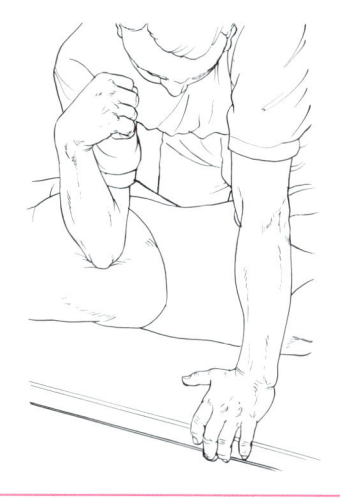

図8.141●中殿筋横断マッサージ

【セラピストの基本姿勢】セラピストは対象者を，可能な限り自分に近づけ，頭の方向に向いて横に立つ．治療は自分と反対側に行う．図では対象者の右側に立ち，左側を治療している．

【contact】左手の示，中指（環指を加えてもよい）を治療部位に当て（棘突起のすぐ横），その上を右手で補強する．

【手技】皮膚のゆとりを利用して，約1〜2cm指尖を下げてから圧を加え，そのまま上へ押し上げる．この場合の治療対象は回旋筋，多裂筋の付着郡であり，筋線維の走行は横になっているので走行を横切るように，頭－尾方向の動きとなる．

(3) 長橈側手根伸筋腱（extensor carpi radialis longus）（図8.140）

【対象者の基本姿勢】座位にてテーブル上に前腕を回内位・手関節掌屈位で置く．

【セラピストの基本姿勢】対象者の近くに立ち，図では，セラピストの右手で対象者の手の尺側を把持して固定する．

【contact】長橈骨手根伸筋腱を示指で押さえ，その上を中指で補強する．

【手技】圧をかけたまま長橈骨手根伸筋腱を横断するように手前に引く．圧をゆるめて，指尖を戻す．

(4) 中殿筋（M. gulteus medius）（図8.141）

【対象者の基本姿勢】腹臥位．

【セラピストの基本姿勢】治療する側の反対側に立ち，図では左手をベッド端につきセラピストの姿勢を支える．右手は肘屈曲位．

【contact】長肘関節近位部を中殿筋部に当てる．肘頭は疼痛を招くため使用しない．

【手技】圧をかけたまま外頭側より内尾側方向へ動かす．

2) 機能マッサージ（functional massage）

機能的マッサージはEvjenthが提唱している方法で，これは筋・腱，靱帯の線維走行に対して平行に行う．そして関節を同時に動かせて軟部組織の伸張を図るものである．筋が正常に働いていれば，筋は最適の血液循環と神経興奮の伝導をなし，自由に働かせることができる．収縮と弛緩を繰り返しても損傷は受けないし，正常な伸縮性と強さをもち，どの方向へ動かせても疼痛はない．しかし，現実的には，どうなのであろうか．筋・腱，靱帯の機能は，多くの点で，この基準から外れている可能性が高い．それは筋・腱，靱帯機能が，身体組織のなかで最も損傷を受けやすいというのが，その理由である．筋は使用（use），不使用（disuse），誤用（misuse）に対して絶えず再調整しなければならない．筋の短縮は簡単に生ずるものであり，硬いあるいは短縮した筋は，時にはその筋が，関与しないはずであるような運動中に作用することがあり，この過度の使用の繰り返しが拮抗筋の損傷の原因になることがある．

短縮筋は急に激しく収縮したとき非常なストレスにさらされ，これが筋やその接合部を損傷させることになり，筋そのものや腱，靱帯の痛み（他の組織への関連痛を含め）の原因となる．短縮した軟部組織による機能異常は，次のような変化を観察することができ，機能的マッサージやストレッチングの対象になる．

①運動のパターン

②筋の容積，筋の膨満（ふくらみ）
③筋の伸縮性（弾性）
④関節の可動域
⑤関節の遊び
⑥他動的な可動域の最終域感s

機能マッサージの治療手技

(1) 長・短橈側手根伸筋（M. extensor carpi radialis longus, brevis）

尺側手根伸筋（M. extensor carpi ulnaris）（図8.142a, b）

【対象者の基本姿勢】治療台に手関節から先を出して座る．手関節背屈位．

【セラピストの基本姿勢】セラピストは斜め前に対象者と向き合うように位置する．手背部を把持し伸筋群が弛緩するように背屈する（図では左手）．

【contact】母指球で手根伸筋群に圧をかける（図では右手）．

【治療運動方向】筋腹に沿って近位から遠位へ移動させていく（図では右手）．

【筋の伸張方向】手関節掌屈・尺屈あるいは橈屈（セラピストの右手の動きは尺屈・橈屈することによって，尺側・橈側手根伸筋の伸張が自由にコントロールできる）．あらかじめ皮膚のゆとりを利用して，遠位側に滑らせておくと行いやすい．

【対象者の最終肢位】手関節掌屈・尺屈あるいは橈屈．

【基本姿勢返還時】セラピストの手根伸筋群への圧迫把持していた手をゆるめ，他動的に手関節背屈し基本姿勢へ戻す．

(2) 上腕二頭筋（M. biceps brachii）（図8.143a, b）

【対象者の基本姿勢】側臥位にて，肩関節伸展・内転・外旋位．肘関節屈曲，前腕回外位．

【セラピストの基本姿勢】対象者の後方に立ち，前腕の遠位部を把持する（図では右手）．

【contact】上腕二頭筋筋腹部を包むように把持する．この時，セラピストの大腿部に上腕背側を当て肩

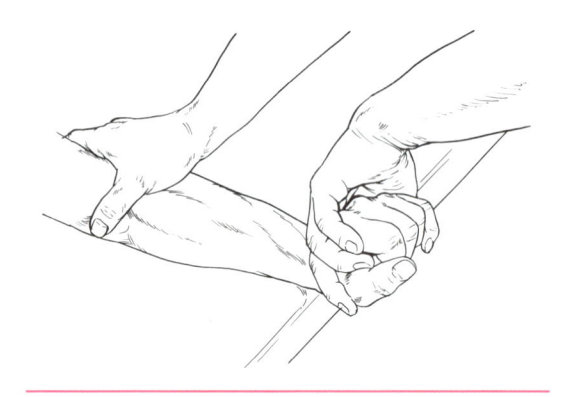

図8.142a●手根伸筋function massage基本肢位

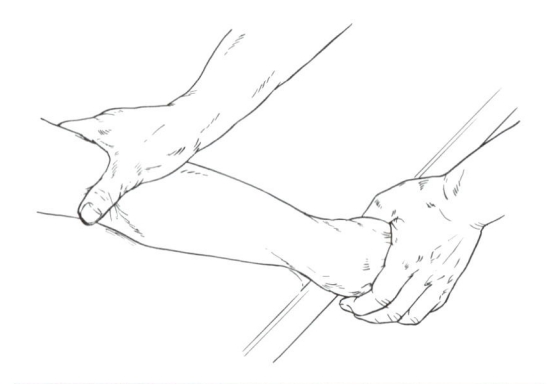

図8.142b●手根伸筋function massage最終肢位

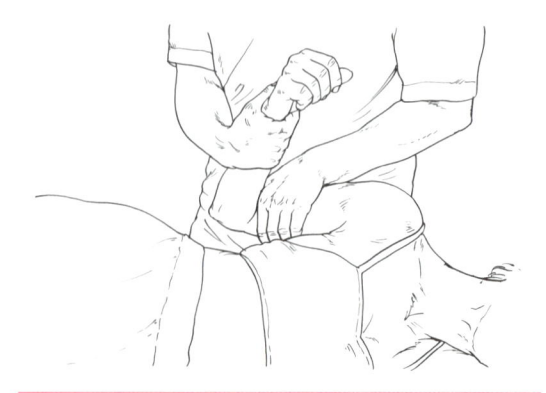

図8.143a●上腕二頭筋function massage基本肢位

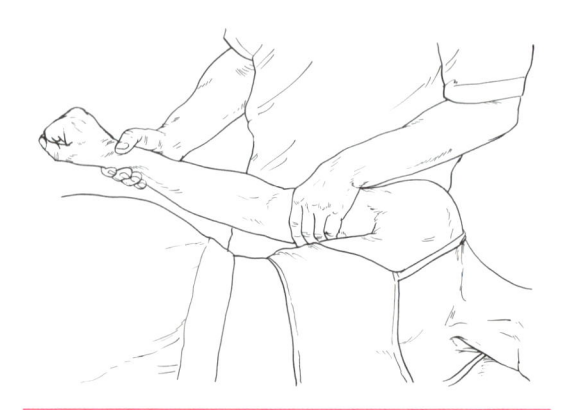

図8.143b●上腕二頭筋function massage最終肢位

関節部の肢位が変化しないよう固定しておく.

【治療運動方向】筋腹に沿って近位から遠位へ移動させていく（図では左手）.

【筋の伸張方向】肘関節は伸展，前腕は回内.

【対象者の最終肢位】側臥位，肩関節伸展・内転・外旋位．肘関節伸展，前腕回内位.

【基本姿勢返還時】セラピストの上腕二頭筋への圧迫把持していた手を緩め，他動的に肘屈曲・前腕回外し基本姿勢へ戻す.

(3) 棘上筋（M. suprasupinatus）（図8.144a, b）

【対象者の基本姿勢】側臥位にて，肩関節90°外転・肘関節90°屈曲位.

【セラピストの基本姿勢】対象者の前方に立ち，前腕と肘関節部を把持する（図では右手）.

【contact】指先を使用し，棘上筋腹部を圧迫する.

【治療運動方向】筋腹に沿って内側から外側へ移動させていく（図では左手）.

【筋の伸張方向】肩関節内転．この時，contactした手は，圧迫を続けている.

【対象者の最終肢位】側臥位，肩関節内転・肘関節90°屈曲位.

【基本姿勢返還時】セラピストの棘上筋への圧迫していた指をゆるめ，他動的に肩関節90°外転し基本姿勢へ戻す.

(4) 棘下筋（M. infraspinatus）（図8.145a, b）

【対象者の基本姿勢】側臥位にて，肩関節90°外転・肘関節90°屈曲位.

【セラピストの基本姿勢】対象者の頭部前方に立ち，前腕を把持する（図では右手）.

【contact】手掌で，棘下筋腹部を圧迫する.

【治療運動方向】筋腹に沿って尾内側から頭外側へ移動させていく（図では左手）.

【筋の伸張方向】肩関節水平内転・内旋．この時，contactした手は，圧迫を続けている.

【対象者の最終肢位】側臥位，肩関節水平内転・内旋・肘関節90°屈曲位.

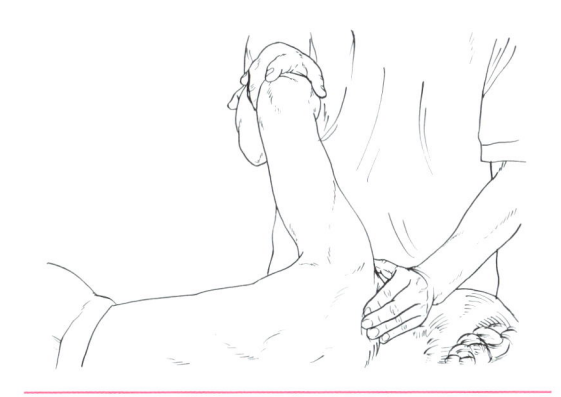

図8.144a●棘上筋 function massage 基本肢位

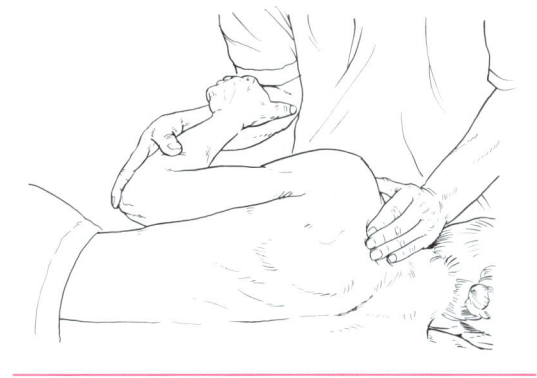

図8.144b●棘上筋 function massage 最終肢位

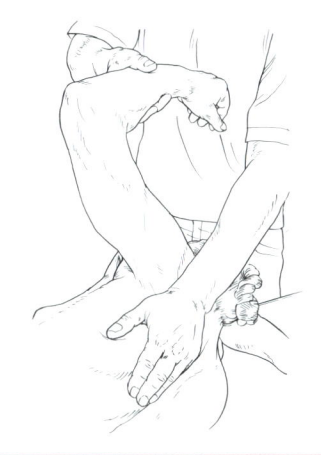

図8.145a●棘下筋 function massage 基本肢位

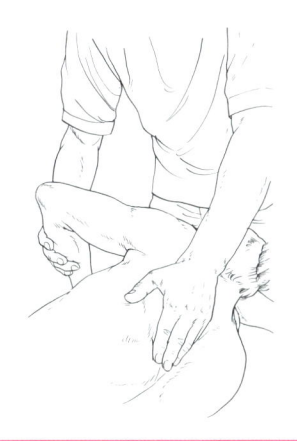

図8.145b●棘下筋 function massage 最終肢位

【基本姿勢返還時】セラピストの棘下筋への圧迫していた指をゆるめ，他動的に肩関節90°水平外転・外旋し基本姿勢へ戻す．

(5) 大腿筋膜張筋（M. tensor fascie late）（図8.146a, b）

【対象者の基本姿勢】側臥位にて，治療側は股関節伸展・外転位，膝関節屈曲位．反対側は股関節屈曲位，膝関節屈曲とすることで，側臥位を安定させる．

【セラピストの基本姿勢】対象者の後方に立ち，対象者の下腿部を脇に挟み，図では左手で膝関節内側部を把持する．

【contact】母指球または手掌で，大腿筋膜張筋筋腹部を圧迫する．圧迫の際に，手を手前に引いておくことで，対象者の皮膚にゆとりをもたせる．

【治療運動方向】筋腹に沿って頭側から尾側へ移動させていく（図では左手）．

【筋の伸張方向】股関節内転．この時，contactした手は，圧迫を続けている．

【対象者の最終肢位】側臥位，股関節伸展・内転位，膝関節屈曲位．

【基本姿勢返還時】セラピストの大腿筋膜張筋への圧迫していた母指球または手掌をゆるめ，他動的に股関節の伸展・外転位の基本姿勢へ戻す．

(6) 膝屈筋（M. biceps femoris）（図8.147a, b）

【対象者の基本姿勢】対象者は足部を治療台から少し出して腹臥位で，可能な限りセラピストに近づけるよう治療台の端に寝かせる．この時，膝が治療台に当たり痛いようであれば膝蓋骨の上に小さな枕を入れる．

【セラピストの基本姿勢】対象者の側後方に位置する．図の場合，右手で膝関節を中間位に屈曲させ，足部を把持する．

【contact】左手の手根，母指球または小指球を用い治療部位に圧をかける．

【治療運動方向】大腿部近位部より遠位部（内側ハムストリングスと外側ハムストリングス）．

【筋の伸張方向】膝関節伸展・内旋あるいは外旋（下腿の重みを利用する）．

【対象者の最終肢位】膝関節伸展・内旋あるいは

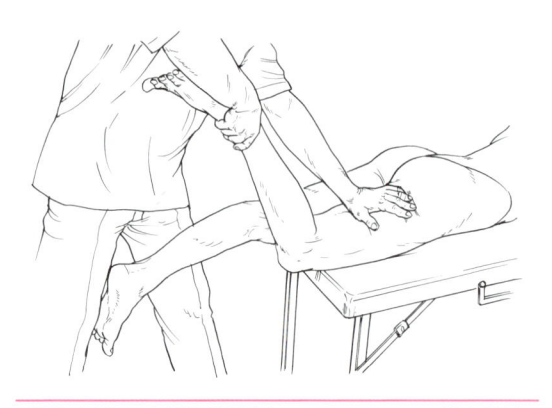

図8.146a●大腿筋膜張筋function massage基本肢位

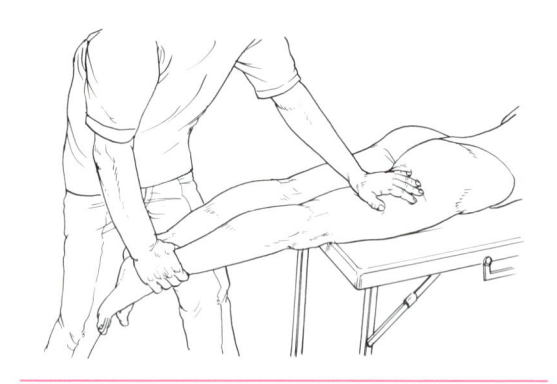

図8.146b●大腿筋膜張筋function massage最終肢位

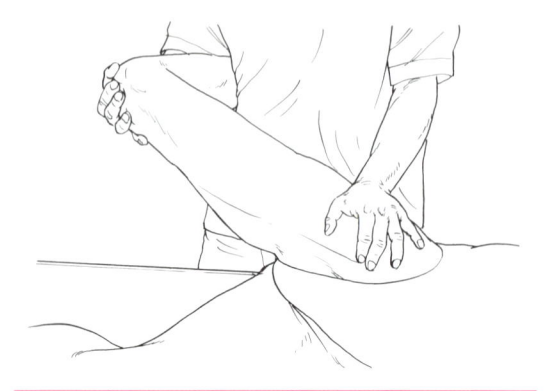

図8.147a●膝屈曲筋function massage基本肢位

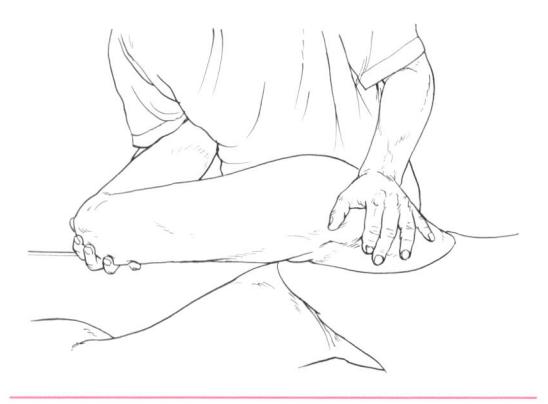

図8.147b●膝屈筋function massage最終肢位

外旋.

治療部位が大きいので，広く治療できるが，特定の部位を治療するときには，その部を重点的に行うこともできる．また，圧をかける腕の肘はいつも伸展位を保ち，セラピストの体重をかけて行うことが大切である．このように筋が長い場合には，内側と外側は分けて行いセラピストの位置は，内側のときは内側に外側のときは外側に位置する．図は内側の治療を示している．

3) Hold & Relax，静的ストレッチング（Static stretching），拮抗筋最大随意収縮

現在，ストレッチングは，治療として用いられるものと，運動の練習やスポーツ選手のトレーニング，またはダンスなどに使われる自己ストレッチングとに分けられ，互いに補い合っている．例えば，セラピストは対象者の治療を早めるため，自己ストレッチングを指導したり，スポーツクラブは選手を治療するために，セラピストを雇用したりしている．これは，管理された適切なストレッチングは有効であり，そうでない筋とその他の軟部組織に対するストレッチングは，関節の動揺性や病的ともいえる過剰な可動性を引き起こすような損傷を与えることがある．このような症例のほとんどについて自己ストレッチングが関与していると考えられる．こうした人々の多くは「テコ」の腕は長いときに強大な力がかかるという理論に基づいて自己ストレッチをすることにより，簡単に損傷を引き起こしている．スポーツ競技会，特に体操は極端な動きを要求するため，参加者に怪我をさせることが多い．また音楽に合わせて行うジャズダンスやエアロビクスのような運動も，自己ストレッチング損傷の高い危険性を示している．この原因は誤っている方法もあるが，知識不足が自己ストレッチング損傷の第一の根本原因である．ほとんどの場合，その個々の症例の正常可動域を理解していない．その結果，自己ストレッチングをすれば，正常な組織は過度にストレッチされ，その一方で短縮した筋が十分にストレッチされていないことが多い．

仕組み（構造）に欠陥があれば，働き（機能）にも欠陥が出るのは当然である．人体のそれぞれの関節は重力，筋のバランス，筋緊張，さらに習慣となっている姿勢の悪さなど，数多くの要因によって支配されており，その各要因は完全なまでの関節の生理学的位置関係をほとんど常に妨害している．その結果，痛みを引き起こさせたり，機能障害を生じさせている．そして，これら筋・腱，靱帯，関節包，関節滑液膜などに起因する疼痛は日常きわめて多く遭遇する．これらは疾患の悪循環を作りやすい．すなわち筋の疼痛は，筋のスパズム，さらに関節拘縮を招き，筋の疼痛を増すことにつながる．そして悪循環はついに，関節と筋の機能障害を引き起こすことになる．

治療方法は，前述した評価の，他動運動における最終域感や抵抗運動検査における結果，さらに機能的マッサージの項で述べたような軟部組織の観察などを参考に実施する．方法は，可能であるならば最大筋力にて等尺性筋収縮を起こし，その後のリラックスによるHold & Relaxを数回実施し，その後，静的ストレッチング30〜60秒間を2〜3セット実施する．最後に拮抗筋に対して強い刺激を与える（Stimulation of antagonists）．短縮筋があって，関節の可動制限や痛みがあれば，必ず拮抗筋の働きを抑制し，拮抗筋を弱めている．拮抗筋を刺激することは，常に治療を成功させる重要な部分である．正確さを期するために，ストレッチングについては，筋の起始・停止と作用を加えた．

ストレッチングの治療手技

(1) 広背筋（M. latissimus dorsi）（図8.148a, b）
【起始・停止】
椎骨部：第7〜第12胸椎棘突起
腸骨部：胸腰筋腱膜と腸骨稜の後ろ1/3
肋骨部：第10〜第12肋骨
停止：小結節稜
【作用】肩関節伸展・内転・内旋
【開始肢位】仰臥位．胸腰部固定のため両股関節を屈曲位にし腰部前弯を防止する．肩甲骨間に硬めのクッションを入れ肩甲骨を固定する．胸郭部はベルトで固定する．頸椎部は顎を引いておく．
【持ち方】セラピストは両手を使い対象者の頭部より肘関節近位部を把持する．肘関節屈曲・肩関節外旋しておく．
【方法】肩関節を徐々に最大屈曲させる．最大屈曲位では，頭側方向へ牽引を加える．
【stimulation of antagonists】
S：対象者はセラピストの抵抗に対して収縮させる．
A：セラピストは拮抗筋方向に抵抗を加え，対象者

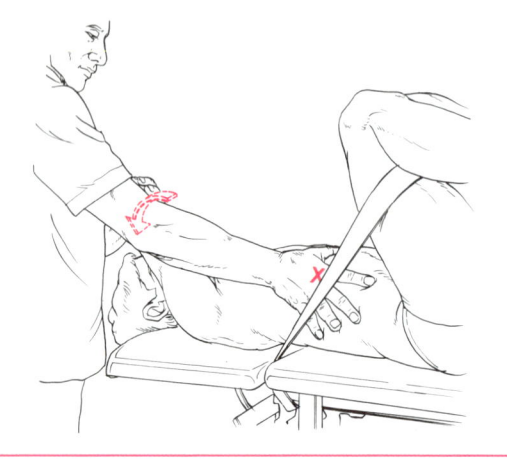

図8.148a●広背筋stretching開始肢位

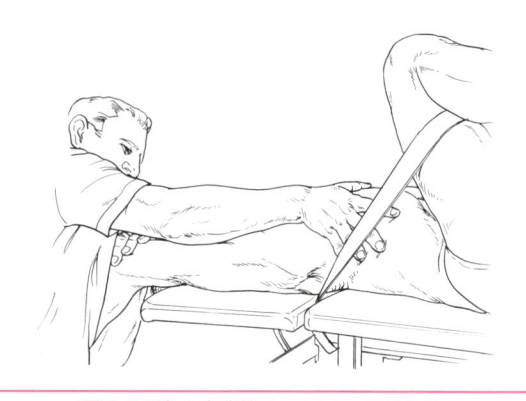

図8.148b●広背筋stretching最終肢位

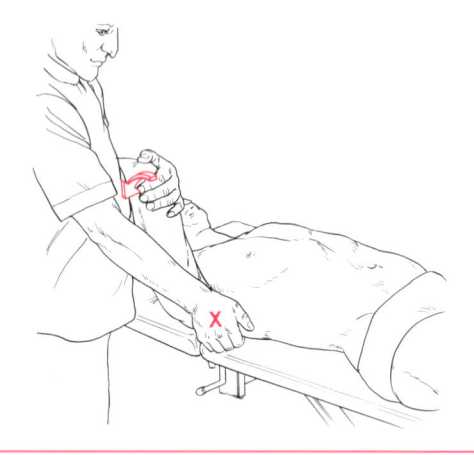

図8.149a●大円筋stretching基本肢位

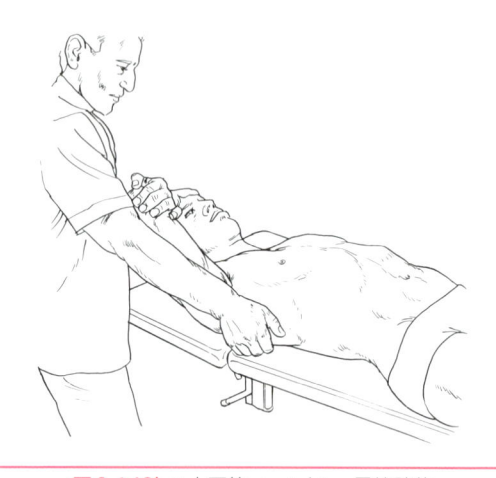

図8.149b●大円筋stretching最終肢位

はその抵抗に対して収縮させる．

(2) 大円筋（M. teres major）（図8.149a, b）
【起始・停止】
起始：肩甲骨下角近くの外側縁
停止：小結節稜
【作用】肩関節伸展・内転・内旋
【開始肢位】仰臥位．胸腰部固定のため両股関節を屈曲位にして腰部前弯を防止する．肩甲骨間に硬めのクッションを入れ肩甲骨を固定する．胸郭部はベルトで固定する．頸椎部は顎を引いておく．
【持ち方】セラピストは対象者の右側に立ち，上腕遠位部内側を把持する．肘関節屈曲・肩関節外旋しておく．右手は肩甲骨外側縁に当て肩甲骨を固定する（上方回旋を防止する）．
【方法】肩関節を徐々に最大屈曲・外旋させる．
【stimulation of antagonists】

S：対象者はセラピストの抵抗に対して収縮させる．
A：セラピストは拮抗筋方向に抵抗を加え，対象者はその抵抗に対して収縮させる．

(3) 上腕二頭筋長頭（M. biceps brachii, long head）（図8.150a, b）
【起始・停止】
起始：肩甲骨の関節上結節
停止：2本の腱となり1本は橈骨粗面に，他は前腕筋膜の中へ停止する．
【作用】肩関節外転・内旋・肘関節屈曲
【開始肢位】左側臥位にて，右上腕を肩関節伸展，内転および外旋する．肘を屈曲にし前腕を回内位にする．セラピストは対象者の後方に立ち，対象者の腰部および胸部を殿部で安定させる．
【持ち方】左手は前腕の遠位部を持ち，右手は肘関節の近位で対象者の上腕を安定させる．

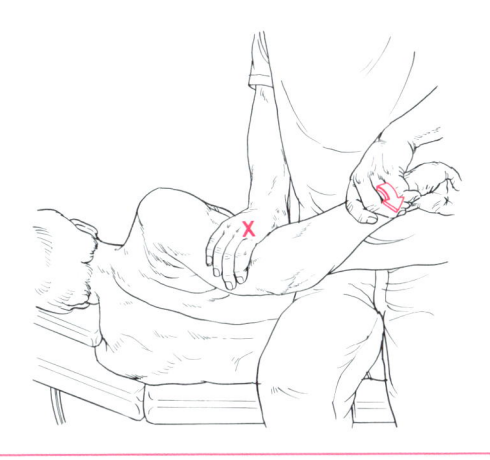

軟部組織モビライゼーション（soft tissue mobilization） 219

図8.150a● 上腕二頭筋長頭stretching基本肢位

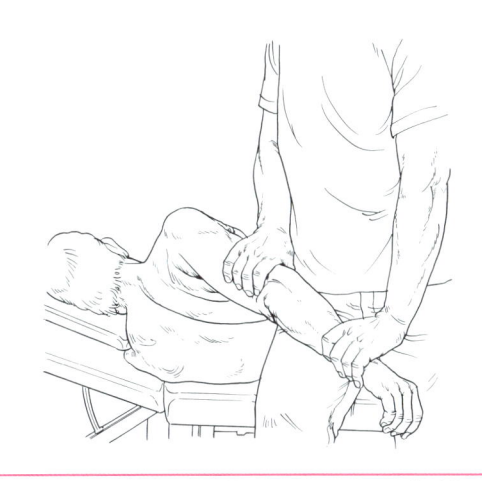

図8.150b● 上腕二頭筋長頭stretching最終肢位

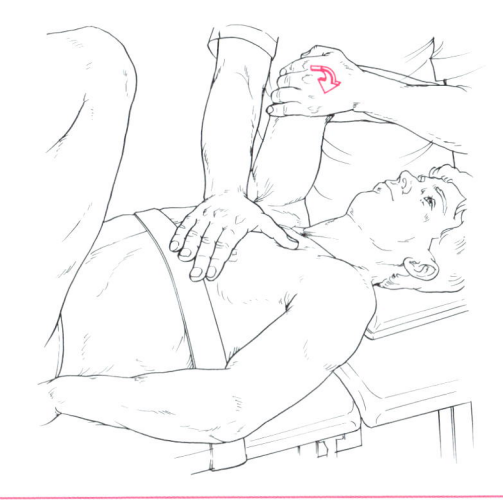

図8.151a● 大胸筋stretching基本肢位

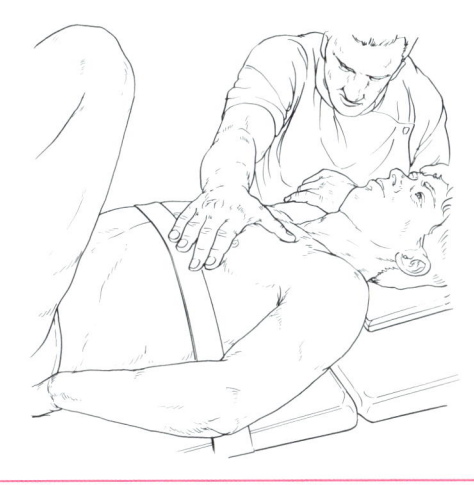

図8.151b● 大胸筋stretching最終肢位

【方法】対象者の肘関節を伸展させていく（前腕は回内位に保つ）．

【stimulation of antagonists】

S：対象者はセラピストの抵抗に対して上腕二頭筋長頭を収縮させる．

A：セラピストは肘屈曲方向に抵抗を加え，対象者はその抵抗に対して肘関節伸展筋群を収縮させる．

(4) 大胸筋（M. Pectoralis major）（図8.151a, b）

【起始・停止】

鎖骨部：鎖骨前面内側半分

胸肋部：胸骨膜・第2～第6肋軟骨・第3～第5肋骨

腹部：腹直筋鞘最上部の前葉

停止：大結節稜に互いに交叉して付着

【作用】肩関節内転・内旋・水平内転呼吸補助筋（吸気）

【開始肢位】仰臥位，胸腰部固定のため両股関節を屈曲位にし，腰部前弯を防止する．肩甲骨間に硬めのクッションを入れ肩甲骨を固定する．胸郭部はベルトで固定する．頸椎部は顎を引いておく（腹部の場合は，胸椎部を伸展させておく）．

【持ち方】セラピストは両手を使い対象者の頭部より肘関節近位部を把持する．

腹部：肩関節屈曲・外旋しておく．

胸肋部：肩関節90°外転より軽度外転・屈曲・外旋しておく．

鎖骨部：肩関節90°外転より軽度内転・外旋しておく．

【方法】

腹部：最大屈曲位まで行い，最大屈曲位では頭側に
　　　牽引を加える．
胸肋部：最大屈曲位まで行う（水平外転要素）．
鎖骨部：最大水平外転位まで行う．
【stimulation of antagonists】
S：対象者はセラピストの抵抗に対して収縮させる．
A：セラピストは拮抗筋方向に抵抗を加え，対象者
　　はその抵抗に対して収縮させる．

(5) 僧帽筋（M. Trapezius）（図8.152a, b）
【起始・停止】
起始：上項線・外後頭隆起・項靱帯
停止：鎖骨外側1/3
作用：肩甲骨挙上・上方回旋・頸部回旋・側屈・
　　　伸展

【開始肢位】仰臥位，頭と頸を最大に屈曲・側屈し，かつ右回旋位にする．両肩を治療台の端へもっていく．セラピストは頭側に立ち腹部の左側で対象者の頭側部を保持する．
【持ち方】セラピストの左手は対象者の頸部背側を把持する．対象者の頭頸部はセラピストの前腕と腹部の間で安定させる．右手は対象者の右肩に載せておく．
【方法】肩を尾側（下制）・背側方向に徐々に押していく．
【stimulation of antagonists】
S：セラピストは治療者の抵抗に対して収縮させる．
A：セラピストは拮抗筋方向に抵抗を加え，対象者
　　はその抵抗に対して収縮させる．

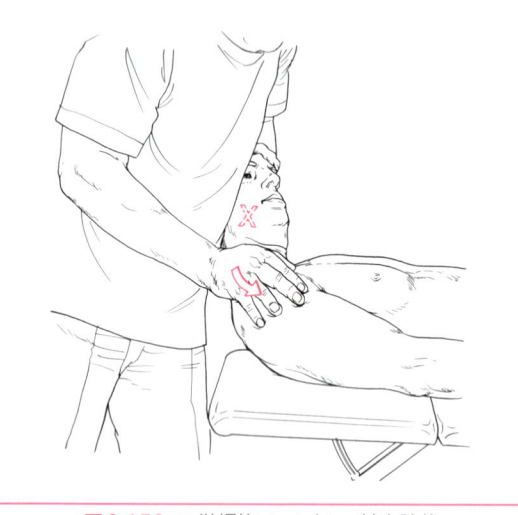

図8.152a● 僧帽筋stretching基本肢位

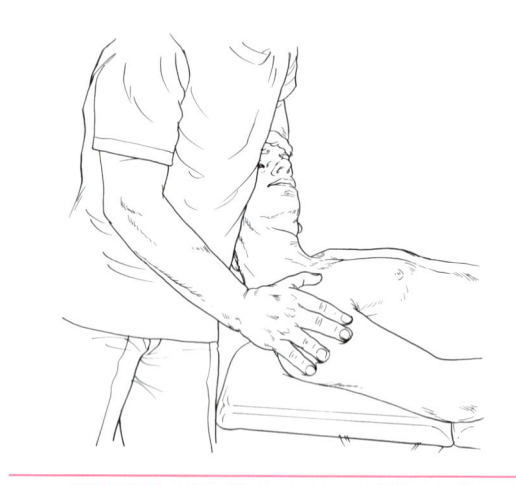

図8.152b● 僧帽筋stretching最終肢位側面

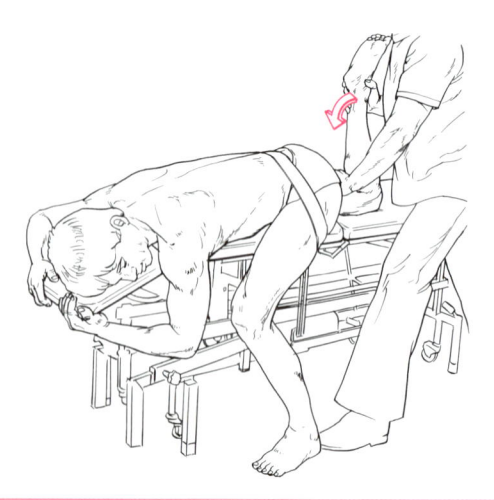

図8.153a● 大腿直筋stretching基本肢位

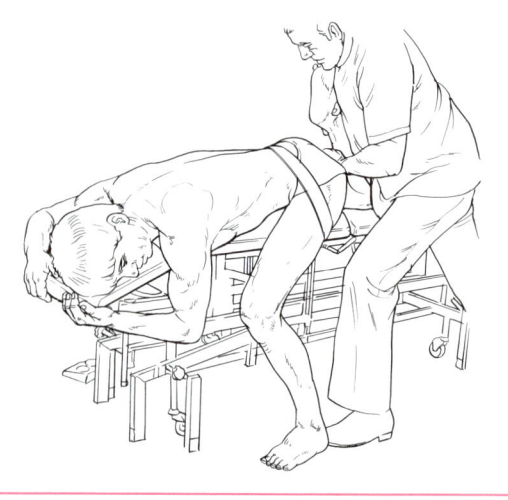

図8.153b● 大腿直筋stretching最終肢位

（6）大腿直筋（M. rectus femoris）（図8.153a, b）
【起始・停止】
起始：下前腸骨棘・寛骨臼上縁付着部
停止：膝蓋骨・膝蓋靱帯
【作用】膝関節伸展・股関節屈曲
【開始肢位】対象者は腹臥位にて，骨盤を治療台にベルトで固定する．左下肢は治療台の横から出して可能な限り屈曲させ，足部は床に接地させておく．対象者の腰椎が前弯しないように，腹部へ枕を置いておく．セラピストの左足で対象者の左足が後方へ逃げないように軽く固定する．対象者が痛みのために，後方へ動かす場合があるため，股関節を伸展位に保持するため，治療台の端を持ち上げる（特殊な治療台）．自動運動にて膝屈曲をさせ，その位置で保持させる．
【方法】膝伸展に対して徐々に最大抵抗をかけ，その後，力を抜かせてリラックスした状態で膝屈曲を徒手的に行い，さらに関節を止めさせて抵抗をかける．力を抜かせては膝屈曲角を増して大腿直筋の伸張を行う．
【stimulation of antagonists】伸張の最後には通常は，拮抗筋に対し刺激を与えるが（この場合には膝屈曲に最大抵抗かける）膝屈筋の抵抗運動の場合には攣縮が起こるため，あえて行わない．

4）オートストレッチング（auto stretching）

（1）広背筋（M. latissimus dorsi）大円筋（M. teres major）（図8.154a, b, c, d）
【準備物】壁・椅子
【開始肢位】壁を使用する場合は壁に向かって立ち，一側下肢を前方に一歩出す．頸部を前方へ傾斜させる．顎を引く．両手を肩幅に広げ壁に手をつける．手指は上方または，外側に向ける．上半身を前方に傾け，腰部は後弯するように臍の方向に腹部を引き上げるようにする．
【筋の伸張】
①肩・胸を壁に近づけると，肩外側部が伸張されるように感じる．
②手を使って壁を押すようにする．
③弛緩させることにより，胸部と肩を可能な限り壁に近づける．

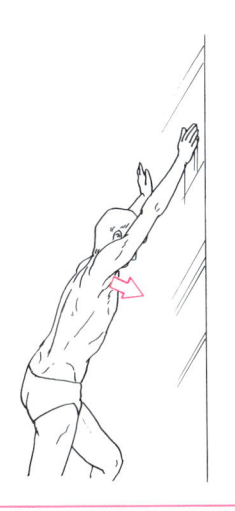

図8.154a●広背筋auto stretching基本肢位

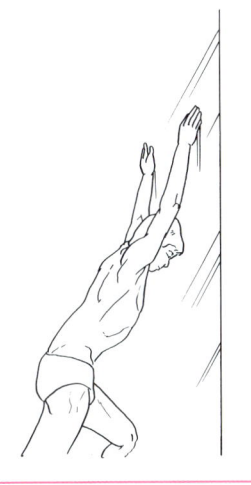

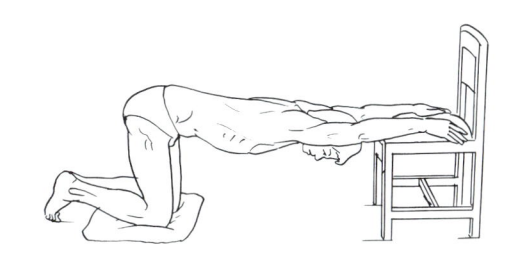

図8.154b●広背筋auto stretching最終肢位

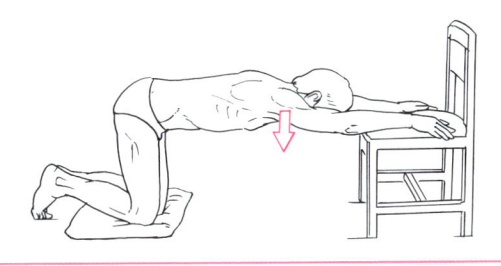

図8.154c●広背筋auto stretching基本肢位

図8.154d●広背筋auto stretching最終肢位

④ ②・③を繰り返し伸張性が感じられなくなったら，その位置で保持し伸張させる．
【stimulation】両上肢を後方へ挙げる（肩関節屈曲）．
【common errors】ストレッチングの際に，顎を突き出す動作・脊柱の極度の前弯・肩関節内旋・肘屈曲が起こらないよう注意する．
【開始肢位】椅子を使用する場合は，両下肢の可動域が正常であれば，両下肢を屈曲位で，両手を椅子の上へのせ，手指は上方または外側に向ける．
【筋の伸張】
①肩・胸を床に近づけると，肩外側部に伸張感を感じる．
②手を使って壁を押すようにする．
③弛緩させることにより，胸部と肩を可能な限り壁に近づける．
④ ②・③を繰り返し，伸張性が感じられなくなったら，その位置で保持し伸張させる．
※stimulationとcommo errorsは壁を使用した方法と同様である（図8.154c, d）．

(2) 上腕二頭筋（M. biceps brachii）
三角筋前部線維（M. deltoid）
大胸筋（M. pectoralis major）
烏口腕筋（M. coracobrachialis）（図8.155a, b）
【準備物】ドアおよび柱
【開始肢位】立位にて，ドアに向かって横向きに立つ（図では右向き）．腕を真っ直ぐにし手関節掌屈・前腕回内位にてドアに当てる．
【筋の伸張】
①胸部・上腕，前腕腹側部に伸張感を感じるまで上部体幹を回旋させる（図では左回旋）．
②ドアを押し返すようにまた，腕で回旋させた体を引き戻すようにして上腕部の筋を収縮させる．
③収縮を止め，リラックスした状態でさらに上部体幹を回旋させる．
④ ②・③を繰り返し伸張性が感じられなくなったら，その位置で保持し伸張させる．
【stimulation】肘伸展・前腕回内位で肩関節を最終域まで水平外転させる．
【common errors】auto stretchingの際に肘関節屈曲・前腕回外・頸部，体幹の屈曲が起こらないよう注意する．

(3) 僧帽筋下行部（M. trapezius）（図8.156a, b）
【準備物】座面がつかめる椅子．
【開始肢位】手（図では左手）を反対側の耳に当て，頸部を最終域まで，屈曲・回旋（図では右回旋）させる．もう一方の手は，椅子の縁を握る．
【筋の伸張】
①上部体幹を中間位に保持したまま，体を傾ける（図では左側屈）．
②椅子の縁を握ったまま，上肢体を挙上するようにし僧帽筋下行線維を収縮させる．
③収縮をやめリラックスした状態で，可能な限り体を傾ける（図では左側屈）．
④ ②・③を繰り返し伸張性が感じられなくなったら，その位置で保持し伸張させる．
【stimulation】両上肢を後方へ挙げる（肩関節屈曲）．

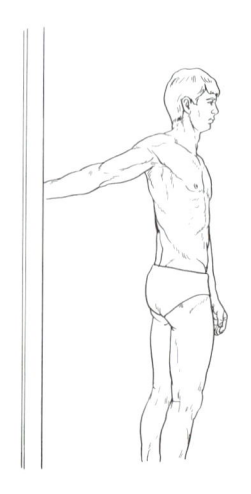

図8.155a●上腕二頭筋auto stretching基本肢位

図8.155b●上腕二頭筋auto stretching最終肢位

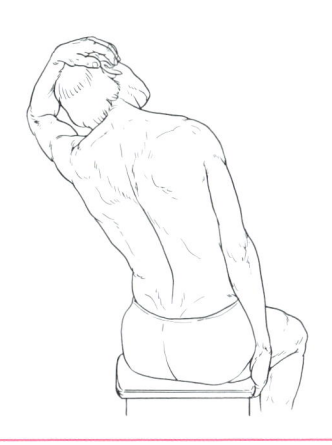

軟部組織モビライゼーション（soft tissue mobilization） ● 223

図8.156a ● 僧帽筋下行部auto stretching基本肢位

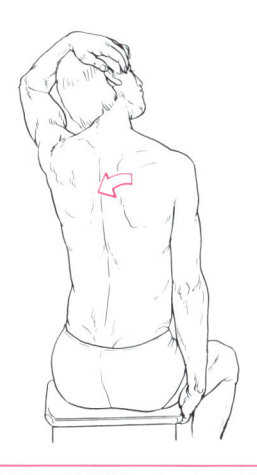

図8.156b ● 僧帽筋下行部auto stretching最終肢位

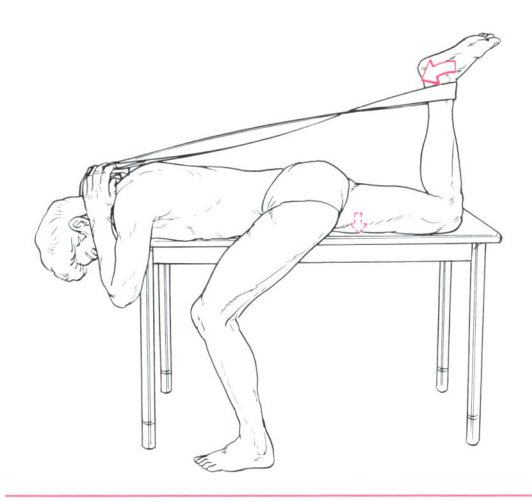

図8.157a ● 大腿直筋auto stretching基本肢位

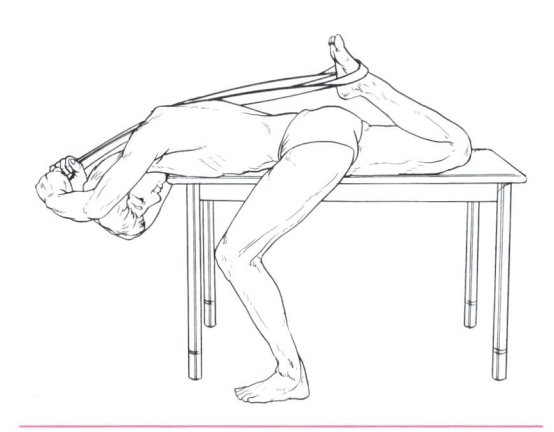

図8.157b ● 大腿直筋auto stretching最終肢位

【common errors】ストレッチングの際に，顎を突き出す動作・脊柱の極度の前弯・肩関節内旋・肘が屈曲しないようにする．

(4) **大腿直筋**（M. rectus femoris）（図8.157a, b）

【準備物】ベルト・紐

【開始肢位】あらかじめ，足関節部に幅のある紐（細いと皮膚に食い込む）を回して腹臥位となり，反対側下肢は可能なだけ股関節屈曲させる（腰椎の前弯防止）．

【筋の伸張】

①筋の伸張を感じるところまで紐を使って膝関節を屈曲させる．

②紐を利用して膝伸展に最大抵抗をかける．

③力を抜いて紐を引き伸張をかける．この時，大腿直筋に正確に伸張がかかっていることを，紐を引く方向で確認しながら正確に行う．

【common errors】床に下ろしている足が床から離れないように，また腰椎の前弯が起こらないように注意する．

まとめ

　運動器官に対する損傷の研究と治療は，長年にわたる調査と経験の結果，短縮した筋・腱や関連する他の組織の過緊張の除去と，ストレッチングによる治療が有効であることは明確である．そして適正に管理された軟部組織は，正しい関節運動を導き健康増進に大いに貢献する．それらの手技は，基本的には治療的なものであるが，種々のレベルでの運動プログラムの準備運動として，また健康増進にあらゆる年齢の人々に応用されるべきものと考える．

第8章

参 考 文 献

1) Einftlhrung in die manuelle therapy. Band I Extremitaten（講習会テキスト）.
2) Einfuhrung in die manuelle therapy. Band II Wirbelsaule（講習会テキスト）.
3) Evjenth O, Hamberg J：Muscles. Stretching in manual therapy. A Clinical manual, Vol.1 The Extremities, AlftaRehab, Sweden, 1984.
4) Evjenth O, Hamberg J：Auto stretching. The Complete manual of specific stretching. AlftaRehab, Sweden, 1991.
5) Fritz Zahnd, Daniel Muhlemann：Einfuhrung in manuelle Techniken Oberflachen-und Rontgenanatomie, Palpation und Weichteiltechniken, Thieme, 1998.
6) 林　寛：理学療法士による徒手療法．季刊マニピュレーション 11：46-50, 1996.
7) Kaltenborn FM（富雅男・訳）：四肢関節のマニュアルモビリゼーション．医歯薬出版，東京，1988.
8) Cyriax J, Cyriax P：Illustrated manual of orthopaedic medicine. Butterworths, London, 1989.

〈砂川　勇・竹井　仁〉

マイオチューニング・アプローチ

我々が運動療法を施行する患者は、いろいろな阻害因子により筋機能が十分に働いていないため、最大限の治療効果を得られないことがほとんどである。

もしも、それらの阻害因子を改善した状態で運動療法を施行できれば、筋機能がより活性化し、理想的な運動療法が可能となり、より高い治療効果を得られる可能性がある。

現時点では、MTAは臨床場面で対象者の負担が少なく、より効果のある手技を求めて改良を続けている段階であり、完成された治療手技ではない。今後も臨床経験を通して理論的背景および治療手技の改良が必要である。

本稿では、現時点でのMTAの概念と定義、理論的背景、治療効果、適用と禁忌、手技に特有な評価方法、治療手技および症例などについて概説する。

なお、MTAではいくつかの専門用語を使用するので、主な用語とその意味を表8.37に示す。

概念と定義

Myotuning Approach[1] (以下、MTA) は、筋 (myo) を調整 (tuning) するアプローチという意味で名づけた。

MTAの主な目的は、痛み、シビレ、筋緊張の異常および筋の活動効率を改善することにより、関節可動域（以下、ROM）や運動能力を向上させ、日常生活動作（以下、ADL）および生活の質（以下、QOL）を高め、精神的苦痛を和らげることである。

痛み、シビレ、筋緊張の異常および筋の活動効率の低下などは、運動療法の阻害因子となりその効果を著しく低下させる。特に痛みがあれば、主動筋だけでなく拮抗筋にも防御収縮が起こり、本来のROM、筋力がほとんど発揮できないために運動機能が顕著に低下する。

そこでMTAでは、まず、前記阻害因子を評価し、問題があればそれらの異常を改善することによりROM、運動機能および精神面の改善へと結びつけていく。

MTAでは、評価により症状を再現させることができ、評価によりその症状を改善できた場合には、適用があると判断し治療を行う。

前述のように、MTAは適用があれば治療部位をピンポイントで確定し、その部位を確実に改善できる治療的アプローチであり、痛み、シビレ、筋緊張、筋の活動効率低下などを改善し筋出力の向上を図れるため、多くの疾患、後遺症や運動麻痺などのリハビリテーションプログラムを効率的かつ効果的に施行できる治療法である。

しかし、MTAはすべての阻害因子を改善できる治療法ではない。前記阻害因子以外に関節拘縮、筋短縮などの阻害因子が発生していれば、たとえ、MTAの適用となる阻害因子を改善してもROM制限や運動機能障害は即時的に改善せず残存する。その理由は、関節拘縮、筋短縮などは組織学的な変化であるため、運動機能の改善にはある程度の日数が必要なためである。

MTAでは、適用となる阻害因子が運動機能を低下させているのか、関節拘縮、筋短縮などが関与しているのかどうかを評価によって確認できる。

評価によって即時的に運動機能が改善した場合には、MTAの適用となる阻害因子のみが運動機能を阻害していたということになり、MTA施行によって可及的速やかに運動機能が向上する。

表8.37 ● 使用する用語

再現症状	対象者が訴えている症状とまったく同じ症状（再現痛、再現シビレ、他）
原因筋	症状の原因となっている筋肉 再現症状を生じる筋肉 動きを抑制している筋肉
原因筋線維	症状の原因となっている筋線維 再現痛を生じる筋線維 動きを抑制している筋線維 原因筋の中にある筋線維
抑制部位	原因筋線維の症状を改善できる部位

評価によって運動機能がある程度改善した場合は，改善した運動機能がMTAの適用となる阻害因子によって低下していたということであり，MTAを施行してもある程度の運動機能が改善するのみである．評価によって運動機能が改善しなかった場合は，MTAの適用となる阻害因子は関与していなかったということであり，治療を行っても運動機能はほとんど改善しない．

MTAの定義は，「神経生理学的現象を利用して主に筋が原因（稀に皮膚から皮下組織）で生じる症状を改善するとともに，筋を活性化させる治療的アプローチである」としている．

そのため，MTAは最大限に患者を治すために，数種類の神経生理学的現象と数種類の治療手技を患者の反応に対応して使い分けて施行し，皮膚から筋にかけて治療する複合的治療法である．

MTAの中心的手技である基本手技は，主に患者が訴えている症状と全く同じ症状（再現症状）を，原因筋線維の筋膜の中にある侵害受容器に対する刺激により出現させ，その症状を抑制部位への触圧覚受容器への刺激によって改善する手技である．

再現症状は，侵害受容器の刺激により再現でき，抑制部位の刺激によって改善できることから，症状の原因になっているのは主に原因筋線維であると推測している．

そのため，筋触察技術の熟練により評価で原因筋線維を正確に探せるようになれば，難しい症状を改善できるようになる．

評価では，筋線維を刺激した状態で再現症状が出現したかどうかを患者に質問し確認するので，セラピストの主観を排除し患者の痛覚受容器からのフィードバックを優先させることができ，より客観的で再現性が高い評価を行える．

手技に特異的な病態解剖・生理・運動学的基礎

本法は，適用となる阻害因子を改善することによって運動機能の改善を図る治療的アプローチである．適用となる阻害因子のなかで最も多く問題となるのは痛みであるので，まず，痛みに関して概説する．

痛みは，主に図8.158[2]に示す伝達経路により脳へ伝達される．刺激の入力口である痛みの受容器には，

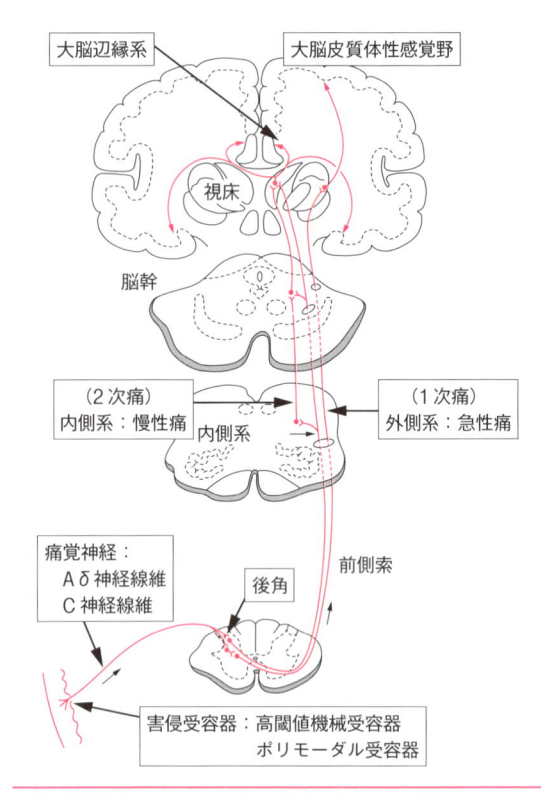

図8.158 ● 痛みの伝達路（文献2を一部改変）

高閾値機械受容器とポリモーダル受容器の2種類がある．高閾値機械受容器からのインパルスは，Aδ線維から脊髄後角へ伝達され外側脊髄視床路を通り視床後外側核に終止し，さらに大脳皮質体性感覚野に到達する．このインパルスは，伝達が早く部位がはっきりしている鋭い痛みである一次痛を伝達する．また，組織を傷害する可能性のある侵害刺激に反応し，組織の損傷を知らせ組織を防御するための危険信号である急性痛を起こす．この痛みは，短時間で消失するために私たちの治療対象になることは少ない．ポリモーダル受容器からのインパルスは，主にC線維から脊髄後角へ伝達され前脊髄視床路を通り視床髄板内核に終止し，一部は視床下部から大脳辺縁系に投射し，情動などにも関与し複雑な症状を起こす．また，このインパルスは，伝達速度が遅く局在性が低い漠然とした鈍い痛みであり，一次痛の後に発生する二次痛を伝達する．慢性痛は二次痛であるため，自分の痛みの部位および種類を自覚できない患者がほとんどである．また，慢性痛は末梢組織あるいは末梢神経終末部の異常のみでなく，急性疾患や組織の損傷が治癒した後でも，正常では痛みを起こさない程度の軽い刺激，交感神経系の興

奮，あるいは心理的要因などによっても出現する非常に複雑なものである．痛みが持続する病態時には痛覚系に過興奮状態が生じ神経回路に混線が起こり，それが可塑的な歪みとして残ったものが慢性痛である．

慢性痛は，心理的要因により悪化することが多い．痛みにより心理的ストレスが高まり，さらに痛みを増強させるという悪循環が形成される．

MTAは，適用がある症例であれば治療部位をピンポイントで確定でき，その部位を確実に改善できるので，患者が自分の痛みの部位や種類を客観的に認識できるようになり，患者に自分の痛みは改善可能であるという体験をさせることができる．このことは，患者の心理的ストレスを低下させ，痛みの悪循環から抜け出させ，症状を改善するための一助となる．

また，痛みを原因別に分類すれば，①侵害受容性疼痛，②神経因性疼痛，③精神心因性疼痛に分けられる．①は，侵害受容器への刺激（機械的刺激，熱刺激，科学的刺激）により生じるが，この痛みはMTAにより改善できる．機械的刺激は，筋および結合組織などの侵害受容器にかかる圧刺激および摩擦刺激である．科学的刺激は，組織修復時の炎症などによって生じるブラジキニンなどの発痛物質やプロスタグランジンなどの疼痛増強物質による侵害受容器への刺激である．②は，痛覚神経線維の損傷などにより起こる痛みで，視床痛，カウザルギーなどがある．これらの痛みは，交感神経の興奮，筋緊張および循環障害を起こし，二次的に侵害受容性疼痛を生じる．③は，交感神経の興奮による筋緊張や循環障害を起こし，二次的に侵害受容性疼痛を生じる．②および③で二次的に起きた侵害受容性疼痛は，MTAにより一時的には改善可能であるが，神経あるいは心理面の問題を解決しない限り症状が戻る．

前記のように痛みは，侵害受容線維のインパルスが脳に到達した時点で初めて痛みや情動として認識される．つまり，痛みの症状は侵害受容線維のインパルスが，脳に到達する前に遮断されれば消失する．神経ブロックによる治療は，この機序を利用し局所麻酔薬を体内に注入し，侵害受容線維のインパルスを大脳皮質に到達する前に遮断する方法である．一方，生体内には鎮痛物質を体内で生成したり，別の刺激によって痛み情報を修飾し痛みの情報を途中で遮断する抑制機序がある．

疼痛抑制機序は，脳内モルヒネ様鎮痛物質を介した機序，痛覚抑制神経線維が脳から脊髄へ下行性に分布し神経伝達物質によって抑制する機序，脊髄後角による機序あるいは触圧覚受容器による機序などがある．MTAはそれらの疼痛抑制機序を活性化させることによって，痛みの悪循環を遮断し，筋緊張の改善，循環不全の改善，筋収縮機能の改善，発痛物質の患部からの除去，痛覚受容器の閾値の改善および破壊された組織の修復などを促進させる治療的アプローチである．

刺激の種類により賦活される内因性鎮痛系を図8.159[3]に示す．MTAでは触圧覚刺激によりAβ神経線維のインパルスを活性化させゲートコントロール理論（図8.160）[4]を利用する手技を基本手技と名付け，ほとんどの症状に施行している．基本手技でどうして

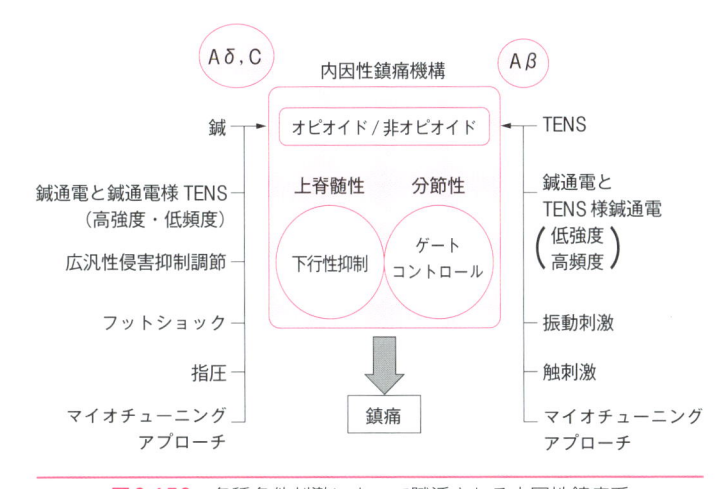

図8.159 ● 各種条件刺激によって賦活される内因性鎮痛系
（文献3を一部改変）

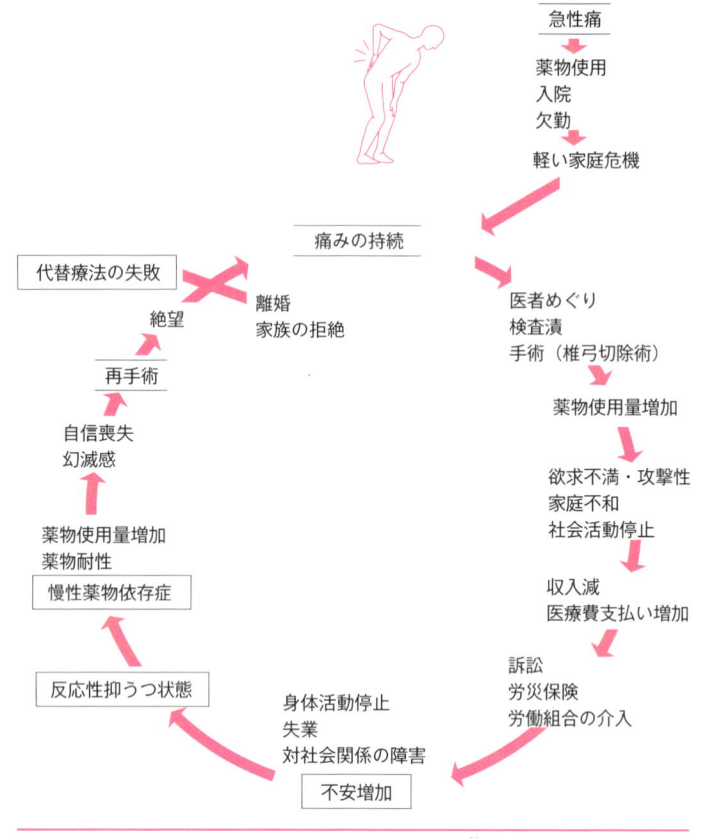

図8.161●慢性痛サイクル[2]

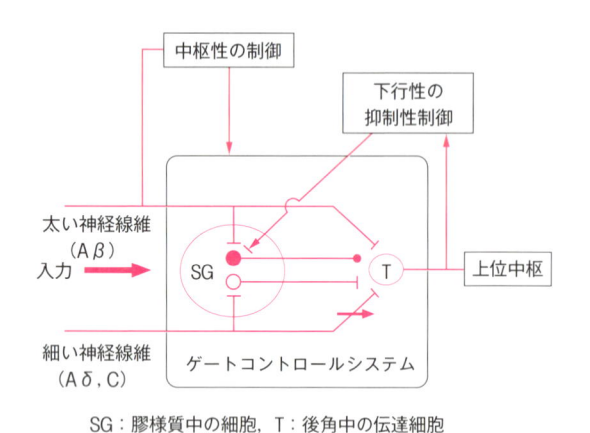

図8.160●修正されたゲートコントロール理論[7]

SG：膠様質中の細胞，T：後角中の伝達細胞

も症状が改善しない場合には，痛み刺激によってAδおよびC神経線維を活性化させることにより起こる鎮痛系を利用して施行する．

慢性痛の患者は，程度の差はあるが図8.161[2]に示す慢性痛サイクルにより悲惨な生活を送っている人が多い．そのような場合には，痛みの悪循環を遮断し悪循環のサイクルから抜け出させることによって，症状が改善する可能性が高まる．

痛みは，阻血状態で筋緊張が亢進することにより発生することをMense[5]が証明しており，筋緊張あるいは血流障害のどちらか，あるいは両方を改善することにより消失できる．

筋緊張亢進による局所血流障害は，酸素供給不足を起こし，ATP産生不足により筋小胞体内のカルシウムポンプの機能が低下し，筋形質内のカルシウムイオン濃度が十分に減少しないため，筋緊張の持続による痛みを起こす．このような場合は，局所血流障害を改善させることによりATP産生が増加し筋が弛緩し痛みを改善できる．

筋・結合組織に破壊が生じている場合には，組織を修復するために炎症反応が起こり，破壊されている組織に発痛物質や疼痛増強物質が増加し，侵害受容器を刺激するために痛みが起こる．このような場合には，筋緊張および血流を改善することによって，発痛物質や疼痛増強物質を還流系へ戻し産生を抑制することに

1. 基本手技の神経生理学的理論背景

現時点では，MTAの基本手技は主にゲートコントロール理論，交感神経活動の抑制およびα運動ニューロンの抑制などの神経生理学的機序により症状が改善すると推測される．本手技は，原因筋線維と抑制部位の両方で治療を行う．まず，原因筋線維への触圧覚刺激では，ゲートコントロール理論，交感神経活動の抑制およびα運動ニューロンの抑制などが作用し症状が改善する．また，抑制部位への触圧覚刺激ではゲートコントロール理論による痛みの抑制機序がさらに活性化することにより，治療効果が向上すると推測される．

臨床現場で筋を有効に働かせるためには，筋の収縮と弛緩の両方を効率的かつ十分に行えるようにする必要がある．筆者が，腰痛および腰椎ヘルニアの患者に対して施行した基本手技の施行前，施行中および施行後の指床間距離のデータ[7]では，最も筋緊張が低下していたのは施行中であった．前記データより，筋の効率的かつ十分な収縮と弛緩は，基本手技により症状を抑制しながら（抑制状態を保ちながら）行う運動療法により生じると推測される．実際，基本手技では，静的施行法よりも動的施行法の方がより効果的である場合が多い．また，基本手技は，触圧覚刺激により施行するため，組織を損傷させ症状を悪化させる危険性が少ない治療法である．

以下に基本手技で作用すると推測される触圧覚刺激による神経生理学的機序を概説する．

1）ゲートコントロール理論

ゲートコントロール理論は，Melzackら[8,9]によって提唱された仮説である．最初に発表されたシナプス前抑制は否定され，その後シナプス後抑制に修正された．本理論では，太い神経線維である触圧覚神経線維（Aβ）の興奮により，細い神経線維である痛覚神経線維（C）の興奮が抑制され痛みが抑制されるという理論であり，痛みが起こる部位と同じレベルの皮膚分節の圧刺激により起こると考えられている．触圧覚神経と痛覚神経のインパルスは，脊髄後角の膠様質細胞（SG細胞）から伝達細胞（T細胞）を通り，上位中枢へと伝達されていく．しかし，SG細胞は常にT細胞のインパルスを抑制しているので，SG細胞が活性化するとT細胞を通り中枢へ伝達されるインパルスが抑制

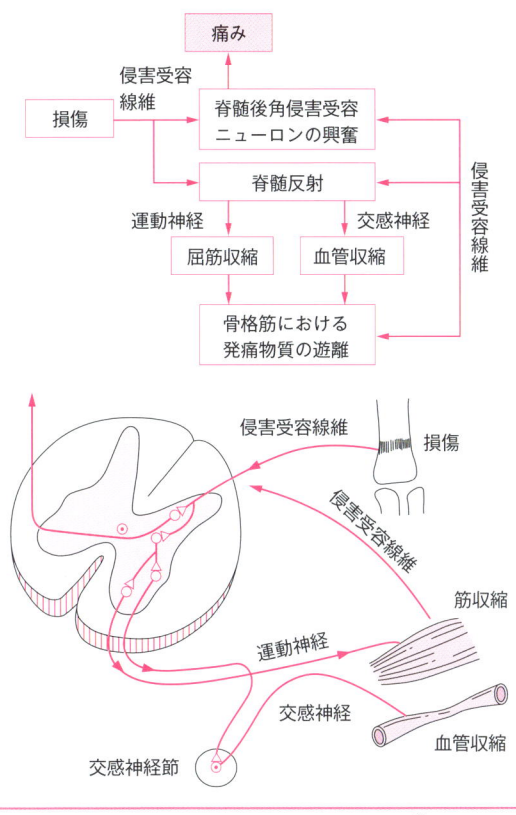

図8.162 反射性筋収縮の発生機序[2]

より，痛みを改善できる可能性がある．なお，破壊された組織は，筋緊張および血流の改善による組織の再生が必要であり，数週間から数カ月の治療期間が必要である．もちろん，その期間は治療を継続する必要がある．

疼痛は，組織の損傷による交感神経反射（血管の収縮と筋緊張）と屈筋反射を含む反射活動でも起こる．これが持続すると反射性収縮に参加する筋が増え，多くの筋に虚血と筋収縮の亢進による反射性筋収縮（図8.162）[2]が起き疼痛の悪循環が形成される．また，Hong[6]は，「筋・筋膜性疼痛は，局所性のニューロパチーであり，末梢神経終末の障害が関与する」と報告している．いずれにしても，悪循環の遮断，筋緊張および血流の改善，破壊された組織の再生，交感神経活動の抑制，α運動ニューロンの抑制および心理状態の改善などへの対応が必要である．

MTAには，主に5つの治療手技があるので，以下にそれらの手技の神経生理学的理論背景を述べる．

される．その結果，痛みの症状が改善する．痛覚神経線維のインパルスは，SG細胞に対して抑制的に働き，逆に触圧覚神経線維のインパルスはSG細胞に対して促通的に働く．そのため，触圧覚神経線維のインパルスが痛覚神経線維のインパルスより多ければ痛みが抑制される．触圧覚神経線維は，痛覚神経線維より閾値が低いため，徒手的に痛覚神経線維を興奮させず，触圧覚神経線維のみを興奮させる程度の刺激で痛みを抑制することが可能である．つまり，ゲートコントロール理論を利用することにより，痛みを生じない刺激で痛みを改善することが可能であると推測される．また，本理論では，末梢からのインパルスだけが制御されているのではなく，中枢からも下行性にコントロールされており，情動や過去の記憶などによってもSG細胞が制御されると考えられている点も重要である．

なお，触覚の皮膚分節は複数の髄節にまたがっているといわれているので，痛みが起こる部位と同じレベルの皮膚分節以外の部位を圧迫しても痛みを抑制できる可能性があると推測される．本理論を用いて痛みなどの症状を即時的に改善可能であるので，本理論を利用して行う場合のMTAは，「徒手的神経ブロック療法」ともいえる．

MTAの施行方法には，静的施行法と動的施行法の2つがある．前者は，臥位，座位あるいは立位などの静的状態で施行する方法である．患者は動かないため，施行者が圧刺激と摩擦刺激を受容器に加え，ゲートコントロール理論を働かせる施行法である．後者は，症状を抑制しながら症状が起こる動作を行わせる方法である．つまり，施行者が原因筋線維と抑制部位の触圧覚受容器に圧刺激を加えて症状を抑制し，さらに患者自身が問題の動作を行うことによって触圧覚受容器に摩擦刺激が加わり，ゲートコントロール理論による症状の改善効果が向上する施行法である．また，後者の方が筋の収縮および弛緩の機能がより活性化すると考えられる．

2) 交感神経活動の抑制

触圧覚受容器への刺激は，交感神経の活動を抑制するとともに，副腎髄質からのカテコールアミン分泌量を減少させる[10]．カテコールアミンは，交感神経を活性化させるので，分泌量が減少すれば交感神経の活動が低下し副交感神経の活動が向上する．その結果，持続的な筋緊張が改善し痛みが軽減あるいは消失すると推測される．

3) α運動ニューロンに対する抑制

触圧覚刺激は，筋肉へ行くα運動ニューロンに対して抑制的に作用する[11]．その結果，持続的な筋緊張が低下し痛みが改善すると推測される．

前記のようにMTAの基本手技は，ゲートコントロール理論を利用して痛覚神経線維のインパルスを即時的に抑制し，交感神経の活動とα運動ニューロンのインパルスを短期から中期にかけて抑制する手技であると推測している．

2. MTAストレッチングの神経生理学的理論背景

MTAストレッチングは，基本的には基本手技で説明した触圧覚刺激による疼痛抑制機序を利用し，再現症状（筋機能の阻害因子）を改善しながら行う原因筋線維のセルフストレッチングである．疼痛を改善し筋緊張を低下させ，理想的な状態で行うセルフストレッチングであるため，原因筋線維のストレッチングをより効果的に行えると推測される．また，拮抗筋の収縮による原因筋線維のストレッチングであるため，相反性抑制により原因筋線維の緊張がさらに低下すると推測される．

抑制部位は，可能であれば原因筋線維の拮抗筋上層の組織を用いた方がよい．拮抗筋上層の組織への触圧覚刺激は，基本手技で説明したように拮抗筋自体の筋緊張を低下させるため，より動きがスムーズになるとともにROMが増大すると推測される．

この時に作用する触圧覚刺激による疼痛抑制機序は，筋の収縮および関節の動きが増大すればさらに促進される[12]ので，自動運動で最終可動域まで施行することによってストレッチングの効果を向上できると推測される．また，原因筋線維の拮抗筋の弱い随意収縮によるゆっくりとした伸張は，筋の過剰収縮の抑制，Ib抑制および相反性抑制の相乗効果を高める．

患者が十分にセルフストレッチングを行えない場合は，軽度の自動介助運動により痛みが起きない範囲で施行する．

以上により，MTAストレッチングは関節可動域制限，疼痛，シビレ，筋緊張および血流を効率的に改善できる可能性が高いと推測される．

3. 原因筋線維への触圧覚刺激と抑制部位への痛覚刺激により施行する手技の神経生理学的理論背景

本手技は，基本手技で症状が改善しないときに用いる手技であり，触圧覚刺激と痛覚刺激により施行する手技である．原因筋線維への触圧覚刺激では，基本手技と同様の神経生理学的機序により症状が改善すると推測される．また，抑制部位への痛み刺激では，脳内疼痛抑制系，下行性疼痛抑制系および広汎性侵害抑制調節などが作用すると推測される．

以下に，本手技で主に作用すると推測される3つの疼痛抑制機序を概説する．

1) 脳内疼痛抑制系は，脳内オピオイド（モルヒネ様）物質を介した疼痛抑制機序であり，脳内オピオイド物質が生体内のオピオイド受容体と結合し，モルヒネ様の鎮痛作用によって痛みを抑制する機序である．臨床的には，痛みのある部位に強い痛み刺激を与え脳内オピオイド物質を生成させ，侵害受容線維のインパルスを抑制することによって，症状を改善できると考えられている．

2) 下行性疼痛抑制系では，痛み刺激が中枢に伝えられた後，逆に下行性の線維によりセロトニンあるいはノルアドレナリンなどが脊髄後角へ分泌され，上行性の痛覚神経線維のインパルスが脊髄後角で抑制されると考えられる．

3) 広汎性侵害抑制調節は，1979年にLe Barsら[13]によって麻酔下のラットによる実験で確認された現象である．日本では広範囲侵害抑制性調整[14]とも呼ばれているが，詳しい機序は不明である．この現象は，古くより過剰刺激誘発鎮痛療法などで治療に利用されてきた．本現象は，上位中枢が密接に関与していることが明らかになっており，脊髄分節性には関係なく起こると考えられている．麻酔したラットの脊髄後角や三叉神経脊髄路核から広作動域ニューロンを記録し，その受容野に強い電気刺激を加えて誘発されるニューロンの活動が，全身の皮膚，筋，内臓などに与えられた侵害刺激によって抑制される現象である．つまり，人が訴える痛みの部位が，別の部位に与えた侵害刺激により抑制される可能性がある．

この抑制機序は，西條，熊澤により『鍼灸臨床の科学』[3]の中で鍼の理論的背景の説明に用いられている．私たちが行っているアプローチのなかで，痛み刺激を用い即効的に痛みが改善する手技は，広汎性侵害抑制調節が関与していることを鈴木に指摘され，理論の説明で用いるようになった．現在，鈴木は痛み刺激により起こる広汎性侵害抑制調節を利用した手技[15]を行っている．

4. 原因筋線維への痛覚刺激により施行する手技の神経生理学的理論背景

本手技は，前記「1.」～「3.」の手技で症状が改善しない場合に施行する手技である．原因筋線維が，深部にあり頑固な硬結になっている場合にも施行する．本手技では，原因筋線維に痛いけれども気持ちの良い刺激を入力することによって，主に脳内疼痛抑制系および下行性疼痛抑制系などが作用すると推測される．また，ポリモーダル受容器の刺激により神経性炎症が誘発され，原因筋線維を中心とした組織の再生機序が促進されると推測される．

5. 不全麻痺・弛緩性麻痺に施行する手技の神経生理学的理論背景

本手技は，末梢神経および中枢神経麻痺に対して行う．麻痺を改善したい筋の痛み，違和感，シビレなどの症状を，基本手技で改善することによって麻痺が改善する．また，固有受容器を刺激し神経のインパルスを増加させることによって動きを誘発する．弛緩性麻痺では，筋に強い刺激を加え伸張反射を起こすことによって，動きを誘発できることもある．

治療効果

1. 筋出力に関する効果

MTAは，筋出力を向上させる．筆者は，痛みを訴えている筋線維に対して基本手技を施行し，施行前後の筋力と最大等尺性収縮時の筋電図積分値（integrated electromyogram：IEMG）を計測したので表8.38および表8.39に示す．なお，筋力はμTAS MT-1®（アニマ社製）を，IEMGはホルダー筋電計ME3000P®（メガエレクトロニクス社製）を使用し測定した．その結果，筋力は向上しIEMGは増加している．

脳血管障害後遺症による運動麻痺で，MTA施行により随意運動が顕著に改善する症例では，筋電図および筋力計による実験でMTA施行により筋力および

表8.38 ●MTA施行前・後の筋力の変化

筋力計：μTASMT-1®

	計測部位	左		
		施行前（kg）	施行後（kg）	変化率（%）
筋・筋膜性腰痛	股関節外転	16.0	18.0	12.50%
	膝関節伸展	38.2	54.6	42.90%
筋・筋膜性腰痛	股関節外転	18.6	21.0	12.90%
	膝関節伸展	26.1	41.0	57.10%
頸椎捻挫	肩甲骨挙上	9.2	41.0	57.10%
	肩関節屈曲	16.1	16.4	1.90%
	肩関節伸展	14.8	23.2	56.80%
左肩関節周囲炎	肩関節屈曲	16.8	17.5	4.20%
	肩関節伸展	13.8	15.2	10.15%

表8.39 ●MTA施行前・後の最大等尺性収縮でのIEMGの変化

ホルダー筋電計：ME3000P®

	責任筋	施行前（nvs）	施行後（nvs）	変化率（%）
症例1 腰椎ヘルニア	左腹直筋	290	397	36.90%
	左最長筋	289	308	6.57%
	左中殿筋	61	68	11.48%
	左大殿筋	45	65	44.45%
症例2 頸椎捻挫	左僧帽筋	102	186	82.35%
	右僧帽筋	112	168	50.00%
	右三角筋後部線維	723	896	23.93%
	左三角筋後部線維	625	827	32.32%
症例3 筋・筋膜性腰痛	右最長筋	182	443	143.41%
	左最長筋	182	382	109.89%
	左大殿筋	160	325	103.13%
	左外側広筋	365	406	11.23%
症例4 腰椎ヘルニア	中殿筋	247	293	118.62%
	大殿筋	265	388	146.42%
	腹直筋	324	451	139.20%
	最長筋	444	553	124.55%

IEMGの増加が認められており，それらが運動麻痺の改善に関与している可能性がある．

2. 血流改善の効果

MTAは，血流を改善させると考えられている．MTAでは，棘下筋などの痛みを改善することによって，手指までポカポカしてくると訴える症例を時々経験する．そこで，MTAの基本手技（静的施行法）を施行し，施行前後の動脈血流の変化に関して検証した．介入群はMTAによって棘下筋の痛みを改善し，非介入群は棘下筋に圧刺激を加えた．棘下筋の徒手刺激による痛み改善によって，施行部より遠位の動脈血流が

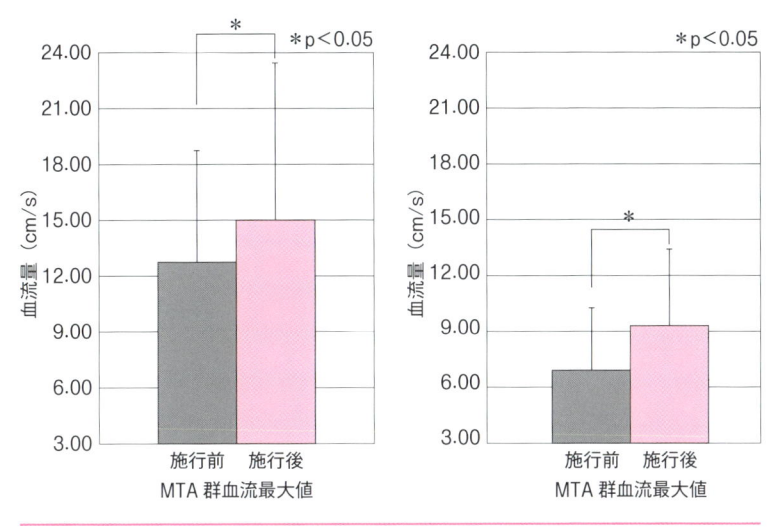

図8.163●MTA介入前後の血流最大値・平均値の変化

改善するかどうかを検証することを目的として行った．評価では，時間平均最大流速と時間平均中間流速を計測した．評価部位は，上腕動脈とした．測定は，GE Healthcare社製のLOGIQe超音波診断装置（カラードップラー）にて行った．プローグはリニアプローグの12MHzを使用した．結果は，MTAによる介入前後で時間平均最大流速（TAMAX）と，時間平均中間流速（TAMEN）ともに施行前・後で優位に血流が改善している（図8.163）．

適用と禁忌

1. 適用

適用に関しては，現在研究中である．現時点で考えられる主な適用は，①筋・筋膜性の侵害受容性疼痛，②MTA固有の評価により出現し，評価によって改善する症状（痛み，シビレ，違和感など），③侵害受容器の刺激により再現する自律神経症状，④触圧覚刺激により筋活動が活性化する筋不全，⑤触圧覚，侵害受容器および固有受容器の刺激により筋機能が活性化する運動神経麻痺，その他である．

MTAの具体的な適用を以下に述べる．
①術後に起こる筋・筋膜の痛み，シビレ，筋緊張などの症状，②前記①の症状によって起こる関節可動域制限および運動機能障害，③変形性関節症，変形性脊椎症，ヘルニア，鞭打ち症や関節リウマチなどで，二次的に生じる侵害受容性疼痛，ROM制限および運動機能障害，④脳血管障害後遺症による痛み，シビレ，筋緊張および運動麻痺，⑤四肢切断術後の幻肢痛および視床痛により二次的に起こる侵害受容性疼痛，⑥悪性腫瘍により二次的に生じる侵害受容性疼痛，⑦筋緊張により生じるROM制限および運動機能障害，⑧嚥下障害，⑨月経痛（二次的に起こる侵害受容性疼痛），⑩外傷による瘢，⑪その他，すべての疾患で起こる侵害受容性疼痛および自律神経症状のなかで，侵害受容器の刺激で再現できる症状．

2. 禁忌

現時点で考えられる禁忌は，開放創，皮膚の火傷および悪性腫瘍の部位，感染部位などである．

手技に特有な評価方法

1. 収縮様式と症状の評価

痛みを安静時痛と運動時痛に分けて確認する．運動時痛では，収縮痛・短縮痛と伸張痛に分類する．収縮痛・短縮痛は，症状を起こしている筋線維に痛み刺激を加え，再現症状が起こる部位を原因筋線維とする．もしも，再現症状が起きなければ，本アプローチの適用がない症状であると判断する．伸張痛は，症状を起こしている筋線維の拮抗筋（主動筋）に触圧覚刺激を加え，症状が発生する動作を行わせ，症状が最も改善

する部位を探す．例えば，膝関節屈曲で大腿四頭筋に痛みがある場合は，屈筋群に原因筋線維があると考え，筋を起始部から停止部まで評価していき，症状が最も改善する部位を原因筋線維とする．もしも，再現症状が改善しなければ，原因筋線維は主動筋ではないと判断し，症状を起こしている筋線維に痛み刺激を加え，再現症状が起こる部位を探す．症状が再現したらその部位を原因筋線維とする．もしも，再現症状が起きなければ，本アプローチの適用がない症状であると判断する．また，関節運動によって発生する筋の収縮・短縮による圧迫感や詰まる感じ，伸張によるツッパリ感が出現する部位を探す評価も重要である．

2. 施行時に行う評価

施行時に行う評価は，以下の3つである．
①まず，症状を発生させている原因筋線維を確認する評価（静的評価・動的評価）
原因筋線維は，問診および運動評価で推測し，筋の触察によって確認する．
②次に，症状を改善する部位（抑制部位）を確定する評価（静的評価・動的評価）
③最後に，治療終了後に治療効果を確認する評価（静的評価・動的評価）

上記の評価は，触察によって行う．触察は，①，②，③ともに全く同じ強さ，部位，方向に刺激しなければならない．例えば，①で500gの圧刺激のみで評価したならば，②でも③でも500gの圧刺激のみで評価する．①で500gの圧刺激を加え筋線維に直交するように1cm幅の刺激で評価したならば，②でも③でも同じ圧刺激，幅および方向への刺激を加えて評価しなければならない．

3. 静的評価・動的評価

上記，「2.」-①，②，③で用いる静的評価・動的評価について，以下に述べる．

1) 静的評価

本評価は，安静時痛および運動時痛の両方で試行する．安静時痛は，動きを伴わない状態で起こる症状であるため，動きを伴う動的評価を施行することは不可能である．そのため，安静時痛の評価は患者が動かない状態で行う．

原因筋線維を探す評価は，侵害受容器の刺激によって症状が強く明確に再現する部位を探す．抑制部位を探す評価は，触圧覚受容器の刺激によって症状が最も改善する部位を探す．

なお，静的評価は筋が弛緩した状態で行えるので，深部の症状をより正確に評価できる．

2) 動的評価

動的評価は，運動時痛に対する評価法である．運動時痛は，動作のなかで症状が起こるので，動きを伴った動的評価を施行することが重要である．しかし，動きを伴った評価では動きに伴って筋が移動するため，原因筋線維を探すのは非常に困難である．そこで，MTAでは原因筋線維を探しやすくする目的で，まず，筋が動かない状態で施行する静的評価を行い仮の原因筋線維を探す．その後，動的評価で原因筋線維を再確認する．

また，運動痛に対する静的評価では，痛みが発生する姿勢で起こる痛みと触察で発生する痛みとが同時に脳へ伝達され，2つの痛みを脳が同時に認識している．そのため，触察の痛みが再現痛ではない場合でも，再現痛であると脳が誤認することが多い．

そこで動的評価では，まず，触察によって侵害受容器を刺激し痛みを脳に認識させる．その後，痛みが起きない程度に刺激を弱め脳から痛みを消し，その直後に痛みが発生する動作を行わせ運動時痛を再び脳に認識させ，触察の痛みが運動による再現痛と同じであるかどうかを患者に質問し比較させる．患者が「同じ症状です」と答えたら，触察によって刺激していた筋線維を原因筋線維とする．動的評価は，触察で発生する痛みと動きによって発生する痛みを別々に起こし脳で比較させるため，痛みが発生している部位を脳がより正確に認識することができる．

4. MTAの効果を向上させるための評価

MTAでは，治療効果を高め持続時間の向上を図るために以下の評価を施行する．
①筋緊張および筋力低下が，原因筋の拮抗筋にあるか，
②筋力の左右差があるか，
③筋連結（図8.164）[16]を介して他の筋・筋膜の緊張が原因筋線維に悪影響を与えていないか，
④原因筋線維以外の筋による反射性筋収縮（図8.162）が原因筋線維に悪影響を与えていないか．

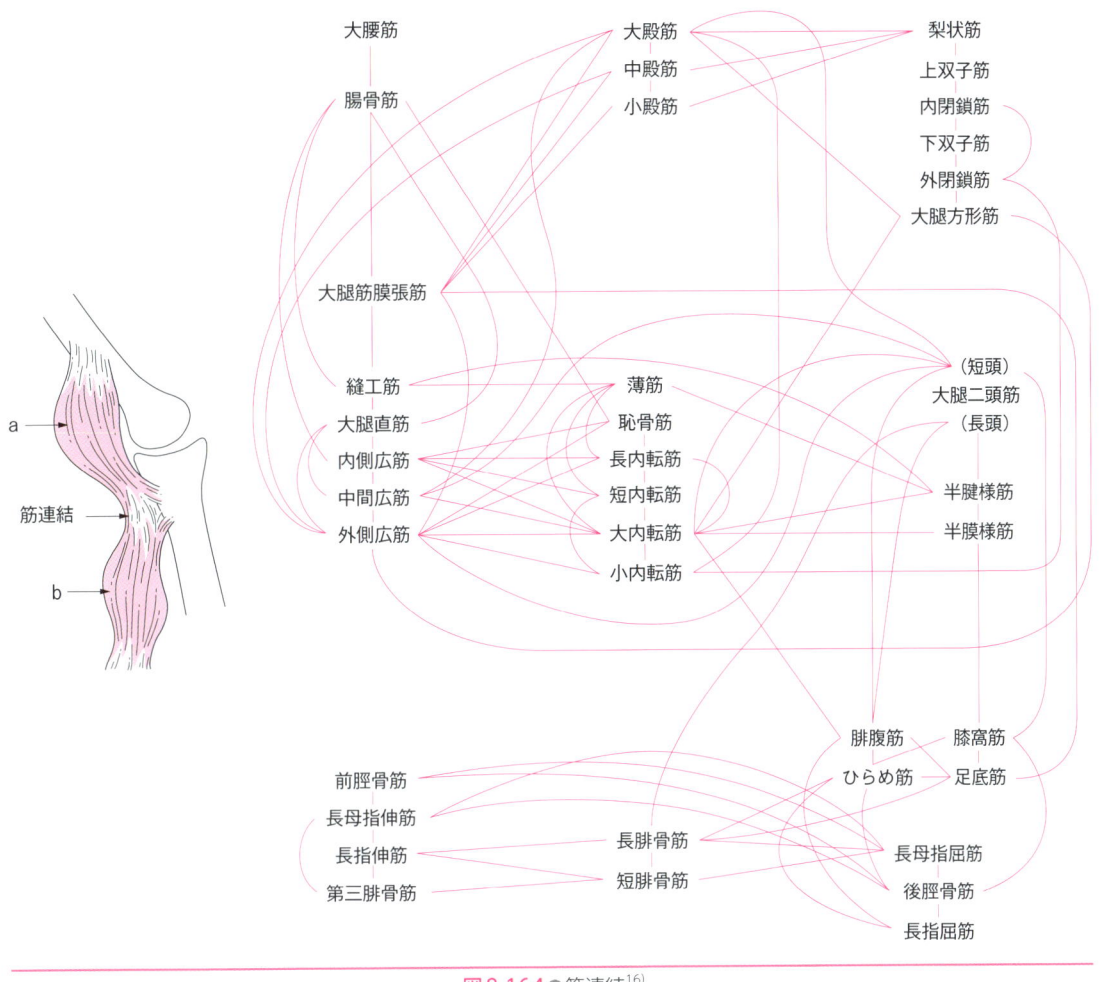

マイオチューニング・アプローチ ● 235

図8.164 ● 筋連結[16]

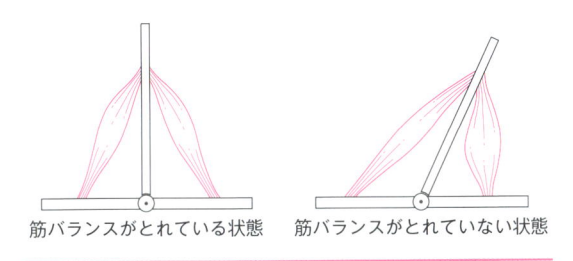

図8.165 ● スイングドアを使った筋バランスの説明[17]

筋バランスがとれている状態　　筋バランスがとれていない状態

①に対する検査の結果，原因筋の緊張が亢進し拮抗筋の筋力および筋緊張が低下している場合には，スイングドアを使った筋バランスの説明（図8.165）[17]を利用することもある．つまり，原因筋は図8.165の短くなり過度に緊張している筋に相当し，ペアを組んでいる筋（拮抗筋）は弱化し緊張が低下している筋であると考えられる．このような場合には，原因筋のみを

治療しても症状がすぐ元に戻る可能性が高い．そこで，そのような場合は，弱化している筋（拮抗筋）の中にある痛みなどの症状を筋触察で探し，基本手技，MTAストレッチングなどで改善させる必要がある．

原因筋線維以外の筋の緊張は，筋連結を介して原因筋線維の緊張を亢進させ症状を悪化させることがある．そこで，MTAでは，筋連結を介して他の筋の緊張が原因筋線維の症状を増悪させているかどうかを検査する．検査では，連結筋への触圧覚刺激により筋緊張を低下させて運動検査を行い症状の改善状況を確認する．症状が改善した場合は，検査した筋の痛みや緊張を基本手技で治療する．

原因筋線維以外の筋の痛みは，反射性筋収縮あるいは筋連結により全身に広がって行き，原因筋線維や他の筋を緊張させ，治療により改善した症状を再び悪化させる可能性がある．そこで，原因筋線維以外の疼痛

筋に対してもMTAを施行し，症状の戻りを少なくすることも必要であると推測される．

5. 部位

慢性痛は，広い範囲の鈍い感覚であり，限局した症状の部位を正確に認識できない症例がほとんどである．そこで，注意を集中させ限局的な部位を探すために，人差し指など1本の指で症状のある部位を示してもらい，その後，触察によって再現症状を基に原因筋線維を確認する．患者は，再現症状が生じたときに自分の症状の部位を正確に認識できる．このことは，慢性痛の症状を確定するためには，非常に重要である．

6. 種類と程度

安静時痛は，痛みが起きる時間帯が覚醒時なのか睡眠時なのか，どの程度の時間で，どの部位に，どのような症状が，どの程度の強さで起きるのかを確認する．慢性痛は，患者が訴えている症状を触察によって再現させることによって，患者に痛みの種類と程度を認識させることが重要である．慢性痛の場合は，本人が症状の種類および程度を認識できていないため，痛みの種類や程度に関する質問に答えられないことが多い．しかし，種類と程度を知ることは重要であるので，多少時間を要してでも必ず触察によって再現症状を発生させ，本人に認識させるべきである．

筆者は，再現症状の程度が0～10までの間でいくつであるかを，痛み刺激を加えるたびに必ず患者に質問し答えてもらうようにしている．その結果，初めの方では症状の程度を答えられない患者が，質問を繰り返すことによって，自分から今の痛みはいくつですと答えられるようになる．この時点で初めて，患者は自分の痛みの程度に対する正確な認識をもつことができるようになるのである．上記のように答えられるまで，患者教育を行うことが最も重要である．

7. 姿勢の観察

筋に痛みがある場合は，痛みを回避するために短縮痛を起こす筋を伸張する姿勢（疼痛抑制姿勢）をとることが多い．頭部，鎖骨，両肩，肩甲骨，脊椎，骨盤および全身の前後・左右への傾きや回旋状態を注意して観察する．

代表的な治療手技

現在，代表的な治療手技は以下の5つに大別している．
1. 基本手技（静的施行法，動的施行法）
2. MTAストレッチング
3. 触圧覚刺激と侵害刺激によって施行する手技
4. 原因筋線維への痛覚刺激によって施行する手技
5. 末梢・中枢神経麻痺による運動機能障害に施行する手技

治療の大部分は基本手技とMTAストレッチングを用いて行う．基本手技あるいはMTAストレッチングで症状を改善できない場合のみ，上記項目「3」および「4」を施行する．

「5」は，主に基本手技，MTAストレッチングおよび固有受容器への刺激を用いて行う．改善したい筋の痛み，シビレ，圧迫感，違和感などに対して基本手技を施行し，症状を改善することによって，施行した筋の機能が改善する．

本稿では，まず，代表的な手技として基本手技の静的施行法，動的施行法，MTAストレッチングおよび触圧覚刺激によって施行する手技を中心に概説する．

その後，痛みなどの阻害因子によってROM改善，ADL練習，筋力強化が難渋している症例，腰痛・腰椎椎間板ヘルニアに対するMTAおよび，脳血管障害後遺症に対する施行法を紹介する．

なお，原因筋線維および抑制部位への刺激は，セラピストの手指，手掌，母指球，小指球，前腕，患者の手など多くの部位を用いて行うが，ここではセラピストの手指に限定して説明する．

1. 基本手技

本手技は，①安静時の症状に対する静的施行法，②安静時の症状に対する動的施行法，③運動時の筋の収縮・短縮による症状に対する動的施行法，④運動時の筋の伸張による症状に対する動的施行法，⑤自動運動で症状が発生しない場合の施行法，に分類される．

静的施行法は患者が静止している状態で行い，動的施行法は動きを伴った運動療法として行う．

なお，動的施行法は，筋機能の阻害因子を改善した理想的な状態で，原因筋の収縮および弛緩の機能を活性化させることが可能であると推測される．そのため

マイオチューニング・アプローチ● 237

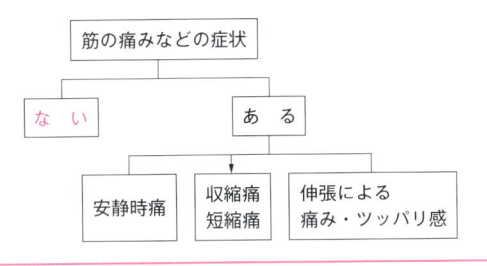

図8.166●筋の症状と収縮様式による分類

臨床場面では，まず，可能な限り動的治療によって症状を改善し，その後，残存している原因筋線維（特に深部）を筋触察で探し，静的→動的施行法で改善する．

前記①〜⑤の施行法は，「筋の症状と収縮様式による分類」（図8.166）に準じて分類し，評価を行い，適用があれば実施する．

まず，症状がある場合と症状がない場合に分類する．自動運動によって症状は発生しないが，筋力低下およびROM制限がある場合には⑤を施行する．症状がある場合は，安静時の症状と運動時の症状に分類し，安静時の症状であれば①および②を施行する．運動時の症状は，筋の収縮・短縮と伸張による症状に分類し，収縮・短縮による症状であれば③，伸張による症状であれば④を施行する．

基本的な評価と治療は，原因筋線維を確認する評価（静的・動的評価）→抑制部位を確定する評価（静的・動的評価）→治療（静的・動的治療）→治療効果を確認する評価（静的・動的評価）の順序で組み立てられる．評価には静的評価と動的評価があり，治療には静的治療と動的治療がある．

1）安静時痛に対する静的施行法
（1）基本的な安静時痛に対する静的施行法

評価は静的評価，治療は静的治療を行う．詳細は『マイオチューニングアプローチ入門』（協同医書出版社）を参照してほしい．

■ 原因筋線維を確認する評価

❶痛みが起こる部位を，患者に1本指で指し示させる（図8.167）．
❷患者が確認した筋線維を基に，矢印の方向へ母指で筋触察を行い痛みが出現する部位を探す（図8.168）．
❸患者が，母指による筋触察で痛みを訴えたら，「この症状は，治してほしい症状と同じ症状ですか，違う症状ですか」と質問し，患者が「同じ症状です」と答える部位を探す．
＊この確認は，非常に重要である．
❹患者が「同じ症状です」と答えたら，指を母指から第2指〜第4指に置き換え，もう一度❸の部位に痛み刺激を加える（図8.169）．もう一度，「この症状は，治してほしい症状と同じ症状ですか，違う症状ですか」と質問し，患者が「同じ症状です」と答えたら次へ進む．この時の痛みの強さを10とする．

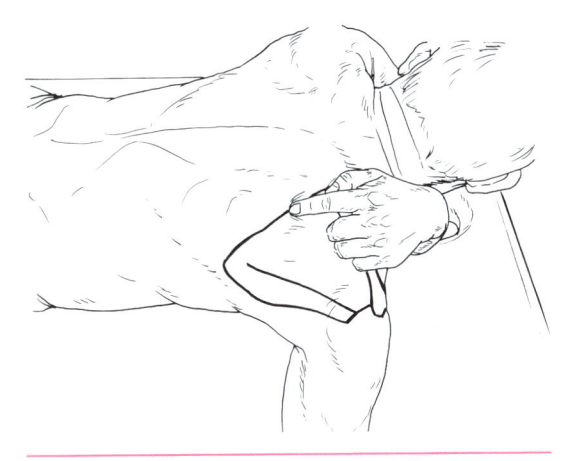

図8.167●対象者による原因筋線維の確認

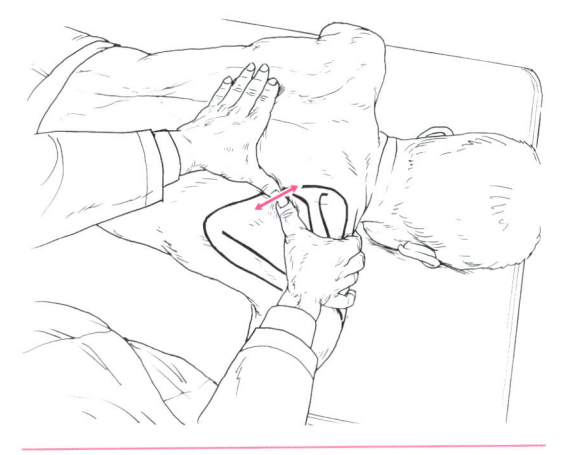

図8.168●筋触察による原因筋線維を確認する静的評価

■ 抑制部位を確定する評価

❺もう一度❸と同じ部位に痛み刺激を加え，「この痛みを10として」と言い，その直後，痛み刺激をやめ軽く圧迫する．
❻抑制部位と思われる部位に触圧覚刺激を加え，❸と同じ部位を矢印の方向へ刺激し痛み刺激を加え

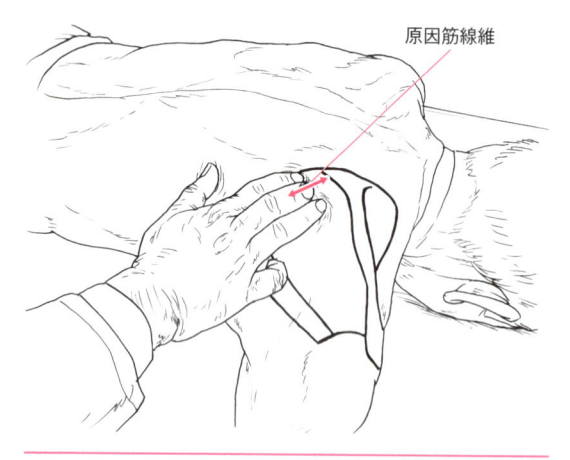

図8.169●第2指〜第4指での筋触察による原因筋線維の再確認

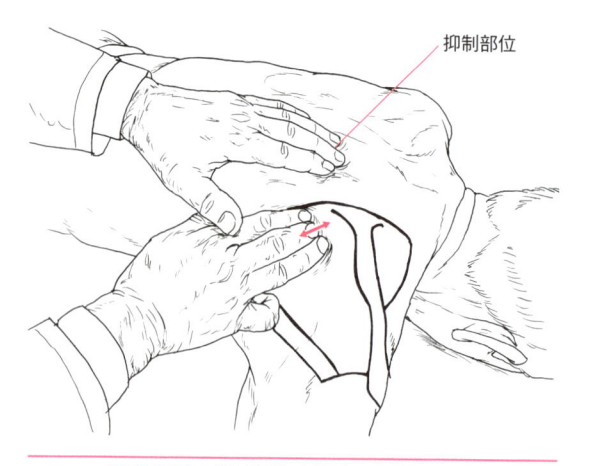

図8.170●抑制部位を確定する静的評価

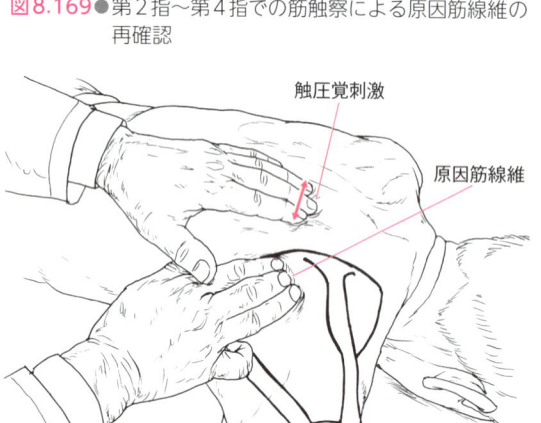

図8.171●原因筋線維の静的治療

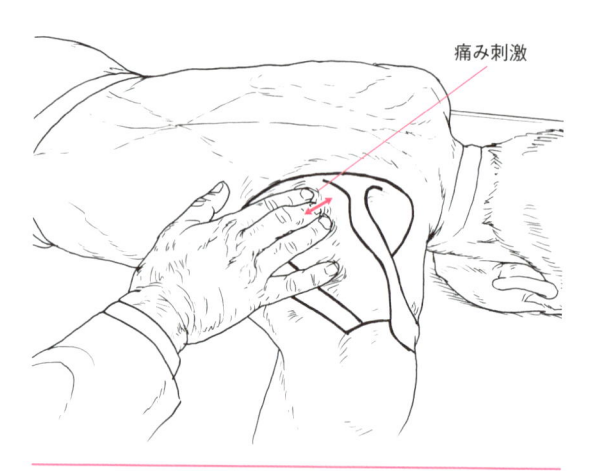

図8.172●治療効果を確認する静的評価

「この痛みはいくつですか」と質問する（図8.170）．再現症状が消失する（消失しない場合は5以下になる）部位を探し，その部位を抑制部位とする．

＊抑制部位は，原因筋線維と同じレベルのデルマトーム（皮膚分節）または，デルマトームオーバーラップの中で探す．

■治療

❼原因筋線維と抑制部位に触圧覚刺激を加えながら，抑制部位を矢印のように10〜15秒刺激する（図8.171）．

■治療効果を確認する評価

❽抑制部位から手を放し，原因筋線維に❹と同じ侵害刺激を加え，症状の改善状態を確認する（図8.172）．

❾症状が改善していたら終了する．

❿改善していない場合には，❶からやり直す．

＊原因筋線維が複数ある場合は，すべての原因筋線維に対して❶〜❾のアプローチを行う．

❷で施行する筋触察では，原因筋線維を骨に直角に圧迫し筋束の走行に対して直交するように刺激することによって効率的に再現症状が出現し，原因筋線維を探すことができる．❹で指を置き換える理由は，筋線維の刺激面を広くし筋への過剰な刺激を回避するためである．刺激は，強すぎれば患者に苦痛を与えたり組織を傷つけ症状が増悪したりするので，組織を損傷しない程度の強さで行うように注意することが重要である．痛みの強さは，❺の評価で出現する強さを10として❻および❽と比較する．なお，11段階の評価では，症状が消失したら0として患者に確認する．抑制部位への適刺激は，皮膚に軽く触れ，ゆっくりと圧迫していき，押し返してくる圧を感じる程度の強さであ

マイオチューニング・アプローチ ● 239

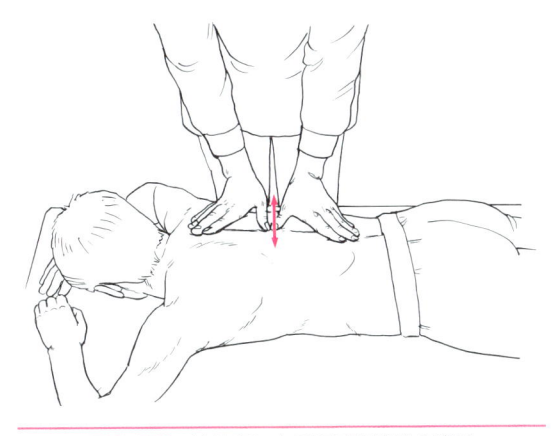

図8.173 ● 筋触察による原因筋線維の確認

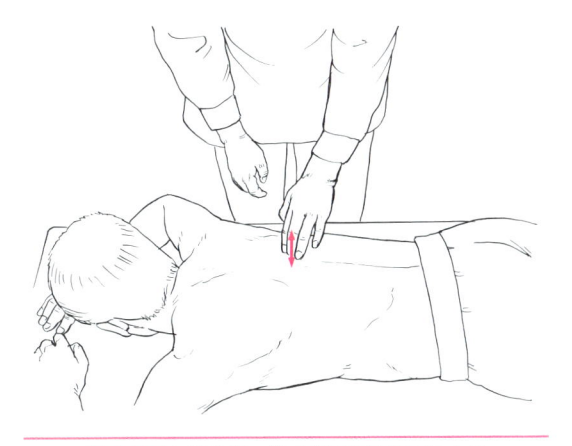

図8.174 ● 第2指〜第4指での筋触察による原因筋線維の再確認

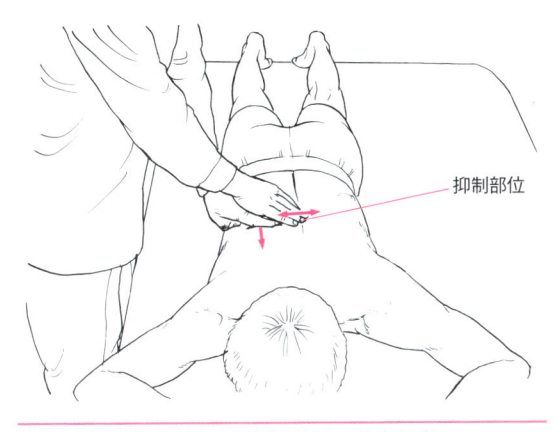

図8.175 ● 原因筋線維の静的治療

る．また，抑制部位では，触圧覚受容器をセラピストの手指と深部にある骨の間に挟み込み，骨の表面に直角に押さえつけることによって作用反作用の法則が最も効率的に働き触圧覚受容器が興奮し，症状を抑制できると推測される．再現症状が50％以下に改善しない場合には，症状を改善できる別の抑制部位を探す．しかし，反応が悪い症例で症状が50％以下に改善しない場合には，1回目は症状を改善できるだけ改善し，3〜4回の施行により徐々に症状を軽減していく．筆者が抑制部位を確定するときは，原因筋線維に近い方から遠い方へデルマトームを目安に探していくことが多い．MTAでは，❶〜❻の評価が重要であり，❻の評価で症状の軽減が認められない場合には，治療を行っても著明な効果はない．❻の評価によって症状の軽減が認められた場合のみ❼の治療へ

進む．

(2) 原因筋線維を最長筋線維と仮定して施行する演習方法

❶最長筋線維は，脊椎棘突起の約2〜3cm外側にあり，硬く盛り上がっている筋線維である．最長筋を両側の肩甲骨下角を結ぶ高さ（第7胸椎）付近から仙骨まで筋束の走行方向に対して直角に切るように矢印の方向へ刺激し，痛みが起こる筋線維を探し仮の原因筋線維とする（図8.173，図8.174）．

❷抑制部位と思われる部位を圧迫し，原因筋線維に❶と同じ痛み刺激を加え症状が改善しているかどうかを評価する．症状が改善していなかった場合は，別の部位に圧刺激を加えて同様の評価を行う．症状が改善していたら，原因筋線維と抑制部位に同時に触圧覚刺激を加え，抑制部位のみを矢印の方向へ10〜15秒刺激する（図8.175）．

第8章

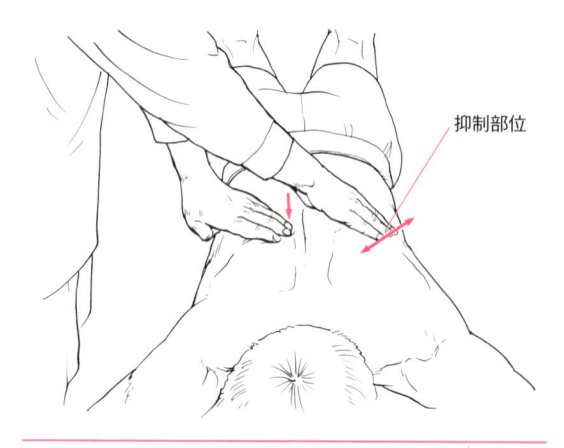

図8.176●別の抑制部位の確定と静的治療

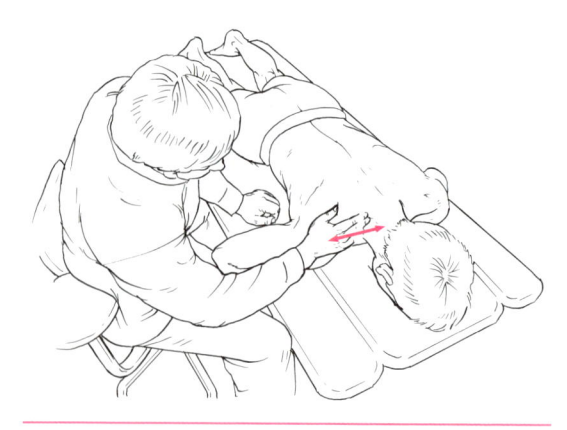

図8.177●原因筋線維の確認

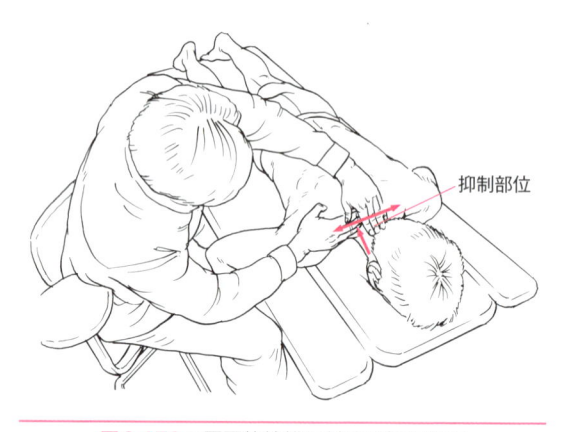

図8.178●原因筋線維に対する静的治療

❸原因筋線維の症状が，改善しているかどうかを評価する．
❹症状が改善していたら終了する．
❺もしも，❸で症状が十分に改善していなければ，別の抑制部位を探し，もう一度症状を改善させる（図8.176）．

(3) 原因筋線維を肩甲挙筋線維と仮定して施行する演習方法

❶肩甲挙筋は，肩甲骨上角から頸椎横突起後結節に付着しているので，起始部から停止部まで矢印の方向へ触察を行い，痛みが起こる筋線維を探し仮の原因筋線維とする（図8.177）．
❷抑制部位と思われる部位を圧迫し，原因筋線維に❶と同じ痛み刺激を加え症状が改善しているかどうかを評価する．症状が改善していなかった場合は，別の部位に圧刺激を加えて同様の評価を行う．症状が改善していない場合は，別の抑制部位を捜す．症状が改善していたら，原因筋線維と抑制部位を圧迫し，抑制部のみを矢印の方向へ10～15秒刺激する（図8.178）．
❸原因筋線維の症状が，改善しているかどうかを評価する．
❹❸で症状が十分に改善していなければ，別の抑制部位を探して，もう一度症状を改善させる．
❺症状が改善していたら終了する．

2) 安静時痛に対する動的施行法

安静時痛は，静止状態で生じる痛みであり痛みが起こる動作はない．そのため，評価は静的評価を行う．しかし，治療は，動的治療を施行する．阻害因子を改善することによって，筋の収縮・弛緩機能をより発揮できる状態とし，その後，原因筋線維の主動作と反対の動作を行わせることによって，問題の筋の機能を正常な状態に近づける．

❶原因筋線維を確認する評価：安静時痛に対する静的施行法で行う静的評価と同じである（静的評価）．

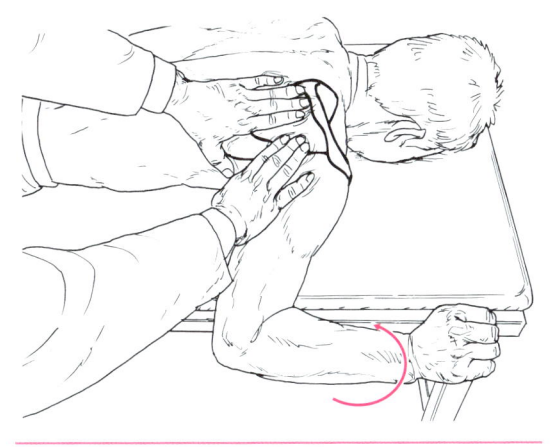

図8.179●原因筋線維の主動作による動的治療

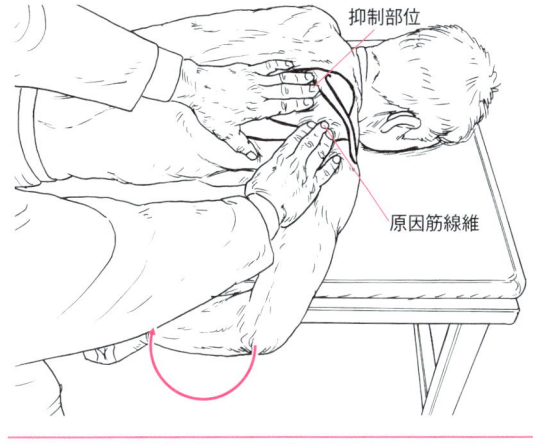

図8.180●原因筋線維の主動作の逆動作による動的治療

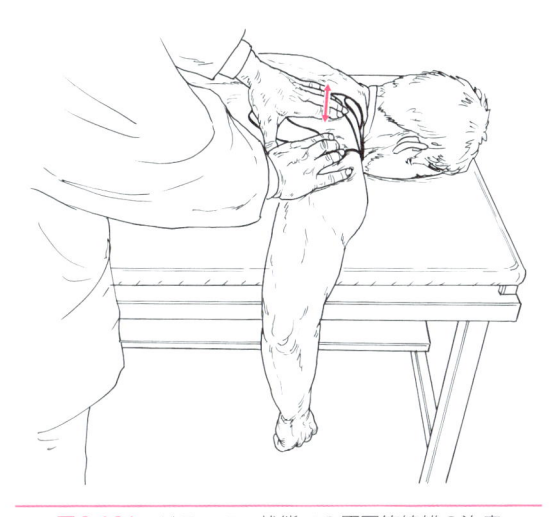

図8.181●リラックス状態での原因筋線維の治療

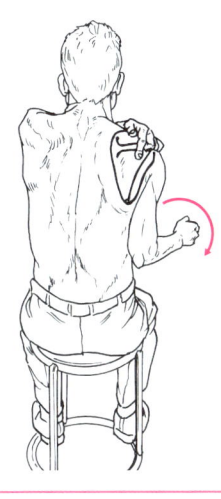

図8.182●再現痛が起こる動作による原因筋線維の確認

❷抑制部位を確認する評価：安静時痛に対する静的施行法で行う静的評価と同じである（静的評価）．

❸治療

原因筋線維と抑制部位に触圧覚刺激を加えながら，原因筋線維の主動作（図8.179）→反対の動作（図8.180）→元に戻して力を抜かせ，原因筋線維の深部を圧迫し，抑制部位に3回摩擦刺激を加え（図8.181），1セット（動的治療）とする．前記の治療を約10セット行う．

❹治療効果を確認する評価：安静時痛に対する静的施行法で行う静的評価と同じである（静的評価）．

3）運動時の収縮痛・短縮痛に対する動的施行法

本施行法は，痛みを起こしている筋（主動筋）が原因筋線維であるという推論をもとに評価を行う．痛みを起こしている筋（主動筋）への痛み刺激による評価で再現痛が出現し，抑制部位への圧刺激で改善できれば，原因筋線維は痛みを起こしている筋線維であるという推論が正しかったことを証明できる．

ここでは，運動時に収縮痛が起こる症例に対する動的施行法を紹介する．なお，症状を痛みと仮定し，評価方法と治療方法を紹介する．

■原因筋線維を確認する評価①：
痛みが起こる肢位で施行

❶痛みが起こる動作を患者に数回行わせ，痛みが起こる肢位を保持しながら，1本指で痛みの部位を指し示してもらう（図8.182）．

❷痛みが起こる肢位を保持しながら，患者が指し示した部位に施行者の母指あるいは，第2指〜第5指を当てる（図8.183）．

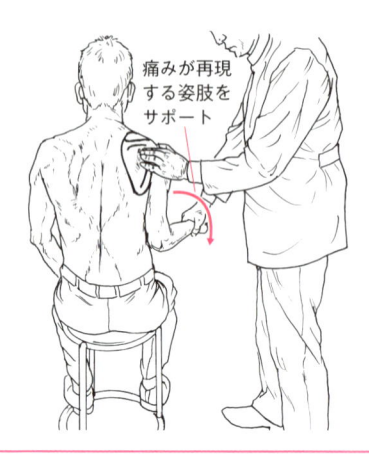

図8.183●再現痛が起こる姿勢での原因筋線維の静的評価①

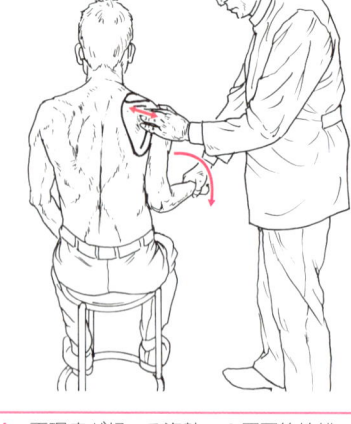

図8.184●再現痛が起こる姿勢での原因筋線維の静的評価②

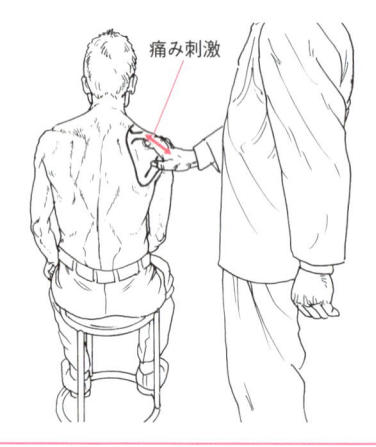

図8.185●リラックス状態で原因筋線維を捜す評価

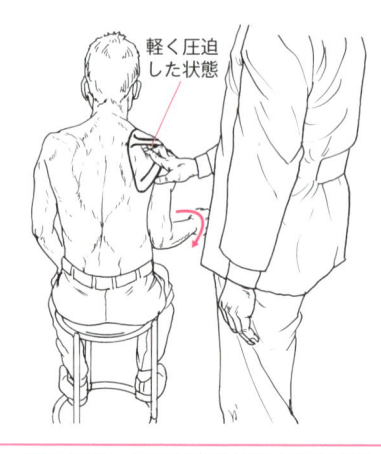

図8.186●原因筋線維を捜す動的評価

❸痛みが再現する肢位で（施行者がその肢位をサポートする）痛みを再現させながら，患者が指し示した筋線維および周囲の筋線維を，走行に対して直角方向に触察し痛みが起こる部位を探す（図8.184）．

❹患者が痛みを訴えたら，「この痛みは，治してほしい痛みと同じ痛みですか，違う痛みですか」と質問し，患者が「同じ痛みです」と答える部位を探す（図8.184）．

❺患者が「同じ痛みです」と答えたら，もう一度その筋線維に❹と同じ痛み刺激を加えながら，「この痛みと」と言い（図8.185），その直後に原因筋線維のみを痛みが起きないように軽く圧迫し，「痛みが起こる動きをしてください」と言って運動痛のみを起こさせ（図8.186），「この痛みは同じですか」と質問する．（動的評価）

❻患者が「同じ痛みです」と答えたら，その筋線維を原因筋線維とする．

■抑制部位を確定する評価①：
痛みが起こる肢位で施行

❼原因筋線維に❹と同じ痛み刺激を加え「この痛みを10として」と患者に言う．

❽その直後に，原因筋線維と同じレベルのデルマトームまたはデルマトームオーバーラップの部位に触圧覚刺激を加えながら，原因筋線維に❹と同じ痛み刺激を加え，「この痛みは，いくつ残っていますか」と質問する（図8.187）．再現痛が消失する部位（消失しない場合は5以下に改善）を探す（静的評価）．

＊抑制部位は，痛みが改善する部位であれば上記部位のどこでもよい．痛みが改善するまでいろいろな部位に触圧覚刺激を加えて評価を繰り

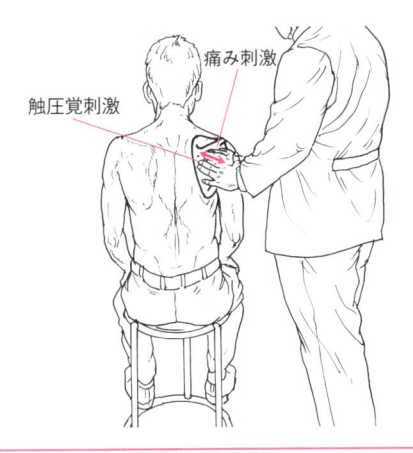

マイオチューニング・アプローチ● 243

図8.187●抑制部位を確定する静的評価

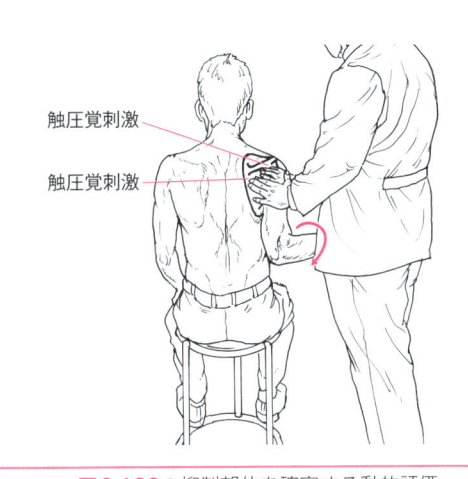

図8.188●抑制部位を確定する動的評価

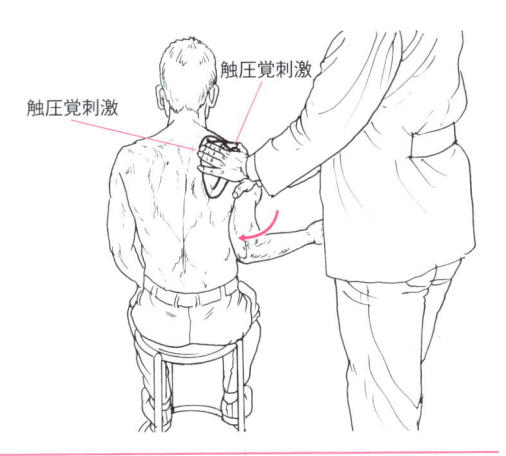

図8.189●症状が起こる動作による動的治療

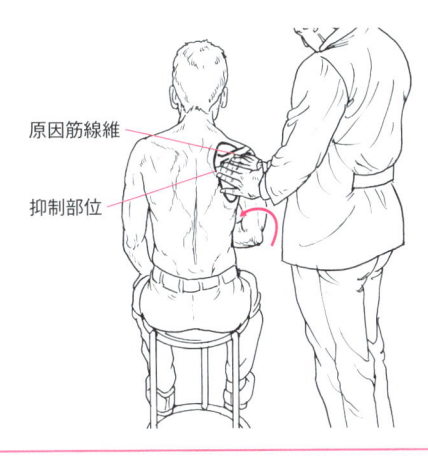

図8.190●症状が起こる動作の逆動作による動的治療

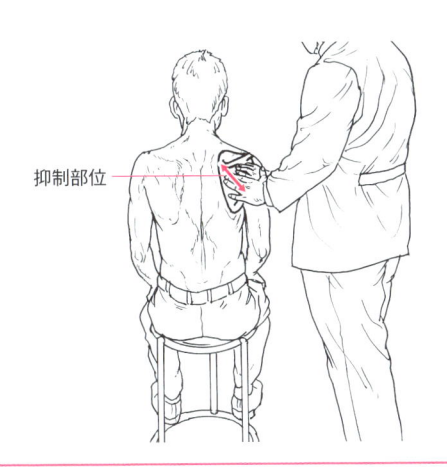

図8.191●リラックス状態での原因筋線維の治療

返す．
❾再現痛が改善したら，原因筋線維と抑制部位に圧刺激を加えた状態で痛みが出現する動きを行わせ（図8.188），「最初の痛みを10として，いくつ残っていますか」と質問する（動的評価）．
❿痛みが改善していたら，その部位を抑制部位とする．

■治療①：痛みが起こる肢位で施行
⓫原因筋線維と抑制部位に触圧覚刺激を加えながら，「痛い動きをしてください」（図8.189）→「反対の動きをしてください」（図8.190）→「元に戻って力を抜いてください」と言う→力が抜けたら，原因筋線維の深部を圧迫し，抑制部位のみに3回摩擦刺激を加え（図8.191）1セットとする．治療は，約10回行う（動的治療）．スポーツ障害では30～50回行う．

■治療効果を確認する評価1：
⓬治療が終了したら，抑制部位から手を離し原因筋線維に❹と同じ痛み刺激を加え（図8.192），「最初の痛みを10として，いくつ残っていますか」

第8章

図8.192●治療効果を確認する静的評価

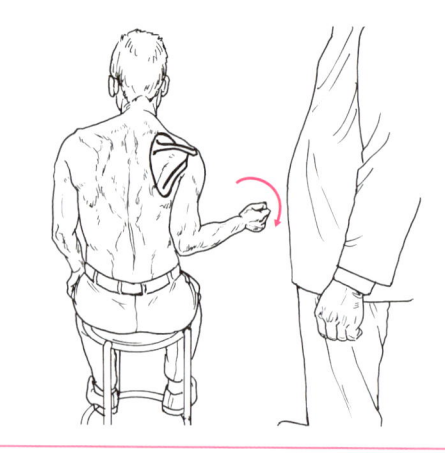

図8.193●治療効果を確認する動的評価

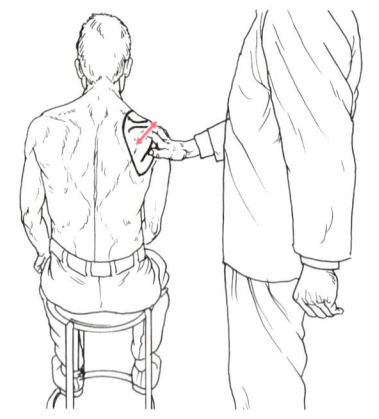

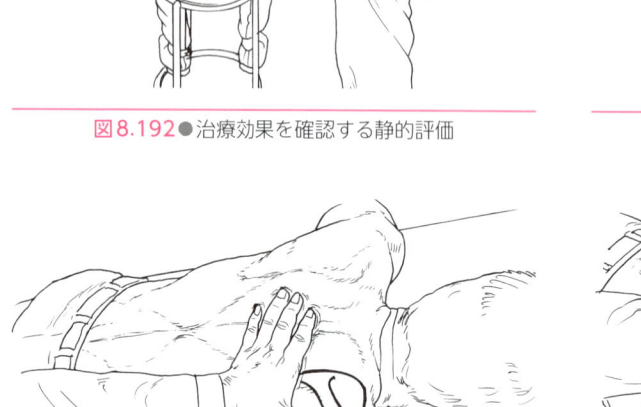

図8.194●原因筋線維を確認する静的評価

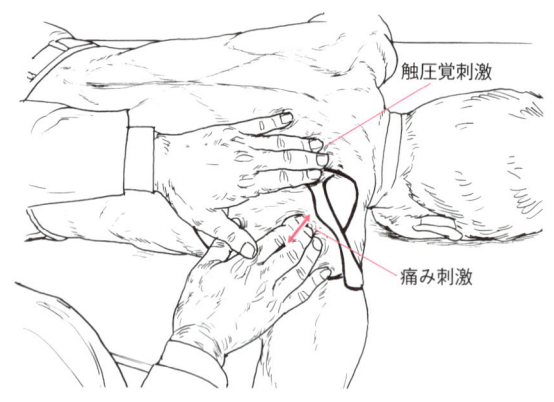

図8.195●抑制部位を確定する静的評価

と質問する（治療効果を確認する静的評価）．
⓭触察による痛みが改善していたら，「痛い動きをしてください」と言い，痛みが起こる動きを行わせ症状の改善状態を確認する（図8.193）（治療効果を確認する動的評価）．
⓮原因筋線維は複数あるので，すべての原因筋線維に対して同様の評価と治療を行う．

この時点では，運動時痛は消失し，患者が自分の再現症状を認識できるようになっているため，触察による静的評価のみで再現症状を容易に確認できる．

症状が改善したら，臥位になり次の評価と治療を施行する．

■原因筋線維を確認する評価②：臥位で施行
❶臥位になり，治療①で改善した原因筋線維を触察し，再現痛が起こる筋線維を探す（図8.194）．
❷患者が，筋触察で痛みを訴えたら，「この痛みは，治してほしい痛みと同じですか，違う痛みですか」と質問し，患者が「同じ痛みです」と答える部位を探す（静的評価）．

■抑制部位を確定する評価②：臥位で施行
❸患者が「同じ痛みです」と答えたら，もう一度❷の部位に痛み刺激を加え，「この痛みを10として」と言い，その直後，痛みが起きない程度の強さに圧を弱める．
❹原因筋線維と同じレベルのデルマトームまたは，デルマトームオーバーラップの部位に触圧覚刺激を加え，❷で刺激した筋線維にもう一度痛み刺激を加え「この痛みはいくつですか」と質問する（図8.195）．再現痛が改善（理想的には消失）する部位を探し，その部位を抑制部位とする（静的評価）．

■治療②：臥位で施行
❺原因筋線維と抑制部位に触圧覚刺激を加えながら，抑制部位のみに約15秒間，触圧覚刺激を加

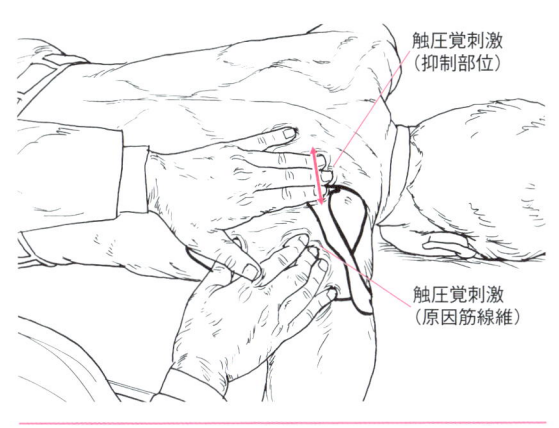

マイオチューニング・アプローチ● 245

図8.196●静的治療

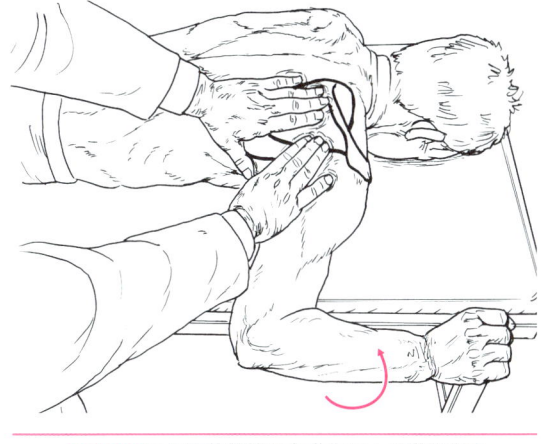

図8.197●原因筋線維の主動作による動的治療

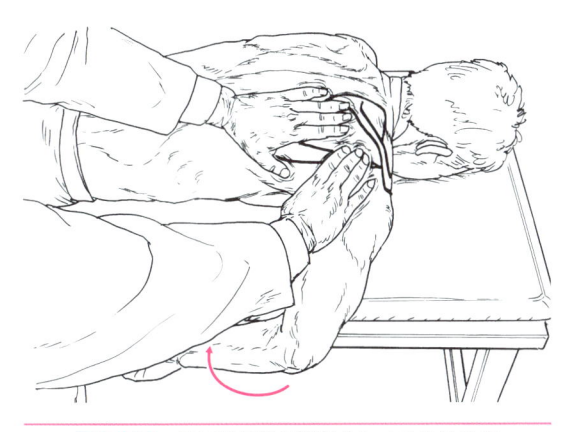

図8.198●原因筋線維の逆動作による動的治療

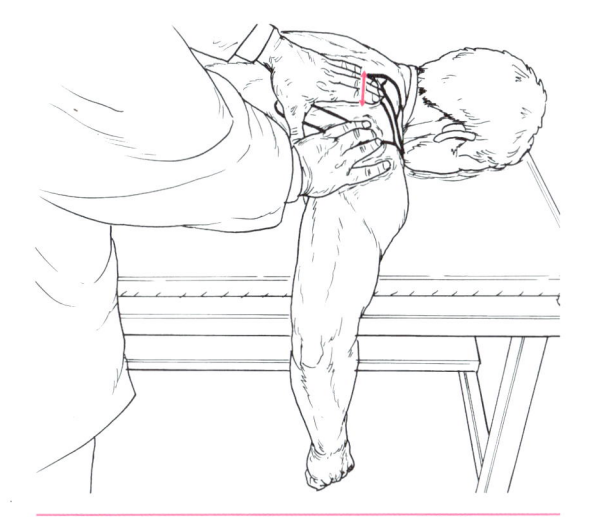

図8.199●リラックス状態での原因筋線維の治療

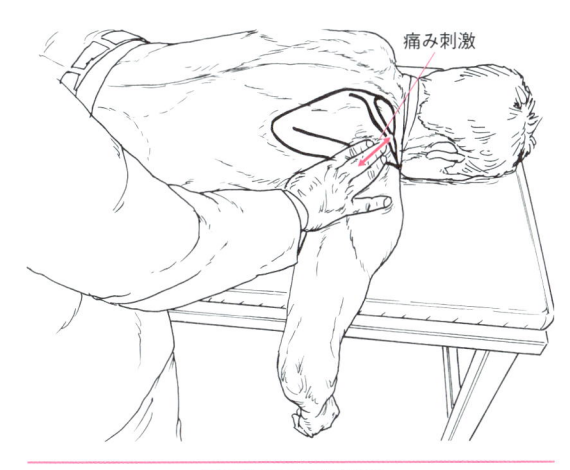

図8.200●静的評価

える（静的治療）（図8.196）．
❻原因筋線維と抑制部位に触圧覚刺激を加えながら，「痛い動きをしてください」（図8.197）→「反対の動きをしてください」（図8.198）→「元に戻って力を抜いてください」と言う．力が抜けたら，原因筋線維の深部を圧迫し，抑制部位のみに3回摩擦刺激を加え（図8.199）1セットとする（動的治療）．治療は，約10セット行う．
＊スポーツ障害では，30〜50セット行う．

■治療効果を確認する評価②：臥位で施行
❼抑制部位から手を離し，原因筋線維に❷と同じ痛み刺激を加え（図8.200），「最初の痛みを10として，この痛みはいくつ残っていますか」と質問し，痛みの改善状態を確認する．
❽痛みが改善していたら，原因筋および周囲の筋を触察し，出現したすべての再現痛を❶〜❼の方法で改善する．
❾痛みが起こる動き（動的評価）を行わせ，運動時

第8章

2. MTAストレッチング

MTAストレッチングは，主に基本手技で再現症状を改善した状態を維持しながら施行する．基本手技の動的施行法において，最終可動域で原因筋線維を意識的にセルフストレッチングさせる場合がMTAストレッチングである．つまり，広義には，MTAストレッチングは基本手技のなかの動的施行法であるといえる．

本施行法は，筋のスライディングセオリーを阻害する因子を改善した状態で行うため，筋の収縮と弛緩の機能がより向上し，相反神経支配がより正常に近い状態で作用するようになり，原因筋が活性化すると推測される．また，抑制部位を原因筋線維の拮抗筋上層部とすることができれば，拮抗筋の緊張が低下することによって相反神経支配がさらに効率的に作用し，治療効果をより向上できる可能性がある．

短縮痛および収縮痛では，まず基本手技で痛みを抑制しながら，原因筋線維を収縮させる方向に関節を動かし収縮痛を改善する．その後，拮抗筋を収縮させ原因筋線維をストレッチングする方向に関節を動かし原因筋線維のセルフストレッチングを行わせる．セルフストレッチングにより施行する理由は，原因筋線維の拮抗筋を収縮させることによって相反神経支配が作用し，原因筋線維の緊張がさらに低下しストレッチングの効果が向上する可能性があるためである．

以下に，基本手技の動的施行法に続いて施行するMTAストレッチングの施行法を述べる．

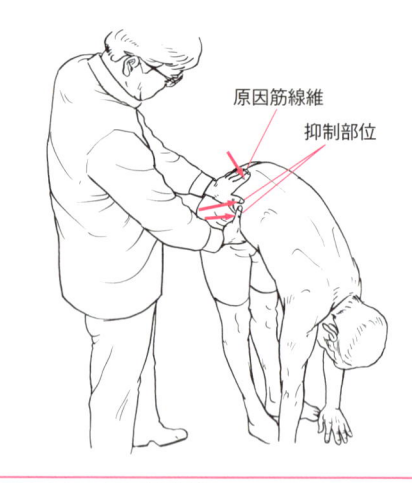

図8.201●原因筋線維のセルフストレッチング

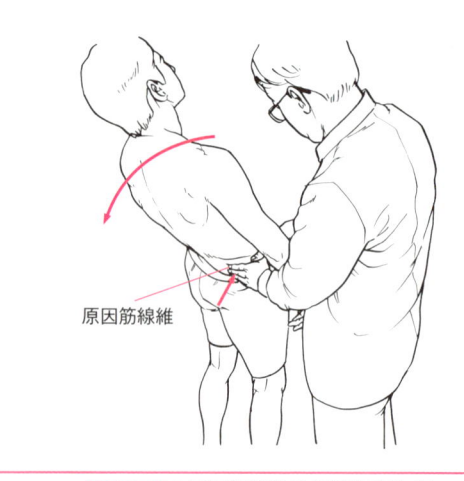

図8.202●原因筋線維の収縮痛の治療

1) 体幹伸展で背筋に症状が起こる場合のMTAストレッチング

❶原因筋線維と抑制部位を確定し，体幹伸展の収縮痛に対する動的治療を約10回行う．
❷痛みが改善していたら，原因筋線維と抑制部位に触圧覚刺激を加えた状態で息を吐かせながら，体幹を屈曲させ背筋を軽くセルフストレッチングさせる（図8.201）．
❸息を吸わせながら体幹を基に戻した後，さらに息を吐かせながら体幹を屈曲させ，背筋を約10秒間本格的にセルフストレッチングさせる（図8.201）．
❹息を吸わせながら体幹を基に戻した後，さらに息を吐かせながら体幹を軽く伸展させ数秒保持させる（図8.202）．
❺体幹を基に戻し息を吸わせた後，息を吐かせながら，もう一度体幹を十分に伸展させ数秒間保持させる（図8.202）．
❻❷〜❺を約10回繰り返す．

■治療効果を確認する評価
❼抑制部位から手を離し，原因筋線維に痛み刺激を加え，症状の改善状態を確認する（静的評価）．
❽原因筋線維と抑制部位から手を放し，体幹を伸展させ症状の改善状態を確認する（動的評価）．
❾症状が改善していたら，体幹を屈曲させ可動域の改善状態を確認する．

2) 頸部伸展で頸部伸筋に症状が起きる場合の MTAストレッチング

❶原因筋線維と抑制部位を確定し，頸部伸展の収縮痛に対する動的治療を約10回行う．

❷痛みが改善したら，原因筋線維と抑制部位に触圧覚刺激を加えた状態で息を吐かせながら，頸部を屈曲させ頸部伸筋を軽くセルフストレッチングさせる（図8.203）．

❸息を吸わせながら頸部を元に戻した後，さらに息を吐かせながら頸部を屈曲させ，頸部伸筋を約10秒間本格的にセルフストレッチングさせる（図8.203）．

❹息を吸わせながら頸部を元に戻した後，さらに息を吐かせながら頸部を軽く伸展させ数秒保持させる（図8.204）．

❺頸部を元に戻し息を吸わせた後，息を吐かせながら，もう一度頸部を十分に伸展させ数秒間保持させる（図8.204）．

❻❷～❺を約10回繰り返す．

■治療効果を確認する評価

❼抑制部位から手を放し，原因筋線維に痛み刺激を加え，症状の改善状態を確認する（静的評価）．

❽原因筋線維と抑制部位から手を離し，頸部を伸展させ，症状の改善状態を確認する（動的評価）．

❾症状が改善していたら，頸部を屈曲させ可動域の改善状態を確認する．

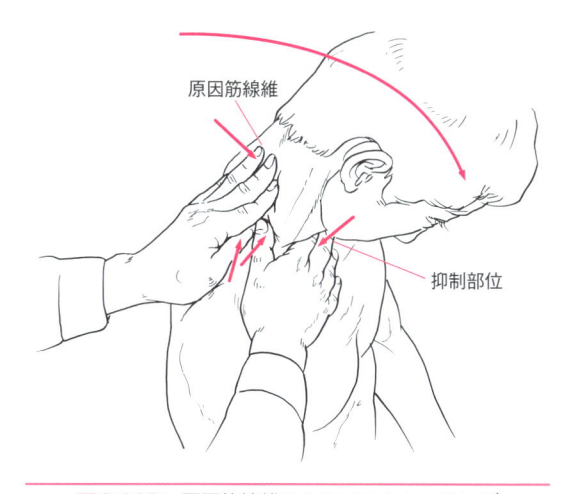

図8.203●原因筋線維のセルフストレッチング

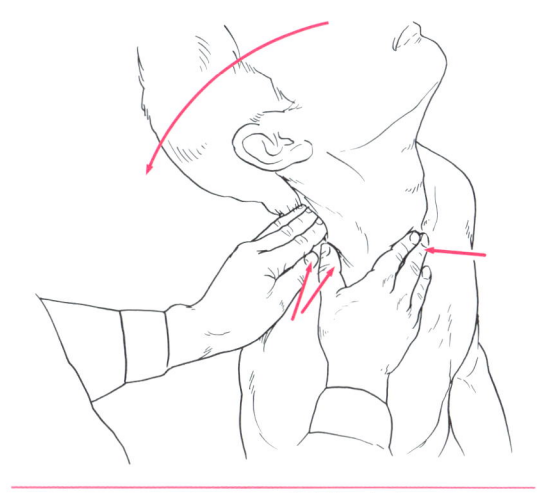

図8.204●原因筋線維の収縮

3. 触圧覚刺激と痛覚刺激により施行する手技

本手技は，基本手技およびMTAストレッチングで症状が改善しない場合に施行する．

原因筋線維には触圧覚刺激，抑制部位には気持が良い程度の痛覚刺激を加えて施行する．抑制部位は，症状を改善できる部位であればどこでもよい．施行手順は，基本手技と同様である．

4. 原因筋線維への痛覚刺激によって施行する手技

原因筋線維のみに痛覚刺激を加えて施行する．

基本的には，抑制部位を用いての疼痛抑制は行わない．しかし，原因筋線維に痛み刺激をより強く加える場合は，抑制部位により痛みをある程度軽減しながら施行する．

5. 末梢・中枢神経麻痺による運動機能障害に施行する手技

ここでは，脳血管障害後遺症による痛み，シビレおよび運動麻痺に対する基本的な手技を紹介する．

本手技は，主に以下の2つの方法で行う．

1) 評価では，随意運動を活性化させたい筋（以下主動筋）を起始部から停止部まで刺激し，痛み，違和感，シビレなどの症状を探す．痛み，シビレあるいは違和感などの症状を生じる筋線維を，原因筋線維とする．治療では，確定した原因筋線維の症状を基本手技で改善した状態で動的施行法を行い，筋を活性化させる．

2) 1) の手技を行った後，主動筋の固有受容器

を，起始部から停止部まで強く刺激しながらその筋の主動作を行わせ，動きが最も活性化する部位を探す．その後，前記部位の固有受容器を刺激しながら主動作を行わせる．弛緩性麻痺では，1回目の治療では随意運動が出現せず，数回の治療後に出現する症例が多い．

この手技では，主動筋を手指で骨表面に直角に圧迫し，筋束に対して直交する方向に切るように刺激しながら目的の動作を行わせる．

上記2つの手技では，①誘発された動きを視覚や知覚（位置覚，運動覚など）によって患者に認識させるフィードバックトレーニング，②筋に力を入れるタイミングに合わせた声かけ（聴覚刺激），③麻痺筋を刺激しながら，誘発したい動きと同じ動きを健側でも行わせる（視覚刺激），などにより随意運動を最大限に活性化させることが重要である．施行回数は，動的施行法で約10回を3セット行う．また，持久力練習として30〜50回施行する．

前記の方法で筋の随意運動を活性化させた後，その筋を可能な限り収縮させた状態（前脛骨筋であれば足関節を最大背屈させる）で，抵抗運動による等尺性収縮および遠心性収縮を行わせ筋の収縮機能をさらに向上させる．もしも，動きを活性化させたい筋に痙性がある場合は，まず，基本手技の動的施行法およびMTAストレッチングで拮抗筋の動きを活性化させる．その後，主動筋の動きを同様の手技で活性化させる．最後に，主動筋と拮抗筋を同様の手技で活性化させながら，交互に収縮させる（腸腰筋と大殿筋であれば股関節の最大限の屈伸運動）．動きを活性化させたい筋の拮抗筋に痙性がある場合は，動きを効率的に誘発させるために可能な限り拮抗筋に触圧覚刺激を加え，筋緊張を低下させながら施行する．主動筋の拮抗筋に痛みなどの症状がある場合はその症状を基本手技で改善し，その後，施行する方が効果的である．

以下に，治療手技の具体的な方法を前脛骨筋を用いて紹介する．

1）前脛骨筋に対する基本手技の動的施行法による治療

❶前脛骨筋を起始部から停止部（逆でもよい）まで触察し，症状が起こる部位（原因筋線維）を確定する（図8.205）．

❷抑制部位を確定する（図8.206）．可能であれば，

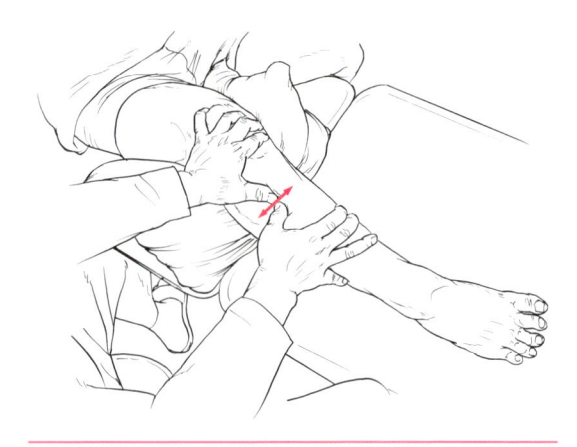

図8.205●原因筋線維の確認

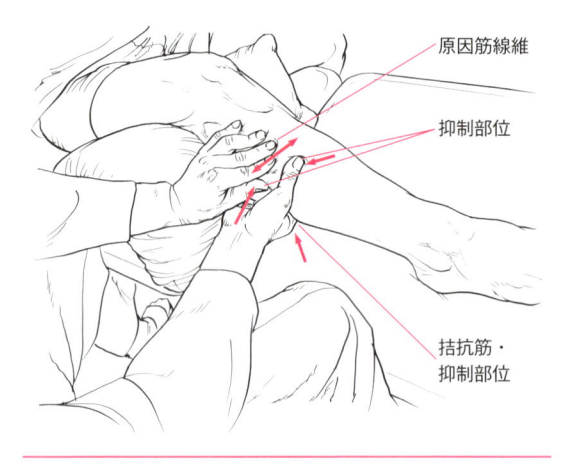

図8.206●抑制部位の確定

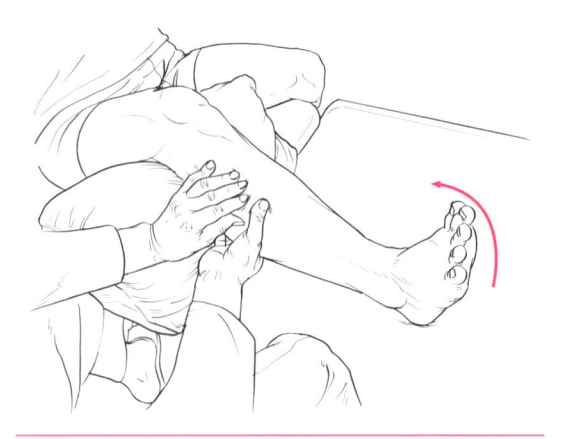

図8.207●動的施行法による足関節背屈筋の活性化

拮抗筋にも触圧覚刺激を加えて探す．

❸原因筋線維と抑制部位を圧迫した状態で，動的施行法により足関節を背屈させる（図8.207）．この時，前記の視覚，知覚，声かけ（聴覚刺激）および

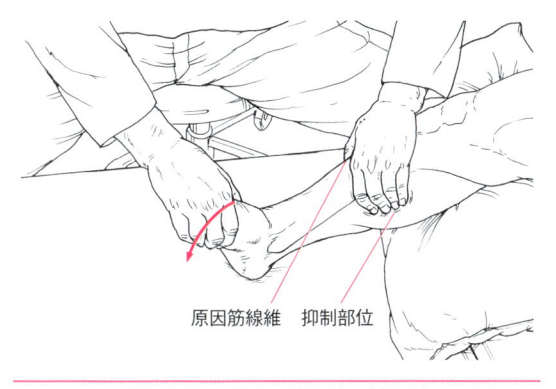

マイオチューニング・アプローチ● 249

図8.208●前脛骨筋の等尺性収縮

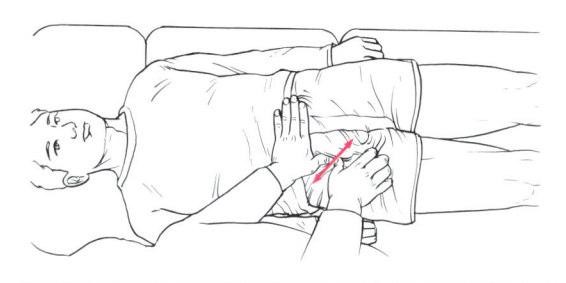

図8.209●原因筋線維の確認

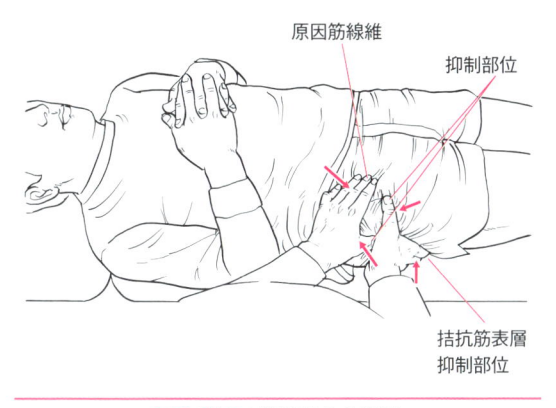

図8.210●抑制部位の確定

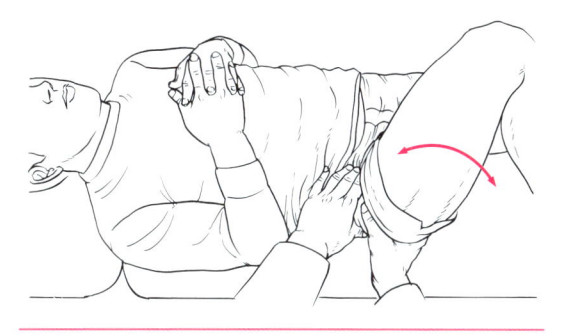

図8.211●動的施行法による股関節屈曲↔伸展

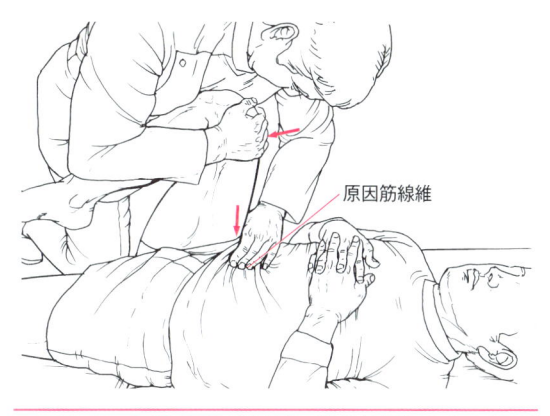

図8.212●腸腰筋の等尺性収縮

健側での模倣運動により，随意運動を最大限に活性化させることが重要である．

❹ ❸の状態で，足関節底背屈の随意運動を約10回行わせる．前記の随意運動を3セット施行する．

❺ 最後に足関節を可能な限り背屈させ，原因筋線維（可能なら抑制部位にも）に圧刺激を加えながら抵抗運動による等尺性収縮および遠心性収縮を行わせる（図8.208）．

❻ 少し休息した後，前脛骨筋の固有受容器を起始部から停止部まで刺激していき，前脛骨筋が最も活性化する部位を探す．

❼ 前脛骨筋が最も活性化する部位を刺激しながら，足関節背屈を30〜50回行わせる．

2）腸腰筋に対する基本手技の動的施行法による治療手技（背臥位あるいは側臥位）

❶ 腸腰筋を可能な限り起始部から停止部まで触察し，症状が起こる部位（原因筋線維）を確定する（図8.209）．

❷ 抑制部位を確定する（図8.210）．可能であれば，拮抗筋にも触圧覚刺激を加えて探す．

❸ 原因筋線維と抑制部位を圧迫した状態で，動的施行法により股関節を屈曲させる（図8.211）．この時，1）の❸と同様に視覚，知覚，聴覚刺激および健側での模倣運動により，随意運動を最大限に活性化させることが重要である．

❹ ❸の状態で，股関節屈伸の随意運動を約10回行わせる（図8.211）．前記の動きを3セット施行する．

❺ 最後に股関節を可能な限り屈曲させ，原因筋線維（可能なら抑制部位にも）に圧刺激を加えながら抵抗運動による等尺性収縮および遠心性収縮を行わせる（図8.212）．

代表的な治療手技を用いて施行する ROM改善，ADL練習，筋力強化

ここでは，ROM改善，ADL練習，筋力強化，腰痛および腰椎椎間板ヘルニアを例に挙げ，基本的な治療法を紹介する．

1）ROM制限に対する施行法

侵害受容性疼痛，筋緊張などが原因で起こるROM制限は，基本手技によって改善できる可能性が高い．安静時痛が原因で発生するROM制限は，触察で再現症状を基に原因筋線維を確定し，抑制部位で痛みを軽減することによって改善できる．筋の収縮時痛が原因で発生するROM制限は，痛みを起こしている筋線維の中にある原因筋線維と抑制部位を評価で確定し，動的施行法によって改善する．それらに関しては，前述の基本手技およびMTAストレッチングの説明を参照していただきたい．

ここでは，膝関節屈曲時の伸張痛（膝関節屈曲時に起こる大腿四頭筋の痛み）が原因で起こるROM制限および，自動運動で症状を訴えない症例に対するROM改善の方法を紹介する．

（1）膝関節屈曲のROM練習時に大腿四頭筋に伸張痛が起こり，ROMが制限される場合の施行法

伸張痛によるROM制限では，まず，主動筋を原因筋線維と推測し評価を行う．患者は大腿四頭筋に痛みを訴えるが，まず，主動筋である屈筋群を評価し，適用があれば治療を行う．治療後にも，大腿四頭筋に伸張痛が残存している場合は，大腿四頭筋の再現症状を探し，抑制部位で症状を改善しながらROM練習を施行する．

腹臥位で施行する場合は，膝関節屈曲時に下腿の重さによって主動筋，拮抗筋にストレスが加わり，痛みに対する防御収縮が起こることが多い．そのような症例では，下肢に対する重力の影響を除去した状態（端座位，側臥位）で実施する方がよい．

腹臥位で行う具体的な施行法を以下に述べる．

❶膝関節屈筋の起始部から停止部まで触圧覚刺激を加え，痛みおよびROMが最も改善する部位を探す（図8.213）．

❷❶の部位が確定したら，その部位に触圧覚刺激を加えながら大腿四頭筋を起始部から停止部まで圧迫し最も症状が改善する部位を探す（図8.214）．

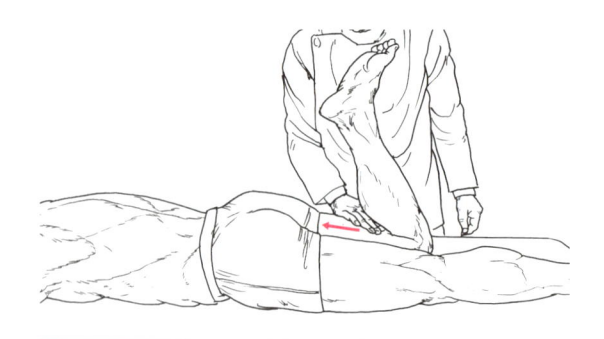

図8.213●主動筋の中にある原因筋線維を確認する評価

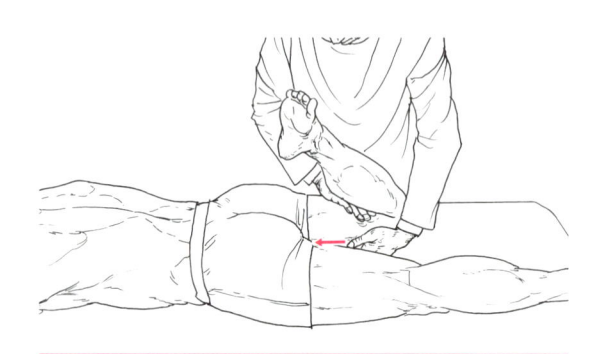

図8.214●拮抗筋に圧刺激を加えて施行する評価

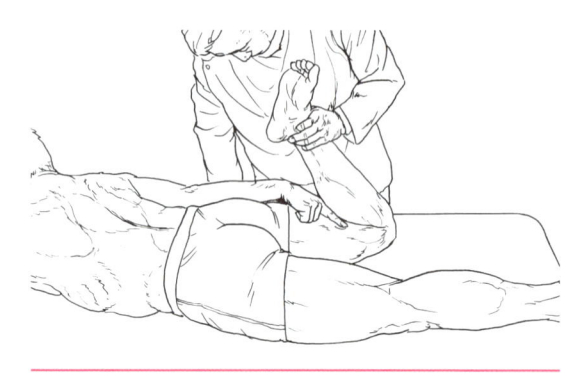

図8.215●対象者による原因筋線維の確認

❸❶と❷の2カ所に触圧覚刺激を加えながら，自動運動で膝関節屈曲練習を行い，可能な限りROMを改善する．必要であれば，軽度介助にて実施する．

❹その後，膝関節を他動的に屈曲させ患者の訴えを基に屈曲による詰まる感じ，硬い感じ，痛みなどが発生する部位を探す（図8.215）．

❺❹の症状を改善できる抑制部位を探す．

❻原因筋線維と抑制部位に圧刺激を加えながら動的施行法でROM練習を行う．必要であれば，軽度介助にて実施する（図8.216）．

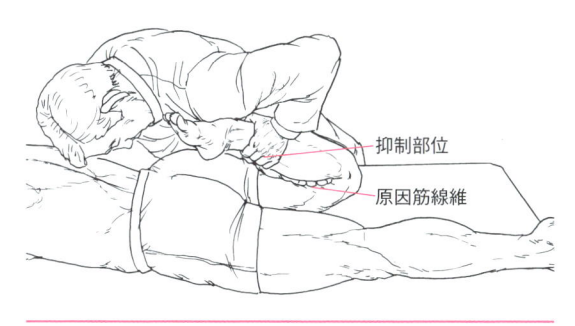

マイオチューニング・アプローチ● 251

図8.216●動的治療

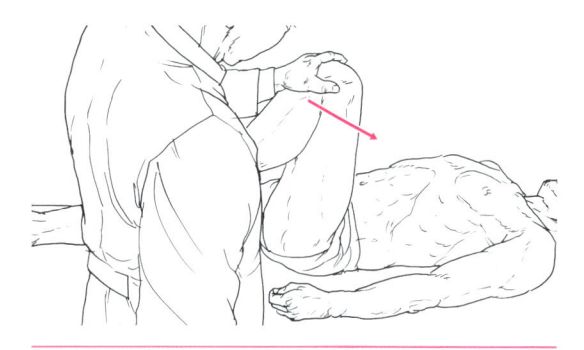

図8.217●主動筋の圧刺激を増加させて施行する評価

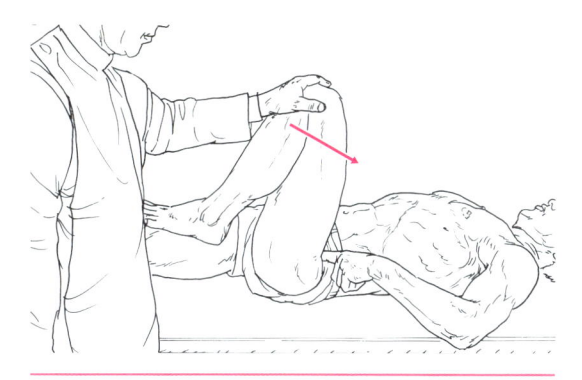

figure 図8.218●対象者による原因筋線維の確認

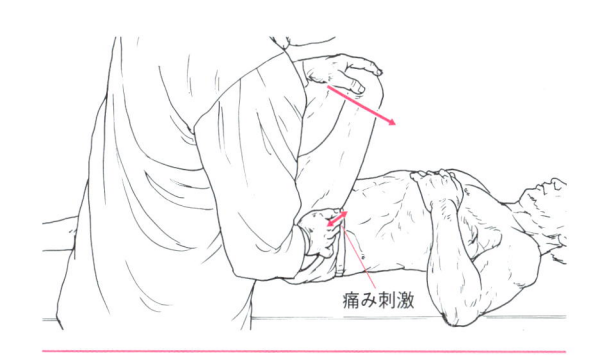

図8.219●原因筋線維を確認する評価

❼膝関節屈曲のROMが拡大した後,別の部位に屈曲による症状が出現したら,その痛みの原因筋線維を探し動的施行法で改善する.

(2) 自動運動で痛みなどの症状はないがROMが制限されている症例で,ROMを他動的増加させストレスを加えることによって,主動筋に症状が発生する症例に対する施行法

(股関節屈曲で股関節屈筋に症状が出現する症例であると仮定して説明する)

本手技は,自動運動では症状を訴えないが,ROM制限や運動機能低下を生じている症例で,ROMおよび運動機能を改善する目的で行う施行法である.評価で施行者がROMを他動的に増加させることによって,主動筋に詰まる感じ,硬い感じ,違和感および軽い痛みなどの症状が出現すれば,適用があると判断し本施行法を実施する.

症状が改善した後,ROM制限が残存していれば,原因筋やその他の軟部組織の拘縮,短縮あるいは癒着などが,ROM制限の原因になっていると考える.その場合は,他の治療法も取り入れて治療することが必要である.

以下に具体的な施行法を述べる.

❶股関節屈曲のROM,筋力などを評価する.
❷股関節屈曲のROMを他動的に増加させ,股関節屈筋に詰まる感じ,硬い感じ,違和感および軽い痛みなどの症状が発生するがどうかを評価する(図8.217).
❸❷の状態で症状が起きている部位を,一本指で患者に指し示させる(図8.218).
❹患者が指し示した筋およびその周囲の筋を矢印のように刺激し,再現症状が起こる筋を探す(図8.219).
患者が「同じ症状です」と答えたら,その部位を原因筋線維とする.
❺デルマトームおよびデルマトームオーバーラップの部位に触圧覚刺激を加えながら,原因筋線維を刺激し,症状が改善する抑制部位を探す(図8.220).
❻原因筋線維と抑制部位に触圧覚刺激を加えながら,改善させたい動作(図8.221)→反対の動作(図8.222)→元に戻って力を抜かせ,力が抜けたら原因筋線維の深部を圧迫し,抑制部位に3回摩擦刺激を加え1セットとする(動的治療).治療

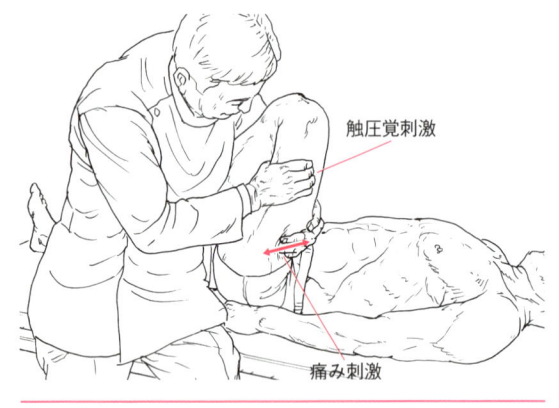

図8.220 ● 抑制部位を確定する評価

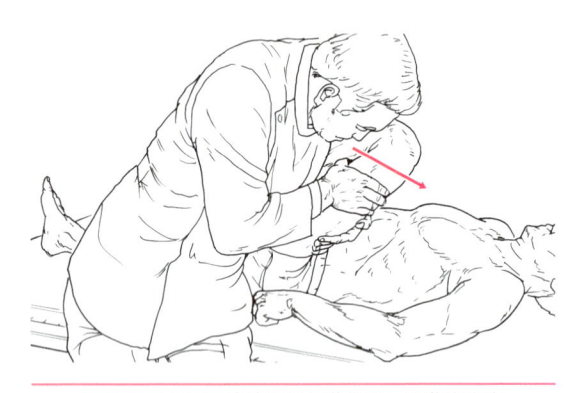

図8.221 ● 原因筋線維の主動作による動的治療

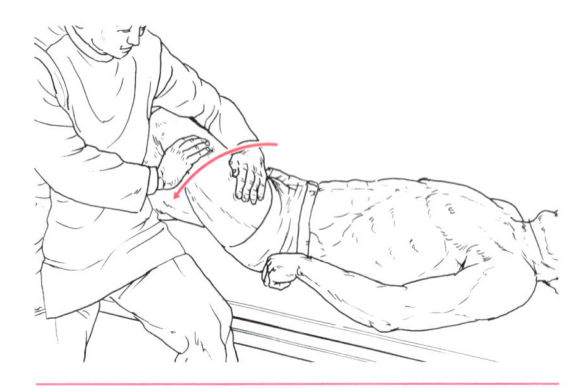

図8.222 ● 原因筋線維の逆動作による動的治療

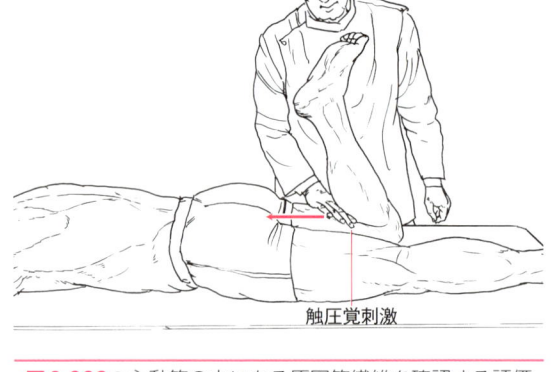

図8.223 ● 主動筋の中にある原因筋繊維を確認する評価

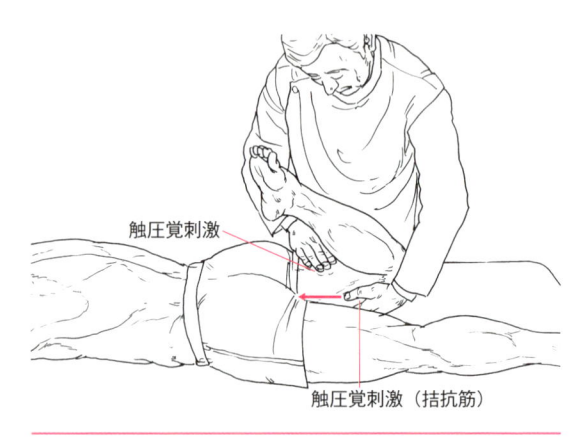

図8.224 ● 拮抗筋に圧刺激を加えて施行する評価

は，約10セット行う．
＊必要であれば，自動介助運動で行う．
＊スポーツ障害や持久力を向上させたい場合は，30～50セット行う．
❼ ❶で評価した運動機能を再評価する．

(3) 自動運動で痛みなどの症状はないがROMが制限されている症例で，ROMを増加させ他動的にストレスを加えても，症状が発生しない症例に対する施行法

(膝関節屈曲のROM，筋を活性化させる目的で施行する症例について説明する)

本手技は，評価でROMを他動的に増加させても，主動筋に詰まる感じ，硬い感じ，違和感および軽い痛みなどの症状が出現しない場合に適用があると判断し本法を施行する．

以下に具体的な施行法を述べる．
❶ 膝関節屈曲のROMおよび筋力を評価する．
❷ 膝関節屈曲の主動筋に起始部から停止部まで圧刺激を加えて行き，ROMや目的の動作が最も改善する部位を探す（図8.223）．
　＊もしも，症状が改善しなかった場合は，MTAの適用はないと考える．
❸ ❷で最も機能が改善した部位に触圧覚刺激を加えながら，拮抗筋の起始部から停止部まで圧刺激

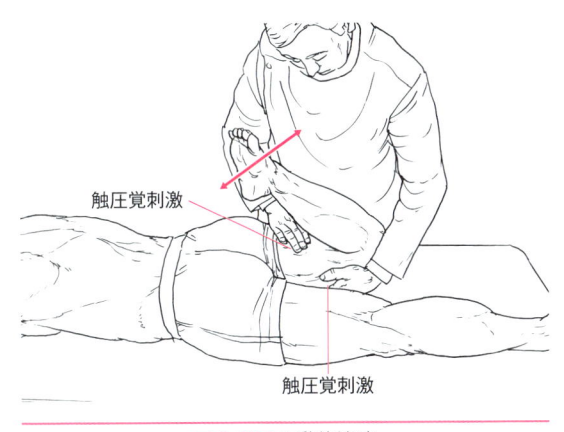

マイオチューニング・アプローチ● 253

図8.225 ● 動的治療

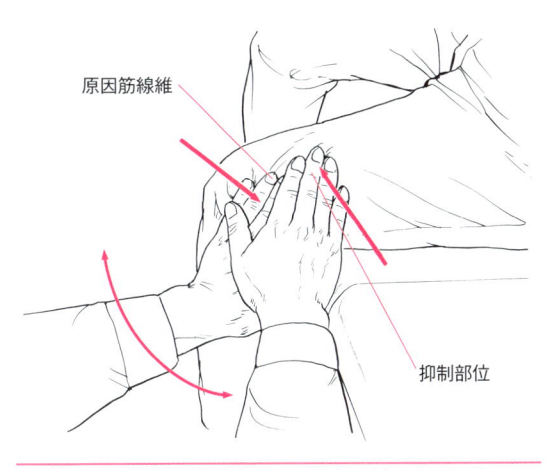

図8.226 ● 運動時痛を探し基本手技による治療

を加えて行き，目的の動作がさらに改善する部位を探す（図8.224）．

❹評価で探した2カ所に圧刺激を加えながら，改善させたい動作を約10回行わせる（図8.225）．
　＊持久力を向上させたい場合は，30〜50回行う．

❺❶で評価した運動機能を再評価する．

2）痛みにより筋力強化練習が難渋している場合の施行法

痛みのために筋力強化練習を十分に行えない場合には，MTAで運動時の再現痛を改善した状態で行うことにより，訓練を効率的かつ効果的に施行できる．股関節や膝関節の変形性関節症においても，二次的に起きている侵害受容性疼痛を改善することにより，筋力強化訓練の効果を顕著に向上できる．

❶再現痛を基に運動時痛が出現する原因筋線維を筋触察ですべて探し，基本手技の動的施行法で改善する（図8.226）．

❷通常と同様の筋力強化練習を行う．痛みが残存している場合には，原因筋線維，抑制部位および拮抗筋に触圧覚刺激を加え再現痛を改善し，筋力強化練習を行う（図8.227，図8.228）．

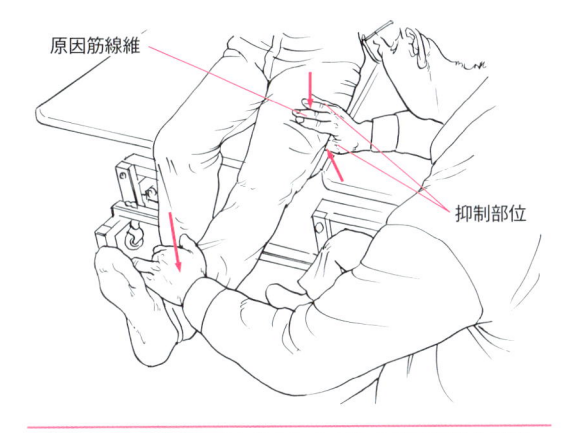

図8.227 ● 運動時痛を治療しながらの徒手筋力強化練習

3）痛みのためにADL練習を行えない症例に対する施行法

痛みが起こるADL動作を行わせ再現症状を基に，原因筋線維を探す．基本手技の動的施行法を用いて痛みにより施行不能なADL動作を数回行わせる．可能な限り，原因筋線維の拮抗筋に対しても触圧覚刺激を加えて施行する．再現症状を改善できていればADL

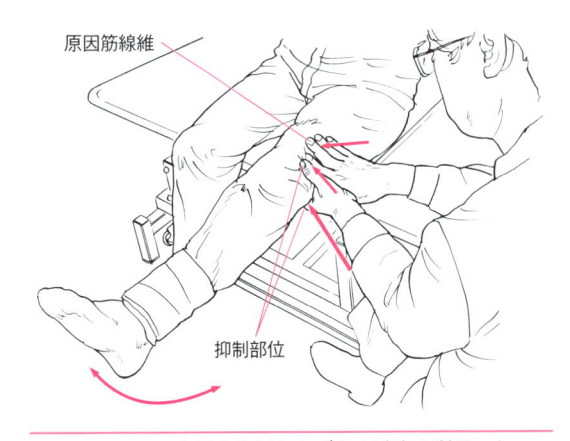

図8.228 ● 症状を抑制しながらの砂嚢を利用した筋力強化練習

動作が即時的に可能となる．その後，残存している原因筋線維を筋触察で探し，基本手技の静的施行法で改善し，本格的なADLエクササイズを施行する．

(1) 痛みのために寝返り動作練習が難渋している場合の施行法

寝返り動作を行わせ，再現症状を基に原因筋線維を探し，基本手技により再現症状を改善した状態で寝返り練習を数回行わせる．その後，残存している原因筋線維を腹臥位で探し，基本手技の静的・動的施行法で改善した後，本格的な寝返り練習を施行する．原因筋線維を確定でき，痛みの抑制が十分であれば，即時的に寝返りが可能となる．具体的な治療手順を以下に述べる．

❶寝返り動作を行わせ，再現症状を基に原因筋線維を確定する（図8.229，図8.230）．
❷基本手技により再現症状を改善した状態で，動的施行法を用いて寝返り練習を数回行わせる（図8.231〜図8.233）．
❸筋触察により再現痛を発生する原因筋線維をすべて探し，基本手技の静的・動的施行法で改善する．
❹本格的な寝返り練習を施行する．

(2) 痛みのために結帯動作訓練が難渋している場合の施行法

❶結帯動作を行わせ，再現症状を基に原因筋線維を確認する（図8.234）．
❷基本手技により再現症状を改善した状態で，基本手技の動的施行法を用いて結帯動作練習を数回行わせ（図8.235，図8.236），最後にMTAストレッチングを行う．
❸筋触察により再現痛を発生する原因筋線維をすべて探し，基本手技の静的・動的施行法で改善する．
❹本格的な結帯動作練習を施行する．

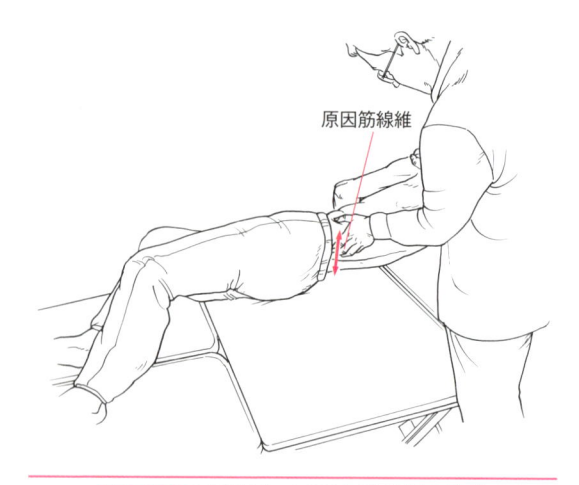

図8.230●筋触察による原因筋線維の確認

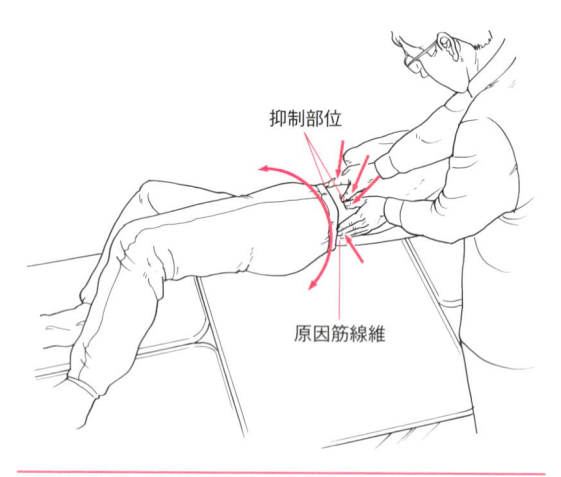

図8.231●抑制部位の確定と基本手技による治療

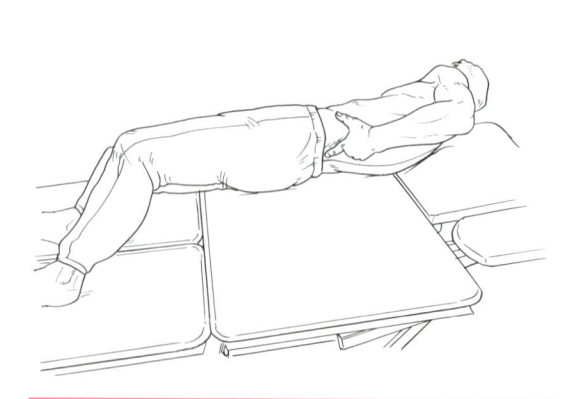

図8.229●再現痛が起こる動作による原因筋線維の確認

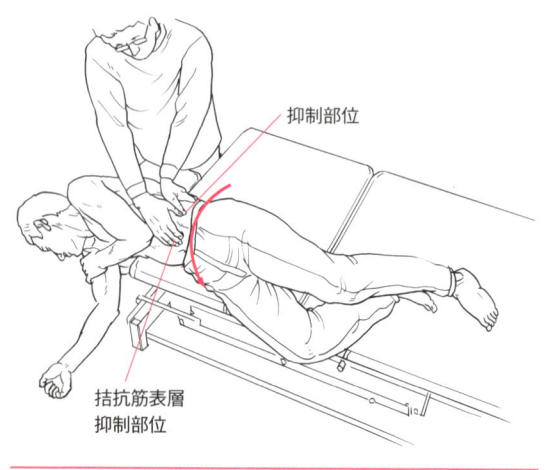

図8.232●再現痛を抑制した状態での寝返り練習

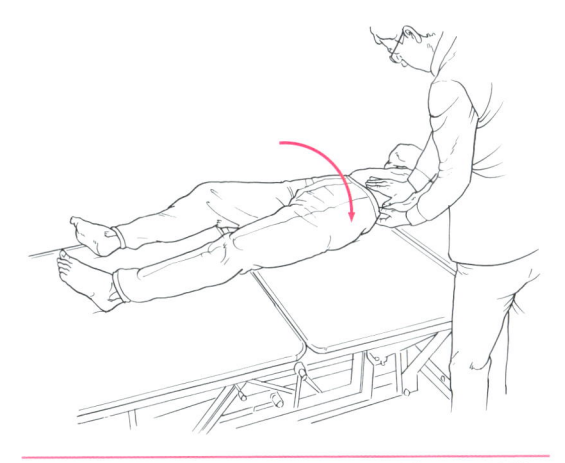

マイオチューニング・アプローチ ● 255

図8.233●再現痛を抑制した状態で仰臥位に戻る練習

図8.236●再現痛を抑制した状態で元に戻る練習

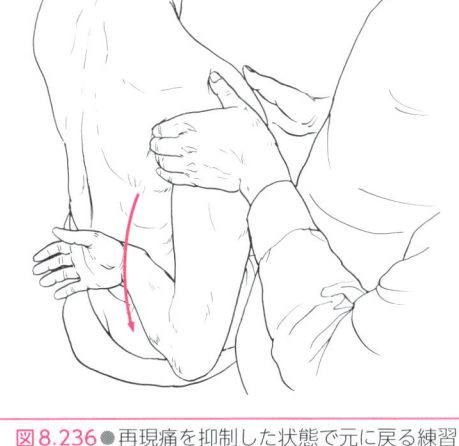

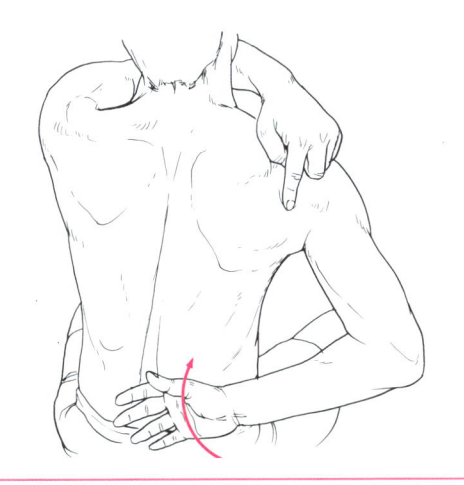

図8.234●再現痛が起こる動作による原因筋線維の確認

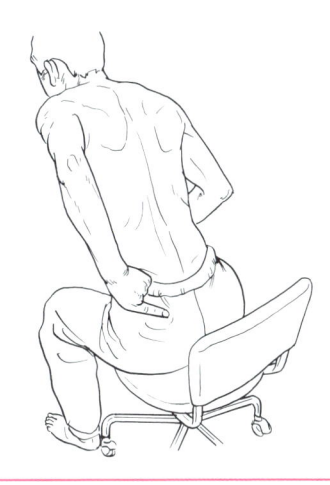

図8.237●再現痛が起こる動作による原因筋線維の確認

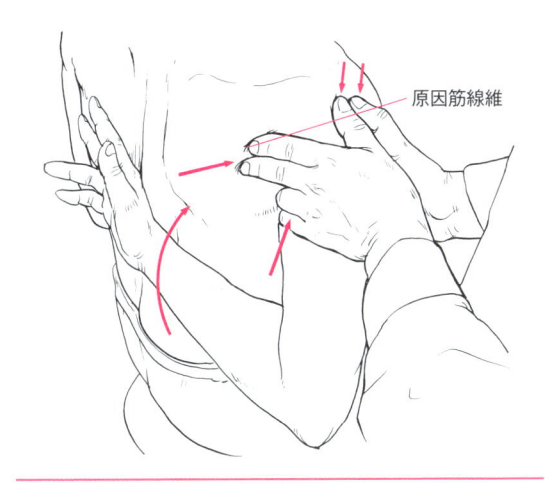

図8.235●抑制部位の確定と再現痛を抑制した状態での結帯動作練習

（3）痛みのために椅子からの立ち上がり動作練習が難渋している場合の施行法

❶椅子からの立ち上がり動作を行わせ，再現症状を基に原因筋線維を確定する（図8.237，図8.238）．
❷基本手技により再現症状を改善した状態で，基本手技の動的施行法を用いて立ち上がり動作練習を数回行わせる．（図8.239，図8.240）．
❸筋触察により再現痛を発生する原因筋線維をすべて探し，基本手技の静的・動的施行法で改善する．
❹本格的な立ち上がり動作練習を施行する．

4）腰痛および腰椎椎間板ヘルニアに対するMTA

筋・筋膜性腰痛および腰椎椎間板ヘルニアに対しては，ほとんど同じ施行方法で治療できる．筆者は，ま

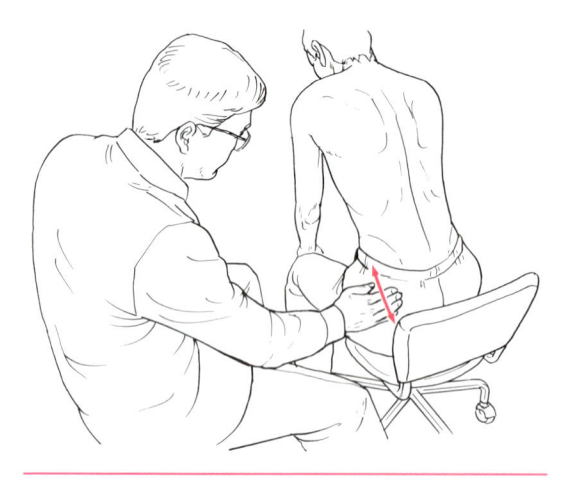

図8.238●筋触察による原因筋線維の確認

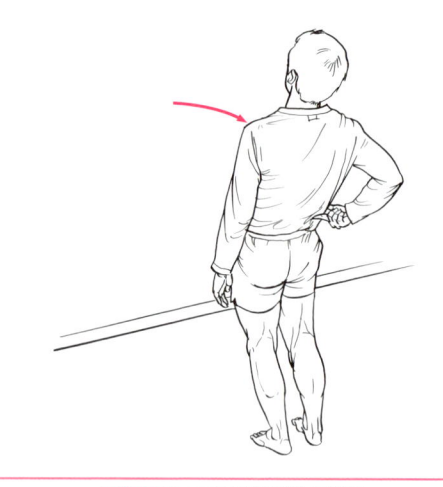

図8.241●原因筋線維の確認

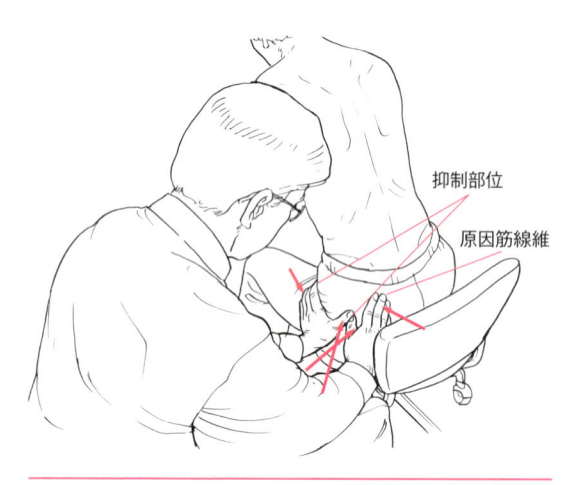

図8.239●抑制部位の確定と基本手技による治療

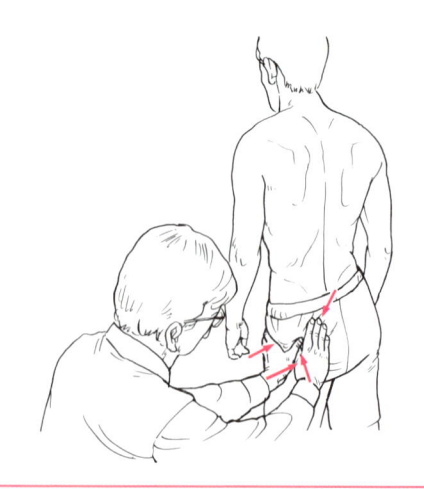

図8.240●再現痛を抑制した状態で椅子からの立ち上がり練習

ず，立位で再現症状が起こる動作を行わせ原因筋線維を確定し，基本手技の動的施行法で運動痛を改善する．その後，臥位で筋触察により原因筋線維を探し基本手技の静的施行法で改善する．その他，以下の❸〜❼を施行し最後にホームエクササイズを指導することが多い．なお，再現症状が生じない単なる圧痛を筋触察で探し基本手技の静的施行法で改善することによって，治療効果の持続時間を延長させることができると考えられる．治療の施行順序は，施行時間および症状の程度によっても異なる．もしも，原因筋線維を確定できない場合には，以下の❸〜❻を施行し症状を軽減させ，その後時間をかけて原因筋線維を探し問題の症状を改善する．急性腰痛の場合は患者が楽になる姿勢をとらせ，基本手技の静的施行法で痛みを軽減した後，動的施行法を行う方がよい．

以下に，基本的な腰痛の治療法を述べる．

❶再現症状が起きる動作を行わせ原因筋線維を確認させ（図8.241），その後，筋触察で原因筋線維を確定する．基本手技の動的施行法で再現症状を改善（図8.242）した後，MTAストレッチングを行う．

❷脊柱起立筋，腰方形筋，腸腰筋，大殿筋，中殿筋，梨状筋などに筋触察を行い，確定したすべての原因筋線維の症状を，基本手技で改善する．

❸股関節の筋力の左右差を評価し（図8.243），弱化している筋の中にある痛みを基本手技で治療し（図8.244），筋力の左右差を改善する．

❹腹臥位で体幹を伸展させ痛みが起こる位置を確認

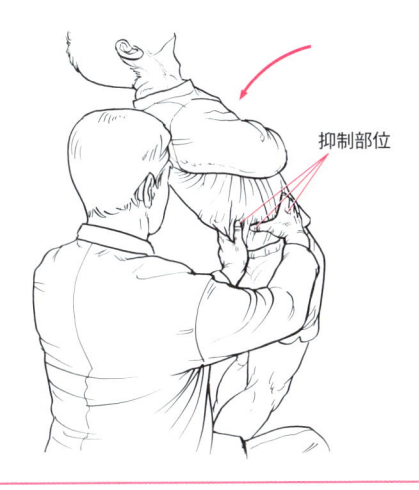

マイオチューニング・アプローチ● 257

図8.242 ● 動的施行法による原因筋線維の治療

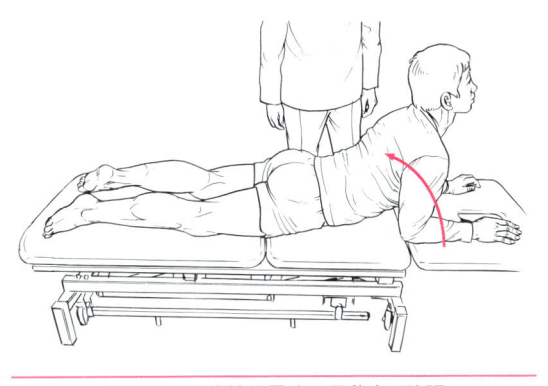

図8.245 ● 体幹伸展時の運動痛の確認

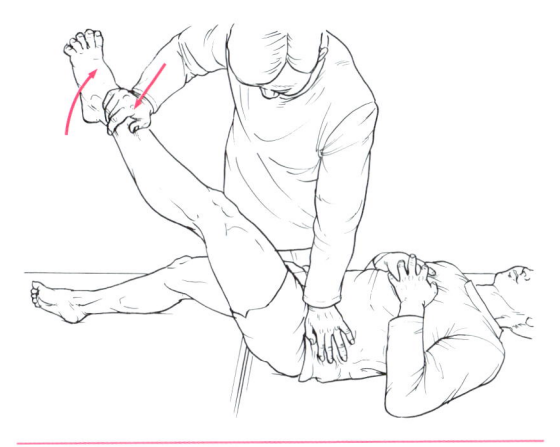

図8.243 ● 左右の股関節屈曲筋の筋力検査

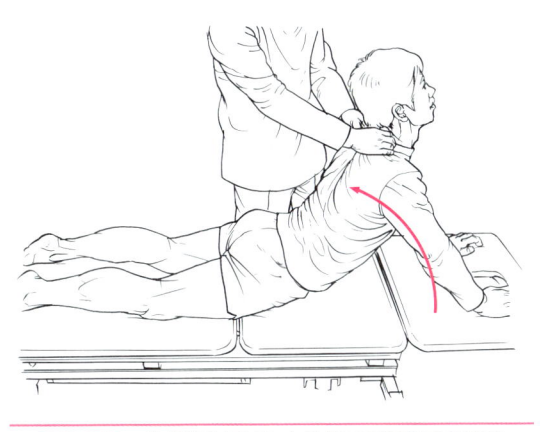

図8.246 ● 僧帽筋を圧迫した状態での運動痛の確認

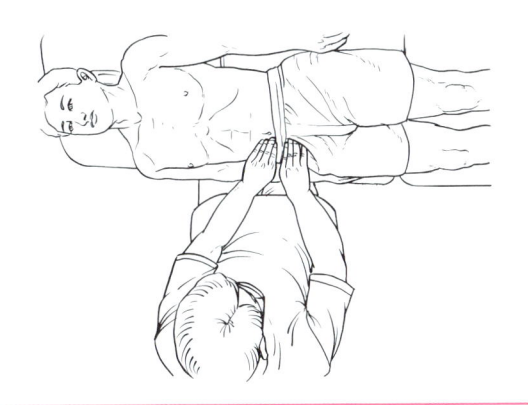

図8.244 ● 弱化している筋の中にある痛みを探し基本手技で治療

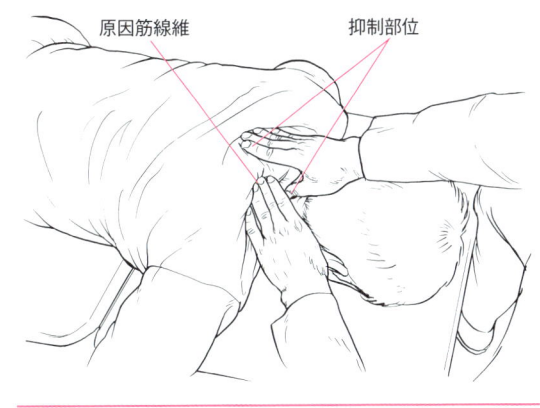

図8.247 ● 僧帽筋の中にある痛みを探し基本手技で治療

する（図8.245）．僧帽筋を圧迫し，症状が改善し可動域が増大するかどうかを確認する（図8.246）．可動域が改善した場合は，僧帽筋が筋連結により原因筋線維に悪影響を与えていると考え，僧帽筋の中にある痛みを基本手技で改善する（図8.247）．脊柱起立筋群，腹筋群，ハムストリングス，下腿三頭筋などに同様の評価を施行し症状の改善状態を確認する．評価で症状が改善した場合は，圧迫した筋に対して前記と同様の手技を

❺原因筋線維と思われる筋（例えば腸肋筋）に触圧覚刺激を加え，再現症状が起きる動作を行わせ症状の改善状態を確認する．症状が改善していたら，腸肋筋の中にある痛みを触察により探し，基本手技で改善する．

❻原因筋線維の拮抗筋の筋力を確認し，弱化していたらその筋の中にある痛みを触察により探し，基本手技で改善する．

❼筋触察によって原因筋線維以外の疼痛筋線維を確認し，基本手技で改善する．

❽ホームエクササイズとしてセルフストレッチングを指導する．

症例紹介

年齢は40代，性別は女性，職業は医療従事者，診断名は頸椎椎間板ヘルニア（図8.248）．

現病歴：テニスのハードトレーニング後，頸部，肩甲帯から上肢にかけて痛み・シビレが出現した．8日後の夜，前記症状が増強し睡眠不能となる．翌日，整形外科受診，自宅安静するも症状が軽快せず，12日後にMTAを開始した．施行時間は5～40分，施行回数は10回であった．

開始時症状：痛みが常時左上腕全体にあり，強いシビレが常時左肩甲帯周囲に出現していた．痛みのためにほとんど眠れず，服薬（眠剤）後も不眠状態が継続，精神状態は非常に悪く，食欲もほとんどなかった．ROM（自動運動）は，強い痛みのために肩関節が顕著に制限されていた．肩関節のROM（自動運動）は屈曲85°，外転80°，外旋40°，内旋50°であった．主な痛みとシビレの部位を図8.249に示す．

■初回の評価と治療：施行時間40分

本症例の症状は安静時に発生していたので，原因筋線維は静的評価で探した．

まず，安静状態で最も症状が強く出現する部位を患者に指し示してもらった．患者が指し示した周囲の筋線維に触察で痛み刺激を加え，患者が訴えている痛みおよびシビレと同じ症状が出現する部位を探した結果，三角筋の中部線維に最も強い再現症状が出現したので，その部位を原因筋線維と推定した．

次に，抑制部位を探す評価を行った．本症状は安静時痛であるため静的評価で行った．

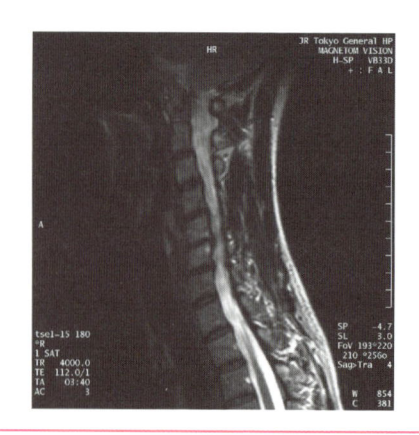

図8.248●MRI画像

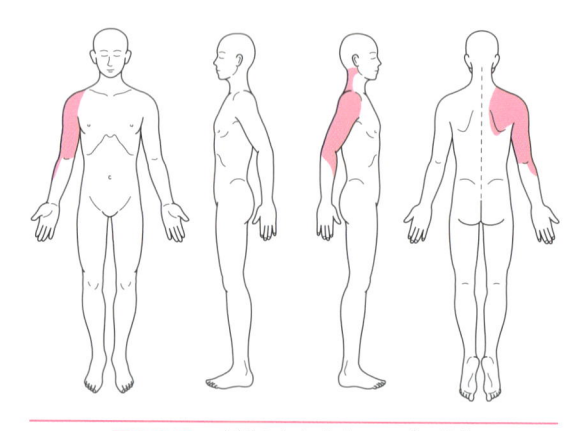

図8.249●症例の主な疼痛・シビレ部位

静的評価では，原因筋線維（三角筋中部線維）のやや後方で同レベルのデルマトームを圧迫し，原因筋線維に痛み刺激を加えたところ症状が消失していたので，その部位を抑制部位と確定した．治療は原因筋線維と抑制部位を同時に圧迫し，抑制部位のみに摩擦刺激を約15秒加えて行った．治療終了後，原因筋線維に痛み刺激を加えて症状の改善状況を確認したが，痛みおよびシビレは消失していた．

その後，患者の訴えを基に筋触察により原因筋線維を確定する評価を肩甲帯から上腕筋まで行った結果，再現症状が発生した原因筋線維は，主に僧帽筋，肩甲挙筋，棘上筋，棘下筋，小円筋，大円筋，三角筋（前・中・後），上腕三頭筋長頭，上腕二頭筋短頭，腕頭骨筋であった．そこで，すべての再現症状に対して同様の抑制部位を探す評価と治療を行った．その結果，痛みおよびシビレはNRSで1程度に改善した．ROMも顕著に改善したが，肩関節外転160°，屈曲165°，内旋75°，外旋70°で運動時痛が出現した．そこで運動時

痛に対する評価を行った．

　原因筋線維を探す評価は，本症状が運動時痛であるために静的評価→動的評価の順序で行った．最も強い症状を訴えている動作は肩関節の外転であり短縮痛であったため，原因筋線維は症状が起こる動作の主動筋の中で探した．

　実際の評価では，まず，患者に肩関節を外転させながら，最も症状が強く出現する部位を指し示してもらった．その結果，三角筋の中部線維に最も強い症状を訴えていた．そこで，その周囲の筋線維に触察で痛み刺激を加え，患者が訴えている症状と同じ症状が出現する部位を探し原因筋線維と推定した．次にその部位に痛み刺激を加えた後，痛みが出現しない程度に圧を弱め，その痛みを消失させ，症状が出現する動きを行わせながら2つの痛みが同じかどうかを患者に確認した．その結果，同じ痛みであったので，三角筋中部線維を原因筋線維と推測した．

　次に，抑制部位を探す評価を行った．本症状は運動時痛であるため，抑制部位を確定する評価は静的評価→動的評価の順序で行った．

　静的評価では，原因筋線維のやや後方で同レベルのデルマトームを圧迫し，原因筋線維に痛み刺激を加えたところ，症状が消失していた．動的評価では，原因筋線維と前記部位を圧迫し症状が発生する動作を行わせた結果，症状は175°まで発生しなくなったので，その部位を抑制部位と確定した．

　原因筋線維と抑制部位が確定した後，運動時の収縮痛に対する動的治療を行った．

　前記治療を行った理由は，本症状が運動時の収縮痛であるためであった．

　治療は，原因筋線維（三角筋中部線維）と抑制部位を圧迫し，肩関節外転→肩関節内転→肩関節を中間位に戻し力を抜かせ，原因筋線維の深部を圧迫し抑制部位を3回刺激した．

　刺激は，抑制部位（三角筋後部線維）を筋束に対して直交するように往復して与えた．前記治療を10回行った．動的治療後，触察による痛み刺激を原因筋線維に加え症状の状態を確認したが，症状は発生しなかった．

　さらに，症状が発生する動作を行わせた結果，痛みとシビレは消失し，ROMは175°まで改善していたので，三角筋中部線維に対する治療は終了した．

　この時点では，肩関節外転175°以上で症状が発生していたので，肩関節外転175°の所で症状を発生させながら評価を行った結果，棘上筋，三角筋（前・後）に新たな症状が再現した．そこで，上記と同様の評価と治療ですべての痛みとシビレを改善した結果，肩関節の外転および屈曲は正常なROMを獲得した．

　肩関節外旋および内旋のROM制限に関しても，同様の評価と治療を施行した結果，痛みとシビレが消失し，正常なROMを獲得した．

　治療終了後は，痛み，シビレ，ROMともにほぼ正

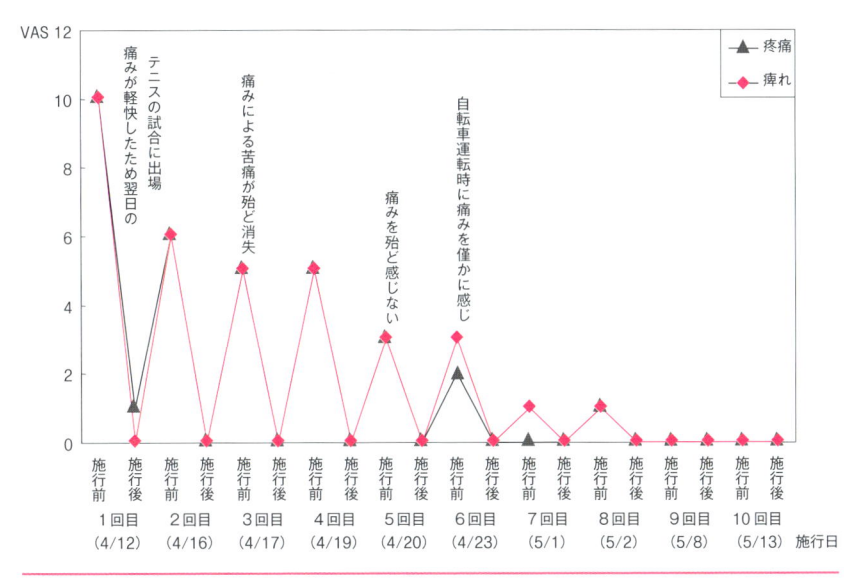

図8.250●疼痛および痺れの施行前・直後の経時的変化（症例1）

常となった．

■2回目以降の評価と治療：初回から4日後

2回目の評価と治療は，初回施行後4日目に行った．疼痛とシビレは，2回目の評価前にはVASで6に戻っていたので，初回と同様の方法で原因筋線維および抑制部位を評価で確定し，治療を行った．痛みとシビレは回を追うごとに軽減し，9回目の評価前からは症状が消失した状態が持続した．

ROM（自動運動）は，2回目の評価前には肩関節屈曲155°，外転145°，外旋65°，内旋75°に戻っていたので，初回と同様の方法で原因筋線維と抑制部位を評価で確定し，治療を行った．その結果，治療後はすべて正常になった．

3回目の評価前には肩関節屈曲175°，外転170°，外旋75°，内旋85°に戻っていたので，初回と同様の方法で原因筋線維の部位を評価で確認し，抑制部位を確定し，治療を行った．その結果，治療後はすべて正常になった．4回目以降は，評価前のROMは正常となり終了時まで持続していた．初回施行時から終了時までの痛みとシビレの経時的変化を図8.250に示す．

おわりに

以上述べてきたように，MTAでは，筋触察で再現症状を正確に出現させ，原因筋線維を探すことさえでき，抑制部位を確定できれば，治療効率が顕著に改善するため，治療の時間と期間を短縮することが可能である．また，MTAは，評価を行った瞬間に症状が変化するので，評価を行った時点で治療結果を予測できる．評価により問題点の抽出，問題部位の確定および治療結果の予測が可能であるため，仮説を設定したうえでの治療を展開しやすい．なお，MTAは数種類の神経生理学的機序を用いて説明しているが，理論的根拠としている神経生理学的機序の解明は不十分であるため，今後も理論的背景の矛盾および問題点を探し出し，それらを改善する必要性を強く感じている．なお，筆者はMTAを単独の治療手技としてではなく，他の治療手技と併用し治療効果の向上を図っている．是非，読者の方々も治療の相乗効果を体験していただきたい．

引用文献

1) 高田治実：マイオチューニングアプローチ．専門リハビリテーション4：2-13，2005．
2) 横田敏勝：臨床医のための痛みのメカニズム 改訂第2版．南江堂，1997．
3) 西條一止，熊澤孝朗・監修：鍼灸臨床の科学．TENS，DNICと鍼鎮痛．医歯薬出版，2000，pp.469-481．
4) 奈良勲・監修：標準理学療法学 専門分野 物理療法学 第2版．医学書院，2002，pp.151-159．
5) Mense S, Stahnke M：Responses in muscle afferent fibers of slow conduction velocity to contractions and ischaemia in the cat. J Physiol(Lond) 342：383-397, 1983.
6) Hong C2, Simon DG：Pathophysiologic and electrophysiologic mechanisms of myofascial trigger point. Arch Phys Mes Rehabil 79：863-872, 1998.
7) 高田治実 他：疼痛筋に対するストレッチングの効果．理学療法12：1456-1467，2004．
8) Melzack R, Wall PD：Pain mechanisms：a new theory, Science 150：971-979, 1965.
9) Melzack R, et al：The Challenge of Pain. Basic Book, New York, 1982.
10) Araki T, et al.：Response of sympathetic nerve activity and catecholamine secretion to cutaneous stimulation in anesthetized rats. Neuroscience 12：289-299, 1984.
11) Oscasson O：Functional organization of olivary projection to the cerebellar anterior lobe. In Courville J, et al(ed.)：The Inferior Olivary Nucleus：Anatomy and Physiology. Raven, New York, 1980, pp.279-289.
12) Ferrell WR：The response of slowly adapting mechanoreceptors in the of hind limb muscles. Quarterly Journal of Experimental Physiology 70：337-345, 1985.
13) Le Bars D, Dickenson AH and Besson J-M：Diffuse noxious inhibitory controls(DNIC). I. Effects on dorsal horn convergent neurons in the rat, Pain 6：283-304, 1979.
14) 佐藤昭夫：広範囲侵害抑制性調整（DNIC）．Clin Neurosci 6：571，1988．
15) 鈴木重行：疼痛─DNICアプローチによる疼痛抑制法．PTジャーナル37：229-234，2003．
16) 河上敬介，小林邦彦・編集：骨格筋の形と触察法．大峰閣，1998．
17) 栗原 修：アプライドキネシオロジー入門．医道の日本社，2004．

（高田　治実）

プレーティング

概念と定義

プレーティングとはプレートと呼ばれる木製の板を加工して作った器具を用いて行う徒手的理学療法のひとつである.

1990年頃伊藤ら[1,2,3,4]によって主要なプレート3種類（図8.251）が開発され，その後は使用材の変更や叩打用プラスチックハンマー（図8.252）の使用などを経て現在に至る．開発当初，伊藤らは術創部周囲の浮腫除去や筋のリラクセーション目的にそれらを使用した．特に治療部位が広範囲にわたる場合やより深層の軟部組織へのアプローチが必要な場合にセラピストの労力軽減と治療効率向上を図ることができた．プレーティング考案時の治療手技モデルとして，ドイツの理学療法士Elisabeth Dickeが提唱した結合組織マッサージ（Connective Tissue Massage：CTM）[5]を参考にした．伊藤らは皮下組織や筋膜に対するCTMのストローク手技を行う際，この器具を用いるとより効率的，効果的に行えるのではないかと考えた.

現在のプレーティングは叩打用プラスチックハンマーを用いて振動刺激を局所に加え治療効果を期待するといった特殊な使用方法がある反面，器具としてのプレートは治療時におけるセラピストの手指疲労軽減目的に使用すれば筋膜リリースから関節モビライゼーションまで幅広い徒手的理学療法コンセプトに応用できる.

プレートは図8.251のように大，中，小の3種類ある．大きさは縦約10cm，横約9cm，厚さ約2cmで，プレートの治療面（対象者への皮膚接触面）の幅は大：9cm，中：3.5cm，小：3cm，厚さは2mm程度の楔形である．大，中プレートの横のくぼみと中央の穴はハンマーでの叩打治療時にセラピストが指をかけ押さえやすいように設計してある（図8.253）．そして，我々は今までの治療効率や結果からプレートに使用する木材は硬めの材質が適していると考えている．一方，ハンマーは工具として市販されている250gのプラスチックハンマーを用い，治療時の叩打音を軽減することや叩打部位の反力コントロールを考慮してハンマーヘッドにカバー（市販の椅子脚キャップ）を使用している.

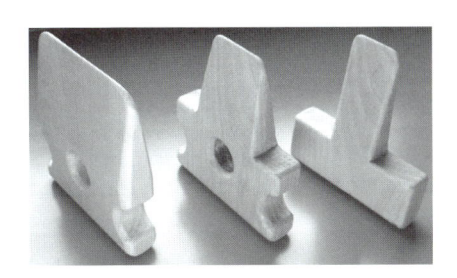

図8.251

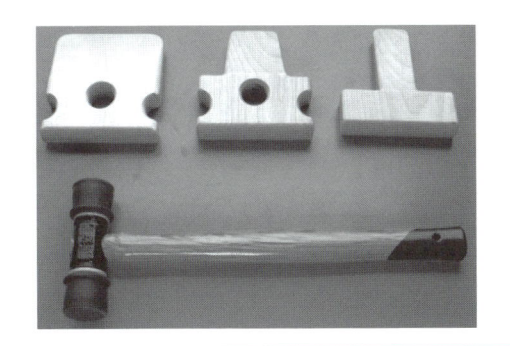

図8.252

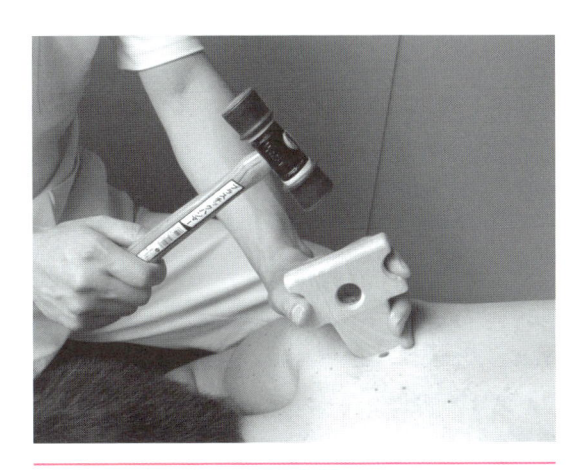

図8.253

手技に特異的な病態解剖・生理・運動学的基礎

　プレートを使用し軟部組織に対し圧迫やストロークを加えるマッサージ手技の解剖・生理・運動学的背景は他稿に譲るが、ハンマーによる叩打刺激を治療として活用することはプレーティングの特徴のひとつである。叩打刺激による生体の生理学的変化については諸説ありエビデンスの高い報告はまだ十分になされていないが、我々の経験では筋の付着部をターゲットとした振動刺激では2～3Hz、時間としては1部位に20～30秒程度が効果的であると考えている。もちろん部位や対象者の感受性に応じて適宜調整するが、初めて治療を受ける対象者はハンマーによる振動刺激に対して十分なリラクセーション反応を示すのに時間を要することが多いので、弱めの叩打刺激を少し長めに加えたほうが変化を出しやすいようである。いずれにせよ治療対象部位の目標とする変化を常に触診、観察、評価しながら叩打時間やプレート固定圧の強さ、叩く強度などを調整し続け治療を施行する。

　Yokoyama[6]らは健常人の背部の筋硬結に対しプレーティング（ハンマー使用）と徒手的マッサージの治療効果を比較検討した。筋硬結は筋硬度計を用いて測定した。結果として、両治療手技とも治療前に比べ治療後は有意に筋硬結の軽減を認めたが、両治療手技間に有意な差はなかった。しかしながら、プレーティングはセラピストの労力を大幅に軽減でき、施行中における対象者の満足度も比較的高いものであった。

治療効果

　プレーティングは様々な症状に対して活用できる。治療効果が期待できる症状について以下に示す。

1. 浮腫

　浮腫には様々な種類があり、いずれも関節可動性や筋の活動性、静的・動的バランス、立位・歩行など運動機能への影響は大きく、優先して改善すべき問題点のひとつである。広範囲の浮腫や、局所的な硬い浮腫に対する徒手的アプローチを直接セラピストの手指で実施することはかなりの労力と時間を必要とするが、プレートを使用することにより少ない労力で効率的に改善することが可能である。

2. 瘢痕、癒着

　外傷、骨折、手術後の外科的侵襲による軟部組織の癒着や瘢痕は関節可動性の低下の主要因となり、効率的な筋収縮を妨げることにより動作制限を引き起こす原因となる。超音波や低周波などの物理療法と併用しながら徒手的アプローチを施行するとより効果的であることは多くのセラピストが実感している事実である。しかしながら瘢痕や癒着部位の周囲には浮腫を伴うケースが多く治療にはかなり難渋する。それらの場合、周辺組織の循環の改善を目的にまず表層の浮腫を軽減する目的で徒手的アプローチや物理療法を実施したい。表層の浮腫が軽減し、それらの組織が少し柔らかくなったところで瘢痕や癒着部へ直接プレートを当てる。プレートの先端でしっかり癒着部を捉えて皮膚の上をプレートが滑らないように注意しながら前後にゆっくりとした小さなストロークを繰り返し加える。皮膚がまだ脆弱な場合が多いので皮膚を傷つけないように十分注意する必要がある。また、感覚神経が侵襲され回復期にあると知覚過敏や異常感覚を伴うこともあるので治療開始時には細心の注意を払う。そのような場合には、治療の初期段階としてストロークのない軽い圧迫による愛護的な手技の実施によりプレートの圧刺激に慣れていただき、次第に後に述べる本格的なアプローチへと移行していく。

3. 痛み

　対象者が訴える痛みの要因については筋・骨格系の障害に起因する侵害受容性の問題から末梢神経、中枢神経、精神・心理・社会的背景が問題となる場合まで多種多様である。そしてその主要因を見極めることはセラピストにとってとても難しく重要なことである。実際の医療現場では、対象者はなんらかの身体運動機能障害を抱えているケースがほとんどであり、セラピストはその痛みの原因のほとんどが筋・骨格系障害に由来すると考えがちである。しかしながらその痛みの主要因と他の要素による影響やその割合については、クリニカルリーズニングを基礎とした観察・身体測定などの客観的評価から問診などから導き出される主観的評価まで総合的に判断する必要がある。そしてプレーティングを筋・骨格系の障害に起因する痛みの優先的治療として選択する場合は、その原因が純粋な関

節機能障害かそれ以外の軟部組織的な問題なのかをはっきり区別しなければならない．関節包内運動に問題がある場合はそれらを優先的に取り除き，残った症状を再評価し関節包外の問題（例えば筋・腱付着部の硬結，靱帯・筋連結部の可動性低下）が痛みの主要因と考えられればプレーティングによる治療効果はかなり期待できる．

4．胸郭の筋緊張亢進

呼吸苦は呼吸補助筋の筋緊張亢進をもたらす．特に閉塞性肺疾患においてはこの筋緊張を軽減することが重要である．その場合は脊柱起立筋が主な治療対象となる（図8.254）．脊柱起立筋の筋緊張を軽減するためにはプレートを用い脊椎の棘突起より1～2cm側方を胸椎レベルから腰椎レベルにかけてプレート（大）を筋線維と平行に置き固定し，そのプレートをハンマーで叩打すると効果的である．また，肋間への持続的圧迫も効果的であることが多い．

5．絞扼性神経障害

筋や靱帯の変性，硬結などにより末梢神経が圧迫を受けて痛みやしびれ，鈍重感などを引き起こしていると考えられる症状にもプレーティングの治療効果が期待できる．一般的にはその神経圧迫部位により梨状筋症候群や斜角筋症候群などと呼ばれている．軟部組織による物理的圧迫に起因した神経症状であると考えると，筋硬結などを除去し軟部組織による圧迫を軽減すればそれらの症状は軽減できる．

梨状筋症候群とは，坐骨神経が上双子筋と梨状筋間を走行する場所で梨状筋などの股関節外旋筋群の筋硬結により圧迫を受け，その神経支配領域のしびれや痛みの主要因になると考えられている．それらに対してはプレートを用い梨状筋などへの持続的圧迫を行うことが効果的である（図8.255）．梨状筋の筋線維に対し平行にプレートを当て圧迫するが，特に坐骨神経と接する筋腹の下縁や小殿筋との筋連結部を圧迫すると効果を出しやすい．梨状筋の表層は大殿筋で被われており，梨状筋への治療に先行して大殿筋の筋緊張を軽減してからそれらの手技を実施するとより効果的である．

前斜角筋と中斜角筋の間で腕神経叢が圧迫されることにより上肢に痛みやしびれ，脱力感などを呈する症状は一般的に斜角筋症候群と呼ばれている．その症状には斜角筋の走行に対し直角にプレートを当て持続的

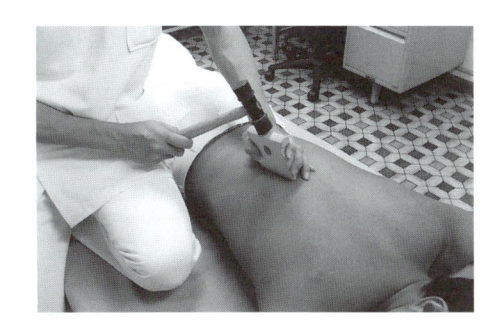

図8.254

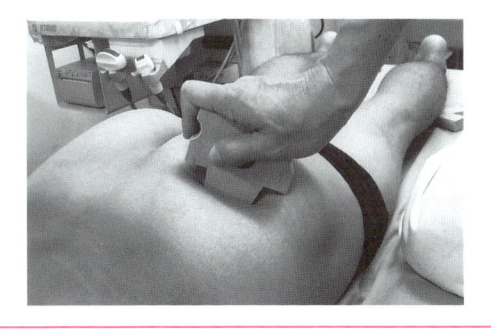

図8.255

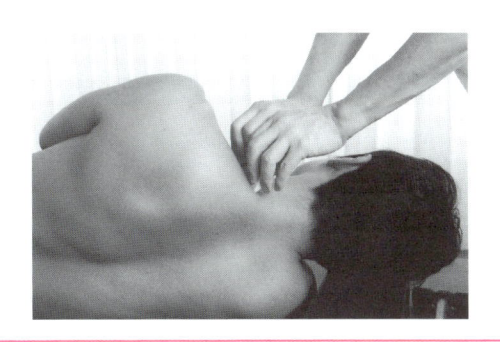

図8.256

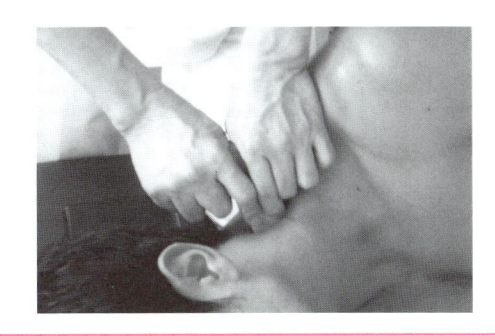

図8.257

に圧迫するか，頸椎の付着部付近で筋の走行に対し平行にプレートを当てて圧迫すると治療効果が高い（図8.256，図8.257）．一方でプレートを用いて第1胸肋

関節への関節モビライゼーション目的に圧迫しても治療効果を実感することが多い．

6. 関節包内運動の誘発

プレーティング特有の手技である局所圧迫やハンマーによる振動刺激を用いて関節包内の運動を誘発することもできる．それらの圧迫や振動刺激を直接関節や骨に伝え治療効果を期待する．軟部組織の薄い部位をターゲットとすることが多いのでプレートの当て方や部位，圧の強さ，叩打の強さには十分注意を要する．

環椎後頭関節（C0/1　ゼロ1関節と略称する）（図8.258）：頭部の回旋はその構造からみても明らかなように，主として第1頸椎（環椎），第2頸椎（軸椎）によって作り出される．しかしながら，十分な可動域を期待するにはゼロ1関節周囲の軟部組織の柔軟性が確保されている必要がある．この柔軟性を得るために背臥位の対象者に対しセラピストは第2指から第5指の先端をゆっくりと後頭骨からゼロ1関節に向けて滑り下ろす．この手技をプレートの先端を使用し（図8.259a，図8.259b）痛みが出ない程度に約10秒間押さえ込み，これを数回繰り返す．この手技を実施することにより，筋緊張の高い脳性小児麻痺児においては頸部の異常筋緊張の一時的低下を認めることがある．また，成人整形外科疾患においてもゼロ1関節に起因すると思われる肩関節痛の軽減をしばしば経験する．

仙腸関節では軽い叩打による振動刺激により関節包内運動を誘発することができる．プレートの先端を仙腸関節上の腸骨に当て固定し，ハンマーによりそのプレートに軽い振動刺激を加える．プレートの傾きと先端が当たる部位を少しずつ変えながら最も有効な方向を探していく．プレートの先端はごく薄い軟部組織のみであるので，叩打はごく軽く小さなストロークで行い痛みを出さないよう細心の注意を払う．

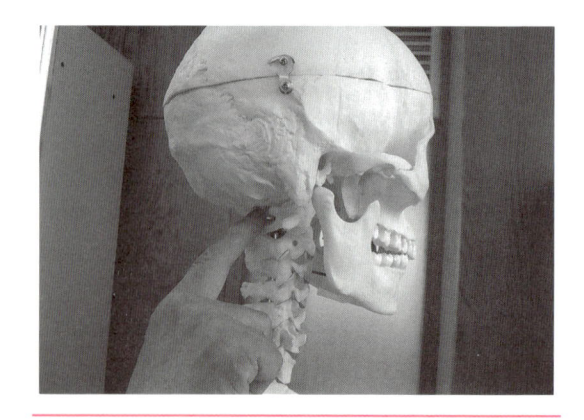

図8.258

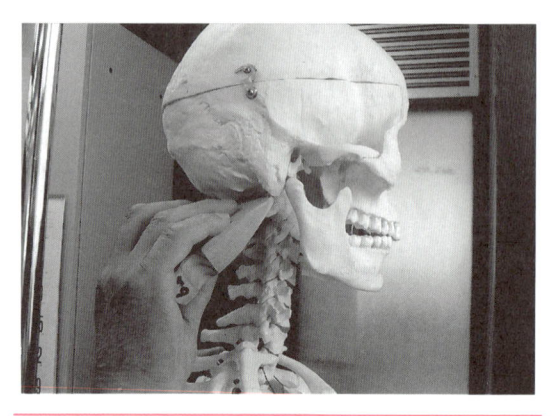

図8.259a

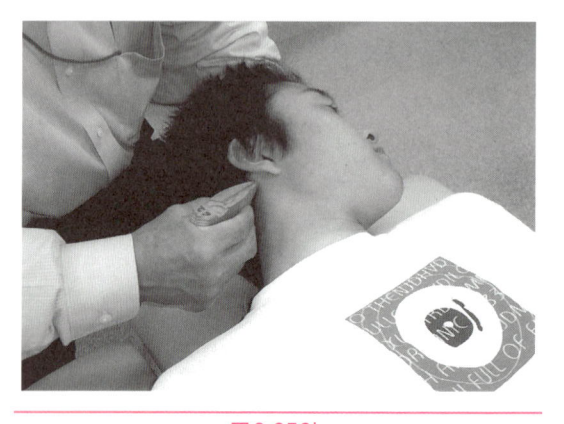

図8.259b

適用と禁忌

1. 適用

プレートの使用においては徒手療法を特殊な器具にて補うものであり，一般的な徒手的理学療法の適用と同等と考える．特に浮腫の改善，癒着，瘢痕の除去，筋硬結の改善，筋スパズムの軽減，筋のリラクセーション，筋膜リリース，局所循環の改善などが期待でき，その結果として痛みの軽減などが図られる．さらに技術が伴えば関節モビライゼーション的な使用も可能である．

2. 禁忌および使用上の注意

　上記のようにプレーティングの適用範囲が徒手的理学療法のそれと基本的に同等であると考えると、器具としてのプレートは応用しやすいツールである．しかしながら，器具の形状，材質，使用方法を考慮すれば以下のような禁忌および注意点が挙げられる．

- 腫脹，発赤，熱感を伴う急性期の炎症部位
- 外傷，術創部への直接圧迫
- 皮膚疾患，感染の恐れのある部位
- 高齢者などの皮膚が薄く，もろくなっている部位へのストローク
- 腱反射亢進部位へのハンマーでの叩打刺激
- 骨突出部位への強い圧迫やハンマーでの叩打
- 頸部への叩打刺激は軽めに行い，不快感の訴えがある場合は中止する．
- 軽い圧迫で強い痛みを訴える場合は，その周辺の関節の機能異常による放散痛が考えられるので関節包内運動の改善を先行させる．

手技に特異的な評価方法

　他の軟部組織に対する徒手療法と同様に，プレーティングを実施するにあたり最も重要な評価は触診である．圧痛部位の確認，筋，組織の硬さなどの評価はプレーティングにおける治療部位の決定に大きな影響を与える．主訴としての痛みの部位は，必ずしも圧痛部位と一致するわけではなく，特に関連痛や放散痛などの場合は圧痛部位と大きく異なることがあるので注意が必要である．また，痛みの多くは程度には差があるが運動機能障害を伴うことが多いので，主観的な訴え以外にも客観的な評価，例えば関節可動域（動きの量的評価と抵抗感，痛みの発生し始める角度などの質的評価）や動作の方法，静的姿勢の観察など視覚的な評価を必ず行っておきたい．それらの客観的評価のなかから対象者の主訴と直結すると考えられる優先的評価項目をひとつ選択する．プレートを用いての試験的アプローチ後はすぐに再評価し，治療場所や時間，方法などの再検討を行う．常にそのセッションの治療目的を明確にし，対象者の痛みや機能障害の原因の仮説を検証しながら，治療と再評価のセッションをこまめに繰り返すことが大切である．

治療手技：代表的な手技の紹介

　プレーティングには目的や治療部位，症状に応じて様々な手技が使用される．以下に示す手技は代表的なものであるが，現在も我々は手技の発展・修正を繰り返している．

1. Pressing

　片手または両手でプレートを動かすことなく一定の圧で持続的に圧迫する．

《Press and Release》

　一方の手でプレート持ち筋付着部付近を圧迫固定し，他方の手で直接筋・筋膜を操作しリリースする．

2. Cutting

　筋の線維走行に対し直角にプレートを当て，筋腹を切るようにゆっくりと動かしながら圧迫する．

3. Picking

　筋の線維走行に対し平行にプレートを当て，弦を弾くように線維を引っかく．

4. Digging

　筋の線維走行に対し平行にプレートを当て，筋線維を掘り起こすように圧迫する．

《Digging and Release》

　プレートを当てた部位をdiggingしながら，他方の手で直接筋・筋膜を操作しリリースする．

5. Sliding

　プレートを筋腹の上で滑らせるように圧迫しながら使用する．

6. Catching

　プレートで浅筋膜を引き寄せる．

《Press and Catching》

　筋腹でプレートをpressして深筋膜までプレートの先端を届かせ（Catch）してリリースを行う．

7. Scratching

　皮膚，皮下にプレートを当て，プレートの先端で軽く引っかくように動かす．体幹背面（広背筋など）に対

し適用することが多い．

8. Hammering

筋の付着部または筋腹上で，片手にてプレートを動かすことなく一定の圧で持続的に圧迫し，ハンマーでプレート上を叩く．

《Hammering with Movement》

片手にてプレートを保持し，筋の付着部または筋腹上でプレートの角度を少しずつ動かしながらハンマーにてプレート上を叩く．筋・軟部組織のアライメント修正を行う場合に用いる．脊柱起立筋，大殿筋などに適用することが多い．

症例紹介：評価からその手技を選択した理由，実際の治療，治療結果

症　例：58歳　女性
診断名：両側変形性股関節症（両側共に進行期～末期）
病　歴：1年前より両股関節痛出現，近医にて上記診断．4～5か月後より痛み増強し当院受診，保存治療目的にて40日間入院加療．

1. 入院時の評価と治療方針

ROM（右/左）：股関節
　　　　　　屈曲80/50　伸展－10/－5
　　　　　　外転30/15　内転5/10
　　　　　　外旋10/10　内旋15/10
痛み：左右ともに歩行時（＋）
　　　安静時（＋）Numeric Rating Scale（以下NRS）：右6/10　左3/10
歩行スピード：杖なし独歩
　　　　　　10 m max speed 12秒
　　　　　　歩数19歩
JOA score：右65点　左48点
治療方針：保存治療の目的は，荷重活動量（歩数）と痛みの関係を患者自身に自覚してもらい，日常生活上の荷重負担を減じ，非荷重での自動運動を増やし骨の自然回復を促すことである．理学療法プログラムとしては水中での自動運動，陸上での器具を用いた免荷運動，徒手療法による除痛と関節可動域の拡大がメインとなる．

2. 実際の治療

このケースの場合は，画像診断より股関節骨頭の上外方偏位が顕著であり荷重アライメントが通常より外側に移動し負担がかかっていることが予想された．理学療法評価では荷重に関係する股関節周囲筋の筋硬結や圧痛は主観的に痛みを訴える部位とほぼ一致していたので，それらの運動力学的不利が痛みの誘発原因のひとつと推察した．徒手的理学療法アプローチとしては，それらの筋硬結を除去しながら疼痛誘発の少ない荷重アライメントへ導く目的でプレーティングを選択した．

プレーティングの導入として，下肢外側の軟部組織の筋緊張を軽減する目的で踵骨外側部よりCatchingの手技にて近位に向けて浅筋膜リリースを行う．その手技によりそれぞれの筋に触診しやすくなるので，個々の筋の状態や特徴に応じてアプローチを選択していく．腓骨筋にはPressingあるいはCutting，腸脛靱帯，外側広筋にはPressingまたはDiggingの手技を用いた．股関節周囲の大殿筋や中殿筋，梨状筋にはPress and Catchingにて深筋膜リリースを実施した．表層の筋群がリラックスすると深層の筋群へのアプローチがより実施しやすくなるので，小殿筋や股関節外旋筋群などにPressing，Cutting，Press and Catchingの手技を利用できた．そのように表層から順に十分な筋群のリラクセーションが図られると関節や筋のアライメント調整だけでなく股関節可動域も各方向に拡大された．

このケースの場合は特に小殿筋と梨状筋の筋硬結や圧痛が強く，これが骨頭を上外方に偏位させていた主要因と考えた．さらに腸骨稜と大転子の距離が狭くなっていることは股関節外転筋群，外旋筋群の筋の長さが短くなっていることを示唆し，荷重位での効率的な筋収縮が行われにくい状態と考えられた．当院では週5日，1日40分の徒手的な治療を5週間継続し，水中での自動運動や器具を用いた免荷運動も同時に併用した．

3. 結果（退院時評価）

ROM：股関節屈曲90/105　伸展－5/5
　　　　　　外転30/25　内転10/10
　　　　　　外旋20/45　内旋15/15
痛み（NRS）：右2/10　左2/10

歩行：杖なし独歩　10m max speed 6.8秒
　　　18歩

JOA score：右78点　左77点

　退院後も週1回の頻度で外来通院を続けており，退院後3ヵ月経過した時点で痛みは両側ともに2/10，歩行も10m max speed 6.2秒，16歩と維持できている．日常生活では家事全般を支障なくこなし，階段昇降も手すりなしで可能な状態である．

4. まとめ

　股関節症の保存的治療には，患者自身が日常生活のなかでいかに自分の関節の能力に応じた活動量にコントロールするかが基本となる．しかし，それらの関節の維持や改善には軟部組織の調整が必要不可欠となる．その軟部組織の調整には股関節周囲筋はもちろん大腿，下腿，足部，腰部，状態によっては体幹全体へと広範囲に及ぶことがある．それらすべてに対し徒手のみでのアプローチすることはあまりにも労力が大きく，通常の治療時間では不足することが多い．我々はこのような場合にプレートを用い広範囲への治療を短時間で実施することができた．また，深部の軟部組織に対しても効果的な徒手的治療を実施することができ，骨・関節疾患に対する総合的な保存療法としても成功を収めることができた．

引用文献

1) 伊藤直榮：呼吸器疾患の運動療法．臨床スポーツ医学 Vol. 10，1993．
2) 伊藤直榮：医療機器使用中の対象者に対する機能回復訓練時のアセスメントと援助．臨床看護19(13)，1993．
3) 伊藤直榮：呼吸困難と肺理学療法．ターミナルケア Vol. 7 Suppl，1997．
4) Ito N：CTM AID DEVICE. WCPT 11th International Congress O-330, 1991.
5) Maria Ebner：CONNECTIVE TISSUE MASSAGE. Robert E Krieger publishing company, 1975.
6) Yokoyama T, Morozumi M, Watanabe T, Kobayashi S, Fujihara T, Tobo J, Momose K：Effect on muscle stiffness of a plating approach using a mallet with wooden wedges：a novel device for manual therapy. IFOMPT 2012 Quebec city, Canada, P6RXOUT-30, 2012.

（横山貴司・東保潤の介）

治療手技専門コースガイド

■マッスルペインリリーフ (muscle pain relief：MPR)
《コース名》「Muscle Pain Relief 上肢編」
「Muscle Pain Relief 下肢編」
「Muscle Pain Relief 体幹編」
主催：日本徒手理学療法学会
問い合わせ先：日本徒手理学療法学会　http://www5b.biglobe.ne.jp/~m-pt/
内容：それぞれ2日間の講義と実技のコース．筋の触診をある程度できることが必要．

■筋膜リリース (myofascial release：MFR)
《コース名》「筋膜リリース Takei concept」
主催：公益社団法人日本理学療法士協会
問い合わせ先：日本理学療法士協会

《コース名》「筋膜リリース Barnes concept　1・2・3」
主催：日本徒手理学療法学会
問い合わせ先：日本徒手理学療法学会　http://www5b.biglobe.ne.jp/~m-pt/

■小児領域の筋膜リリース (pediatric myofascial release)
上記，筋膜リリースの各コースの一部に含まれる．

■筋膜マニピュレーション (Fascial Manipulation®)
《コース名》「Fascial Manipulation® (筋膜マニピュレーション) 国際コースレベル1」
「Fascial Manipulation® (筋膜マニピュレーション) 国際コースレベル2」
主催：Fascial Manipulation Association Japan
問い合わせ先：竹井　仁
Fascial Manipulation Association (http://www.fascialmanipulation.com)
Facebook (Fascial Manipulation Japan)

■ マッスルエナジーテクニック（muscle energy technique：MET）
《コース名》「マッスルエナジーテクニック骨盤編」
　　　　　　「マッスルエナジーテクニック脊椎編」
　主催：日本徒手理学療法学会
　問い合わせ先：日本徒手理学療法学会　http://www5b.biglobe.ne.jp/~m-pt/
　内容：それぞれ 2 日間の講義と実技のコース．

■ マイオチューニング・アプローチ
　講習会は，各ブロック毎に開催
　　　1．北海道ブロック　　2．東北ブロック　　3．北陸ブロック
　　　4．関東ブロック　　5．中国ブロック　　6．九州ブロック　　7．沖縄ブロック
　講習会の種類：
　　　1．基礎コース講習会 1.5 日×8 回　　2．インストラクター養成セミナー
　　　3．応用コース講習会　　4．リフレッシュ　コース
　問い合わせ先：日本マイオチューニングアプローチ学会　http://myotuning.net/
　　　　　　　日本マイオチューニングアプローチ学会事務局
　　　　　　　臨床福祉専門学校　理学療法学科
　　　　　　　〒135-0043　東京都江東区塩浜 2-22-10
　　　　　　　tel：03-6272-5651　fax：03-6272-5653
　　　　　　　メールアドレス　myotuning@myotuning.net（事務担当：川上，神田，町田）

■ プレーティング
《コース名》「プレーティング講習会：基礎編」
　講師：東保潤の介，横山貴司，藤原年治
　主催：プレーティング研究会
　問い合わせ先：富士温泉病院理学療法科
　　　　　　　山梨県笛吹市春日居町小松 1177
　　　　　　　メールアドレス　fuji-3@fine.ocn.ne.jp（事務局：藤原）
　内容：年 1 回 2 日間の講習会（例年 11 月下旬～12 月上旬の開催）．プレーティングの講義と実技，治療体験など．

第9章 関節系

関節モビライゼーション (Kaltenborn-Evjenth Concept)

　関節モビライゼーション（Joint Mobilization）は，運動器徒手理学療法（Orthopedic Manipulative Physical Therapy：以下OMPT）における関節の可動性を改善する技術のひとつである．

　1950年頃からCyriaxやKaltenborn，Maitlandらによって，理学療法分野に浸透し，現在では理学療法の重要な一分野であるOMPTの低可動性（hypomobility）に対する治療手技として認知されている．世界理学療法士連盟（WCPT）の傘下組織である国際運動器徒手理学療法士連盟（IFOMPT）は教育認証基準を明確に規定しており，本邦において現在，この基準を満たしているのはKaltenborn-Evjenth Concept（K-E）のみであり，筆者は1988年以来K-Eを学び，実践しているので，本稿ではK-Eの理論に基づいて記載する．

　Kaltenbornは，CyriaxやMennelに学び，自ら提唱した凹凸の原則とオステオパチーやカイロプラクティックの選択された技術を取り入れ発展させ，1954年から講習会を開催している．さらに1960年からはEvjenthと協同し，軟部組織治療と局在診断の手法を確立し，より安全で効果的な治療に貢献している．

　OMPTは，運動器疾患に対する評価と治療の体系であり，K-Eでは詳細な評価によって訴えの原因となっている組織が何かを特定し，その原因組織に対してのみ適切なアプローチを選択する．低可動性に対して関節モビライゼーションや，軟部組織モビライゼーションであるマッサージやストレッチングを行い，過可動性（hypermobility）に対してはスタビライゼーションエクササイズ（stabilization exercise）に代表されるリハビリテーショントレーニング（rehabilitations-training）が処方される．したがって，IFOMPTの教育基準を満たすためには，これらすべてを学ばなければならない．

　本稿では関節モビライゼーションについてのみ，より臨床的に記載するので，OMPTの基礎理論や軟部組織モビライゼーション，メディカルトレーニングセラピー（Medical Training Therapy：MTT）の一分野である，リハビリテーショントレーニングについては他に譲る．

関節モビライゼーション総論

1. 骨運動と関節運動

　身体運動学では，骨運動学と関節運動学に分類される．骨運動学は，空間における骨の運動であり，関節運動学は骨運動の際に関節を形成している2つの関節面の関係をいう．

　解剖学的骨運動は，ある一定の決まった軸における回旋であり，解剖学的面上で行われる．すなわち前額軸における矢状面の運動（屈曲と伸展），矢状軸における前額面の運動（外転と内転），垂直軸における水平面の運動（外旋と内旋，右回旋と左回旋）である．しかし，私たちが行っている日常活動のなかでの運動は，これらの1つの軸あるいは1つの面上で行われているのではない．それは私たちが行っているほとんどの運動は，同時に2つ以上の軸の複合した運動であることを意味する．

　関節運動学は，骨運動が行われた時に関節内でみられる2つの関節面の変化を捉えたものである．この関

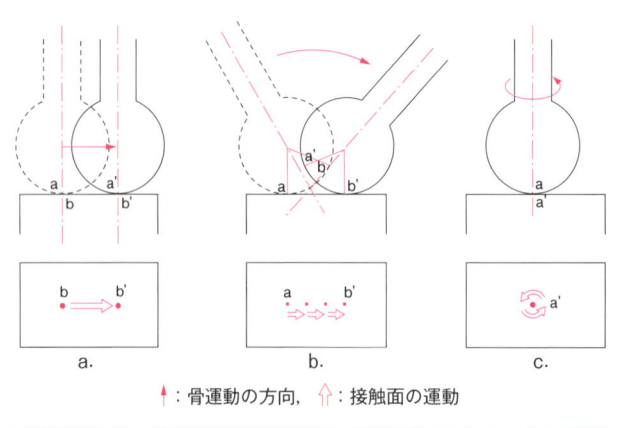

図9.1 ● 関節包内運動
a：滑り　b：回転　c：軸回旋

節運動には図9.1に示す滑り（gliding）と回転（rolling），軸回旋（spin）がある．正常な関節運動では，軸回旋および回転滑り（roll-gliding）が起こっている．

この関節運動が制限された状態が低可動性であり，関節可動域制限が生じた，いわゆる拘縮である．さらにいえば制限されている関節運動は滑りであり，滑りが制限された関節では回転のみが生じる．関節面で回転のみが起こると，骨運動の方向では圧迫が起こり，反対側では異常な分離がみられ，関節は破壊される．

この関節運動は，関節の遊び（joint play）によって評価され，滑りの再獲得が治療である．

2. 用語の定義

関節の遊び：関節運動のことで，凹の関節面に対して直角か平行に動かされる他動運動で，関節の可動性を知るうえで必須の検査である．

滑り：凹の関節面に対して平行に動かされる他動運動（関節の遊び）で，評価と治療に用いられる．

牽引（traction）：凹の関節面に対して直角に引き離される他動運動で，評価と治療に用いられる．

3次元の牽引：解剖学的な3つの面を考慮したある一定の肢位で行う牽引で，主に疼痛軽減の治療に用いられる．

分離（distraction）：関節面の引き離し（直角とは限らない）で，原則的に滑りを行う際に随伴させる．

ゼロ肢位：骨運動が計測される開始肢位．

安静肢位（resting position）：ルーズパックドポジション（loose-packed position）ともいわれる，関節包が最大に弛緩し関節面の接触が最小の肢位．

不動肢位（close-packed position）：関節包が緊張し，関節面の接触が最大の肢位でこの肢位では治療しない．

治療面：関節の遊び検査と関節モビリゼーションは，治療面に対して平行か直角方向にのみ動かされる．図9.2に示すように治療面は，常に凹の関節面にある．

3. 治療原則

セラピストは，対象者の回復のために最も効果的で，合理的な治療法に注意する．高さ調節のできる治療台，固定のためのベルト，楔，砂嚢は補助具として必須である．

治療に際して，以下の8つの原則に注意する．

1）対象者の肢位

治療に際し障害となるあらゆる緊張を避け，治療する関節を安静肢位にする．さらに固定すべき側（多くは近位）を安定させる．

2）セラピストの肢位

セラピストは人間工学の原則に従って，治療のできる合理的な肢位をとる．すなわちできるだけ対象者の近くに立ち，支持面を大きくするため下肢を広げ，自身に負担とならないよう体重を利用する．

3）固定

セラピストの手またはベルトで，治療する関節の一方の側をしっかりした台に載せ，可能な限り関節裂隙

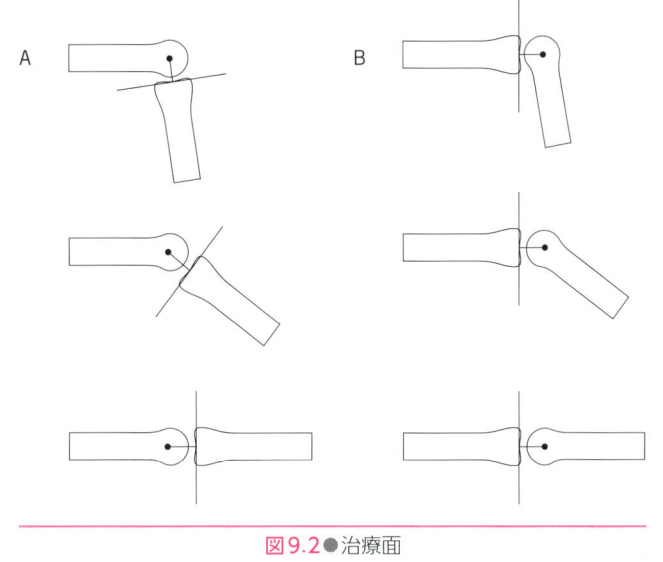

図9.2 ● 治療面
A. 凹面が凸面に対して動く時，治療面は凹面とともに動く．
B. 凸面が凹面に対して動く時，治療面は静止している．

図9.3 ● モビライゼーションの段階

引き離す（分離）Ⅰ　ぴんと張る（緊張）Ⅱ　引き伸ばす（伸張）Ⅲ
たわみ

表9.1 ● 牽引と滑りの適用

牽引	グレードⅠ	疼痛軽減に対して
	グレードⅡ	すべての滑りに伴って
	グレードⅢ	疼痛軽減に対して
		関節の遊び検査の牽引として
		牽引のモビライゼーション
滑り	グレードⅡ	関節の遊び検査の滑りとして
	グレードⅢ	滑りのモビライゼーション

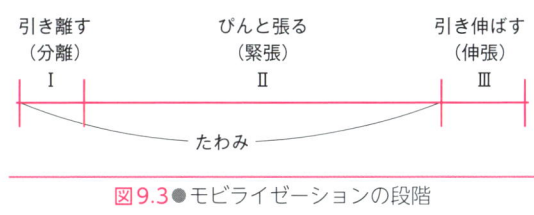

の近くで固定する．

4）治療する手

治療する関節の動かす側を，可能な限り関節裂隙に近いところでしっかりと把持する．

5）治療方向

牽引の治療は必ず治療面に対して直角でなければならない．基本的な原則として治療はまず，牽引から行われる．疼痛軽減の牽引は，実際の安静肢位で行われ，3次元の牽引になる．

滑りの治療は，治療面に対して平行に行い，その際には関節に分離が得られていることが条件である．滑りの方向は関節の遊び検査と凹凸の原則によって決められる．

6）モビライゼーションの段階と適用

モビライゼーションの段階は，図9.3に示す3段階に分類され，グレードⅠは関節面にわずかな分離が得られた状態である．グレードⅡは関節包のたわみが取り除かれた状態で，関節の遊びの最終域である．この状態では，関節包はまだ伸張されていない．グレードⅢは，関節の遊びの最終域から結合組織を伸張するものである．

牽引と滑りの適用は表9.1の通りである．

（1）疼痛軽減の治療

疼痛軽減の治療に滑りが用いられることは決してない．

疼痛軽減に対しては，実際の安静肢位で間歇的な牽引を利用するため，3次元の牽引と呼ばれる．この牽引は，グレードⅡ以内で行われ，たわみを超えることは決してない．牽引の際には，徒手または器具を利用した様々な振幅（vibration, oscillation）を加えることで，疼痛軽減と緊張緩和を補助することもできる．また，軟部組織モビライゼーションであるマッサージを用いて緊張緩和を図ることも必要かもしれない．

（2）低可動性の関節に対する治療

実際には，疼痛軽減の治療から始めることが多く，必要ならば軟部組織モビライゼーションも行う．関節モビライゼーションは，筋が弛緩した状態で行われなければならず，運動が抑制されている筋の収縮後に得られる弛緩した状態で行う．施行前に関節は，温められるべきである．

可動性の拡大のためには，関節内で制限されている滑りを修復しなければならず，そのためには現時点で存在するたわみを超えて，グレードⅢまで到達するよう伸張する．したがってグレードⅢは，関節包や靱帯のストレッチである．組織の伸張のためには，獲得された肢位に少なくとも7秒は留まり，可能ならばその肢位で等尺性収縮を行わせ，収縮後の緊張緩和が得られた状態でさらに伸張する．ただし，これらの治療に際して疼痛が誘発されてはならない．滑りの評価や治療の際には，関節への圧迫を避けるために常にグレードⅠの牽引が優先される．

7）モビライゼーションの際の検査

治療の前，そして治療の間，さらに治療後に検査をすることはきわめて重要である．検査によって治療の方向などの方針が明確になり，効果判定を行い，再評価によって常に確認がなされることが肝要である．この原則は，すべての治療に適用する．

8）関節モビライゼーションの目的

牽引と滑りのモビライゼーションは，関節内の滑りを修復することによって，回転滑りを伴う自動運動をより早く，よりよく修復する．もし，対象者の自動運動で治療可能であればモビライゼーションを行う必要はない．

また治療開始のときから，対象者には家庭で行う自己治療（self-treatment techniques）を指導する．治療終了後も再発予防のために自己治療を継続するように指示することもある．

9）適用と禁忌

OMPTの適用は，1）軟部組織に変化のあるもの，2）関節の異常に基づく疼痛，3）可動域制限，4）過可動性である．関節モビライゼーションはこのうちの関節異常に起因する疼痛と可動域制限を治療する手技である．評価によって原因組織が特定され，適切に治療が可能であると判断できたときに，施行することになる．要するに可動域制限があればモビライゼーションを施行すればよいのではなく，評価によって明らかにされた諸問題に対して，それぞれに対応する治療手技が選択され，施行されるのである．

関節異常による疼痛に対しては，グレードⅡ以内の牽引が適用され，低可動性による可動域制限に対してグレードⅢの牽引と滑りの治療が行われる．

OMPTの禁忌としては，以下の状態がある．
① 腫瘍，炎症，感染，骨量の減少
② 膠原活動の異常
③ 関節の著明な退行性変化
④ 炎症・感染・外傷後における靱帯の支持性消失
⑤ 先天性奇形
⑥ 血管の奇形および病的な変化
⑦ 血液凝固障害
⑧ 皮膚科的問題のあるもの
⑨ その他，セラピストの常識の範囲で行わない方がよいと判断するもの

関節モビライゼーションは，きわめて安全な手技ではあるが，評価によって問題となっている組織が特定されない限り，安易に行うべきではない．

主観的検査（問診と視診）から評価の方向性を決定し，仮説を立てる．この過程を臨床的推論といい，立てられた仮説を検証し，確認することが理学的検査である．仮説の検証と安全性の確認がなされていなければ，治療行為に移ることはできない．対象者の訴えに一致する所見が得られ，安全に施行できることが確認できて，すべての治療手技は適用されるのである．

【OMPTにおける治療手段の適用】
■症状緩和のために（ほとんどは疼痛）
① 安静と固定
② 物理療法
③ グレードⅡ以内の牽引・オスシレーション・バイブレーション
④ 軟部組織モビライゼーション
■可動性増大のために
① 軟部組織モビライゼーション
② 関節モビライゼーションとマニピュレーション
③ 神経組織モビライゼーション
④ 可動域増大のための運動療法
■動きを制限するために
① 装具・テープなどによる支持

②スタビライゼーションエクササイズ
③隣接する関節の可動域増大の治療
■予防のために
①情報提供・教育と指導
②日常生活の正しい姿勢と動作の指導
③予防的トレーニングエクササイズの指導

関節モビライゼーションのための評価

　評価には様々な目的があるが，OMPTが取り扱う運動器疾患においては，症状の原因を探ることで適切な治療手技を選択することに主眼が置かれる．要するに，疼痛や可動域制限を引き起こしている組織を特定することで，セラピストとして確定診断をつけることである．すべての病態は解剖学的欠陥によって生じているので，解剖学的基礎に基づいた評価や治療でなければならない．

1. 問診（病歴）

　本来，運動器疾患の初期段階の原因はただひとつであったものが，本邦においては初発段階での来院を躊躇することも多いために代償や重篤化，他の組織に悪影響を与えていることも多々見受けられる．したがって，評価は系統だった基準に従い，完全に漏れのない病歴を聴取することが評価の信頼性を高めるためにぜひ必要なことである．場合によっては詳細な病歴のみで，原因が特定できることもある．
　原則的には対象者に自由に話してもらうことが望ましいが，時間的制約があれば必要に応じて的確な質問をすることで全体像を把握する．病歴には現病歴，既往歴，職業歴，家族歴，これまでの生活習慣（様々な状況下での姿勢や動作，スポーツなどの活動歴），生活環境などが含まれる．特に症状の悪化要因，軽減要因が聴取できると問題解決に一歩近づくことになる．

2. 視診

　初めて対象者を目にしたときから視診は始まる．姿勢や歩容，動作パターンなどを観察する．形態，皮膚の状態，左右差などを詳細に観察する．この時の対象者の表情，検査や会話への協力性なども併せて観察する．
　以上の問診，視診によって得られた情報から我々が評価，治療してもよい症例か，運動器疾患かを判断し，さらに原因となっている部位，組織，状態について，①領域の仮説，②組織の仮説，③可動性の仮説を設定し，仮説を検証するために理学的検査を行う．

3. 理学的検査

　理学的検査は，原則として以下の手順で行われなければならない．

1）安全性検査

　我々が評価，治療してもよいかを判断するために安全性検査は，特に頸部において必須である．上部頸椎の安定性および椎骨動脈を確認し，さらに下部頸椎の側方動揺性を確認する．もし頸椎の運動に伴って眩暈が出現するなら，眩暈の鑑別検査も実施する．

2）神経学的検査

　反射，知覚，運動，協調性，脳神経検査などを総合的に検査することによって，損傷部位の推定が可能になる．また関連痛についての情報も得られることがある．神経伸張検査によって，神経の可動性を検査し，さらに感受性についても検査することで，神経系の異常の有無を確認する．異常が認められれば中枢性か，末梢性か，さらにどの部位かを精査する．

3）自動運動検査

　検査に対する対象者の協力性，筋力，関節可動域の総合的な検査である．運動の軌跡と滑らかさ，代償運動など診るべき点は多い．まず自動運動検査から始めることで，次の他動運動検査を安全に行うことができる．
　自動運動のどの運動方向で症状は出現するのか，どの位置で増悪するのか症状の変化する境界が確定できると，次の局在検査に移る．
　自動運動検査の最終域で症状が自制内であれば，わずかな他動的過剰圧を加えることで運動停止感（end feel）を判断する．

4）局在検査（誘発軽減検査）

　運動が行われるときには，多くの関節が共同して動いており単関節のみの運動というのはきわめて少ない．したがってひとつの運動に関与する複数の関節から，症状を引き起こしている関節を特定することはきわめて重要である．問題のある関節を特定できれば，

検査によって原因組織が鑑別できる可能性は高くなる．
　画像診断の発達によって，無症状でも病巣を見つけることができるようになったが，その病巣が対象者の訴える症状の原因になっているかは不明であることが多々ある．安静臥床の状態で得られた画像所見が，対象者の訴える症状と一致するとは限らない．そこで，対象者の訴えるのと同じ症状を徒手的な操作によって，誘発や軽減をすることによって鑑別することが求められる．
　局在診断のための誘発，軽減検査は症状が発現，または軽減する境界域で行う．したがって，荷重や運動によって症状が変化するという，運動器疾患の特徴が存在することが条件になる．
　誘発検査には，荷重負荷となる関節への圧迫と，症状が出現する方向への滑りが用いられ，症状が出現する直前の位置から行う．軽減検査には，関節への負荷を除く牽引と，症状が出現する運動方向とは反対方向への滑りが用いられ，わずかに症状が出現した位置から行う．
　この局在検査は，スクリーニングとして用いることもできる．多くの関節が同時に関与している場合，自動運動検査に引き続いて症状を引き起こしている関節を特定するためにスクリーニングとして局在検査が有用である．
　局在検査の際に注意すべきことは，対象者に「痛いですか？」とは聞かないことである．疼痛を訴えている対象者に「痛いですか？」と問えば「痛いです」と答える．「何か変化はありましたか？」と聞くと，「痛みが強くなった」「少し楽になった」と答えるので，有用な情報を得ることができる．症状に変化があれば，なぜ変化が生じたのか，どの組織の影響かを考えることで鑑別が可能になる．

5）他動的可動性検査

　単関節，単分節の他動運動検査は可動域検査とともに，以下の関節の遊び検査が，組織の特定と可動性の判断のために必須である．

（1）圧迫・牽引検査

　圧迫と牽引は，治療面に対して必ず直角に行う．荷重をすると疼痛が出現するなら，あらかじめ疼痛が出現する直前まで荷重をした状態から行うこともある．牽引の際には，関節腔がどの程度開くのかを確認する．関節内病変や組織の嵌入があれば圧迫で疼痛は誘発され，牽引によって軽減する．もし圧迫では誘発されず，牽引で疼痛が誘発されるなら，それは関節内病変ではなく，伸張された軟部組織によるものといえる．

（2）滑り検査

　解剖学的に可能なすべての方向に滑りがどの程度存在するのかを確認する．滑り検査は，いつもグレードⅠの牽引を伴いながら，必ず治療面に平行に行う．関節運動の可動性を確認し，関節包徴候があるかを確認する．症状が出現する運動方向に一致した滑りの方向が低可動性を呈していることが一般的である．
　関節の遊び検査は，健側等と比較して低可動性，過可動性を判断する．さらにこの検査で得られた停止感が重要な意味をもつ．

6）収縮系検査と触診

　収縮性組織と疼痛の関係を検査する．すなわち，筋肉痛と関節痛を鑑別する．このためには，関節内の運動を避けるために等尺性収縮を行う．関節運動が起こらなくても筋収縮によって関節内には圧迫が起こるので，事前に圧迫による疼痛の有無を確認しておく．
　徒手筋力検査（MMT）は，簡便でよく用いられるが疼痛の鑑別にはあまり意味がない．ただし，筋力低下が疑われる場合には行っておく．
　抵抗運動検査によって，筋収縮による疼痛があれば，相反抑制や筋の個々の機能（同一関節の他の機能や他の関節での機能），筋の長さ検査を利用することで特定する．
　関節を取り巻く筋は，様々な影響により拮抗関係にある筋の筋力不均衡が生じやすく，筋の過緊張，短縮が存在すれば，その拮抗筋は弱化していることが多い．短縮筋自体も機能不全に陥り，正常な収縮・弛緩が損なわれる．そこで関節原性や神経原性であっても，筋の長さ検査は必須である．
　運動器疾患の検査にとって，様々な組織の触診は最も多くの信頼できる情報を提供してくれる．病変を示唆する筋スパズムや圧痛だけでなく，皮膚と皮下の可動性，温度，知覚，骨の形状，腱付着部の状態，靱帯，筋腱移行部の状態などを左右比較しながら触知する．

4．特殊な徒手検査

　それぞれの関節には，特定の障害を強く示唆する特殊な徒手検査手技が数多くある．

5. 臨床検査, 画像診断など

必要に応じて, 各臨床検査所見や画像所見も重要な意味をもつ. 特に単純X線像における, 肢位の変化によるアライメントの異常は私たちも見逃すことはできない.

6. 禁忌の確認

これまでの検査結果等から理学療法に対する禁忌はないか, 施行上の注意事項にはどのようなものがあるかを整理することで安全に対する配慮を心がける.

以上のすべての検査によって, 疼痛や可動域制限を惹起している関節と原因になっている組織の一次診断ができる. 次いで試験治療 (trial treatment) を施行し, 効果の有無を判定する. 試験治療には, 疼痛に対してはグレードII以内の牽引によるモビライゼーション, または軟部組織モビライゼーションが用いられる. 可動域拡大には関節モビライゼーションやストレッチを用いる. これらによって効果が得られていれば, 評価は適切であったのであり, 一次診断が確認されたことで治療は継続される. 試験治療によってなんら効果が得られないのであれば, 適用の有無を含めもう一度評価をし直すことになる.

関節モビライゼーション各論

本項ですべての関節における評価, 治療の実際を網羅することは不可能である. 解剖学, 運動学的基礎理論を十分に習得したうえで, 様々な組織の触診技術を身につけなければならない. そのうえで個々の関節や組織に対する評価技術, 治療技術を体得する必要がある. 特に脊柱は, 四肢に比してきわめて熟達した知識と技術が求められる. したがって, ここでは肩における評価と治療の流れと腰痛評価の概略, 頸椎症例の臨床を例示することで, OMPTの紹介とする. 本項によってOMPTに興味をもち, その知識と技術を習得したいと思われたら, ぜひ冒頭に述べた正規講習会を受講していただきたい. 知識は多くの書籍から学ぶことができるが, 臨床的な技術の詳細は実技講習会と, よい指導者の下でのたゆまぬ練習と経験の量が習得を可能にする. 豊富な知識は重要ではあるが, それだけでは絵に描いた餅に過ぎない. 私たちは, 知識を技術にして対象者に提供できてこそ, 治療者たり得るのである.

1. 肩の評価

肩の有痛性可動域制限は, 肩関節内の疾患や肩関節周囲の病変ばかりでなく, 脊椎や胸部からも生じる可能性がある. 肩関節を含めた肩甲帯には, 限られた狭い範囲に多くの構造物があり, しかも多様な運動が起こることで, 評価を難しくしている. 同時に2つ以上の病変が存在する可能性や, 関連痛の影響などが検査の解釈を困難にしている.

1) 病歴

主訴は何か. 受傷機転はあるのか. 発症からの経過はどうか. どのような運動で生じるのか. 疼痛が軽減する肢位は. 疼痛の性質と範囲は. 自覚する感覚異常や熱感などはあるのか. こういったことを必要に応じて聴取する.

これらを聴取することで, 例えば頸肩腕部の深部鈍痛は, 斜角筋症候群や胸郭出口症候群の可能性がある. 夜間増悪する鈍痛は, 腱板損傷が疑われる. 石灰沈着性腱炎では灼熱痛であることが多い. 上肢を挙上位にすると症状が軽減するなら, 根性疼痛かもしれない. さらに胸郭出口症候群では, 腫脹やこわばり, 冷感などの血流障害による症状もみられることがある.

2) 視診

左右を比較しながら前後, 側方から注意深く観察するために, 対象者は適切に脱衣する必要がある. 肩周囲だけでなく, 脊柱や上肢全体も確認する. これらによって構築学的問題点や軟部組織の状態を把握できる.

まず頭頸部の位置関係を確認し, 前後方向から左右の対称性をみる. 階段変形 (step deformity), 溝徴候 (sulcus sign) の有無, 骨の異常隆起, アライメント, 皮膚の光沢, 腫脹, 筋の萎縮などを観察する.

さらに歩行, その他の動作の際の仕草を観察することで, 異常な運動パターンや代償なども知ることができる.

3) 運動検査
(1) 自動運動検査

まずすべての運動方向に動いてもらい, どの運動のときに, どの部位に, どのような症状が出現するのかを確認する. 症状が出現した位置からゼロ肢位に戻す

ときには，症状が緩和されるのかも確認する．最も安楽な肢位があれば，それを示してもらう．
　さらに症状が出現した位置で上肢を保持して，頸椎に圧迫と牽引をかけるなど，様々な肢位に頸椎を動かしてもらう．また，同様の肢位でゆっくり大きく呼吸をする．この時に症状が変化するかどうかを聴取する．頸椎への圧迫で増悪し，牽引で軽減するなら，椎間板が疑われる．頸椎を反対側に側屈して増悪するようであれば，神経がどこかで絞扼されているのかもしれない．同側に側屈すると増悪するなら，椎間孔に変性がある可能性がある．呼吸によって変化するなら，胸郭や胸椎，斜角筋症候群や胸郭出口症候群の可能性がある．
　肩甲帯を含めた自動運動に続いて，肩甲帯を固定して肩甲上腕関節の自動運動を行う．必要に応じて肩甲帯のみの自動運動も行う．

(2) 他動運動検査

　自動運動検査で得られた情報を参考に，症状の軽度の運動方向から順に，慎重に他動運動検査を行う．自動運動と同様にどの運動方向のときに，どの部位に，どのような症状が出現するのかを確認する．症状が出現した位置からゼロ肢位に戻すときには，症状が緩和されるのかも確認する．最終可動域での運動の停止感は，きわめて重要な情報である．各関節のそれぞれの運動方向によって，正常な停止感は異なる．停止感を知ることで，病態を知る手がかりになり，治療手段を選択する助けになる．
　前項で述べたように，以上の2つの検査だけで軟部組織によるものであれば，収縮性組織である筋腱なのか，それ以外の非収縮性組織なのかの判断ができる．非収縮性組織は，伸張されると疼痛は誘発されるので，皮膚や皮下組織，関節包や靱帯が損傷されていれば，自動・他動の同じ方向のときに伸張され，疼痛が出現する．収縮性組織に損傷があれば，伸張されたときのほか，収縮時にも疼痛が出現する．したがって自動運動で収縮したときと，他動運動で伸張されたときに疼痛が出現する．

(3) 関節の遊び検査

　関節がもっている可動性の傾向や質的状態を把握するために，また治療手段の選択のためにも，関節の遊びを知ることは重要な意味がある．そのためには，それぞれの関節の運動方向ごとの関節の遊びがどれほどなのかを知っておくとともに，左右を比較する．さらに検査の際の微妙な感覚も感じとることである．正常であれば検査の初めからある抵抗感が増大して停止する．低可動性であれば，より抵抗感は強くなる．過可動性の場合は，抵抗感をあまり感じることなく動いて，突然固い停止感で止まるというのが一般的である．

■a. 圧迫と牽引

　まず，安静肢位で胸鎖関節，肩甲上腕関節に圧迫と牽引をかける（図9.4, 図9.5）．

胸鎖関節：安静座位で胸骨体を固定するとともに，関節裂隙を触診する．鎖骨骨幹部を把持し，あらかじめ皮膚を関節方向に寄せておいてから，外頭側にゆっくりと引く（図9.4）．正常であればわずかな牽引で関節に分離が生じることを触診で感じられる．

肩甲上腕関節：座位で肩甲上腕関節を安静肢位に保持する．肩甲骨を固定し，関節裂隙に近い上腕骨上部

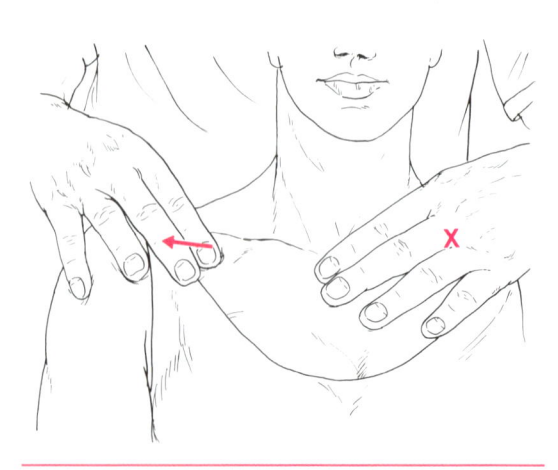

図9.4●胸鎖関節の牽引（安静肢位）

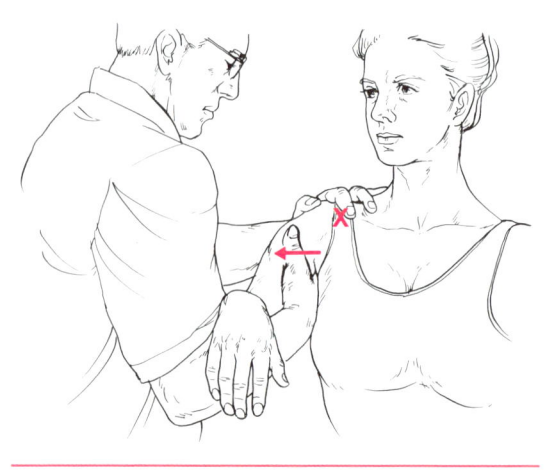

図9.5●肩甲上腕関節の牽引（安静肢位）

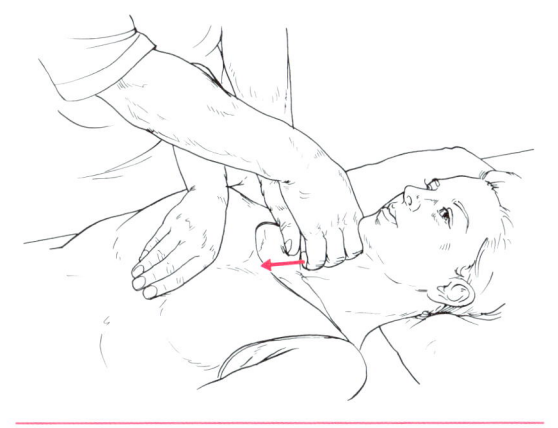

関節モビライゼーション（Kaltenborn-Evjenth Concept） ● 279

図9.6 ● 胸鎖関節・尾側への滑り

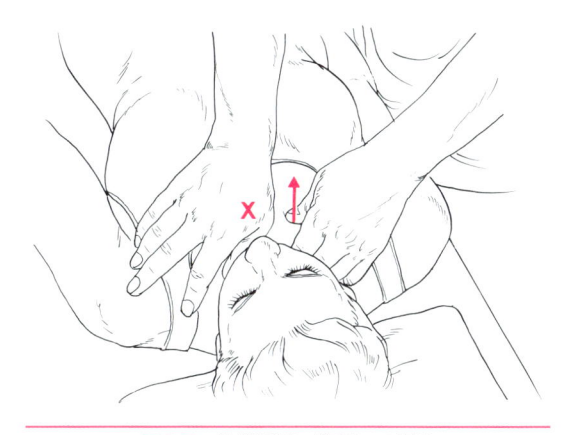

図9.7 ● 胸鎖関節・腹側への滑り

を把持し，関節窩に対して直角に牽引する（図9.5）．関節窩は肩峰後角と烏口突起を結んだ線上にあるので，牽引方向は外腹側になる．

安静肢位ではなんら症状に変化がみられないこともあるので，症状が出現するわずかに手前の境界域で同様に行ってみる．

関節内病変や組織の嵌入があれば，圧迫で症状は出現・増悪し，牽引によって軽減される．もし圧迫では誘発されず，牽引で誘発されたとするなら，それは伸張された軟部組織によるものといえる．

■ b. 滑り

個々の関節ごとに以下の滑り検査を健側と比較して行う．それぞれ原則的には，できる限り関節裂隙の近くで近位の骨を固定し，遠位の骨を治療面に平行に，わずかな分離（グレードⅠの牽引）が存在する状態で行う．各方向への遊びがどの程度かを知るとともに，停止感を感じとる．症状に一致した方向の滑り検査の際の可動性に左右差が生じている可能性が高い．

胸鎖関節：背臥位で，胸鎖関節裂隙を確認し，関節の傾斜に対して平行に，鎖骨の胸骨端を頭内側，尾外側，腹側，背側に滑らせる（図9.6，図9.7）．いずれの方向にもわずかな負荷で滑りが生じることを診る．胸鎖関節は典型的な鞍関節なので，骨運動と滑りの方向を誤らないように注意する．

肩鎖関節：安静座位で，肩鎖関節裂隙を確認し肩峰を固定して，肩甲骨関節面に平行に，鎖骨の肩峰端を腹外側に滑らせる（図9.8）．

肩甲上腕関節：座位で肩甲上腕関節を安静肢位に保持し，関節窩に対して平行に，上腕骨頭を尾側，腹

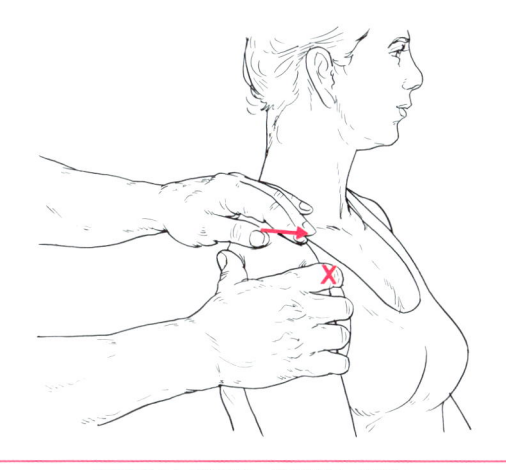

図9.8 ● 肩鎖関節・腹外側への滑り

側，背側に滑らせる．尾側に滑らせる場合は，肩甲骨を固定していないので，骨頭とともに肩甲骨が動くので，肩甲骨の動きが止まったところからさらに骨頭をわずかに押し下げる（図9.9）．背側に滑らせるときは，肩甲骨を背側で固定し，骨頭を背外側に動かす．腹側に滑らせるときは，烏口突起で肩甲骨を固定し，腹内側に動かす（図9.10）．

また関節ではないが，胸郭に対する肩甲骨の可動性（頭側，尾側，外側，内側および回旋）も併せて診ておく（図9.11）．

（4）抵抗運動検査

肩甲帯4方向，肩甲上腕関節6方向について，安静肢位で抵抗等尺運動を行う．筋に損傷があれば自動運動検査時より強い疼痛を訴えるのが一般的である．自動および他動運動検査による結果と比較し，原因が筋にあると判断されたら，再度触診にて圧痛と筋の硬さ

第9章

を確認し，個々の筋の長さを検査するとともに，相反抑制や個々の筋の機能を利用して筋を特定する．

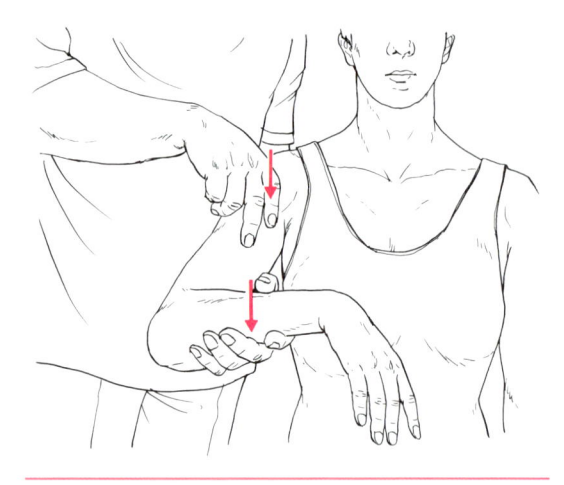

図9.9●肩甲上腕関節・尾側への滑り

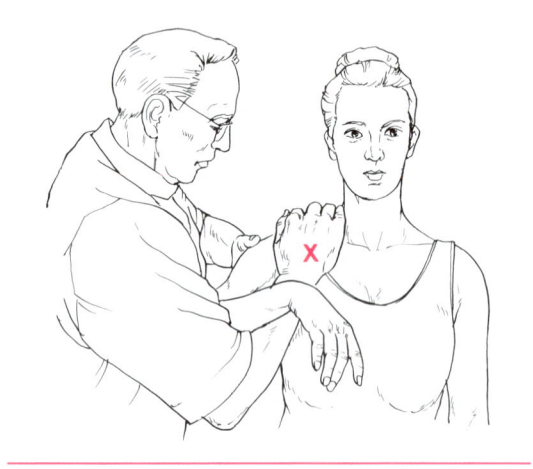

図9.10●肩甲上腕関節・腹側への滑り

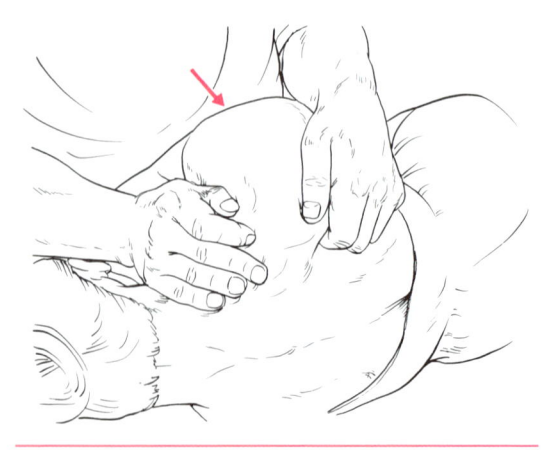

図9.11●肩甲骨の可動性検査

4）局在検査

以上の検査を順にすべての関節に施行すると評価だけで対象者は疲弊し，様々な訴えを統合する作業も繁雑になる．そこで局在検査によって症状を引き起こしている関節を特定する．

一般的には，先に述べた自動運動検査に続いて局在検査を行い，脊柱や胸郭の運動とは無関係であると判断されれば，肩周囲に集中することになる．

肩の動きに関与する関節は，肩甲上腕関節と肩鎖関節，胸鎖関節である．さらに関節ではないが，胸郭に対する肩甲骨の動きも考えられる．そこでまず，肩甲上腕関節と肩甲帯を鑑別する．

症状が出現する境界域まで動かしてもらい，その位置で上肢を保持して固定する．次いで検者は肩甲骨下角を内背側に動かす．この時，症状が誘発されれば，肩甲上腕関節が疑われる（図9.12）．これでは誘発されず，下角を外腹側に動かしたときに誘発されれば肩甲帯が疑われる．次にわずかに症状が出現している位置まで動かしてもらい，同様に上肢を固定して，下角を外腹側に動かすことで症状が軽減すれば，原因は肩甲上腕関節であるといえる（図9.13）．下角を外腹側に動かしたときに誘発された場合は，下角を内背側に動かすことで症状が軽減するかを確認する．この場合は原因が肩甲帯にあることを意味している．

肩甲帯に原因があるなら，肩鎖関節と胸鎖関節を鑑別する．同様に症状が出現する境界域で固定して，鎖骨の胸骨端を尾外側に押して症状が出現し，頭腹側に動かして症状が軽減すれば，原因は胸鎖関節にある．頭腹側に動かして症状が出現し，尾外側に押すと症状が軽減するなら，原因は肩鎖関節にある．

原因となっている関節が特定できれば，引き続き当該関節に対して運動検査を続行し，得られた所見から原因組織が特定される．

関節内病変が示唆されれば，症状が出現する境界域で徒手的に圧迫と牽引を行い，症状の誘発と軽減が得られることを確認する．非収縮性組織が示唆されれば，症状が出現する方向への滑りによって誘発され，反対方向への滑りで軽減することを確認する．

5）特殊な徒手検査

・Full Can & Empty Canテスト
・Yergason・Speedテスト＝上腕二頭筋長頭腱炎
・ドロップアーム（drop arm）テスト＝回旋筋腱板

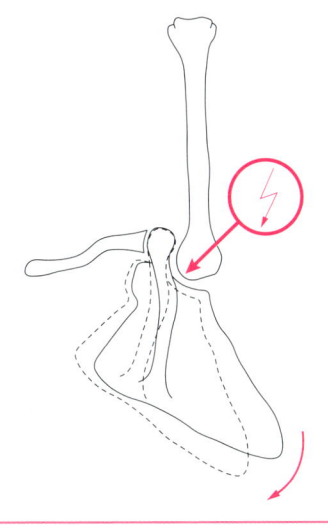

関節モビライゼーション（Kaltenborn-Evjenth Concept） 281

図9.12●肩甲上腕関節の誘発検査

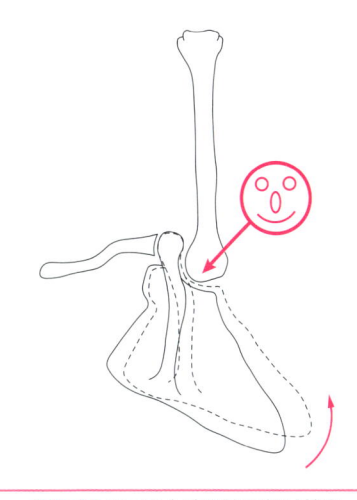

図9.13●肩甲上腕関節の軽減検査

損傷
・Allen・Adson・Halsteadテスト＝胸郭出口症候群

これらのほかにもそれぞれの疾患を示唆する検査があるので，必要に応じて様々な特殊検査を実施し，評価をより確かなものにする．個々の検査手技については成書に委ねる．

6）試験治療

以上の評価によって症状を惹起している組織が特定できたら，試験治療を行い，評価の正当性を確かめる．
関節内病変や非収縮性組織が原因の場合はモビライゼーションを，筋が原因の場合は軟部組織モビライゼーションや，収縮・弛緩（hold-relax）を施行する．
試験治療によって評価の信頼性が確立されたら，治療計画を立案し実践する．

2．肩の治療

評価によって治療対象が見出されたら，現実的な治療目標を設定し，立案された治療計画を忠実に実践する．
多くの場合原因組織はひとつではなく，様々な要因が混在している．関節面の不適合や関節包，靱帯，筋腱付着部の炎症や短縮，関節の遊びの異常（低可動性と過可動性）などが同時に存在する．それぞれの問題に対して，適切な治療手段を適用する．
混在する問題点について，治療の優先順位をつけ，手順に従って実施する．実際には，まず疼痛軽減の治療から開始することが多く，牽引のモビライゼーションや緊張緩和のためのマッサージからアプローチする．筋短縮と低可動性があれば，先にモビライゼーションによって関節の遊びを引き出してからしかストレッチングはできない．関節の遊びが制限されたままストレッチングを行うと，関節の可動性の範囲を越え，関節包や靱帯にストレスを与え，関節破壊を招くことになる．低可動性と過可動性が混在していれば，双方同時に治療を開始する．

それでは以下に，肩の関節モビライゼーションの技術の一部を紹介する．

1）胸鎖関節

牽引：背臥位で，胸骨を手前に引くようにして固定し，評価と同様に皮膚に余裕をもたせてからゆっくりと牽引する．疼痛緩和目的の牽引は，グレードⅡ以内（最初の停止まで）のわずかな牽引を数分かける．可動性増大のための牽引は，グレードⅡを越えるまで慎重に力を加え，7秒程度その位置を維持する（図9.14）．

滑り：可動性増大の治療のために滑りを用いるので，制限域を越えてグレードⅢまで動かす．

それぞれ背臥位で，下制を改善するためには，鎖骨の胸骨端を頭内側に（図9.15），挙上を改善するためには，鎖骨の胸骨端を尾外側に押し動かす（図9.16）．前方突出の治療では，鎖骨を腹側に引き上げる．鎖骨の背側に検者の指をかけ，胸骨を固定してか

第9章

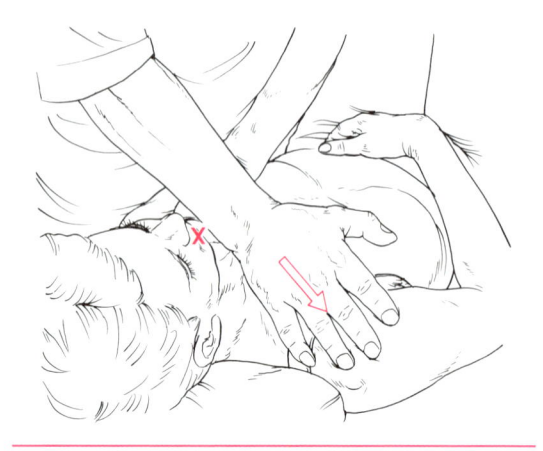

図9.14●胸鎖関節：牽引のモビライゼーション

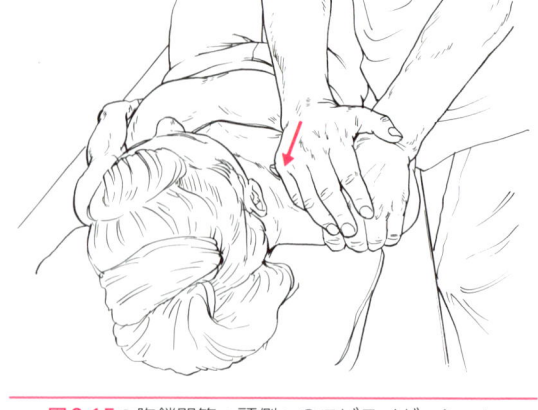

図9.15●胸鎖関節：頭側へのモビライゼーション

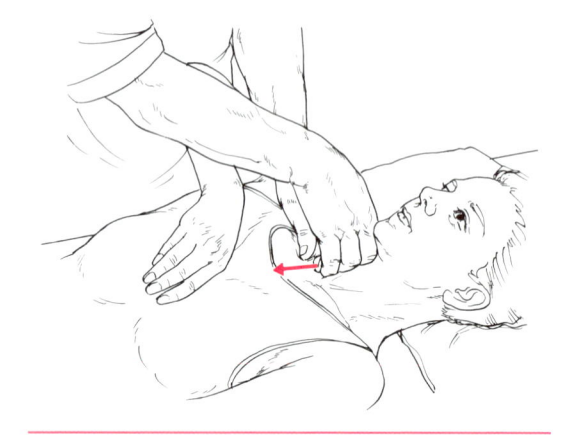

図9.16●胸鎖関節：尾側へのモビライゼーション

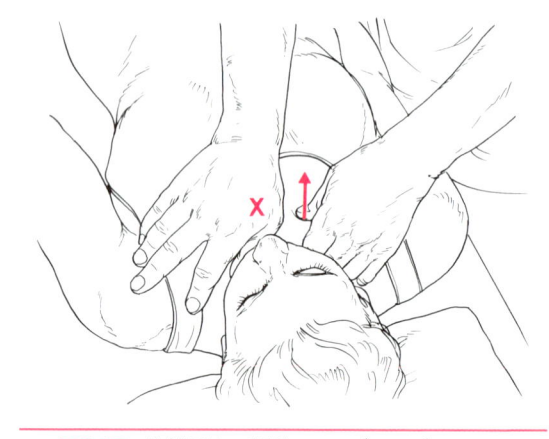

図9.17●胸鎖関節：腹側へのモビライゼーション

らゆっくり引く（図9.17）．後退の場合は，そのまま背側に押し込む（図9.18）．いずれの場合も疼痛や不快感を与えないために接触面を大きくして，接触している指が鎖骨を跨ぐことのないようにする．

2）肩鎖関節

肩鎖関節には，直接この関節を動かすための筋肉はなく，胸鎖関節や肩甲骨の運動に付随してわずかな動きが生じる．臨床的には過可動性が問題になることはあっても，低可動性によって症状が出現することは少ない．理論的な関節の遊びは，牽引と4方向（腹側，背側，頭側，尾側）の滑りがあるが，牽引と頭側への滑りは脱臼の危険があり，尾側と背側の滑りは圧迫になるのでいずれも関節破壊になる．したがって，治療としてのモビライゼーションは腹側のみである．

腹臥位で肩峰の下に砂嚢を置き，肩甲骨を固定す

る．この時，砂嚢が鎖骨に当たっていないことを確認する．次いで鎖骨の肩峰端の背側に母指を当て，もう一側の手を重ね腹外側に滑らせる（図9.19）．

3）肩甲骨の動き

胸郭に対する肩甲骨の動きが制限されている場合に，肩甲骨を胸郭から引き離したり，頭側，尾側，内側，外側に動かす．関節モビライゼーションの一手技として行うが，実際には筋に対するアプローチである．

腹臥位で肩甲骨内側縁，下角の下に手を当て，上腕骨頭を介して肩甲骨を背側に引き上げ，さらに尾側に引くことで検者の手を肩甲骨と胸郭の間に滑り込ませる（図9.20）．または評価と同じ方法（図9.11）で行うこともできる．側臥位で肩甲骨内側縁に指先を当て，次いで上腕骨頭を介して肩甲骨を背側に引き離すと同時に指を肩甲骨と胸郭の間に滑り込ませ，しっかりと

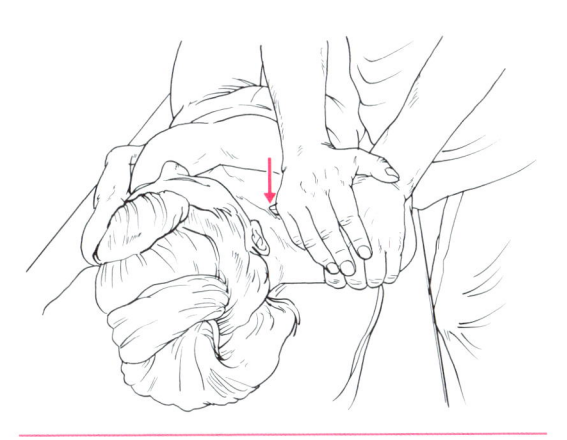

関節モビライゼーション（Kaltenborn-Evjenth Concept） ● 283

図9.18 ● 胸鎖関節：背側へのモビライゼーション

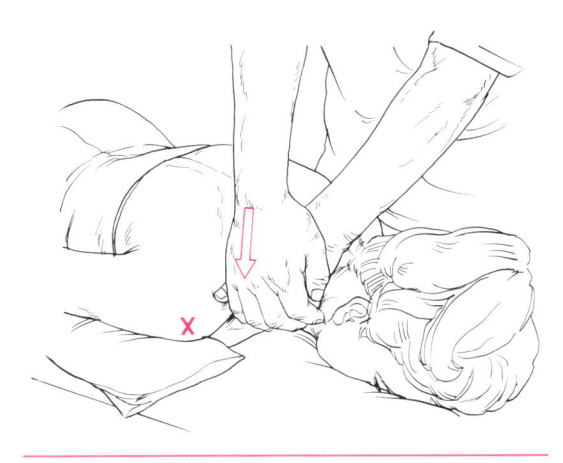

図9.19 ● 肩鎖関節：腹側へのモビライゼーション

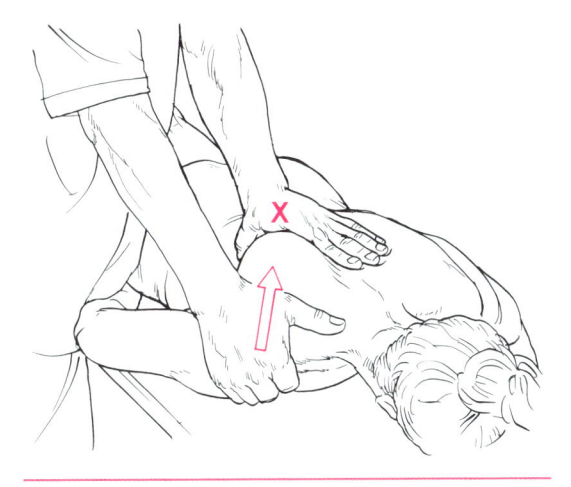

図9.20 ● 肩甲骨：胸郭からの分離と尾側へのモビライゼーション

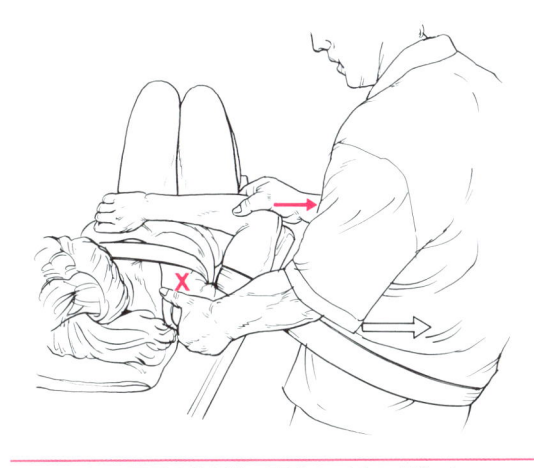

図9.21 ● 肩甲上腕関節：牽引のモビライゼーション

肩甲骨を把持する．この状態でさらに引き離す．あるいは頭側，尾側，内側，外側に動かす．捻転（winging），分回し（circumduction）もできる．

4）肩甲上腕関節

　肩甲上腕関節の関節包内運動は，屈曲・伸展時は軸回旋であり，外転時は尾側，外旋・内旋時はそれぞれ腹側・背側への滑りである．内転に際しては頭側に滑るが，頭側への滑りのモビライゼーションは，圧迫になるので行わない．

　またモビライゼーションの治療は，牽引から行うことが原則であるが，肩甲上腕関節については，まず尾側への滑りから開始する．有痛性の症状を呈している場合，上腕骨頭は頭側に変位していることがほとんどで，この状態のまま牽引すると，肩峰や烏口肩峰靱帯と上腕骨頭の間隙が狭小化しているので，疼痛を誘発する危険が高い．

　牽引：背臥位で，ベルトを利用して肩甲骨を胸郭にしっかりと固定する．疼痛緩和のために行う場合は，数分持続する必要があるので，徒手のみでは検者が疲弊する．そこで図に示すようにいつもベルトを使用するようにする．ベルトを可能な限り関節裂隙に近い上腕骨にかけ，検者の腰で引くようにする．肩甲骨関節窩はやや腹側を向いているので，外腹側に牽引する（図9.21）．

　滑り：外転制限と上腕骨頭の位置異常に対して，まず尾側への滑りを行う（図9.22）．背臥位で，肩甲骨をしっかりと固定する．図のような専用の治療台がない場合は，ベルトを肩甲骨外側縁の上部（関節下結節の直下）にかけ，頭側から固定する．次いで上腕を支

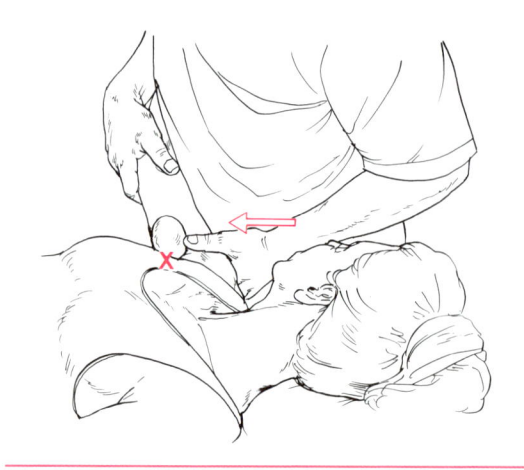

図9.22●肩甲上腕関節：尾側へのモビライゼーション

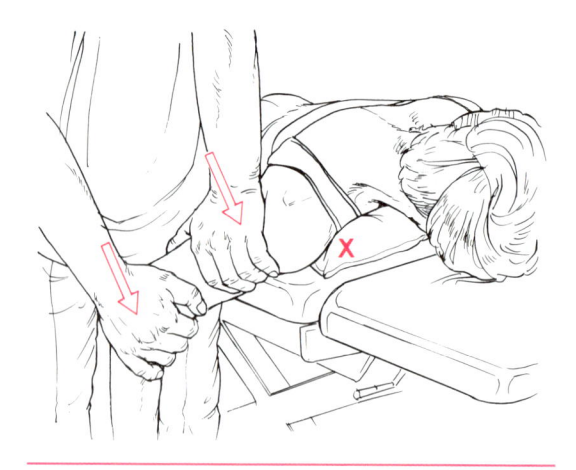

図9.23●肩甲上腕関節：腹側へのモビライゼーション

えたうえで，肩峰直下の上腕骨頭を把持し，尾側に平行移動させる．この時，対象者の身体はできる限り治療台の端に置き，上腕が治療台から出ているようにする．

外旋制限の改善には，腹側への滑りを行う（図9.23）．腹臥位で烏口突起の下に砂嚢を置いて肩甲骨を固定する．この時，上腕が治療台から出ているようにし，上腕を支えたうえで関節裂隙に近い上腕骨頭を把持し，腹側に滑らせる．

内旋制限に対しては，背臥位で肩甲骨の下にウエッジか砂嚢を置き，肩甲骨を固定する．次いで上腕を支えたうえで，関節裂隙に近い上腕骨頭を把持し，背側に滑らせる．単純に背側に滑らせると圧迫になるので，肩甲骨関節窩の向きを考慮し，背外側に滑らせる．背側，腹側への滑りの際には，グレードⅠの牽引を忘れないようにする．

5）関節包下部のストレッチ

肩甲上腕関節に起因する疼痛や可動域制限には，尾側への滑りを利用して関節包下部のストレッチを行うことが多い．あるいは制限域から肩甲骨を固定して上腕を頭側に牽引する．しかし臨床場面ではこの手技で，かえって疼痛を誘発することがある．そこでより安全で，効果的な手技を紹介するので，施行してみていただきたい．

背臥位で制限域まで屈曲，外転した状態で上腕を保持して固定する．次いで肩甲骨下角を背内側に押し込む（図9.24）．この場合，肩峰も下方に引かれるので，上腕骨頭との間で圧迫になり疼痛を誘発することもあ

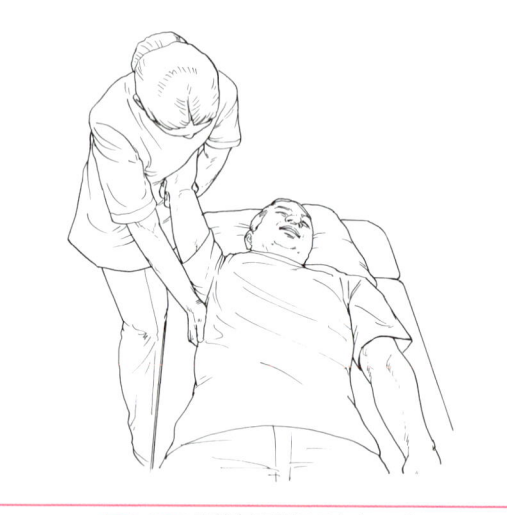

図9.24●関節包下部のストレッチ

り得る．そのような場合は，背臥位で制限域まで屈曲した状態で上腕の下に砂嚢などを置き，この上で固定する．次いで烏口突起を鎖骨とともに背側に押す（図9.25）．このようにすると関節面を圧迫することがなく，確実に関節包下部の伸張ができる．

3．腰痛の評価

腰痛は，二足歩行を獲得したヒトにとって宿命的な疾患であり，腰痛を経験することなく生涯を終えることはきわめて稀である．その病態もきわめて複雑で対象者を前にして何から手をつければいいのか難渋する場面を誰もが経験する．しかし，腰痛も運動器疾患である以上，評価の原則は四肢となんら変わりはない．

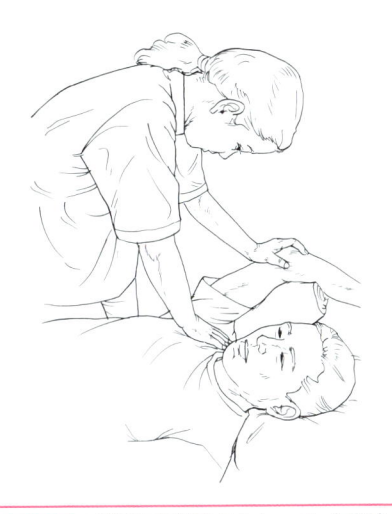

関節モビライゼーション (Kaltenborn-Evjenth Concept) ● 285

図9.25 ● 関節包下部のストレッチ（別法）

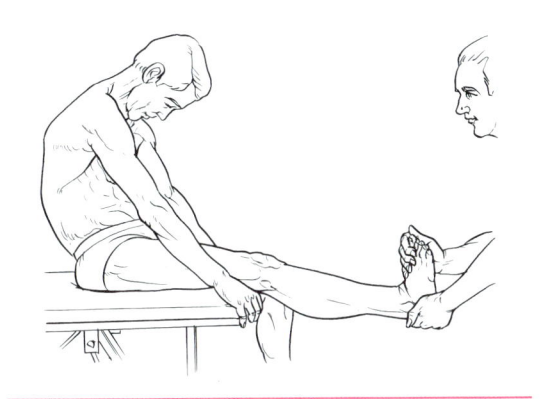

図9.26 ● 坐骨神経伸張テスト

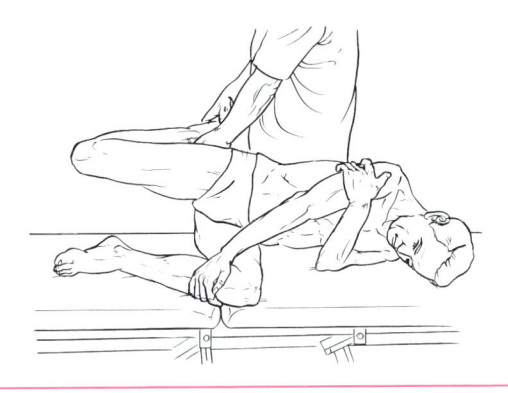

図9.27 ● 大腿神経伸張テスト

1）腰痛評価の概略
(1) 主観的検査：問診と視診
主訴や自覚症状から臨床的推論を立てる．検査の方向性を決め，推論を検証するための検査を重要度から判断する．

(2) 神経系の検査
問診などでしびれや放散痛が認められれば神経系の検査を行う．まずは自動運動で坐骨神経・大腿神経を伸張位にすることで症状に変化が現れるのかを聴く．主観的検査が終了した時点で，神経系検査の必要性を含めてどの構造を検査するのかを決める．

(3) 理学的検査
理学的検査の目的は，治療手段の決定に必要な情報を得ること，すなわち訴えの原因になっている組織を特定することにある．主観的検査によってどの検査が重要かという優先順位をつけられれば，制約はあっても「何をするべきか」は判断できる．理学的検査は，定型的に無差別に行うべきではなく，主観的検査による臨床的推論の延長と捉え，理学的検査によって推論は検証され，適宜修正される．

■a. 不完全な検査（検査の制限）
痛みが強く，疼痛感受性が高いときは，症状が出現あるいは増悪し始めるところまで行う．項目が限られた検査のなかからでも運動パターンや関節，筋，神経系の相対的な関与に関する情報は得ることができる．徐々に症状が改善し，さらに検査が行われることで完全な臨床像が明らかになる．

■b. 完全な検査（疼痛が自制内）
障害特性や病歴から進行状態に注意する必要がない場合，検査を完全に行うことで臨床像が明らかになり，適切な治療計画が立案できる．他動的な過剰圧を加えることでend feelを感じとることができるからである．

2）検査手順
(1) 主観的検査：問診と視診
①放散痛やしびれの存在から神経系が疑われた場合，まずその確認を行う．例えば屈曲すると症状が出現・増悪するなら，腰椎を症状に変化が診られる直前まで屈曲した状態から頸部を屈曲することで出現・増悪するかを問い，次いで頸部を含めて症状が出現するまで屈曲した状態から頸椎のみを伸展することで症状が改善するかを確認する．これで症状に変化が認められるようであれば，慎重に他動的に行う（図9.26，図9.27）．図は座位および側臥位での検査を例示しているが，背臥位

や立位などでも可能である.

さらに表9.2に示す腰仙椎神経根症候群を識別筋の筋力，深部反射，知覚から確認する．

②神経系の徴候がなければ理学的検査に移る．

(2) 理学的検査

a. 自動・他動運動検査

自動・他動運動によって筋の可能性があれば，個々の筋の機能や筋の長さテストによって筋を特定する．自動・他動運動はいわゆる運動学的面だけでなく，表9.3に示す脊柱における生理学的可動性の特徴である複合運動（combined movement）も必ず行う（図9.28, 図9.29）．

筋以外の可能性が示唆されれば，局在検査によって領域の特定，分節の特定を行い，さらに次に進む．

b. 局在検査

荷重によって症状が増悪するのであれば，腰椎・仙腸関節・股関節の領域の特定を行う．痛みの境界域で股関節への荷重を増大させるために腸骨稜から負荷をかけ，次いで坐骨結節と上前腸骨棘から免荷する（図9.30）．股関節に原因があれば負荷によって症状は出現・増悪し，免荷によって軽減する．免荷によって症状が増悪するようであれば仙腸関節より上に問題があることを示しており，次に仙腸関節に対して負荷と免荷を行う（図9.31）．仙腸関節に原因があれば仙骨を尾側に動かしたときに症状が増悪し，頭側に動かすと軽減する．頭側に動かしたときに増悪するのであれば，原因は腰椎にある．

股関節の屈曲でも症状が出現するなら，それが股関節によるのか，仙腸関節や腰椎に起因するものかを特定する（図9.32）．痛みの境界域で大腿を固定し，腸骨を腹側に回旋させたときに症状が増悪し，背側に回旋させると軽減するのであれば股関節に原因がある．腸骨を背側に回旋して症状が増悪し，腹側に回旋すると軽減するのであれば仙腸関節より上に問題があることを示している．

仙腸関節および腰椎分節に問題があるのであれば，次にどの分節かを特定する．屈曲すると痛みが出現する場合の誘発テストは，痛みの境界域でまず仙骨底を腹側に押す（図9.33）．これで痛みが誘発されなければ次いで第5腰椎棘突起を頭腹側に押す（図9.34）．

表9.2 ● 腰仙椎神経根症候群

神経根	識別筋（key muscle）	反射	デルマトーム
L1-2	精巣挙筋（挙睾筋）	挙睾筋反射	バックベルト
L3	股関節内転筋群	内転筋反射	膝までの大腿腹側
L4	前脛骨筋，大腿四頭筋（内側広筋）	膝蓋腱反射	内果までの下腿内側
L5	長母指伸筋，長短指伸筋，後脛骨筋	後脛骨筋反射	足背，母指
S1	腓骨筋，下腿三頭筋（主に腓腹筋内側頭）	アキレス腱反射	足部外側，足底，小指

表9.3 ● combined movement（couple & noncouple）

脊柱	矢状面上の位置	couple movement	noncouple movement
上部頸椎	屈曲位	いずれの肢位でも反対側の側屈と回旋の組み合わせ	いずれの肢位でも同側の側屈と回旋の組み合わせ
	伸展位		
下部頸椎	屈曲位	いずれの肢位でも同側の側屈と回旋の組み合わせ	いずれの肢位でも反対側の側屈と回旋の組み合わせ
	伸展位		
胸椎	中間位と屈曲位	同側の側屈と回旋の組み合わせ	反対側の側屈と回旋の組み合わせ
	伸展位	反対側の側屈と回旋の組み合わせ	同側の側屈と回旋の組み合わせ
腰椎	屈曲位	同じ側の側屈と回旋の組み合わせ	反対側の側屈と回旋の組み合わせ
	中間位と伸展位	反対側の側屈と回旋の組み合わせ	同側の側屈と回旋の組み合わせ

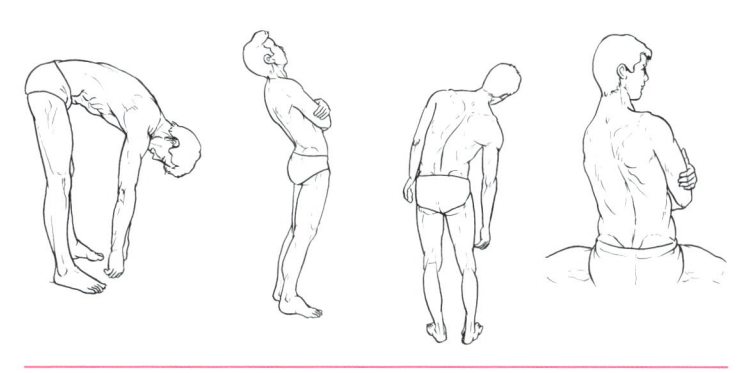

関節モビライゼーション（Kaltenborn-Evjenth Concept） 287

図9.28 ● 自動運動　屈曲・伸展・側屈・回旋

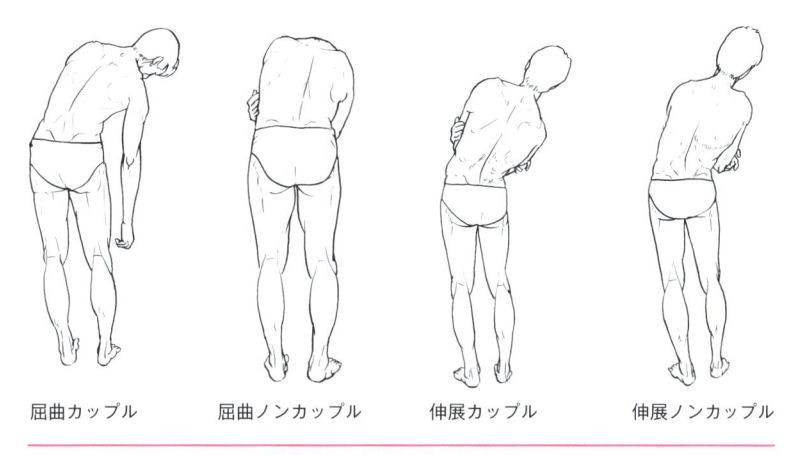

| 屈曲カップル | 屈曲ノンカップル | 伸展カップル | 伸展ノンカップル |

図9.29 ● 自動運動　複合運動

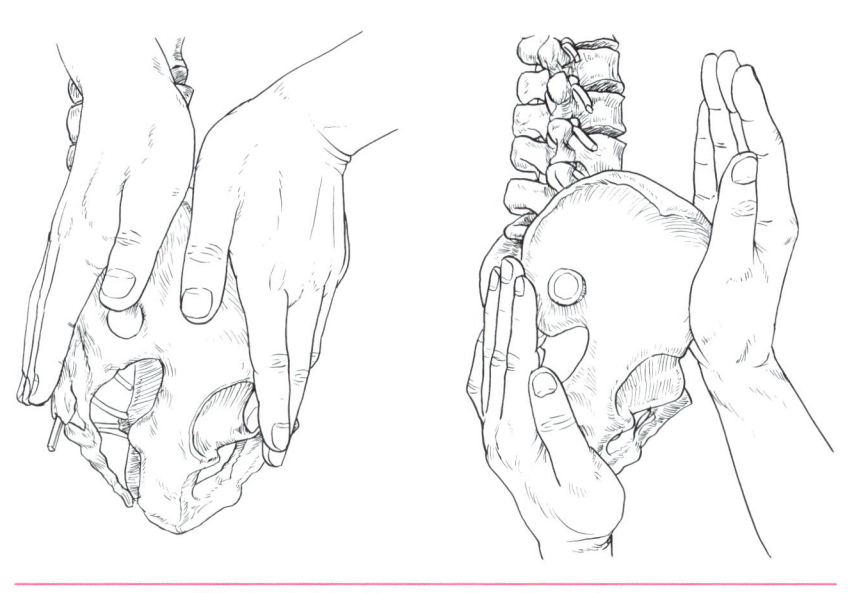

図9.30 ● 荷重痛に対する股関節の誘発・軽減テスト

必ず下から順に行う．痛みが誘発されれば動かされた椎骨の下の分節が疑われる．さらに軽減テストを行い，誘発テストと分節が一致すればその分節に問題があると特定できる．痛みがわずかに出現している位置で，仙腸関節の軽減テストは仙骨尖を腹側に押す（図9.35）．腰椎は棘突起を尾側に動かす（図9.36）．必ず下から順に動かす．伸展や回旋で痛みが出現する場合も同じ理屈で局在を知ることができる．

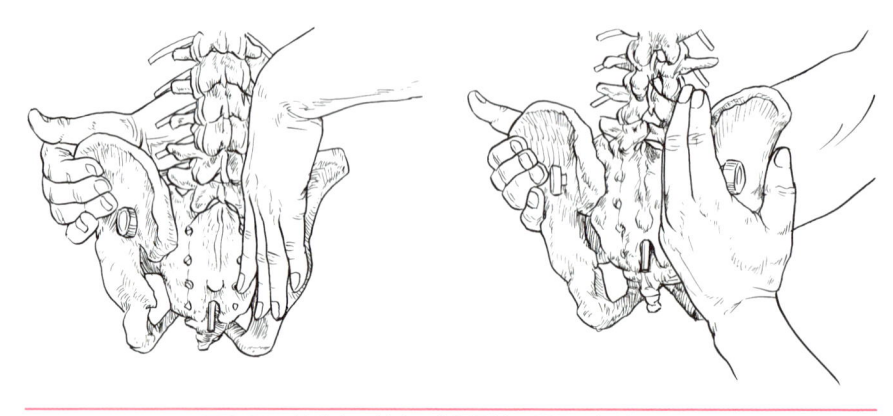

図9.31 ● 荷重痛に対する仙腸関節の誘発・軽減テスト

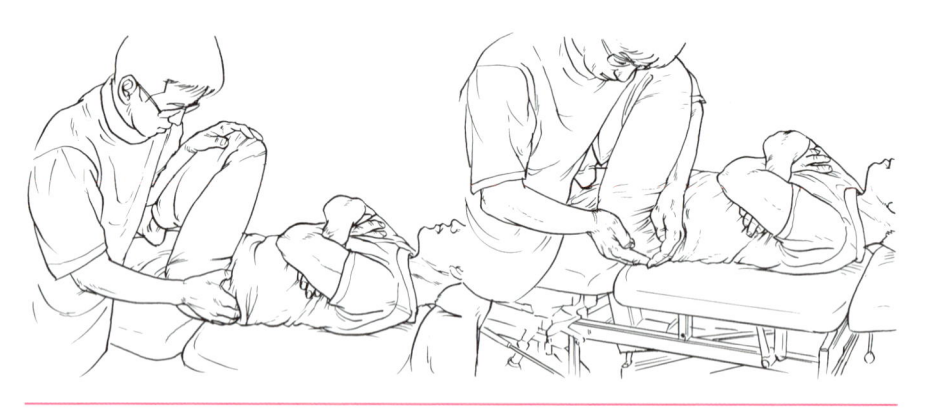

図9.32 ● 屈曲時痛に対する股関節の誘発・軽減テスト

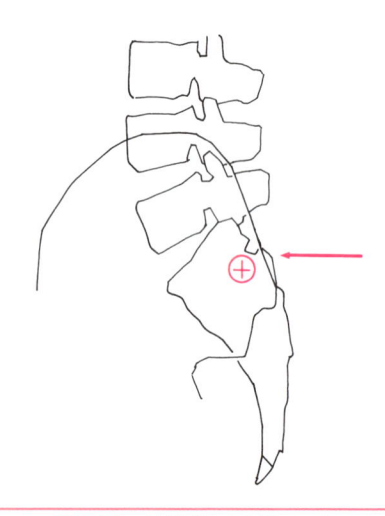

図9.33 ● 仙腸関節の誘発テスト

図9.34 ● 腰椎分節の誘発テスト

関節モビライゼーション（Kaltenborn-Evjenth Concept） ● 289

図9.35 ● 仙腸関節の軽減テスト

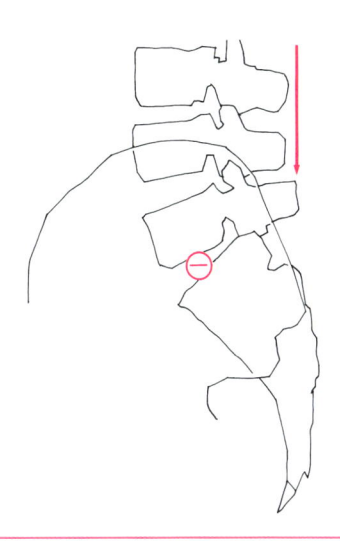

図9.36 ● 腰椎分節の軽減テスト

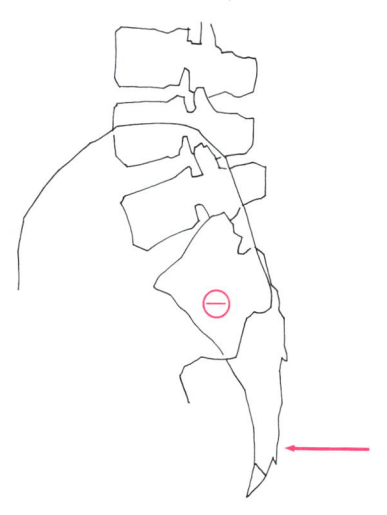

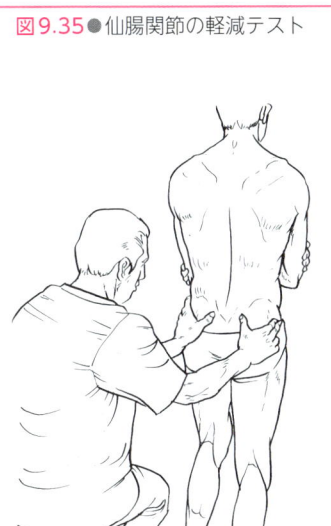

図9.37-1

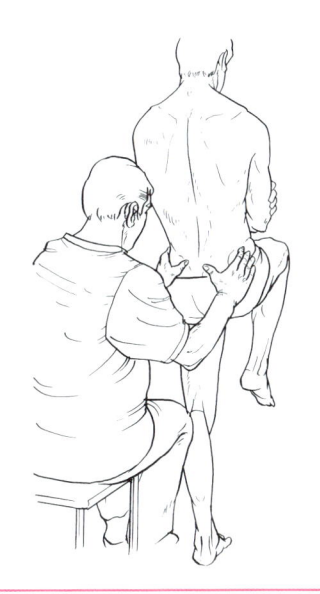

図9.37-2

　局在検査によって領域の特定，分節の特定ができたら，分節ごとの検査に移る．

■c．分節の検査

　分節ごとの自動・他動運動検査・圧迫と牽引・joint playを局在検査で判明した分節だけでなく，隣接する分節も必ず診る．

■①仙腸関節の検査

　自動運動検査は，図9.37に示すように背側から後上腸骨棘を触診し，交互に下肢を軽度屈曲してもらう（図9.37-1）．さらに90°以上屈曲してもらう（図9.37-2）．次いで体幹を屈曲（図9.37-3），左右にシフ

トさせてみる（図9.37-4）．この時の左右差，抵抗感を感じとり，疼痛の部位や変化を聴取する．正常であれば軽度屈曲した側の骨盤が下がる．90°以上の屈曲では，まず荷重側の骨盤が腹尾側に動き，次いで屈曲側の骨盤が背側に，続いて荷重側の骨盤が背側に動く．体幹を屈曲すると動きの制限されている側の後上腸骨棘がより早く頭側に動く．

　他動運動検査は，図9.38に示すように仙腸関節裂隙を触れながら仙骨に対して腸骨を背側（図9.38-1），腹側（図9.38-2）に動かす．さらに恥骨結合の動きを触診（図9.38-5）する．前後の仙腸靱帯をテス

第9章

290　第9章　関節系

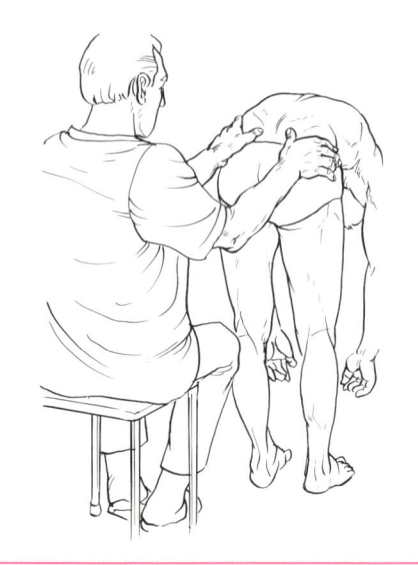

図 9.37-3

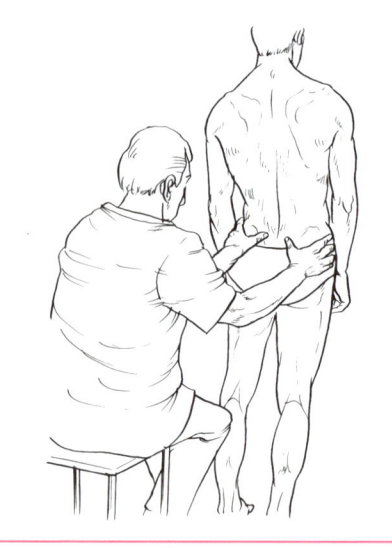

図 9.37-4

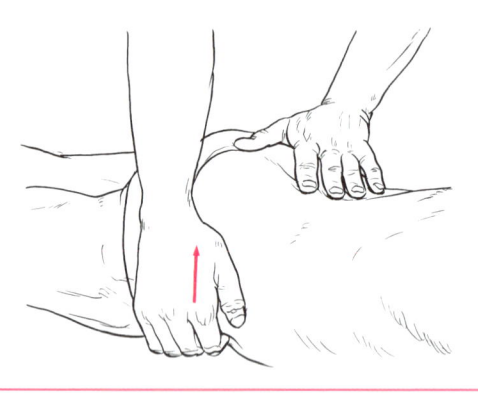

図 9.38-1

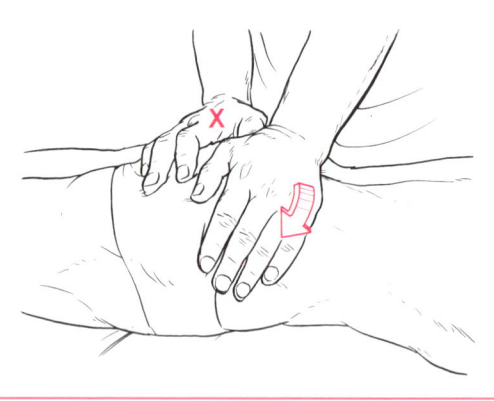

図 9.38-2

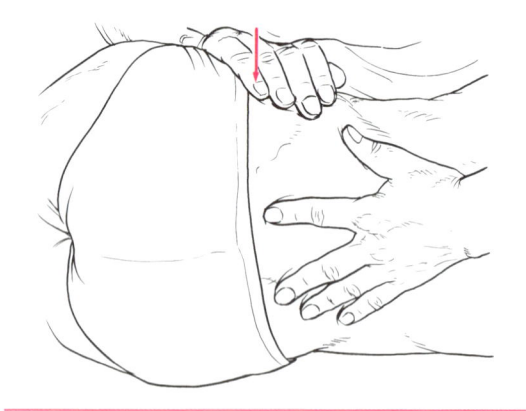

図 9.38-3

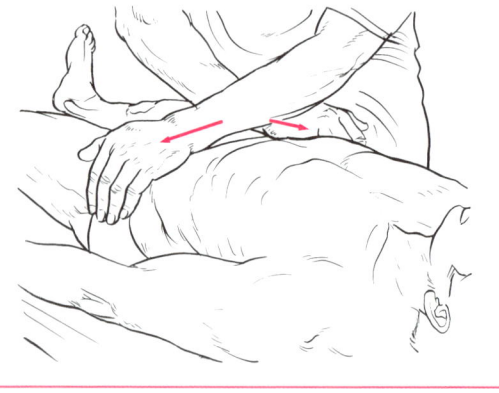

図 9.38-4

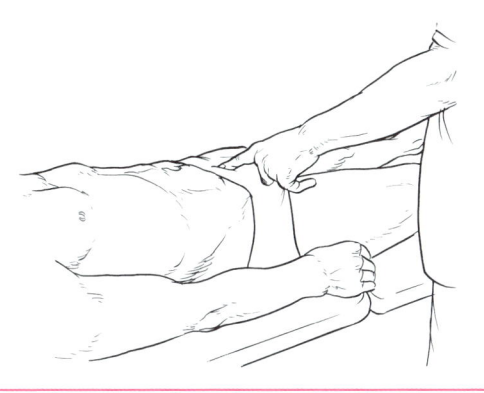

関節モビライゼーション（Kaltenborn-Evjenth Concept） ● 291

図9.38-5

図9.38-6

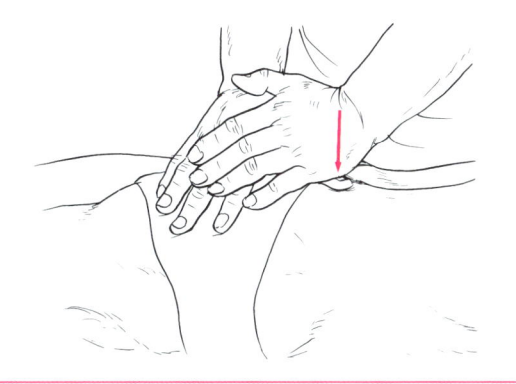

図9.38-7

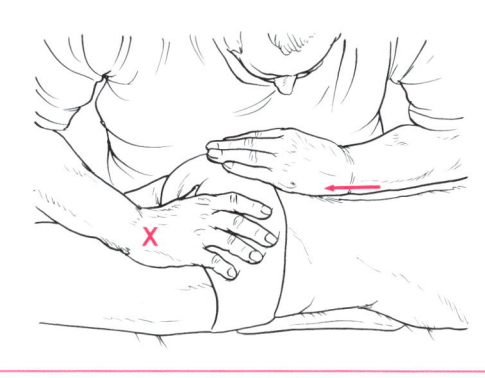

図9.38-8

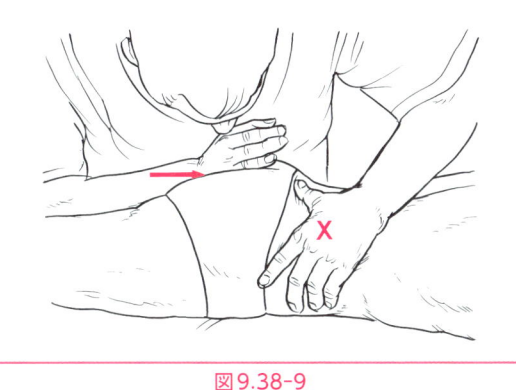

図9.38-9

する（図9.38-3, 4）．腸骨に対して仙骨底を背側（図9.38-6），腹側（図9.38-7），尾側（図9.38-8），頭側（図9.38-9）に動かす．可動性の左右差や動かされたときの症状の変化を知ることができる．これは他動運動検査であるとともに仙腸関節のjoint playを診るものである．

■②腰椎分節の検査
　自動・他動運動検査は，座位または臥位で棘突起間を触診しながら分節ごとの可動性を感じ取る（図9.39，図9.40）．いわゆる運動学的面上の動きだけでなく，複合運動による可動性も判断できる．この時，可動性だけでなく，end feelも触知しておく．

■③腰椎の圧迫と牽引
　脊椎・腰椎全体に牽引や圧迫をかける場合は，立位または座位で肩から圧迫を加え（図9.41-1），下部胸郭を把持して牽引する（図9.41-2, 3）．牽引によって症状が改善するようであれば治療としても行える．分節ごとに行う場合は側臥位で，図9.41-4に示すように棘突起を介して行う．必ず一側を固定し，対側に牽引をかける．

■④腰椎分節の可動性・joint play：
　棘突起間を触診しながら，他方の母指球で一側の棘突起を腹側に押す．頭側の棘突起を押すと下の椎間関節に圧迫が加わる（図9.42-1）．尾側の棘突起を腹側

292 ●第9章　関節系

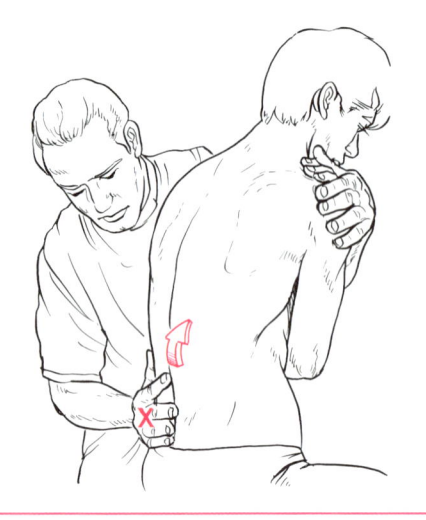

図9.39-1●屈曲

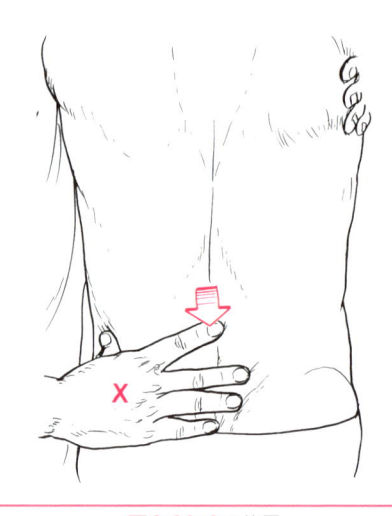

図9.39-2●伸展

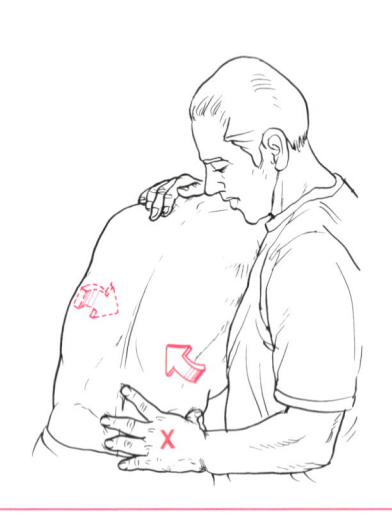

図9.39-3●屈曲・左橈屈・右回旋

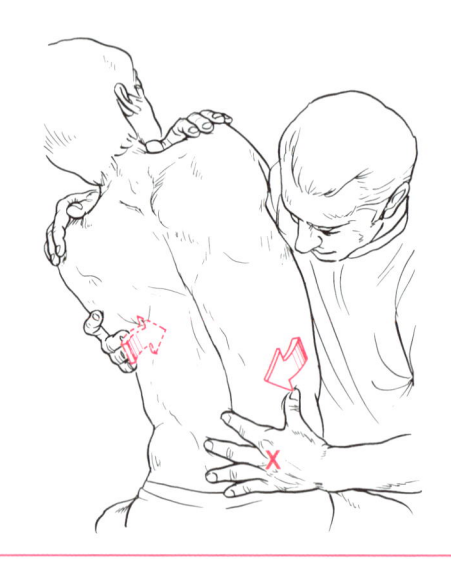

図9.39-4●伸展・左側屈・右回旋

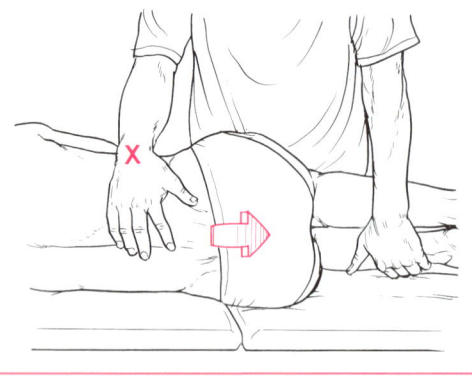

図9.40-1●屈曲

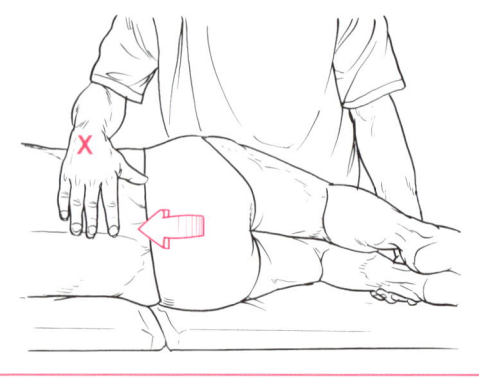

図9.40-2●伸展

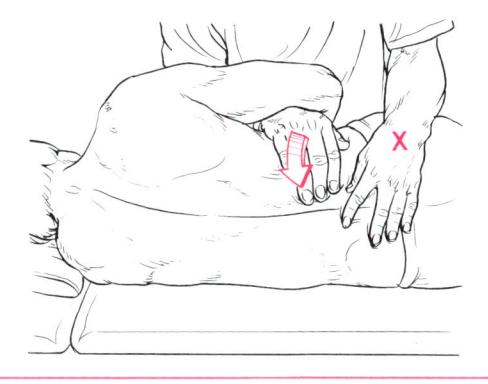

関節モビライゼーション (Kaltenborn-Evjenth Concept) ● 293

図9.40-3 ● 頭側からの屈曲位での右回旋

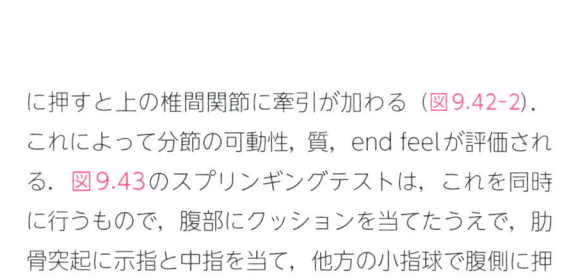

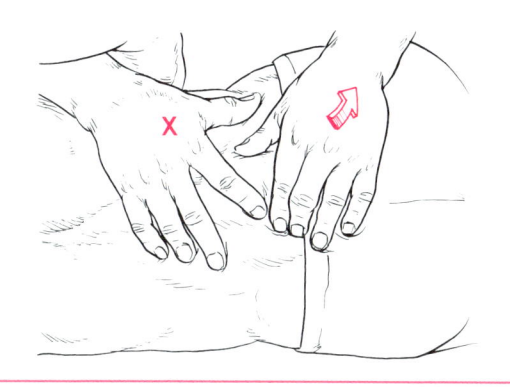

図9.40-4 ● 尾側からの屈曲位での右回旋

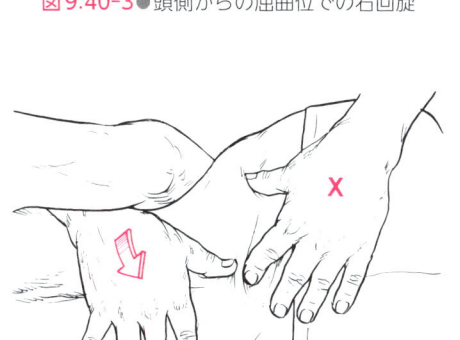

図9.40-5 ● 頭側からの伸展位での右回旋

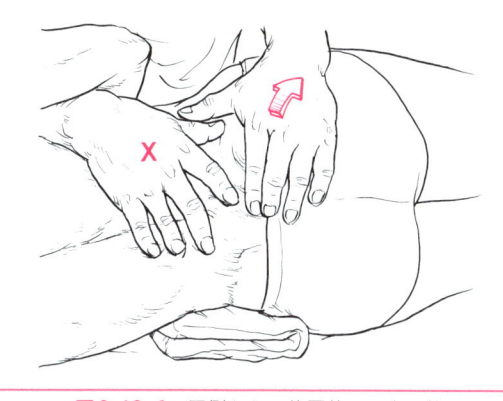

図9.40-6 ● 尾側からの伸展位での右回旋

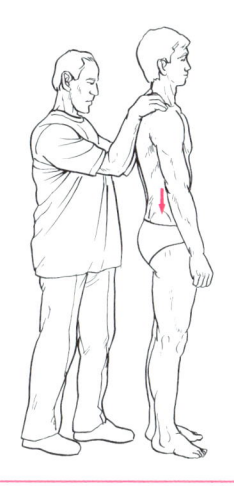

図9.41-1 ● 圧迫

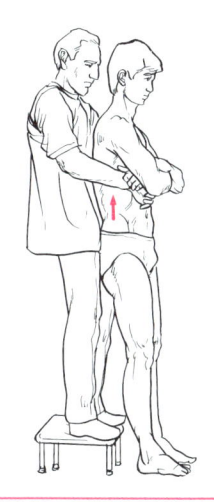

図9.41-2 ● 安静肢位での牽引

に押すと上の椎間関節に牽引が加わる（図9.42-2）．これによって分節の可動性，質，end feelが評価される．図9.43のスプリンギングテストは，これを同時に行うもので，腹部にクッションを当てたうえで，肋骨突起に示指と中指を当て，他方の小指球で腹側に押

す．動かされた椎骨の上の椎間関節に牽引が，下の椎間関節には圧迫が加わる．同様に分節の可動性，質，end feelの評価であるとともに，症状局在検査でもある．

図9.44に示す分節の回旋は，左右の椎間関節に圧

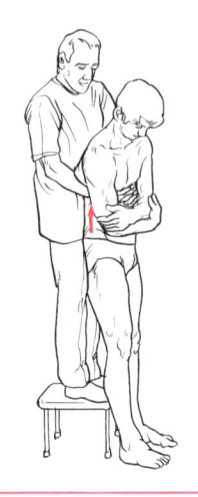

図9.41-3●真の安静肢位での牽引

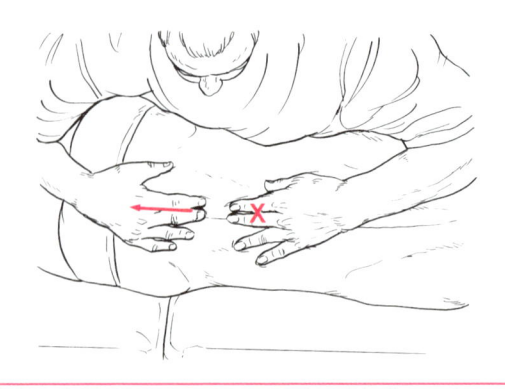

図9.41-4●分節ごとの牽引

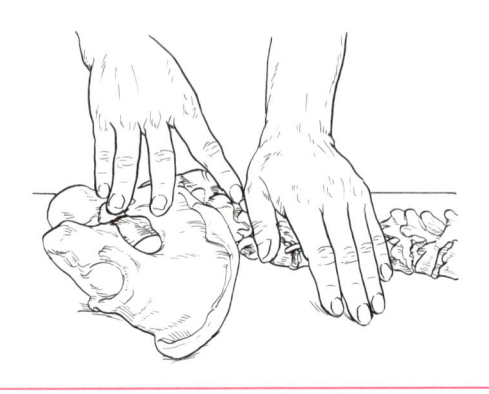

図9.42-1●頭側の椎骨を腹側へ

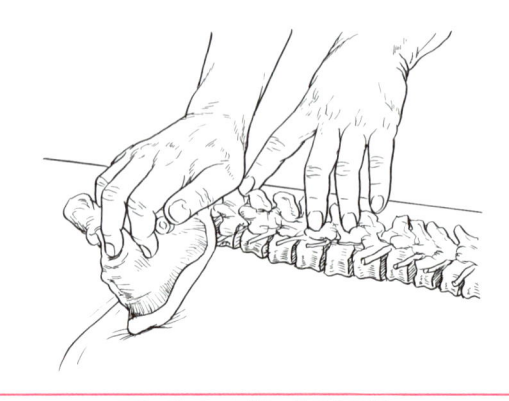

図9.42-2●尾側の椎骨を腹側へ

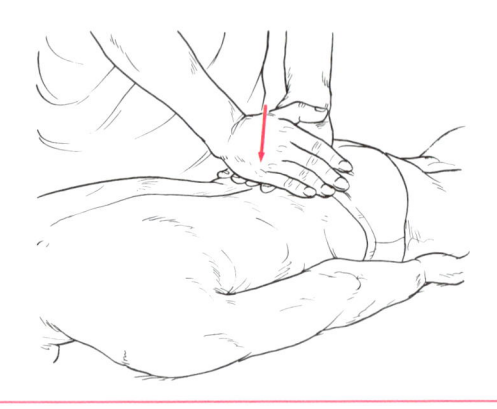

図9.43●腰椎springing test

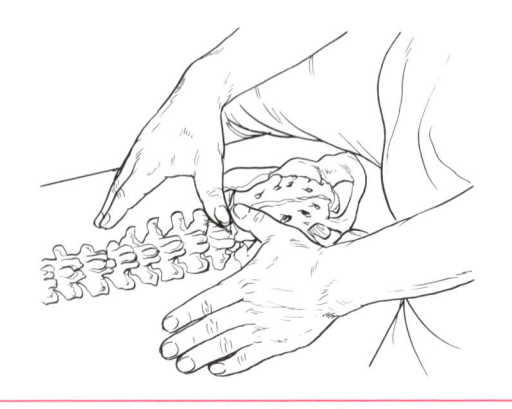

図9.44●分節の回旋

迫と牽引をかける手技である．下の棘突起を側方から固定し，上の棘突起を固定方向に動かす．動かされた側の椎間関節に圧迫が加わり，反対側の椎間関節には牽引が加わる．この時も同様に症状の変化とともに，分節の可動性，質，end feelを評価する．

図9.45が分節ごとのjoint playを評価する手技である．脊柱においては運動の量（可動性）に関与するのは椎間板であり，運動の質に関与するのが椎間関節

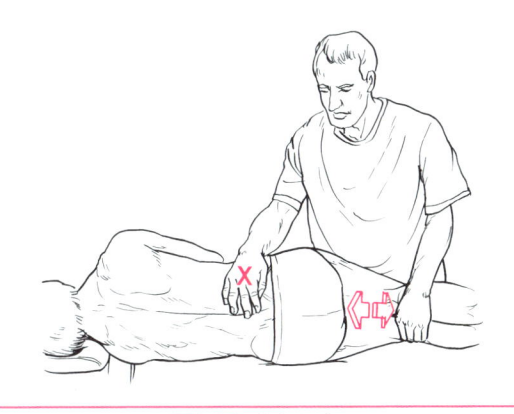

図9.45 ● joint play

である．したがって椎間板に平行に動かすように注意する．評価すべき分節の棘突起間を示指で触診し，他の指や手掌で上の分節を固定する．検者は一方の手と大腿で対象者の膝を把持し，対象者の大腿を介して下の椎骨が腹側・背側に動くように押す・引くという振動刺激を与える．これによって個々の分節のjoint playが評価される．原則左右の側臥位を行うが，一般的にはまず患側を上の肢位から行う．この時，側弯が生じないように注意することと，対象者の股関節を過度に屈曲しすぎると，腰椎前弯が減少しすぎて正しい結果が得られない可能性があることを忘れないことである．

d. 抵抗運動検査

脊柱では行わないこともあるが，筋が収縮したことによる関節への影響を知るために行ってみるべきである．

以上の検査によって原因が特定できたら，整形外科的補助検査・画像所見・触診によって再度確認したうえで，試験治療として筋に対しては，収縮・弛緩を，関節に対しては牽引を試行する．効果が認められれば現実的な治療目標を設定し，実施する．まずは疼痛軽減の治療から開始し，疼痛が軽減されるに従ってさらに詳細な検査ができるので，病態を完全に把握できる．効果が認められれば，改めて再検査を行うことになる．

多くの腰痛に共通することは，過可動性と低可動性が混在していることである．ほとんどの腰痛患者は第4腰椎または第5腰椎に過可動性が認められ，隣接する上部腰椎や仙腸関節に低可動性が認められる．ただし女性（若年者ほど）は仙腸関節の過可動性が多く，低

関節モビライゼーション（Kaltenborn-Evjenth Concept） ● 295

可動性の分節に対するモビライゼーションだけでは治療としては不十分であり，日常の姿勢や動作の指導とともにスタビライゼーションエクササイズを，長期にわたって行わなければならない．心理学的側面から疼痛に対する耐性を強めることも必要かもしれない．

4. 頸椎捻挫

症例紹介：38歳，男性．既往歴に腰椎椎間関節症，その他特記事項なし．

病　歴：20年以上前から頸部痛を時折自覚していたが，自制内で放置．交通事故（被追突）にて症状悪化．事故翌日整形外科受診し，鎮痛剤のみ処方される．疼痛の程度は多少改善されるも上部胸椎部（肩甲骨間）にも疼痛を自覚するようになり，受傷から1ヵ月経過して理学療法受診となる．

評　価：疼痛はVASで受傷時8，PT受診時6．日内では起床時と就寝前が最も強く，仕事中は3程度．不定愁訴や夜間痛，放散痛，しびれの自覚はない．悪化要因は頸椎伸展．軽減要因は頸椎屈曲と安静臥床．趣味でマウンテンバイク，バドミントンを1回/週．

理学的検査：視診では頭位前方姿勢で，上部頸椎伸展，下部頸椎の前弯が減少したいわゆるstraight neck，上部胸椎後弯増強，左肋骨弓の若干の隆起を認める．問診と視診から原因となっている領域は下部頸椎，組織は関節原性，可動性は過可動性と仮説を設定．さらに左肋骨弓の隆起から若干の胸椎右凸の側弯症を推論し，仮説を検証するために以下の順に理学的検査を進めた．

安全性検査は問題なく，正中神経の伸張テストで左右とも陽性．自動運動テストにて伸展，屈曲とも下部頸椎の運動はわずかで，可動域制限を認め，end feelは屈曲firm，その他はempty．症状局在検査の結果，伸展動作のC4で誘発軽減可．他動的可動性テストにてC4の過可動性，C2およびT1，2，3の低可動性を認めた．筋の長さテストでは両側僧帽筋下行線維，肩甲挙筋，斜角筋に軽度の短縮と過緊張を認めた．触診とX-Pから軽度の側弯（コブ角15°）も確認した（図9.46）．

以上の所見から疼痛の直接の原因はC4の過可動性だが，C2や上部胸椎の低可動性がさらにC4に過負荷を与えている．過可動性により周囲筋の過緊張，短縮を招来し，圧迫を惹起した．根源には軽度の側弯症によるアライメントの異常と，長期にわたる不良姿

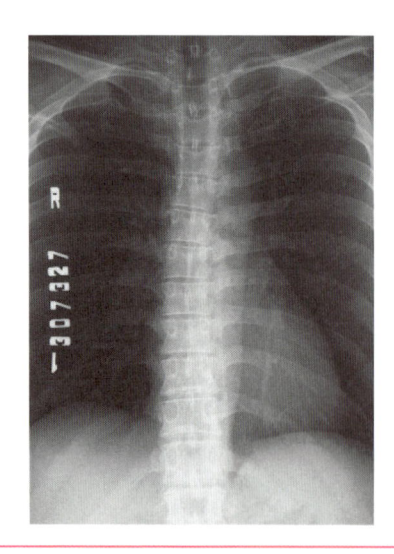

図9.46●X-P胸部正面像

勢によって生じた分節ごとの可動性変化があったところに，交通事故による衝撃が症状を悪化させたと結論づけた．

試験治療として疼痛軽減にC4椎間板牽引グレードⅡ（Slack Zone）を施行し疼痛の軽減，続いてT3の椎間関節牽引グレードⅢを施行，可動域の著明な改善と疼痛のさらなる緩和を得た．

翌日には前述した筋に対する軟部組織モビライゼーション（マッサージとストレッチ）に続き，C2滑りとT1，2，3椎間関節牽引のグレードⅢを実施，施行直後に自覚的には症状消失．さらにスタビライゼーションエクササイズと姿勢の指導を行った．以降もホームエクササイズやスタビライゼーションの継続指導と経過観察を考えていたが，患者都合で終了となった．

おわりに

K-EはKaltenbornとEvjenthが多くの協力者を得ながら，運動器疾患に対する治療に際して，対象者に苦痛を与えることなく可動性を改善するために，評価を確立し，治療技術を開発してきた．さらに再発予防と健康の維持増大にも寄与している．

関節モビライゼーションは，第一義的には関節可動域改善の技術である．疼痛緩和にも適用されるが，それはグレードⅡ以下の牽引のみで，滑りが疼痛緩和に用いられることは決してない．様々な病態に利用できる唯一の治療技術などというものは存在しない．したがって運動器疾患においても，疼痛に対しては安静や物理療法との併用を考慮しながら，グレードⅡ未満の牽引とマッサージによる緊張緩和を期待して施行する．軟部組織に原因があれば，軟部組織モビライゼーションの適用があると判断できたときにマッサージやストレッチングを施行する．筋力低下や過可動性に対しては，リハビリテーショントレーニングを指導し，場合によっては固定や代償を考える．

本稿では，関節の不適合や関節包・靱帯の短縮に起因する症状を対象にした，関節モビライゼーションについて記載した．現実の臨床場面では，これだけで対応できることは稀で，低可動性と過可動性の混在，さらに多くの場合筋の損傷が混在している．スポーツ障害は，特に筋の損傷が多い．この場合は，関節包徴候を観察することで筋の鑑別が可能になる．

私たちが治療する対象者の疼痛や可動域制限といった症状には，様々な要因があり，発症から数ヵ月経過して受診することも珍しくない．そのため，発症当初には原因がただひとつであったものが，経過の中で代償や自己防御反応の結果として他の組織に悪影響を与えていることもあり，問題を複雑にしている．しかし，詳細な評価を行うことで原因組織を特定できることを強調したい．運動器疾患とはそういう病態である．日常業務のなかで，評価に十分な時間を割くことは容易ではないかもしれないが，治療効果を高め，治療期間を短縮するためにはぜひ必要なことである．治療技術だけでなく，評価技術もよい指導者の下で経験を重ねることでのみ，習得できるのである．

引用文献

1) 林 寛：拘縮に対する徒手療法，拘縮の予防と治療．医学書院，東京，2003，pp.81-98.
2) 林 寛：徒手療法，肩疾患保存療法．金原出版，東京，1997，pp.12-17.
3) Kaltenborn FM：Manual mobilization of the joints, Volume I, The Extremities(5th ed.). Olaf Norlis Bokhandel. Norway, 1999.
4) Kaltenborn FM：Manual mobilization of the joints, Volume II, The Advanced Treatment Techniques(1st ed.). Olaf Norlis Bokhandel, Norway, 1986.
5) Kaltenborn FM：The spine, basic evaluation and mobilization techniques. Olaf Norlis Bokhandel, Norway, 1996.
6) Evjenth O, Hamberg J：Muscle stretching in manual therapy, A Clinical Manual, The Extremities. Volume I. Alfta Rehab, Sweden, 1984.
7) Evjenth O, Hamberg J：Muscle stretching in manual

therapy, A Clinical Manual, The Spinal Column and The TM-Joint. Volume II. Alfta Rehab, Sweden, 1984.
8) Evjenth O, Hamberg J：Autostretching, the complete manual of specific stretching. Alfta Rehab, Sweden, 1989.
9) Evjenth O, Gloeck C：Symptom localization in the spine and the extremity joints. Text Book of advanced Class Document.
10) Evjenth O, Gloeck C：Spinal mobilization, translatory thrust techniques. Second Edition. OPTP, USA, 2002.
11) Magee D：Orthopedic Physical assessment. W.B. Saunders, USA, 1987.

〔林　寛〕

関節モビライゼーション
(Maitland Method)

はじめに

40年以上にわたり徒手的方法を用いて疼痛を伴う関節機能不全に対する治療法を考案し，実践したジェフリー・メイトランド氏（Geoffrey D. Maitland）による検査と治療手技モデルは，現在でも世界中の臨床家と研究者により，徒手療法に分野における方法論的標準とされ，支持されている．

Maitlandは1964年に"Vertebral Manipulation"を出版すると，1970年には"Peripheral Manipulation"を執筆し，その後，数回改訂を加え脊椎は第7版，四肢は第4版を重ねるに至っている．Maitlandの提唱した意思決定過程は多くの研究者によって確立され，エビデンスに基づいたクリニカルリーズニングの構築へと発展し，また神経学的疼痛やその他の疼痛メカニズムに対する高い知識，技術，戦略をもつ後継者へと引き継がれ，オーストラリアン・アプローチとして体系づけられた．Maitlandは患者を治療全体の中心に据え，患者主導型治療体系を最重要視することを強調する．後述する特殊な思考過程（レンガの壁理論）を基盤に，検査・評価と治療を継続的に行い，いつ，どのように，どの技術を用いて個々の患者の状況に適した徒手理学療法を実践する必要があるかを説いている．次に治療概念の重要項目について説明する．

治療概念と定義

1. 医学的診断に対する考え方

Maitlandは疾病の病因論や診断学側面から医学を捉えた場合，未だ解明されていない事象が多いという事実に基づき，現代医学においても正確な診断は必ずしも可能ではないとする見識に立脚して治療体系を築いた．

2. 治療手技と評価の関係

またMaitlandは，理論領域（患者の疾患に関連したすべての理論的情報を含む）と臨床領域（患者の疾患に関するすべての臨床情報を含む）を表象的レンガの壁の存在を通して視覚化し，適切な相互関係を維持することの重要性を説いている（図9.47）．最終的な治療/管理の決定は臨床領域が優先するとしながらも，そのレンガの壁の活用のための必要条件を以下のように掲げている．

①2つの領域の正しい思考の習得
②個々の症例の治療および予後判定のために理論領域の最大限活用
③正しい用語の使用
④患者の徴候・症状に合わせた治療手技の選択
⑤クリニカルリーズニングの活用による意思決定
（第5章参照）

3. 分析的評価

治療の実践においては評価－治療－再評価を繰り返し，分析し，検証して各段階に進める．

4. 検査（Examination）について

Maitlandコンセプトで用いる身体検査（評価）の特徴の要点は以下の通りである．

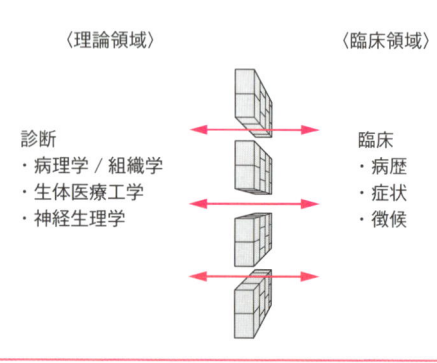

〈理論領域〉　　　　　〈臨床領域〉

診断　　　　　　　　　臨床
・病理学／組織学　　　・病歴
・生体医療工学　　　　・症状
・神経生理学　　　　　・徴候

図9.47●レンガの壁理論

①患者の機能・能力障害が表出できる機能的運動を選択する
②適切な症状反応を導く運動の組み合わせを重視する：例えば体幹の屈曲＋右側屈＋右回旋で疼痛の反応を検査するなど
③鑑別検査の原理と方法を理解する
④疼痛の出現様式の違いを理解する．例えば，その痛みは可動域内（through range），最終可動域（end of range），潜在痛（latent pain）であったりすることや，疼痛制限についても理解する．
⑤関節に圧迫を加えたときと加えないときの疼痛反応を比較する．
⑥軟部組織の触診と副運動の深度やリズムに留意して実施する．
⑦ムーブメントダイアグラム（movement diagram）を利用した身体検査所見の分析．このムーブメントダイアグラムは，評価とともに治療でも用いる関節面への振幅運動による圧迫手技（oscillatory technique）の理解に重要な用語である．以下に詳細に説明する（図9.48）．

ムーブメントダイアグラムは，当初は教育的な補助手段やコミュニケーションツールとして用いられたが，関節運動の範囲，疼痛や抵抗感，筋スパズムに関する重症度（severity），刺激反応性（イリタビリティー：irritability）性質（nature）についての情報とそれらの相互関係の理解を容易にし，評価と治療を促進するものである．

①グレード（grade）の定義：
　Ⅰ：可動域初期の小さな振幅運動
　Ⅱ：抵抗のない範囲で大きな振幅
　Ⅲ：50％の抵抗に入って大きな振幅運動
　Ⅳ：50％の抵抗に入ってその最終可動域での小さな振幅運動
　Ⅴ：最終可動域あるいはそれを越えた範囲でスラスト（thrust＝manipulation）運動

②＋／－について
　－－：R1の範囲内
　－：25％の抵抗範囲
　＋：75％までの範囲
　＋＋：最大抵抗まで

③図の説明
　A-B：正常な可動域
　A-L：患者のもつ可動域
　　L：制限可動域（limitation）
　A-C：対象者の訴える痛みの強さ
　P1：痛みが生じた可動域（pain 1）
　P'：制限可動域に到達した時点の痛みの強さ
　R1：セラピストが抵抗を感じた時の可動域（resistance 1）
　R2：抵抗によって可動域制限が生じていることを示す（resistance 2）．

この例ではL地点に近づくにつれて抵抗感は急増しているが，痛みはほぼ一定で増強し，その強さは50％にとどまっていることを示している．

＊各グレードは，この動きのダイアグラム例に適応した場合のものである．
＊この例では抵抗が運動制限を規定する最大要因であって，痛みは可動域制限の後半になって出現している．
＊R2は抵抗（組織の硬さ，拘縮など）によってL（制

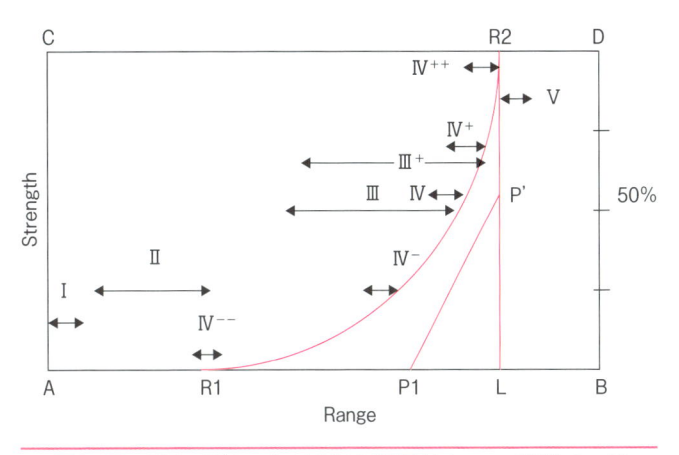

図9.48●組織の抵抗により可動域が制限されている関節の一例

限）が規定されたことを意味する．

5. 適切な言語表現

徒手療法全体において利用される理論には不明確な点も多いため，独善的にならず，常に柔軟に解釈し，言語化する．

6. 傾聴する

患者の言葉を素直に受容し，即断せず，注意深く傾聴し，信じつつ疑問をもつこと．

7. 手技について

①理論に縛られず，新しい技術を自由に取り入れる気概（open-mind）の重要性を説いている．手技は機能障害と関連させて選択する．
②運動のグレード，リズム：実施中の患者の症状を記録し，治療コミュニケーションツールとして規準化する．
③疼痛を生じさせず，伸張しない振幅運動手技（grade ⅠまたはⅡ）による治療．
④関節圧迫の適用を理解する．それによる疼痛緩和をめざす．
⑤スパズムによる運動制限がある場合の手技修正の必要性を理解する．
⑥臨床所見と病理に対応した手技グレードとリズムの関連性を理解する．
⑦主観的検査：重要な身体検査所見情報としてアスタリスクを付記して強調し，治療後の再評価指標として用いる．

8. 治療記録の重要性

評価・治療の詳細：治療と病歴・症状・徴候の関連性をみる．

9. 患者の身体表現

患者が自らの身体で表現している能力を信じ，最大限活用すること．

手技に特異的な病態解剖・生理・運動学的基礎

関節内障害の治療に対し，Maitland手技の特徴である他動運動と圧迫による検査・治療の科学的エビデンスについて説明する．

正常な関節が正しく機能するためには関節軟骨と滑液が正常な必要がある．滑液の役割は摩擦係数の低下と関節軟骨への栄養供給を主とするが，摩擦係数は荷重を増すと低下することが報告されている（Clarke 1975）．またBarnett（1956）によるウサギを用いた実験結果では，ヒアルロン酸を注入した足根関節において滑液の粘性が低下し，長時間運動により注入側関節の摩耗が重度であったことから，適切な圧迫負荷が滑液循環に重要であり，関節内障害の修復に有用である．またCatersonとLowther（1978）はヒツジを用いた実験から，軟骨の栄養補給は関節表面への負荷を同時に加えなくても他動運動だけで保持できることを示している．さらにSalterら（1980）は関節軟骨欠損の治療において持続的他動運動（continuous passive motion：CPM）が自動運動治療に比べヒアリン軟骨細胞の割合がはるかに高くなることを示し，骨関節炎様の関節内障害の疼痛の治療に対する他動運動の有意性を証明した．Maitlandコンセプトはこれらの事実を根拠に，以下に示す観点から運動検査に圧迫を加えた手技の妥当性を唱えている．

・関節表面の障害を示す主観的情報がある場合
・関節への荷重負荷による損傷経歴がある症例の症状の再現
・他の検査運動では再現できない患者の症状がある場合
・可動域全体にわたる疼痛があり，それが圧迫によって悪化する場合，関節表面の病巣存在が明らかになることが多い
・圧迫を加えたとき，摩耗のない関節との比較により圧迫感が変化することで評価できる
・疼痛の強い関節周囲障害の治療方法の検討に用いることができる

治療効果

Maitlandコンセプトによる治療効果は，他の関節系モビライゼーションと大きな違いはない．基本的な効果は以下に示す通りである．

（1）組織の復元：例えば，損傷した半月板に対する他動運動により半月板の位置を変え，関節可動域を最大化し，疼痛を除去する．疼痛の除去により，再発防止のためのエクササイズへと展開し，ステップアップ

できる．

(2) 運動制限を有する関節の伸張：関節他動運動により，疼痛を伴わない硬い関節を伸張し，関節可動域を改善し，機能性を獲得する．

(3) 組織の伸張
① 炎症性関節の機能維持のための伸張
② 正常可動域を越えた伸張（競技特異性や個人的必要度に応じて行う）
③ 線維化，短縮した筋組織の伸張

適用と禁忌

1．適用

次項に掲げた禁忌項目を除き，強力なマニピュレーションを避ければモビライゼーションは関節機能障害が存在する関節に対して適用があり，その臨床適用の範囲は広い．

2．禁忌および制限付き適用

大原則として，運動は防御的スパズムを生じるような強制的マニピュレーションであってはならないことに留意する．表9.4 に留意すべき項目をまとめた．

手技に特異的な評価方法

1．圧迫検査

① 関節面のリズミカルな振幅運動による圧迫手技（oscillatory technique）を用いる．
② 最終可動域で疼痛が生じない場合，さらなる加圧（over pressure）を加え，患者の訴える症状が出現するか否か評価する（図9.49）→このテストで

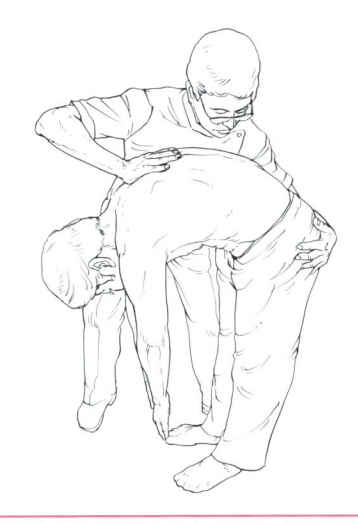

図9.49 ● 腰椎に対する屈曲＋加圧手技

表9.4 ● 禁忌および制限付き適用のチェックリスト

1. 医師から重大な病的状態であると警告されている場合は行ってはならない．また以下の疾患を有するときは行ってはならない．
   パジェット病，関節リウマチ，骨髄炎，強直性脊椎炎，悪性疾患，脊髄馬尾神経症候群，椎骨動脈症候群，重症な骨粗鬆症，炎症急性期．
2. 神経学的所見，放射線学的所見がある場合は，軽い手技を除き禁忌となる．
3. 神経根圧迫による反射，筋力および感覚障害を伴う疼痛はマニピュレーションの禁忌項目である．治療初期での強力なマニピュレーションは避けるべきであるが，軽いモビライゼーション手技は適用があり，症状を判断して動きを大きくする．
4. 2髄節にまたがる頸髄神経根圧迫はマニピュレーションの禁忌症状である．
5. 膀胱直腸機能障害，会陰感覚脱失がある場合も禁忌である．
6. 脊髄症状がある場合は強力なマニピュレーションは禁忌である．非常に軽いモビライゼーションは適用があるかもしれないがその価値は疑問である．
7. 頸椎牽引は安全であるが症状に対する効果は同様に疑問である．
8. めまいは頸性頭痛患者にモビライゼーションが効果ある場合に発現する症状の一つである．それ以外でこの症状がある場合は禁忌である．
9. 過可動性関節を有する場合は一般的に禁忌である．しかし痛みを伴う場合は，通常動きの制限があることが多く，その場合はモビライゼーションの適用となる．しかし，強いマニピュレーションは原則として行わない．
10. 整形外科的診断で用いる"不安定性（instability）"に対しても同様であるが，モビライゼーションによって痛みが悪化する場合は安定化運動を優先に考えるべきである．

痛みが生じない場合，健全な関節であると判断する．

2. 鑑別検査

運動要素を一つに限定し，その運動の有無による疼痛反応の変化により，病態の主たる原因を推察する検査である．

例：肩屈曲・外転・外旋位で疼痛が生じた場合，関節窩方向に上腕骨頭を圧迫し，関節唇の問題であるのか，あるいは他動的に伸張し関節包や靱帯などの非収縮性組織の問題であるか，さらには正中神経ダイナミクステストを追加し，神経の問題の関与を判別する．

3. 膝蓋大腿関節圧迫・滑り運動下での膝屈曲・伸展（立位・荷重付加）

以上，鑑別診断の重要性を述べたが，得られた評価結果のみで症状の主要因を決定せず，他の臨床所見，主観的評価などから総合的に判断することが重要である．

4. クワドラント

クワドラントは四半分円を意味するが，肩関節や股関節などの球（臼状）関節において，わずかな，あるいは不明瞭な最終可動域付近での疼痛を伴う運動制限を検査・治療するために用いる機能的な運動手技である．例えばテニスのサーブ時のインパクトの瞬間で痛みが生じる例などが適用となる．肩関節のクワドラントは肩関節完全屈曲位から30〜40°開いた（外転140〜150°）肢位といわれ，肩内旋で外転してその位置まで挙上するには，肩関節が自動的に外旋する必要が生じる（図9.50-図9.52）．治療はクワドラント③の肢位で，この「こぶ」を中心に，痛みの中に入り，それが軽減する適切な強さ，方向を見出し，こぶの中心に向けた圧迫を加えることで疼痛軽減，機能回復を試みる．

治療手技

以下（図9.53-図9.66）に，臨床でよく用いる手技とその適用を簡単に紹介する．

症例紹介

70歳代の女性．身長と体重はそれぞれ155cm，

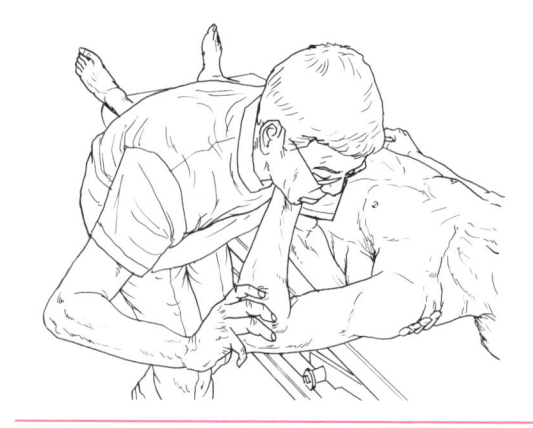

図9.50●クワドラント①
肩関節内旋で外転約90°に達し，これ以上の外転は外旋が必要となる．

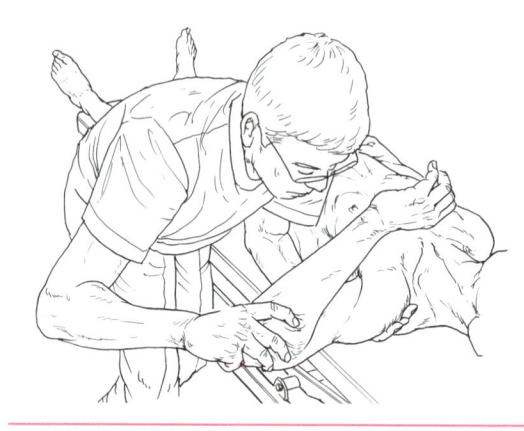

図9.51●クワドラント②
肩関節外旋が開始される．この頂点部分が関節のいわゆる「こぶ」に相当する

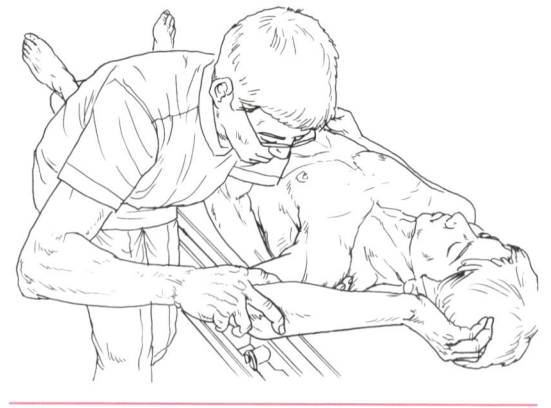

図9.52●クワドラント③
肩が外旋し，大結節が第2肩関節部直下を通過できるようになる．

46kgであった．某年〇月〇日の朝，自宅で足関節を捻挫した．痛みを伴い，歩行困難となったため整形外

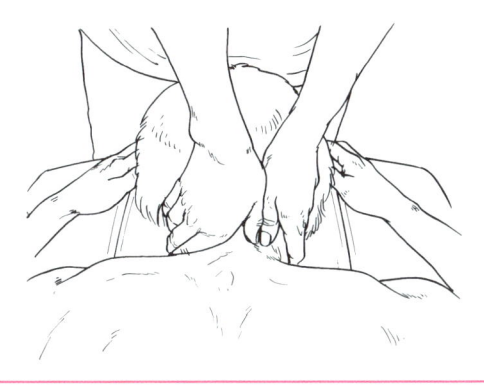

関節モビライゼーション（Maitland Method） 303

図9.53 頸椎椎間関節：副運動（後方→前方）
適用：頸椎の可動性拡大，痛みの軽減

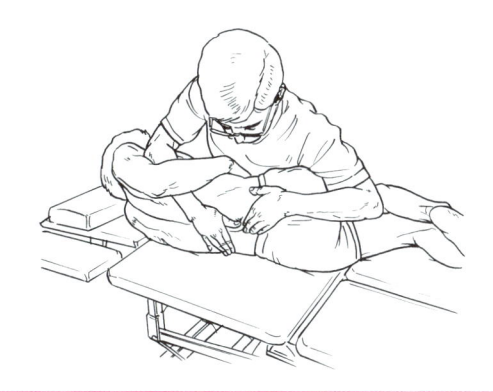

図9.54 腰椎椎間関節：左回旋
適用：各椎体間の動きの評価および分節的可動域拡大

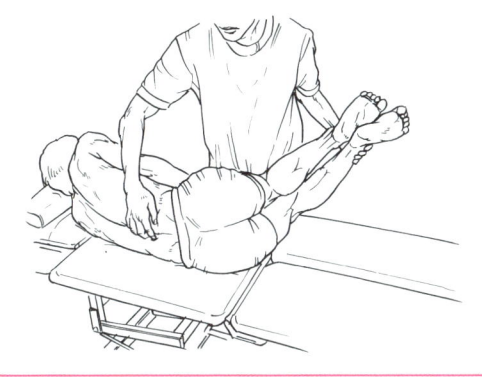

図9.55 腰椎生理学的椎間運動時の椎間触診
適用：腰椎側屈時の椎体間の動きの評価

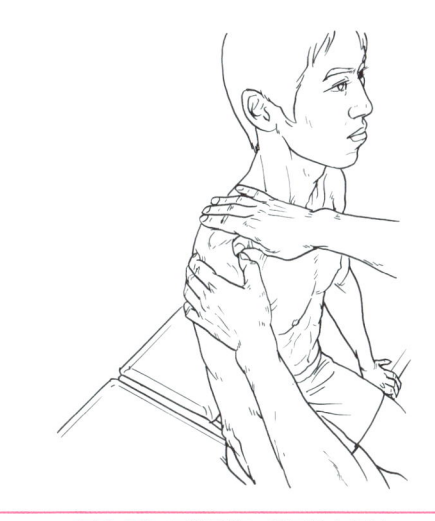

図9.56 肩鎖関節：鎖骨後方滑り
適用：鎖骨の肩峰に対する後方滑りの改善・痛みの軽減

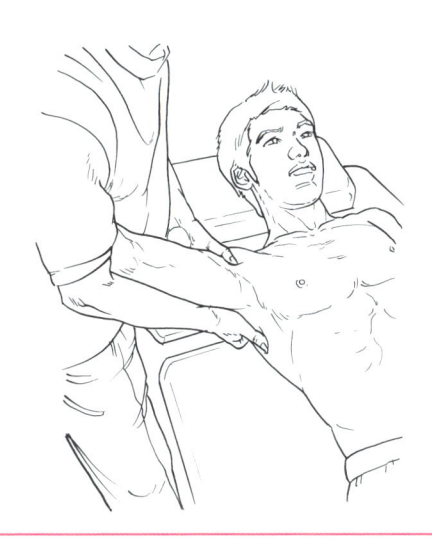

図9.57 肩甲上腕関節：肩甲骨の動きを抑制した外転・離開
適用：肩甲上腕関節外転可動性の拡大

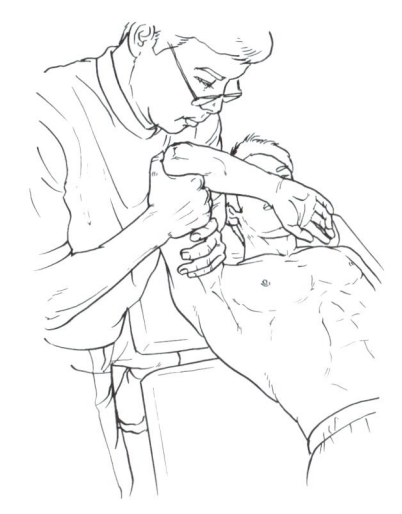

図9.58 肩甲上腕関節：90°屈曲位での離開
適用：肩甲上腕関節間隙の拡大

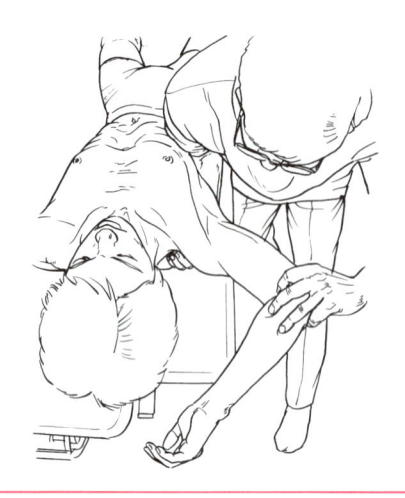

図9.59●肩甲上腕関節：クアドラント肢位（quadrant肢位）での治療
適用：オーバーヘッド動作での局所痛と可動性改善

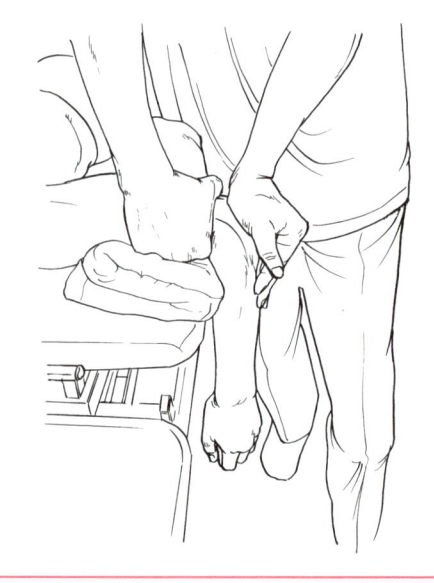

図9.60●肘関節：尺骨の前腕長軸方向への滑り
適用：尺骨の前方滑り拡大による痛み軽減と可動域拡大

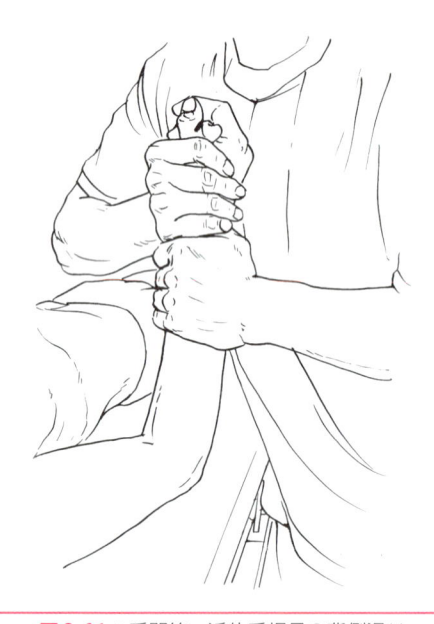

図9.61●手関節：近位手根骨の背側滑り
適用：手関節背屈時の痛みおよび可動域制限の改善

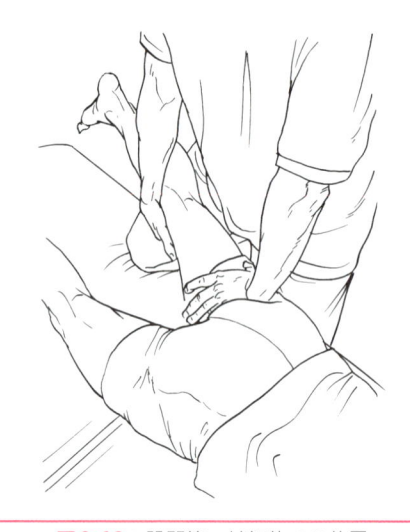

図9.62●股関節：外転位での伸展
適用：股関節外転時の骨頭の前方滑りの改善

科を受診．外果骨折と診断され，ギプス固定となる．6週後にギプスからシーネ固定に変更し，同時に関節可動域運動を開始した．8週後にシーネを除去し部分荷重（1/3），10週後に1/2，12週後には2/3〜全荷重へと移行した．関節可動域は表9.5に示すように背屈および内・外反，内・外がえしは制限が著しかった．筋力は下腿三頭筋と長腓骨筋の筋力低下が目立ったが，概ね3レベルを保っていた．

表9.5●症例の初期関節可動域

足関節	背屈（右/左）	20/−10
	底屈（右/左）	50/35
	内反（右/左）	45/10
	外反（右/左）	25/0
距骨下関節	回内（右/左）	25/−5
	回外（右/左）	45/15

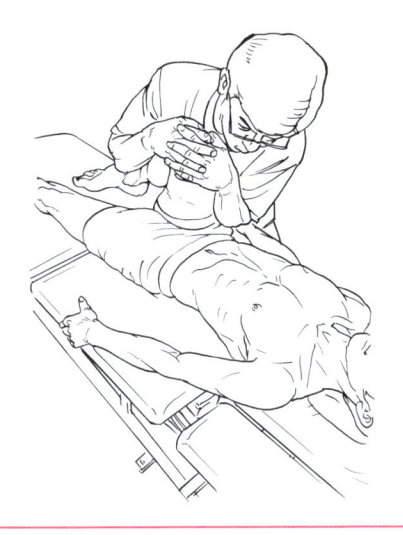

関節モビライゼーション（Maitland Method） 305

図9.63 ● 股関節：屈曲・内転・内旋位での圧迫
適用：股関節の痛みの再現評価

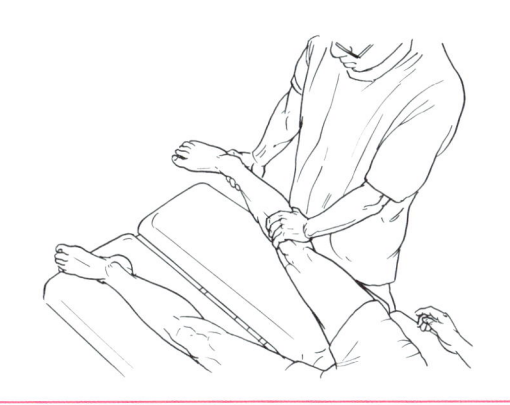

図9.64 ● 膝関節：伸展位での外反ストレス
適用：膝伸展・外反ストレスでの疼痛誘発テスト

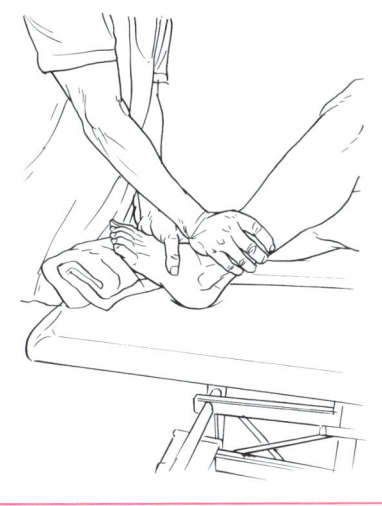

図9.65 ● 距腿関節：Crook肢位での脛・腓骨後方滑り
適用：脛骨・腓骨の距骨に対する前方滑り可動性評価・治療および底屈可動域の改善

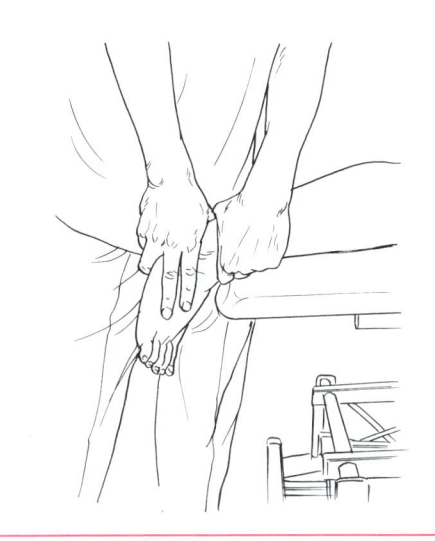

図9.66 ● 距腿関節：腹臥位での距骨前方滑り
適用：距骨の腓骨・脛骨に対する前方滑り可動性評価・治療

[CR1] アキレス腱部の皮膚が硬く，感覚は前足部に鈍麻を認める程度であった．12週後，痛みの訴えはなかったが，可動域が改善しなかったため，まず，足部の全体的な硬さと特に距腿関節の可動性改善を目的に以下の示す2つ手技を施行した（図9.67，図9.68）．

(1) 後足部離開［＋距骨の振り子（転がり：rocker）］運動（図9.67）
適用：A．距腿関節運動制限および，B．距骨下関節可動域制限

方法：A．患側を上にした側臥位で，理学療法士の背部を患者の大腿後面に当てて膝関節を屈曲させ，一方の手の母指と示指の水かき部を足背から，他方の水かき部は踵骨上面を把持する．両肘を体の前で伸展させるように足底方向へ牽引し，距腿関節を離開させる（図9.67）．B．同様の把持で，セラピストは左右の上肢を交互に前・後に押したり引いたりしながら距骨が振り子のように動くよう操作する．

第9章

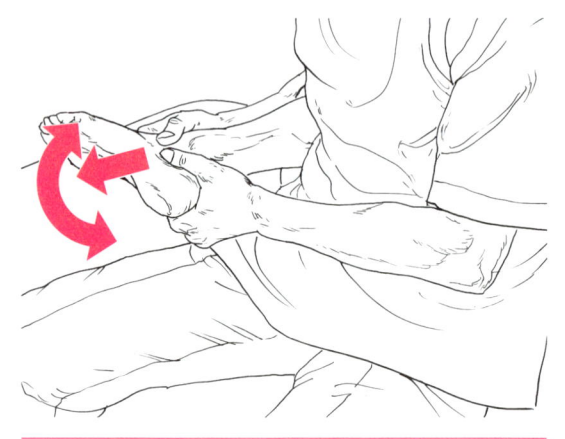

図9.67● 距腿関節の離開と踵骨すべり運動

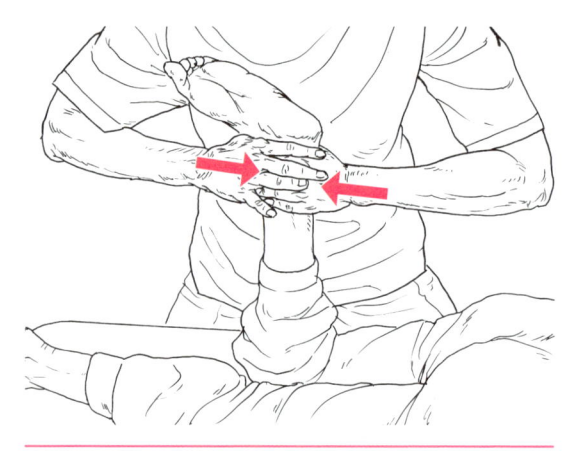

図9.68● 距骨の前後滑り運動

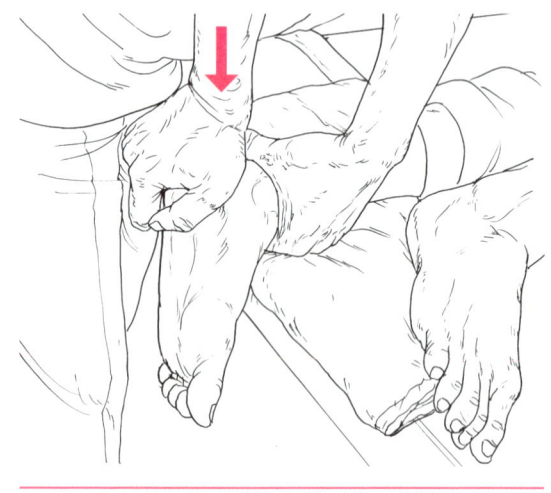

図9.69a● 距骨下斜軸周りの滑り①

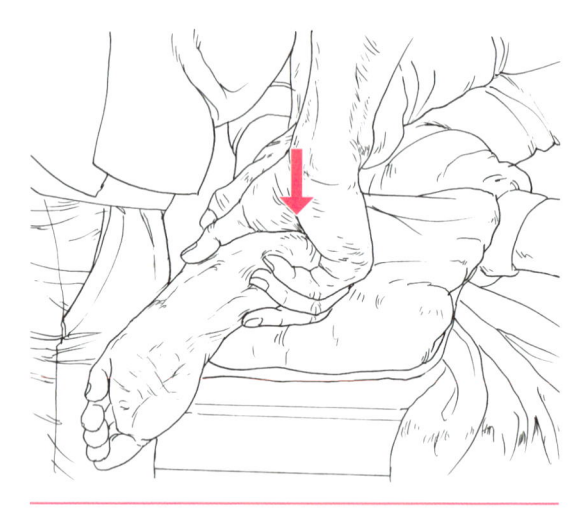

図9.69b● 距骨下斜軸周りの滑り②

(2) **距骨の前後滑り運動**(図9.68)
方法:膝を90°屈曲した腹臥位をとらせ,後方から内・外果,前方から距骨をそれぞれ母指と示指間の水かき部分で反対方向に圧迫し,距骨を後方に滑らせる.足部に浮腫が存在する場合には下腿が挙上されているため浮腫の軽減にも効果的である(図9.68).

[CR2] 上記2つの手技を実施したのち再評価した.すると背屈時の疼痛が軽減し,計測はしなかったが可動域が改善したことが分かった.特に立脚中期から後期にかけての踏み返しが容易となった.したがってさらに同じ手技を10回×2セット繰り返した.

[CR3] 背屈は容易となり,歩きやすくなった分だけ今度は方向転換時などの足関節の硬さが残っていることが判明した.距腿関節以外,つまり距骨下,ショパール,リスフラン関節等のトータルな可動性が必要であることが分かった.以下の5つの手技をそれぞれ10回×2セット施行し,再評価した.

(1) **距骨下関節斜軸まわりの滑り**(図9.69)
方法:距骨下斜軸周りの関節面は進行方向から約45°斜め方向に走っているため,患者の足部をベッド端から出した側臥位にする.理学療法士は対側の手掌で反力を与えるように下から下腿下端を把持し,手掌基部で踵骨を真上から垂直下方圧迫する.この方法により距骨-踵骨間の動きが獲

関節モビライゼーション（Maitland Method） ● 307

得できる（Brian Mulligan）（図9.69a, b）．

（2）距骨下内がえし（図9.70）
方法：一側手で脛・腓骨および距骨をしっかり把持し，対側手は踵骨を把持し内がえし方向に動かす．骨折による骨の脆弱化に留意するため，固定が重要である．

（3）ショパール関節内がえし・外がえし（図9.71a, b）
方法：一側手で踵骨・距骨をしっかり把持し，対側手は舟状骨・楔状骨・立方骨以遠を把持し図9.71b図とととも内・外がえし，底・背屈運動を行う．

[CR4] この時点で足部運動はかなり改善し，荷重負荷も楽になった．疼痛もほとんど訴えなかっ

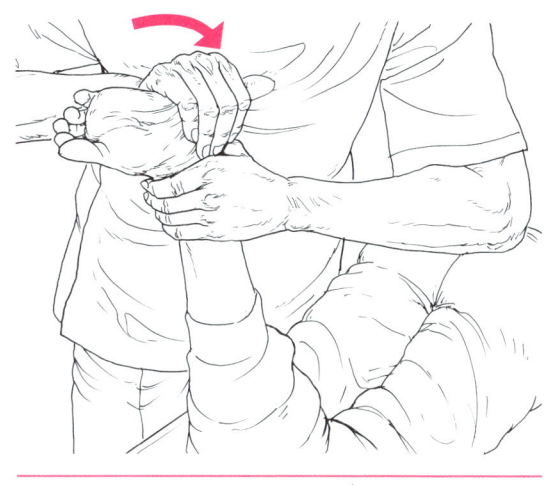

図9.70●距骨下内がえし

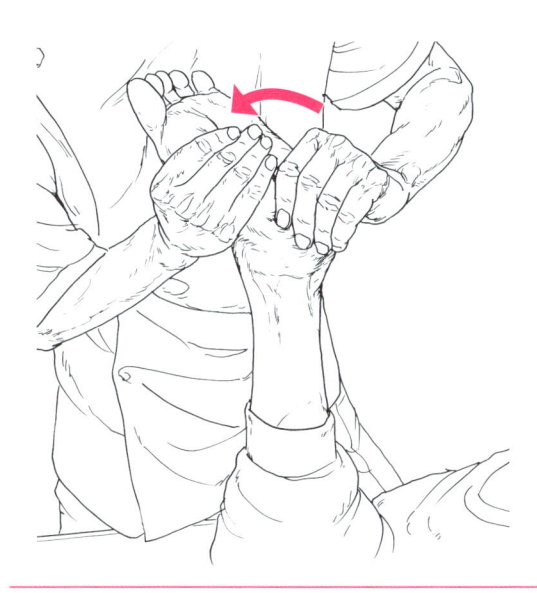

図9.71a●ショパール関節内がえし

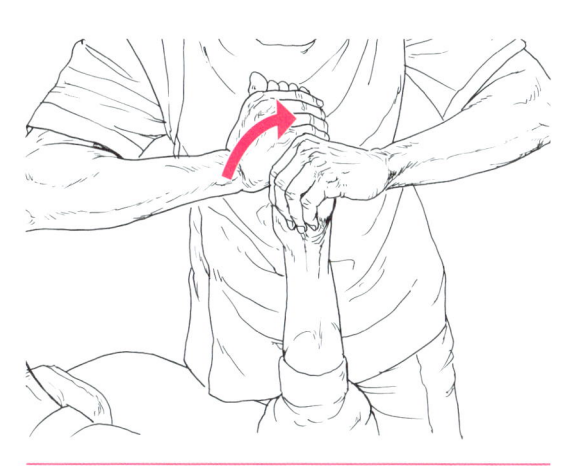

図9.71b●ショパール関節外がえし

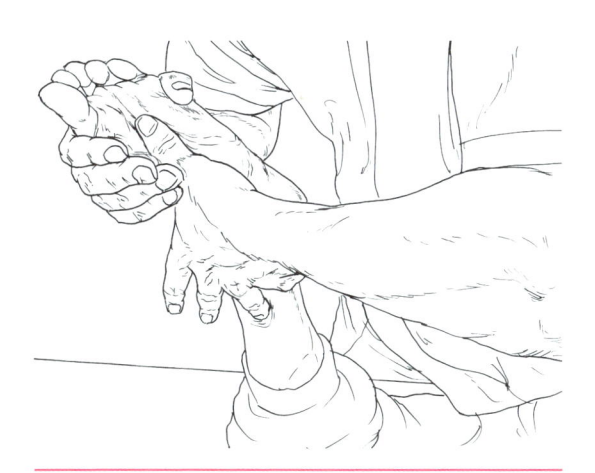

図9.72●足横アーチ方向モビライゼーション

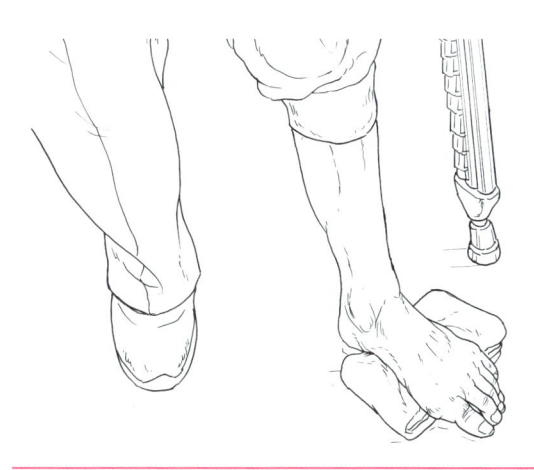

図9.73●荷重位での自己トレーニング

た．縦アーチのみならず，横アーチの形成と足指の活性化のために横アーチ方向のモビライゼーションを追加した（図9.72）．さらに，タオルを足底部に置き，荷重した際の足底への刺激とアーチ形成，荷重感覚の再構築を目的に，またホームプログラムでも適用するよう指導し終了とした（図9.73）．最終評価では，患側足関節可動域はどの方向にも健側の3/4程度まで回復し，T字杖歩行の安定性が獲得された．

(4) 足横アーチ方向モビライゼーション（図9.72）
方法：一側手は足指遠位を背側より把持し，対側手は母指指腹で遠位足底部に当て，横アーチが形成－消失される方向にモビライゼーションする．

引用文献

1) Course note：Master course of Manipulative Physical Therapy. University of South Australia, 1998.
2) Maitland GD：Vertebral Manipulation (7th ed.). Butterworth Heinemann, 2005.
3) Maitland GD：Peripheral Manipulation (4th ed.). Butterworth Heinemann, 2005.
4) Jones MA, Rivett DA：Clinical Reasoning for Manual Therapists. Butterworth Heinemann, 2004.

（中山　孝）

関節モビライゼーション / マニピュレーション (Paris)

はじめに

筆者は，Stanley V. Parisが学長を務めていたセントオーガスティン大学の日本校の責任者を務めていた経験がある．Parisはオステオパス，理学療法士では有名なKaltenbornなどと一緒に勉強をしてきたため，手技には共通したものがある．また，モビライゼーションの手技自体は過去20年間大きな変化がないことから，手技に関してはその他の専門家とも共通性があることが理解できる[1]．しかし，Parisの特徴は評価が非常に理論的であること，言い換えれば評価から得られた症状，所見を基に対象者の病態を考えることである．その理論は科学的根拠と経験からくるものであると考えられる．根拠が重要であると強調されすぎるため，臨床離れが起こりがちである今日，このような考え方は臨床への興味を引き戻すと考えられるため非常に重要である．

モビライゼーションは関節可動域制限部位に用いられるが，関節可動域制限のある上位レベルでは代償運動として可動性の増大または不安定性が起こり得る．したがって，評価として鑑別しなければならないのは可動性制限か可動性増大または不安定性なのか，または両方の問題があるかである．関節可動域制限を発見したならば，さらに何が原因で関節可動域制限が生じているのか仮説を立てる必要がある．このように考えることで，同じ関節可動域制限でもどの手技が最も対象者に有効なのか判断し実践していくのである．

今回は関節モビライゼーションというテーマであるため，基本的な手技であるが最も使用頻度の高い関節モビライゼーション手技の説明（本来は筋筋膜も含み評価・治療をしている）をする．さらに，Parisの特徴である症候群（病態の考慮），その基となる評価の一例を紹介する．

概念と定義

1. 概念

「解剖・運動学を基礎として患者の機能不全を判断するのが特に重要であると考えています．それにより，疼痛よりむしろ機能不全を治療することを強調しているのが私の考えです．病気・機能不全の原因を治療することが，病気・疼痛を治療することより重要なことです．それが私の考えです．徒手療法は単独で使用するより，運動・患者教育と組み合わせることで効果がでるものです．その結果，患者の生活の質を再獲得・維持・向上させることができると考えています．」[2]

これは書籍「パリス・アプローチ 腰，骨盤編」に掲載しているParisから筆者に送られたメッセージの一部である．このことからも，Parisの治療概念がいかに疼痛に左右されるものでなく，機能不全を重要視しているかが分かる．また，特定の組織や手技に固執せずに多くの組織を中立に，そして病態に応じて必要な他の治療とモビライゼーションなどの徒手療法を組み合わせることが重要であることを認識していることが治療概念の特徴である．

2. 定義

本邦ではモビライゼーションとマニピュレーションは違う意味で使用されがちであるが，歴史的背景がありParisは2つの用語を区別せず同じものとして扱っている．したがって，以下よりマニピュレーションという言葉を使用する[3]．

《マニピュレーションの定義》
- 「関節への熟練した他動運動」(Paris SV：Physical Therapy, Vol.59, No.8, 988-995, 1979)
- 「治療的意図をもった関節への熟練した他動運動」(Paris SV, 2004)

Parisが定義したマニピュレーションの言葉はアメ

リカ理学療法士協会が理学療法ガイドラインとして発表したものに引用されている．

モビライゼーション／マニピュレーション

マニュアルセラピーの手技は関節そして／または軟部組織への熟練した他動運動であり，低振幅，高速で加えるスラストを含め，様々な速さ，そして振動・振幅で加える方法が含まれている．

手技に特異的な病態解剖・生理・運動学的基礎

病歴聴取，疼痛評価，構造評価，自動運動検査，他動運動検査から得られた情報を元に対象者の病態について仮説を立てる．数多くの症候群や病態を考える必要があるが，紙面の都合によりすべてを解説することができない．詳細は書籍「パリス・アプローチ 実践編」[4]を参照いただきたい．また，講習会では椎間板や椎間関節，仙腸関節など具体的な症候群ごとに病態を説明するが，今回は以下の点から説明する．

1. 状態，治癒段階
2. 関節可動域制限の原因
3. 関節可動域制限の程度
4. 関節可動域増大または不安定性の有無

これらを用いて対象者の病態を推測することで短期効果が期待できる場合と，長期的に管理しながら効果を期待する場合のどちらであるか，またはセラピストの立場からでは十分な効果が出せない，などを認識する助けとする．セラピストの立場から効果が期待できる可能性がある場合において，より適切な治療手技を選択するために必要なことでもある．言い換えれば，関節マニピュレーションが適用である対象者がいた場合，どの方向に，どの方法で加えるのかは対象者個々により違う．どの方向に関節モビライゼーションを加えるか，どの方法（対象者の肢位，滑りまたは離開）で行うかを決定するためにも対象者の病態を推測することは欠かせないものである．

1. 状態，治癒段階

多くの対象者が疼痛を訴え来院するのが現状である．では対象者が疼痛を訴え，関節可動域制限があるからといってすべてマニピュレーションをするかというとそうではない．あくまでも推測であるが，対象者の組織の治癒状態を考え，治療方法を選択する．

軟部組織の修復過程には，①炎症，②顆粒形成，③線維形成／増殖，および④成熟がある[12]．各時期にはおおよその目安となる時期があるため，その時期に照らし合わせながら考える．例えば，昨日，日常しない動作をして腰に疼痛が出現したとする．受傷して48時間以内ということから炎症期（急性期）であるため，関節マニピュレーションは使用しないのが通常の選択である．例外もあるがそれについては後で説明する．では，受傷後数週間経過している場合と関節マニピュレーションの関係について触れてみる．線維形成／増殖期または成熟期であるのか十分な判断はできないためこの後説明する疼痛に対する反応をみながら関節マニピュレーションの強さを決めることになる．注意しなければならないことは加える力は弱めからということである．これは組織の治癒段階として，線維形成／増殖期では修復されてきた組織には十分な強さがないためである．成熟期ではコラーゲン線維内または線維どうしの架橋形成が水素結合から共有結合に変わる時期であり修復されてきた組織には十分な強さが戻るため，積極的な治療が必要となる．

最も分かりやすい例を以下に示す．少ない情報ではあるが何が問題であるのか，そして，それにより何が最も必要であるのか考えていただきたい．

対象者35歳男性は3カ月持続する疼痛を右腰部にもっていた．さらに右下肢まで疼痛が出現するようになった．数年前より腰痛を経験していたが，今回の疼痛のきっかけは朝，靴下を履こうとして前かがみになったことである．

この対象者の疼痛は座位姿勢，咳，くしゃみで悪化する．客観的所見として，自動運動はすべての方向で疼痛出現，触診より左右の脊柱起立筋は筋緊張が高い，反射は正常範囲内，左足第1趾，2趾間に感覚鈍麻，左母趾伸展の軽度筋力低下がみられる．他動運動検査は疼痛が強いため検査不可能であった．

機能不全として何が考えられるであろうか？

筋肉の短縮：

慢性的な状態のため筋肉の短縮がないとは言い切れないが，特に変わった動作（不慣れな動作）をしたことが誘因となっているわけではないことから筋肉の一時的な問題として除外できると考える．

椎間関節機能不全（関節包・関節円板などのインピンジメント，関節包の短縮）：

慢性的な経過，神経症状が出現していなければ関節包・関節円板のインピンジメントが考えられるが，経過が慢性，受傷機転，神経症状の出現からインピンジメントは除外できる．関節包の短縮が原因であれば関節可動域制限はあっても神経症状はないであろう．

椎間関節機能不全（変形性関節症）：

慢性的な経過のみを考えれば変形性関節症はありうるが，受傷機転，神経症状があること，他動運動検査が不可能なほどの疼痛を伴っていることから，変形性関節症は否定できる．

椎間板機能不全（靱帯弱化から椎間板損傷そして椎間板ヘルニア）：

慢性的な経過，最近に生じた症状の増悪，疼痛の程度，神経症状から椎間板の問題の可能性が最もある．しかし，椎間板機能不全でも変性から進んだ椎間板急性損傷が疑われる．

このケースの場合，関節可動域制限があるからといってすぐに関節マニピュレーションを施行すれば症状の増悪を起こすと考えられる．この対象者に現在必要なことは機能不全部位の安静（固定），前屈位をとらないよう教育，疼痛軽減のための物理療法である．

2. 関節可動域制限の原因

関節可動域制限を発見したとき，何が原因で制限が生じているのか必ずしも判断できるわけではない．しかし，対象者の既往歴，現在の症状，所見から可能な限り，理論的に推測することが必要である．私たちの脊柱には筋肉，関節包，関節円板，靱帯，椎間板，神経などが存在する．これらのうち何が主な問題組織であるか推測する．もちろん単独の組織が原因であるとは限らない．図9.74は関節包の（骨との）癒着を示している．このような場合の関節可動域制限は関節包パターンが主となることもある．また，同じ関節包が問題でも関節包のインピンジメントが原因であれば疼痛を含め，関節可動域制限の生じ方が先の場合と異なる．このように原因組織，さらにその組織のどのような問題であるか評価を基に考え治療方法・手技を選択する．

3. 関節可動域制限の程度

関節可動域制限の程度が軽度であるのか，重度であるのかにより治療手技の強さ・種類も変わる．他動運動検査で0〜6段階に分類したが，1と2を比較して考える．1の制限が重度のときはより強い力，速い速度での手技，つまりスラストが適用となると誤解されがちである．実際は2のような制限が軽度のとき，スラストなどの手技が適用となるが，制限が重度のときはスラスト以外の軽い手技から加えることが必要である．制限が重度のときにスラストなどの強い手技を加えると組織が断裂する恐れがあるためである．Paris自身が新鮮な遺体の重度制限部位にスラストを施行した後，癒着した関節包の断裂が生じたことを確認している（図9.75）．

4. 関節可動域増大または不安定性の有無

仮に関節可動域制限が存在してマニピュレーションが適用である状態であっても，その上下のレベルに可

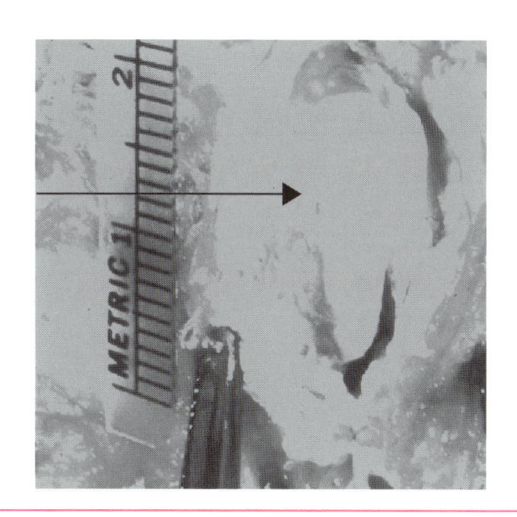

図9.74 ● 腰椎椎間関節
矢印は関節包と骨との癒着を示している[4]．

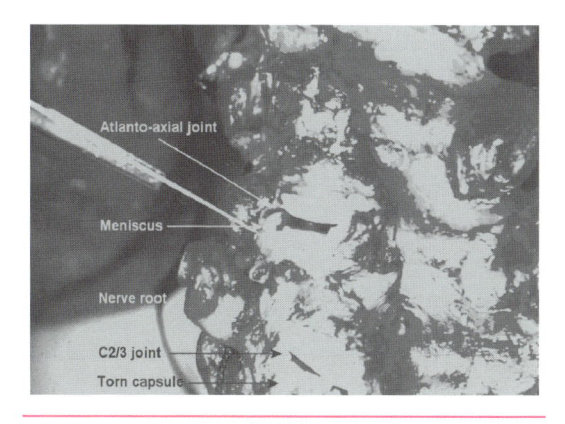

図9.75
新鮮な遺体にスラストを加えた（C2/3）後，関節包断裂を確認した[4]．

表9.6 ● 不安定性

"An abnormal response to applied loads, characterized by activity in the motion segment beyond constraints."
American Academy of Orthopaedic Surgeons (1990)

"It is where there has developed a zone of laxity around a spinal neutral."
Panjabi (1992)

"Spinal Instability is where osteo-ligamentous and neuromuscular component of the spinal segments are unable to hold the segment either in spinal neutral or at the other points in range, against creep and slippage and other aberrant motions."
Paris (2002)

動性増大または不安定性が存在するのか確認する必要がある．もし不安定性が存在するのなら，それにより手技が変わることがあり，さらに管理のための指導も変わってくる．

不安定性の定義，症状，所見を簡単に説明する．

【不安定性の定義】

概念的には表9.6のように定義されている．診断として単純X線撮影前後屈撮影が使用されていることが医学的には多い．しかし，不安定性は必ずしも最終可動域のみで異常運動を起こすのではないこと，単純X線撮影による偽陽性所見が多いことなどの理由から，単純X線撮影像上での診断に疑問の声も上がっている．

【不安定性の原因】

脊柱を安定性化させている組織には筋肉，靱帯，椎間板，骨関節がある．そのどれもが重要であることに間違いはない．したがって，これらの組織を弱化または変性させることが原因として考えられる．

【不安定性の原因】
・不良姿勢−頸椎への負担そして可動域増大
・疲労骨折などを起こすスポーツ
・不十分な筋活動（活動性低下）
・靱帯弱化（靱帯への過度の力，不十分な力）
・振動
・栄養・喫煙

【不安定性の症状と所見】

不安定性をもっているであろうとされる対象者の一般的症状，所見を表9.7に示す．さらにParisらは，追加して①筋のバンド状の収縮（防御的収縮）[13]，②立位で存在する滑りが臥位で消失，または立位で滑りの増強[13,14]，③触診による可動域検査で可動性増大を示すことなどを挙げている．特に可動域検査は単純X線撮影像との比較から不安定性を評価するために有効であ

表9.7 ● 不安定性を示唆する症状，所見

・長時間の荷重肢位で腰部中央に疼痛が出現
・視診または触診で滑りの確認
・catch
・骨棘
・vacuum
・朝のこわばり（可動域制限）
・上肢の支持なしで起き上がることが困難
・腰痛の再発
・マニピュレーションまたはモビライゼーションにより一時的な腰痛軽減
・筋のバンド状の収縮
・立位での滑り，臥位で消失
・他動運動検査で可動性増大を確認

ると考えられている[15]．立位と臥位での滑りの程度の違いを観察することも症状との関連性が示唆されていることから重要な所見であると考えられる[14]．

治療効果：マニピュレーションの効果

Parisはマニピュレーションの効果として以下の4つを挙げている．

1. 心理的
2. 機械的
3. 神経生理学的
4. 化学的

1. 心理的効果

ほとんどの腰痛患者において画像診断は有効であるとはいえない．したがって，私たち理学療法士が理論的な検査，評価を行うこと，問題点，予後予測などを説明することで対象者は以前より満足感を得ることができると考える．これはSeferlisの研究からも明らか

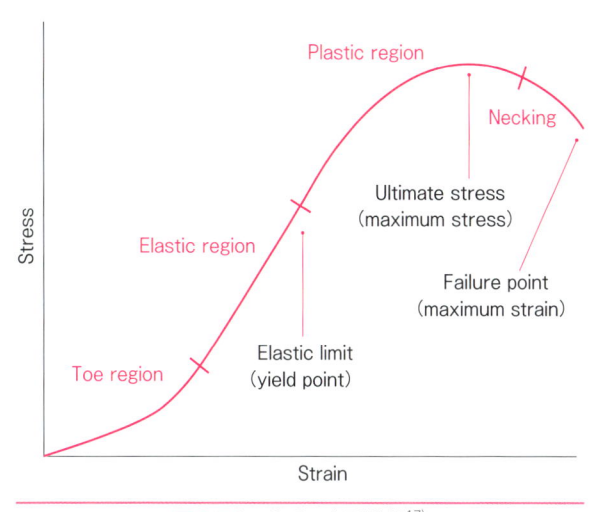

図9.76●荷重-変形曲線[17]

なことである[11,16]．また，時には対象者の疼痛を再現することで，対象者は"この人は私を助けてくれる"と思うようになる．つまり対象者は初めて安心感をもつことが予想できる[3]．不安感を与えることにより疼痛の閾値が低くなることから，反対に安心感を対象者に与えることは疼痛の閾値面で対象者に良い影響を与えると推測できる[17]．

熟練した手で対象者を触診することも心理的効果を起こすと考えられている．Licciardoneら[11]は実際のマニピュレーションを加えずに軽く関節可動域範囲内で動かした群23名（マニピュレーションを偽った群）と何もしない群20名において疼痛，機能障害の経過を比較した．3ヵ月，6ヵ月後ともマニピュレーションを偽った群の方が疼痛，機能障害とも有意に改善していたことから，治療的意図のない関節運動が精神面に影響を与え，疼痛，機能障害の改善を導いたと考えられる．

マニピュレーションを施行したとき，関節からポキッと音が聞こえることがある．この音を出すことがマニピュレーションの目的ではないが，音が鳴ることで対象者は改善したかのように感じることがある．これも心理的効果のひとつとして考えられる．しかし，音が鳴ることは必ずしも機能障害の改善と関係しているわけではない[18]．ポキッという音が鳴ること，または鳴らされることを繰り返したときに生じ得る人体への影響は後で説明する．

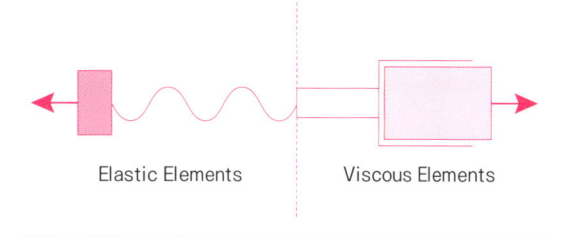

図9.77●elasticとplasticの例

水圧シリンダーを引っ張って長さを伸ばすが，力をゆるめるとシリンダーは元の状態/長さに戻らない．

● **2. 機械的効果**

関節包内の癒着・関節包と骨の癒着に対して伸張を加える．荷重-変形曲線を理解することでマニピュレーションの機械的効果を知ることができる（図9.76）．

toe phase：コラーゲンの縮れ毛が除去される．
elastic region：直線部分，組織の一時的変形を可能とする弾性域．
　　　　　　　日常生活の中で通常起こっている．あくびなど．
plastic region：組織内で微細損傷が始まる域，恒久的変化が起こる．
　　　　　　　水圧シリンダーと似ている（図9.77）．
ultimate stress：組織の抵抗が最大，組織の抵抗が少なくなりながら伸張される域．

necking：組織の損傷が起こる．

短縮した組織を伸張するためにはplastic regionまで伸張する必要がある．仮にelastic region内でストレッチを加え続けていくと何が生じるであろうか？骨に圧迫が加わるとピエゾ電気が生じ，骨が強くなることが知られている．骨以外の軟部組織にも同様のことが生じる[20]．靱帯・関節包の場合は流動電位が生じ組織が硬くなり，逆に制限が強くなることも考えられる．したがって，関節可動域制限を治療する場合はある程度の強さで伸張する必要性があることが理解できる．

● 3．神経生理学的効果

神経生理学的効果には関門制御説理論（gate control theory），疼痛の中心化，筋抑制などがある．これらを理解するためには関節包と周囲の機械的受容器を知る必要がある．

振動そして反復する運動により疼痛が軽減することは以前より認識されてきたことである．その代表的なものとしてCodmanの振り子運動，McKenzieにより述べられた腰椎伸展運動による疼痛中心化がある．この疼痛の中心化の機序に関係していると考えられるのが1965年MelzackとWallにより唱えられた関門制御説理論である．

Maitlandの振動・振幅も神経生理学的効果を起こすひとつである．Maitlandは振動・振幅を5段階に分類している．段階Ⅰ，Ⅱは可動域最初から中間までの振動・振幅であり疼痛軽減を目的としている．これらの段階での振動・振幅はⅠ，Ⅱ型機械的受容器を刺激し，疼痛の軽減を起こすと考えられている．また，神経生理学的効果により疼痛が軽減した結果，可動域の改善も起こる場合がある．

Ⅲ型機械的受容器はゴルジ腱器官と同じ働きをする．Wyke[21]は関節内腫脹，持続的伸張がⅢ型受容器を刺激するのに十分な刺激であり，それにより筋が反射的に抑制されることを証明した．

● 4．化学的効果

関節内が陰圧になったとき，通常は滑液内に存在する窒素が爆発する．この時，エンドルフィンが上昇し疼痛が軽減することが化学的効果として考えられている．Vernonらはマニピュレーション施行後，生体でエンドルフィンの量を測定した．コントロール群と比較してエンドルフィンの量が有意に増加したことを報告している[22]．

音が鳴って痛みが軽くなっても，根本的な問題は解決していないことを対象者に説明する必要がある[17,23]．繰り返し音を鳴らすことで反対に病態は悪化していく可能性があることも知っておかなければならない．先に述べた関節内腫脹そしてⅢ型機械的受容器への刺激から生じる筋の反射的抑制以外にも可動性増大，そしてそれによる骨棘形成，軟骨損傷など起こる可能性がある．特に脊柱であれば椎間板の存在を忘れてはならない．長時間一定の姿勢を維持していると腰が重く感じる場合がある．この状態になったとき，人によっては腰を回旋させポキッと音を鳴らすことがある．このようなことを長期的経過のなかで繰り返した場合（自己マニピュレーション），常に弱い組織または動きやすいレベルのみにストレスを与えることから，椎間板弱化を起こし後に椎間板ヘルニアへ移行する可能性も否定できないと考える[3,5,6,13]．

適用と禁忌

● 1．適用

関節マニピュレーションの適用は組織の治癒段階，病態により変化する．

病態の面から簡単にいえば，可動域制限部位に対して適用であるが，可動域制限の原因が；

　＊関節包の癒着によるもの
　＊関節包・関節円板状の組織などによるロック
　　（インピンジメント）

のときに適用である．さらに，病態により効果的な手技は違う．関節包の癒着の場合は，選択可能な手技としては単純な伸張，スラスト，漸進的振幅であるが，Parisは経験的に対象者の多くが漸進的振幅を使用することで不快感なく可動域の改善を得ることができると考えている．

関節包が関節面に挟まれていることにより機能不全（ロック）が生じているという仮説を立てた場合は，筋の等尺性収縮を用いる．これはマッスルエナジーとして呼ばれる手技である．関節円板状の組織がインピンジメントされていると考えた場合，回旋マニピュレーションを使用することにより疼痛を増悪させることなく改善できることが多い．

組織の治癒段階から考えた場合，状態が発症直後・急性期であるときは原則としてマニピュレーションは使用しない．しかし，発症直後・急性期であっても症状・所見から関節包などのインピンジメントの仮説を立てた場合，上記のように筋の等尺性収縮を利用した手技を試みる．亜急性期であるときは軽い力でのマニピュレーション，振動・振幅手技から開始する．慢性期であれば，強力なマニピュレーションが適用となる．

2. 禁忌・注意

骨折，腫瘍などの病気に対してはマニピュレーションを使用しない．手技により注意が必要な場合がある．線維輪変性・断裂が予想される場合，回旋マニピュレーションは行わない，または注意しながら行う．回旋力は圧迫力さらに剪断力を起こす．特に線維輪は剪断力に弱いため椎間板損傷の悪化を招く危険性がある．

手技に特異的な評価方法

関節マニピュレーションを施行する前に当然のことながら評価をする．実際の評価としてParisが挙げているものは表9.8の通りである[5]．しかし，ここでは腰椎を中心に自動運動検査，他動運動検査の一部を説明する．そして評価から得られた症状，所見をまとめ，前述した病態をできる限り推測し対象者の治療・管理へと進めていく．

表9.8 ● 脊柱評価

1. 疼痛評価
2. 初期観察
3. 病歴聴取
4. 構造評価（姿勢）
5. 自動運動
6. 神経血管系検査
7. 状態の触診
8. 位置の触診
9. 可動性の触診
10. 上肢，下肢の検査
11. 画像所見
12. まとめ
13. 治療計画
14. 予後の説明

1. 自動運動検査

自動運動検査は初回評価以外にも関節マニピュレーション後の再評価として使用されることが多いものである．

自動運動検査を行う前に関節運動学を理解する必要がある．もちろん，対象者に自動運動を行ってもらうのだから，対象者によっては自動運動により症状が悪化することもあり得る．どのような対象者の場合，無理に自動運動検査を行わない方がよいのかを理解するため，自動運動によりどのような組織がどのように負荷（圧迫または伸張など）を受けるのか，解剖学，運動学を十分理解する必要がある．

例えば；

腰椎前屈
— 椎間関節上方滑り，椎間関節面が40％変位
— 椎間板前方での負荷が高まり，線維輪前方部分は前方に突出
— 椎間板後方を伸張→椎間板後方への負荷大
— 髄核は後方に変形
— 椎間孔拡大
— 髄核後方脱出の危険性
— すでに後方線維輪が損傷されている場合，損傷を悪化させる可能性
— 後方線維輪の治癒遅延の可能性

腰椎後屈
— 椎間関節下方滑り，下の椎弓に上位の下関節突起が衝突
— 椎間板後方での負荷が高まり，線維輪後方部分は後方に突出
— 椎間板前方を伸張
— 椎体後方滑り
— 椎間孔狭窄
— 後屈を継続していくと椎間関節が支点となり関節包の伸張が起こる（前屈以上に）
— すでに脱出している髄核がさらに後方に移動（図9.78）
— 椎間関節への負荷増大
　正常，または異常運動の特徴は以下の通りである．自動運動において以下の点について観察する．

1）正常運動
□運動の速さに関係なくスムースに動く

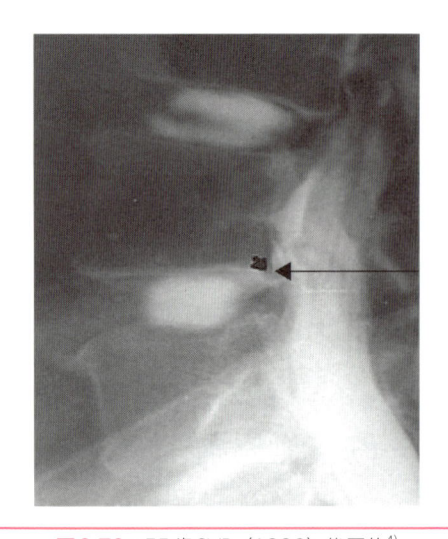

図9.78 ● 55歳SVP（1992）後屈位[4]
ミエログラム，ディスコグラムでの髄核脱出を示している．

□拮抗筋のリラックス
□十分な可動域—体型による
□疼痛なし
□十分な筋力
□他動運動可動域＞自動運動可動域

2）異常運動
□関節可動域制限
□疼痛（可動域の中間，可動域の最後）
□代償運動
□不安定性の徴候（関節可動性の増大とは違う）
□運動が滑らかでない

3）不安定性の臨床所見
①長時間一定の姿勢保持困難
　時間が経過するにつれ違和感，不快感の増悪，動くと軽減
②椎体前方滑りによる階段状変形
③筋肉の防御性収縮
④立位でみられる階段状変形，筋の防御性収縮が臥位になると消失
⑤前屈時の筋または体幹の小さな揺れ
⑥他動運動検査で可動性増大
　対象者の機能不全として関節可動域制限が考えられる場合，複合運動を基に筋筋膜性による制限が主であるか，関節包による制限が主であるか推測

する．

4）複合運動（combined movement or coupled movement）

筋肉，靱帯の作用というよりは関節の形状から生じると考えられている運動である．複合運動の組み合わせについては多くの本，論文で言及されているので省略させていただきたい．しかし，姿勢による変化，つまり前屈位，後屈位での変化または年齢による変化，性別での違いについては統一見解がないことに注意する必要がある[7]．

5）関節包による制限，筋筋膜性
【腰椎関節包パターン】
左関節包の制限がある場合は次の制限が生じるかもしれない．
　前　屈：左へ変位していく
　右側屈：制限
　左回旋：制限
　左側屈：制限なし
　右回旋：制限なし

関節包が癒着していても常に関節包パターンが存在するとは限らない．関節包全体の癒着か，部分的な癒着かで制限方向，制限パターンも変わってくることが十分に考えられる．また，筋筋膜そして関節包の両方の要素が制限因子となっていることも考えられる．

【腰背筋の筋筋膜性パターン】
　前屈：制限
　側屈：制限なし

筋肉の短縮で関節運動制限が生じる場合，その筋肉が伸張される運動方向に制限が生じる．前屈運動制限がある場合は椎間関節が上方に滑らないことが原因であるかもしれない．または筋筋膜制限かもしれない．しかし左右側屈運動に制限がなければ原因は筋筋膜性である．Wilkeら[8]は靱帯，骨組織の損傷のない遺体で筋肉による関節運動制限，荷重ゼロでの組織の変形（neutral zone）の生じ方を測定した．腰部の筋作用を起こした結果，側屈運動においては関節可動域制限は著明に出現せず，荷重ゼロでの組織の変形が制限され，前屈運動において可動域がより制限されることを発見した．このことは，Parisが考えている筋筋膜性制限により側屈制限は生じにくいが，前屈運動が可動域を主として制限されることを支持している．

【観察】

図9.79，図9.80は腰椎の回旋自動運動を示している．左右の回旋を比較してみるとどうであろうか？機能不全を示唆する所見を発見できるであろうか？

2. 他動運動検査

Parisは他動運動検査を可動性の触診の項目に入れている．通常，自動運動検査後に行われるものである．自動運動検査から制限されている運動方向，制限側を推測した後，どのレベルで最も制限が強いのか，逆にどのレベルで可動性が過剰に増大しているのかを判断することが目的である．可動性の段階としてParisは次のように0〜6段階に分類している．これはKaltenbornとオステパスであるStoddardが作成したスケールを組み合わせたものであるが，不安定性の項目を加えたのはParisが最初である．

【可動性の分類】（Paris 1963）

	状態	治療
Grade0.	強直	なし
Grade1.	重度制限	非スラスト
Grade2.	軽度制限	非スラスト，スラスト
Grade3.	正常	
Grade4.	軽度増大	安定性訓練？
Grade5.	重度増大	安定性訓練
Grade6.	不安定性	安定性訓練，手術？

他動運動検査はいくつかの理由から評価のなかでも特に重要なものとして考えられている[9-11]．理由のひとつとして，自動運動検査の要素に含まれる連結または複合運動（combined motion）との関係からである．自動運動では連結または複合運動を観察するが，自動運動のところで述べたようにその見解が十分統一されていない[7]．他の理由としては，自動運動検査単独からではどの分節が最も制限が生じているか，判断できないことである．Flynnら[9]は他動運動検査から可動性の低下があると判断した場合，マニピュレーションが有効であることを報告している．Hicksら[10]は他動運動検査により可動性の増大がないと判断した場合は，仮に安定性訓練を指導しても訓練の有効性は低いことを報告している．このように他動運動検査と治療効果の検討から他動運動検査の有効性は証明されている．

代表的な可動域検査を紹介する．

1）腰椎前屈検査（図9.81）

対象者：側臥位
セラピスト：治療台に平行に立つ．
触　手：右手で足関節周囲を保持．
　　　　　右大腿部で対象者の脛骨前面を保持．
　　　　　左手中指で棘突起間を触診．
　　　　　左前腕は対象者の体幹をコントロール．

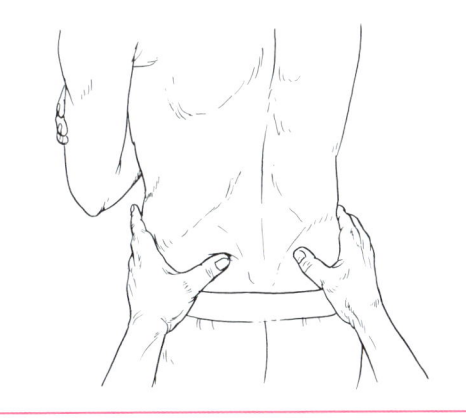

図9.79●左回旋

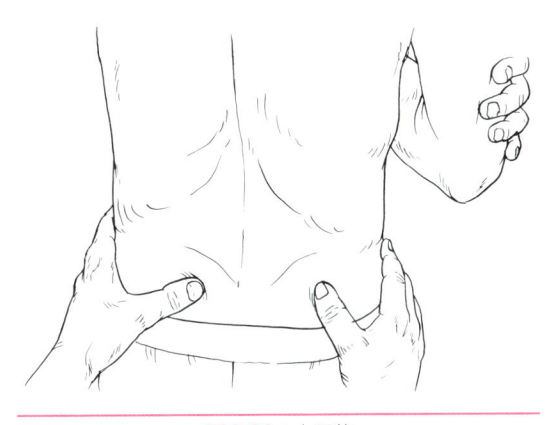

図9.80●右回旋

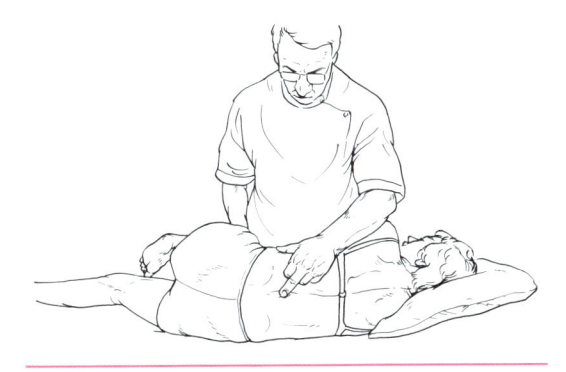

図9.81●腰椎前屈検査

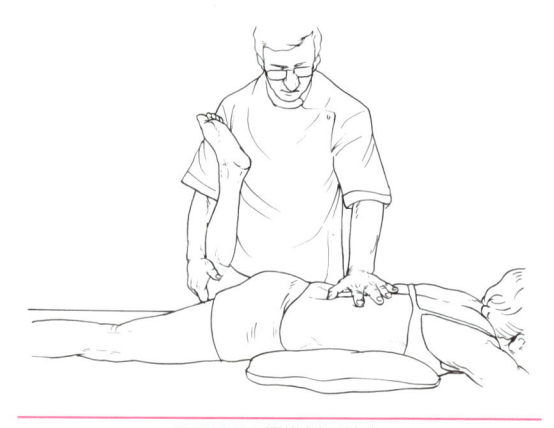

図9.82●腰椎側屈検査

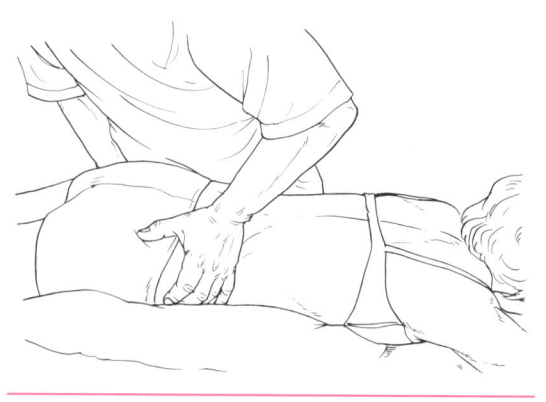

図9.83●腰椎回旋（左回旋）

方　法：セラピストの右手，体で股関節の屈曲を起こす．
注　意：対象者の腰椎の側屈，回旋が起こっていないか確認する．小さい振幅で股関節屈曲，伸展を起こす，セラピストは右中指で動きの違いを感じる．

2）腰椎側屈検査（図9.82）
対象者：腹臥位，腹部に枕を入れる（図は膝関節90°屈曲）
セラピスト：対象者に向かって立つ．
触　手：右手で対象者の膝関節を屈曲し下肢全体を治療台から浮かす．
　　　　左中指で棘突起間横を触診する．
方　法：セラピストが対象者の股関節を外転する．
注　意：対象者の大腿直筋が短縮している場合は腰椎前弯が強くなるため膝関節伸展位で行う．

3）腰椎回旋（図9.83）
対象者：腹臥位，腹部に枕を入れる．
セラピスト：対象者に向かって立つ．
触　手：左手で左回旋を起こす．
　　　　第5中手骨尺側縁を腰椎横突起上に置く．
方　法：左手を第12肋骨下縁に置く．通常，触診できる横突起は第2腰椎である．軟部組織のたわみを取り小さい刺激を加える．第3，第4腰椎横突起上でも行う．第5腰椎横突起も短いため通常は触診できない．したがって，反対側の腸骨を押し，仙骨を通して回旋を起こす（図には示されていない）．

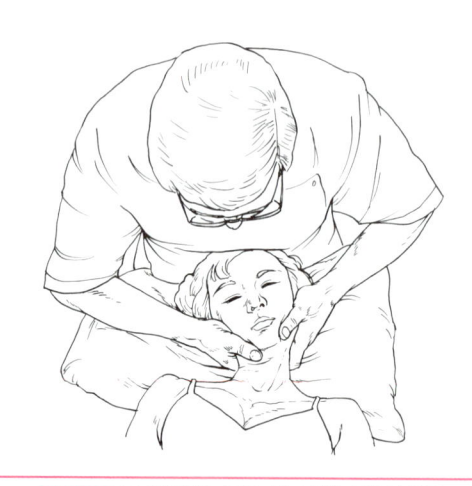

図9.84●中部頸椎（C3-7）下後方滑り検査

4）中部頸椎（C3-7）下後方滑り検査（図9.84）
対象者：仰臥位，頭は枕の上，頭部は治療台を越えない．
セラピスト：対象者の頭部に立ち腹部で対象者の頭部を支える．
触　手：対象者の頭部を軽度前屈位にする．
　　　　左右の手のMP関節を頸椎関節柱に置く．
方　法：対象者の頭部はセラピストの腹部で固定した状態を保ち，セラピストは左右の手で交互に頸椎滑りを起こすように力を加える．凹側の下後方滑りを検査する．

5）中部頸椎（C3-7）上前方滑り検査（図9.85）
対象者：頭を枕の上に置いて仰臥位
セラピスト：右手を対象者の右頭部に置く．
　　　　左手掌で対象者の左頭部を保持し，中

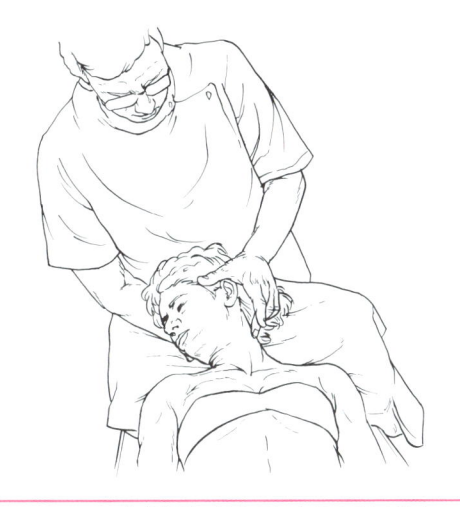

関節モビライゼーション／マニピュレーション(Paris) ● 319

図9.85 ● 中部頸椎（C3-7）上前方滑り検査

指で椎間関節を触診する．
方　法：左手掌で左側屈，左回旋を起こしながら，左中指で動きを感じる．
特記事項：練習を必要とする検査である．

治療手技：代表的な手技の紹介

マニピュレーション

1）腰椎回旋−靱帯性ロック（図9.86）

椎間関節すべての動きを改善するために使用される方法．

腰椎の手技のなかで最も効果的であると考えられている．

対象者：側臥位，体幹は中間位
治療者：対象者に向かって立つ．
方　法：治療者は対象者の左肩，目的のレベルの1つ下の棘突起右側，目的のレベルの1つ上の棘突起左側，左股関節部，左下肢の5つの部位に力を加える．
タイプ：伸張
注　意：椎間板機能不全（損傷），分離すべり症などがあるときは禁忌である．

2）腰椎側屈−腹臥位−股関節外転（図9.87）

対象者：腹臥位，体幹は中間位
セラピスト：対象者に向かって立つ．
方　法：セラピストは左母指で目的レベルの1つ上

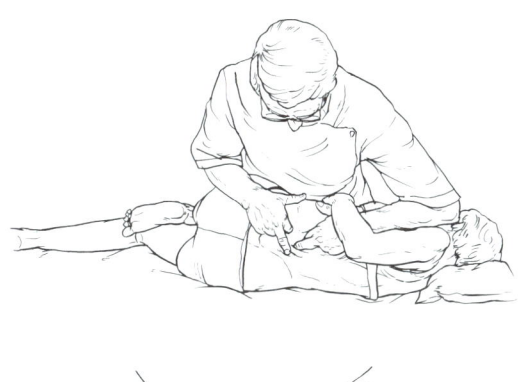

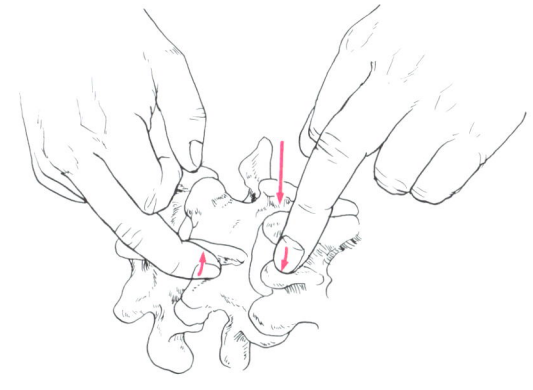

図9.86 ● 腰椎回旋−靱帯性ロック

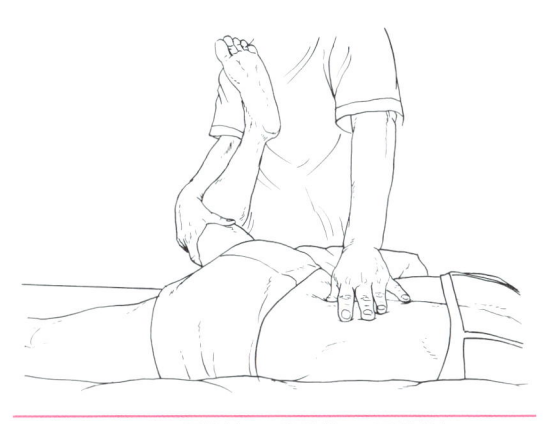

図9.87 ● 腰椎側屈−腹臥位−股関節外転

の棘突起を動かないように左からブロックする．
他側の手は左大腿遠位を保持し股関節を外転していくことにより目的レベルに力を加える．
タイプ：伸張，漸進的振幅

3）中部頸椎

下後方へのマニピュレーション（図9.88）

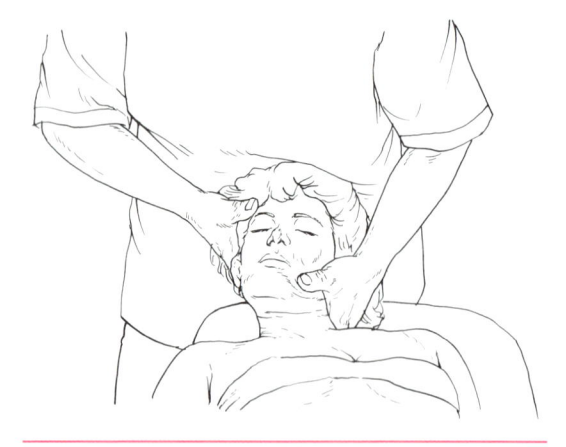

図9.88●下後方へのマニピュレーション

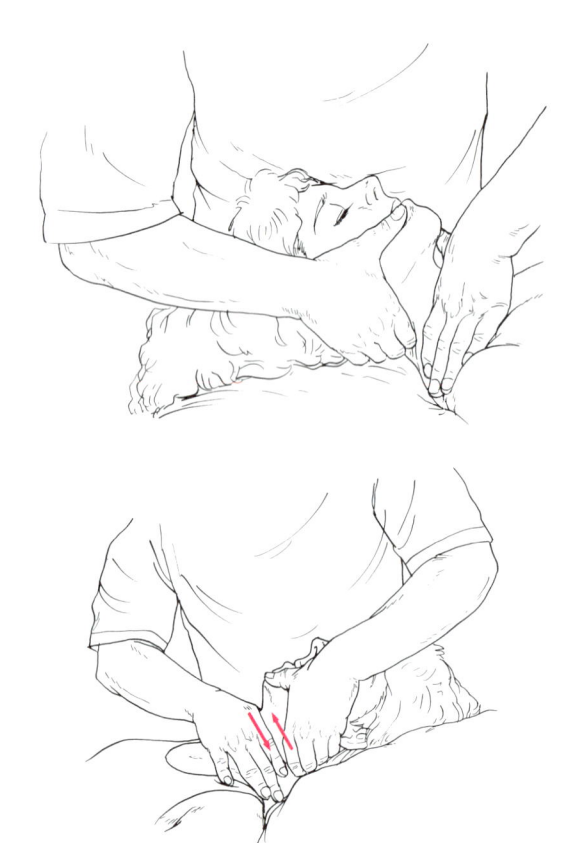

図9.89●上前方へのマニピュレーション

対象者：仰臥位，頭の下に枕を入れる．
セラピスト：可動域制限部位の関節に左示指MP関節を置く．右手は頭部を保持．
方　法：最終可動域可動域までもっていき力を加える．
タイプ：漸進的振幅

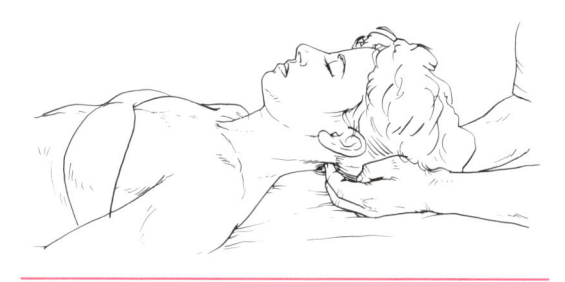

図9.90●後頭下抑制

4）中部頸椎（C3-7）上前方へのマニピュレーション（図9.89）

対象者：仰臥位
セラピスト：対象者の左横に立つ（図は右側制限）．
方　法：右示指で可動域制限のある関節横突起周囲を保持．
　　　　左手MP関節でひとつ下の横突起周囲を保持．
　　　　対象者の頭を治療者の腹部で固定し，軟部組織の弛みを取り除いた後に上前方へ力を加える．
タイプ：漸進的振幅，伸張

5）離開（後頭骨〜軸椎）

後頭下抑制（図9.90）

後頭下筋群をリラックスさせ関節への負担を軽減する．

または関節マニピュレーションを施行する前に行う．

対象者：仰臥位
治療者：対象者の頭部側に座る．
方　法：左右の示指，中指，環指を対象者の後頭部に置く．
　　　　左右の指を支点として頭部の後屈を起こす．
　　　　次にセラピストは自分の方向に引く．
　　　　初回は2分程度行う．
　　　　最終的な持続時間として約5分程度とする．
注　意：環椎の亜脱臼を起こす危険性のある対象者では環椎を圧迫しないように注意する．
　　　　この方法はJohn Barnesの講習会で指導されているものである．

6）姿勢による離開（腰椎）（図9.91）

椎間孔拡大のために使用．

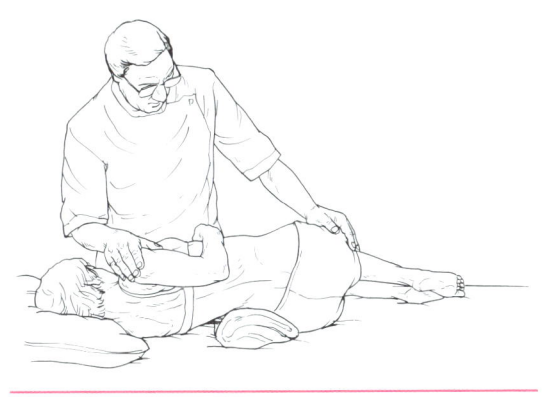

関節モビライゼーション／マニピュレーション（Paris） ● 321

図9.91 ● 姿勢による離開

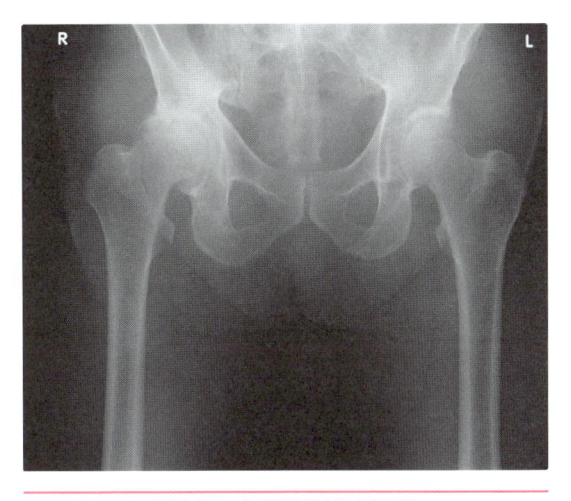

図9.92 ● 股関節単純X線画像
右股関節Stage4：End Stage

姿勢による離開で効果を出すためには以下の点に気をつける必要がある．
- どの分節（レベル）が問題であるのか
- 目的の分節に可動性がある必要こと
- 筋の防御的収縮がないこと
- 治療はセラピストが経過を観察しながら行うこと

この治療を行うためにはCyriaxが最初に述べたと考えられている開放現象（release phenomen）を理解する必要がある．開放現象とは胸郭出口症候群の診断に使用される検査であり，神経の圧迫除去または軽減により知覚異常，しびれ，疼痛が生じるか観察する検査である．詳細は別書を参照していただきたい．

症例紹介：評価からその手技を選択した理由，実際の治療，治療結果

筆者らは講習会受講生を対象にRob Stanborough DPT, MTC, FAAOMPTを臨床講師とし卒後教育としての臨床実習を実施している．これらはIFOMPTが推奨する臨床実習の基準を満たす内容のものであり，日本国内で開催される数少ない講習会プログラムである．

今回はその臨床実習の際に経験させていただいた症例を紹介させていただく．なお，症例を本書に報告するにあたり本症例ならびに実習施設には掲載の同意を得ている．

1. 背景

変形性股関節症による股関節伸展可動域制限は骨盤前傾と腰椎前弯を増強させ，腰痛から変形性腰椎症，さらには腰部脊柱管狭窄へと移行しHip Spine Syndorome[24]といわれる症候を呈する．このような症例に対し整形外科的には人工股関節全置換術が推奨されることがあるが[25]，十分な保存療法として徒手理学療法を提供することで，手術を回避または遅らせることが可能であるものと考える．今回，翌年に人工股関節全置換術を勧められている変形性股関節症ならびに腰部脊柱管狭窄症の一症例に対し，1週間に徒手理学療法を5回実施し改善を得たので報告する．

2. 症例紹介

77歳男性．右変形性股関節症（Stage4：End Stage，図9.92），腰部脊柱管狭窄症（図9.93）．20年ほど前から300m歩くと両下肢にしびれが出現．1〜2分の休憩で改善．立位では5分程度でしびれが出現．現在は50mの連続歩行でしびれが出現していた．

3. 評価

(1) 疼痛評価
Numerical Rating Pain Scale 5/10．

(2) 構造評価
1.5cmの右下肢短縮に加え立位において右股関節軽度屈曲位であり，腰椎右凸の側弯と腰椎前弯増強姿勢が特徴的であった（図9.94，図9.95左）．

(3) 自動運動検査
股関節　屈曲右85°左105°，伸展右−5°左5°，内転右20°左30°，外転右30°左35°，内旋右20°左5°

外旋右25°左65°.
　体幹　前屈40°回旋右15°左15°側屈右20°左30°.
（4）他動運動検査
　右股関節下方滑りGrade1（重度制限），腰椎前屈L4/5/S1 Grade1（重度制限），L1/2/3/4 Grade2（軽度制限）.

（5）その他
　Harris Hip Score 45点．Modified Oswestry Disability Index 50%（25点）であった．

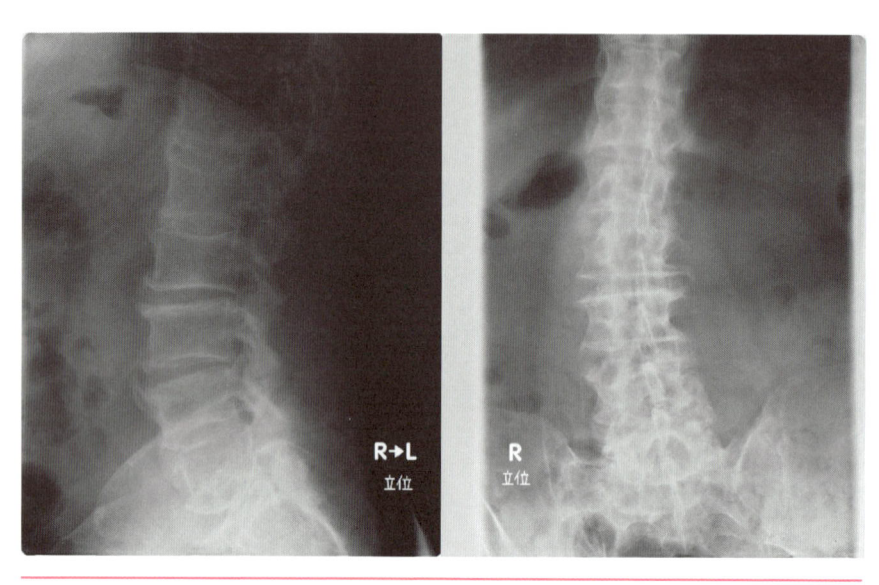

図9.93 ● 腰椎単純X線画像
左：側面像：L2/3/4/5/S1間に椎間板変性を疑う骨棘形成とL4前方滑りを認める．
右：正面像：腰椎右凸の側弯を認める．

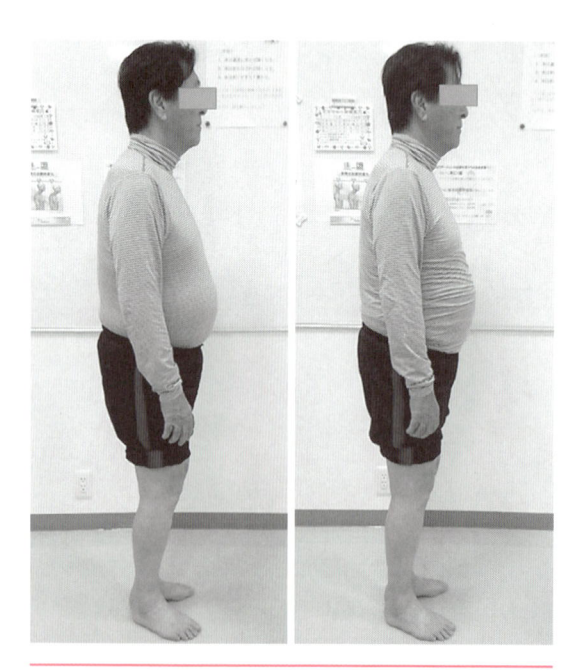

図9.94 ● 立位矢状面における治療前後の比較
5回目の治療前後の即時効果
左：治療前：右股関節軽度屈曲位，骨盤前傾，腰椎前弯増強を認める
右：治療後：右股関節軽度屈曲位改善，骨盤前傾・腰椎前弯増強軽減

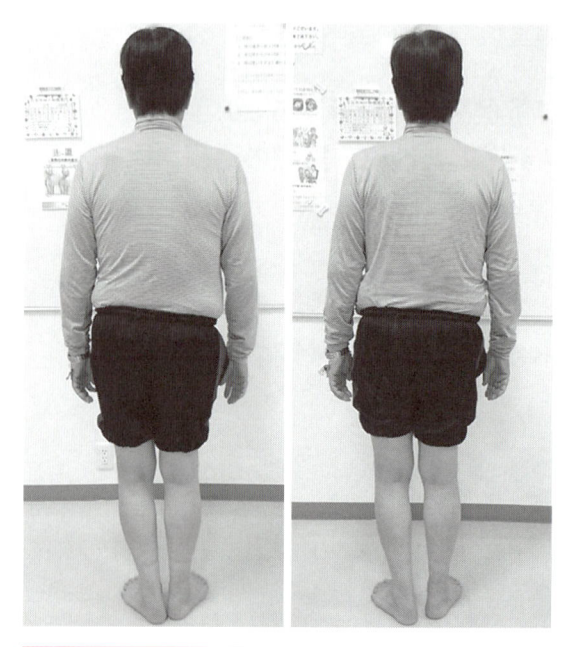

図9.95 ● 立位前額面における治療前後の比較
5回目の治療前後の即時効果
左：治療前：骨盤右下制と腰椎右凸側弯を認める
右：治療後：骨盤右下制と腰椎右凸側弯の軽減

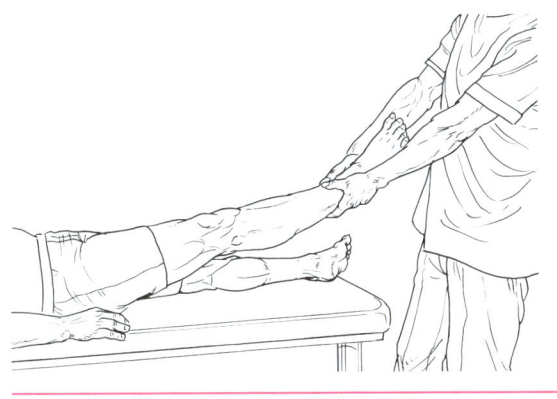

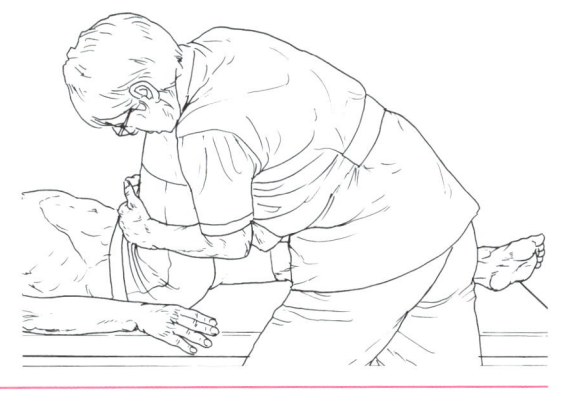

図9.96●股関節下方滑り

左：股関節をゆるみの肢位で下肢を長軸方向に引く．振動振幅を加え，神経生理学的効果ならびにストレッチで機械的効果を図る．
右：股関節屈曲位で大腿近位部を尾側へ引き下方滑りにより可動域改善を図る．

（6）所見のまとめ

いわゆるHip spine syndromeといわれる状態である．右股関節は変形が進行しStage4のEnd stageに達しており，可動域制限も著明であった．特に伸展可動域制限は骨盤を前傾させ腰椎前弯増強を助長しており，脊柱管狭窄症の増悪に影響していることが容易に考えられる[26]．また立位・歩行時の右下肢の短縮と右股関節屈曲位という脚長差によって，腰椎右凸の側弯姿勢（左側屈位）により左椎間関節は常に圧縮ストレスが加わる状態である．腰椎前弯増強と左側屈位により左椎間関節は下方滑りにより関節包は短縮肢位となり伸張性が低下し体幹前屈や右側屈制限の原因と考えられた．これらの姿勢は脊柱管ならびに椎間孔を狭窄し神経根圧迫による間欠性跛行を出現させる原因であると考えられた．

よって，股関節の可動性の改善を図り，腰椎前弯増強肢位の改善を図るために腰椎前屈の構成要素となる腰背部筋群の伸張性の改善と腰椎椎間関節の離開を得るための回旋マニピュレーション．可動性を再獲得した後に，姿勢の改善を図るべく腹部筋群のトレーニングを実施する必要があると考えた．具体的な治療方法を以下に示す．

4．治療

股関節周囲筋へのマニピュレーション，股関節下方滑り（図9.96），股関節前方ストレッチ（図9.97），胸腰筋膜マニピュレーション（図9.98），腰椎回旋マニピュレーション（図9.99），腹部筋群トレーニング（図9.100）を6日間で5回（1回40分）の理学療法を実施した．

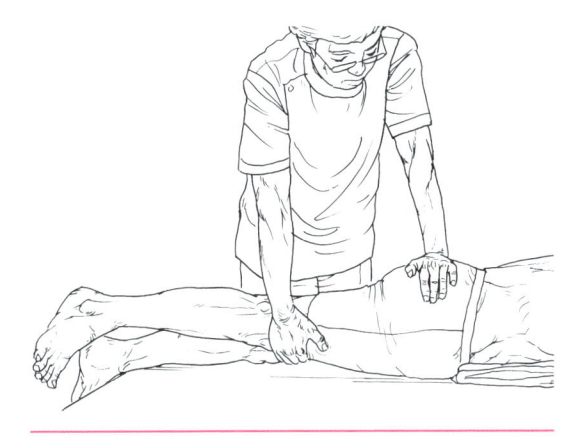

図9.97●股関節前方ストレッチ

股関節を伸展し，大腿骨頭を前方へ押すように力を加え，股関節前方組織を伸張する．
事前に，腸腰筋や大腿直筋などへのマニピュレーションを実施することで効果を得られやすい．

5．結果（再評価）

1週間で5回の治療後，連続歩行距離は50mから200mまで延長．

（1）疼痛評価

Numerical Rating Pain Scale 2/10．

（2）構造評価

機能的下肢の短縮は軽減し腰椎右凸側弯と腰椎前弯は軽減した（図9.94，図9.95右）．

（3）自動運動検査

股関節　屈曲右100°，伸展右5°，内転右30°，外転右35°，内旋右25°，外旋右45°．

体幹　前屈50°，回旋右25°，左25°，側屈右30°，左35°．

(4) 他動運動検査

他動運動検査では股関節下方滑りGrade2（軽度制限），腰椎前屈L4/5/S1 Grade2（軽度制限），L1/2/3/4 Grade3（正常）にそれぞれ改善が得られた．

(5) その他

Harris Hip Score 65点．Modified Oswestry Disability Index 36%（18点）．

● 6. 考察

今回，人工股関節全置換術を勧められている末期の変形性股関節症ならびに腰部脊柱管狭窄症を呈した一症例に対し，徒手理学療法を含めた理学療法を実施し6日間で5回（1回40分）の理学療法にて痛み，股関節ならびに腰部機能，連続歩行距離の改善を得た．

今回の報告では経過が短期的なものであるが，即時効果に一喜一憂せずに本来は長期の関わりが必要である病態を有した症例である．

現在の診療報酬制度では，発症から150日以上経過した症例に理学療法を提供する場合，月に13単位（260分）までの理学療法にとどめられ終了されている場合も少なくない現状があると思われる．本症例は2年前に理学療法を受けた経緯があるが，それ以降理学療法は提供されていなかった．このような症例には病態の悪化・症状の進行を遅らせ，症例を手術から遠ざける，または回避するためには徒手理学療法が必要であると考える．

おわりに

Parisの特徴は解剖学，運動学を基礎に，経験そして科学的根拠を利用し理論的に評価することである．さらに対象者の病態を考慮し，マニピュレーションのみに限らずより適切な治療手技を選択し機能不全を改善，状態を管理することである．私たち理学療法士は手術をするわけではなく，薬を処方するわけでもない．このようなことからも，誰も改善させることができない難しい状態を改善するのが徒手理学療法でないことも理解できる．早期から対象者に接し，機能不全の悪化を予防・改善するところに意義がある．

謝辞

症例紹介で報告させていただいた患者様ならびに臨床実習施設として症例を担当させていただいた岐阜県

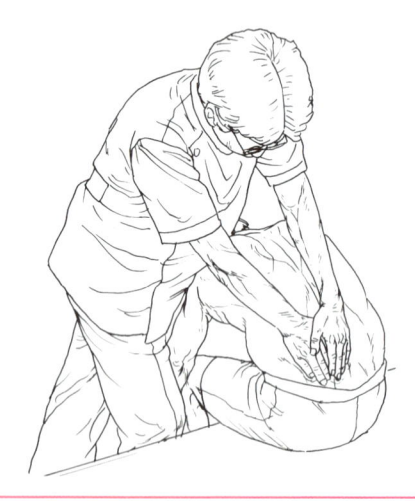

図9.98● 胸腰筋膜マニピュレーション

患者は端座位からゆっくりと前屈する．その際にセラピストの両手第2から第4指の指腹で腰背部を近位から遠位にかけてゆっくりとストロークをかける．
腰椎の前弯が増強し，前屈可動域制限を呈する腰背部の皮膚・皮下組織・胸腰筋膜・脊柱起立筋群の伸張性の改善を図る．
腰椎椎間関節マニピュレーションの準備としても効果的である．

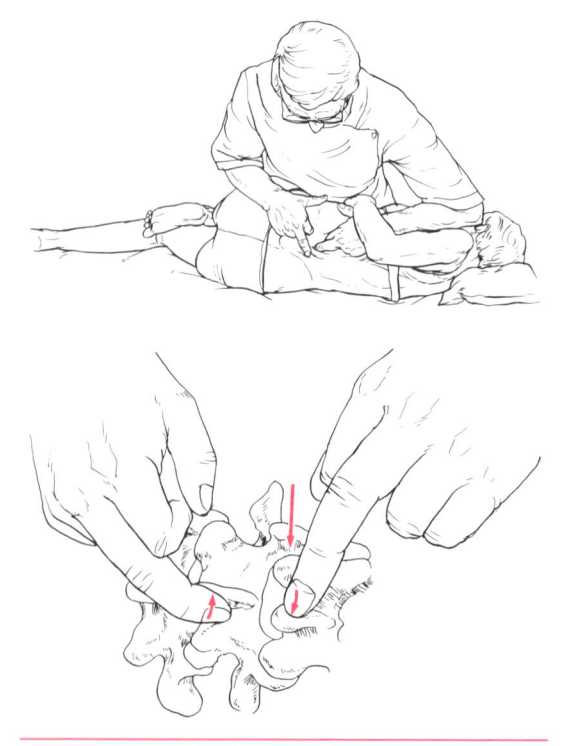

図9.99● 腰椎回旋マニピュレーション

X線画像ならびに現病歴からも椎間板の変性があり，すべり症を認めたが，可動域制限を認めたため痛み症状を確認しながら慎重に実施した．可動性増大や不安定性がある場合は椎間板への剪断力を考慮し回旋による椎間関節の離開を用いるべきではない．

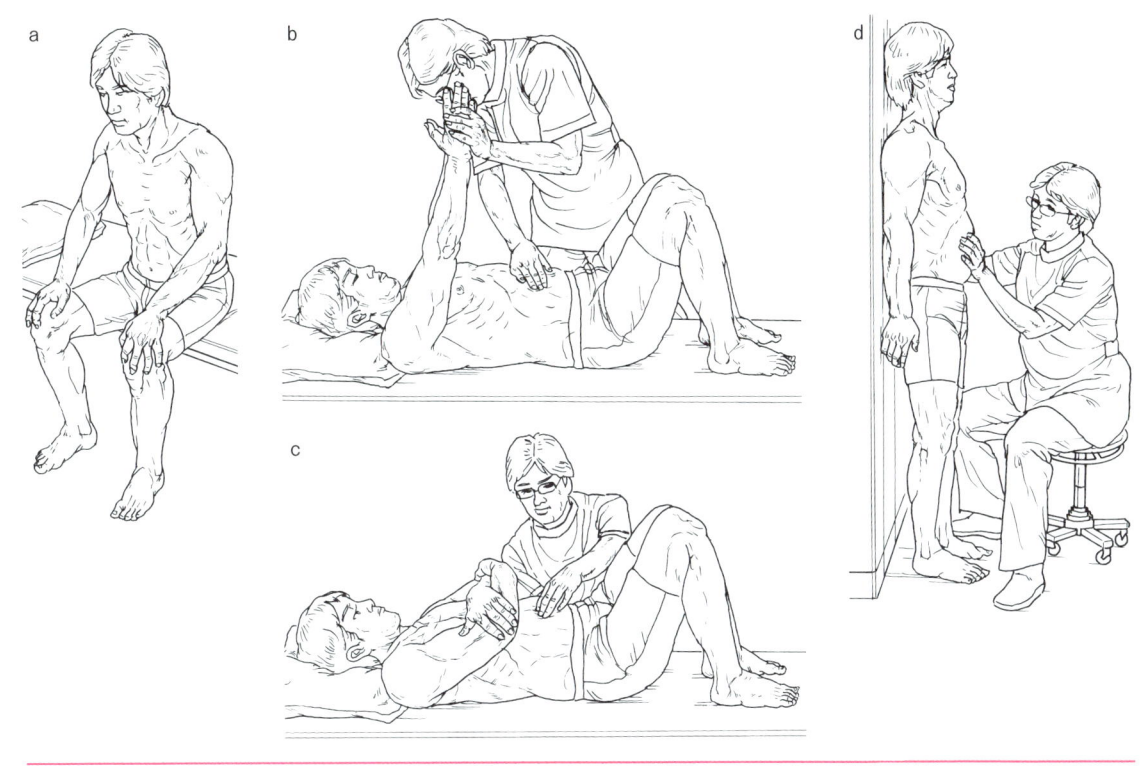

図9.100 ● 腹部筋群トレーニング

本症例は腰椎不安定性を呈していたわけではないため，安定性訓練として実施したわけではない．腰椎前弯増強姿勢を改善するために腹部筋群の収縮は姿勢を保持するために必要である．
一般的に行われる臍凹ませ運動は本症例では収縮が得られにくいこともあり，
a：端座位にて両手で両膝を押し付け腹部筋群の同時収縮を得ることから開始した．
b：背臥位で両手を下方へ下ろすように抵抗をかけ，腹部筋群の同時収縮を得た．
c：膝を立てた背臥位から臍凹ませ運動により腰椎前弯の改善を図った．
d：股関節伸展位の背臥位から，そして図のような壁を背にした立位にて腹部筋群の収縮により腰椎前弯の改善を図った．

中村整形外科の皆様に心より感謝申し上げます．

また，本稿に掲載したイラストのもととなった写真はセントオーガスティン大学より許可をいただいて使用した．これまでの指導を含め，Paris先生には心より感謝申し上げます．

Stanley V. Paris

—IFOMPT (International Federation of Orthopedic Manipulative Physical Therapy：国際徒手理学療法連盟) 設立に大きく貢献．
—IFOMPTから特別終身会員として認められている（世界で4人）．

参 考 文 献

1) Paris SV：Personal communication, 2005 October.
2) 佐藤友紀：パリス・アプローチ 腰，骨盤編—評価と適応—．文光堂，2009.
3) Paris SV, Loubert PV：Foundation of clinical orthopaedics. Institute of Physical Therapy, 1999.
4) 佐藤友紀：パリス・アプローチ 実践編—徒手理学療法の試み—．文光堂，2012.
5) Paris SV：S1 Introduction to spinal evaluation and manipulation.
6) Paris SV：S1 slide. University of St. Augustine for Health Sciences, 2004.
7) Huijbregts P：Lumbar spine coupled motions. Orthopaedic Division Review, 2004.
8) Wilke HJ, Wolf S, Claes LE：Stability increase of the lumbar spine with different muscle groups. Spine 20：192-198, 1995.
9) Flynn T, Fritz J, Whitman J, et al.：A clinical prediction rule for classifing patients with low back pain who demonstrate short-term improvement with spinal manipulation. Spine 27：2835-2843, 2002.
10) Hicks GE, Fritz JM, Delitto A, et al.：Preliminary development of a clinical prediction rule for determining which patients with low back pain will respond to a stabilization exercise program. Arch Phys Med Rehabil 86：1753-1762, 2005.

11) Licciardone JC, Stoll ST, Fulda KG : Osteopathic manipulative treatment for chronic low back pain. Spine 28 : 1355-1362, 2003.
12) Grodin AJ, Cantu RI : Myofascial manipulation : theory and clinical application.
13) Paris SV : Whole spine stabilization. University of St. Augustine. 2002.
14) Lowe RW, Hayes TD, Kaye J : Standing roentgenograms in spondylolisthesis. Clin Orthop 117 : 77-84, 1976.
15) Fritz JM, Piva SR, Childs JD : Accuracy of the clinical examination to predict radiographic instability of the lumbar spine. Eur Spine J on-line first, 2005.
16) Seferlis T, Nemeth G, Carlsson, et al. : Conservative treatment in patients sick-listed for acute low-back pain. Eur Spine J 7 : 461-470, 1998.
17) Rhudy JL, Meagher MW : Fear and anxiety. Pain 84 : 65-75, 2000.
18) Frynn TW, Fritz JM, Wainner RS : The Audible pop is not necessary for successful spinal high-velocity trust manipulation in individuals with low back pain. Arch Phys Med Rehabil 84 : 1057-1060, 2003.
19) Paris SV : Whole spine stabilization. University of St. Augustine. 2002.
20) Frank EH, Grodzinsky AJ, Koob TJ : Streaming potentials. J Orthop Res 5 : 497-508, 1987.
21) Wyke B : Articular neurology-a review. Physiotherapy. 1972 Mar 10 ; 58(3) : 94-9.
22) Vernon HT, Dhami MSI, Howley TP : Spinal manipulation and beta-endorphin. J Manipulative Physiol Ther 9 : 115-123, 1984.
23) Herzog W, Conway PJ, Zhang YT : Reflex response associated with manipulative treatments on the thoracic spine. J Manipulative Physiol Ther 18 : 233-236, 1995.
24) Offierski CM, MacNab I : Hip-spine syndrome. Spine 8 : 316-21, 1983.
25) Ben-Galim, et al. : Hip-Spine Syndrome. The Effect of Total Hip Replacement Surgery on Low Back Pain in Severe Osteoarthritis of the Hip. Spine 32 : 2099-2102, 2007.
26) Jentzsch, et al. : Increased pelvic incidence may lead to arthritis and sagittal orientation of the facet joints at the lower lumbar spine. BMC Medical Imaging 13 : 34, 2013.

(佐藤友紀・増井健二)

マリガンテクニック（Mulligan technique）

概念と定義

マリガンコンセプトはニュージーランドの理学療法士，Brian R. Mulliganによって開発された四肢の関節と脊柱を含む関節機能異常（joint dysfunction）に対する体系で，NAGS（natural apophyseal glides：椎間関節自然滑走法），REVERSE NAGS（reverse natural apophyseal glides：逆椎間関節自然滑走法），SNAGS（sustained natural apophyseal glides：持続的椎間関節自然滑走法），MWMS（mobilization with movements：運動併用モビライゼーション）などの手技からなる．用いるテクニックはKaltenbornの関節運動学の原則に基づいているが，これらのテクニックは臨床実践から発達し，世界中のセラピストによって実践され，エビデンスも検証されてきている．マリガンコンセプトの最も強調すべき原則は，PRPS（pain release phenomenon：疼痛解放現象）テクニックを除いた他のあらゆるテクニックは，すべて無痛で行われなければならない点である．したがって，セラピストが実施するテクニックをいろいろ調整しても無痛で行われなければ，そのテクニックの適用ではなく，他の治療方法に変えるべきである．

モビライゼーションは関節の治療面（treatment plane）の方向を重要視し，治療面に直角に動かす離開（distraction）と平行に動かす滑り（glide）を主に用いる．さらに多くの徒手理学療法の体系では主に臥位で他動的に関節モビライゼーションを実施する．しかしマリガンコンセプトはこの点でも他の体系とは異なり，最も症状が生じる姿勢，例えば座位や立位でも実施する点が独創的である．また唯一痛みを誘発するPRPSテクニックは疼痛を誘発した後，関節を圧迫したり，アライメントを修正したりして痛みを減少させるものである．Mulliganによって開発されたこの概念は常に更新され，新しい発想を取り入れ続けている[1]．

手技に特異的な病態解剖・生理・運動学的基礎

マリガンコンセプトは治療すべき関節において，固定された関節面に対応する関節面の滑り運動（gliding, sliding），すなわち並進運動（translation）の獲得に重点を置いている．並進運動とは単独の力が物体全体に加わり，その物体を対応する面と平行に同一方向へ動かすものを指す（図9.101）．回転（rolling）運動は2つの並列でない，もしくは反対からの力が加わることにより，偶力（force couple）が生じて，固定された中心点の周りを回転する場合をいう．回転運動を避け，関節面に沿って並進運動を適用することにより，関節面の圧迫（compression）を避けることができる．痛みを誘発し，運動制限を助長するような関節圧迫は避けるべきである．そのためには，関節の解剖学的面（anatomical plane）に関する十分な知識をもちあわせることが重要である．関節は基本的に凹面と凸面からなるが，関節凸面の相棒である関節凹面中心に接する平面を治療面（treatment plane）と呼ぶ（図9.102）．治療面はいつも凹面に対応しているため，凹面の運動では常に治療面の方向が変化する．関節面の滑り運動（glide）は，常に治療面に対して平行に実施する一方，関節面の牽引（traction）もしくは引き離し（separation）は，関節面に対して常に直角方向である（図9.103）．

関節圧縮を加えたり，関節面を押し付けたりするような状況を最小限にとどめるためにも，治療を行う関

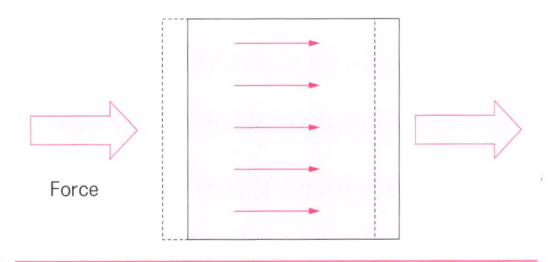

図9.101●並進運動

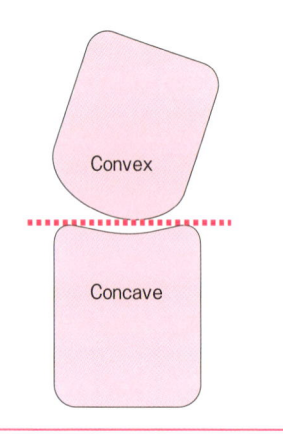

図9.102●治療面

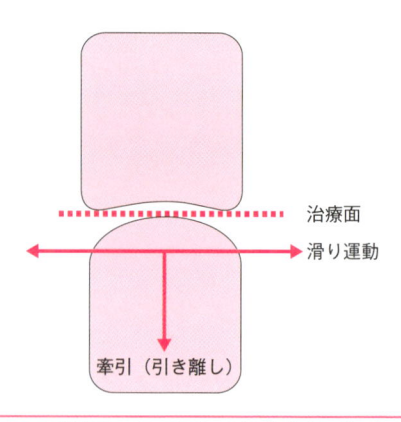

図9.103●関節面の滑り運動と牽引（引き離し）の方向

節面の解剖学的知識を十分にもちあわせたうえで，この治療面の法則を用いることが必須である．それが対象者にとって不必要な疼痛を最小限にすることにつながる[2]．

治療効果

マリガンテクニックを関節機能異常に対して適切に実施すると，直後に治療効果が現れる．その治療効果としては，関節機能異常による可動域制限が改善したり，痛みが軽減したりする．評価により，対象者の問題点が関節機能異常によるものだという仮説が立てられた場合，試験治療としてテクニックを実施し，直ちに再評価する．その結果，治療効果が得られた場合，仮説が成立したことになり，機能診断（functional diagnosis）ができる．ここまでの過程が評価であり，その結果をもとに効果があったテクニックを治療プログラムとして実施する．

適用と禁忌

マリガンテクニックは四肢と脊柱を含む関節機能異常に対する治療体系である．一般に徒手的治療（マリガンテクニックを含めて）は動作や関節のある特定の動きや姿勢によって症状が悪化し，安静と他の姿勢によって軽減するような関節の障害に対して有効である．マリガンテクニックの適用は関節機能異常であり，それを実施する場合にはPRPSテクニックを除いて無痛で行わなければならない．痛みがある場合はセラピストが誤った分節へテクニックを加えたか，治療面の法則が適用されていないかのどちらかの理由が考えられる．こうした理由がないのにそれでも痛みが生じる場合には，このテクニックは適用されない．また，すべての方向に痛みが現れるというのは，通常，関節機能異常ではなくなんらかの疾患の徴候であり，いかなる徒手的治療手技も適用とならない．また頸椎への手技を適用する際，セラピストとしては椎骨動脈への影響（de Kleynテスト）や上部頸椎不安定性に対する検査（Sharp-Perserテスト）に対する認識を欠いてはならない．

一般的に，急性期で症状の増悪状態，炎症を背景とした非力学的疼痛は適用外となる．禁忌は，絶対的禁忌（悪性腫瘍，骨折，高度な骨粗鬆症，靱帯のリウマチ性変化，活動性炎症性関節炎，感染性の進行性疾患など）と，留意すべき状態としての相対的禁忌（腰椎分離・すべり症，悪性腫瘍の既往，椎体不安定性，妊娠，内臓疾患，精神神経症，行動異常，長期の薬物療法など）に分けられる．

手技に特異的な評価法

理学療法の評価では，問診，観察，運動機能検査，神経学的検査，触診，などを行いながら臨床推論（clinical reasoning）をして対象者の問題点を見出していく．その過程で，重篤な病理学的所見を示すレッドフラッグ，心理的要因を示すイエローフラッグ，家族的要因を示すブルーフラッグ，そして職業的要因を示すブラックフラッグを除き，理学療法の適用となる機能異常を見出さなければならない．推論により機能異常についての仮説を設定し，試験治療を行い，その後直

ちに再評価して機能改善が見られた場合，仮説が成立し機能診断が決定する．

この評価過程は通常の理学療法と同様である．マリガンテクニックでは仮説として関節機能異常が考えられた場合，試験治療の段階で問題があると考えられた部位にテクニックを用いる．部位が正しく，正確にテクニックが実施されれば対象者の症状（痛みや可動域制限）が直ちに改善するので，機能診断ができ評価は完了し，そのテクニックをプログラムとして用いる．関節機能異常と考えられるのに試験治療後症状の改善が見られない場合，部位（脊柱であれば分節）や実施する方向を変えてみる．関節の治療面の方向は個人によって微妙に違うため，テクニックで用いる力の方向を少しずつ変えながら治療面の方向を見出す．それでも改善が得られない場合は，試験治療した部位の関節機能異常ではない可能性があるので，評価と臨床推論の過程をやり直す．

マリガンテクニックの評価においても，基本的な過程は通常の理学療法や徒手療法と同様であり，試験治療で固有のテクニックを用いるのが特異的なところである．あくまでも関節機能異常に対するテクニックなので，臨床推論が適切に行われ，試験治療でテクニックを適切に実施して効果がなければ，関節機能異常ではないことが明確になる．関節以外の神経筋骨格系機能異常の評価へと移行していく．すなわち，筋筋膜や神経系組織の機能異常の有無を評価していく．

治療手技

1. NAGS：椎間関節自然滑走法（natural apophyseal glides）

NAGSは中間域から最終域での椎間関節モビライゼーションで，治療する関節の治療面に沿って（下位頸椎に対して上位頸椎を）前上方へ向かって滑らせる．振動的モビライゼーション（oscillatory mobilizations）で，運動性を増し，運動に伴う痛みを減少させるためのテクニックである．

C2（第2頸椎）からT4（第4胸椎）まで行うことができ，中心性と一側性のどちらでも行うことができる．特に以下の場合に有効なテクニックである．

①高齢者．
②全体的な運動制限を示す急性期の頸部．
③過敏性（irritability）に対するひとつの検査（NAGSで痛みが生じてしまう場合，あらゆる種類の徒手療法テクニックを用いるときに注意が必要である）[3]．

2. REVERSE NAGS：逆椎間関節自然滑走法

REVERSE NAGSは名前の通りNAGSの反対である．NAGSを行うときには（例えばC7/T1；第7頸椎／第1胸椎），上の関節面（C7）が下（T1）に対して上方へ滑るが，REVERSE NAGSでは下（T1）の関節面が上（C7）に対して上方へ滑る．もしNAGSがうまくいかないと分かれば，次にこのテクニックを用いる．C6（第6頸椎）からT4まで行うことができるが，両側性または一側性のテクニックは，次のような対象者や症状に対して効果的である．

①頸部の運動で最終域に制限を有する対象者．
②コンピュータやデスクワークに関連した頸部痛．この痛みは頭部前方位（forward head posture）による不良姿勢のため生じる．
③変性している下部頸椎や上部胸椎など．
④頸椎回旋最終域での一側性に制限がある場合[3]．

3. SNAGS：持続的椎間関節自然滑走法（sustained natural apophyseal glides）

SNAGSは副運動を加えながら（対象者に）自動運動を行わせる複合運動である．これは徒手療法においては比較的新しい概念である．この手技は疼痛を伴った運動制限で，多分節にわたるものでなく，特に一方向に運動制限がある場合に有効である．この治療法が新しい手技だといわれる理由は以下の通りである．

①体重負荷位で実施する．
臥位で治療効果があっても，体重負荷位になると改善が無効になることが多い．機能的な肢位で症状が改善することが望ましい．
②自動運動を伴うモビライゼーションにおいて，最終可動域で他動的オーバープレッシャーが加えられる．
自動運動最終位で，さらに可動域を広げるために対象者が自分の空いている手でオーバープレッシャーを加えて，その治療を助ける．オーバープレッシャーは最高の効果を出すために非常に重要な要素である．

③治療面の法則に従う．
　この法則は常に遵守されなければならない．
④持続的な手技である．
　SNAGSは自動運動が起こっているときに関節面の滑りを持続し，これを関節が開始肢位に戻るまで維持する．
⑤脊柱の大部分の関節に適用となる．
　後頭骨から仙骨に至るまでのすべての関節に実施できる．
⑥適用がある場合，無痛であり運動に伴う痛みが軽減する．
　痛みがある場合，セラピストが誤った分節へ手技を加えたか，治療面の法則が適用されていない．また実際にこの法則が適用を決める．
⑦SNAGSはどの運動方向への可動域制限であっても適用することができる．
　屈曲，伸展，回旋および側屈，それぞれの方向で簡単な手技がある．
⑧自動運動を伴うモビライゼーションである．
　自動運動を伴うとともに，体重負荷位で実施することは新しい概念である．セラピストが対象者を検査する際，常に運動制限があるか，またそれが痛みを誘発するかどうかを自動運動によってテストする．SNAGSは常に痛みまたは運動制限の生じる方向に実施する[3]．

4. SELF SNAGS：対象者自身で行うSNAGS

徒手的治療において機能の再獲得がなされた場合，その機能維持のためのエクササイズが必要である．あらゆるSNAGSテクニックにおいても，対象者自身によるセルフトリートメントを行うことができる．腰椎のSNAGSは座位または立位で，胸椎および頸椎の場合には座位で行う．これらのセルフトリートメントにはそれぞれ頸椎用，腰椎用の治療ストラップがあるが，滑り止め効果があればタオルなどで十分に応用できる．

5. MWMS：運動併用モビライゼーション（mobilisation with movements）

MWMSは四肢の関節に対する治療テクニックとして，脊柱に対する手技同様関節面の原則に従って行われる．Mulliganは外傷や捻挫に伴って，運動制限や痛みの原因となるわずかな位置異常が起こると考えている．位置異常を裏づける仮説として，MWMSを用いる際，一般的に制限されている，もしくは疼痛を有する生理的運動方向に対して直角に副運動が加えられ，それは1つの方向だけで効果があることから説明される．またモビライゼーション（位置異常修正）に合わせて関節周囲の筋を収縮させること（自動運動）はその筋の協調性をコントロールする．この正しい運動を伴うモビライゼーションが何度も繰り返されると，関節運動に伴う軌道が元に戻るということである．これは膝蓋大腿関節に対するMcConnellの概念が参考になる．この位置異常修正としてテーピングを多く用いている．MWMSは仙腸関節を含めたすべての関節に応用することが可能で，この手技は簡単に行うことができ，通常の評価として組み込むことも可能である[3,5]．

6. SMWAMS：上肢運動併用脊椎モビライゼーション（spinal mobilisation with arm movements）

MulliganはSNAGSの手技を開発したとき，末梢の関節においても四肢の関節モビライゼーションと四肢の運動を組み合わせることが非常に重要であることを述べている．また持続的な脊椎のモビライゼーションと四肢の運動との組み合わせが，徒手療法における重要な役割を果たすという見解に至っている．

SMWAMSは上肢の運動により痛みを訴え，それが脊椎由来であると考えられるとき，用いられる．
　例えば
①腕を水平以上に外転させたとき，僧帽筋上部線維から前腕にかけて痛みが放散する場合．
②水平内転で腕が体幹の前を横切るとき，菱形筋に痛みを訴える場合．
③肩甲帯の運動を伴うような上肢の運動を行った際，手まで放散痛が下がってくるような場合．

このことは解剖運動学的に肩甲帯の運動に伴って脊柱の運動も同時に生じるという事実に基づいている．
SMWAMSは以下の基本的な法則に従えば効果的でかつ安全である．
①適用である場合，このテクニックによって痛みを生じることはない．
②持続的な脊椎へのモビライゼーションを6〜10回繰り返して上肢を挙上した後，対象者は上肢機能が著しく改善したと感じるはずである．そうでない場合は他の治療を試みるべきである．

③過剰な治療に注意すべきである．対象者の症状が素早く好転するため，セラピストはつい過剰治療をしてしまいがちである．
④対象者が運動開始肢位に腕を戻すまで，モビライゼーションを緩めてはならない[3]．

7. SMWLMS：下肢運動併用モビライゼーション（spinal mobilisation with leg movements）

上肢運動併用モビライゼーションと同様に，下肢の運動を伴う脊椎モビイゼーションであり，腰椎障害による痛みがあり，徴候が膝の下まで出ている対象者に用いる．SLRの制限がある場合や大腿神経テスト陽性を示した対象者に有効である．このMWMSでは側臥位と腹臥位の2つの開始肢位があり，それぞれ助手が必要になる．対象者に痛みが強い場合は腹臥位で行い，3人のセラピストが必要になる[3]．

8. PRPS：疼痛解放現象テクニック（pain release phenomenon techniques）

筋線維を損傷したばかりの対象者に，自動的な収縮や伸張を持続する手技が損傷組織を悪化させることについてセラピストは十分わかっていることである．この手技は少なくとも6週間以上経過した状態の対象者に用いる疼痛解放テクニックである．自動的な収縮，関節圧迫，他動的伸張の中から，対象者の疼痛がはっきり再現できるものを探す．このテストは後に治療として用いる．ひとつの手技（収縮，圧迫，伸張のいずれか）で適切な程度の疼痛が誘発されたなら，その疼痛は20秒後に消失するはずである．もしも疼痛がその後も持続するようであればその手技は適用とならない．関節圧迫テクニックはNAGS，SNAGS，MWMSの基本原理にそぐわないものであるにもかかわらず，これ以外の治療が功を奏さない場合には有効な手段となる．適切な時間（20秒）で疼痛が消失したならば，2回目は1回目と同じ程度の疼痛を再現するためにはテクニックを強める必要が生じる．再びその疼痛は20秒程度で消失する．このテクニックを疼痛が全く誘発されなくなるまで繰り返す．だいたい5回もしくはそれ以上の繰り返しが必要となる[3]．

症例紹介

症例は個人情報が特定できないように改変し，手技の図は実際の対象とは関係ない．なお，マリガンテクニックは関節機能障害に対する手技なので，実際は包括的に治療している．したがって，マリガンテクニックを実施した例を紹介するが，必要に応じて実施した他の手技や指導プログラムについても簡潔に紹介した．

1. 頸椎捻挫により急性のスパズム性の疼痛および可動域制限を呈した31歳の男性

1）現病歴

赤信号で停車中に後方から追突された．同日，近くの総合病院整形外科受診，レントゲン所見は異常なし．徐々に後頭部から頸後面，右肩甲骨上縁に不快な痛みが出現した．2日後，整形外科外来を受診した．

2）初回の評価治療

主観的評価（S）：安静時，後頭部から頸後面，右肩甲骨上縁に不快感がある．めまい，吐き気，嘔吐はない．

客観的評価（O）：姿勢—頭部前方位，胸椎後弯増強．自動運動—全方向に可動域制限と運動痛あり．上部頸椎セキュリティー検査—所見なし．関節副運動検査—O/C1（後頭骨/第1頸椎），C2/3，C6/7，C7/T1，T1/2〜T3/4の低可動性あり，C3/4過可動性あり．触診—後頭下から頸後面，右僧帽筋上部にかけて筋スパズムと圧痛あり，右C3/4外側部の圧痛強い．

アセスメント（A）：#1）右C3/4レベルの捻挫，#2）防御性の筋スパズム，#3）関連因子として頭部前方位と胸椎後弯増強，それに伴うと考えられるO/C1，C1/2，C6/7〜T3/4の低可動性によるものと推論した．

プラン（P）：1）NAGS（C2-C7），2）SNAGS（O/C1），3）REVERSE NAGS（C6-T4）．

3）手技選択の理由

評価結果から捻挫と考えられる部位は右C3/4レベルである．関連因子として，習慣から頭部前方位をきたし，上部頸椎（O/C1，C1/2）と下部頸椎から上部胸椎（C6/7〜T3/4）の低可動性があり，損傷部位により大きな機械的ストレスが加わった可能性がある．治療手技として損傷部位周辺には穏やかなNAGSによる振動モビライゼーションで安静時の不快感と運動痛を減少させる．次に，関連因子である上部頸椎の可動

域制限に対してはSNAGSを，下部頸椎・上部胸椎の可動域制限に対してはREVERSE NAGSを用いて可動域制限を改善させる．損傷部位の上位と，下位の可動域制限を改善させることで，運動時の損傷部位に対する機械的ストレスを減少させることを目的とする．

4）実際の治療

(1) NAGS

頸部症候は激しさがきわめて弱いものから急性のスパズムを伴う斜頸まで変化に富む．頸の痛みと硬直がみられる場合，適用できるテクニックである．この症例ではまず過敏性（irritability）に対する検査を兼ねてNAGS（図9.104）を試みた．

体　位：椅子座位
セラピスト：対象者の右側に立ち，（セラピストが右利きの場合）セラピストの下部体幹を対象者の右側前外側に当てる．対象者の頭部を治療者の上腹部と胸で支える．右小指の中節骨でC5棘突起（C5/6間の場合）を引っかけるように当て，左の母指球外側縁を右小指の上に下方から当てる．右小指をリラックスさせ左手で眼球に向けて（治療面に沿って）押す（図9.105）．6回から10回程度繰り返し，自動運動を評価する．また小指を一側の関節柱に当てることで，側屈や回旋に対する一側性の滑りを出すことができる．

(2) 頭部（頭痛）のSNAGS

上部頸椎由来の頭痛のテクニックであるが，本症例の場合後頭部の不快な痛みの原因を上部頸椎の低可動性と考え適用した．

体　位：椅子座位
セラピスト：対象者の右側に立ち，体幹と右前腕で対象者の頭部をそっと抱え込む．右手の示指・中指・環指で後頭骨の基部を包み込み，小指中節骨をC2棘突起上に置く．左手の母指球外側縁の隆起した部分を右小指にのせる．右前腕でコントロールして頭蓋を固定したまま，C2棘突起を腹側方向へ優しく押す（図9.106）．最終可動域に達したと感じられるまでゆっくりと前方へもっていき，この位置で少なくとも10秒間維持する．頭痛が改善すれば，再びこの手技を6～10回繰り返す．

注　意：強すぎると逆効果になるため，後頭骨と頸椎の間の筋肉が過剰に動いてしまうほど行わない．

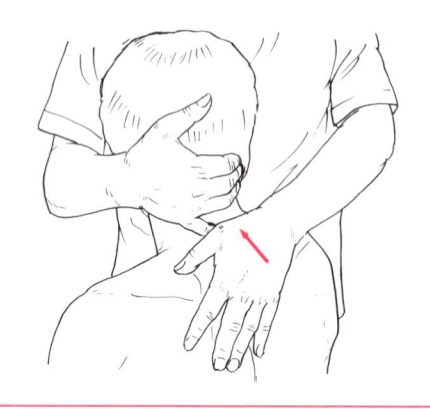

図9.104 ● 中部頸椎へのNAGS

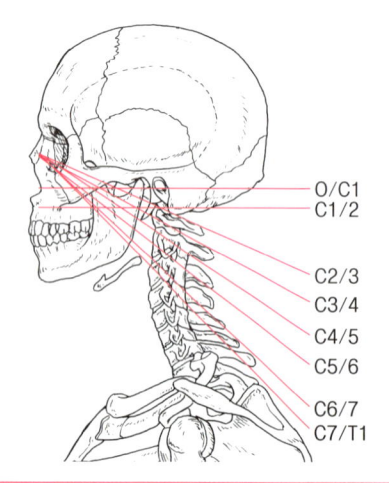

図9.105 ● 頸椎椎間関節の治療面

O/C1
C1/2
C2/3
C3/4
C4/5
C5/6
C6/7
C7/T1

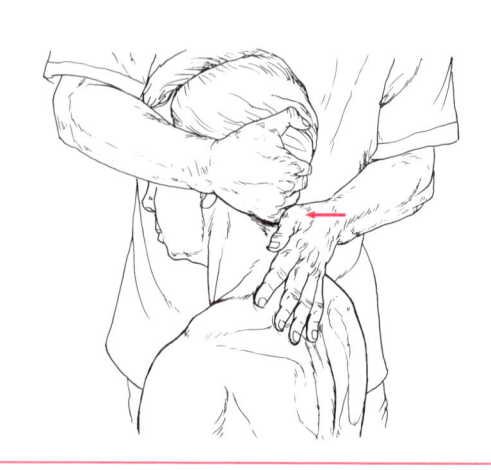

図9.106 ● 頭痛のSNAGS

(3) REVERSE NAGS

　コンピュータなどの長時間のデスク業務は椅子の高さや，机の高さなど物理的生活環境により不良姿勢を生じる．不良姿勢としての頭部前方位は頚胸椎移行部にストレスを生じ，これらの結果いわゆる肩こりや上部胸椎周囲のこわばりを訴える．これに対してはREVERSE NAGSを用いる．またこの手技はNAGSで効果がないときに試みる手技でもある．本症例においても適用と考えた．

体　位：椅子座位

セラピスト：対象者の横に立ち，対象者の頭を前腕と体幹で快適に包み込む．障害されている椎骨の上に後方から小指を当てる．反対の母指と屈曲した示指で作ったV字を上位胸椎両側の突出した横突起に触れられるよう開いて当てる．このV字型の指を治療面の方向に押し上げる．また，この手技は頚椎回旋最終域で一側性の制限がある場合も効果的である（図9.107）．

5) 治療結果

　安静時の不快な痛みが軽減し，自動運動可動域が改善した．これは損傷部位周辺への穏やかなNAGSによる振動モビライゼーションが神経生理学的効果をもたらし，筋スパズムが軽減したためと考えられる．損傷部位上位へのSNAGSと下位へのREVERSE NAGSにより，可動性が改善したことで，自動運動時に損傷部位にかかる機械的ストレスが分散したためである．自主練習として頭部の前方突出－後退運動と姿勢指導・ADL指導も行い，対象者自らも治療するように働きかけた．

6) 2回目の評価治療

S：安静時の後頭部から頚後面，右肩甲骨上縁に不快感は改善した．

O：**姿勢**―頭部前方位，胸椎後弯増強残存．**自動運動**―全方向で可動域制限と運動痛は改善．頭部（O/C1）の屈曲，伸展，下部頚椎（C6/7, C7/T1）制限残存．**関節副運動検査**―O/C1, C2/3の低可動性残存していた．

A：#3）関連因子としてのO/C1低可動性による頭部屈曲－伸展制限があった．

P：4）SNAGSとSELF SNAGS屈曲，5）SNAGSとSELF SNAGS伸展を追加した．

7) 手技選択の理由（2回目）

　O/C1と6/7, C7/T1の低可動性が残存し，それによる頭部屈曲／伸展，下部頚椎屈曲／伸展の自動運動制限が残存しているため，同部のモビライゼーションと自動運動を同時に行うSNAGSを追加した．

8) 実際の治療（2回目）

(4) SNAGS・SELF SNAGS屈曲制限

体　位：座位

セラピスト：対象者の後方に立ち，当該分節の上位の棘突起上に一側の母指を置き，他側の母指で補強する．治療面に沿って棘突起を押し上げる，最終域でオーバープレッシャーを4～5秒加える．完全屈曲した状態では治療面はほぼ水平（眼球の方向）になることに注意しておく．棘突起は敏感なため痛みが出ないことが前提であることも確認する．また屈曲中間域から最終域まで痛みがある対象者では"拳牽引"が簡単に行えるSELF SNAGSとして有効である（図9.108）．

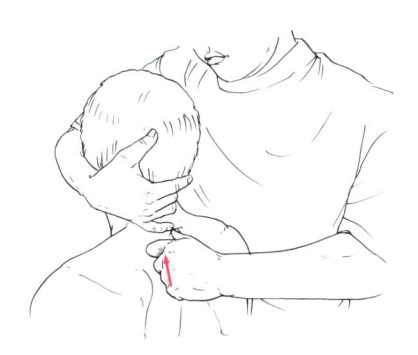

図9.107●上位胸椎　REVERSE NAGS

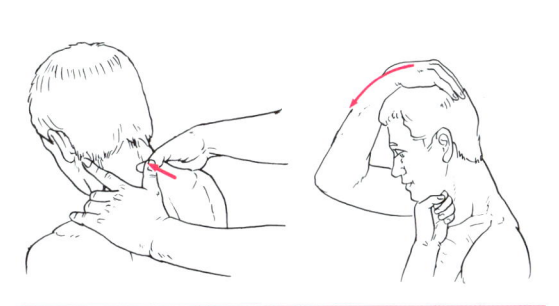

図9.108●屈曲制限へのSNAGS（左図）と拳牽引（右図）

（5）SNAGS・SELF SNAGS伸展制限

伸展制限も屈曲制限と同様に行うが，伸展方向では棘突起が接近し，選択した部位へのコンタクトし続けることが困難となる．このような場合SELF SNAGSが威力を発揮する．また，回旋制限に対しても同様に行うことが可能である（図9.109）[3]．

- 体　位：椅子座位
- 対象者：椅子に腰かけ，頸椎用ストラップ，またはスポーツタオルを用いる．障害分節がC5/6の場合，C5の棘突起の下にストラップを引っかけ，眼球の方向に引っ張りその力を緩めないで伸展している間，治療面に沿って引き上げる．これを6〜10回繰り返し，数回行う．

9）治療結果（2回目）

安静時の不快感はなくなり，自動運動可動域が増加し，痛みは減少した．損傷部位に対しては回復の程度に合わせて，徐々に治療プログラムを進めていく．

2. 肩関節周囲炎で肩関節機能障害を呈した51歳の男性

1）現病歴

約3週間前から誘引なく右肩に痛みを感じた．徐々に痛みが強くなった．その後，腕を上げられなくなり，頭の後ろに手をやって髪がとかせず，ズボンの後ろポケットから財布を出せなくなった．3日くらい前から夜寝ていて，痛くて目がさめる．本日当院整形外科を受診して，肩関節周囲炎と診断された．

2）初回の評価治療

- S：安静時，右肩から上腕近位に痛みを訴えた．
- O：**姿勢**─頭部前方位，胸椎後弯増強，両側肩甲骨外転・上方回旋位となっていた．**自動運動**─肩関節の全方向に可動域制限と運動痛があり，特に外転・外旋・内旋制限が著明であった．**他動運動**─肩関節の全方向に可動域制限と最終域付近で抵抗感とともに痛みが増強した．外転80〜90°で疼痛が増悪し，外旋すると120°まで外転が可能であった．**等尺性抵抗運動検査**─肩関節外転・外旋で疼痛出現，内転・内旋，肘屈曲・伸展では問題はなかった．**関節副運動検査**─肩甲上腕関節の離開・後方滑り・下方滑りに制限があり，離開時伸張すると最大抵抗感の20％までは心地良い伸張感があるが，それ以上だと徐々に痛みが生じ，抵抗感の50％で主観的疼痛強度（numerical rating scale：NRS）4/10となった．胸鎖関節，肩鎖関節は所見がなかった．**触診**─両側上腕骨頭が前方変位しており，両側肩甲骨の外転・上方回旋が確認できた．右棘上筋・棘下筋の筋腹にスパズムと圧痛，腱板停止部に強い圧痛があった．小円筋・大円筋・肩甲下筋の筋腹にスパズムと軽度の圧痛が認められたが，停止部の圧痛はなかった．結節間溝部で上腕二頭筋長頭腱に軽度の圧痛があった．
- A：#1）右棘上筋・棘下筋・上腕二頭筋のインピンジメント，#2）棘上筋・棘下筋・小円筋・大円筋・肩甲下筋の防御性筋スパズム，棘上筋・棘下筋は直接の腱板損傷によるもの，それ以外の筋は二次的なものと考えられた．#3）関連因子として頭部前方位と胸椎後弯増強，肩甲骨外転・上方回旋，上腕骨頭前方変位が挙げられた．
- P：1）肩甲骨位置異常と外転・外旋制限に対するMWMS，2）肩関節内旋制限に対するMWMS．

3）手技選択の理由

肩関節の機能異常では，その解剖学的不安定性から頸椎・胸椎・腰椎と肩甲骨・上腕骨の不良アライメントの評価は重要である．また，安定性として腱板筋，肩甲骨安定化筋の機能（肩甲上腕リズム・肩甲胸郭リズム）を評価する．肩甲上腕リズムの異常としてみられるインピンジメント徴候は胸鎖関節，肩甲上腕関節，肩鎖関節での運動軸の軌道（PICR：path of instantaneous center of rotation：自動運動の瞬間回旋中心軸の

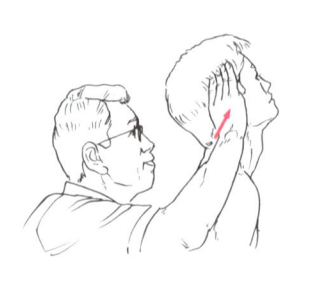

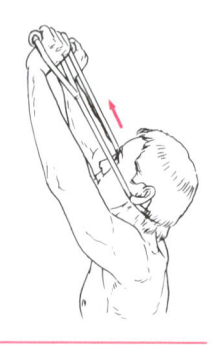

図9.109●伸展のSNAGS（左図）とSELF SNAGS（右図）

軌道）が逸脱し疼痛を生じている．これに対しMWMSは有効である．臨床的には肩甲骨下方回旋位や上腕骨の前方滑りが多く認められる．肩甲上腕リズムの異常としては，①肩甲骨の過度の外転，②肩甲骨の突出，③肩甲骨前方傾斜，④肩甲骨後方傾斜，などの異常な動きがある．この場合，まず対象者に肩甲骨の正しい位置を認知してもらい，次に安定化訓練（正常な肩甲骨の位置に修正した状態での肩関節の運動）を行う．また，不安定性がある場合はテーピングなどによる保護が必要である．

4）実際の治療

(6) 肩甲骨位置異常と外転・外旋制限に対するMWMS

体　位：座位

セラピスト：右肩の場合，対象者の左側に立ち，セラピストの右手の母指球と小指球を肩甲骨内縁に沿って当て，肩甲骨を外転・挙上し理想的な位置に修正する．セラピストの左手で鎖骨を押さえないように挟み，上腕骨頭の後下方への滑りを出してから，対象者に肩関節外転運動を行ってもらう．この場合，胸鎖関節軸中心での運動を誘発する（図9.110）．

(7) 肩関節内旋制限に対するMWMS

肩関節内旋制限に対するMWMSは有効なテクニックであるが，セラピストにとってはややハードである．

体　位：立位

セラピスト：右肩関節内旋制限の場合，セラピストは対象者の右側に向いて立つ．対象者の右肩甲骨の腋窩外縁にセラピストの左手母指・示指間を当て斜上方へ引き上げる．一方，セラピストの右手母指・示指を対象者の右肘関節付近に前腕回外位で当て斜下方へ引き離す．セラピストの腹部で内転させる際に，対象者はタオルやベルトなどを利用して，対象者の左手で介助しながら内旋してもらう（図9.111）．

5）治療結果

頭部，上部胸椎，肩甲骨が正しい位置になるように姿勢指導をして，肩を外転してもらうと治療直後から痛みがなく約150°まで外転可能になった．肩関節機能障害の原因は長期にわたる不良姿勢（頭部前方位，胸椎後弯増強，肩甲骨・上腕骨頭の位置異常）とそれに伴う肩甲上腕関節機能異常が考えられた．MWMS直後に痛みのない可動域が拡大したのは，姿勢を修正し，肩甲骨の可動性と肩甲上腕関節の正常な運動を誘導した結果，外転時の棘上筋・棘下筋・上腕二頭筋長頭腱のインピンジメントが避けられたためと考えられる．マリガンテクニックは関節機能異常に対する治療手技なので，それ以外の筋や軟部組織の問題に対しては別の手技を用いて，包括的に治療プログラムを実施する必要がある．

3. テニス肘（上腕骨外側上顆炎）で肘関節の痛みと運動制限を呈した40歳の女性

1）現病歴

中学，高校と軟式テニスをしていた．半年前に昔か

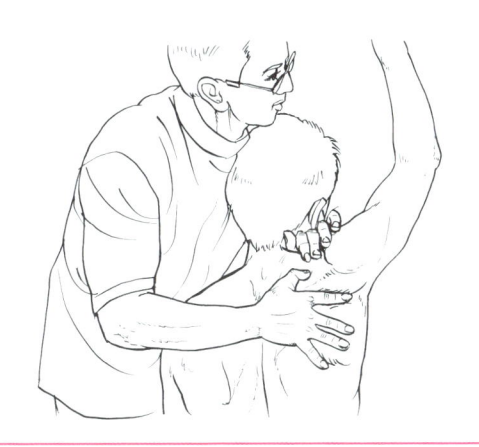

図9.110● 肩外転へのMWMS

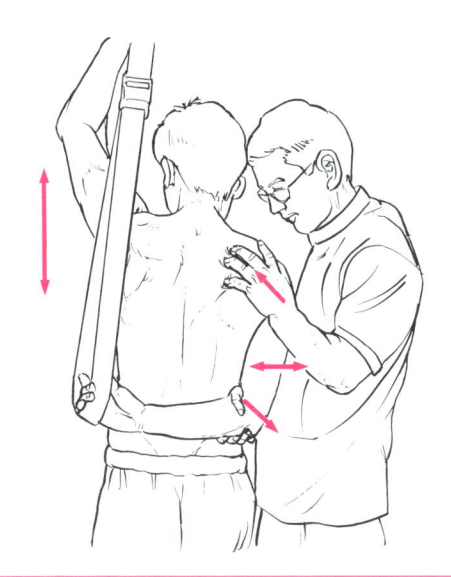

図9.111● 肩内旋のMWMS

らの友人に誘われて硬式テニスを始めた．3カ月くらい前から徐々に右肘の外側が痛くなり，だんだん悪化して現在は肘の曲げ伸ばしや手首を動かしても痛い．ぞうきんを絞ったり，拭き掃除をしたりするとき痛みが強くてうまくできない．本日当院整形外科を受診して，上腕骨外側上顆炎と診断された．

2）初回の評価治療

S：安静時は痛くないが，手を握ると痛い．肘の曲げ伸ばしや手首を動かしたときにも肘の外側が痛くなる．

O：**姿勢**―頭部前方位，胸椎後弯増強，両側肩甲骨外転，肘約10°外反位であった．**自動運動**―肘の屈曲伸展と手関節の背屈掌屈で肘外側痛が出現した．**他動運動**―肘関節屈曲は問題なし，肘関節前腕回外位での伸展は問題なし，回内位で伸展すると肘外側に軽度の痛みが出現，さらに手関節掌屈すると最終域で抵抗感があり，同部の痛みが増強した．前腕を回内して掌屈するとさらに痛みが増強した．手関節背屈は問題なかった．**等尺性抵抗運動検査**―回内位で手関節伸展，手指伸展に抵抗をかけると痛みが出現した（NRS10/10）．**Thomsenの疼痛誘発テスト**―陽性．**関節副運動検査**―腕橈関節の離開，圧迫，背側滑り，腹側滑りは問題がなかった．腕尺関節の離開，内側滑り，外側滑りの疼痛はないが，可動域がいずれも3/5（正常を5/5とする）程度減少していた．**触診**―総指伸筋，長短橈側手根伸筋の筋スパズムと圧痛があり，外側上顆には強い圧痛があった．

A：上腕骨外側上顆炎は外側上顆を被う骨膜とそこに付着する伸筋腱の炎症と考えられているが，その原因として腕尺関節の副運動制限と内側へ変位した位置異常の可能性があった．その結果，前腕伸筋群に過度の機械的ストレスが加わり発症したと考えた．このように位置異常がある場合，MWMSが適用となるので，試験治療で実施することにした．

P：1）腕尺関節離開の関節モビライゼーション，2）外側上顆炎に対するMWMS，3）セルフMWMSの指導．

3）手技選択の理由

試験治療として，腕尺関節の離開により副運動を改善した後，MWMSを10回行ったところ，手関節背屈等尺性抵抗運動検査時のNRS6/10となった．この結果より，腕尺関節の副運動減少と位置異常が原因と考え，MWMSをプログラムとして選択した．

4）実際の治療

(8) 上腕骨外側上顆炎に対するMWMS

体　位：背臥位

セラピスト：右肘の場合，対象者の右肘を伸展し前腕回内位とし，手関節背屈でゴムボールあるいは血圧計のカフなどを握らせ，セラピストはこれに徒手抵抗を加えて痛みを確認する．セラピストの左肩から対象者の前腕近位にベルトを回し，セラピストの右手で対象者の前腕遠位を包み込むように保持し，左手で上腕遠位を保持する．セラピストの肩に回したベルトにより，対象者に力を入れるよう指示しながら痛みの消失する方向へ側方滑りを加える．この運動を10回繰り返し，Thomsenテストにより疼痛が出現しないことを確認し，効果があれば3～4セット施行する（図9.112）．また，対象者にセルフMWMSを指導する．これは出入り口を利用して上腕を固定し，反対側の手で前腕を外側に滑らせながらボールなどを握ってもらう．正しい方向に滑らすと痛みが無くできる（図9.113）[3]．

5）治療結果

治療後，等尺性抵抗運動検査で手関節伸展，総指伸

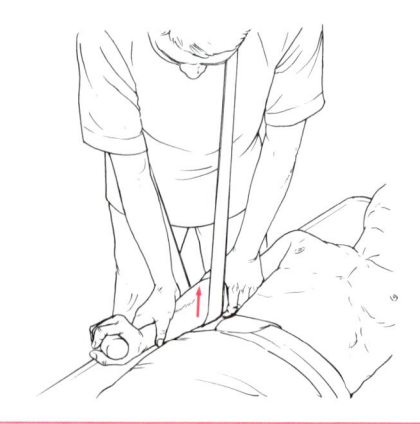

図9.112 ● 上腕骨外側上顆炎へのMWMS

筋伸展でNRS3/10となった．腕尺関節の位置異常が改善し，背屈時の前腕伸筋群への機械的ストレスが軽減したためと考えられる．MWMSは正しい運動パターンを再獲得させる効果があるので，セルフMWMSを指導して効果を持続させ，完全に回復させる必要がある．また，姿勢が頭部前方位で胸椎後弯が増強，両側肩甲骨外転位になっていた．この姿勢は肩への機械的ストレスを増強し，その結果として肘へも影響を及ぼす．そのため，頭部体幹や肩甲骨に対する姿勢指導も実施した．

4. 橈骨遠位端骨折後に手関節の掌背屈制限と痛みを呈した76歳の女性

1）現病歴

2ヵ月半前河川の堤防の上で大型犬を散歩させていたとき，犬が急に河川敷に下りて行こうとしたため引っ張られ転倒して受傷した．当日当院整形外科を受診して，整復後ギプス固定された．本日理学療法の処方が出た．

2）初回の評価治療

S：安静時は痛くないが，手首の動きが悪く，手を握ったり，手首を動かしたりすると痛い．

O：観察―前腕遠位，手関節，手が腫脹していた．**自動運動**―手関節の背屈，掌屈，尺屈，橈屈で可動域制限があり，運動痛が出現した．**他動運動**―手関節の全方向の運動で可動域制限があり，最終可動域の抵抗感とともに痛みが出現した．**等尺性抵抗運動検査**―手関節背屈・掌屈・尺屈・橈屈のすべての運動で，抵抗をかけると痛みが出現した（NRS6/10）．**関節副運動検査**―橈骨手根関節の離開，背側滑り，腹側滑り，尺側滑り，橈側滑り，手根中央関節の離開，背側滑り，腹側滑りで副運動制限があり（3/5），抵抗感とともに痛みが出現した．**触診**―前腕の伸筋群，屈筋群の短縮と筋スパズムおよび圧痛があった．手関節から前腕遠位の腫脹部位で皮膚皮下組織の可動性が低下していた．

A：前腕遠位から手関節の筋，関節，軟部組織の可動性が低下し，可動域制限と運動痛が生じていた．このような場合の関節機能異常には手関節のMWMSが適用となるので，試験治療で実施した．

P：1）前腕から手の軟部組織モビライゼーション，2）橈骨手根関節，手根中央関節の関節モビライゼーション，3）手関節のMWMS，4）筋のストレッチング，5）手根骨を橈側に保持するテーピング．

3）手技選択の理由

骨折部周辺の軟部組織の腫脹が残存し，可動性も減少していたので，最初に軟部組織モビライゼーションを実施した．次に関節の副運動が全方向に減少していたため，離開の関節モビライゼーションを行い関節の遊びを出した．主たる機能異常が可動域制限と運動痛なので，橈骨手根関節の橈側への滑りを出した．次に最も症状が強かった背屈のMWMSから実施し，続けて掌屈，橈屈，尺屈のMWMSを行った．MWMSの後，短縮した筋をストレッチした．セルフ治療として，セルフMWMSと筋のストレッチングを指導した．

4）実際の治療

（9）手関節のMWMS

捻挫や骨折などによる外傷でみられる可動域制限や運動時痛はほとんどが手根骨と前腕骨間の尺側，橈側および回旋変位による位置異常が原因と考えられる．これに対してのMWMSは筋の短縮がなければ即時に改善することを多く経験している．特に骨折後，骨癒合しているにもかかわらず疼痛や可動域制限の残存し

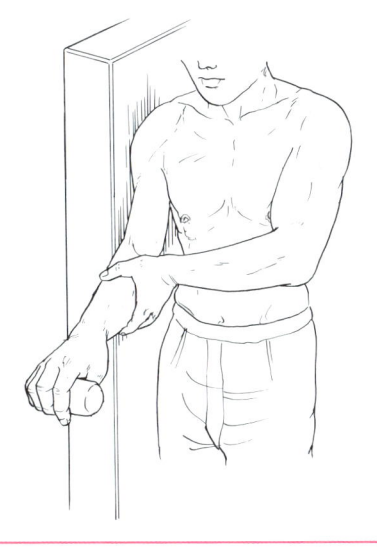

図9.113●上腕骨外上顆炎へのセルフ・モビライゼーション

ている場合などの改善には驚くほど効果がある．この場合，手根骨に外側滑りを加えて，掌背屈の自動運動そして最終域での患者によるオーバープレッシャーを加える（図9.114）．そしてMWMSで成功した場合，テーピングにより手関節の外側滑りを保持することは非常に有効である．また，指，指節間関節の制限と痛みに関してもMWMSテクニックとテープは同様に有効であることを強調する．

5）治療結果

MWMS治療後，手関節の可動域制限と運動痛はかなり改善したが，骨折部位周辺の腫脹と軟部組織の可動性低下，筋の短縮は残存していた．したがってプログラムとしては，関節機能異常に対してはMWMSを主に実施し，軟部組織や筋機能異常に対しては軟部組織モビライゼーションやストレッチングを組み合わせた包括的な治療が必要となる．

5. 腰椎椎間板ヘルニアにより腰部・下肢痛を呈した30歳男性

1）現病歴

5ヵ月前に腰痛出現，最近腰痛症状が悪化し左下肢のしびれが出現した．MRIにてL5/S（第5腰椎/仙骨間）左側の椎間板ヘルニア所見があった．仕事は車の整備で，しゃがみ，重い物を持つことが多い．

2）初回の評価治療

S：常時腰痛があり，座位，立位，左体重支持で増悪，激痛が生じ，下肢へ痛みが広がる．座位では腰痛のみ．電車通勤で立位保持，階段昇降がつらい．

O：**立位姿勢**―腰椎前弯消失，右側へ側方偏移（lateral shift）していた．**自動運動**―立ち上がり，屈曲時に腰痛増強し，殿部〜大腿後面〜下腿後面に痛みが広がった．伸展では腰痛と殿部〜大腿痛後面痛が出現した．**SLR**―左45°腰痛と下腿痛出現，右60°．**長座位テスト**―左腸骨後傾．**関節副運動検査**―後方前方運動（PA）では，S1（第1仙椎）は2/5で腰部の伸張痛出現，L5（第5腰椎）は3/5で腰痛と下肢痛出現，L4-L1（第4から第1腰椎）は問題なかった．**触診**―両側傍脊柱筋，股関節外旋筋，特に梨状筋に強いスパズムと圧痛があった．

A：#1）椎間板ヘルニア（L5/S）は中等度，#2）L5/S1，L4/5椎間関節の副運動制限，#3）左腸骨後傾，#4）脊柱起立筋と股関節外旋筋の筋機能異常，#5）神経絞扼によるものと推論した．

P：1）SMWLMS，2）腰椎伸展のSNAGSとSELF SNAGS，3）テーピング―両側傍脊柱筋，左殿部，4）腹臥位伸展運動8回3セット30分毎，5）姿勢指導，ADL指導―腰椎屈曲位を避け，中間位を保持する．

3）手技選択の理由

正常な腰椎屈曲では，椎間板はゆがんで楔型になる．椎間板内容物は椎間板後方に集まる．もし椎間関節が動かなかったり，可動性が減少していれば，椎体は前方では接近できるが，後方では開かない，そのため異常な椎間板の膨隆が起こったり，椎間板後壁に圧が加わり脊柱の屈曲，伸展，側屈時に腰部に限局した痛みが出現する（図9.115）．該当する椎関関節に

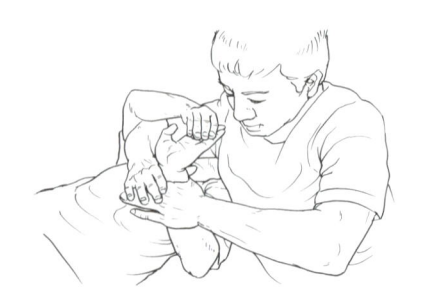

図9.114●手関節背屈MWMS

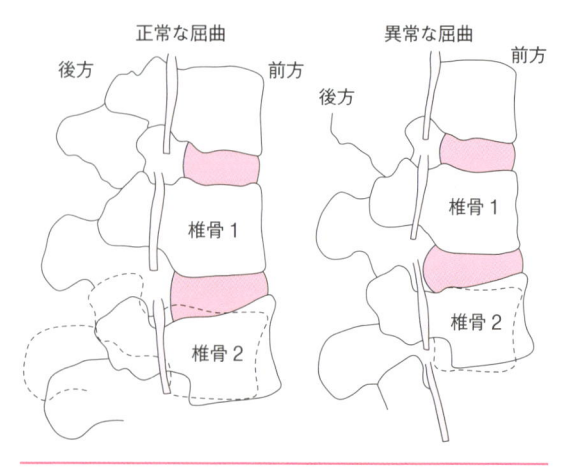

図9.115●正常な脊椎屈曲と異常な脊椎屈曲

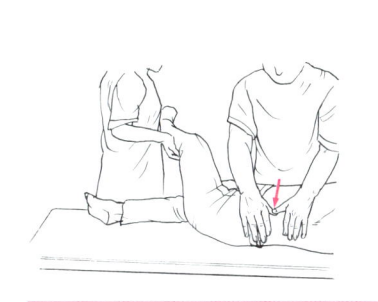

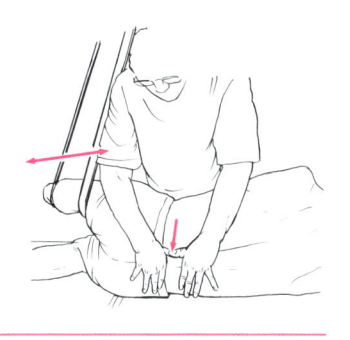

図9.116●L5/Sへの助手と行うSMWLMS（左図）とスリングでの SMWLMS（右図）

SNAGSを施行することで椎関関節の動きを起こすと，症状が消失または軽減する．しかし，Mulliganは側方偏移を起こしている腰椎の障害にはマッケンジー法を推奨している（プログラム4）腹臥位伸展運動）．したがって，SNAGSも伸展から開始した．

局部化した痛みや可動制限（restriction）は，一側の筋の過緊張や短縮を起こし，トリガーポイントを発生し放散痛を生じ，筋の緊張が運動パターンを変え，筋の不均衡が形成される．また椎間板の狭小，骨棘形成，後縦靱帯の肥厚や椎間関節軟骨の変性などの退行変性が生じると，椎間関節での狭窄症を形成し，椎間孔の狭小化により神経根のインピンジメントが起こる．これらは下肢への放散痛やしびれとして訴えられる．本症のように，L5/S1の分節の低可動性による下肢への放散痛やしびれの場合，SMWLMSを施行してみるとよい．神経ダイナミック検査（SLR）や画像診断結果から，膨隆したヘルニアあるいは梨状筋部による神経絞扼症状が考えられた．腰部や左殿部の筋スパズムに対してはテーピングを併用した．

4）実際の治療

(10) SMWLMS

体　位：患側上の側臥位

セラピスト：腹側に位置し，L5棘突起を上方からセラピストの母指橈側を重ねて下方へ押す（この場合皮膚を寄せて，できる限り圧痛を除く）．もう一人のセラピストにより患側下肢を膝伸展位で他動的に楽な範囲で屈曲し徐々に拡大するか，スリングにてhangingして対象者自身で膝伸展位にして可能な範囲屈曲してもらうのもよい．10回施行し症状改善がみられれば後，2セット施行する．数回の施行で症状の増悪があれば直ちに中止すべきである（図9.116)[8]．

(11) 伸展SNAGS

体　位：座位または立位

セラピスト：座位伸展，立位伸展とも痛みがあれば座位で，立位のみで痛みがあれば立位で施行する．対象者の後方に立ち図9.117に示されるようにベルトを回す．ベルトは対象者の両側の上前腸骨棘の下に当てるようにし，セラピスト側は大腿に当てる．右豆状骨のすぐ遠位を該当する棘突起間に押し込むように当て，ベルトの張りを保ったまま対象者に自動伸展を促す．治療面はほぼ垂直方向であり，気持ちとしては持ち上げるようにコンタクトするとよい．これを10回施行し効果をみる．SNAGSにより症状の改善がない場合，そのテクニックは適用とならない．再度，評価し手技を選択すべきである．SNAGSにより改善がみられれば，SELF SNAGSを指導する．腰椎伸展にはSELF SNAGSは有効である（図9.118）．

5）治療結果

SMWLMSによりL5/S1間での神経の可動性が改善し，同時に伸展運動を行ったことにより，中等度のヘルニアの突出も改善したと考えられる．その結果，2回目の評価時には下肢痛は改善していた．殿部痛は初回時に治療しなかった仙腸関節機能異常の可能性がある．

6）2回目の評価治療

S：下肢痛は改善したが，腰痛と左殿部痛が残存．

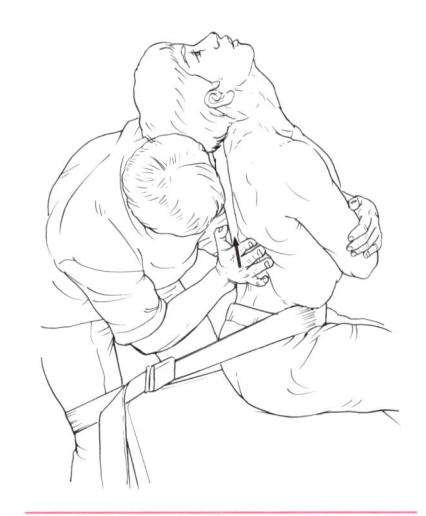

図9.117●座位での腰椎伸展へのSNAGS
＊治療者の肩にもたれてもらうとよい

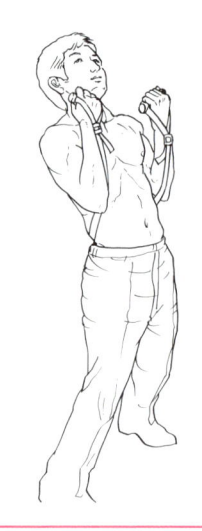

図9.118●腰椎伸展のSELF SNAGS

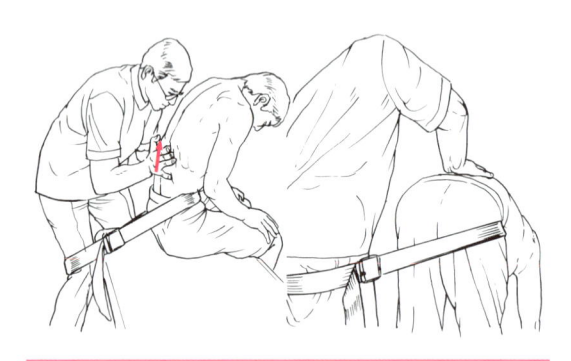

図9.119●座位，立位での腰椎屈曲へのSNAGS

下部腰椎の伸展・屈曲の可動域制限があり，運動時痛みが増強する．

O：**立位姿勢**―腰椎前弯してきたがまだ減少，右側へ側方偏移（lateral shift）なし．**自動運動**―立ち上がり，屈曲時腰痛増強し，殿部痛は出現するが，大腿後面〜下腿後面の痛みはない．伸展で腰痛増強．**SLR**―左50°　腰痛と下腿痛出現，右60°．**長座位テスト**―左腸骨後傾．**関節副運動検査**―PA S1 3/5腰痛出現，L5 4/5腰痛出現，L4-1問題なし．**触診**―両側傍脊柱筋，股関節外旋筋，特に梨状筋に強いスパスムと圧痛が残存．

A：#1) L5/S1の椎間板ヘルニアは改善している可能性があり，#2) L5/S1，L4/5椎間関節副運動制限残存，#3) 左腸骨後傾，#4) 脊柱起立筋と股関節外旋筋の筋機能異常残存，#5) 神経絞扼改善．#6) 左殿部痛は仙腸関節の機能異常が考えられたので，試験治療としてMWMSを実施した．

P：1) 腰椎伸展のSNAGSとセルフSNAGS，2) 腰椎屈曲のSNAGSとセルフSNAGS，3) 仙腸関節のMWMS，4) テーピング―両側傍脊柱筋，左殿部，5) 腹臥位伸展運動8回3セット腰痛悪化時，6) 姿勢指導，ADL指導―治療時以外は腰椎屈曲位を避け，中間位を保持する．

7）手技選択の理由（2回目）

左下肢症状が改善したが，椎間板ヘルニアに対する伸展運動は継続した．残存していた腰痛には椎間関節に対するSNAGSを伸展とともに屈曲も追加した．左殿部痛の原因は仙腸関節機能異常が考えられたので，試験治療として腸骨のMWMSを実施した．

仙腸関節の機能異常が一般的な腰痛の原因という臨床家たちもいるが，仙腸関節は動きというよりむしろ荷重関節としての機能を果たしている．仙腸関節は骨盤の安定性に関与する靱帯や筋の協調性不良により，位置異常が起こり（腸骨前方回旋変位や腸骨後方回旋変位），この状態での繰り返しの運動による機械的刺激が疼痛発生の原因と考える．この場合MWMSを用いると疼痛は消失する．

仙腸関節が原因となっている腰痛は問診にて，以下のことに注意するとよい．

①痛みの発生要因―外傷の有無．

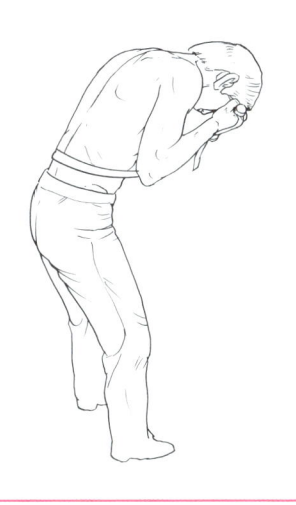

図9.120●腰椎屈曲,伸展のSELF SNAGS

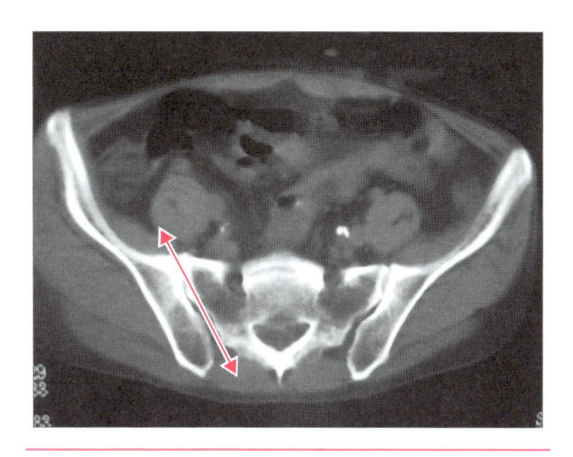

図9.121●仙腸関節治療面

②痛みはどこにあるか—骨盤部(上後腸骨棘)または殿部から下肢.
③痛みの種類—深部の鈍いような痛み.
④痛みの出現はどんなとき—歩行の踵接地時,座位,座位からの立ち上がり時.

8) 実際の治療(2回目)
(12) 屈曲SNAGS
体　位：座位または立位
セラピスト：座位または立位で伸展SNAGSと同様の要領で実施する(図9.119).
改善がみられれば,SELF SNAGSを指導する(図9.120).

(13) 腸骨の回旋変位と仙骨捻転のMWMS
評　価：立位にて上前腸骨棘(ASIS),上後腸骨棘(PSIS),大転子の左右高低差を比較する.立位前屈時の,左右のPSISの非対称性,片脚起立位での片足挙上側のPSISと仙骨の外側仙骨稜への触診で腸骨後方回旋と仙骨ニューテーションの動きにより仙腸関節モビリティ(Gillet test),正中仙骨稜(S2レベル)とPSISの触診で支持側PSISの変位(疼痛側・支持側PSISの上方変位があれば疼痛側・腸骨前方回旋変位と判断)により仙腸関節スタビリティ(Stork test)の左右差を比較検査する.仙骨の捻転は仙骨溝の深さ,仙骨外側角の高低差,仙骨底部の自動運動触診によるうなずき運動,起き上がり運動を検査する.

セラピスト：座位屈曲で左腰仙部痛があり左腸骨後方回旋変位を認めた場合.対象者の後方に位置し,仙骨上部に対象者の右小指球部を,そして左手掌部で左仙腸関節治療面(図9.121)の方向に当て,腸骨後方回旋変位を修正し,この力を保ったまま対象者に屈曲運動を促す.これを10回反復する(図9.122).

立位屈曲で右腰仙部痛があり右腸骨前方回旋変位を認めた場合.対象者の左側に位置し,左手掌部を対象者の右ASIS部に仙腸関節治療面の方向に当て,右手掌部を仙骨上部に当て腸骨前方回旋変位を修正し,この力を保ったまま対象者に屈曲運動を促す.これを10回反復する(図9.123).伸展時痛も同様に修正し施行する.またこのテクニックは腹臥位でタオルを変位側ASISに当てることにより,伸展のセルフエクササイズも指導できる.腰仙部痛は体幹筋(コア・コントロール)が不十分な場合が多く,スタビリゼーショントレーニングが必要となる.

9) 治療結果
腰椎椎間関節へのSNAGSで腰痛が改善し,腸骨へのMWMSで殿部痛が改善した.これらのプログラムの結果から残っていた症状は椎間関節と仙腸関節機能異常と考えられた.

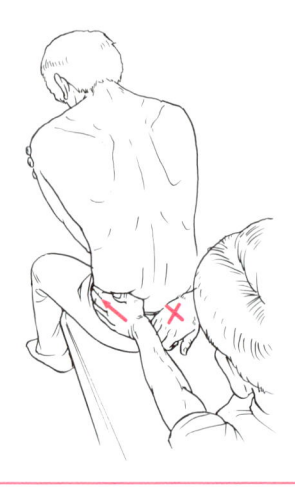

図9.122●左腸骨後方回旋変位に対するMWMS

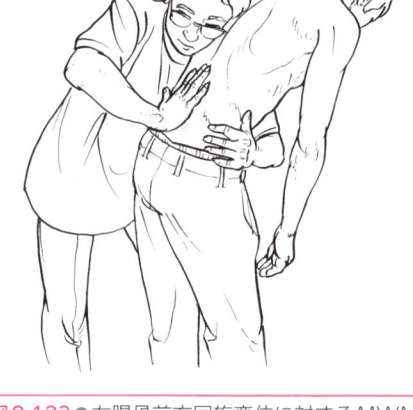

図9.123●右腸骨前方回旋変位に対するMWMS

6. 変形性股関節症により股関節痛，鼠径部痛と股関節の可動域制限を呈した47歳女性

1）現病歴

以前からバレーボールを行っていたが，1ヵ月前半年ぶりに再開し，週1～2回行うようになった．10日前より誘因なく大腿前面が痛くなり改善しないので，本日当院整形外科を受診した．レントゲン所見では右股関節に軽度の臼蓋形性不全があり，右変形性股関節症と診断された．

2）初回の評価治療

S：左股関節が全体的に硬く，屈曲で鼠径部痛，伸展で鼠径部痛が増強する．

O：**観察**—腰椎前弯強く，骨盤前傾位であった．**自動運動**—股関節屈曲，伸展，外転，内転，外旋制限があり最終域で疼痛が出現した．**他動運動**—股関節屈曲　左115°　鼠径部痛，右130°，伸展左10°　鼠径部痛，左15°，外転左40°，右45°，内転左15°　股関節外側痛，右20°，外旋左20°　鼠径部痛，右30°，内旋左40°　鼠径部痛，右60°，痛みは最終可動域の抵抗感とともに出現した．SLR左85°，右95°，左FABERE 3/5で鼠径部痛，左FADIRF 3/5で鼠径部痛が出現した．**等尺性抵抗運動検査**—所見なし．**関節副運動検査**—股関節の離開（外側，長軸方向），背側滑り，腹側滑り制限があり（3/5），抵抗感とともに痛みが出現した．**触診**—左大腿骨頭が前方へ変位，右梨状筋，中殿筋，腸腰筋に短縮と筋スパスムおよび圧痛があった．

A：#1）股関節の位置異常と副運動制限，#2）左梨状筋，中殿筋，腸腰筋の機能異常と推論した．

P：1）股関節のMWMS，2）筋のストレッチング，3）深部マッサージ．

3）手技選択の理由

軽度の臼蓋形性不全があり，中年になってバレーボールをしていて大腿骨頭が前方へ変位する位置異常が生じた．その状態で運動をしていたため，関節機能異常が生じ，二次的に筋のスパスムや短縮などの機能異常が生じたと考えた．このような可動域制限と運動痛が出現する症状には，最初に骨頭の位置異常を修正し関節の離開を行いながら，自動運動を行うMWMSが最適である．その次の段階として筋機能異常に対して治療をしていく．

4）実際の治療

（14）屈曲，内旋，伸展時痛および下肢荷重時の股関節伸展時痛に対するMWMS

体　位：背臥位または立位

セラピスト：股関節屈曲制限および運動時痛の場合；大腿内側に圧迫が加わらないよう，タオルを当て一側の手で臼蓋直上を固定し，ベルトにて外側滑りを加え，その状態を保ちながら股関節の自動屈曲・伸展を促す．10回施行し，最

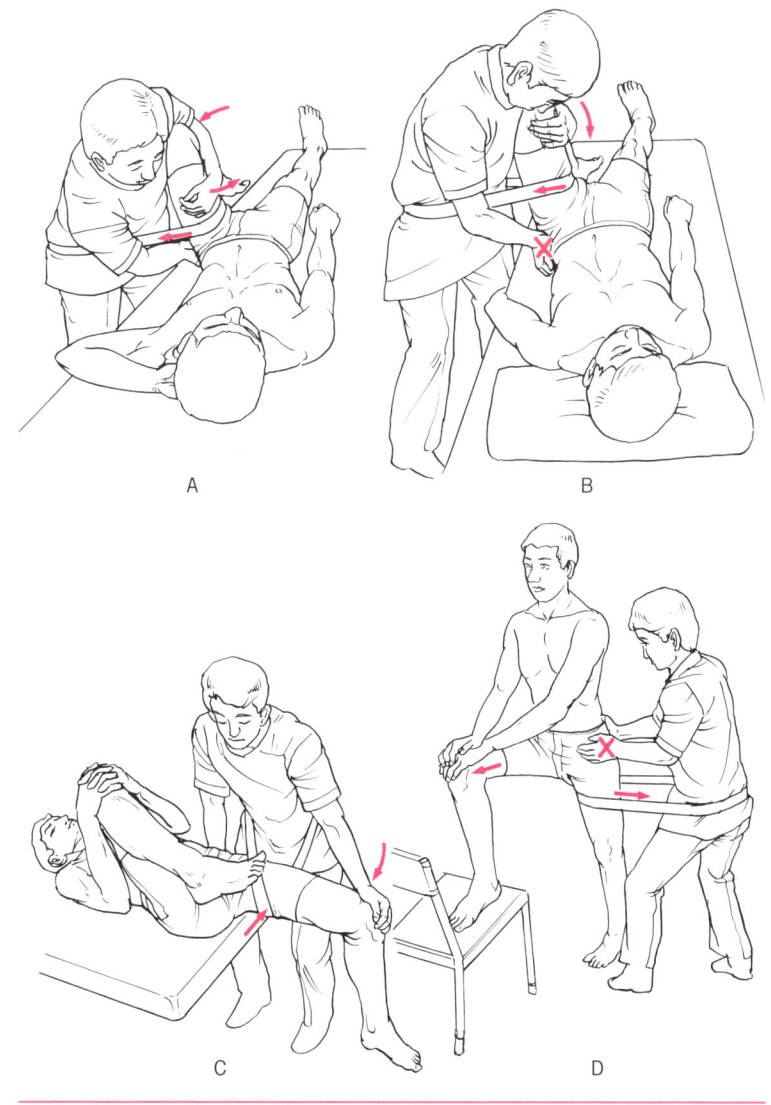

マリガンテクニック (Mulligan technique) ● 343

図9.124 ● 股関節の屈曲A)，内旋B)・伸展C) のMWMSおよび股関節伸展の荷重位D) でのMWMS[17]

終域でオーバープレッシャーを加える．なお，股関節屈曲においては腸骨の後方回旋が関与することに注意しておく（図9.124）．

5) 治療結果
実施直後に股関節の位置異常が改善し，可動域制限と痛みも改善した．効果を持続させるためには，患者にストレッチングやマッサージの方法を指導し，自ら治療し再発しないように働きかける必要がある．

7. 変形性膝関節症により膝関節運動時痛と可動域制限を呈した46歳男性

1) 現病歴
2ヵ月前より特別な誘因がなく，歩行時体重をかけると左膝痛が出現した．徐々に腫脹してきたため整形外科受診．レントゲン所見より軽度の変形性膝関節症と診断された．関節穿刺を受けた後は楽になったが，その後も症状が改善せず，膝の前面，後面とも痛く，完全伸展，完全屈曲ができない．職業は中学校体育教師．

2）初回の評価治療

S：安静時痛はない．膝を完全に屈曲・伸展できない．痛みが伸展時は膝後面に，屈曲時は前面と後面に出現する．歩行時，左膝を完全に伸展できないため跛行になる．

O：**観察**—著明な腫脹は認められなかった．**自動運動検査**—伸展 −20°で膝後面に疼痛出現，屈曲120°で膝前面（膝蓋骨周囲，特に上縁）と膝窩部（ハムストリング腱部）に疼痛が出現した．**他動運動検査**—伸展 −15°で膝後面に，屈曲125°で膝前面に疼痛出現．**等尺性抵抗運動検査**—伸展，屈曲とも筋力があり，痛みは生じなかった．**触診**—膝蓋骨上縁から大腿四頭筋停止部付近の筋腹に圧痛あり，膝後面では大腿二頭筋腱，半腱様筋腱，半膜様筋腱，膝窩中央（膝窩筋の部分），腓腹筋起始部付近に圧痛があった．**関節副運動検査**—脛骨大腿関節は問題なかった．大腿膝蓋関節は膝蓋骨の圧迫で疼痛が出現した．膝蓋骨を内側滑りさせた位置で膝を自動的に伸展・屈曲すると，疼痛が減少し可動域が増大した．脛骨を外側滑りさせた位置で自動的に伸展・屈曲しても疼痛が減少し可動域が増大した．

A：大腿骨と脛骨，大腿骨と膝蓋骨の位置異常により軽度の変性が生じている可能性があった．評価より位置異常は大腿に対して脛骨が内側へ変位，膝蓋骨は大腿に対して外側に変位していると推測できた．大腿前面，後面の疼痛は腫脹した結果，大腿四頭筋停止部，膝窩筋，腓腹筋の筋・筋膜，ハムストリング腱と腱鞘，膝窩部の結合組織可動性が低下して疼痛が出現していると考えられた．

P：1）膝伸展のMWMS，2）膝屈曲のMWMS，3）テーピングと自己治療—脛骨を大腿に対して外旋位になるようにテーピングし（下腿前内側から外旋させて大腿へ巻き上げて貼る），足先を外に向け下腿外旋位を保持したハーフスクワット．

3）手技選択の理由

マリガンコンセプトでは膝の運動時痛と可動域制限の原因として，大腿骨と脛骨の内外側滑りと内外旋の位置異常を提唱している．これに対しては，まず，内外側滑りの評価を試行し，痛みが軽減する方向へ滑り（glide）を加えながらMWMSを施行し改善を図っている．本症例においては膝蓋骨の内側滑り，あるいは脛骨の外側滑りを保持して膝を屈曲伸展すると痛みは軽減し可動域が増大した．この評価結果からMWMSを実施した．

4）実際の評価・治療

（15）膝関節屈曲時痛の内外側滑り評価・治療

体　位：背臥位

セラピスト：左膝関節で外側滑りの評価・治療；セラピストの右手を大腿外側遠位部（できるだけ関節裂隙に近く）に全面接触で当て固定し，左手も同様に脛骨内側近位に当て外側滑りを加え痛みの変化を評価・治療する（図9.125）．

左膝関節で内側滑りの評価・治療；この場合はセラピストの左手を大腿内側遠位に，右手を脛骨外側近位に当て，左手を固定し右手にて内側滑りを加えて評価・治療する．これらにて症状の変化がなければ脛骨の内旋または外旋，もしくはこれらの組み合わせにて評価・治療する（図9.126）．

伸展時痛は指先を床面に向けてコンタクトし同様に評価する（図9.127）．

（16）膝関節屈曲時痛および運動制限のMWMS（内側滑り評価で疼痛消失する場合）

＊一般的な法則として内側の痛みには内側に滑らせ，また外側の痛みには外側に滑らせる．

体　位：腹臥位

セラピスト：セラピストは反対側に立って患側大腿遠位をセラピストの手で前面内側から当て，ベルトをセラピストの腰部と患側脛骨近位（腓骨頭に圧がかからないようクッションを当てる）に回す．セラピストの腰部を後方へ引き内側滑りを加え，この位置を保持する．セラピストの反対の手で脛骨遠位を保持し，症状が変化する前の屈曲角度から患者に自動屈曲をしてもらう．外側滑りの場合，患側と同側に立ちベルトを脛骨近位内側から当て，同様に施行する．10回施行し，最終域でオーバープレッシャーを加える．これを数セット施行する（図9.128）．

（17）変形性膝関節症患者に奨めるSELF SNAGS

変形性膝関節症は内外側滑りのみのMWMSではあ

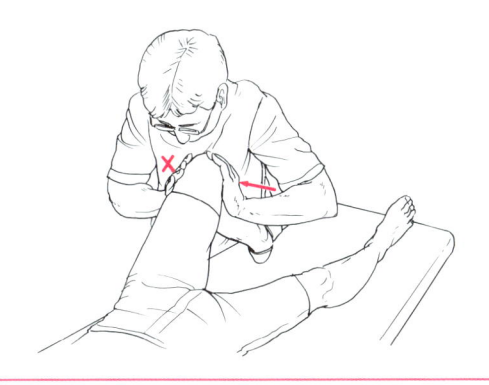

マリガンテクニック（Mulligan technique） ● 345

図9.125 ● 外側滑り（lateral glide）評価

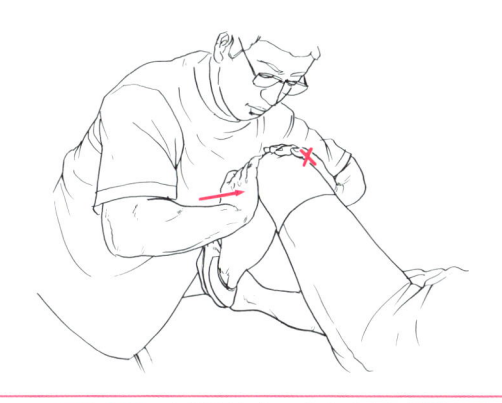

図9.126 ● 内側滑り（medial glide）評価

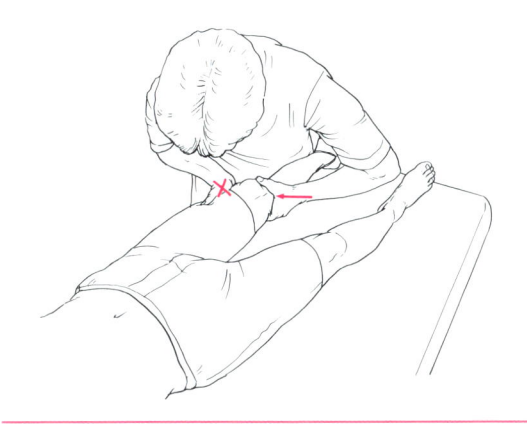

図9.127 ● 伸展における外側滑り評価

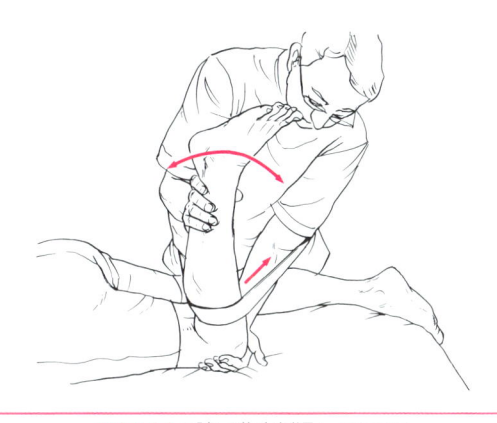

図9.128 ● 膝屈曲内側滑りMWMS

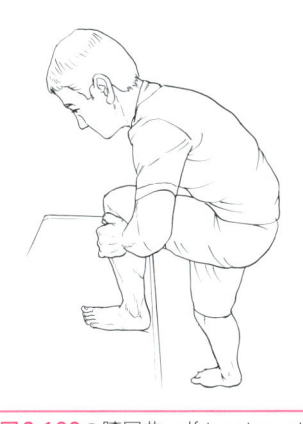

図9.129 ● 膝屈曲self treatment

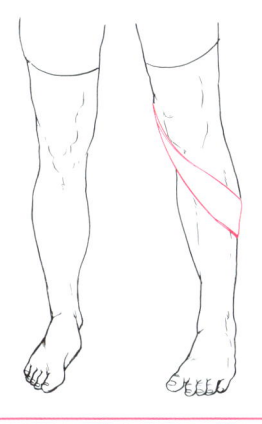

図9.130 ● 膝蓋大腿テーピング

まり有効でないように思える．この場合，患者に荷重位で大腿骨に対する脛骨の回旋を加えて行う，ホームエクササイズを推奨する（図9.129）．この回旋がうまくいくようなら，図9.130に示すテーピングを施行するとより効果的である．しかし，皮膚かぶれが出現するので2日以上の貼付は好ましくない[3]．

対象者：患側を椅子に載せ，両手で患側下腿の近位端を包み込むように押さえ脛骨を内側（または外側）へ回旋させる．このとき屈曲に伴い腓骨側の手を同時に前方に動かすとより効果的であ

る．10回程度を数セット行う．

（18）膝蓋大腿テーピング
（patellofemoral taping）

片側のスクワットテストにての疼痛は，膝蓋骨が外側に変位し，大腿骨外顆に当たるため生じる．これは外側支帯が固い，内側広筋の弱化，腸脛靱帯の短縮などによる偶力（force couple）の問題を考慮する．これに対し，このテーピングを施行し片側スクワットの検査で疼痛が消失すれば適用となる．このような対象者に筋力強化エクササイズを施行する場合，このテープを施行して行うべきである（図9.130）3)．

5）治療結果

本症例は発症後2ヵ月経過し，膝関節の腫脹が改善しているにもかかわらず屈曲伸展時の運動痛と可動域制限とが持続していた．評価の結果，大腿と脛骨，および膝蓋骨の位置異常と不動のための軟部組織の短縮および可動性低下によるものと考えられた．これらの位置異常を修正して実施したMWMSにより症状が改善した．

8. 足関節捻挫により運動時痛と可動域制限を呈した20歳の男性

1）現病歴

6ヵ月前，大学でのバスケットボールの試合中にゴール下でジャンプした後他選手の足の上に着地し，内反捻挫をした．直後にテーピングとアイシングをしたが，腫脹と痛みが強かったため，翌日整形外科受診．レントゲン所見では骨と関節面に問題なく，1度の前距腓靱帯損傷と診断され湿布薬を処方された．現在も外果周辺に軽度の腫脹が残り，足部の運動時痛と背屈可動域制限がある．

2）初回の評価治療

S：安静時痛はない．足関節底屈可動域制限はなく最終域に外果前方に痛みがある．背屈可動域は制限され，外果周辺に痛みがある．

O：**観察**—外果周辺に軽度の腫脹が認められた．**自動運動検査**—底屈50°で外果前下方に疼痛出現，背屈5°で外果周辺に疼痛が出現した．**他動運動検査**—底屈60°で組織が伸張される抵抗感とともに外果前下方に疼痛が出現，背屈10°で硬い抵抗感とともに，外果周辺に疼痛が出現した．**等尺性抵抗運動検査**—問題はなかった．**触診**—外果前下方に強い圧痛があり，外果周辺の腫脹部の軟部組織の可動性が低下し圧痛があった．**関節副運動検査**—距腿関節の離開が3/5，後方滑りが3/5，前方滑りが3/5であった．

A：#1）距腿関節の位置異常，#2）距腿関節の副運動制限，#3）外果周辺の軟部組織の癒着と考えられた．これらは試験治療の結果，可動域が改善し，運動痛が減少したことで確認できた．

P：1）距腿関節離開の関節モビライゼーション，2）足関節背屈のMWMS，3）足関節底屈のMWMS，4）軟部組織モビライゼーション，5）テーピングとセルフMWMS．

3）手技選択の理由

背屈運動は距腿関節でのほぞ継ぎ構造（図9.131）により安定性を得ている．背屈はこのほぞ継ぎを距骨の前部に接触させ，その結果，関節の中の楔留め効果が起きている9)．足関節のMWMSはこの軌道を修正しているテクニックである．マリガン3)は内反捻挫後，可動域制限と痛みが改善しない場合，腓骨外果が前下方に位置異常を起こし，距腿関節で距骨滑車が後方へ滑るのを制限していることが多く，それに対する

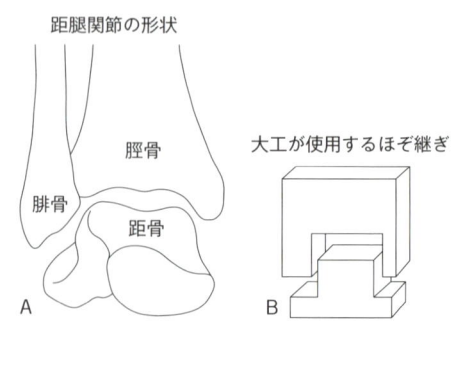

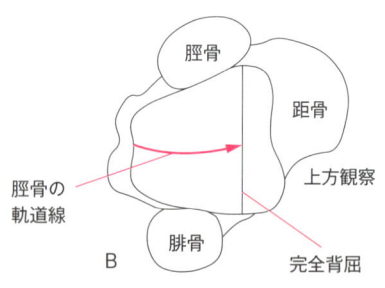

図9.131●ほぞ継ぎ構造と脛骨の軌道

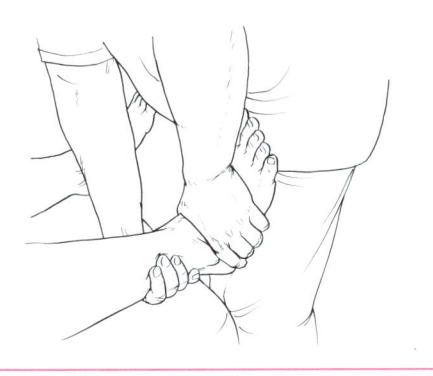

マリガンテクニック (Mulligan technique) ● 347

図9.132 ● 足関節背屈のMWMS

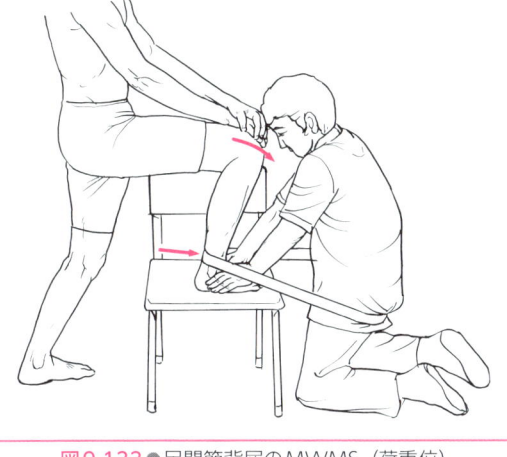

図9.133 ● 足関節背屈のMWMS（荷重位）

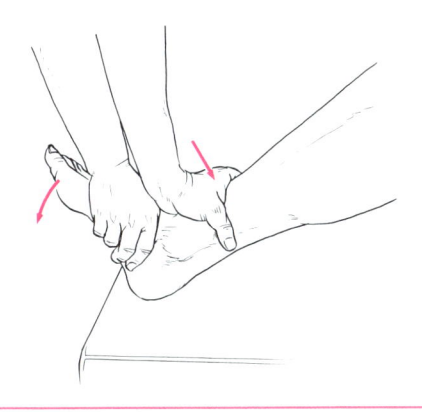

図9.134 ● 足関節底屈のMWMS

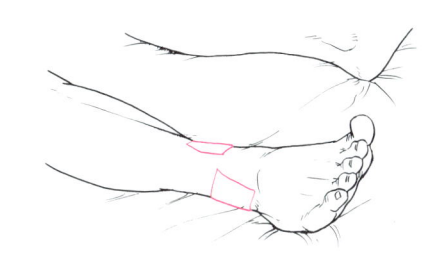

図9.135 ● 内反捻挫テーピング

MWMSを提唱している．本症例においても腓骨外果の位置異常と距腿関節の副運動制限が認められたため，足関節のMWMSを実施した．

4）実際の評価・治療
(19) 足関節底背屈制限に対するMWMS
体　位：背臥位（非荷重位），立位（荷重位）
セラピスト：背屈制限に対してはセラピストの手を下腿遠位に下から当て，対象者の足底部をセラピストの大腿へ適切な角度で当て，セラピストの反対側の母指・示指間を距骨前方に当て，距骨へ後方滑りを加えた状態で対象者に背屈自動運動を行ってもらう．この際，両手の圧を維持したままで追従させる．可動域いっぱいのところでリラックスを促し，再度，距骨の後方滑りを加え背屈させる．最終域でオーバープレッシャーを数秒加える．これを6〜10回施行する．改善がみられれば，これを荷重位で行う（図9.132，図9.133）．

この場合は，セラピストの両手で距骨を固定し，下腿骨とセラピストの大腿後面へベルトを回し（この場合は脛骨を動かすことになる），対象者に膝の屈曲伸展の自動運動を行ってもらう．底屈制限に対しては下腿遠位をセラピストの手で後方に押して固定し，反対側の手で載距突起を保持し距骨を前方に滑らせ，その状態を保持したまま底屈自動運動を行ってもらい，最終域でオーバープレッシャーを加える（図9.134）．
また，内反捻挫（図9.135）に対するテーピングは捻挫直後，またはスポーツにおける予防としても非常に効果的であり，その研究報告もなされている[3]．また踵骨部痛の場合は距骨下関節の内側滑り，外側滑りと距骨のロッキング運動の組み合わせが有効である．

5）治療結果
足関節の運動時痛と可動域制限はMWMS実施直後に改善した．しかし，6ヵ月経過していて軟部組織の

可動域制限もあるため，MWMSだけでなく，自己治療として軟部組織モビライゼーション，マリガンの内反捻挫テーピング（図9.135），セルフMWMSも指導した．

おわりに

マリガンテクニックは無痛であること，すなわち安全であり，効果の発現が早いことにより臨床では有用である．紹介したこれらのテクニックは臨床的に非常に効果が高いものを中心に述べてある．これら以外にも多くのテクニックがあるので学んでいただきたい．どこかの組織に可動制限（restriction）があれば，動作によってそこよりもより柔軟性の高い部位が動き出し（相対的柔軟性：relative flexibility）ある特定方向の運動が起こりやすくなる．その部位に過剰な動きが生じ，PICR（運動軸の軌道）が逸脱し，不安定性を生じていく．その繰り返しのPICR変化は椎体や椎間板に病的変性を起こす結果，筋骨格系疼痛をきたすことになる．マリガンテクニックによる位置異常の修正はPICR改善に大いに貢献している．PICRと関節の運動パターンを決める解剖学や運動学の要素は，①関節面の形状，②関節を横切る軟部組織の長さと可動性，③筋の協調性による偶力（force coupling）の作用により決定される[10]．したがって，運動機能障害に対しての治療はモビライゼーションとスタビライゼーションを組み合わせて行うことが大切である．また機能障害への関連因子（contributing factor）を的確に把握し，物理的環境の調節や姿勢，ADLの修正と適切なエクササイズを指導，継続することがより重要である．

引用文献

1) 藤縄理：世界のマニュアルセラピーの略史と現状および展望．マニピュレーション20(4)：12，2005.
2) Kim Robinson, Toby Hall：2013, Upper Quarter, Lower Quarterコースノート．
3) 細田多穂，藤縄理，赤坂清和，亀尾徹・監訳：マリガンのマニュアルセラピー．協同医書出版社，2002, pp.18-20, 25-29, 72, 89, 102, 116-117, 120-123, 129-134, 137-142, 157
4) Boyling JD & Palastanga N（編）（木村哲彦・監修／山口昇・訳）：グリーブの最新徒手医学 下．エンタプライズ，1997, pp.271-272.
5) Kisner C, Colby LA：Therapeutic exercise foundations and techniques（4th ed.）. F.A.Davis Company, pp.228-229, 475.
6) 竹井仁，鈴木勝・監訳：運動機能障害症候群のマネージメント．医歯薬出版，2005, pp.12-13.
7) 寺山和男，広畑和志・監修：標準整形外科学 第6版．医学書院，1998, pp.338.
8) 小牧順道：腰部・下肢痛に対するマリガンテクニック．マニピュレーション20(4)：33-37, 2005.
9) 島田智明，平田総一郎・監訳：筋骨格系のキネシオロジー．医歯薬出版，2005, pp.509-513.
10) Sahmann SA（竹井仁，鈴木勝・監訳）：運動機能障害症候群のマネージメント．医歯薬出版，2005, p.12.

（小牧順道・藤縄　理）

治療手技専門コースガイド

■ 関節モビライゼーション（Kaltenborn-Evjenth Concept）
　● 運動器徒手理学療法
　《コース名》「国際認定セミナー徒手療法講習会（Kaltenborn-Evjenth Concept）」
　　主催：日本整形徒手療法協会　http://jomta.net/
　　問い合わせ先：日本整形徒手療法協会　info@jomta.net
　　内容：世界理学療法士連盟 WCPT 傘下組織である，国際運動器徒手理学療法士連盟 IFOMPT の教育基準に則った国際認定セミナーとして，Kaltenborn-Evjenth Concept に基づく運動器疾患の評価と治療を基礎及びアドバンスコース全 50 日，さらに望めば上級コース（マニピュレーションと臨床実習）全 34 日の講義，実技指導を行います．全コースを修了すると Diploma 取得試験を受けることができます．

■ 関節モビライゼーション／マニピュレーション（Paris）
　《コース名》「セントオーガスティン大学徒手療法講習会」
　　主催：日本徒手療法学会
　　問い合わせ先：日本徒手療法学会　http://jsmt.jimdo.com/
　　内容：セントオーガスティン大学の徒手療法講習会は，1 つの手技に固執するのではなく，患者の症状，所見から病態を考慮し，必要に徒手療法を選択するため，理学療法の基本となるものです．また，病態を考慮することで，徒手療法の適用・禁忌，限界を常に考えるため，徒手療法が理学療法の一部として抵抗なく受け入れられる内容となっています．

■ マリガンテクニック（Mulligan technique）
　《コース名》The Mulligan Concept －Lower Quarter－
　　主催：日本徒手理学療法学会
　　問い合わせ先：日本徒手理学療法学会　http://www5b.biglobe.ne.jp/~m-pt/
　　内容：Mulligan Concept（マリガンコンセプト）に基づく下半身（下部胸椎・腰椎・骨盤・股・膝・足根・足部）の評価・治療について講義と実技を行います．講義と実習は通訳します．
　　講師：Kim Robinson（PT，徒手療法認定理学療法士，Curtin University 大学院徒手理学療法プログラム非常勤講師，Mulligan Concept 公認講師），Toby Hall（PT，Ph.D，徒手療法認定理学療法士，Curtin University 大学院徒手理学療法プログラム非常勤講師，Mulligan Concept 公認講師）
　　日程：3 日間

《コース名》The Mulligan Concept－Upper Quarter－
 主催：日本徒手理学療法学会
 問い合わせ先：日本徒手理学療法学会　http://www5b.biglobe.ne.jp/~m-pt/
 内容：Mulligan Concept（マリガンコンセプト）に基づく上半身（頸椎・上部胸椎・肩・肘・前腕・手根・手指）の評価・治療について講義と実技を行います．講義と実習は通訳します．
 講師：Kim Robinson，Toby Hall
 日程：3日間

《コース名》The Mulligan Concept－Advanced Mulligan Course & Certified Mulligan Practitioner Examination－
 主催：日本徒手理学療法学会
 問い合わせ先：日本徒手理学療法学会　http://www5b.biglobe.ne.jp/~m-pt/
 内容：マリガンのUpper QuarterとLower Quarterの両コースを修了した者を対象に，updateされた追加内容について，講義と実習を行うとともに，Mulligan Practitionerの認定試験を行います．
 講師：Kim Robinson，Toby Hall
 日程：2日間

《コース名》徒手理学療法－神経組織の評価と治療－
 主催：日本徒手理学療法学会
 問い合わせ先：日本徒手理学療法学会　http://www5b.biglobe.ne.jp/~m-pt/
 内容：神経組織の解剖学・生理学・機能の基礎について講義し，臨床場面での神経筋骨格系の機能異常における末梢神経組織由来の症状の分類と治療について講義と実習を行います．なお，講義と実習中の質問は通訳します．
 講師：Kim Robinson，Toby Hall
 日程：3日間

《コース名》Motor Control－Upper Quarter－
 主催：日本徒手理学療法学会
 問い合わせ先：日本徒手理学療法学会　http://www5b.biglobe.ne.jp/~m-pt/
 内容：上半身に対する運動機能障害について，モーターコントロールの観点にて行う評価及び治療の実践について，講義及び実技を行う．講義と実技は通訳します．
 講師：Kim Robinson，Toby Hall
 日程：1日間

《コース名》Motor Control－Upper Quarter－
　　主催：日本徒手理学療法学会
　　問い合わせ先：日本徒手理学療法学会　http://www5b.biglobe.ne.jp/~m-pt/
　　内容：上半身に対する運動機能障害について，モーターコントロールの観点にて行う評価及び治療の実践について，講義及び実技を行う．講義と実技は通訳します．
　　講師：Kim Robinson，Toby Hall
　　日程：1日間

第10章 神経系

神経系モビライゼーション (mobilization of the nervous system)

神経系の解剖・生理学的基礎

神経系の構造と生理

神経系は主として2種類の組織から構成される．一つは，インパルス伝導に関与する伝導組織であり，もう一つは，これらを取り巻く結合組織である．神経系は伝導組織と結合組織が1つのユニットとして体内を走行し，末梢では神経叢や末梢神経となり，脊髄レベルでは脊髄に出入りする神経根や脊髄神経となり，中枢では脳や脊髄となる．神経系モビライゼーションの対象となる組織は，これらの①伝導組織と②伝導組織を取り巻く結合組織である．

1. 神経系の構造（図10.1）[1]

神経の最小単位は神経線維である．神経線維が多数集まって1つの神経束を形成し，いくつかの神経束が集まって神経幹を形成する．坐骨神経，正中神経，尺骨神経というように肉眼的に同定したり，触診したりすることができるのは神経幹のレベルである．

1本の神経線維は，中心にある軸索とそれを取り巻くシュワン（Schwann）細胞から構成される．神経の発達過程で，多数の軸索が単一のシュワン細胞に包まれて無髄神経線維が形成され，単一の軸索が単一のシュワン細胞の膜によって同心円状に取り巻かれ有髄神経線維が形成される．シュワン細胞の膜によって幾重にも取り巻かれたものを髄鞘（ミエリン，myelin）という．したがって有髄神経線維には髄鞘があるが，無髄神経線維には髄鞘がない．

神経線維の軸索は，軸索原形質と軸索膜から構成される．軸索原形質には，ミトコンドリア，微小管（microtubule），微細線維（microfilament），神経細糸（neurofilament）がある．ミトコンドリアは，軸索膜内外のイオン濃度差を保持するために必要なエネルギーを産生する．微小管は，種々の蛋白，酵素などの物質を細胞体から末梢へ運ぶ役割を果たす．神経細糸は軸索原形質輸送および軸索の成長に関与する．

2. 神経系の結合組織

神経系を保護している結合組織は，中枢神経系では硬膜，クモ膜，軟膜，末梢神経系では，神経外膜，神経周膜，神経内膜と呼ばれる．中枢神経系の硬膜と末梢神経系の神経外膜は名称が異なるが連続した結合組織である．

1）脳・脊髄の結合組織

脳や脊髄を包む結合組織は脳膜や脊髄膜と呼ばれ，いずれも硬膜，クモ膜，軟膜からなる．硬膜は外葉と内葉と呼ばれる2枚の膜からなる．外葉は頭蓋骨や脊柱管の内面を被う骨膜そのものであり，内葉は固有の硬膜である．したがって，脳や脊髄を直接包むものは硬膜の内葉である．クモ膜は硬膜の深層にあり，外表にある薄い膜と，膜の内側から出るクモ膜柱の2つに分けられる．クモ膜柱はクモの巣のような細い結合組織の集まりであり，スポンジ状を呈する．スポンジの

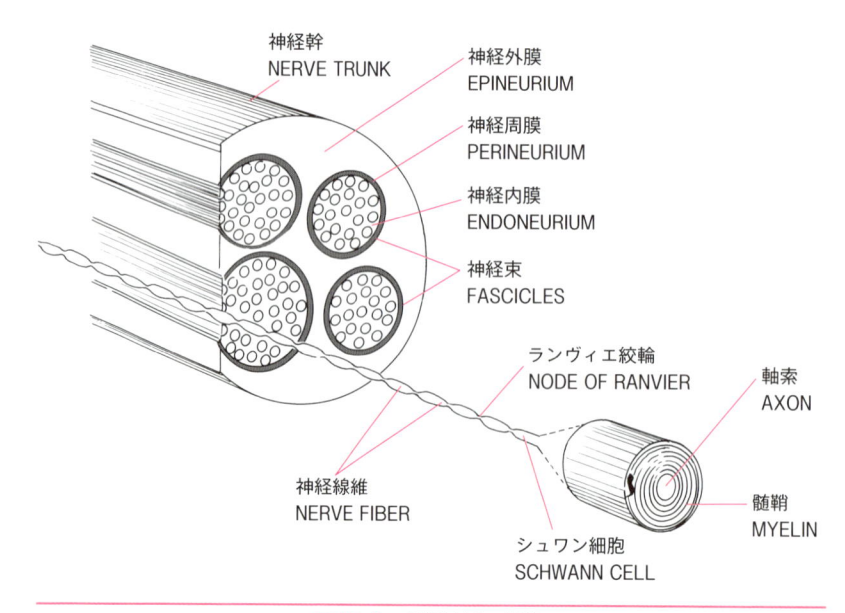

図10.1 ● 神経線維の構造

神経幹は神経周膜によりいくつかの神経束に分けられている。各線維束には多数の運動および感覚神経線維が混在する。
(Westmoreland BF, Benarroch EE, Daube JR, Reagan TJ and Sandok BA [Little Brown and Co]: Medical neurosciences: An Anatomy. Pathology and physiology by systems and levels. 3rd ed, Lippincott Williams & Wilkins, Philadelphia, 1994, p. 308. copyright © 1994 by Mayo Foundation)

隙間に相当するところをクモ膜下腔といい，その中を脳脊髄液が流れる．軟膜は脳や脊髄の表面を直接被う薄い膜で，顕微鏡上でも細胞が1層に並んでいるにすぎない．クモ膜には血管がないが，軟膜には血管がある．

2）末梢神経の結合組織

末梢神経の結合組織は，神経外膜，神経周膜，神経内膜からなる．個々の神経線維は，神経内膜と呼ばれる結合組織の鞘に包まれている．そして，多数の神経線維が一つのグループとして神経周膜と呼ばれる結合組織で囲まれる神経束を形成する．さらに，いくつかの神経束は神経外膜と呼ばれる結合組織で支持される神経幹を形成する．各線維の電気的活動は神経内膜と髄鞘によって互いに絶縁されているため，それぞれ独立し，互いに影響を受けない（図10.1）．

3. 神経線維の分類 (表10.1)

神経は求心性神経線維と遠心性神経線維に区分される．情報を末梢から中枢へ伝達する求心性線維と情報を中枢から末梢へ伝達する遠心性線維は，形態学的に類似しているため，神経線維の形態学的特徴から個々の神経線維の機能を判別することはできない．

4. 連続体としての神経系

神経系は解剖学的に中枢神経系と末梢神経系の2つの神経系に分けられる．神経系の機能は情報の伝達であり，インパルスを遠心性（中枢から末梢），求心性（末梢から中枢）の両方向に伝えている．中枢神経系と末梢神経系の分類は解剖学的な分類であり，物理的，化学的，電気生理学的には1つの連続体として捉えることができる．神経系モビライゼーションは，神経系の運動性や伸張性を改善することを目的として神経系を動かすことであり，神経系を1つの連続体として捉えることが重要である．例えば，脳から足部に至る神経系を考えた場合，神経系は，脳⟷脊髄⟷坐骨神経⟷脛骨神経⟷内側・外側足底神経と解剖学的名称は異なるものの1つの連続体と捉えることができる．したがって，頸部屈曲の影響は，脊髄→坐骨神経→脛骨神経を介して内側・外側足底神経にも及ぶ．逆に，足関節背屈の影響は内側・外側足底神経→脛骨神経→坐骨神経→脊髄を介して脳にも及ぶ（図10.2）[2]．

このように，神経系モビライゼーションでは，神経系を1つの連続体として捉え，神経系（伝導組織＋結合組

織）に操作を加えたときの影響を評価することが必要となる．

5．軸索輸送

　神経細胞体で形成された蛋白質，神経伝達物質，シナプス小胞，ミトコンドリアなどの細胞構成成分は，遅い輸送と速い輸送により末梢の軸索へ輸送される．遅い軸索輸送は1日に1〜3mm移動し，線維性蛋白（神経細糸，微小管，微細線維）などを神経終末まで輸送する．これらの線維性蛋白は，軸索流によって輸送される物質の80％を占め，残りは酵素や神経伝達物質である．遅い輸送は，発育中または再生中の神経に新しい軸索原形質を供給し，成熟したニューロンの軸索にも常に新しい軸索原形質を供給する．

　速い軸索輸送は1日に400mm移動し，細胞体で作られた新しい膜構成物質，シナプス小胞，受容体の前

表10.1　神経線維の分類（前掲書, p.307）

型	直径（nm）	伝導速度（m/秒）	機　　能
筋の求心性神経線維			
Ⅰa	12〜20	70〜120	筋紡錘からの求心性線維（第一次終末）
Ⅰb	12〜20	70〜120	ゴルジ腱器官からの求心性線維
Ⅱ	6〜12	30〜70	筋紡錘からの求心性線維（第二次終末）
Ⅲ	2〜6	4〜30	圧-感覚の求心性線維
Ⅳ	<2	0.5〜2.0	痛覚の求心性線維
皮膚の求心性神経線維			
Aα	12〜20	70〜120	関節受容器からの求心性線維
Aβ	6〜12	30〜70	パチニ小体と触覚受容器からの求心性線維
Aγ	2〜6	4〜30	触覚，温度覚，痛覚の求心性線維
C	<2	0.5〜2.0	
内的環境の調節系求心性神経線維			
A	2〜12	4〜70	各種の内臓調節の受容器
C	<2	0.2〜2.0	
遠心性神経線維			
α	12〜20	70〜120	α運動ニューロンからの錘外骨格筋支配
γ	2〜8	10〜50	γ運動ニューロンからの錘内筋支配
B	<3	3〜30	節前性内臓神経遠心性線維
C	<1	0.5〜2.0	節後性内臓神経遠心性線維

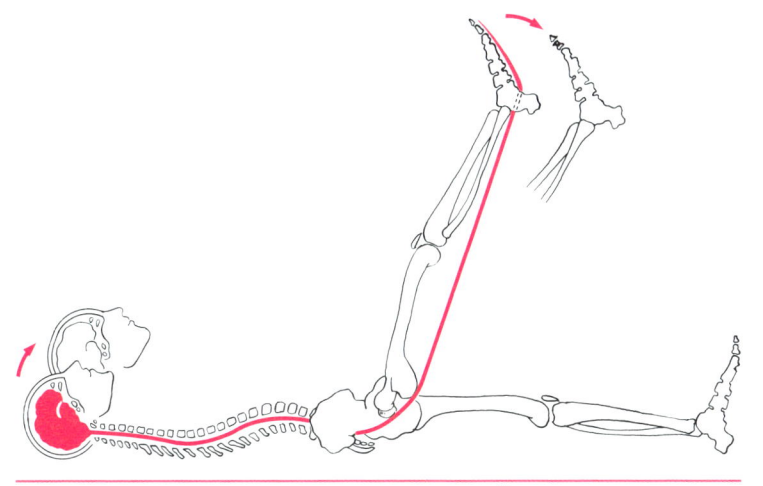

図10.2●末梢神経の連続性[2]

駆物質などの微粒子状物質を神経終末まで輸送する．この物質の一部は軸索に沿って存在し，軸索膜の維持，修復・補給に用いられ，残りは神経終末まで運ばれてシナプス小胞や受容体となる．速い軸索輸送は，物質を細胞体から末梢へ輸送するだけでなく，神経終末から細胞体への逆行性輸送も行う．逆行性に運ばれた物質は，細胞体で貯蔵あるいは分解される．神経細胞体へ逆行性に輸送される主な成分は，ニューロンのライソゾーム[*1]内で分解される細胞内の膜構造物である．

6. 神経系の神経支配

末梢神経系には軸索から分岐した"神経の神経"（nervi nervorum，神経幹鞘に分散する神経；神経幹神経ともいう）からの内在性の神経支配と血管周囲神経叢神経からの外在性の神経支配がある[3]（図10.3）．神経への局所圧迫による痛みは神経の神経（神経幹神経）によるものであることが示されている[4]．また，神経外膜，神経周膜の血管は交感神経によって支配されており[5]，神経束内の環境が一定に保たれている．このように末梢神経系の結合組織には神経支配があることから結合組織が疼痛症状の原因（侵害受傷性疼痛）となり得る．一方，中枢神経系の結合組織のうち硬膜とクモ膜は脊椎洞神経によって支配されている．軟膜の神経支配の有無については明確ではないが，少なくとも硬膜，クモ膜のレベルで神経支配が確認されているため，臨床上，中枢神経系の結合組織が痛みの原因になることには変わりはない．

7. 神経の血管支配

神経は独自の血液供給を受けている．多数の栄養動脈が間隔をおいて神経に入り，神経外膜の中でお互いに吻合する．このような吻合の発達により神経は血管性疾患の影響を受けにくい．

8. 神経系の身体運動への適応

神経系は身体運動に伴う関節運動に対して物理的に適応するだけでなく，神経系の本来の役割であるインパルスの伝導性を損なうことなく適応している．神経系のこのような適応は主として「滑走」，「伸張」とい

[*1] 細胞質膜に結合した5〜8mmの厚さの小胞で，種々の糖蛋白質加水分解酵素をもって細菌などの外因性物質や古くなった自身の細胞の消化する

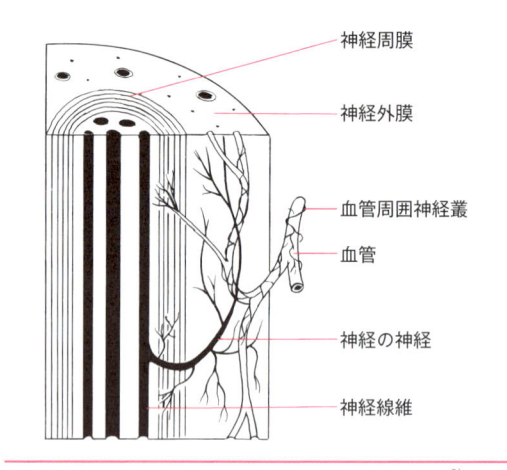

図10.3 ●末梢神経の結合組織の神経支配[3]

う2つのメカニズムにより行われている．

1) 滑走による適応

神経系の滑走による適応は，周囲の構造（組織）・物質に対しての神経系の滑走と神経系内部での滑走の2つがある．前者の例は，手根管内を正中神経が動く場合であり，手根管内に存在する腱，浮腫といった神経以外の組織や物質によって神経の動きが妨害される．これに対して，後者の例は，硬膜内での脳・脊髄の運動や神経束間の滑走のような神経系内部の動きであり，神経内線維症や浮腫によって神経の滑走性が妨害される．

神経の運動は，長軸方向の運動だけではない．肘関節では，屈曲位から伸展するときに尺骨神経が背側かつ内側に移動する．また，尺骨神経を他動的に横断方向に1cm以上動かすことができる．このように正常な神経には横断方向にも"遊び"がみられる．

2) 伸張による適応

神経系の伸張による適応は，"ゴムが伸びる"ように神経が伸びて関節運動に適応する．伸張が起こると神経内圧が増加する．神経の伸張の程度は，伸張力の加えられ方によって異なる．神経が数ヵ月あるいは数年かけてゆっくり伸張された場合には，通常の制限点を超えても症状を示すことなく伸張されるが，急激に伸張された場合には伝導障害がすぐに現れる．

以上のように，神経系は滑走と伸張という2つのメカニズムで関節運動に対して適応している．一般に可動域の最初では滑走による適応が行われ，可動域の最

神経系モビライゼーション (mobilization of the nervous system) ● 357

終では伸張による適応が行われる．例えば，SLRの0～70°までは滑走による適応が行われ，70°以降は伸張による適応が行われる[6-8]．したがって，神経系に伸張が加わらない状態から，関節を他動的に動かした場合には神経系の滑走による適応が優位であり，逆に，あらかじめ神経系に伸張が加わった状態から，関節運動を行った場合には神経系の伸張による適応が優位となる．

神経系の滑走と伸張による適応に加え，「圧迫」に対する適応がある．神経周囲が隣接組織から圧迫を受けたときに，横断方向の滑走により圧迫を避けようとする．また，神経の結合組織である神経外膜はスポンジのような機能を果たし，圧迫に対して神経を保護する機能がある．

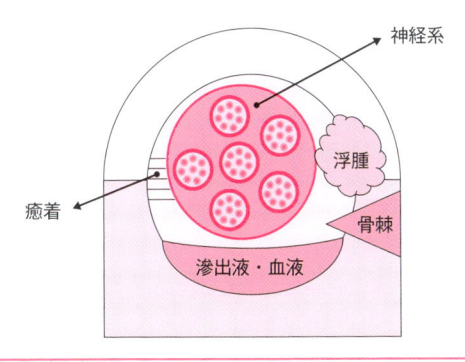

9. メカニカルインタフェース (mechanical interface)（図10.4）

メカニカルインタフェースは，神経系に隣接する組織あるいは物質である[9]．例えば，手根管は正中神経のメカニカルインタフェースであり，椎間関節は脊髄神経のメカニカルインタフェースである．骨棘，靱帯の浮腫，筋膜の瘢痕，神経周囲の浸出液や血液は病的なメカニカルインタフェースであり，神経系の滑走性を阻害する．

10. 神経系の損傷

神経系は，機械的刺激，化学的刺激，虚血，熱など様々な原因により損傷される．神経損傷の程度は，組織病理学的に図10.5に示すように1～5度の5つのカテゴリーに分類される[10]．神経の機械的損傷の原因としては，伸張や圧迫などが考えられる．圧迫は，神経の断面積を変化させ，同時に神経の伸張を伴うことが多い．

神経が伸張されると，伝導組織である神経線維（軸索）に加え，神経外膜，神経周膜などの結合組織のゆるみがそれぞれ減少する（図10.6a, b）．さらに伸張されるとやがて神経外膜と神経周膜のゆるみがなくなるが，神経線維にはまだゆるみが残っている状態となる（図10.6c）．神経の伸張刺激に対して最も抵抗するのは神経周膜である．伸張に対して神経外膜もわずかに抵抗するが，圧迫に対して神経系を保護する役割の方が大きい．

さらに伸張されると，神経幹とその神経束におけるゆるみがなくなり，神経周膜とともに神経線維も伸張されるようになる（図10.6d）．神経束が伸張されるにつれて，神経束の断面積は減少し，神経束内圧が増加し，圧迫変形と虚血が生じる．伸張が弾性限界に近づくと，神経線維は神経束内で断裂し始める（図10.6e，2度の損傷）．伸張がさらに増加すると，神経束内で神経内膜管 (endoneurial tubes) が断裂し（3度の損傷），その後，神経周膜が断裂する（図10.6f，4度の損傷）．さらに伸張されると神経外膜の断裂が起こり，連続性が完全に断たれる（図10.6g，5度の損傷）[11]．

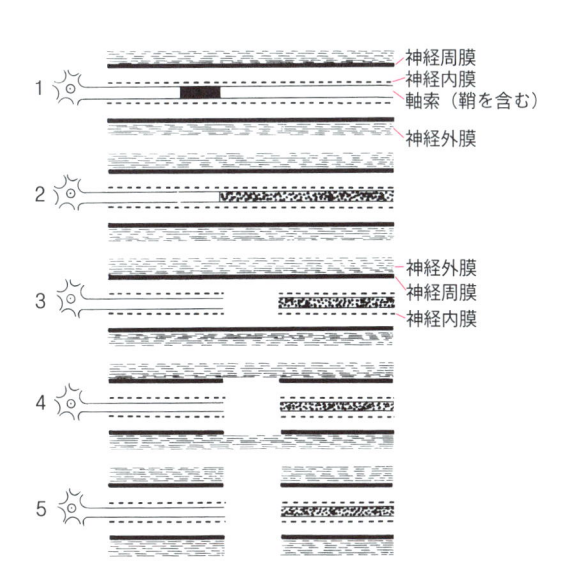

図10.5 ● Sunderlandの神経損傷の分類[10]

神経損傷は1～5度の損傷に分類される．1度：伝導ブロック．2度：損傷は軸索に限局し，神経内膜は損傷されない．ワーラー変性 (Wallerian degeneration) が起こる．3度：神経周膜は完全であるが，神経線維（神経内膜を含む）の連続性が断たれる．4度：神経束の連続性が断たれる．神経幹の連続性は神経外膜組織のみによって維持される．5度：完全断裂．

図10.4 ● メカニカルインタフェース (mechanical interface)

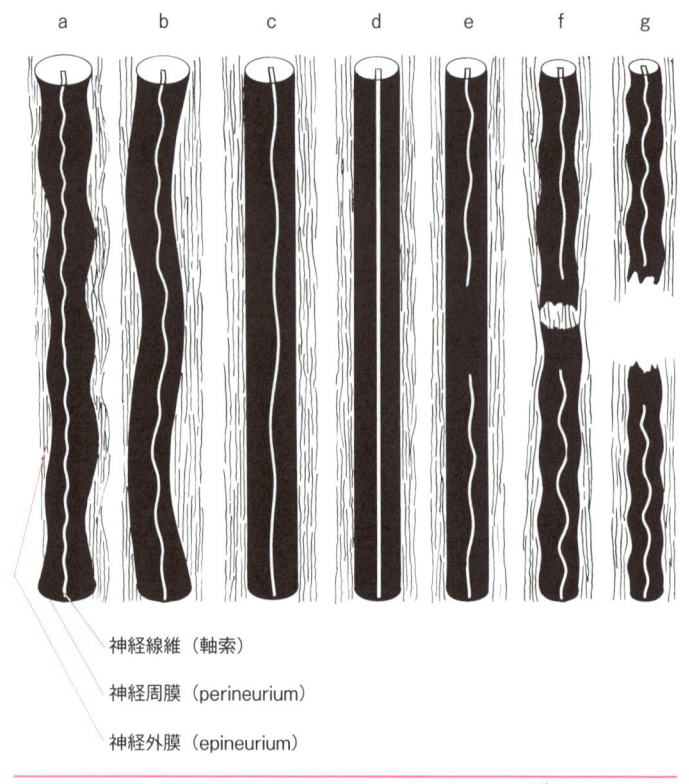

神経線維（軸索）
神経周膜（perineurium）
神経外膜（epineurium）

図10.6● 神経を伸張した時の神経内の変化[11]
簡素化するために1本の神経線維と1つの神経束のみを示す.

神経系の機能異常（症状と徴候）

前述のように，神経系は滑走と伸張という2つのメカニズムで生体の関節運動に適応している．したがって，このメカニズムの障害は種々の問題を引き起こす．Butler[2]はこのような神経系の滑走性および伸張性の障害による反応を"adverse neural tension"として，「神経系組織の正常可動性および伸張性が検査された際に生じる神経系組織の異常な生理学的および機械的反応」と定義している．神経系の滑走性，伸張性の障害は，痛み，知覚異常などの生理学的反応や可動域低下などの機械的な異常反応を引き起こす．ここでは神経系の滑走性および伸張性の低下を「神経系機能障害」として記載する．

1. 神経系機能障害の原因

神経系機能障害の原因となる病理を，便宜的に，「神経内の病理」と「神経外の病理」に区分することができる．神経内の病理には，①脱髄や神経腫形成のように伝導組織に影響を与える病理と，②神経外膜の瘢痕，クモ膜や硬膜の炎症などのように結合組織に影響を与える病理，の2つがある．

一方，神経外の病理は神経系を取り巻くメカニカルインタフェースの病理であり，神経の伝導組織や神経線維を取り巻く結合組織の病理ではない．神経外の病理では神経系に接する他の組織に原因があり，神経系は間接的に影響を受ける．神経床や硬膜外腔に出血がある場合や神経系に隣接する筋の浮腫，脊柱管狭窄にみられるような骨の異常などにより神経系は間接的に影響を受ける．

2. 神経内外の病理と神経系機能障害

神経系機能障害の原因が神経内にある場合と神経外にある場合では，それによって起こる障害が異なる．神経内の病理では，神経系とメカニカルインタフェースとの間の滑走性は保たれているが，神経系の弾性，すなわち伸張能力が低下する．これに対して，神経外の病理では，神経組織には異常がないが，メカニカルインタフェース内での神経系の滑走性が障害される．

これらの分類は絶対的なものではなく，両者が混在する場合も考えられる．例えば，神経外の病理は外部から神経系を圧迫するため，神経内においても低酸素症や炎症などの神経内病変を引き起こすことがある．神経内外の病理を区別することは，後に述べる治療との関わりで重要となる．

3. 神経系機能障害のメカニズム

外傷や疾患により神経傷害が生じる．ここでは，重度な外傷や疾患によりもたらされる神経傷害ではなく，比較的軽度な神経系機能障害のメカニズムについて記載する．

神経組織は物理的外力（摩擦，圧迫，張力）によって直接的に影響を受けるが，神経組織への影響は必ずしも直接的かつ大きな外力を必要としない．20 mmHg程度の比較的軽度の圧迫によっても正常な血流を保つ圧勾配（pressure gradient）が障害され，神経への栄養補給が低下する．したがって，通常の運動，姿勢，反復的筋収縮により神経の栄養が障害され，しびれなどの異常感覚が生じる．

外部からの圧迫の増加により，神経線維からの静脈流が障害されると低酸素症や浮腫が生じ，さらに圧迫が増加する．その結果，神経束内線維症が生じ，さらに圧迫が増加し，低酸素症が増悪する．圧迫により栄養障害が起こり，さらに軸索輸送メカニズムが影響を受けると神経伝達物質を十分に移送することができず，シナプス機能に問題を起こす．これらの神経障害の結果，疼痛，感覚異常，感覚脱失，筋力低下，反射低下，自律神経系徴候が生じる．

4. 神経系機能障害の好発部位

神経系が傷害を受けやすい場所は以下の通りである．

1）神経系が通過するトンネル

生体内には軟部組織，骨などによって形成されたトンネルがあり，その中を神経系が通過する部位がある．例えば，手根管内，椎間孔内，梨状筋下孔内には，それぞれ正中神経，脊髄神経，坐骨神経が存在し，神経系はトンネルの内壁を形成する構造との間に摩擦を生じたり，内壁による圧迫を受けたりする．

2）神経系が分岐する部位

神経系が分岐する部位，特に鋭角に分岐している部位では神経系機能障害が生じやすい．このような部位では，神経は滑走による適応が行いにくく，張力を高めることによって適応しようとする．しかし，張力が大きくなると耐えられなくなる．総腓骨神経が深腓骨神経と浅腓骨神経に分岐する部位などでは神経系機能障害が生じやすい．

3）神経系が相対的に固定されている部位

神経系が相対的に固定されている部位では神経系の可動性が制限されているため，神経系に伸張ストレスが加わりやすい．腓骨小頭部での総腓骨神経，橈骨頭部での橈骨神経が例として挙げられる．

4）神経系が骨の上を通過する部位

神経系が骨の上を通過する部位では，摩擦によって神経系機能障害が生じやすい．例えば，内果上を脛骨神経が通過する部位，腕神経叢が第1肋骨上を通過する部位，橈骨神経が上腕骨の橈骨神経溝上を通過する部位などが例として挙げられる．

5）緊張点（tension point）

関節運動に対して，神経系が主として滑走によって適応する部位は結合組織が少なく，主として伸張によって適応する部位は結合組織が発達している．後者のような部位は，緊張点と呼ばれ，一般に，関節周囲にみられる．T6レベルや膝関節後面は緊張点であり，臨床的に神経系の機能障害が生じやすい部位である．

5. 神経系機能障害の症状と徴候

神経系機能障害に特有な症状や徴候は存在しない．したがって，それらを明確に示すことはできないが，次のような場合には神経組織が影響されている可能性がある．

1）症状の部位

①手根管，腓骨小頭，椎間孔，T6レベルのような前述の好発部位における症状．
②デルマトームやマイオトームといった通常の症状パターンではない症状．
③神経の皮膚支配や神経に沿った症状のように神経

解剖に一致する症状．
④いくつかの症状が連続してみられる場合．例として，テニス肘と手根管症候群が同時にみられる場合，下位頸椎症状と中位胸椎症状が同時にみられる場合，肩から手関節にかけての痛みがみられる場合などが挙げられる．
⑤神経走行に一致した痛み．手根管症候群における前腕部痛や坐骨神経痛にみられるハムストリングス部の痛みのように，痛みが線状になっている場合である．
⑥緊張点あるいは好発部位における重いような痛み．関節周囲や緊張点周辺に痛みが集中している場合がある．また痛みの部位はしばしば曖昧であり，対象者は指先よりも手全体で痛みの部分を指摘する．

いずれの症状も神経系機能障害に特有な症状ではないが，④は比較的特徴的である．神経系機能障害では，手根管症候群に続いて腕神経叢の問題が起こるなど，いくつかの症状が連続して生じる場合が多い．

2）症状の種類

神経系機能障害の主な症状は痛みであるが，その他に，脱力感，麻痺，異常感覚，感覚脱失を訴えることがある．「焼けるような痛み」の訴えは神経性の痛みを示唆する表現であるが，その他，「はっきりしない痛み」「深部の痛み」「重いような痛み」「ズキズキするような痛み」「鋭い痛み」など，様々な表現がみられる．

足部，中足指関節部，指間のような部位に腫れたような感じを訴える場合があるが，訴えのみで明確な浮腫がみられない場合が多い．このような訴えは自律神経系の異常によりもたらされている可能性がある．

異常感覚および感覚脱失は，痛みを伴う場合と痛みを伴わない場合がある．脱力感は遠心性のインパルスが障害されることによる運動麻痺の場合もあるが，痛みのために関節を動かすことができない疼痛抑制による筋力低下の場合もある．

3）その他

神経系機能障害のある対象者では，病歴上，交通事故や高所からの転落による外傷など，過去に神経系に影響を与えるようなアクシデントを経験していることが多い．また，外見上，神経系の伸張性を低下させるような特有の姿勢をとる場合がある．一つの例とし

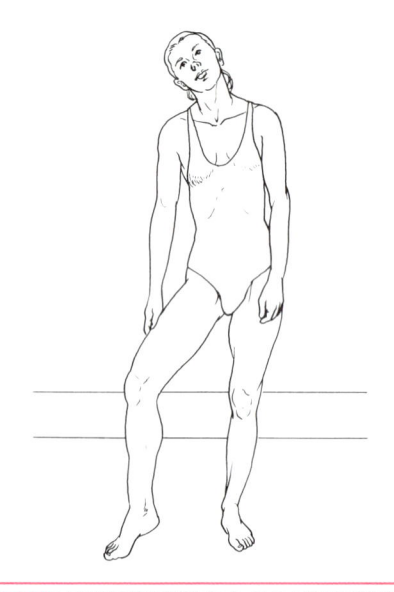

図10.7●神経系機能障害にみられる特有の姿勢[3]

て，頸部・体幹を痛みのある側に側屈し，股関節外転，外旋，膝関節屈曲，足関節底屈位をとり，神経系の伸張性を低下させるような姿勢となっている場合がある（図10.7）．このような姿勢は脳卒中片麻痺患者にもみられる姿勢であり，慢性期の脳卒中患者では神経系モビライゼーションの適用となる神経系の機能障害が合併しやすい．

鑑別診断のポイント

1．ニューロダイナミック・テスト（neurodynamic test）の解釈

ニューロダイナミック・テストは次のような場合に陽性と判断される．
①ニューロダイナミック・テストが対象者の症状を再現した場合．
②検査による反応が遠位の身体部分を動かすことによって変化した場合．例えばSLRにより大腿後面の痛みが出現し，この痛みが頸部を他動的に屈曲することにより増加した場合，SLRによってもたらされた大腿後面の痛みは神経系の機能障害に起因している可能性が高い．
③検査による反応が，健側の反応や正常であると考えられる反応と異なる場合．これらの反応の違いは，可動域，他動運動時に出現する抵抗，運動中

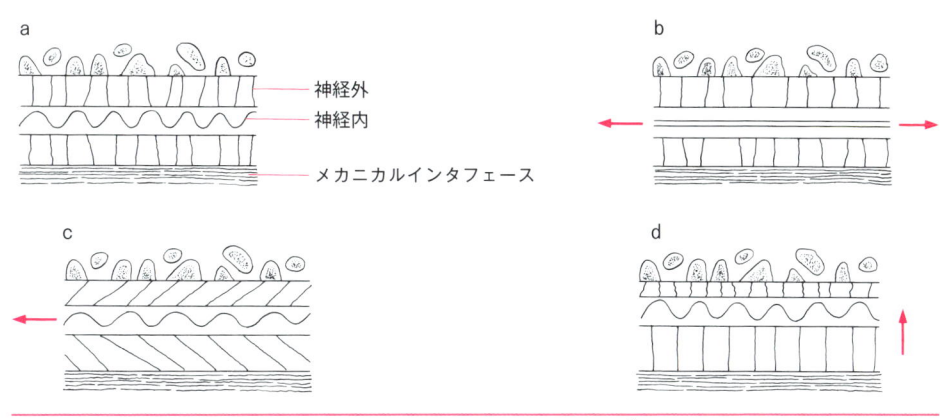

図10.8 神経系メカニクスの検査[9]

の症状反応の違いとして捉えられる．

神経系機能障害ではニューロダイナミック・テストが陽性となるが，ニューロダイナミック・テストの陽性は，必ずしも神経系機能障害を示しているわけではない．検査によって他の組織にストレスが加わり，他の組織の異常が反映されている可能性があるので，解釈には注意が必要である．

2. 感作（sensitising），脱感作（desensitising）手技

感作，脱感作[*2]手技は，神経系機能障害を証明する際に有用である．特に，この手技を症状のある部位から離れた部位で行う場合に有効である．例えば，SLRによって胸椎の痛みが出現したとき，その痛みが足関節背屈によってさらに増加した場合には神経系機能障害を示唆する．この場合，足関節背屈は感作手技であり，足関節背屈によって新たにストレスが加わった組織は主として神経系である．また脱感作手技も有用である．例えば，立位での体幹屈曲時の腰部痛が，体幹を屈曲した状態で頸椎を伸展することにより軽減した場合，頸椎の伸展によって変化した組織は主として神経系（神経系へのストレスが軽減される）であるので神経系の障害が疑われる．

3. 触診

体表面上で触診できる神経（幹）は，触診によって神経系の異常についての情報を得ることができる．例えば，炎症のある神経組織は触診により痛みが出現し，神経を叩くことにより異常感覚が出現する（チネルサイン）．また，直接的に神経の横断方向の可動性を評価することができる．足背部の皮神経は検者の爪の背側ではじくようにして触診する．

4. 神経系メカニクスの検査

神経系のメカニクスは次の3つの方法で検査することができる（図10.8）．

1）弾性（elasticity）の検査（図10.8b）

神経系の緊張を増加した開始肢位から，さらに，関節運動によって緊張を加えることによって評価する．例えばSLRの最終可動域で足関節の背屈を加えた場合などである．

2）メカニカルインタフェースに対する滑走性（図10.8c）

神経系の緊張をゆるめた状態で，神経全体の運動量を関節運動によって評価する．例えばSLR45°程度で足関節の背屈の可動性をみる場合などである．

3）触診による横断方向の可動性の検査

肘屈曲のような生理学運動は，神経系のメカニカルインタフェースに対する横断方向の滑走性が必要とされる．したがって，触診によって神経系の横断方向の運動を調べる必要がある（図10.8d）．

[*2] 感作は神経系の感受性を強める操作であり，脱感作は逆に弱める操作である．

神経系モビライゼーション

評価

主観的検査および客観的検査を通して，神経系機能障害を示唆する情報に注意する．

1. 主観的検査

痛み，しびれ，だるさ，腫脹，感覚脱失，脱力感などの訴えは神経系に起因する症状である可能性がある．まず，これらの症状をボディチャート上に記載し，症状の部位および症状間の関連性を把握する．また，神経系モビライゼーションを安全かつ効率的に行うために，椎骨動脈不全症状（めまいなど），健康状態（併発症，手術，感染など），薬物療法（ステロイドなど），脊髄，馬尾神経損傷の有無，他の検査所見（レントゲン，CT，MRI，ミエログラフィー，サーモグラフィー，電気診断学検査など）についての情報を得る．

2. 客観的検査

客観的検査では，神経学的検査（筋力検査，深部反射検査，感覚検査），ニューロダイナミック・テスト，触診を行う．神経系は神経伝導に関与する神経伝導組織と神経系を構成する結合組織からなるが，伝導組織の損傷が疑われる場合には，リスク管理上，神経学的検査を最初に行う．神経学的検査の結果，神経学的徴候（筋力低下，反射低下，感覚障害）が確認された場合には，後に続く検査を修正し，リスクを最小限にして有用な検査所見を得なければならない．以下，ニューロダイナミック・テストについて記載する．

ニューロダイナミック・テスト（neurodynamic test）

基本的なニューロダイナミック・テストとして，①他動的頸部屈曲（passive neck flexion：PNF），②他動的下肢伸展挙上（straight leg raise：SLR），③スランプテスト（slump test），④腹臥位膝屈曲（prone knee bend：PKB），⑤上肢ニューロダイナミック・テスト1（upper limb neurodynamic test：ULNT 1），⑥上肢ニューロダイナミック・テスト2a（ULNT 2a），⑦上肢ニューロダイナミック・テスト2b（ULNT 2b），⑧上肢ニューロダイナミック・テスト3（ULNT 3）の8つがある．これらの検査において，次のような情報を得るようにする．

①症状：症状が最初に出現した関節可動域，どのような症状（痛み，しびれ）が出現したか？その症状は対象者が訴えていた症状か？可動域内での症状の変化．

②抵抗：抵抗が最初に出現した関節可動域，抵抗により制限される関節可動域（得られる関節可動域），関節可動域内での抵抗の変化（急激な増加あるいはゆるやかな増加？）．

上記の症状と抵抗がニューロダイナミック・テスト中の各運動要素に対応してどのように変化するかに注意する．鑑別操作として1つの運動要素を加えたり，除いたりしたときの変化に注意する．また，必ず反対側の上肢の反応と比較する．

1. 他動的頸部屈曲（passive neck flexion：PNF）（図10.9）

背臥位（枕を使用しない）で，対象者の後頭部を保持して顎を胸につけるよう頸部を他動的に屈曲する．正常では症状に変化はみられない．頸椎－胸椎移行部に伸張感がみられることもある．

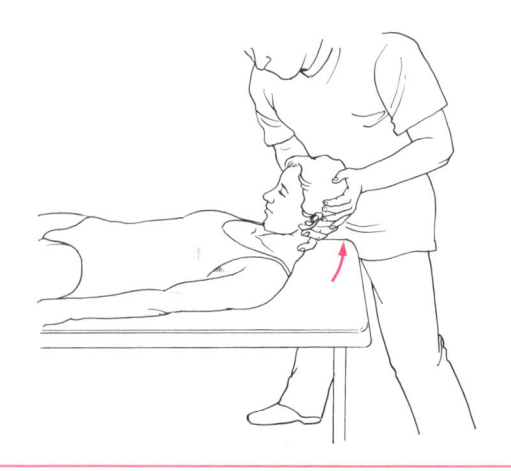

図10.9 ● 他動的頸部屈曲（passive neck flexion：PNF）
（文献1を一部改変）

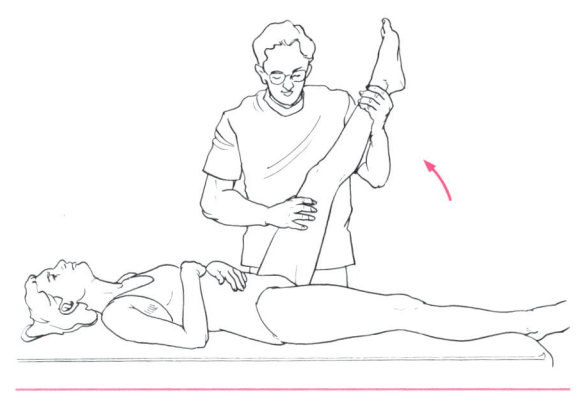

図10.10●他動的下肢伸展挙上（straight leg raise；SLR）
（文献1を一部改変）

2. 他動的下肢伸展挙上（straight leg raise：SLR）（図10.10）

背臥位で，検者の一側の手を対象者の下腿遠位部に，他側の手を膝関節前面に置き，膝関節が屈曲しないよう他動的に股関節を屈曲する．正常可動域は，50〜120°と幅がある．可動域だけでなく症状・抵抗の変化，左右差に注意することが重要である．正常でも大腿後面，膝後面，腓腹部から足部にかけての痛みや伸張感がみられる．

3. 腹臥位膝屈曲（prone knee bend：PKB）（図10.11）

腹臥位で膝関節を他動的に屈曲する．この時の膝関節屈曲可動域，症状の反応，抵抗感を評価する．正常では，踵が殿部につくまで膝関節を屈曲することができる．大腿前面に軽度の伸張痛がみられることもある．

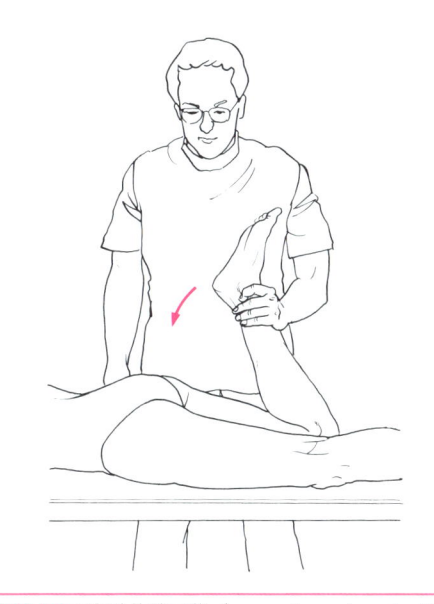

図10.11●腹臥位膝屈曲（prone knee bend；PKB）
（文献1を一部改変）

4. スランプ検査（slump test）（図10.12）

次の各ステージにおいて，症状の出現やその変化，関節可動域を評価する．
①［ステージ1］：ベッドに深く腰掛け，両手を背部で軽く組む．正常では無症状である．
②［ステージ2］：頸椎を中間位に保ちながら，対象者の腹部を軽く押すようして胸・腰椎の屈曲を誘導する．この時，仙骨部を垂直位に保った状態で，股関節が屈曲しないようにして胸椎・腰椎の屈曲が増強するように誘導する．正常では無症状である．
③［ステージ3］：脊椎屈曲姿勢を保持した状態で，顎を胸部につけるようにして頸部自動屈曲を行わせ，固定する．この段階では，正常でも約半数にT8およびT9領域に痛みがみられる．
④［ステージ4］：健側の膝関節自動伸展を行わせる．正常でも伸展した側の膝後面やハムストリングスの痛み，膝伸展制限がみられるが，顕著な左右差はみられない．
⑤［ステージ5］：健側の足関節自動背屈を行わせる．正常でも足関節背屈制限がみられる．
⑥［ステージ6］：頸部の固定を解放し，ゆっくりと頸椎の自動伸展を行わせる．正常では，頸部屈曲の解放によって，痛みの軽減および膝関節伸展・足関節背屈可動域の増加がみられる．

ステージ1　　　　　　　　　　　　　　　　　　　ステージ2

ステージ3　　　　　　　　　　　　　　　　　　　ステージ4

ステージ5　　　　　　　　　　　　　　　　　　　ステージ6

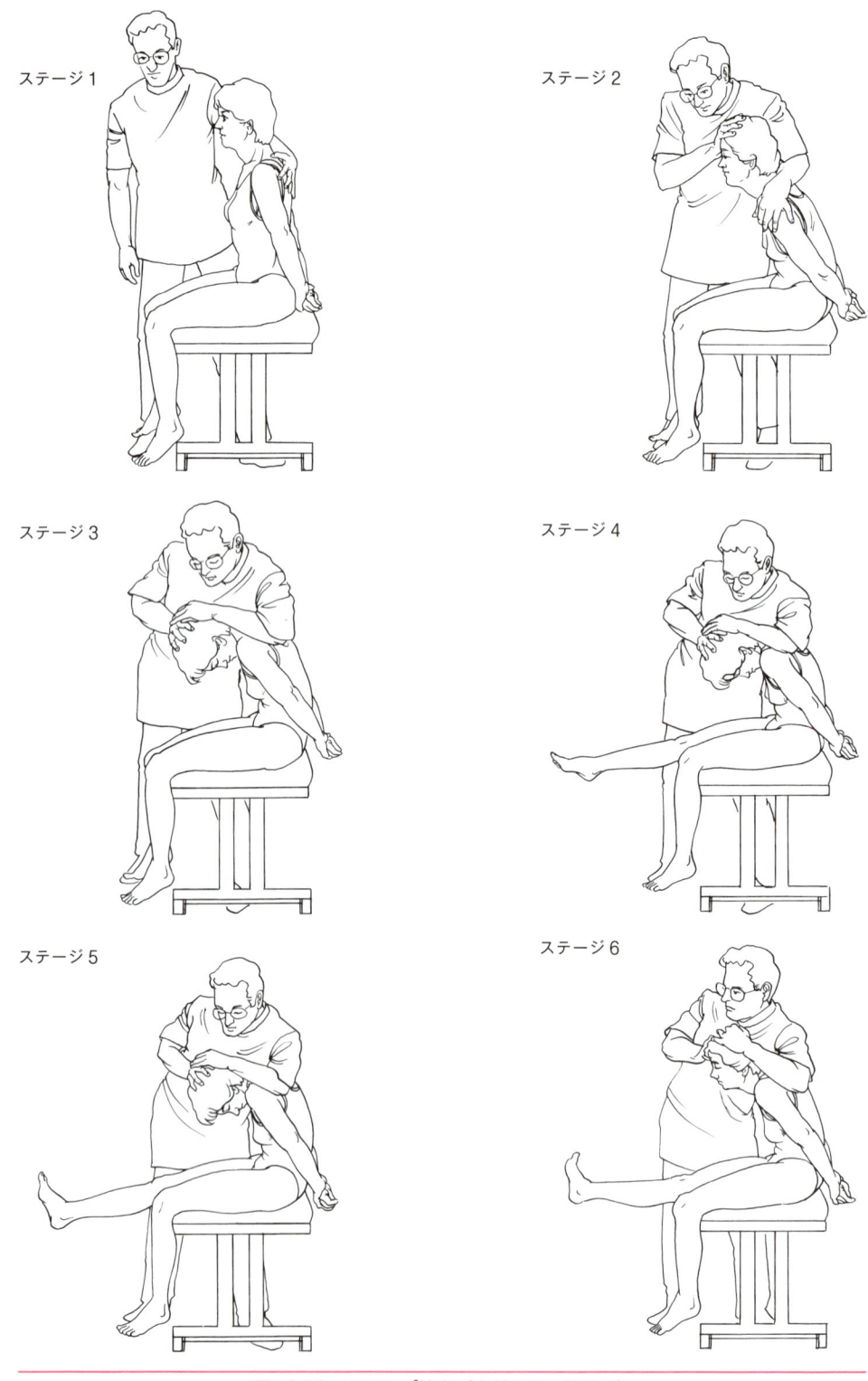

図10.12●スランプ検査（文献1を一部改変）

　ステージ4，5，6を他側下肢についても行い，膝関節伸展・足関節背屈可動域と症状の反応を比較する．

例えばステージ4，5において，大腿後面の痛みによって一側の膝伸展および足背屈角度が著しく制限さ

神経系モビライゼーション (mobilization of the nervous system) ● 365

れ，ステージ6の頸部屈曲の解放によって左右差がみられなくなった場合には，神経系の機能異常による症状であることが示唆される．

5. ULNT 1（主として正中神経系の検査）
（図10.13）

①背臥位（枕を使用しない）で，検者の上肢で対象者の肩甲骨が挙上しないように固定する．右手で対象者の左手を持ち，手指（特にⅠ指～Ⅲ指）のコントロールができるようにする（ステージ1）．
②左上肢で肩甲骨を固定し，対象者の肩関節を110°外転する（ステージ2）．
③前腕を回外し，母指を橈側外転し，手関節・手指を伸展する（ステージ3）．
④肩関節を外旋する（ステージ4）．
⑤肘関節を伸展する（ステージ5）．
⑥頸部の自動左側屈，右側屈を加える（ステージ6）．なお，自動的な頸部の側屈には回旋が入りやすいので検査前に練習しておく必要がある．

正常な反応を以下に示す：
①肘窩での深部痛［E］（99％）と前腕の前面，橈側面，手の橈側に下行する深部痛［B, C］（80％）．
②1～3指のしびれ［D］．
③肩前面の痛み［A］．
④検査側と逆方向への頸部の側屈で反応が増加する（90％）．
⑤検査側への頸部の側屈で反応が減少（70％）する[13]（図10.14），肘伸展制限は16.5～53.2°[14]である．

6. ULNT 2a（主として正中神経系の検査）
（図10.15）

①背臥位で，検査側（図では左側）の対象者の肩甲骨がベッドから出るようにする．検者の右大腿を対象者の左肩上に位置させる．右手で対象者の左肘を持ち，左手で対象者の左手首を持つ（ステージ1）．
②検者の右大腿で対象者の肩甲帯を下制する（ステージ2）．
③対象者の肩関節を10°外転し，対象者の上肢がベッドから離れ，ベッドの端と平行となるようにする．大腿部による肩甲骨下制を維持した状態で，対象者の肘関節を伸展する（ステージ3）．

④肩甲骨下制・肘関節伸展を維持した状態で，両手で対象者の上肢を外旋（肩関節外旋・前腕回外）する（ステージ4）．
⑤検者の左前腕を回内し，対象者の手の方向に滑らせる．検者の親指を対象者の親指と示指の間に入れ，対象者の手関節，手指を伸展させる（ステージ5）．
⑥肩関節を外転する（ステージ6）：症状が遠位のときは，肩甲骨下制を解放してその影響を評価する．症状が近位のときは，手関節を掌屈して症状の変化を評価する．

7. ULNT 2b（主として橈骨神経系の検査）
（図10.16）

①ULNT 2aと同様に肩甲骨を下制し，肘関節を伸展させる（ステージ1）．
②この位置を維持した状態で，検者は対象者の上肢の下から前腕遠位を持ち，上肢を内旋（肩関節内旋・前腕回内）する（ステージ2）．内旋を十分に行うと，検者の左肘で対象者の左肘をロックすることができる．
③対象者の手関節を自動的に屈曲させるか，検者の左手で他動的に屈曲させる（ステージ3）．母指の屈曲と手関節を尺屈することにより表在の感覚枝を介して，橈骨神経にさらにストレスを加える．検者の右手を下に滑らして手関節，手指の屈曲をコントロールしてもよい（ステージ4）．

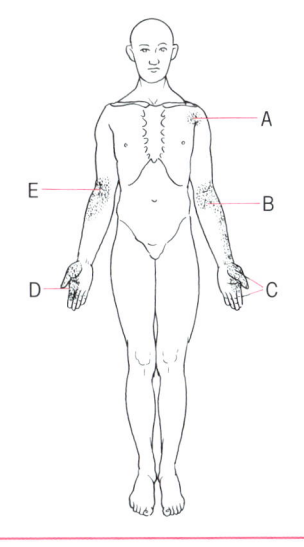

図10.14 ● ULNT 1に対する正常反応[2]

ステージ1

ステージ2

ステージ3

ステージ4

ステージ5

ステージ6

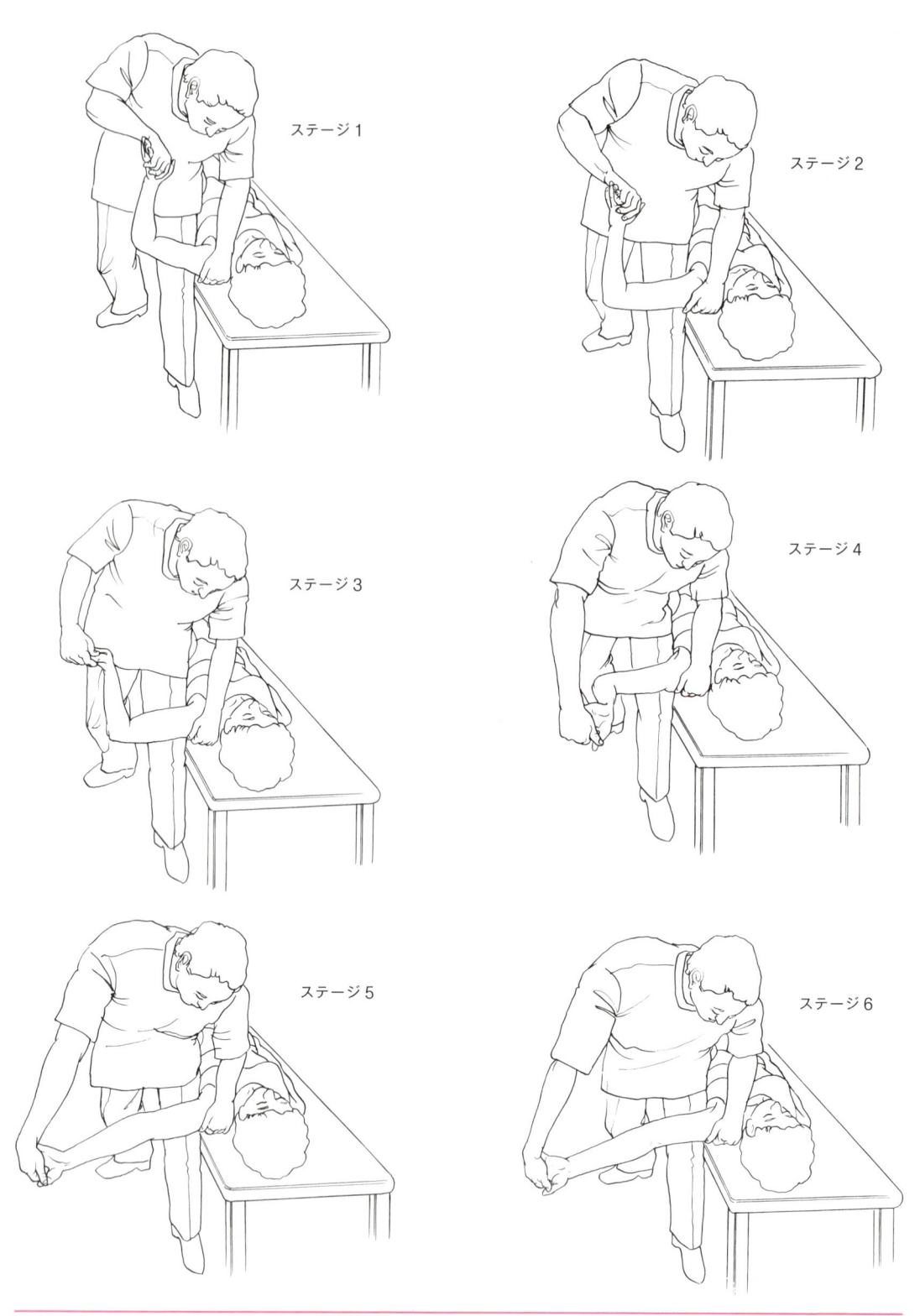

図10.13●上肢ニューロダイナミック・テスト1（ULNT 1）
（文献1を一部改変）

神経系モビライゼーション（mobilization of the nervous system） 367

ステージ1　　ステージ2

ステージ3　　ステージ4

ステージ5　　ステージ6

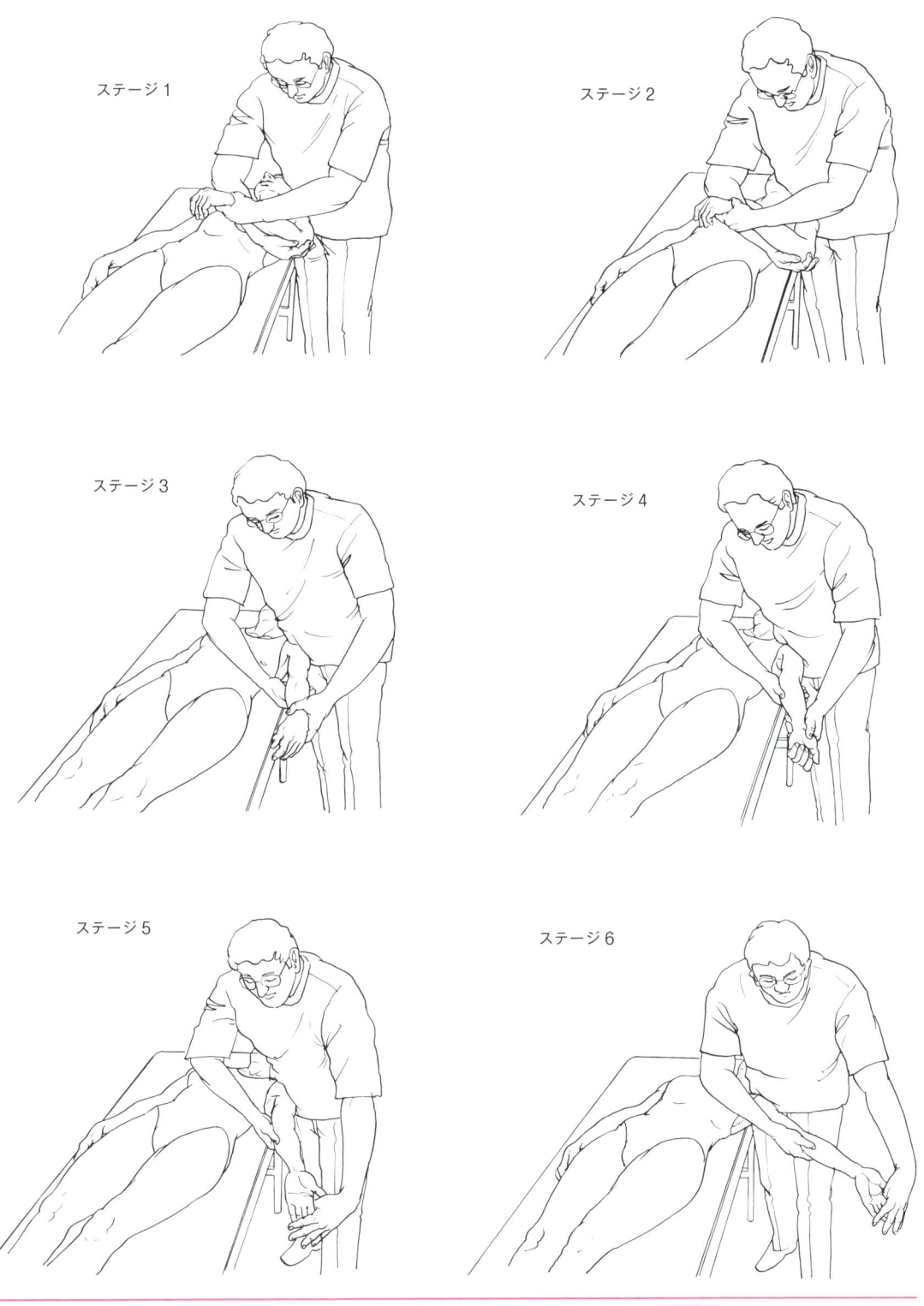

図10.15 ● 上肢ニューロダイナミック・テスト2a（ULNT 2a）
（文献1を一部改変）

ステージ1　ステージ2　ステージ3　ステージ4

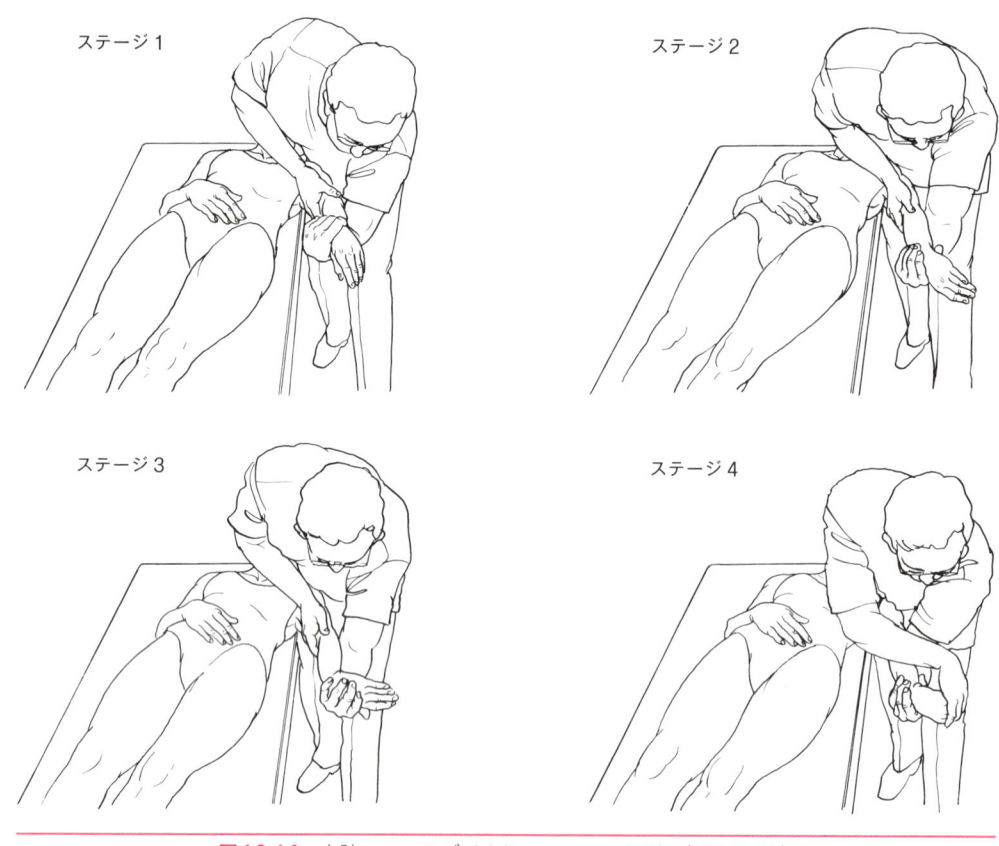

図10.16●上肢ニューロダイナミック・テスト2b（ULNT 2b）
（文献1を一部改変）

検査によって橈骨神経支配領域および神経に沿った症状が出現する．正常でもわずかな症状が出現する．反対側の上肢の反応と比較する．

8. ULNT 3（主として尺骨神経系の検査）
（図10.17）

①背臥位で，検者の鼠径部に対象者の肘をおく（ステージ1）．
②対象者の手関節を伸展し，前腕を回内する（ステージ2）．
③この肢位を維持した状態で，肘関節を最大に屈曲する（ステージ3）．
④肩関節を外旋する（ステージ4）．
⑤検者の右手でベッドに押し下げるようにして肩甲骨挙上が起こらないように固定する．
⑥この位置を維持した状態で，肩の外転を加え，対象者の手を耳の上にもってくるようにする（ステージ5）．

正常でも手の尺骨神経支配領域あるいは肘内側に灼熱痛やしびれがみられる場合がある．反対側の上肢の反応と比較する．

治療手技

評価の結果，対象者の問題が神経系の機能障害に関係し，その問題を解決する必要があると判断した場合には，次の3つのアプローチが考えられる．

①神経系への直接的アプローチ：ニューロダイナミック・テストや触診手技を用いた神経系モビライゼーションよるアプローチ．
②メカニカルインタフェースへのアプローチ：神経系に影響を及ぼしているメカニカルインタフェース（関節，筋，筋膜，皮膚のような構造）に対するアプローチ．
③環境へのアプローチ：姿勢アドバイス，人間工学的配慮によるアプローチ．

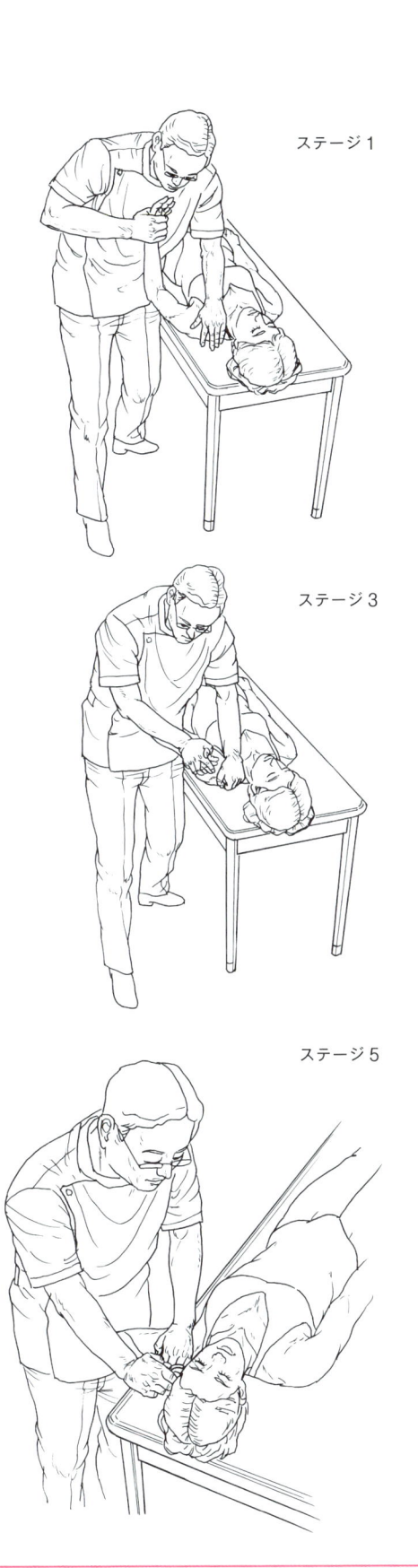

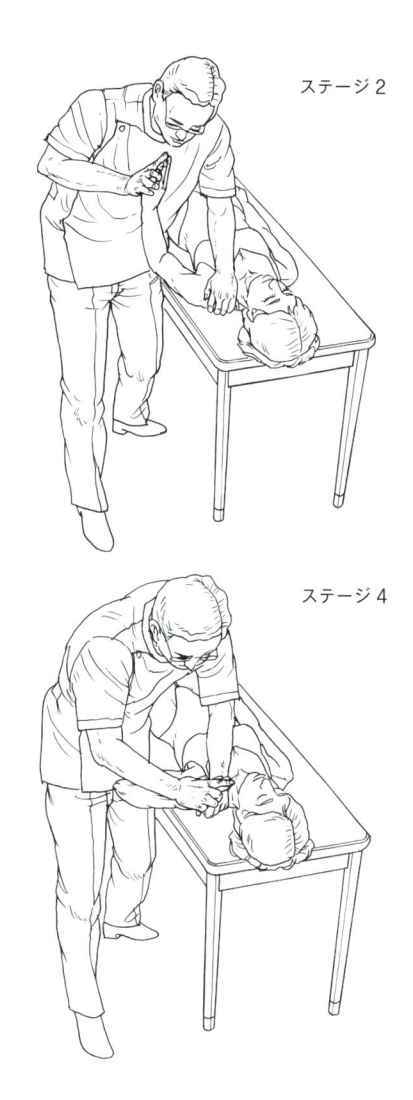

神経系モビライゼーション（mobilization of the nervous system）

ステージ1

ステージ2

ステージ3

ステージ4

ステージ5

図10.17●上肢ニューロダイナミック・テスト3（ULNT 3）
（文献1を一部改変）

1. 神経外の病理と神経内の病理

検査の結果，神経系の機能障害が疑われた場合には治療に際して，その原因が神経外の病理にあるのか，あるいは神経内の病理にあるのかを考える．前述のように，神経外の病理の場合には，主として神経系の運動性が障害される．神経系に影響を与えているメカニカルインタフェースを特定したうえで，次の2つの治療法が考えられる．一つは，関節モビライゼーション手技によって椎間孔などのメカニカルインタフェースを治療する（椎間孔を拡大する）ことにより，間接的に神経系の運動性を改善する方法である．もう一つは，神経系モビライゼーション手技によって，直接的に神経系の運動性を改善する方法である．

一方，神経内の病理，すなわち，神経内の浮腫，線維症などの神経内の問題では，主として神経系の伸張性が障害される．この場合の治療は，神経系モビライゼーション手技によって神経系に直接張力を加えて神経系の伸張性を改善する．

神経外の病理と神経内の病理はあくまで便宜上の分類であり，実際には両者が混在している場合が多い．両者が混在している場合には，どちらの病理が優位かによってアプローチを決定する．両者へのアプローチを同時に行った場合には，症状を悪化させる可能性があるので，特に初回の治療では注意が必要である．

2. 病態力学的問題と病態生理学的問題

上記の神経外の病理と神経内の病理のほか，神経系モビライゼーションを行う際には，病態力学的問題と病態生理学的問題について考慮する．一般に，急性期には炎症，すなわち病態生理学的問題が主体であり，慢性期では病態力学的問題が主体となる．臨床では，両者の問題が混在していることが多く，その問題の比率は様々である（図10.18）．この場合，治療の優先順位は両者の問題の比率により決定される．以下，それぞれに対する基本的アプローチについて記載する．

1) 病態生理学的問題が優位な場合

持続性の痛みがみられ，その痛みは容易に悪化し，再び元の状態に回復するまでに長い時間を必要とする．鞭打ち症，重篤な外傷，ギランバレーのような急性炎症性神経炎が例として挙げられる．このような症例のマネジメントでは安静が重要であるが，適切な運動により症状が軽減し，炎症後の瘢痕を最小限にすることができる．病態生理学的な問題が外傷によってもたらされた場合には，神経系だけでなく多くの構造が同時に損傷される．例えば，鞭打ち症の場合には，頸椎椎間関節が損傷され，骨には骨梁の骨折がみられ，また，筋，神経も損傷される．それぞれの構造がどの程度症状に影響を与えているかを特定することは難しい．しかし，臨床的には，他の構造にあまり影響を与えないようにして神経系を動かすことができる．

例えば，次のような症例を考えてみよう．

「3週間前に停車中，後方から来た車に追突され受傷，鞭打ち症と診断された．自動車の破損状況からかなりの外力が働いたことが示唆された．断続的な頭痛および持続的な頸部痛と右肩痛を訴えており，これらの症状は容易に悪化した．どの症状にも改善がみられず，右肩痛はむしろ悪化傾向にあった．対象者はカラーを装着していた」．

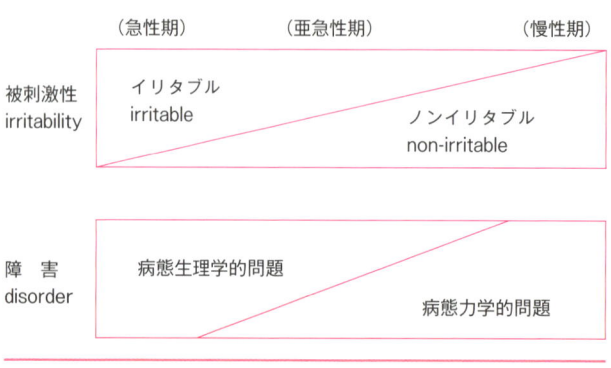

図10.18 ●被刺激性（irritability）と病態生理学的問題，病態力学的問題との関係

このような状況では，病態生理学的問題が主体であると考えられ，以下のように治療を進める．
  ①SLRや左ULNTなどを用いて，症状領域から離れた領域からアプローチする．ULNTは左肩関節軽度外転位での左肘関節伸展，あるいは右手関節伸展から開始する．SLRは伸展位の状態で股関節を屈曲するよりも股関節屈曲位からの膝伸展の方が損傷部へのストレスが少ない．より重度な鞭打ち症では，膝関節軽度屈曲位で症状部位より離れた足関節の底背屈運動から開始する．
  ②最初は，痛みなどの症状を誘発しない方法で行う．被刺激性（irritability）が明らかになるまでは，軽度な運動量とする．治療時に症状悪化がみられない場合にも，やや遅れて症状悪化がみられる場合があるので注意が必要である．
  ③手技のグレード[*3]は，大きな振幅（grade Ⅱ）とし，可能な限り大きな振幅でゆっくりとリズミカルに動かす．
  ④コミュニケーションによって症状を絶えずモニターする．手技を中止しても痛みが残存するような強度での治療は避ける．
  ⑤神経系を最適な状態で動かすために，可能な限り痛みを起こさない快適な肢位で実施する．痛みにより筋の防御的収縮がみられると，神経系の可動性が障害される．
  ⑥対象者の被刺激性がやや低下していると考えられる場合には，症状が出現する可動域まで他動運動を進める．上記の症例では，右肩甲骨の下制と挙上をグレードⅡの強度で行う．他の身体部分は，肘屈曲，膝軽度屈曲とし，頸部を右側屈することによって緊張を緩めた状態とする．神経系をより動かしやすくするために，インタフェースの位置関係を考慮する．

2）病態力学的問題が優位な場合

障害が長期化すると廃用（disuse）によってもたらされる問題が大きくなり，炎症反応により生じた物質が病態力学的な問題を起こす可能性が高くなる．このような病態力学的問題に対処するためには神経系モビライゼーションによる力学的なアプローチが必要であり，薬物，ベッド安静，物理療法では問題を解決することができない．神経系モビライゼーションは次のように進める．
  ①最初の手技は，グレードⅢやⅣを用いて，抵抗内にわずかに入り込むような強度が必要である．抵抗まで達しない手技では病態力学的問題を改善することができない．しかし，最初に行う手技は痛みを誘発させない範囲とする．一般に関節可動域の最初では神経系の運動による適応が行われ，可動域の最終では神経系の伸張による適応が行われる．したがって神経系の運動性を改善させたい場合（スライダー）は，神経系に伸張が加わらない肢位で関節を動かし，逆に神経系の伸張性を改善させた場合（テンショナー）は神経系に緊張が加わった肢位まで関節を動かす．病理学的には，大きな振幅運動（グレードⅢ）は，メカニカルインタフェースに対して神経系のメカニカルな異常がみられる場合，すなわち，神経外の問題が優位な場合に用いられる．これに対して，最終可動域での小さな振幅の運動（グレードⅣ）は，神経内の問題が優位な場合に用いる．一般にグレードⅢはⅣよりも症状を出現させにくい．また治療中に生じた症状は治療手技をやめたときにすぐに消失しなければならない．
  ②被刺激性が低い場合には，症状が出現しやすい肢位で手技を行う．治療に最適な肢位を選択するためには，主観的検査，客観的検査に裏づけされた神経系の生体力学的知識が手がかりとなる．

3. 手技の進行

神経系に影響を与えるために用いられる手技には多くの方法と方向がある．症状や徴候は各対象者によって異なるため，治療も対象者ごとに異なる．ある一つの手技によって改善が認められる場合には，その手技をただ繰り返すだけでは十分ではない．その手技が有効であったとしてもその手技がその特定の対象者あるいは病態にとって最適であるかどうかは分からない．他の手技と組み合わせたり，わずかに変化させたりして，その反応を再評価する．手技の進行は次のように行う．
  ①反復回数を増加する．被刺激性が高い状態では，

[*3] 他動運動の強さを表わす．
　Ⅰ：抵抗のない関節可動域における小振幅の運動．
　Ⅱ：抵抗のない関節可動域における大振幅の運動．
　Ⅲ：抵抗内における大振幅の運動．
　Ⅳ：抵抗内における小振幅の運動．

20秒間行い，その影響を再評価する．そしてこのような治療−再評価を数回続ける．

②手技の振幅を増加する．症状がわずかに再現されるか，あるいは他動運動に対して抵抗が出現するところまで動かす．

③神経がより伸張された状態で手技を繰り返す．前述の症例では股関節屈曲位での膝関節伸展を頸部軽度屈曲位で行う．

④股関節屈曲位での膝伸展のような遠位からの手技（distal technique）を用いた場合には，手技をより症状の近くに移動する．例えば，膝伸展位での股関節屈曲（SLR）を用いる．

以上のような方法で手技を進行した場合，他の構造への影響を再評価する．手技を行った後に，関係する関節や筋などの構造の再評価を行う．手技によって症状が出現した場合には，手技のグレードを低下させるが，緊張を低下させた状態で継続するか，手技の中止を選択する．

4. 環境へのアプローチ

長座位での読書（図10.19），側臥位での読書姿勢（図10.20）などは，それぞれスランプ肢位，ULNT 3に似ており，神経系に緊張が加わった姿勢である．また，自動車の運転姿勢（図10.21）やコンピュータ使用時の姿勢（図10.22）は脊柱が屈曲した姿勢である．さらに，運転時の足関節底背屈運動やコンピュータ操作時の手関節・手指の動きは神経系に反復的なストレスを加える．このような姿勢では必ずしも神経系が完全伸張位にあるわけではないが，このような姿勢が長時間に及ぶと症状の出現と無関係ではない．

また，一日の生活が，自動車で通勤し，オフィスでコンピュータを使用し，家では柔らかいソファーでテ

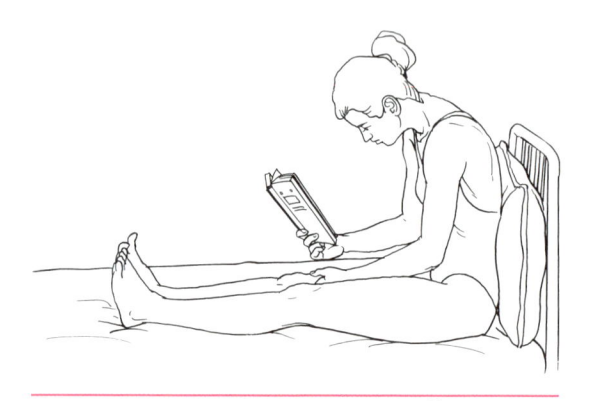

図10.19●長座位での読書姿勢[1]

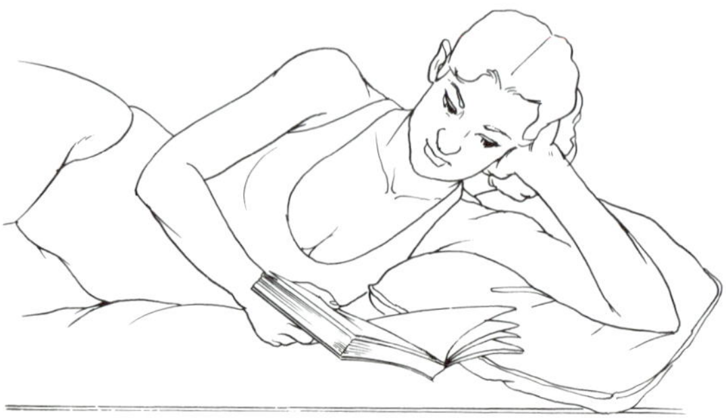

図10.20●側臥位での読書姿勢[1]

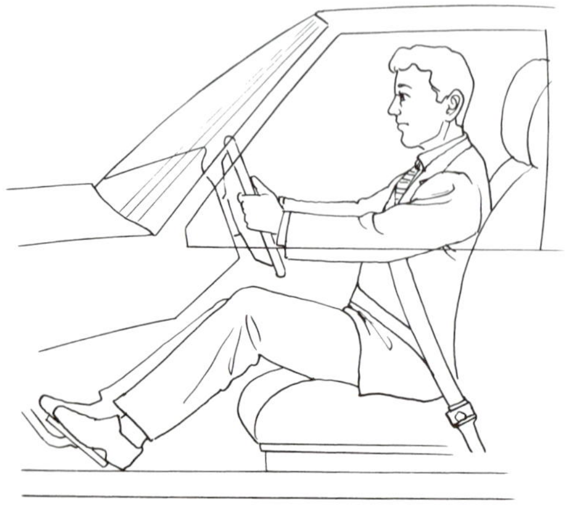

図10.21●自動車の運転姿勢

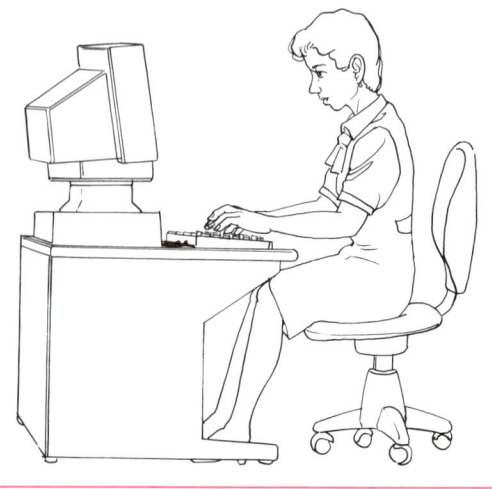

図10.22●コンピュータ使用時の姿勢

レビを観たり，趣味のコンピュータを使用したりすることが多いというようなライフスタイルでは，常に神経系にストレスが加わる．このような場合にはライフスタイルや環境を変化させ，緊張を解放するようなアプローチを考えない限り，症状の改善や，再発の予防にはつながらない．したがって，姿勢のアドバイス，オフィスや家での机，椅子などの人間工学的デザインを考慮したアドバイス，ライフスタイルへのアドバイス，ホームプログラムといったアプローチが必要となる．

5. スポーツ分野における神経系モビライゼーション

スポーツ外傷の予防やパフォーマンスの向上を目的として，関節運動や筋ストレッチングが一般に行われている．しかしながら，スポーツにおける極限までの運動に耐えるためには，関節や筋などの非神経系構造（メカニカルインタフェース）だけでなく，神経系の運動性，伸張性が十分に保たれていなければならない．幸いにして，従来のスポーツ前の準備運動においても無意識のうちに神経系のモビライゼーションがある程度行われてきたが，意識的に神経系を意識した運動要素を加えることによりスポーツ外傷の予防や，パフォーマンスの向上が図られる可能性がある．また，神経系モビライゼーションによる機械的効果だけでなく，神経内の循環の改善による活動電位や軸索輸送システムに必要な酸素供給の増大などの生理学的効果も期待される．

引用文献

1) 大西晃生 他・訳：臨床神経学の基礎—メイヨー医科大学教材 第3版．メディカルサイエンスインターナショナル，東京，1996, pp.307-308.
2) Butler DS：Mobilisation of the nervous system. Churchill Livingstone, Merbourne, 1991, p.53.
3) Hromada J：On the nerve supply of the connective tissue of some peripheral nervous system components. Acta Anatomica 55：343-351, 1963.
4) Sunderland S：Nerves and nerve injuries(2nd ed.). Churchill Livingstone, Edinburgh, 1978.
5) Appenzeller O, Dithal KK, Cowan T, Burnstock G：The nerves to blood vessels supplying blood nerves：the innervation of vasa nervorum. Brain Research 304：383-386, 1984.
6) Charnley J：Orthopaedic signs in the diagnosis of disc protrusion. Lancet 1：186-192, 1951.
7) Fahrni WH：Observation on straight leg raising with special reference to nerve root adhesions. Canadian Journal of Surgery 9：44-48, 1966.
8) Goddard MD, Reid JD：Movements induced by straight leg raising in the lumbosacral roots, nerves and plexuses and in the intra-pelvic section of the sciatic nerve. Journal of Neurology, Neurosurgery and Psychiatry 28：12-18, 1965.
9) Butler DS：Adverse mechanical tension in the nervous system：a model for assessment and treatment. Australian Journal of Physiotherapy 35：227-238, 1989.
10) Bodine SC, Lieber RL：Peripheral nerve physiology, anatomy and pathology. In Simon SR(ed.)：Orthopaedic basic science, American Academy Orthopaedic Surgeons, 1994, p.378.
11) Sunderland S：Nerve injuries and their repair：A critical appraisal. Churchill Livingstone, New York, 1991, p.148, 222.
12) Butler DS：Mobilisation of the nervous system. Churchill Livingstone, Merbourne, 1991.
13) Kenneally M, Rubenach H, Elvey：The upper limb tension test. In：Physical therapy of the cervical and thoracics spine. Churchill Livingstone, New York, 1988, pp.167-194.
14) Pullos J：The upper limb tension test. Australian Journal of Physiotherapy 32：227-238, 1986.

〔齋藤昭彦〕

マイオセラピー
(myotherapy)

マイオセラピーに必要な神経科学の基礎知識

運動単位 (motor unit)

　運動単位とは，脊髄前角にある1個のα運動ニューロンと，それによって支配される筋線維を一括して呼ぶ機能的単位である（図10.23）．1個のα運動ニューロンとその支配する筋線維群は機能的に常に共同して収縮するので運動単位と呼ばれる．細かい動きをする筋では1個のα運動ニューロンが数本の筋線維を支配するにすぎないが，腰とか大腿部の筋のように大まかで大きな運動に役立っている筋では，1個のニューロンが数百本の筋線維を支配している[1]．

　α運動神経には運動単位の概念があるが，γ運動神経には従来考えられていない．γ神経に軸索分枝が少ないことにも原因するが，少なくとも1個の筋紡錘内の複数の錘内筋線維を支配するし，同じ筋内の数個の筋紡錘を支配している可能性もある[1]．

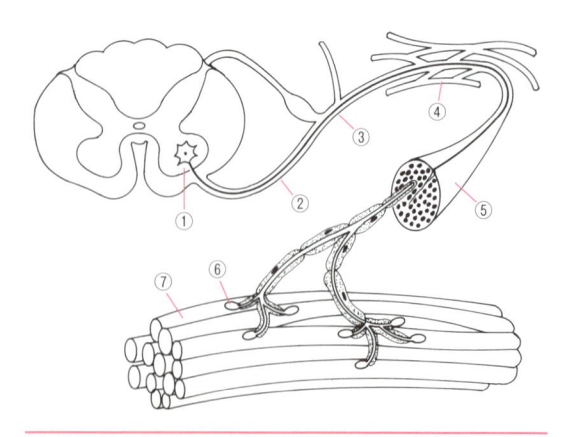

図10.23●運動単位

1個のα運動ニューロンは数十本から数百本の筋線維を支配して運度単位を形成する．

　運動神経が障害されたとき，運動単位の法則から，その神経が支配する筋線維に起こる機能異常は数十倍から，数百倍となって現れることが予想できる．筋は除神経性，あるいは日常的に廃用性の超感受性により"凝り"や短縮を示す．触診にて，硬いしこり（筋硬結）が触れた場合，その大きさにより障害されている神経の程度が予測できる．1本の骨格筋の直径は約50nmであるから，その10倍で0.5mmであり，その100倍で5mmである．一般に，その周辺筋が正常であれば，約2mm程度の太さの硬い線維は触診が可能である．

脊髄神経の後枝と前枝 (posterior & anterior rami of the peripheral nerves)

　末梢神経は4種類の異なる線維を含む混合神経である．それらは，①横紋筋へ行く運動（遠心）性線維 [motor (efferent) fibers]，②皮膚知覚を伝える知覚（求心）性線維 [sensory (afferent) fibers]，③内臓の平滑筋へ行く内臓運動（遠心）性線維 [visceral motor (efferent or sympathetic/parasympathetic) fibers] および④内臓知覚を伝える内臓知覚（求心）性線維 [visceral sensory (afferent) fibers] の4種である．

　運動（遠心）性線維は前角細胞から出て前根を通り，知覚（求心）性線維と内臓知覚（求心）性線維は脊髄神経節の神経細胞に由来し，側角細胞から出る内臓運動（遠心）性線維は主に前根を通る．前根（anterior root）と後根（posterior root）は合して椎間孔を通り，そこから遠位では脊髄神経となる．この短い神経幹は，後枝と前枝，および交通枝に分かれる（図10.24）．後枝（posterior ramus）は深部の背筋群の運動と，脊柱両側の皮膚領域の知覚をつかさどる．前枝（anterior ramus）は体幹前壁と側壁の筋群および四肢の筋の運動と，それらに対応する皮膚領域の知覚をつかさどる．交通枝（communicating ramus）は交感神

マイオセラピー（myotherapy） 375

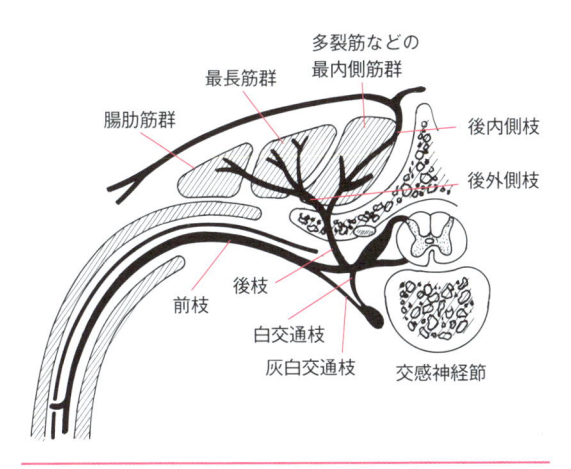

図10.24●末梢神経の前枝および後枝
前枝は体幹の前外側面および四肢に分布し，後枝は背部に分布する．

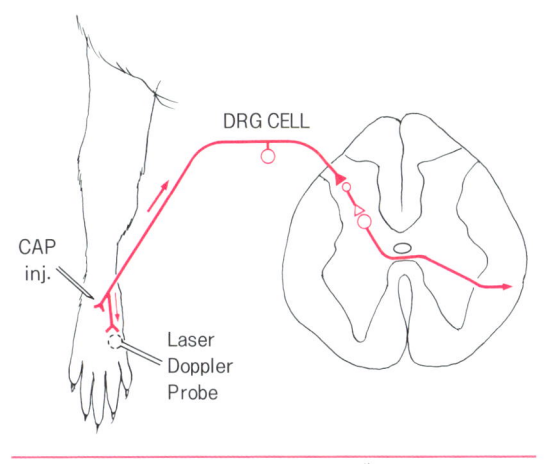

図10.25●軸索反射[4]
カプサイシン（CAP inj.）により，侵害された一次求心性ニューロンと同じ軸索分枝の神経末端から放出された神経ペプチドにより血管拡張が生じる．

経幹の神経節との連絡を作る[2]．

脊髄神経の前枝支配領域（体幹の前側面および四肢）に外傷などによって炎症（神経性炎症）が起こると，後枝支配領域（背部）においても炎症様反応が観察される．例えば，右の親指に打撲などによる急性炎症が起こると，その前枝に対応する後枝支配（硬節）領域でも腫脹や痛みなどの炎症様反応が起こる．これには，末梢神経の前枝および後枝の神経構造や後根反射などが関与するものと考えられる．

また，触診にて，その前枝支配領域に筋硬結が見つかると，その領域と同じ脊髄レベルの背部の後枝支配領域にも筋硬結が見つかる．後枝はさらに3つに分枝している．それらは脊椎の棘突起に最も近い内側枝と最も遠い外側枝およびその中間の中間枝である．それらの枝が支配する1つの領域で筋硬結が見つかると他の2つの領域でも筋硬結が発見できる．脊椎最内側深部の多裂筋はその神経支配が分節的であるといわれている．よって，神経障害レベルの判定には，脊柱最内側筋を障害筋サンプルとすることが最も精確で，簡易である．具体的には，第5胸椎レベルの深部多裂筋に筋硬結が見つかれば，第4胸髄神経の神経障害が疑われる．

軸索反射（axon reflex）

皮膚を引っかくと，その部の局所血管が強く拡張して発赤を生じ，それを中心とした2〜3mmの範囲に浮腫を伴う小さな腫れ（wheal）が現れ，その周囲数センチの範囲に血管拡張による紅潮（flare）が生じる．発赤と腫れは侵害刺激で生じたキニン類やプロスタグランジンによる．紅潮は侵害された一次求心性ニューロン（ポリモーダル受容器）と同じ軸索分枝の神経末端から神経ペプチドが放出されて血管拡張が生じることによる[3]．これを軸索反射（axon reflex）という（図10.25）[4]．

後根反射（dorsal root reflex）

後根は求心性ニューロンの束であるから，順行性（orthodoromic）インパルス伝導は中枢に向かって，つまり脊髄に向かう方向に進む．その後根での最初の遠心性伝導放電が発見されたのは1891年のことである[5]．その後，二十世紀に入ってからMathews[6]やBarronとMathews[7]により再発見され，彼らによりそれらは後根反射（dorsal root reflexes）と名づけられた[8]．この後根反射には，一次求心性ニューロンの"自発的"な逆行性（antidoromic）放電と誘発された逆行性放電が含まれると考えられている．この反射は，一次求心性ニューロンの逆行性放電ということで，後根"遠心性"放電と呼んだほうが適切であるとの意見もある[4]．

この一次求心性ニューロンの脱分極は後に一次求心性脱分極（primary afferent depolarization；PAD）と呼ばれた[9]．このPADは，後にシナプス前抑制（pre-synaptic inhibition）として知られる抑制タイプに対し

第10章

て部分的に関与していることがやがて示されることとなった．これは一次求心性ニューロンが興奮性アミノ酸を放出し，GABA作動性介在ニューロンのnon-NMDAグルタミン酸受容体が活性化し，一次求心性ニューロンの軸索−軸索または樹状−軸索シナプスでGABAが放出される，と考えられている（図10.26)[10]．神経性炎症反応には軸索反射と後根反射の双方が関係し，軸索反射は刺激部位の発赤（redness）に関わり（図10.25)，後根反射は刺激部位から外に広がる発赤（flare）に関わるといわれ（図10.27)，そのflareはAδ線維が放出するカルシトニン遺伝子関係ペプチド（calcitonin gene-related peptide：CGRP）により誘起されると考えられている[11,12]．炎症などの病態時には，Aβ線維を介する後根反射はGABA作動性抑制性介在ニューロンを活性化し，C線維の後根反射を惹起する（flareの発生）．そのC線維はAβ線維からの入力により痛み（alloadynia and hyperalgesia）を生じる，と提唱されている[12]．

ポリモーダル受容器（polymodal receptor）

侵害受容器（一次求心性ニューロン）の一つで，名称が多くのpoly様式modeに反応するところに由来するように，機械的，化学的，熱刺激のいずれにも反応し，また幅広い刺激強度に応ずる広作動域性をもつ．また反応の再現性が悪く，感作，脱感作を示すことが特徴である[13]．

ポリモーダル受容器は，自由神経終末で全身（皮膚，骨格筋，関節，内臓など）に広く分布する．ポリモーダル受容器の細胞体は他の求心性末梢神経と同様に後根神経節に存在し，その神経線維は後根を経て脊髄へと投射する．識別性の高い一次痛を伝える侵害性の機械的刺激のみに応ずる高閾値機械受容器に対し，ポリモーダル受容器は重く持続性の強い二次痛に関連し，炎症など臨床的に認められる痛みに重要である．ポリモーダル受容器の細胞体には，サブスタンスPなどのタキキニン，ソマトスタチン，カルシトニン遺伝子関係ペプチド（CGRP)，ガラニンなどの神経ペプチドやグルタミン酸などが含有されている．これらは後根神経節内細胞で産生され，脊髄および末梢へ軸索輸送により送られ，脊髄では神経伝達物質，または修飾物質として働き，末梢では血管拡張作用，肥満細胞か

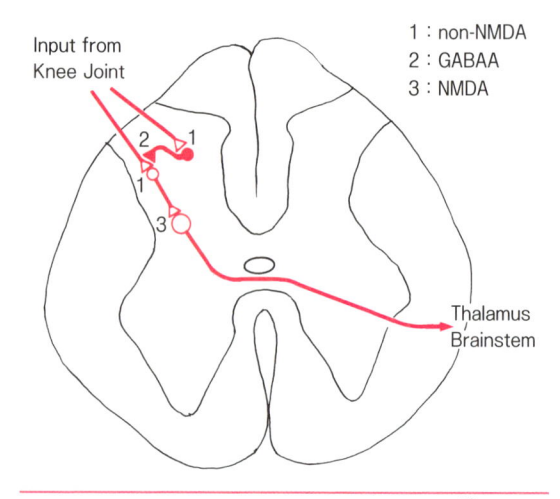

図10.26●一次求心性脱分極と求心経路[10]

一次求心性ニューロン2個が後根に入る．そのひとつは興奮性介在ニューロン（○）にシナプスし，一方はGABA作動性抑制介在ニューロン（●）にシナプスする．後角において，GABA作動性抑制介在ニューロンは興奮性介在ニューロンにシナプスする一次求心性ニューロンの軸索にシナプスする．双方の一次求心性ニューロンは興奮性神経伝達物質としてグルタミン酸を放出する．そのグルタミン酸は双方のシナプスでnon-NMDAグルタミン酸受容体（1）を活動させる．次いで，興奮性介在ニューロンがアミノ酸を放出し，NMDAグルタミン酸受容体（3）を活動させて上行路を興奮させる．GABA作動性抑制介在ニューロン（2）がGABAを放出し，興奮性経路の一次求心ニューロンのシナプス前終末に働き，一次求心性脱分極（PAD）とシナプス前抑制を起こす．この抑制は興奮性経路への入力を制限するためと考えられている．

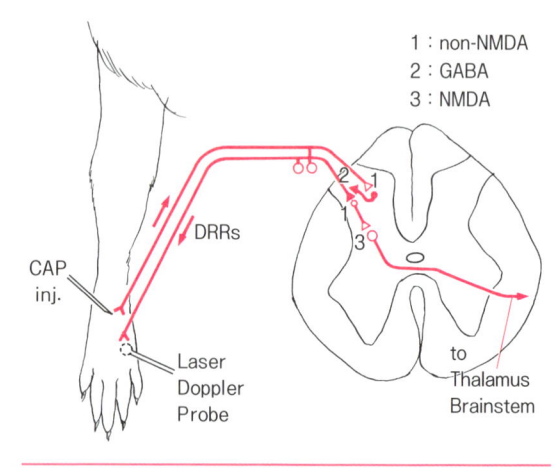

図10.27●後根反射[4]

一次求心性ニューロン2個を示す．その1個はカプサイシン注射部（CAP inj.）の皮膚を支配する．もう一方はその注射部より隔離された皮膚を支配する．カプサイシン注射は，後根反射によって後根サーキットを活性化することで，注射部の近傍の皮膚の血管を拡張する．

らのヒスタミン放出，神経性炎症作用，免疫作用を引き起こす．ポリモーダル受容器は繰り返し刺激に対しての反応の再現性が悪く，刺激の性質を忠実に伝えるというよりは，侵害刺激によって生じた組織の変化

（炎症）を伝える受容器といえる（図10.28）．慢性の炎症状態時や末梢神経障害時の痛みの形成には正常ではみられない機構が関与している．末梢神経障害時や慢性炎症痛において，正常時ではみられないノルアドレナリン受容体（α2）がポリモーダル受容器に出現し，神経因性疼痛を誘発することが明らかとなった．さらに，鍼灸による鎮痛治療においては，ポリモーダル受容器はその入力となっていると考えられている．

神経性炎症（neurogenic inflammation）

一次求心性ニューロン（ポリモーダル受容器）の逆行性刺激または軸索反射や後根反射によって生じる炎症様症状，浮腫や血管拡張をいう．

1900年代初めに，脊髄後根を逆行性に刺激すると，血管拡張が起こること[14]によって，求心神経に遠心性作用があることが示唆された．また，皮膚を引っかいた部位の周辺に生じる紅潮（flare）が，求心神経の活動によることが1930年代に示唆された[15]．その後，1970年代の後半以後，神経毒であるカプサイシンによって細径求心神経の細胞体と考えられる脊髄神経節の小細胞の変性を起こすと，それらの神経の含有するペプチドが減少し，かつ神経性炎症も消失することから，細径線維の興奮に伴って求心神経終末よりサブスタンスP，カルシトニン遺伝子関係ペプチド

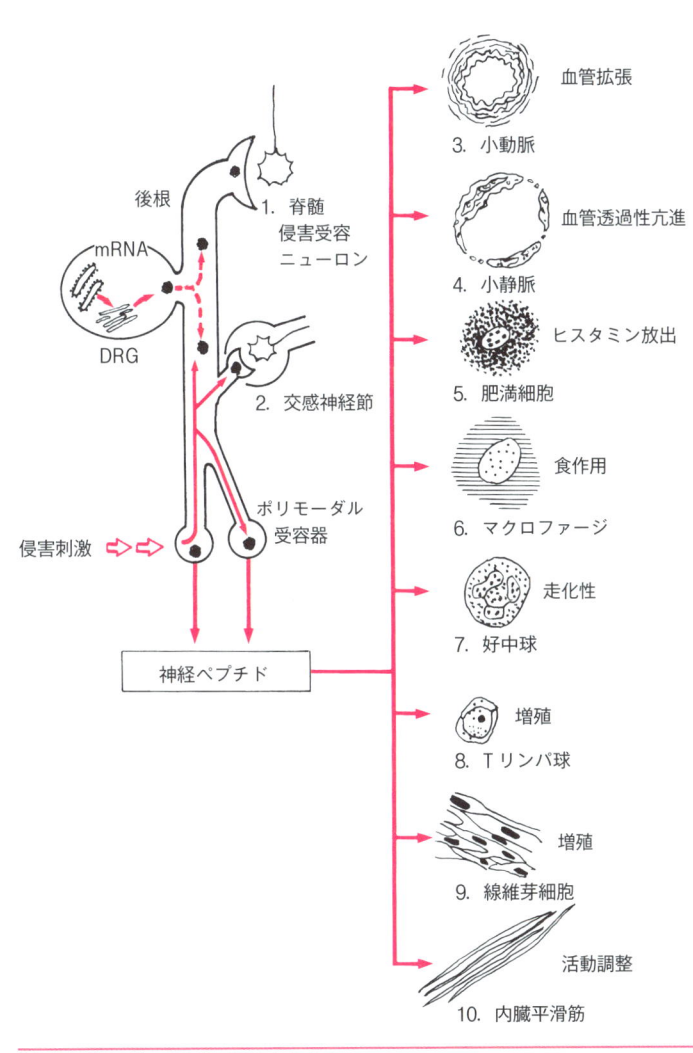

図10.28 ● ポリモーダル受容器の効果器作用[13]

ポリモーダル受容器から放出される神経ペプチドは，血管拡張，血管の透過性亢進，炎症性細胞の機能的変化，免疫細胞の機能亢進，などの神経性炎症作用や免疫作用に関わる．

(CGRP)などのペプチドが遊離され，血管拡張，血管透過性の亢進を引き起こすものと考えられるようになった（「軸索反射」および「後根反射」参照）．

神経因性疼痛（neuropathic pain）

神経因性疼痛は，組織損傷による侵害受容器の刺激はなく，末梢神経系または中枢神経系の機能異常の結果として生じる痛みである．臨床でみる慢性痛のほとんどはこの神経因性疼痛である．

神経因性疼痛の特徴である通常痛みを起こさない刺激で生じる"アロディニア"や痛み刺激によるより強烈な痛みの"痛覚過敏"は，一般に圧痛点やトリガーポイントなどと呼ばれ，古代のエジプト，インド，中国やギリシャの医師により，診断と治療に用いられた．古代ローマのヒポクラテス学派では，この手法が多用された[16]．この圧痛点が神経の傷害により起こることが明らかにされたのが19世紀になってからのことである[17-19]．この頃には，この圧痛点の現象に中枢神経系の関与を疑う考え方[20,21]や，末梢傷害が中枢神経系の興奮性を変化させるため，正常感覚入力により増強された反応を誘起する[22]，という考え方がすでにあった．また，19世紀の後半から20世紀の前半にかけて，内臓や筋から生じる関連痛や中枢痛に関わる研究が多く行われた[23-29]．また，傷害部に生じる一次的痛覚過敏（primary hyperalgesia）と，その周辺や非傷害側に生じる二次的痛覚過敏（secondary hyperalgesia）の現象が明らかにされてきた[30,31]．

その"圧痛点"の現象が神経で起こることを初めて証明したのがP. Bessou & E.R. Perlであり[32]，1969年のことであった．その末梢神経に起こった現象はsensitization（感作）と呼ばれている．その後，1980年代には，末梢神経系のみならず，中枢神経系でも類似の現象wind-up（感作）が生じることも数多く報告されてきた[33-37]．この時期には，神経因性疼痛の動物モデルが発表され，多くの慢性痛所見が報告された．それらのモデルに，坐骨神経の部分的絞扼[38]，坐骨神経部分損傷[39]，脊髄神経髄節的絞扼[40]，脛骨と総腓骨神経の損傷[41]などがある．しかし，臨床のヒトで経験する慢性痛，例えば慢性腰痛症の原因とは異なり，これらの動物モデルのすべてには外科的な処置が行われている．ただし，足関節のOリング絞扼モデル[42]はラットの足関節をゴムのOリングで絞扼し，約3時間にわたり阻血を起こし，再灌流するものであり，この方法では外科的処置を行わなくても慢性痛を誘起できる点で，よりヒトの臨床に近いものと考えられる．

神経因性疼痛の特徴の一つに，組織損傷が起こった側のみではなく，反対側にまでアロディニアや痛覚過敏の現象が長期にわたり起こることである（図10.29）．人工的に関節炎や筋炎を起こすと，急性の反応は長くとも2週間以内に軽減・消失するが，その局所での関節炎や筋炎が終わった2週間後から，炎症側のみならず，非炎症側にまで痛覚過敏の現象が8週間にもわたり現れる．これは末梢神経系および中枢神経系の中で起こっている現象であることは疑う余地がない．特に，非炎症側に起こった現象には中枢神経系の関与がなくては起こらない現象である[43]．

近年，研究方法の進歩により，ヒトを用いた実験も多く行われ，原因が明らかでない慢性痛，例えば，緊張性頭痛，四十肩や五十肩，テニス肘，手首の腱鞘炎，腰痛症，骨関節症による股関節痛や膝関節痛，などは神経因性疼痛である可能性が高いことが証明されてきた[44]．さらに，慢性痛により脳の感覚統合プロセス異常や"脳萎縮"が起こることも示唆されている[45-47]．またそれらの中枢神経系の変化は痛みの軽減や消失により回復することも報告されている[48]．

1969年のP. Bessou & E.R. Perl以来の報告から，原因が明確ではない慢性痛の治療は，その痛みが生じている局所組織ではなく，"神経系"に対して行われなくてはならないことが分かる．末梢神経，特に脊柱近傍においての循環動態をマイオセラピーにより改善することにより，脊髄神経の廃用性超感受性を改善することができ，慢性痛などを治療できると考えている．

除神経性（廃用性）超感受性（denervation or disuse supersensitivity）

アセチルコリン（Ach）がα運動ニューロンと骨格筋の伝達物質として確認された[49]1936年の翌年には，除神経後の骨格筋が正常神経支配を受けている筋の千分の一の濃度のAchが動脈注射されただけで収縮することが報告された[50]．この結果は1949年にW.B. Cannon & A. Rosenbluthによって追認された[51]．この現象は，神経線維の切断などによる除神経後に起こる筋線維表面の化学的感受性分布の著明な変

化によるものであり，正常な筋でのAch感受性は終板部に限局して存在するが，除神経後のそれは筋全体に広がることが示された（図10.30）[52-59]．

筋線維の細胞膜の感受性の調節に，筋の活動性が重要であることを直接的に支持する多くの事実が示され[60-64]，筋の活動性が自らの表面膜に対して化学的感受性を低下させる効果を及ぼしていることが明らかになった．このことは，神経の切断などの除神経の状態のみならず，筋活動性の低下が筋線維の膜の化学的感受性の上昇を誘起することを意味するものと考えられる．つまり，廃用性の超感受性（disuse supersensitivity）は，いわゆる"運動不足"の状況下でも起こり得

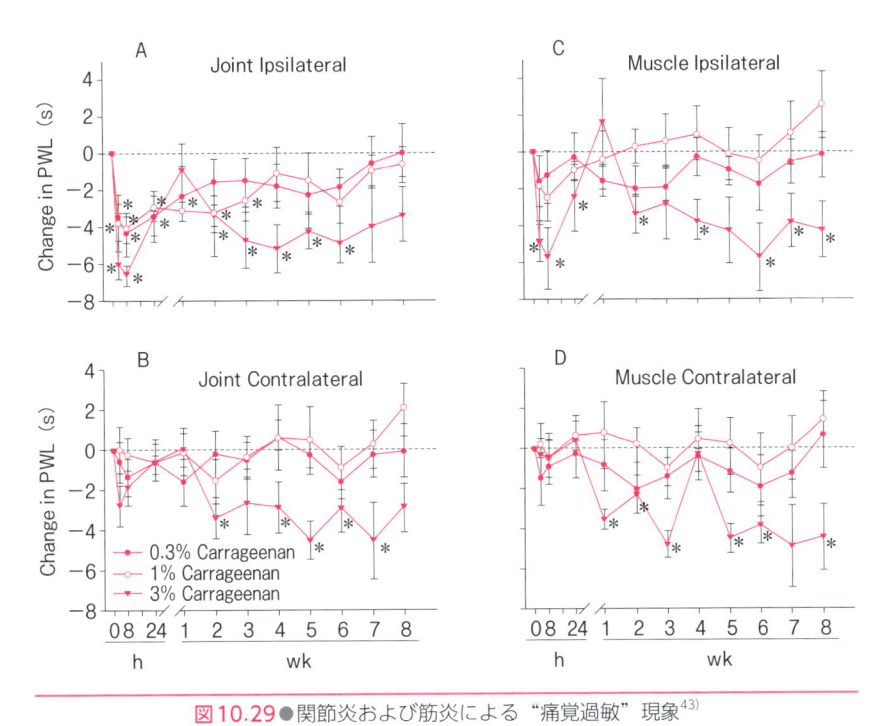

図10.29 ● 関節炎および筋炎による"痛覚過敏"現象[43]

関節炎（炎症側A，非炎症側B）と筋炎（炎症側C，非炎症側D）により発生した痛覚過敏を熱刺激に対する足屈曲反射の潜時（PWL）の変化により示した．*P<0.05．

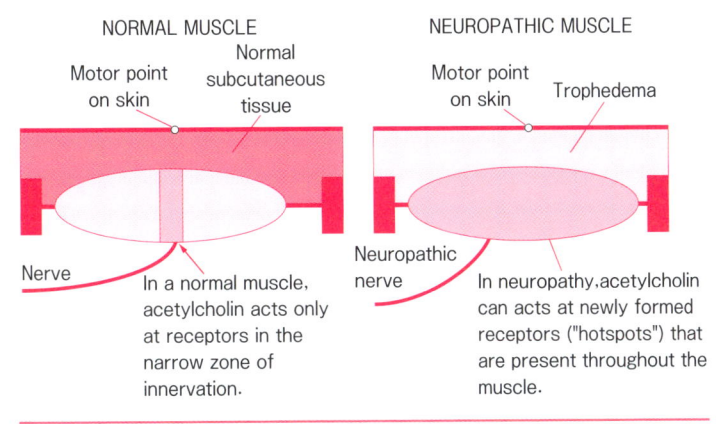

図10.30 ● 神経障害によるアセチルコリン受容体の拡散[59]

正常な神経支配による骨格筋（左）のアセチルコリン受容体は運動神経が終わる"終板"に存在するのみである．しかし，障害された運動神経により支配される骨格筋（右）のアセチルコリン受容体は終板およびその周辺にとどまらず，その骨格筋全体に広がり，その結果，超感受性が生じ，いわゆる"凝り"である筋の短縮が発生する．

る．この時，筋は短縮し，その短縮により，日常の動作にても伸張反射が起こりやすくなり，その筋はさらに短縮する"悪循環"に陥る．

廃用性の超過敏性を起こす因子は，筋の活動性のみならず他の因子についても指摘されている．神経筋遮断剤の投与や手術的方法などで筋の活動性のみを止めたとしても，除神経によるほどの化学的感受性の上昇は起こらないことが分かっている．インパルスを止めずに軸索流動のみを停止させる試みがなされ，筋の活動は保たれ収縮をしているのにAchに対する化学的感受性が増大することが示されている[65-67]．筋に障害が加わるとAchに対する感受性は常に増大する．筋を切断したり，火傷を加えたり，筋表面に異物を置くなどして筋に傷害が加えられると，神経筋接合部外のAch感受性が高まることが示されている[64,68-70]．末梢神経の切断端の長さが除神経性超感受性の発現時期に影響を与えることを明らかにした実験がある．筋に近い部位で末梢神経が切断されたときの除神経による超感受性やその他の変化は，より遠くで切断された場合と比べて早期に発現することが報告されている[71-73]．これらの結果は神経がある程度の栄養因子を含んでいること，その量が多ければそれだけ筋に対しては特質を維持するように長く作用するという考えを裏づけるものである．切断し取り出された末梢神経の切片を神経支配も正常な筋の表面に2〜3日間静置されると，神経切片の置かれた部位とその周辺に局所的な高い感受性が認められた[63,74]．この局所の感受性の程度は終板のそれと同等であったことが報告されている[75]．これらの結果は，変性組織の存在が超感受性の出現に重要であることを意味するものであろう．正常な筋では，損傷による超感受性の発現は一時的であり，受傷12日後には低下する[63]．この超感受性の低下は，筋の活動によってもたらされ，除神経の場合のように筋の活動が欠如した場合は起こらない[63]．したがって，除神経による超感受性は筋の変性と活動の低下に基づくということができる．変性組織の存在が骨格筋線維のAchに対する化学的感受性の増大に寄与し，筋内の変性神経が除神経性超感受性の発現に一定の役割を果たしていることは疑う余地はないといわれている．

平滑筋の除神経に対する超過敏性反応が骨格筋のその反応[76]とは異なることが明らかになったのは1960年代に入ってからのことである．平滑筋における除神経超感受性は，Na^+とK^+ポンプ蛋白質の減少による部分的脱分極の結果であることが明らかとなっている．交感神経が除神経された組織では外因性のノルエピネフリンに対する反応が亢進していることが知られており，これが除神経超感受性である[77]．

心筋の除神経超感受性の機序として，ノルエピネフリンの再取り込みの低下，酵素によるノルエピネフリン不活性化の低下，ノルエピネフリンの拡散の低下，およびノルエピネフリン放出の増加がシナプス前にて，シナプス後にてβ受容体の数の増加，β刺激物質と受容体の親和性の増加，および膜の非特異的な変化が挙げられている[78]．

神経栄養因子（neurotrophic factor）

ニューロンの分化・生存・機能を調節するポリペプチドを神経栄養因子と総称している．その代表的なものが神経成長因子（nerve growth factor：NGF）であるが，このNGFが最初に記載されて以来，神経栄養因子は著しく増加している．多くのものは神経細胞以外の細胞にも作用することが分かってきている．炎症反応時にみられる栄養因子と類似した働きが想定されており（図10.28のポリモーダル受容器の効果器作用，参照），神経栄養因子も神経修復過程で重要な役割を果たしていることが示唆されている[13,79-81]．

除神経による廃用性のコラーゲン線維の代謝回転に与える影響は腱や骨で最も強く，半月板や靱帯では少なかった（図10.31）[82]．神経が障害を受けると，コラーゲンの代謝回転が低下し，結合組織が弱くなることが示唆されている．神経障害に伴うコラーゲンの脆弱化は，結合組織の減少や弱化を起こし，皮膚の希薄化が起こり[83,84]，骨に"孔"が空く，いわゆる骨多孔症，つまり骨粗鬆症を誘起することが想定できる．その他，アキレス腱断裂を起こす人には慢性腰痛症のような神経因性疼痛を示すことが多いことも，神経障害により生じるコラーゲン代謝回転の異常が原因となっていることが考えられる．

自律神経系と免疫系（autonomic & immune systems）

人は，酸素が少なくなると呼吸数や脈拍を増やして対応するのではなく，ゆったりして時が過ぎるのを待

つという反応（副交感神経優位）が起こる．逆に，高気圧（酸素分圧の上昇）がくると生物は巣から出て「餌獲り行動」を開始する体調（交感神経優位）になる．環境や体調が自律神経を介して白血球の分布を変えていることが明らかにされている[85]．

内分泌細胞，外分泌細胞，筋細胞などが，自律神経受容体をもち，からだの働き全般を同調させているが，白血球の働きもからだの活動に同調して仕事をしている．マクロファージはアドレナリン受容体とアセチルコリン受容体の両者を発現し，その働きと同様にオールマイティーでいずれの体調でも仕事をする．マクロファージ時代の貪食能に磨きをかけた顆粒球はアドレナリン受容体を多めに発現し，交感神経の緊張状態で働き，リンパ球はマクロファージ時代の貪食能を低下させ，接着能に磨きをかけ，アセチルコリンの受容体を発現するようになったので，副交感神経の緊張状態で働くようになった（図10.32）．

顆粒球の増多は壊疽性（化膿性）疾患の頻度を増し，逆に，リンパ球の増多はカタール性（漿液性）疾患の頻度を増し，ある頻度で顆粒球やリンパ球の過剰反応が起こるといわれている．顆粒球は交感神経支配を受けているので高気圧のほか過労や精神的ストレスでも顆粒球増多がもたらされ，組織障害が引き起こされる．この顆粒球は細菌処理になくてはならないものであるが，過剰になると，その放出する活性酸素などにより組織障害を引き起こす．交感神経刺激が強いときは，細菌の関与がなくても組織障害は起こる．

逆に，リンパ球の過剰反応も存在し，カタール性炎症として，漿液性の炎症が起こる．この反応は，プロスタグランジン産生を伴い，発熱を引き起こすことも多い．一方，周りに特別な抗原が存在すると特定のリンパ球クローンが活性化され，本格的アレルギー反応となる．リンパ球は副交感神経支配を受けているので，低気圧のほか排気ガスの吸入，肥満，運動不足，ゆったりした体調でのリンパ球増多がもたらされ，アトピー性皮膚炎，鼻炎（花粉症），喘息などのカタール性炎症やアレルギー反応が増幅される．

硬節（sclerotome）

高等動物の生体機能調節における重要な担い手である神経系の進化をたどれば，それは原索動物にみられる"うずまき反射"に始まる．刺激源から被刺激部位

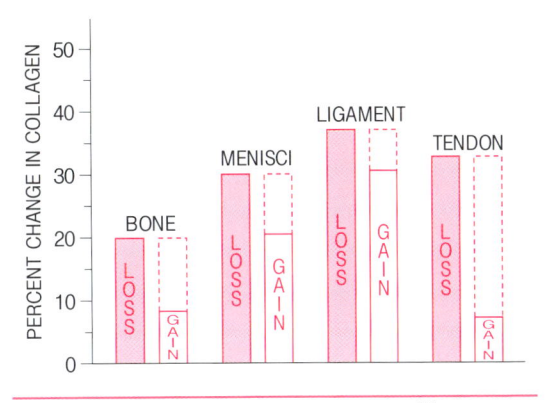

図10.31● コラーゲンの代謝回転[82]

大腿骨，脛骨，腓骨，外側と内側の半月版，外側と内側の側副靱帯および足底と踵骨の腱を用いて，コラーゲンの消失（loss）と置換（gain）を比較した．点線枠は消失率を示す．除神経2カ月後の置換率（gain）を実線で示した．

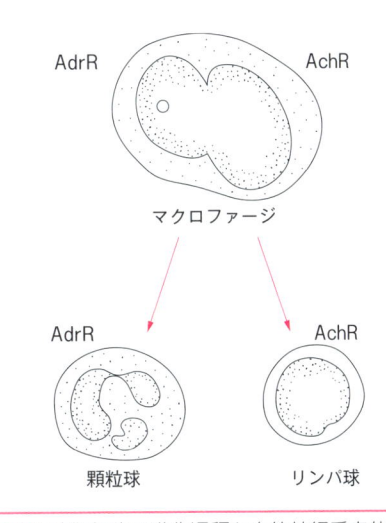

図10.32● 防御細胞の進化過程と自律神経受容体の発現[85]

単細胞生物時代の名残を残すマクロファージ（単球）から，さらに貪食能を高めた顆粒球と，貪食能を退化させ接着分子を進化（認識と顆粒の外への放出）させたリンパ球が生まれた．そして，自律神経受容体の発現にも偏りができた．

を遠ざけるという侵害逃避反射である（図10.33）[13]．この原始的な反射を土台に神経系が築き上げられているということは，侵害性環境に対する反応が生体での最も基本的な機能であることを示している．さらにさかのぼって，生体はその発生の初期から，自己に合わない侵害的性質をもつものを異物として認識し排除する反応，すなわち一種の炎症・免疫機能を備えている．この細胞，物質レベルの反応系との接点に位置する痛覚系は，その先住の液性情報系のもつ機序を取り込み，ほかの感覚系にはみられない特異的な性質を示

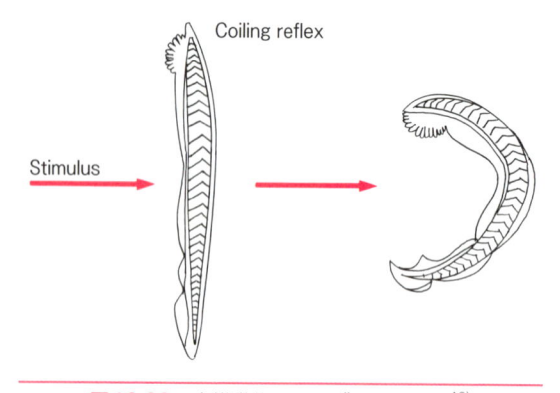

図10.33 ● 脊椎動物の"うずまき"反射[13]
原索類の動物における，刺激源から被刺激部位を遠ざけるという，最も原始的な神経反射の屈曲（逃避）反射を示す．

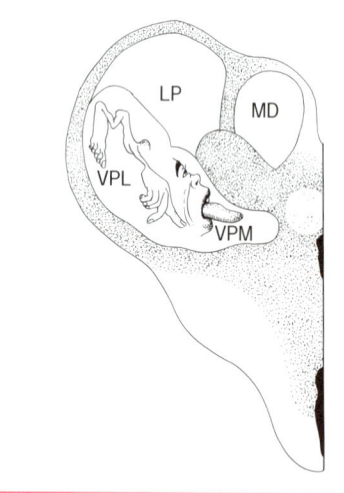

図10.34 ● 視床でのホムンクルス[86]
首がなく，魚や両生類のように，胴体と頭がつながりその前に顔面や舌がある．

がった直後の両生類と共通している．やがて眼が正面を向き始め，鼻が隆起し，爬虫類の顔に近づく．この時，後方を見るために首（頸椎および頸髄）が発生する．さらに上顎の裂け目が消え，哺乳類らしい顔になる．受精卵が新生児となるまでのプロセスは，地球に生命体が誕生してから，今日のヒトに至るまでの，生物の進化のプロセスとそっくり一致する．このように，ヒト神経系の進化過程にも魚，両生類，爬虫類が含まれている．魚と両生類には頸椎（頸部）がないから，原始的な神経系，特に脊髄の基本的構造に頸髄が含まれないことが推測される．このことは有名なペンフィールドのホムンクルス Penfield's homunculus（図10.34）からも見つけ出すことができる[86,87]．それには"首"がほとんどなく，胴体と頭がつながりその前に顔面や舌がある．この図は魚や両生類のように，口が最前方に突き出す．その口は，いわゆる"吻"となった形態を表している．このように，ヒトの脳といえども魚などの原始的な神経系の"基本型"は保っている．言い換えれば，爬虫類になって首が出現してから，少なくとも2億5千万年が経過するが，未だ我々の脳の中には"首"を含めた完全なボディーイメージが備わっていないといえる．さらに，自律神経系の交感神経遠心性線維が第1胸髄から第2腰髄の各脊髄分節より出る（時には第8頸髄，あるいは第3，4腰髄の分節から出る場合もある）．

また，副交感神経遠心系は脳幹（動眼神経，顔面神経および舌咽神経を通る）と第2～第4仙髄の2つの部分より出る（図10.35）[88]．第1～第7頸髄と第5腰髄は自律神経系に関与していないことが明らかにされている．したがって，ヒトの脊髄の"古い"部分においては原始的な感覚は頸髄，腰仙髄の一部には入力しない可能性がある．その原始的な感覚と推測されるものは，皮膚での触覚や圧覚などの表在感覚ではなく，細径神経線維で伝導される痛覚や冷覚などで，骨膜・靱帯・関節包・腱・筋膜などの深部組織での深部感覚，すなわち「硬節」のことである．この体性神経求心系（硬節）は，内臓求心系が脊髄側角の交感神経節前線維に連絡しているのに対して，脊髄前角の運動神経線維に連絡する．血管や内臓の平滑筋を支配する遠心系（交感神経）の脊髄レベルを大まかにみると，目が胸髄1，2（3，4），上肢が胸髄2～9，下肢が胸髄10～腰髄2（3，4）である（表10.2，図10.36）[89]．内臓求心系脊髄レベルのすべては明らかにされていないが（表

している（図10.28）[13]．

胎児は母体の中で魚の時代から両生類，爬虫類，原始哺乳類の時代をくぐり抜け，ヒトとして誕生する．つまり，胎児は36億年の生物進化の過程を，母体の中で7～10ヵ月で再現するといわれる．胎児の成長過程で，卵子は受精すると分裂を始め，30日目頃には「胚子」となる．この胚子の形状は魚類と似ていて，首にあたる部分には深い裂け目があり，そこから羊水を体内にも取り込む．つまり，鰓呼吸をしている．胎児は海水に似た羊水の中で魚類のように過ごす．この鰓はやがて消えて，同時に手足ができる．目の部分にレンズが形成され，鼻の穴ができる．口の上顎は裂けていて，鼻とつながっている．この顔の形状は，陸に上

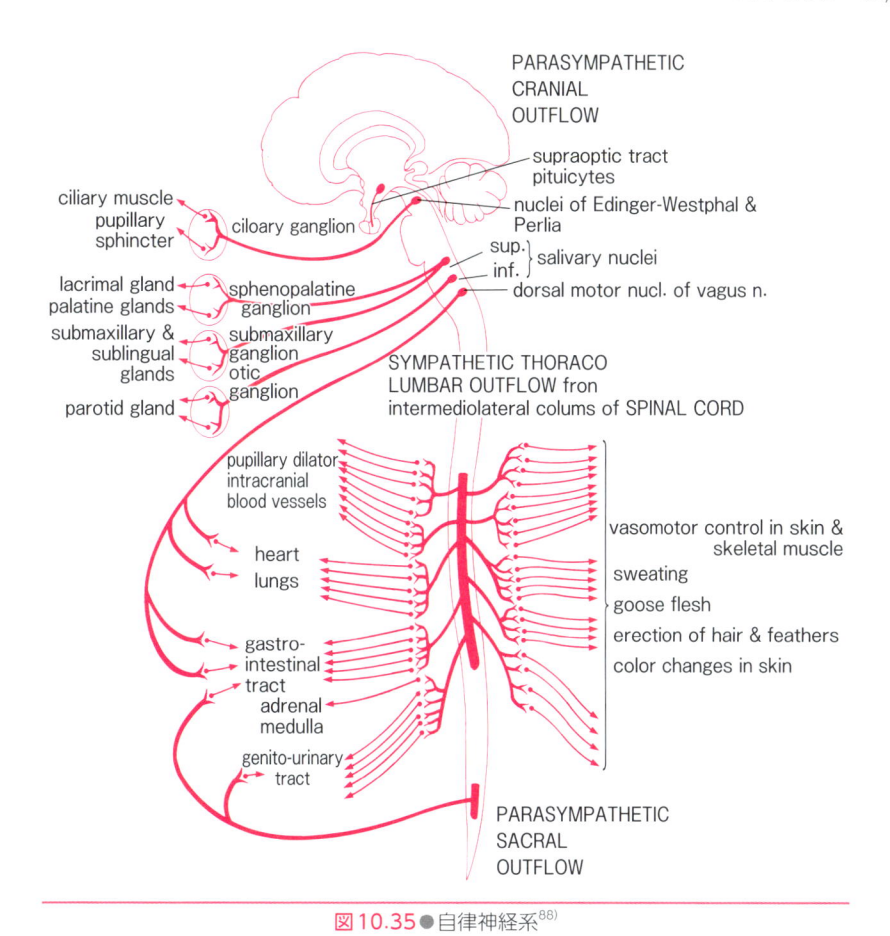

マイオセラピー (myotherapy) ● 383

図10.35●自律神経系[88]
交感神経系および副交感神経系の起始と支配領域を示す．交感神経，副交感神経とも，頸髄からの起始はない．

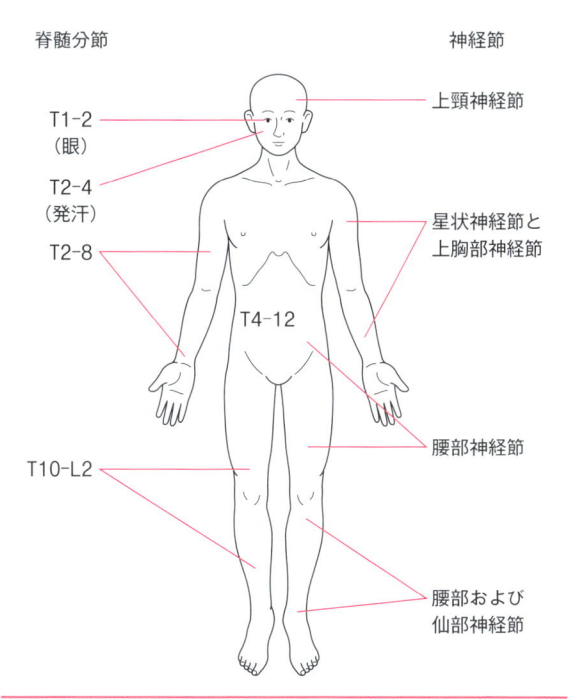

図10.36●皮膚の交感神経支配，脊髄分節と神経節との関連[89]

表10.2● 深部痛などの指標となる硬節（左）と，自律神経の遠心・求心系分節（右）[89]

硬節			自律神経の遠心・求心系分節[89]			
部位	硬節		臓器	遠心系	求心系
頭・顔面・頸	T1, 2	頭部・頸部	目	T1, 2 (3, 4)	?
肩甲帯・肩	T3	^	涙腺	T1, 2	?
肘	T4	^	耳下唾液腺	T1, 2	?
手	T5, 6	^	顎下腺および舌下腺	T1, 2	?
体幹上部・胸	T7	^	甲状腺	T1, 2	?
体幹中部	T8	^	血管（顔面，頭皮，骨，骨髄）	T1, 2 (3, 4)	?
体幹下部・腰	T9	^	汗腺	T2-4, (5)	?
骨盤帯・股	T10, 11	^	上肢血管	T2-8, (9)	?
膝	T12, L1	胸部臓器	心臓	T1-4, (5)	C7-T3
足	L2	^	咽頭，気管，気管支，肺	T2-7	T1-5
		^	食道　上部／下部	T2-4／T5-7	T5, 6
		^	胸部大動脈	T1-5	?
		^	胃	T6-9, (10)	T7, 8
		^	胆のう，胆道	T5-9, (10)	T9-10
		^	肝臓	T6-9 (10)	T9-10
		腹部臓器	膵臓	T6-10	?
		^	小腸	T6-11	T9-10
		^	盲腸・虫垂	T10-12	T12, L1
		^	左結腸曲までの結腸	T(11), 12, L1	T11, 12
		^	左結腸曲から直腸まで	L1, 2	T11, 12
		^	副腎	T6-L2	?
		^	腎臓	T(10), 11, 12, L1, 2	T12, L1
		^	尿管	T11, 12, L1, 2	?
		骨盤	膀胱	T11, 12, L1, 2	?
		^	輸卵管，子宮	T6-L1	T12, L1
		^	精巣，細精管，輸精管，精嚢腺，前立腺	L1, 2	?
			下肢血管	T10-12, L1, 2	?

10.2)，生体の反射活動の機能面から考えて，求心系が入力する脊髄レベルにその遠心系（交感神経）が存在することが最も都合がよく，最も迅速な反応（反射）が期待できる．これは生体防御機構にとっては重要なことである．例えば，生体は外傷時，痛みを感じた部位の血管が反射的に収縮して出血を防ぐ．極端ではあるが，"手"の傷害で出血防御のため"足"の血管が収縮しても何の役にも立たない．この防御反射が効率よく起こるためには求心性線維と遠心性線維とが同じ脊髄レベルにあることが最適である．つまり迅速な反射活動のためにはできるだけ短い経路が必要とされる．そのためには頭・顔面なら第1〜4胸髄レベルに，上肢なら第2-9胸髄レベルに，また下肢なら第10胸髄レベルから第2腰髄レベルまでの分節に求心性線維が入り込むのが理想であろう（図10.36）．

痛覚系線維や自律神経系線維は原始的な神経系であ

り，機能的な関係は強い．Ⅰ，Ⅱ群線維の運動神経や感覚（触・圧覚）神経が生活の"贅沢品"だとすれば，痛覚系や自律神経系のⅢ，Ⅳ群線維は生活の"必需品"といえる．原始的な痛覚系と自律神経系との共通点からみて，その構造においても類似していることが想定され，それらの神経系は首（頸髄）が発生した時期（爬虫類）より以前に発生していたと思われる．つまり，その時期には頸髄（頸膨大）や腰髄の一部（腰膨大）はなく，原始感覚は"今の"胸髄に入力されたのであろう．このような神経系構造が存在すると，上半身の硬節は表10.2のようになると思われる．

このことは，例えば，拇指の深部組織の障害による深部感覚入力は，その深部領域からの一次求心性ニューロン（硬節）が正中神経や橈骨神経を通り，頸髄に入る手前で交感神経節に入り胸髄レベルまで下行して，その対応する脊髄神経分節である第5胸髄レベルに入力され，そのレベルで反射活動として，同側の第6胸椎レベルの反射性筋収縮と神経性炎症反応を引き起こす，と考えられる．臨床における深部痛などの訴えの解釈に，この硬節を用いることで，その治療効果が極端に向上している．さらに，マイオセラピーで首の一次的な治療を行わないのも上述の理由による．

つまり，長期間に及ぶ筋短縮の反射活動の原因となる骨膜，腱，靱帯，筋膜などの深層組織を支配する求心性神経線維は頸髄に入力せず，胸髄に入力する（硬節）ことから，頭部や上肢を含む上半身の異常感覚や筋短縮の主要な原因を胸髄神経根障害によると仮定しているからである．

マイオセラピー

マイオセラピー（myotherapy）のマイオ（myo）は筋で，セラピー（therapy）は治療という意味である．マイオセラピーは筋の治療法ということである．その治療すべき筋とは，神経障害（神経の酸欠状態），特に神経根の酸欠障害に起因する運動神経の超感受性の結果出現した脊柱に付着する短縮筋のことである．この短縮筋は神経根障害の結果生じたものであるが，その短縮筋が脊椎間を狭くし，椎間孔およびその周辺組織の血液循環を悪化させる．結果，さらなる神経障害が生じ，新たな短縮筋が生じるという"悪循環"が生じる．

マイオセラピーでは，検査として視診，問診，皮膚痛覚検査および触診を行い，障害神経分節を推定することで，治療すべき短縮筋を決定する．

マイオセラピーでは治療として，バイブレーター（MyoVib®）で生体に振動刺激を加えることで，その短縮筋の伸長を行い，椎間孔およびその周辺組織の血流障害を改善させる．神経の酸欠による機能的障害を回復させることを治療目的とする．

治療原理

いわゆる慢性痛のうちには，外傷などに始まり，約1～2週間の急性期が経過し，その外傷が治った後にも長期間にわたり，痛みが続くものや，全く本人の記憶がない，"いつの間にか"，"年とともに"発生してくるものがある．しかし，その原因の記憶がない人でも，転倒したとか，他人や物にぶつかって身体を強打したとか，格闘技や激しいスポーツなどの経験とか，を詳しく聞いていくと，その原因として思い当たるエピソードが思い出されることが多い．これらの慢性痛は，通常，神経因性疼痛であり，それらは中枢神経系を含む神経系全体の異常であって，局所組織の病態が残存する必要はない．表10.3に神経因性疼痛症の代表的病態である神経根障害の症状を示す．緊張性頭痛を訴える人の主問題は頸部の筋ではなく，"神経系"である．いわゆる四十肩や五十肩は肩には主問題はなく，"神経系"にその問題がある．いわゆるテニス肘を訴える人の肘には主問題はなく，"神経系"にその問題がある．いわゆる膝関節症で膝の痛みを訴える人の膝には主問題はなく，"神経系"にその問題がある．

急性期の神経根障害では，筋の一部に限局した凹みとして触知される"筋軟化"（図10.37）が特徴的な触診所見である．通常，筋軟化は筋の一部に発生することが多いが，神経根障害の程度によっては筋の広い範

表10.3 ● 神経根障害（ラディキュロパシー）による徴候・症候

肩こりなどの"凝り"（筋硬結），痙縮，拘縮，腕が挙がらない・膝が曲がらないなどの"運動制限"（関節可動域制限），関節拘縮，痙縮，"こむら返り"や"筋のひきつり"（筋クランプ），姿勢のゆがみ（疼痛抑制姿勢），突然膝の力が抜ける（膝折れ症候群），なんとなく手足に力が入りにくい，など．

原因がはっきりしない深部の痛み（関節痛，運動痛，頭痛・あごの痛み・歯痛・背部痛・胸部痛・腹部痛・腰痛・手足などの四肢痛），手足のしびれ，皮膚の感覚が過敏になったり，鈍感になったりする，関節のこわばりや痛み，ふらつき（平衡障害，めまい），耳鳴り，手に持ったものをよく落とす，歩行時に足あげたつもりでつまずく，など．

足・腰・手などの冷え，足や太ももが重い，全身のむくみ，関節のむくみ，汗が異常に出る（発汗異常），鳥肌が理由もなく起る（立毛筋反射亢進），皮膚のつっぱり，皮膚のしみ，しわのなくなった皮膚，皮膚が薄く・つるつるに・光沢をおびる，爪が厚くなる（肥厚）・硬くなる（硬化）・割れやすくなる，脱毛，涙または唾液が異常に出る（分泌異常），不整脈，本態性高血圧，アトピー性皮膚炎，鼻炎（花粉症），喘息，喉がつまる，飲み込みにくい，胃腸の不調，便秘，頻尿，など．

感冒・鼻炎・口内炎・にきびなどの感染症，免疫機能の低下，身体運動や気候による症状の変化，全身性疲労，眼精疲労，睡眠障害，下肢の静脈瘤，排尿・排便による痛みなどの症候の変化，不安，不安や精神ストレスによる症候の増悪，など．

マイオセラピー (myotherapy)

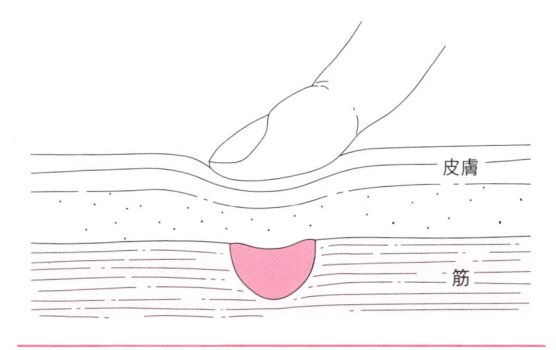

図10.37●筋軟化

急性期の神経根障害の徴候である"筋軟化"（■部）は"凹み"として感じられる．その大きさはさまざまであり，大きなものは何十cmにも達し，小さなものでは触診する指の指腹中に入ってしまうものまである．その"凹み"では経皮的圧迫による通常の筋の抵抗感はなく，軽い圧迫にて激痛を生じる．

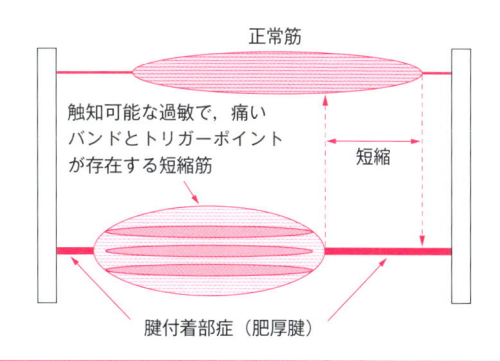

図10.38●筋硬結とトリガーポイントやテンダーポイント[59]

正常な筋（上）と"筋硬結"を含む筋（下）を示す．"筋硬結"を含む筋は正常な筋より全体的に短縮している．"筋硬結"は"筋収縮"要素と"線維化"要素で構成され，そこにはトリガーポイントが存在する．その周辺には浮腫などが生じる．筋硬結を含む筋の腱は肥厚している．

囲に発生することもある．その範囲は運動神経障害の程度による．この筋軟化を治療せず，放置すると，いわゆる筋の"凝り"が発生し，固定する．これが数年，数十年経過すると，"筋硬結"となり，筋の線維化がますます進行し，慢性化する．また，発症後に運動時や交通事故などによる新たな外傷にて，神経根障害が再発すると，痛みなどの症状が再出現し，慢性化する．この神経根障害により，運動神経が酸欠になるとその支配筋は過敏になり短縮（凝り）を起こし，知覚神経が酸欠になると痛みやシビレが発生する．筋硬結（バンド様あるいは結節様）とそこに存在するトリガーポイント（痛覚過敏部位）は，臨床でよく見かける現象である（図10.38）．

この神経根障害により，運動神経は過敏になり，筋硬結を発現する．また，感覚神経は過敏になることで痛みやシビレを発生する．また，自律神経系でも類似した現象が発生する．その知覚神経（内臓求心系）と運動神経（交感神経および副交感神経）の過敏性により，腹痛や"胸焼け"などの異常な内臓感覚の発生や持続的な血管収縮による障害神経の支配領域の冷え，脱毛や神経原性浮腫，立毛筋反射亢進によるいわゆる鳥肌の異常出現などの皮膚症状が発現するといわれている[90]．神経根障害の時期によっては必ずしも痛みは伴わないが，痛みの発生は，神経が超過敏になっているために起こっている異常な反応であって，その痛みの部位に侵害刺激となる傷などがなくてもよい[51]．慢性痛症は疼痛に加えて，筋収縮により発生する様々な症状を呈することとなる（図10.39）．

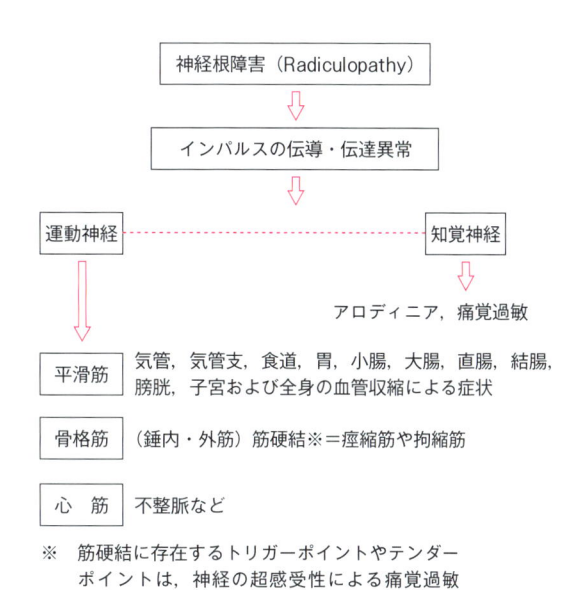

図10.39●症状の発生メカニズム

神経根障害は，廃用性超感受性を起こし，筋の短縮や痛覚過敏などを誘起する．その結果，平滑筋が関与して，喘息症状，嚥下困難，胃痛，便秘，頻尿，生理痛，などを発現する．骨格筋が関与して，いわゆる"凝り"，痙縮，拘縮を発現する．心筋が関与して，不整脈などが発現する．

神経障害によりコラーゲンの代謝回転（turnover）が低下する[82]．その結果，皮膚，骨，靱帯などの軟部組織や筋の結合組織が弱化し，それらは傷害を受けやすくなる．神経根障害の慢性化により繰り返す捻挫やギックリ腰などを起こしやすくなっていると考えられる．神経根障害の特徴である筋硬結が脊柱筋に発現すると，椎間孔を狭小化するので，さらなる神経根障害

を引き起こす原因となることが指摘されている[59]．よって，この筋硬結の治療が病態を改善するための要となる．つまり，この脊柱筋，特に深層の多裂筋や回旋筋群の筋硬結をゆるめることで脊髄神経の絞扼部位である椎間孔およびその周辺を拡大することが主な治療の目的となる．多裂筋や回旋筋群のような脊髄神経の後枝により支配される筋に弛緩が起こると，その前枝支配筋にも筋弛緩や筋伸長が起こるので，通常，前枝支配筋の治療は要しない．

検査

マイオセラピーでの検査は，神経根障害の急性期であれば"筋軟化"を検出し，その脊髄神経支配分節（以下，神経分節）を決定していく．慢性期では"筋硬結"を検出し，障害した神経分節を決定するが，深層筋群の筋硬結を検出することは不可能である．よって，問診と視診，および脊髄神経後枝の皮膚痛覚検査により障害脊髄レベルを決定する．

神経根障害により，最初に症状を発するのが酸素（血流）不足に最も敏感な太い径の神経線維である運動神経（Aα線維）や感覚神経（Aβ線維）であり，一般的に径の細い自律神経や痛み伝達の神経線維（Aδ，C線維）はさらに神経障害が進行してから異常を呈する．よって，運動神経障害による症候や徴候，"筋軟化"，初期の"筋硬結"や感覚神経障害の触覚や圧覚の感覚異常が最初に出現する．その後に，自律神経の機能障害や痛みが出現し，"筋硬結"はより硬くなり，拡大していく．神経障害の急性期は一般に原因が明確で，交通事故などによる傷害のように常識的に納得のいく傷害状況であるが，慢性期となると，もはやその直接的原因が明確ではなくなり，「なんとなく」悪くなったとか，「なんの原因もなく」痛くなった，「ほんのちょっとしたことで」起こった，とかいう表現が常である．特に神経根障害の脊髄神経分節を決定するために，以下に述べる視診，問診，皮膚痛覚検査および触診を行う．

1. 視診

ここでは皮膚の色や艶などの変化，脱毛，浮腫，筋の膨隆，皮膚感染症，姿勢の変化，などを観察し，その障害神経の脊髄分節を推測する．

二重顎やお腹のたるみなどの浮腫の部位，テカテカ光ったり・黒ずんだり・薄くなったりした皮膚の部位，脱毛の部位，ニキビや水虫などの皮膚感染部位，短縮筋は膨隆することから筋の膨隆部位，関節の変形部位，などを観察し，その異常部位の大まかな髄節を記す．それらの変化は血管の変化と考え，血管の交感神経支配分節を適応する（表10.3）．末梢神経障害は幼児期から始まる．そのためすべての成人では，障害程度や障害髄節の差はあれ，すでに神経障害が陽性となっており，例えば，神経原性浮腫はすべての成人にみられることが常である．そのため視診の基本的方針として，検査所見を"陽性"と"陰性"とに鑑別するというよりは，その所見の"障害程度"を総合的に判断することが重要であると考える．例えば，神経原性浮腫に加えて脱毛や皮膚感染などがある部位（髄節）の方がそうではない部位よりも神経障害の程度は高い，と考えることができる．

急性期においては，長期間持続する自律神経などの機能異常は目立たない．表10.2に示すように，神経障害は運動神経や知覚神経の障害のほかに，自律神経（運動および知覚神経）にも生じ，自律神経機能の異常を現す．自律神経機能の異常による症候は，自律神経系の構造から，神経障害による症状のなかでも最も広範に現れる（表10.3）．その異常は血管収縮による障害部位での冷え，発汗異常，異常な立毛筋反射活動による鳥肌の出現，栄養障害による皮膚の変化，脱毛などである．疼痛部およびその周辺では筋緊張の亢進や浮腫（神経原性浮腫）による局所の膨隆が観察できる．"しわ寄せテスト"（図10.40）や"マッチ棒テスト"（図10.41）はこの神経原性浮腫を検査する方法である[59]．

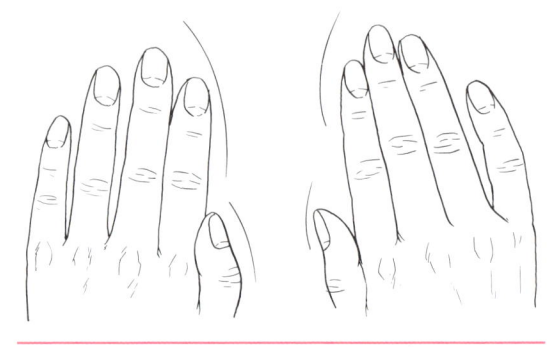

図10.40●しわ寄せテスト[59]

指や手で皮膚を寄せると，神経原性浮腫のない正常な皮膚では細かいしわが寄る．しかし，神経原性浮腫が存在すると，正常でみられる細かいしわは寄らず，その部分の皮膚は硬く，大きなしわしか寄らない．

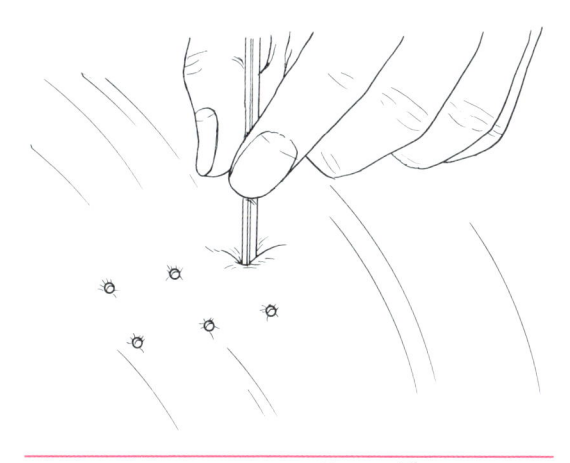

マイオセラピー (myotherapy) ● 389

図10.41 ● マッチ棒テスト[59]

マッチ棒を皮膚に1～2秒間押しつける．その圧迫により，正常な皮膚では"凹み"は持続せず，1～2秒間以内には平坦な皮膚に戻る．しかし，神経原性浮腫が存在すると，数秒間以上にわたりその"凹み"が持続する．この神経原性浮腫は指で圧迫しても"凹み"はできない．

それらの症候や徴候の存在する部位の同神経の脊髄分節の中に"筋硬結"が検出できる．

　神経障害では特徴的な運動痛と疼痛抑制姿勢が生じる．運動痛のなかには，自動運動に伴う収縮痛，他動的に筋が短縮させられたときに生じる短縮痛，および筋が伸張されたときに生じる伸張痛がある．特に短縮痛およびその発生を防止しようとする疼痛抑制姿勢は重要である．障害神経の支配筋を自・他動的に短縮させると，一般に"こむら返り"や"引きつり"といわれる筋の強い収縮（筋クランプ）が起こる．そして，その直後に激痛が発生する．それを避けるために，対象者が障害筋をストレッチしている特異的な姿勢が疼痛抑制姿勢である．いわゆる寝違いによる頸の歪みも，大腿四頭筋が主な原因である膝の痛みに伴う膝関節過伸展の欠如や屈曲拘縮も，腰痛による腰椎の側屈・後弯も，殿部痛による腰の曲がり（実際は股関節の屈曲と腰椎前弯の欠如）もこの例である．伸張位にて固定している筋や収縮を避けている筋の中に"筋軟化"や"筋硬結"がある．また，検査時の表情は痛みやそれに伴う苦痛を測る最適な指標である．この苦痛の程度はその後に行う触診での圧迫の程度に，さらには治療の種類や時間に関わる．

2. 問診

　問診では関節痛などの深部痛の部位や異常深部感覚などの症候を聞き，その部位の脊髄分節から神経障害の障害部位を推定していく．神経障害による痛みは神経因性疼痛である．これは通常，深部痛である．この深部痛の部位を決定するためには硬節を指標にする．硬節は，深部組織である骨膜，筋の付着部，靱帯，関節包などの知覚神経支配分節のことである（表10.2）．例えば，ボールを投げるときに「肘頭が痛い」という訴えがあれば，まず，第8胸椎の同側直外側を調べる．上半身の硬節は臨床的所見，例えば顔面の痛みが第2，第3胸椎の直外側の筋硬結の治療にて消失することや，拇指の"バネ指"が第6，第7胸椎の直外側の筋硬結の治療で消失するなどの臨床経験を基に，生態防御系，特に痛み系や自律（交感・副交感）神経系などの原始的な神経系の基本的な成り立ちを発生学的に勘案して，この硬節を考究した．

　また，心筋や内臓の平滑筋（気管，気管支，食道，胃，小腸，大腸，膀胱，子宮，血管）の異常な短縮も症状を呈す．この時は，自律神経の遠心・求心系分節を用い，その障害髄節を推定する（表10.2）．例えば，心筋に起こる"超感受性"は不整脈を生じる．超感受性が気管や気管支に起こると，喘息様症状を起こす．食道や胃の場合は，食道や胃の収縮（胃痙攣）を招く．そのため，"胸焼け"や嘔吐を起こしやすい．腸の場合は，便秘などが生じる．膀胱の場合は，頻尿や乏尿となる．血管の平滑筋に"超感受性"が起こると，持続的な血管緊張の亢進を伴うので，その障害領域は冷たく感じる．いわゆる，"手足の冷え"や"腰の冷え"などがこれにあたる．また，高血圧の出現も予測される．この"超感受性"という神経障害の特徴的な現象により発生する症状の理解や解釈は，その診断を決定するうえで非常に重要なことである．このように，問診により大まかな神経障害の発生部位が推測できる．既往歴によっても，障害神経分節の予測ができる．例えば，何年も前に起こった橈骨の骨折により第5胸椎を中心とした患側の近傍分節に筋硬結が発見できる．骨折後の期間が長いと，その筋硬結の慢性度も高くなる．また，肺炎や結核などの肺疾患の既往により，その側の胸椎中位分節に筋硬結が発見できる．このように骨格筋，特に多裂筋では明瞭に，その人の内臓を含む深部組織の傷害の痕跡が残されている．「人は，その"人生"を背負っている」といえる．これらの現象は骨や筋などの深部組織が皮膚に比較して反射活動が強いということが関係している[34,90]，と考えている．これらの既往歴による障害神経分節の決定にも，骨膜

第10章

や靱帯などの深部組織の損傷に対しては硬節を適用し，内臓疾患に対しては自律神経分節を適用する（表10.2）．

3. 皮膚痛覚検査

ここでは視診および問診にて得られた所見より推定される障害髄節の確認作業の一つとして皮膚の過敏性を検査する（図10.42）．皮膚痛覚計を用いて，背部の脊髄神経後枝領域を第1胸椎から第3，第4腰椎まで検査し，痛覚過敏部位と痛覚鈍麻部位を検出する．痛覚過敏部位は，その領域を支配している神経の活動性（過敏性）が亢進している状態が持続していて，血流の増大を求めている状態である．それに対して，痛覚鈍麻部位は，神経の活動が低下あるいは消失している慢性状態で，その領域の酸欠状態は非常に深刻である．これらの過敏部位および鈍麻部位には治療すべき筋硬結が存在する．

4. 触診

ここでは問診，視診および他動的関節運動検査の所見より"筋軟化"や"筋硬結"の存在が推定された神経分節を触診し，それらを検出し，その障害髄節を決定する（表10.3）．

"筋軟化"の決定には，①触診による凹みの発見と，②軽い圧迫による激痛の誘起に加えて，③対象者から「そこです」との同意が必要である．また，急性期において，筋の一部に硬く，緊張が亢進している筋線維（部分的筋緊張亢進）があり，圧迫やその筋の収縮により痛みを生じることがある．そのため，対象者はその筋が収縮や短縮する方向への運動（収縮痛や短縮痛）を避けるのが普通である．

"筋硬結"は，一般に筋スパズムのように筋全体が硬くなっているのではなく，ある筋の一部に，①限局した硬い部位（バンド様または結節様）があって，その硬い部位の一部に②痛覚過敏部位（トリガーポイントやテンダーポイント）が見つかることもあり，その痛覚過敏部位を指や針などで機械的に刺激すると，③遠隔部や深部に痛み（関連痛）を生じることもある．慢性化しすぎると，その痛覚過敏や関連痛は消失する．その筋硬結の治療によりそれらは再現する．

"筋軟化"や"部分的筋緊張亢進"を圧迫したとき，それらから発生する痛みと慢性期の"筋硬結"から発生するそれとは鑑別できる．急性期の"筋軟化"や

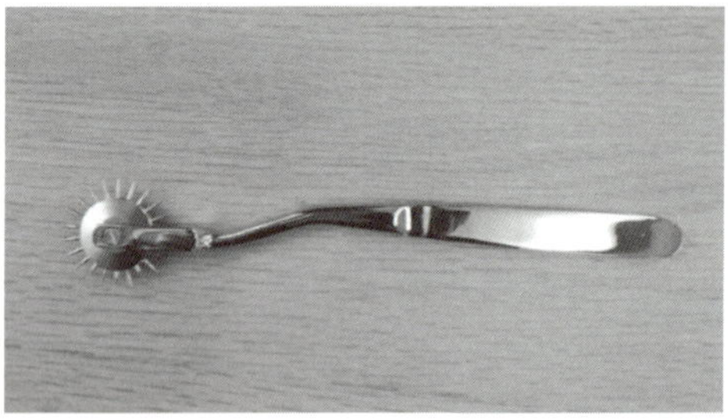

図10.42●ルーレット式皮膚痛覚計

"部分的筋緊張亢進"の場合は軽い圧迫にて激痛と激しい関連痛を生じやすいが，慢性期の"筋硬結"の場合は圧迫部にて鈍痛を生じ，関連痛もより穏やかなものであることが多い．

"筋硬結"が発生する原因は運動神経障害であるから，障害された運動神経に支配されている筋線維はすべて短縮し，"筋硬結"が生じる．よって，1つの"筋硬結"が存在する神経分節には運動単位の原則からして，その"筋硬結"には障害神経の10倍から100倍の硬くなった異常な筋線維が存在する．また，脊髄神経の前枝および後枝の原則から，上・下肢および腹部を支配する前枝と背部を支配する後枝とは反射的に相互連関がある．つまり，前枝領域の組織傷害により起こった反射活動（筋収縮や神経性炎症反応）は後枝領域でも同期して類似の現象が起こる．この現象は，特に深部組織（骨膜，靱帯，関節包，筋，内臓）の傷害で起こる．

検査の迅速性と正確性を考え，同じ時間を検査にかけるなら，より狭い範囲を検査した方がより効率的である．脊髄神経後枝は，その前枝に比較してより狭い範囲の筋に分布しており，前枝支配の筋を検査するより，後枝支配による同分節の一部の筋を検査することでその障害神経分節が決定できる．例えば，脊柱棘突起の直両傍の多裂筋を代表筋として選び，それらの検査にて各神経分節のサンプルとすることができる．この概念は治療においても同様である．胸椎レベルの筋層の厚さ（前後長）は約30mmで，腰椎レベルでのそれは約50mmで，仙椎でのそれは約30mmである．よって，筋硬結を正確に検出するためには，少なくとも胸椎では約20mm，腰椎では約40mm，仙椎では約20mm深層に到達することが必要だと思われる．このことは，筋硬結が深部に存在する場合，触診によりそれらを検出することは不可能である，ことを意味

する．そのような時には，バイブレーターを用い，表層筋を弛緩させ，深部に進み，深層にある"筋硬結"を検出する．しかし，基本的には深層筋の触診は不可能であり，治療の進行にそって"触診"が可能となることが多い．

基本的治療手技

問診，視診，皮膚痛覚検査および触診により障害神経分節が決定されれば，その神経分節の後枝支配筋群にバイブレーターを用いて振動刺激を加える．症状部位が前枝による支配領域であっても，それが後枝支配領域であっても，治療部位は障害神経分節の後枝支配の最内側深層筋群を治療する．このような治療手順は1回のセッションで完了する場合や，複数回のセッションにわたる場合がある．急性期の"筋軟化"や"部分的筋緊張亢進"に対する治療では，その所見部に直接振動刺激を加えることもある．

マイオセラピーでは，バイブレーター（MyoVib®）が必要となる（図10.43）．本MyoVib®は20Hz前後の低周波数にて，振幅は5mm以上のものを用いている[91]．臨床での時間的効率を考えると，その振幅は大きいほどよい．現在使用しているものは，臨床で使用可能なモーターの大きさの関係上，14mmとしている．本MyoVib®は広い面を接触させるのではなく，その先端に丸く加工を施した約9.5mmの直径をもつ突起物（先端ユニット）で経皮的に筋を刺激する．振動はモーターの軸に取り付けられた分銅の回転により全方向（multi-directional）に起こる．

基本的な治療姿勢は，MyoVib®全体を利き手の脇に抱え，利き手で先端ユニットの先端を握り，安定させる．先端ユニットを治療分節の棘突起の直傍側に置き，治療筋表面に達するまで押し込む．この時，先端ユニットを押し込みすぎると振幅が極端に減衰する．振動が減衰すると筋弛緩の効果は低下する（図10.44）．基本的な両手の位置は次の通りである．利き手（右手）で先端ユニットの先端を軽く，その先端が皮膚表面をずれていくのを防ぐように握り，安定させる．非利き手（左手）の拇指は，①棘突起を触りながら，②先端ユニットを固定し，③治療部の筋弛緩を感じとる（図10.45）．

1．急性期の"筋軟化"に対する基本的テクニック

"筋軟化"や"部分的筋緊張亢進"に対しての治療時間は非常に短く，数秒から数分で完了する．例えば，ある種の"筋軟化"や"部分的筋緊張亢進"は数秒間の振動刺激にて消失し，治療部の筋緊張はその周辺部と同程度になり，治療は完了することもあるが，通常は5〜10分間程度の治療時間を要する．治療は，対象

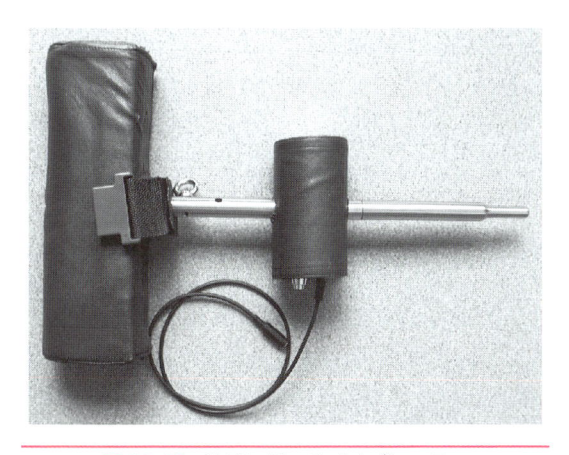

図10.43●治療に用いるバイブレーター
対象者に接触する先端ユニット（チタン製，右）はバイブレーター（MyoVib®）の中央部にネジではめ込む．その先端の太さは9.5mmである．MyoVib®のもう一方にはセラピストが脇に挟み込むハンズフリー・ユニットが付く（左）．MyoVib®は20Hz前後の低周波数にて，振幅は14mmである．

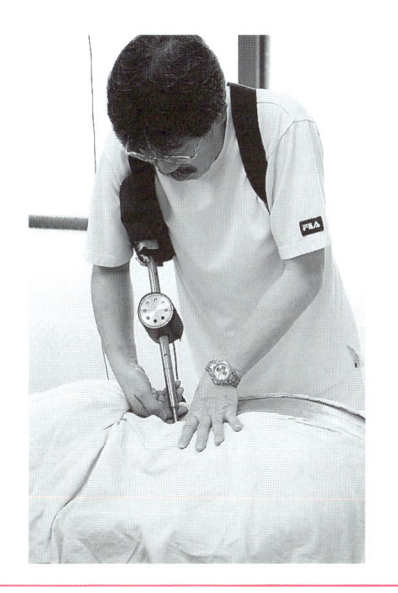

図10.44●治療例
MyoVib®全体を利き手の脇に抱え，利き手で先端ユニットの先端を握り，安定させる．先端ユニットを治療分節の棘突起の直傍側に置き，治療筋表面に達するまで押し込む．この時，先端ユニットを押し込みすぎると振幅が極端に減衰する．振動が減衰すると筋弛緩の効果は低下する．

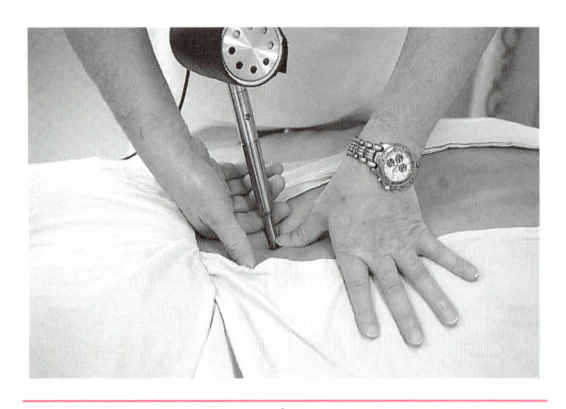

図10.45●セラピストの両手の位置

利き手，ここでは右手，特に第2指で先端ユニットの先端を軽く，その先端が皮膚表面をずれていくのを防ぐように握り，安定させる．非利き手の拇指は，①棘突起を触りながら，②先端ユニットを固定し，③治療部の筋弛緩を感じとる．

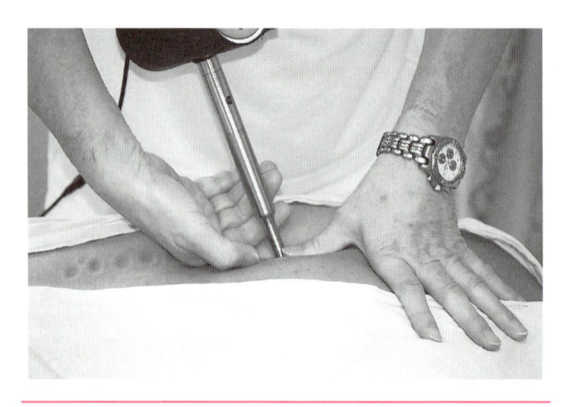

図10.46●胸椎領域の治療例

胸椎は肋骨と関節する構造上，その可動性が脊柱の中でも非常に少ない．腰部に比較して，筋の伸張性も同様に少ない．筋弛緩の程度は胸椎の可動性のみならず，肋骨の可動性の変化により知ることもできる．

者が耐えうる軽い痛みを起こす程度の圧迫にて，その深さで固定し，"筋硬結"の治療のように深部に押し進んでいかない．"筋軟化"や"部分的筋緊張亢進"が消失したら，その部分を圧迫し，痛みや関節可動域制限，特に短縮痛を起こさせる方向への運動制限の有無を調べる．通常，この治療は1回にて完了するが，痛みが2日以上残存する場合は，さらにもう1回の治療を行うことがある．急性の痛みの記憶は，痛みの原因となる侵害刺激が消失した後でも1〜2日は持続するようであるから，初回の治療の翌日には2回目の治療は行わない．2回目の治療を行うとすれば初回日より3日以後でよい．通常2回目の治療では，これらの"筋軟化"や"部分的筋緊張亢進"の影響は脊髄神経後枝支配の筋，多裂筋に現れるので，それらを治療対象とする．それらの治療により治療効果が得られない場合は脊髄神経前枝領域に出現している"筋軟化"や"部分的筋緊張亢進"を稀に治療することもある．

2. 慢性期の"筋硬結"に対する基本的テクニック

治療は筋弛緩，つまり短縮した"筋硬結"の伸張と，過敏になった（感作した）痛み伝達神経の正常化（脱感作）との2つを目的とする．バイブレーターの皮膚に接する先端は"筋硬結"を含む筋，最終的には多裂筋に経皮的に当てる．振動刺激が十分に達する深さで約10秒間程度バイブレーターを固定する．強く圧迫しすぎると振動の周波数や振幅が減衰する．振動刺激中に治療筋が弛緩し，圧迫の抵抗感が減少したら，

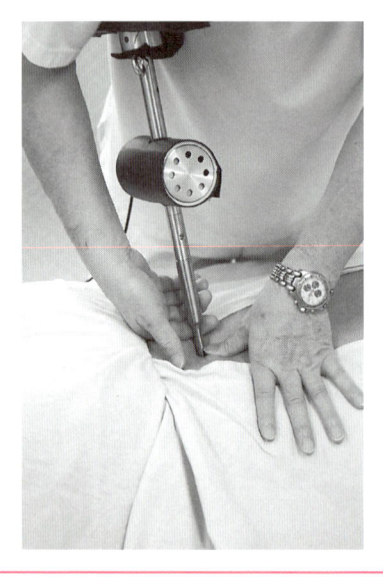

図10.47●腰椎領域の治療例

腰部は筋のボリュームが大きいため，特に深部の筋の治療には他の部位と比較してより多くの時間を要する．セラピストの左拇指は棘突起に固定し，筋弛緩などの治療効果の触診と先端ユニットの固定を行う．

その筋の"沈み（弛緩）"についていく形（圧迫するのではない）で深部に進む．深部に達してから，10秒間以上筋弛緩の変化が起こらなくなれば，治療部位を移動する．1つの神経分節を効果的に治療する場合，その上下2分節，合計5分節の治療を行うことを原則とする（図10.46，図10.47）．

"筋硬結"は，振動刺激により容易に弛緩する"筋収縮"要素と，変化しにくい"線維化"要素とがある．この治療が初めての対象者であれば，刺激を開始してから約2〜3分間程度は筋弛緩が起こらないことがある．本治療を2〜3回程度経験した対象者であれば，

その"筋収縮"要素に対する効果は早いもので約1秒以内に，遅いものでも10秒以内に現れる．治療の最終標的である"線維化"に対しては振動刺激を数回繰り返して行うことを原則とする．

引用文献

1) 伊藤文雄：筋感覚研究の展開（辻井洋一郎・選：セラピストのための基礎研究論文集3）．協同医書出版社，東京，2000．
2) Kahle W, Leonhardt H, Platzer W（越智淳三・訳）：解剖学アトラス．文光堂，東京，1981．
3) 花岡一雄，田上恵・編：痛みの概念の整理．真興交易医書出版部，東京，1996．
4) Willis Jr WD：Dorsal root potentials and dorsal root reflexes：a double-edged sword. Exp Brain Res 124：395-421, 1999.
5) Gotch F, Horsley V：On the mammalian nervous system, its functions and their localizations, determined by an electrical method. Philos Trans B 182：267-526, 1891.
6) Mathews BHC：Impulses leaving the spinal cord by dorsal nerve roots (abstract). J Physiol (Lond) 81：29P, 1934.
7) Barron DH, Mathews BHC：Intermittent conduction in the spinal cord. J Physiol (Lond) 85：73-103, 1935.
8) Barron DH, Mathews BHC：Dorsal root reflexes (abstract). J Physiol (Lond) 94：26-27 P, 1938.
9) Eccles JC：The physiology of synapses. Springer, Berlin Heidelberg New York, 1964.
10) Sluka KA, Willis WD, Westlund KN：The role of dorsal root reflexes in neurogenic inflammation. Pain Forum 4：141-149, 1995.
11) Cervero F, Laird JMA：Mechanisms of touch-evoked pain (allodynia)：a new model. Pain 68：13-23, 1996.
12) Lin Q, Wu J, Willis WD：Dorsal root reflexes are involved in the development of central sensitization of the spinal cord following intradermal injection of capsaicin (abstract). Am Pain Soc 828：187, 1997.
13) Kumazawa T：The polymodal receptor：bio-warnign and defense system. In Kumazawa T, Kruger L, Mizumura K (eds.)：Progress in Brain Research, Vol.113, The polymodal receptor - a gateway to pathological pain, Elsevier, Amsterdam, 1996.
14) Bayliss WM：On the origin from the spinal cord of vasodilator fibres of the hind limb, and on the nature of these fibres. J Physiol 26：173-209, 1901.
15) Lewis T：The nocifensor system of nerves and its reactions. Br Med J I：431-435, 491-497, 1937.
16) Bonica JJ：Clinical importance of hyperalgesia. In WD Willis, Jr. (ed.)：Hyperalgesia and Allodynia, Raven Press, Ltd., New York, pp.17-43, 1992.
17) Denmark A：An example of symptoms resembling tic douloureux produced by a wound in the radial nerve. Med Clin Times 4：48, 1813.
18) Mitchell SW, Moorehjouse GR, Keen WW：Gunshot wounds and other injuries of nerves. JB Lippincott, Philadelphia, 1864.
19) Mitchell SW：Injuries of nerves and their consequences. Smith Elder, London, 1872.
20) Martyn S：On the physiological meaning of inframmatory pain. Br Med J 10：296, 1864.
21) Letievant E：Traite des senctions nerveuses. JB Bailliere, Paris, 1873.
22) Sturge WA：The phenomena of angina pectoris and their bearing upon the theory of counterirritation. Brain 5：492-510, 1883.
23) Ross J：Segmental distribution of sensory disorders. Brain, 10：333, 1887.
24) Head H：On disturbances of sensation with especial reference to the pain of visceral disease. Brain 16：1, 1893.
25) McKenzie J：Association of sensor disorders and visceral disease. Med Chron, August, 1892.
26) McKenzie J：Some points bearing on the association of sensory disorders and visceral disease. Brain, 16：321, 1893.
27) Kellgren JH：Observations on referred pain arising from muscles. Clin Sci 3：176, 1937-38.
28) Kellgren JH：On the distribution of pain arising from deep somatic structures with charts of segmental pain areas. Clin Sci 4：35, 1939.
29) Lewis T, Kellgren JH：Observations relating to referred pain, visceromotor reflexes and other associated phenomena. Clin Sci 4：47, 1939.
30) Hardy JD, Wolff HG, Goodell H：Experimental evidence on the nature of cutaneous hyperalgesia. J Clin Invest 29：115, 1950.
31) Harday JD, Wolff HG, Goodell H：Pain sensation and reactions. Williams & Wilkins, Baltimore, 1952, pp.173-238.
32) Bessou P, Perl ER：Response of cutaneous sensory units with unmyelinated fibers to noxious stimuli. J Neurophysiol 32：1025-1043, 1969.
33) Woolf CJ：Evidence for a central component of post-injury pain hypersensitivity. Nature 308-686-688, 1983.
34) Wall PD, Woolf CJ：Muscle but not cutaneous C-afferent input produces prolonged increases in excitability of the flexion reflex in the rat. J Physiol 356：443-458, 1984.
35) Woolf CJ, Wall PD：The brief and the prolonged facilitary effects of unmyelinated afferent input on the rat spinal cord are independently influenced by peripheral nerve injury. Neuroscience 17：1199, 1986.
36) Woolf CJ, Wall PD：A dissociation between the analgesic and antinociceptive effects of morphin. Neurosci Lett 64：238, 1986.
37) Woolf CJ, Wall PD：The relative effectiveness of C primary afferent fibres of different origins in evoking prolonged facilitation of the flexor reflex in the rat. N Neurosci 6：1433-1443, 1986.
38) Bennett GJ, Xie Y-K：A peripheral mononeuropathy in rat that produces disorders of pain sensation like those seen in man. Pain 33：87-107, 1988.
39) Seltzer Z, Dubner R, Shir Y：A novel behavioral model of neuropathic pain disorders produced in rats

40) Kim SH, Chung JM : An experimental model for peripheral neuropathy produce by segmental spinal nerve ligation in the rat. Pain 50 : 355-363, 1992.
41) Decosterd I, Woolf CJ : Spared nerve injury : an animal model of persistent peripheral neuropathic pain. Pain 87 : 149-158, 2000.
42) Coderre TJ, Xanthos DN, Francis L, Bennett GJ : Chronic post-ischemia pain (CPIP) : a novel animal model of complex regional pain syndrome - Type I (CRPS-I ; reflex sympathetic dystrophy) produced by prolonged hindpaw ischemia and reperfusion in the rat. Pain 112 : 94-105, 2004.
43) Radhakrishnan R, Moore SA, Sluka KA : Unilateral carrageenan injection into muscle or joint induces chronic bilateral hyperalgesia in rats. Pain 104 : 567-577, 2003.
44) Slater H, Arendt-Nielsen L, Wright A, Graven-Nielsen T : Sensory and motor effects of experimental muscle pain in patients with lateral epicondylalgia and controls with delayed onset muscle soreness. Pain 114 : 118-130, 2005.
45) Maihofner C, Forster C, Birklein F, Neundorfer B, Handwerker HO : Brain processing during mechanical hyperalgesia in complex regional pain syndrome : a functional MRI study. Pain 114 : 93-103, 2005.
46) Apkarian AV, Sosa Y, Sonty, S, Levy RM, Harden RN, Parrish TB, Gitelman DR : Chronic back pain is associated with decreased prefrontal and thalamic gray matter density. J Neurosci 24 : 10410-10415, 2004.
47) Maihofner C, Handwerker HO, Neundorfer B, Birklein F : Patterns of cortical reorganization in complex regional pain syndrome. Neurology 61 : 1707-1715, 2003.
48) Maihofner C, Handwerker HO, Neundorder B, Birklein F : Cortical reorganization during recovery from complex regional pain syndrome. Neurology 63 : 693-701, 2004.
49) Dale HH, Geldberg W, Vogt Marthe : Release of acetylcholine at voluntary motor nerve endings. J Physiol 86 : 353-380, 1936.
50) Brown GL : The actions of Ach on denervated mammalian and frog muscles. J Physiol (Lond) 89 : 438-461, 1937.
51) Cannon WB, Rosenblueth A : he supersensitivity of denervated structures, a law of denervation. New York, MacMillan, 1949.
52) Ginetzinsky AG, Shamarina NM : The tonomotor phenomenon in denervated muscle. Usp Sovrem Biol 15 : 283-294, 1942.
53) Kuffler SW : Specific excitability of the endplate region in normal and denervated muscle. J Neurophysiol 6 : 99-110, 1943.
54) Axelsson J, Thesleff S : A study of supersensitivity in denervated mammalian skeletal muscle. J Physiol 147 : 178-193, 1959.
55) Miledi R : The acetylcholine sensitivity of frog muscle fibres after complete or partial denervation. J Physiol 151 : 1-23, 1960.
56) Miledi R : Junctional and extrajunctional acetylcholine receptors in skeletal muscle fibres. J Physiol 151 : 24-30, 1960.
57) Dreyer F, Peper K : The spread of acetylcholine sensitivity after denervation of frog skeletal muscle fibres. Pflugers Arch ges Physiol 348 : 287-292, 1974.
58) Fambrough DM : Acetylcholine sensitivity of muscle fibre membranes : mechanism of refulation by motoneurones. Science 168 : 372-373, 1970.
59) Gunn, CC : The Gunn approach to the treatment of chronic pain - Intramuscular stimulation for myofascial pain of radiculopathic origin (2nd ed.), Churchill Livingstone, 1996, pp.3-10.
60) Miledi R : Properties of regenerating neuromuscular synapses in the frog. J Physiol 154 : 190-205, 1960.
61) Jones R, Vrbova G : Effect of muscle activity on denervation hypersensitivity. J Physiol 210 : 144-145, 1970.
62) Jones R, Vrbova G : Can denervation hypersensitivity beprevented?. J Physiol 217 : 67-68 P, 1971.
63) Jones R, Vrbova G : Two factors responsible for the development of denervation hypersensitivity. J Physiol 236 : 517-538, 1974.
64) Lomo T, Rosentthal J : Control of ACh sensitivity by muscle activity in the rat. J Physiol 221 : 493-513, 1972.
65) Hoffman WW, Thesleff S : Studies on the trophic influence of nerve on skeletal muscle. Eur J Pharmacol 20 : 256-260, 1972.
66) Albuquerque EX, Warnick JE, Tasse JR, Sansone FM : Effects of vinblastine and colchicines on neural regulation of the fast and slow skeletal muscles of the rat. Expl Neurol 37 : 607-634, 1972.
67) Cangiano A : Acetylcholine supersensitivity : the role of neurotrophic factors. Brain Res 58 : 255-259, 1973.
68) Drachman DB, Witzke F : Trophic regulation of acetylcholine sensitivity of muscle : Effect of electrical stimulation. Science 176 : 514-516, 1972.
69) Katz B, Miledi R : The development of ACh sensitivity in nerve-free segments of skeletal muscle. J Physiol 170 : 389-396, 1964.
70) Redfern P, Thesleff S : Action potential generation in denervated rat skeletal muscle. II. The action of tetrodotoxin. Acta Physiol scand 82 : 70-78, 1971.
71) Luco JV, Eyzaguirre C : Fibrillation and hypersensitivity to ACh in denervated muscle. Effect of length of degenerating nerve fibres. J Neurophysiol 18 : 65-73, 1955.
72) Gutmann E, Vodicka Z, Zelena J : Changes in striated muscle after nerve section related to the length of the peripheral stump. Physiol Bohem 4 : 200-206, 1955.
73) Harris JB, Thesleff S : Nerve stump length and membrane changes in denervated skeletal muscle. Acta Physiol scand 83 : 382-388, 1971.
74) Vrova G : Control of chemosensitiviy at the neuromuscular junction. Proc 4th Int Cong Pharmacol Vol.

III. (ed. Eigenmann R), Schwabe & Co, Basel, 1970, pp.158-169.
75) Jones R, Vyskocil F : An electrophysiological examination of the changes in skeletal muscle fibres in response to degenerating nerve tissue. Brain Res 88 : 309-317, 1975.
76) Thesleff S : Effects of motor innervation on the chemical sensitivity of skeletal muscle. Physiol Rev 40 : 734-752, 1960.
77) Cannon WB : A law of denervation. Am J Med Sci 198 : 737-750, 1939.
78) Kammerling JJ, Green FJ, Watanabe AM, et al. : Denervation supersensitivity of refractoriness in non-infarcted area apical to tansmural myocardial infarction. Circulation 76 : 383-393, 1987.
79) Seckel BR : Enhancement of peripheral nerve regeneration. Muscle Nerve 13 : 785-800, 1990.
80) Yan Q, Elliott J, Snider WD : Brain-derived neurotrophic factor rescues spinal motor neurons from axotomy-induced cell death. Nature 360 : 753-755, 1992.
81) Yin Q, Kemp GJ, Frostick SP : Neurotrophins, neurons and peripheral nerve regeneration. J Hand Surg Br 23 : 433-437, 1998.
82) Klein L, et al. : Turnover of collagen in the adult rat after denervation. J Bone Joint Surg 59-A : 1065-1067, 1977.
83) Li Y, Hsieh S-T, Chien H-F, Zhang X, McArthur JC, Gfiffin JW : Sensory and motor denervation influence epidermal thickness. Exp Neurol 147 : 452-462, 1997.
84) Chiang H-Y, Huang I-T, Chen W-P, Chien H-F, Shun C-T, Chang Y-C, Hsieh S-T : Regional difference in epidermal thinning after skin denervation. Exp Neurol 154 : 137-145, 1998.
85) 安保徹：自律神経と免疫の法則―体調と免疫のメカニズム．三和書籍，東京，2004.
86) Penfield W, Boldrey E : Somatic motor and sensory representation in the cerebral cortex of man as studied by electrical stimulation. Brain 60 : 389-443, 1937.
87) Penfield W, Rasmussen T : The cerebral cortex of man : A clinical study of localization of function. New York, The Macmillan Company, 1950.
88) Pick J : The autonomic nervous system. JB Lippincott Co., 1970.
89) Johnson RH, Spalding JMK : Disorders of the autonomic nervous system. Chapter 1. Anatomy of the autonomic nervous system. Blackwell Scientific Publications, Oxford, 1974, pp.1-22.
90) Sluka KA : St Sluka KA imulation of deep somatic tissue with capsaicin produces long-lasting mechanical allodynia and heat hypoalgesia that depends on early activation of the cAMP pathway. J Neurosci 22 : 5687-5693, 2002.
91) Eklund, G : On muscle vibration in man ; an amplitude-dependent inhibition, inversely related to muscle length. Act Physiol Scand 83 : 425-426, 1971.

(辻井洋一郎)

治療手技専門コースガイド

■ **神経系モビライゼーション**（mobilization of the nervous system）
　定期的には実施されていない．各県士会等が主催する研修会で研修を受けることができる．

■ **マイオセラピー**（myotherapy）
　《コース名》マイオセラピー・セミナー
　　主催：日本マイオセラピー協会
　　問い合わせ先：日本マイオセラピー協会　http://www.myotherapy.jp/
　　内容：毎年数回のセミナーを行っている．

第3部

その他の治療手技の紹介

第11章 構造的アプローチとの連携

はじめに

　既説の構造的アプローチの考え方は，各系（感覚器系，結合組織系，筋系，神経系，関節系，循環系，内臓系）を評価し，診断したうえで最も適する治療技術を選択する方法であった．この章では，各系統別に行われる治療手技と関連するアプローチについてその概要を紹介する．1つは，機能障害に対するアプローチを考える時，徒手的治療手技として各系で用いられる手技としての分類に直接含まれないが，痛みの制御を目的とした対処方法としてのテーピングである．あとの5つは，構造的アプローチと相互補完的役割をもつ機能的アプローチとも言える方法である．

　テープ療法は「段階的診療法」という考え方に基づく．段階的診療法とは，「四肢や体幹の疼痛やしびれは，さまざまな要素が重なり合った結果である」と解釈し，筋，関節，交感神経，トリガーポイントと関連痛，生化学的・ホルモン的原因探索，心理的，精神的ストレス性要素などを順序だてて検討し，診断と治療を段階的に進めていくというものである．順序だてて行う評価と対応の中にテーピングを使用することによって，二次的に発生した筋の緊張と機能不全の改善をし，筋肉内に発生した内因性発痛物質の排出・除去を促そうとするものである．治療の初めは，筋の機能不全を改善するために行い，期待した効果が得られなければ，より深部の関節機能不全に対する治療へと進む．それでも症状が残るようであれば，交感神経節の機能不全に対する目的で使用したりもする．これらの生理学的作用機序については，次の4つのことが考えられている．第1に，広範囲に多くのテープを用いることで，皮膚への触・圧覚・振動刺激を行うこと．第2に，収縮によって筋横断面積が増大するのを制限させるテーピングを行い，筋紡錘・腱器官へ刺激を加えること．第3に，目的とする筋に関連する皮膚，および皮下組織に対して小さくcross tapeを貼ることにより，皮膚・筋肉反射作用を起こさせること．第4に，当該筋を覆う組織を刺激する小さなcross tapeを貼り，表在鍼反射・TENS効果を期待することである．

　セラピストが疼痛の管理を考える時には，大きく2つのカテゴリーが考えられるのであるが，そのひとつは疼痛に対する直接的なアプローチとして各系ごとに最も適するアプローチを選択して治療する既説の構造的アプローチである．もうひとつが，痛みを引き起こした誘因を探索して，それらを軽減する対策を講じたり，患者自身にそれらの誘因について気づいてもらい，機能の改善を自ら行ってもらう方法である．患者の自己マネジメントの強化を最大限に重視する方法としてマッケンジー法を紹介している．

　さらにいくつかの解説を加えると，メディカルトレーニングセラピー（medical training therapy：MTT）は，「損傷をきたした部分のトレーニング，身体全体のトレーニング，予防，損傷をきたしやすい肢位でのトレーニング」であり，具体的には「関節の可動域，筋力，持久力，協調性，日常生活などの改善，適切な対象者教育」を意味する．特に，人間の身体活動における動きやすさには，筋肉や関節の柔らかさをベースにしたフレキシビリティ（柔軟性）と筋力をベースにしたスタビリティ（安定性），さらには持久力や神経筋の協調性が重要となる．そこで，欧米やヨーロッパにて，構造的アプローチと併用して，パーソナルトレーニングに高い頻度で使用されているプーリーマシンを

中心に，MTTの概念と実際について概説してある．このプーリーマシンや，セラバンド，バルーンを活用すれば，循環の改善，協調性の改善，柔軟性の改善，持久力の改善，筋力の改善，パワーの改善などが容易に可能となる．しかしながら，その前提として，基礎的な解剖・生理・運動学の知識が必要なことは言うまでもなく，また，構造的アプローチが加味されていなければ十分な効果は得られない．こうした観点から，器具を介在させて実施する方法として，近年はヤンダアプローチも注目されている．

　MSI（movement system impairment）アプローチは，Dr. Shirley A. Sahrmannらが提唱している方法である．痛みに対する管理には，①疼痛の軽減，②異常筋緊張の改善，③可動域の改善，④誘因を軽減，⑤機能の改善などがあげられる．セラピストが行う系統別治療手技については，①②③が該当し，各系に対する治療手技が選択されることは既説のとおりである．評価プロセスから，痛みの原因がどこにあるのか（症状を起こしている局所に注目）を明らかにして治療を行うこと．これは主として，炎症を抑えることが中心となる．また，痛みなどの症状と動きの制限や損傷のある組織に注目し，モビライゼーションやマニピュレーションによる治療は，痛みの原因となる部位に注目して対処することである．実際の臨床場面では，痛みの部位とそれを引き起こしている原因が一致しないケースも多く見受けられる．Shirley A. Sahrmannは，評価の目標を，必ずしも症状を起こしている部位を特定することに重きを置いているわけではない．慢性的な筋骨格系疼痛の中には，痛みの部位を限局させること自体が困難である例も少なくない．そのような場合にも，腰椎，頸椎，肩甲帯といった身体分節にどのような方向の運動やストレスがかかっているのかに着目し，それらのストレスを制御することにより，症状を軽減・消失させることが可能である．この身体分節のもつ運動方向に関する特徴，すなわち関節の特定方向への運動の起こりやすさ（joint's directional susceptibity to movement：DSM）を見出し症候群として分類することが評価の目標となるわけである．その際，詳細な姿勢・運動パターンの観察に加えて，DSMに関与する運動の構成要素（アライメント，筋機能，神経系，生体力学的要素）に対する評価も必要となる．見出されたDSMは，症状の原因であり理学療法の治療指針でもある．治療では，DSMを制御するためのエクササイズの指導・実践やADLの修正を通じて，対象者がセルフコントロールを会得することを目指している．これらの点は，既説の構造的アプローチと性質を異にするものである．しかし，運動の構成要素を評価・治療する際に各種評価手技は有用であるし，徒手的な治療手技と組み合わせることも可能である．他動的治療は，時には対象者の主体性を阻害し，依存性を助長することもある．その点，MSIアプローチは構造的アプローチと相互補完的役割をもっていると考えられる．特に，DSMを生じやすい習慣，職業，スポーツが関連する場合，慢性痛，身体の多分節に痛みがある場合などは，治療的だけでなく再発予防の立場からも有益な概念である．

　フェルデンクライス・メソッドはモーシェ・フェルデンクライス博士（1904-1984）が考え出した方法である．怪我や障害，あるいは病気などによって歪曲された動きに気づき，自発的で効果的な動きを自らの内部感覚を通して探求していくプロセスのことである．すなわち，治療などの技術ではなく学習過程のことである．フェルデンクライス・メソッドは，ATM（awareness through movement：動きをとおしての気づき）とFI（functional integration：機能の統合）という2つのレッスンによって成り立っている．ATMの目的は，基本的な機能性というものがどのように組織化されていくのかを学ぶことである．ATMはグループを対象として，言語による指示と一連の動きによって成り立っている．また，FIはもうひとつのレッスンである．手を使い，柔らかな動きを通して，どのようにして機能的運動パターンの中で動くのかということを学習する過程である．これらによって，深いリラクセーションと気づきが生じて，行動の選択肢が増大することとなる．

（黒澤和生）

マッケンジー法（McKenzie Method, Mechanical Diagnosis and Therapy, MDT）

はじめに

マッケンジー法（The McKenzie Method, Mechanical Diagnosis and Therapy：MDT）は，New Zealand出身の理学療法士Robin McKenzieが考案した筋骨格系の問題に対する診療体系である[1-5]．ここで強調したいのは，マッケンジー法を単なる「治療手技」としてではなく，「評価，診断」とその結果に基づく「マネージメント」から構成されるシステムとして捉えなければならないということである．また，マッケンジー法を科学的に捉えるだけでなく，哲学的に捉えなければ，マッケンジー法を本当の意味で理解して活用することはできない．本稿では，まず，マッケンジー法の哲学（本質，価値）について論じ，後半で，システムとしてのマッケンジー法について紹介する．

前編　マッケンジー法を哲学的に捉える

マッケンジー法を哲学的に捉えるとは，マッケンジー法の本質を捉えるということである．マッケンジー法の本質は，「腰痛，頸痛，関節痛等の症状に悩む患者が，自立した社会生活を営むうえで，取得すべき健康回復と維持の自助論」である[1-5]．別の表現をすれば，「患者が，主体となって自らの健康を取り戻し，取り戻した健康を主体的に維持する方法論」がマッケンジー法の本質である．

人間は，自由であるべき存在である．好むと好まざるとにかかわらず，共同体の一員として社会生活を送るには，人は自由でなければならない．自由とは，自らの意志によって考え，行動し，それによって生じた結果を享受する権利と引き受ける責任を負うことである．

痛みやしびれなどの症状で困っている患者とは，こうした症状によって心と身体の自由が損なわれている存在と捉えることができる．腰が痛くて前にかがめない，膝が痛くて歩けない，頭が痛くて憂鬱だなど，自由な存在として生活できなくて困っている状態である．

こうした患者に対して行われるマッケンジー法の目的は，「症状によって損なわれた心と身体の自由を取り戻し，取り戻した心と身体の自由を維持すること」である．この心と身体の自由な状態こそ「健康」と同義である．

ここで注意を要するのは，痛みやしびれ等の症状を解消することは，マッケンジー法の目的ではないということである．なぜあえてこのようなことを強調するかというと，症状の解消が目的化すると人間の本来のあるべき姿，すなわち「自由であるべき存在」から遠ざかる恐れがあるからである．

症状の解消が目的化した場合，症状が消失した時点で目的は達成されたとみなされる．しかし，患者が心ならずも自分のやりたいことを諦めることによって症状が消失した状態を達成した場合でも目的は達成されたと見なされるのだが，それは本来の人間のあるべき姿なのであろうか？　症状が消失されるのが，毎日病院通いをすることによって得られる場合でも目的は達成されているとみなされるのだが，それは「心と身体の自由な存在」の生き方なのだろうか？　良識のある臨床家ならば，それはおかしいと気づくであろう．「それは，ただ問題を避けているだけであって根本的な解決になっていない」と．しかし，症状の解消が目的化するとこうした状況は起こりうるし，現実に多く起きている．

マッケンジー法でも，症状の解消を一つの目標として設定することはある．ただし，それは，「心と身体の自由を取り戻し，その取り戻した状態を維持するという診療目的を達成するのに必要ならば」という条件がつく．よって，マッケンジー法においては，患者が心ならずも自分のやりたいことを諦めることによって腰痛が消失した状態になったとしてもそれで目的が達成されたとはみなさない．毎日の病院通いによって痛みが消失した状態を維持できているとしてもそれで目的は達成されているとはみなさない．それは，人間の本来のあるべき姿，すなわち心と身体の自由な状態では

ないからだ．

　痛みなどの症状によって損なわれた心と身体の自由な状態（健康と同義）を取り戻し，それを維持することが目的であるマッケンジー法では，その目的達成のためには，どのような方法をとらなければならないかは自ずと決まってくる．自由の観念に含まれる，自己決定，自己責任，自助という方法によらなければならないということだ．いわゆるセルフマネージメントである．

　患者が自らの問題に主体的に取り組もうとせず，医師やセラピストにお任せしますという考えと行動様式では，「心と身体の自由な状態（健康）」を取り戻し，それを維持することはできない．自由に必須の自己決定，自己責任，自助という方法によらないでどうやって自由な状態，すなわち健康を手に入れられるのか．

　患者が主体的に健康を取り戻し，それを主体的に維持することは，共同体の一員として患者に課せられた責務である．そして，患者がその責務を果たすために必要な自助の方法を医療専門家として提供するのが医療者の責務である．このマッケンジー法の本質を理解しなければ，以下に叙述するシステムとしてのマッケンジー法がその真価を発揮することは決してできない．

後編　システムとしてのマッケンジー法

1. 従来の整形外科的診断との違い

　マッケンジー法は，腰痛のみならず頸痛，四肢の痛み，頭痛，顎関節痛など筋骨格系の問題すべてを対象にした診療体系である[1-5]．マッケンジー法の診断は，通常行われている整形外科的診断とは異なる．大まかにいえば，通常の整形外科的診断では，いわゆるカタチの異常という観点で原因を判断して診断を下す．例えば，椎間板ヘルニア，脊柱管狭窄症，肩関節腱板損傷，膝関節半月板損傷などのように．この診断方法は，外科的処置を専門とする分野においては必要なのかもしれないが，外科的処置ではなく非外科的処置が圧倒的に多いプライマリケアにおいては，必ずしも必要ではない．そもそもすべての原因がカタチの異常から来ているのかどうかも定かではない．現実に，2012年に出版された日本整形外科学会策定の腰痛診療ガイドラインにおいて，およそ85％の腰痛は原因を特定することができないとされている[6]．このような大きな限界に悩まされている現行の整形外科的診断では，プライマリケアにおいて効果的な診療が行えるのかどうか大いに疑問である．

　マッケンジー法の診断は，こうしたカタチの異常という観点ではなく，主にメカニカルな負荷を加えたときに発生する反応のパターンによって，患者を分類するという診断方法を採用している．未だに解明が不十分な解剖学的観点ではなく，過去も現在も未来も不変な臨床現象（メカニカルな負荷を加えたときに発生する反応パターン）に判断の根拠を置いているマッケンジー法．その信頼性（reliability）と妥当性（validity）については検証作業が進められており，腰椎については，系統立った検証作業（ADTOモデル[7]）によって，おおむねその信頼性と妥当性が証明されている[8,9,11,12]．頸椎と四肢の関節の問題についても，同様の検証作業が着実に進められており，腰椎の場合と同じ結論が期待されている[8,13]．

2. マッケンジー法で使用される判断指標

　マッケンジー法で活用されているきわめて重要な判断指標がある．Centralisation，Peripheralisation，Directional Preference，Traffic Light Guideである．

1） CentralisationとPeripheralisation
（図11.1）

　Centralisationの存在と意義を世界で初めて認識したのは，Robin McKenzieである[1]．Centralisationとは，例えば腰椎の場合は，腰から下肢にかけて出ている痛みが，腰椎にメカニカルな負荷（姿勢や動作など）を加えた結果，負荷を加える前よりも，より腰椎中心に向かって痛みの範囲や部位が収束した現象のことである．Centralisationの意義は二つある．一つは，この現象を引き起こした負荷は好ましい刺激であることを示唆していること．二つ目は，この現象が引き起こせた患者は，そうではない患者に比べて，短期間で状態が改善できる可能性が高いということである[14-16]．

　Peripheralisationは，Centraliastionと逆の現象である．メカニカルな負荷を加えた結果として，痛みの範囲や部位が，より足部に向かって拡散した現象である．この現象の意味するところは，今加えたメカニカルな負荷は好ましくない刺激であり，それ以上今の負荷を続けてはならないということである．

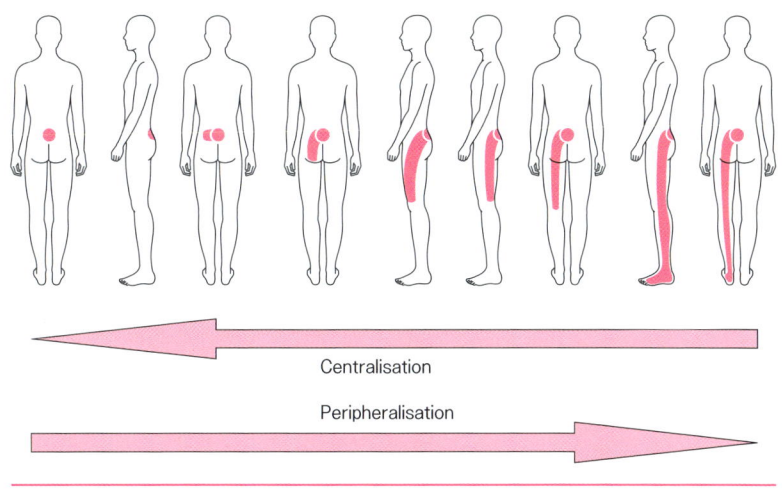

図11.1●CentralisationとPeripheralisation

なお，CentralisationもPeripheralisationも脊椎の問題の場合に認められる現象である．Centralisationは，急性腰痛の約70％，慢性腰痛の約52％で認められる[14]．

2) Directional Preference

患者の状態を短時間，短期間に改善させる特定のメカニカルな負荷の方向をDirectional Preference (DP) を呼ぶ．例えば，腰椎伸展位保持によってCentralisationが起きたのであれば，腰椎伸展がDPと判定される．必ずではないが，多くの場合，DPと反対方向へ反復運動あるいは姿勢保持を行うと状態が悪化するという規則性が認められる．DPをもっているのであれば，DPに基づいたマネージメントを実行することで，DPに基づかないマネージメントを行うよりも予後は良好である[17,18]．DPは約75％で認められる[17]．

3) Traffic Light Guide

メカニカルな負荷を加えたときに得られる反応をどう解釈してその後の展開をどうするのかを判断するうえで，マッケンジー法では，Traffic Light Guideという指針を活用する[3-5]．大まかにいえば，負荷検査（反復運動検査や姿勢保持検査など）を行う前と，行った後を比較して，検査後の状態が検査前よりも改善していれば青信号と判定する．青信号であれば，今加えた負荷は適切であったと判断してそれをそのまま継続する．検査後が検査前よりも悪化していれば赤信号と判定する．赤信号は，今加えた負荷が不適切であったと

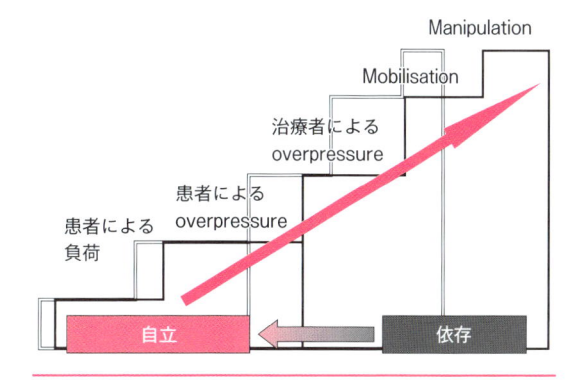

図11.2●Force Progression

表11.1●Force Alternativesの例

・反復運動 vs 姿勢保持
　例：反復屈曲 vs 屈曲位保持
・荷重下での検査 vs 非荷重下での検査
　例：立位での伸展 vs 臥位での伸展
・矢状面方向での負荷 vs 前額面方向での負荷
　例：屈曲 vs サイドグライド
・矢状面方向での負荷 vs 矢状面と水平面の複合方向の負荷
　例：屈曲 vs 屈曲位での回旋

いう意味であり，その負荷を中止しなければならない．検査後と検査前が同じ状況であれば，黄色信号と判定する．その場合は，慎重にそのまま同じ負荷を継続するか，Force Progression（負荷の強度を上げる）（図11.2）か，Force Alternatives（負荷の掛け方を工夫する）（表11.1）か，いずれかの選択肢を検討する．

この指針は，リスク管理，適切な負荷の量と質の決定という意味で非常に重要であり，セラピストはもとよりセルフマネージメントの主役である患者自身もこの指針は理解しておかなければならない．

3. 診断名（分類）

マッケンジー法で設定されている診断名（以下，分類）は大きく分けて4つ．Derangement syndrome，Dysfunction syndrome，Postural syndrome，Otherである．それぞれの分類の核心は，メカニカルな負荷を加えたときに得られる反応のパターンである[1-5]．

Derangement syndrome（以下Derangement）は，メカニカルな負荷（姿勢や動作など）を加えた結果，痛みなどの症状や可動域などの所見が短時間，短期間に変化する病態であり，症状や所見を短時間，短期間に改善，悪化させる特定の方向をもっている．Dysfunction syndrome（以下Dysfunction）は，可動域制限いっぱいまで動かしたときにだけ痛みが生じる病態で，短時間，短期間には症状も所見も変化しない．Postural syndrome（以下Postural）は，同じ姿勢をしばらくとり続けたときだけ痛みが生じる病態で，動作では痛みは誘発されない．Otherは，以上3つの分類のパターンにあてはまらない病態である．

以上のような反応パターンが核心で，それ以外にも症状分布，発症からの期間，可動域制限の有無，神経学的な異常所見の有無などの情報も加味して分類を判定する．

4. 診療の大まかな流れ（図11.3）

1）問診

あらゆる診療は，まず評価から始まるのは論を俟たない．マッケンジー法の評価は，問診とその後に続く理学検査から構成されている（図11.4）．

問診でまず行われるべきは，患者の問題の原因が重篤な病態なのかスクリーニングをかけることである．ここでいう重篤な病態というのは，例えば，腰椎関連であれば，悪性腫瘍の転移，髄膜炎などの炎症性疾患，骨折直後や骨折後の不安定期，馬尾神経圧迫障害，腹大動脈瘤破裂が挙げられる．こうした緊急性を要する重篤な病態がある場合，red flagsと呼ばれる様々な症状が認められる[3,4,6]．問診において，まずはred flagsの存在をきちんと把握することがきわめて重要である．Red flagsの具体例は他書に譲るが，保険診療ではred flagの検出は医師の役割であるにしても，医師の診察をすり抜けてきた重篤な病態の患者にセラピストが出会う可能性はないわけではないので，きちんと把握しておく必要はある．Red flagsの存在により，重篤な病態の疑いがあると判断した場合は，専門医の診察を受けるべく患者を誘導しなければならない．マッケンジー法の分類としては，Otherになる．

その次に問診で行うべき作業は，分類の推理である．Derangement，Dysfunction，Postural，それぞれの特徴と問診情報とを照らし合わせながら，どの可能性が考えにくいのか，あるいは可能性が高いのかを推理する．さらに，方向と症状との相関性，メカニカルな負荷に対する反応のスピードや予後予測，心理的な影響なども推測する．

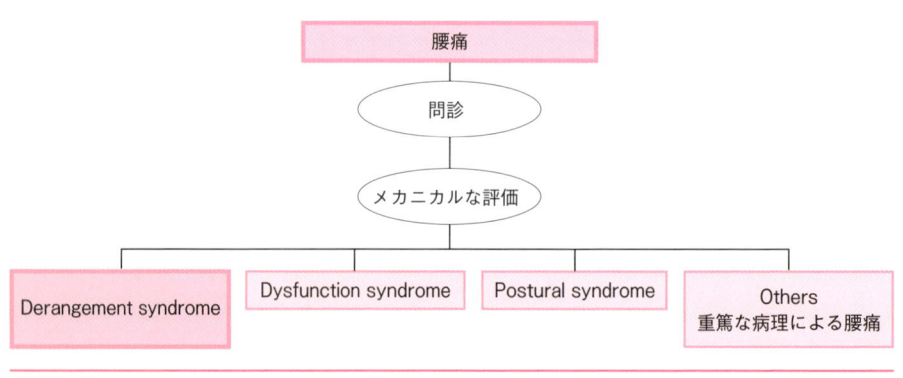

図11.3●MDT診療フローチャート

THE McKENZIE INSTITUTE
LUMBAR SPINE ASSESSMENT

日付＿＿＿/＿＿＿/＿＿＿
氏名＿＿＿＿＿＿＿＿＿＿＿＿＿＿　性別 男性 / 女性＿＿＿＿
住　所＿＿＿＿＿＿＿＿＿＿＿＿＿＿＿＿＿＿＿＿＿＿＿
電話番号＿＿＿＿＿＿＿＿＿＿＿＿＿＿
生年月日M・T・S・H＿＿＿　/＿＿＿/＿＿＿　　年齢＿＿＿＿＿
紹介元: かかりつけ医/ 整形外科 / 自分で / その他＿＿＿＿＿
仕事での負荷　　　　＿＿＿＿＿＿＿＿＿＿＿＿＿＿＿＿
＿＿＿＿＿＿＿＿＿＿＿＿＿＿＿＿＿＿＿＿＿＿＿＿＿＿
趣味での負荷　　　　＿＿＿＿＿＿＿＿＿＿＿＿＿＿
今回のエピソードで制限されている動作＿＿＿＿＿＿＿＿＿＿
＿＿＿＿＿＿＿＿＿＿＿＿＿＿＿＿＿＿＿＿＿＿＿＿
Functional Disability score = ＿＿＿＿＿＿＿＿＿＿＿＿＿＿
VAS Score (0–10) = ＿＿＿＿＿＿＿＿＿＿＿＿＿＿＿＿＿＿

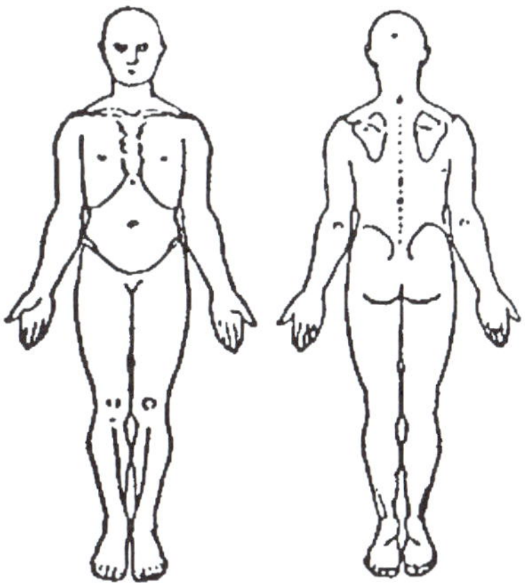

発症からの症状

病 歴
今現在の症状＿＿＿＿＿＿＿＿＿＿＿＿＿＿＿＿＿＿＿＿＿＿＿＿＿＿＿＿＿＿＿＿＿＿＿＿
いつから＿＿＿＿/＿＿＿＿/＿＿＿＿＿＿＿＿＿＿＿＿＿＿＿＿＿＿＿＿＿　改　善 / 変化なし / 悪　化
発症きっかけ ＿＿＿＿＿＿＿＿＿＿＿＿＿＿＿＿＿＿＿＿＿＿＿＿＿＿　または　きっかけ特定できず
発症時の症状: 腰部 / 大腿 / 下腿 ＿＿＿＿＿＿＿＿＿＿＿＿＿＿＿＿＿＿＿＿＿＿＿＿＿
持続的な症状: 腰部 / 大腿 / 下腿　　　　　　　間歇的な症状: 腰部 / 大腿 / 下腿
どのような時に　　前屈　　　　座位 / 立ち上り　　立位　　　　　歩行　　　　　臥位
悪化するか？　　　午前 / 時間が経つにつれ / 午後　　　　　同じ姿勢でいる時 / 動いている時
　　　　　　　　　その他＿＿＿＿＿＿＿＿＿＿＿＿＿＿＿＿＿＿＿＿＿＿＿＿＿＿＿＿＿＿
どのような時に　　前屈　　　　　座位　　　　　立位　　　　　歩行　　　　　臥位
改善するか？　　　午前 / 時間が経つにつれ / 午後　　　　　同じ姿勢でいる時 / 動いている時
　　　　　　　　　その他＿＿＿＿＿＿＿＿＿＿＿＿＿＿＿＿＿＿＿＿＿＿＿＿＿＿＿＿＿＿
睡眠障害？: ある/なし　寝るときの姿勢:腹臥位 / 背臥位 / 側臥位（右）(　左）　マットの硬さ:固 / 柔 / フカフカ
以前に何回症状が出たか？ :　　0　1-5　6-10　11+　　　初めて症状が出たのはいつ？＿＿＿＿＿＿
以前の病歴:＿＿＿＿＿＿＿＿＿＿＿＿＿＿＿＿＿＿＿＿＿＿＿＿＿＿＿＿＿＿＿＿＿＿＿＿＿＿
＿＿
以前・今回行った治療は？:＿＿＿＿＿＿＿＿＿＿＿＿＿＿＿＿＿＿＿＿＿＿＿＿＿＿＿＿
＿＿

SPECIFIC QUESTIONS
せき・くしゃみ・いきみで影響: あり / なし　　膀胱機能:正常 / 異常　　歩行: 正常 / 異常
薬の服用は？ なし / NSAIDS / 鎮痛剤 / ステロイド / 抗凝固剤 / その他＿＿＿＿＿＿＿＿＿
健康状態: 良い / 普通 / 悪い ＿＿＿＿＿＿＿＿＿＿＿＿＿＿＿＿＿＿＿＿＿＿＿＿＿＿
画像検査は？ ある / なし ＿＿＿＿＿＿＿＿＿＿＿＿＿＿＿＿＿＿＿＿＿＿＿＿
最近、手術を受けたことは？ ある / なし ＿＿＿＿＿＿＿　夜間痛は？ある / なし ＿＿＿＿＿
事故の経験は？ ある / なし ＿＿＿＿＿＿＿＿＿＿＿　原因不明の体重減少は？ ある / なし
その他 ＿＿＿＿＿＿＿＿＿＿＿＿＿＿＿＿＿＿＿＿＿＿＿＿＿＿＿＿＿＿＿＿＿＿＿＿＿＿
＿＿

Mckenzie Institute International 2009c

図11.4 ● 初診評価表（腰椎編）（その1）

理学検査

姿勢
座位：良い/普通/悪い　　立位：良い/普通/悪い　　腰椎前彎：減/増/正常　　側方シフト：右/左/なし
姿勢の矯正によって症状は？　改善 / 悪化 / 変化なし _____ 症状との関連性は？ ある / なし
その他の所見 _____

神経学的検査
筋力低下 _____　反　射 _____
感覚障害 _____　神経テンション所見 _____

可動域制限

	重度	中等度	軽度	制限なし	pain
屈　曲					
伸　展					
側方すべり（右）					
側方すべり（左）					

反復運動検査
Describe effects on present pain − 運動中：produces, abolishes, increases, decreases, no effect, centralising, peripheralising. 運動後：better, worse, no better, no worse, no effect, centralised, peripheralised.

	運動中の症状の変化	運動直後の症状の変化	↑ROM	↓ROM	変化なし
検査直前の立位での症状					
FIS					
反復 FIS					
EIS					
反復 EIS					
検査直前の臥位での症状					
FIL					
反復 FIL					
EIL					
反復 EIL					
（必要に応じて）検査直前での症状					
SGIS（右）					
反復 SGIS（右）					
SGIS（左）					
反復 SGIS（左）					

メカニカルな反応

姿勢保持検査
背中を丸めた座位姿勢 _____　背中を伸ばした座位姿勢 _____
お腹が突出した立位姿勢 _____　背中を伸ばした立位姿勢 _____
腰椎伸展位での腹臥位 _____　長座位 _____
その他の検査 _____
_____

暫定分類
Derangement　　　　Dysfunction　　　　Posture　　　　Other
細分類 _____

マネージメントの原則
教育 _____ 提供物品 _____
Mechanical Therapy: _____
_____
その他 _____
治療目標 _____

Mckenzie Institute International 2009c

図11.4 ● 初診評価表（腰椎編）（その2）

2) 理学検査

理学検査においては，姿勢，可動域検査，必要に応じて神経学的検査（筋力検査，感覚検査，神経伸長検査，深部腱反射），機能検査をはじめとして，マッケンジー法特有の検査である反復運動検査と姿勢保持検査を行う（図11.5）．なお，理学検査は，問診で行った推測を検証するという方針で進められる．

マッケンジー法特有の反復運動検査と姿勢保持検査は，どちらも同じ刺激を継続して加え続けるという点で本質的に同じである．なぜ，継続して同じ刺激を加

立位での反復屈曲

立位での反復伸展

屈曲位保持

伸展位保持

セラピストによるシフト矯正

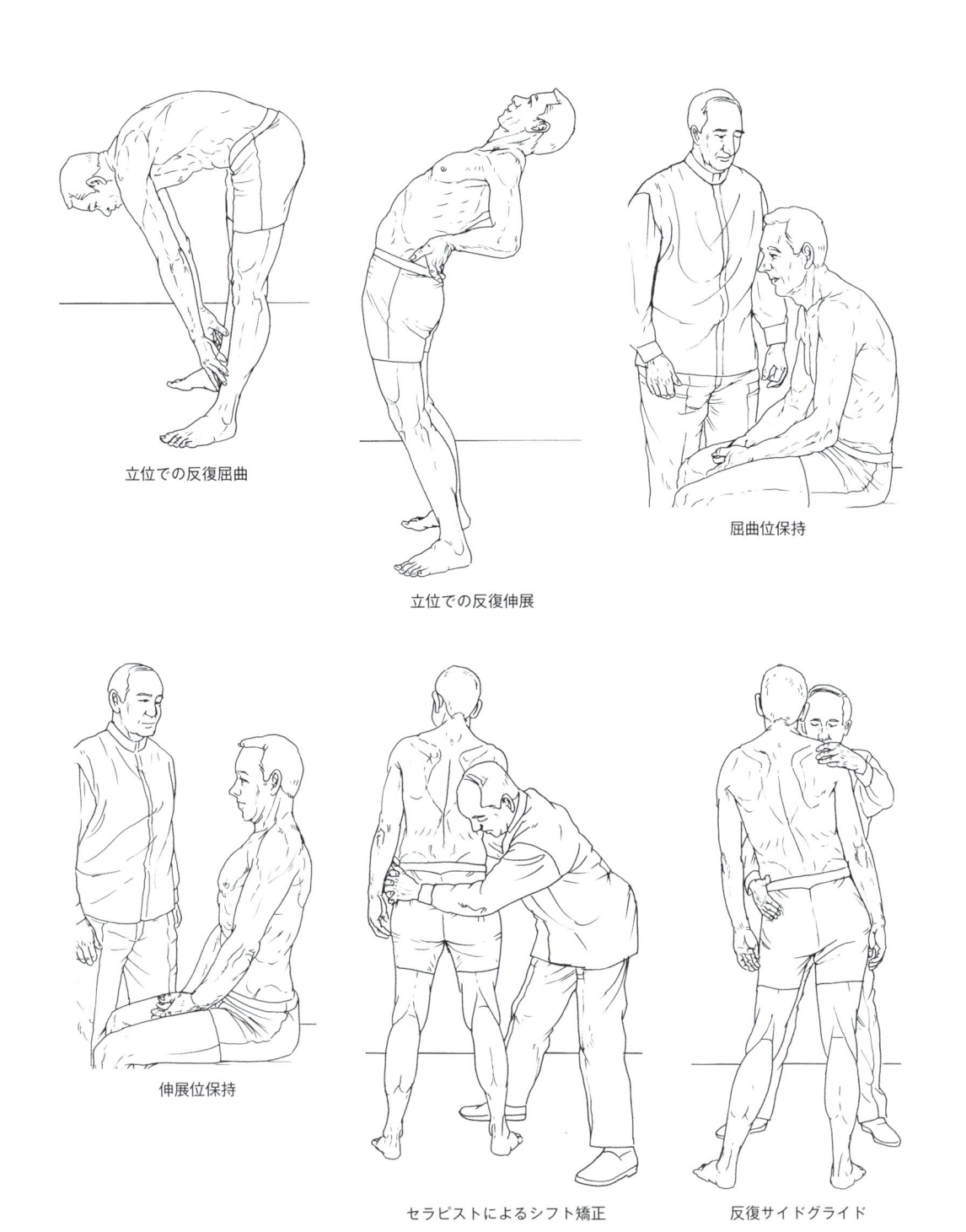

反復サイドグライド

図11.5●腰椎検査　例（その1）

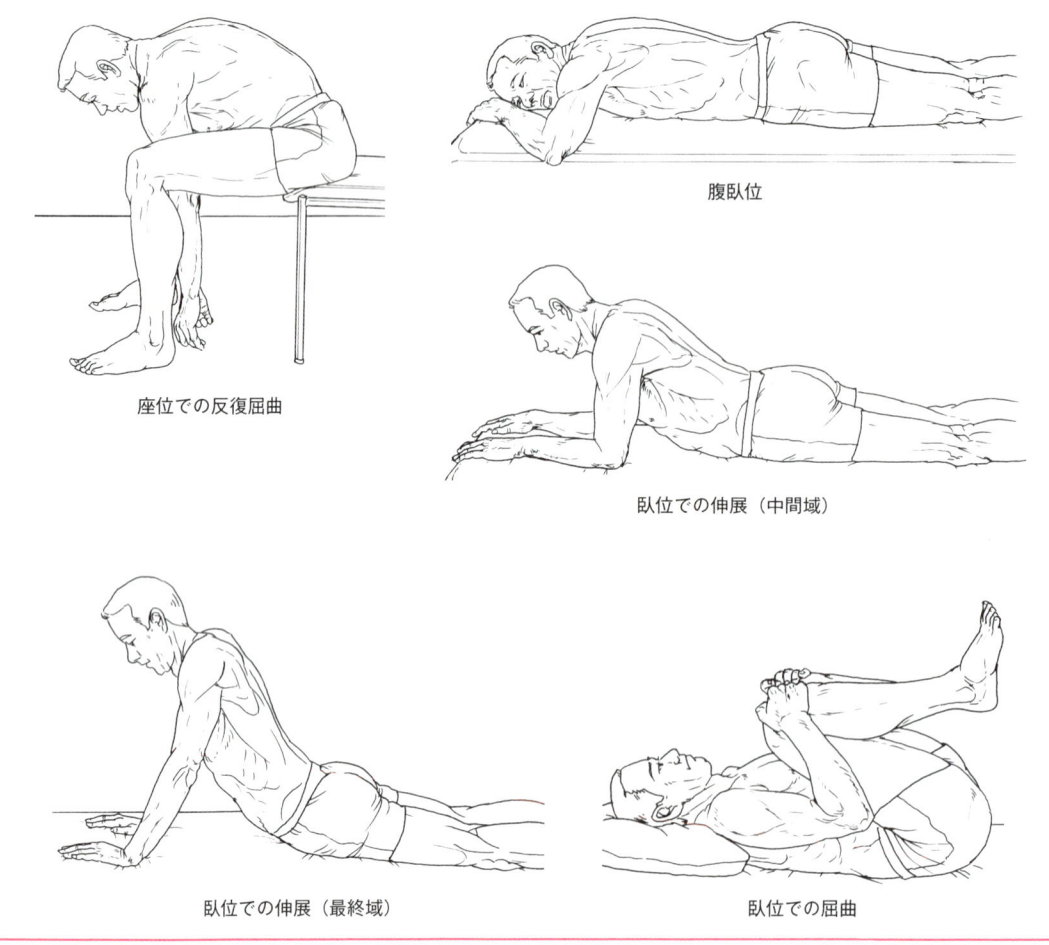

座位での反復屈曲　腹臥位　臥位での伸展（中間域）　臥位での伸展（最終域）　臥位での屈曲

図11.5●腰椎検査　例（その2）

え続ける検査をマッケンジー法で採用しているかというと，Paradox of Movementという現象が臨床で非常に多く起きるからである．これは，少し刺激を加えた場合とたくさん刺激を加えた場合で得られる反応が逆転するという現象である．例えば，頸椎を1回伸展すると痛みが増強しても伸展を続けていると逆に痛みが軽快し伸展を終えた後は痛みが改善しているということはよく見られる．つまり反復伸展によって痛みが改善したわけだが，これは伸展を1回しか行わなければ決して分からなかった事実である．別の例としては，頸椎を1回屈曲すると首の痛みが軽減する感じがしても屈曲を反復していると逆に首の痛みが悪化し，反復屈曲を終えた後は，痛みが首のみならず上肢にまで痛みが広がっていることがある．このような事象は例外的ではなくしばしば臨床の場で認められる事実である．結局，どのようなメカニカルな負荷が必要なのか，行ってはいけないのかは，反復運動検査や姿勢保持検査のようにその負荷を継続して行ってみなければ判断できないのである．

【暫定分類と方針の策定】

理学検査で得られた情報と問診情報で得られた情報を総合的に分析したうえで，分類を判断する．なお，ここで注意を要するのは，判断した分類は「暫定分類」として取り扱われるということである．今回の分類が今後も不変である保証はない．もちろん，セラピストの技量による影響もあるであろうが，患者そのものの状態が経時的に変化する可能性が大いにあるからだ．

暫定分類が決められたのであれば，それに基づいて方針とセルフマネージメントのプログラムが設定され

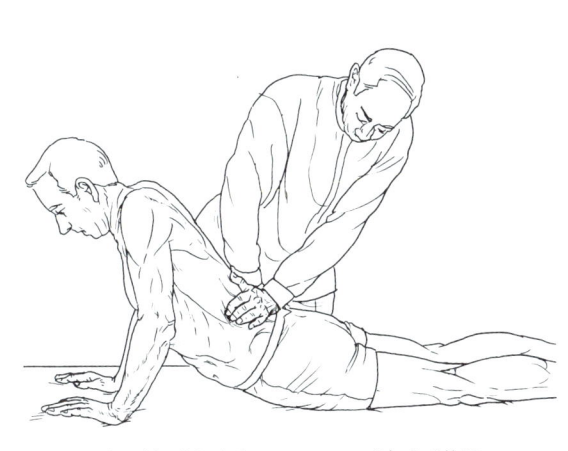

セラピストによる overpressure を加えて伸展 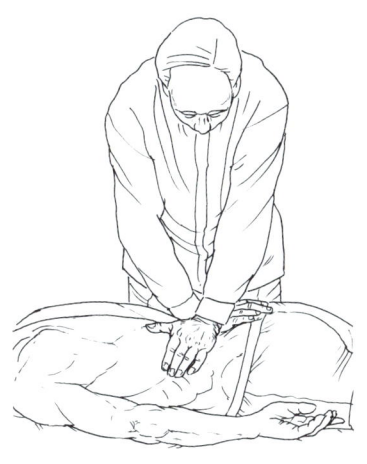　　　伸展 mobilisation

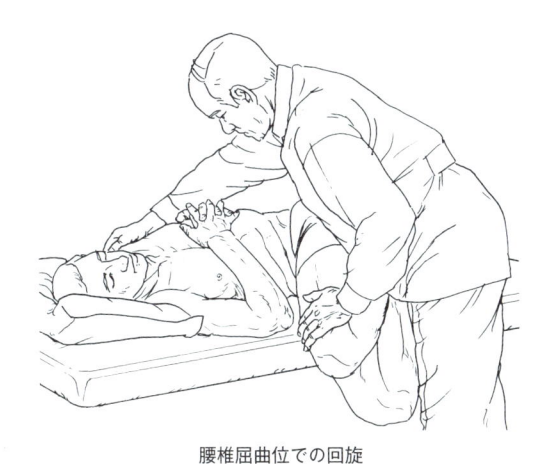

腰椎屈曲位での回旋

図11.5●腰椎検査　例（その3）

る．Derangementであれば，DPに基づいた姿勢とエクササイズが柱となる．Dysfunctionであれば，痛みと可動域制限のある方向へのセルフエクササイズが必要である．Posturalであれば，姿勢の矯正が必要である．Otherについては，さらなる評価を進めて病態（必ずしも解剖学的病態という意味ではない）解明を進めていく．なお，Otherのなかでも重篤な病態の疑いがある場合は，速やかに専門医の診察へ患者を誘導しなければならない．

5. マネージメントの要諦

マッケンジー法におけるマネージメントの要諦は以下の3つに集約される．

セルフマネージメントの重視，患者教育の重視，再発予防の重視である．前編で解説したように，マッケンジー法は，患者が共同体の一員として健康な状態を回復し，回復した状態を維持させることを目指す．そしてそれを患者が主体的に行わなければならない．患者の主体性をいかに引き出すか，セルフマネージメントの方向性と具体的なプログラムの構築を専門家として手助けしていくのが医療者の果たすべき任務である．

1）セルフマネージメントの重視

医療者が常に留意すべきは，患者が主体的に自らの問題に対処して行ける状態にするためには，自分はどう関わっていくべきか？ということを自問し続けながら診療にあたるということである．例えば，徒手療法の使い方も，患者主体のマネージメントを行ううえで，どうすればよいのかは慎重に検討する必要がある．マッケンジー法でも「必要に応じて」徒手療法は

活用する（図11.2）．ただし，徒手療法など患者にとって他動的な要素は必要最小限にとどめ，しかもそれを行う目的は，あくまで患者のセルフマネージメントを有効ならしむる状態にするためなのである．決して，痛みや可動性を改善させることが目的とはならない．徒手療法で痛みや可動性を改善させるのは，目的ではなく，患者が主体的に自らの問題に対処していける状態になるための「手段」なのである．

2）患者教育の重視

Robin McKenzie氏の主張，「臨床家の役割で鍵となるのは，治療者（healer）というより教育者（educator）である」に，いかにマッケンジー法が患者教育を重視しているかが如実に表れている．患者が主体的に問題解決していくためには，当然，患者が行うべき，行える対策（姿勢，エクササイズ，日常生活上の留意点など）を患者が理解して実行しなければならない．医療者は，専門家の立場から，患者教育としてそれに必要な情報提供と指導を行う．特にマッケンジー法では，患者に実感と体験を通して，行うべきこと，今は避けるべきことを理解させるという手法をとる．反復運動検査や姿勢保持検査の中で，患者に痛みや可動性が悪化する姿勢や動作を実感させ，また痛みや可動性が改善する姿勢や動作を実感させるのである．人は体験，実感することで納得できる場合は多い．避けるべきこと，行うべきことを実感させることで，患者を主体的に行動させる可能性を引き出そうとするのである．さらに，Traffic Light Guideの指針は非常に有益である．刻々と移ろい行く患者の状態に合わせて，その時々に適切な姿勢のとり方，エクササイズの強度や回数，日常生活動作の許容範囲を具体的数字で示すのは難しい．Traffic Light Guideを患者が理解していれば，姿勢や動作を行った際の反応によって，その時々の状況に応じて，患者自らが調整できる．

3）再発予防の重視

腰痛や頸痛など多くの筋骨格系に問題は，一種の生活習慣病と呼んでもよい側面をもっている．様々な疫学的研究も示すように，筋骨格系の問題は再発率が高い[19,20]．治療の如何を問わず治っても，再び腰痛に見舞われたという話は巷でもよく聞く．マッケンジー法では，今現在の問題が解決をしても，その後再発を繰り返しそのたびに病院や治療院に駆け込むといったサイクルに患者が陥るようではマネージメントが成功したとはいわない．再発の予防は，まさに本人が主体的に考え行動することが要求される．マッケンジー法では，患者が今現在の問題を主体的に解決するプロセスを通して，症状を自らコントロールする術と症状は自らがコントロールできるもの，すべきものであるという自信を手に入れることができる．実際，2013年にDenverで開催されたMcKenzie Institute America's Conferenceでの報告によると，タイヤメーカーのミシュランの健康保険データベースにおいて，筋骨格系患者の平均再発率が60%であったのに対して，マッケンジー法専門クリニックでマッケンジー法を受けた患者の再発率は5.4%であった[21]．

おわりに

マッケンジー法とは何かを哲学的な観点とシステムという科学的な観点から紹介した．高度な手技を習得することは必要なのかもしれないが，その必要性は一般に考えられているよりもはるかに小さいのではないだろうか．それよりも，まず人はどう生きるべきか，医療はなんのためにあるのかというより根源的なテーマについて医療者は今一度，「自分の頭で」考えるべきではないか．マッケンジー法には，医療者が自分の頭で，「医療とはなんなのか，どうあるべきか」を反省する素材が豊富に眠っている．一人でも多くの読者が，本稿をきっかけに，マッケンジー法に興味をもち，より深くマッケンジー法を学んでくれれば望外の喜びである．

参 考 文 献

1) McKenzie R：The Lumbar Spine Mechanical Diagnosis and Therapy. Spinal Publications, Waikanae New Zealand, 1981.
2) McKenzie R：The Cervical and Thoracic Spine Mechanical Diagnosis and Therapy. Spinal Publications, Waikanae New Zealand, 1990.
3) McKenzie R, May S：The Lumbar Spine Mechanical Diagnosis and Therapy（2nd ed.）. Spinal Publications New Zealand Ltd., Waikanae New Zealand, 2003.
4) McKenzie R, May S：The Cervical Spine and Thoracic Spine Mechanical Diagnosis and Therapy（2nd ed.）. Spinal Publications New Zealand Ltd., Waikanae New Zealand, 2006.
5) McKenzie R, May S：The Human Extremities Mechanical Diagnosis and Therapy. Spinal Publications New Zealand Ltd., Waikanae New

Zealand, 2000.
6) 日本整形外科学会：腰痛診療ガイドライン2012．南江堂，東京，2012．
7) Ronald Donelson：Rapidly Reversible Low Back Pain：Self Care First, 2006.
8) Clare H, Adams R, Maher C：Reliability of MeKenzie Classification of Patients with Cervical or Lumbar Pain. Journal of Manipulative and Physiological Therapeutics 28(2)：122-127, 2005.
9) Kilpikoski S, Airaksinen O, Kankaanpaa M, et al：Interexaminer reliability of low back pain assessment using the McKenzie method. Spine15；27(8)：E207-14, 2002.
10) Razmjou H, Kramer JF, Yamada R：Intertester reliability of the McKenzie evaluation in assessing patients with mechanical low-back pain. J Orthop Sports Phys Ther 30(7)：368-383, 2000.
11) Dunsford A, Kumar S, Clarke S：Integrating evidence into practice：use of McKenzie-based treatment for mechanical low back pain. J Multidisciplinary Healthcare 4：393-402, 2011.
12) Petersen T, Larsen K, Nordsteen J, Olsen S, Fournier G, Jacobsen S：The McKenzie method compared with manipulation when used adjunctive to information and advice in low back pain patients presenting with centralisation or peripheralisation. A randomised controlled tri Spine 36：1999-2010, 2011.
13) May S, Ross J：The McKenzie classification system in the extremities：a reliability study using McKenzie assessment forms and experienced clinicians. J Manip Physiol Ther 32：556-563, 2009.
14) Aina A, May S, Clare H：The centralization phenomenon of spinal symptoms - a systematic review Man Ther 9(3)：134-143, 2004.
15) Al-Obaidi SM, Al-Sayegh NA, Nakhi HB, et al.：Effectiveness of McKenzie intervention in chronic low back pain：a comparison based on the centralization phenomenon utilizingin selected bio-behavioral and physical measures. Int J Phys Med & Rehab1：128. doi：10.4172/jpmr.1000128, 2013.
16) May S, Aina A：Centralization and directional preference：a systematic review. Manual Therapy 17(6)：497-506, 2012.
17) Long A, Donelson R, Fung T：Does it matter which exercise? A randomized control trial of exercises for low back pain. Spine 1；29(23)：2593-2602, 2004.
18) Long A, May S, Fung T：Specific directional exercises for patients with low back pain：a case series. Physio Canada 60.307-317, 2008.
19) Klenerman L SP, et al.：The prediction of chronicity in patients with an acute attack of low back pain in a general practice setting. Spine 20：478-84, 1995.
20) van der Hoogen H et al.：The prognosis of low back pain in general practice. Spine 22：1515-21, 1997.
21) Miller M, Gray C：How MDT's Value Proposition Should Lead The Changing Orthopedic Marcket. 2013 McKenzie Institute America's Conference, Denver, USA.

（岩貞吉寛）

MSIアプローチ ── 運動系症候群の評価と治療

概念と定義

　Movement system impairment（以下MSI）アプローチは，ワシントン大学（米国セントルイス）のSahrmann博士らによって開発された筋骨格系疼痛（musculoskeletal pain）を有する運動機能障害に対する評価・治療法である．その特色は，詳細な姿勢・運動パターンの分析と標準的検査の結果を統合して対象者の問題点を明確にし，エクササイズや動作指導を中心とした治療を展開することである．以下に，MSIアプローチを臨床応用するために理解しておくべき概念について解説する．

1. 運動系について[1]

　MSIアプローチは，身体運動を骨格，筋，神経などの複数の要素から構成されるシステム，すなわち運動系（movement system）として捉える．運動系には，基本要素として骨格系，筋系，調節要素には神経系，生体力学要素には静的および動的，維持要素には心肺系および代謝系といった成分がある．これらの構成要素と成分が適切な相互作用のもとで機能していれば，各関節の瞬間回旋中心の軌道は正常から逸脱することなく，運動学的に正常な関節運動が保証される．MSIアプローチでは，筋骨格系疼痛は運動学的に異常な関節運動に起因する姿勢・運動パターンよって生じると考えるので，姿勢・運動パターンの評価と運動系の構成要素の評価を重視している．Hallは，認知・感情的要素（学習能力，コンプライアンス，動機づけ，情動など）を加えた運動系モデルを提示しており[2]，実際の臨床場面ではこれらの要素を考慮することも必要である．

2. 病理運動学的モデルと運動病理学的モデル[3]

　運動系の構成要素のいずれかに疾病や外傷などの病理的問題が起こると，結果として機能障害や能力障害が生じる．このような状態では，障害は病理運動学的モデル（図11.6）によって捉えられ，医学的診断，外傷後・術後リハビリテーションが実施される．一方，反復的な日常動作やスポーツ活動，持続的な姿勢保持によって，姿勢・運動パターンの障害やそれらに関与する運動系の構成要素（および要素間）の障害が引き起こされるという捉え方が運動病理学的モデル（図11.7）である．MSIアプローチは後者のモデルのもと

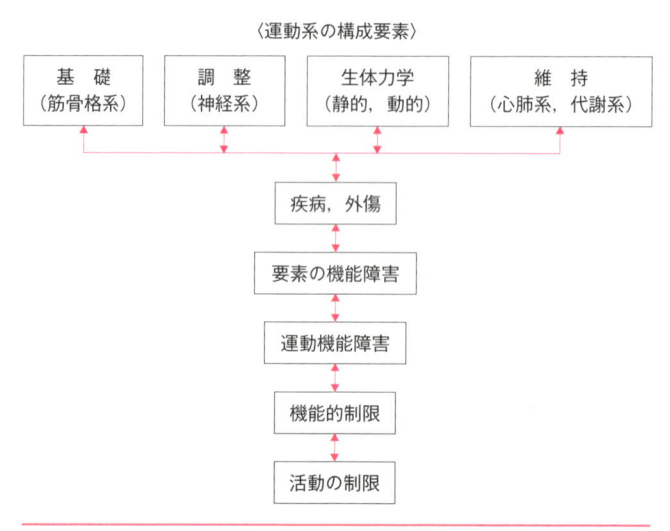

図11.6 ● 病理運動学的モデル

図11.7 ● 運動病理学的モデル

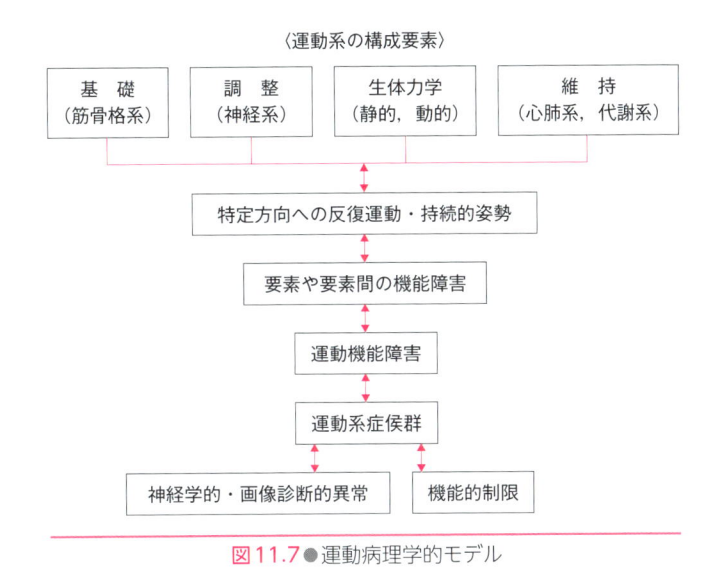

3. DSMとは[4,5]

前述の運動病理学的モデルによれば、身体には抵抗が少ない方向に動きやすい性質があり、日常生活、職業、スポーツ、レクリエーションなどの反復的・持続的な身体活動によって、姿勢・運動は特異的な方向にパターン化されやすい。その結果、身体の特定の部位に物理的ストレスが蓄積されて、その部位（腰部、股関節、肩甲骨、上腕骨など）に微小外傷や痛みを引き起こすことになる。Sahrmannはこのような運動の"方向依存性（directional predisposition）"を「特定方向への動きやすさ」（directional susceptibility to movement：DSM）と命名し、DSMを捉えてそれを制御することを筋骨格系疼痛のマネジメントの目標と考えた。このようにDSMを基準として運動系症候群（movement system syndromes）[*1]を診断することを運動系診断[*2]という。例えば、腰椎に回旋－屈曲DSMがあれば腰痛回旋－屈曲症候群、上腕骨頭に上方滑りDSMがあれば上腕骨上方滑り症候群と記述する。DSMの具体的な捉え方については、Ⅴ節の評価方法の項で説明する。

4. 組織適応について

生体組織（骨、軟骨、筋腱、靱帯、神経など）は、物理的ストレスにさらされると予測可能な応答を示すことが知られている。この組織の生物学的応答を組織適応（tissue adaptation）という[6,7]。例えば、筋に適切な負荷が加わると、筋肥大が生じ筋力も増強される。逆に、筋に負荷かかからない期間が持続すると筋萎縮を起こし筋力が低下する。萎縮し弱化してしまった筋にとっては、かつては適切であった負荷は過剰であり損傷を引き起こす可能性もある。物理的ストレスは、負荷量、間隔、頻度などの要素が適切に調整されていれば組織の治癒の促進や強化に有益であるが、過剰あるいは不足すると組織に萎縮、弱化、損傷などの悪影響を及ぼす。近年、組織適応の概念の導入によって運動病理学的モデルが修正された（図11.8）。このモデルによれば、反復運動や持続的なアライメント保持を誘導因子、対象者の個人的特性（年齢、性別、身長、体重、遺伝的特性、全身的関節過可動性、構造的特性、活動の量とタイプなど）を修飾因子として捉え、これらの諸因子が関与して組織適応が起こりDSMの発生に及ぶ[8]。DSMが生じる過程について明確に記述されたモデルであり、問診や検査を推し進めてDSMを捉える際の拠り所になる。

5. 病期分類[9]

対象者の生体組織の傷害を適切に把握しておくことは、不適切な検査による症状の悪化を未然に防ぐうえ

[*1] 以前は運動系機能障害症候群（movement system impairment syndromes：MSI症候群）と呼ばれていたが、最近では運動系症候群といわれることが多いので、本稿ではそれに準ずる[5]。
[*2] 医師による医学的診断とは異なる。

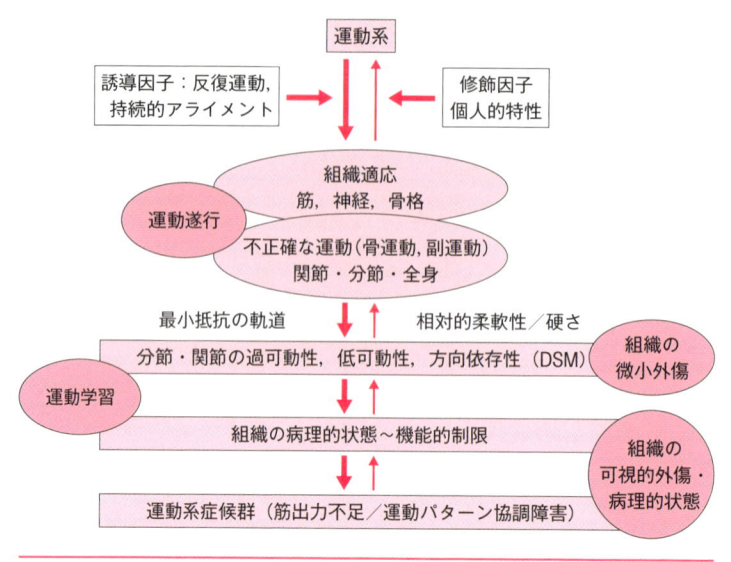

図11.8 ● 運動病理学的モデル（修正モデル）

(Sharmann SA：Movement system impairment syndromes of the extremities, cervical and thoracic spines. Elsevier Mosby, 2011, p.5を一部改変)

表11.2 ● 病期分類（ステージ1〜3）

ステージ1	ステージ2	ステージ3
・傷害の閾値が低く組織の被刺激性が高い. ・症状，予防措置，制限によって，検査と治療が限定される. ・痛みはNRS 6-10/10. ・患部に対するストレスを最小限に抑えること.	・傷害の閾値は中等度. ・予防措置と制限が継続されている場合がある. ・痛みはNRS 3-6/10. ・目的とする組織に適切なストレスをかけ始めるべき時期.	・傷害の閾値が高く組織の被刺激性が低い. ・予防措置や制限は解除されていることが多い. ・痛みはNRS 0-3/10. ・組織へのストレスを漸増的に増加させ最適な機能レベルに回復する時期.

で必須である．状況によっては，運動系症候群を診断するための検査を実施するべきではないと判断することも必要である．そのためには，組織適応の概念および生体組織の傷害後の治癒過程に関する理解が前提である．病期は，組織の被刺激性や重症度の高い順からステージ1，ステージ2，ステージ3に分類される（表11.2）．同レベルの物理的ストレスを受けたとき，ステージ1ならば傷害を起こしやすくステージ3ならば起こしにくい．病期分類をするうえで鍵となる項目には，予防措置と制限，全身徴候・症状，疼痛，神経の状態，機能的活動能力，アライメント，外見，触診，ROM，および後述する筋遂行能力（後述）などが挙げられる．これらの項目を考慮したうえで医学的情報，問診，および必要な範囲の医学的スクリーニングによって病期分類を実施して，評価の方向性を決定する．

6. 医学的診断と運動系診断[4,9]

前述の病理運動学的モデルは医師による診断（医学的診断）に相当するが，セラピストが外傷後・術後の対象者のリハビリテーションを実施する場合の評価過程にも用いられている．症状の発生源（source）や局所の機能障害（local impairments）を明確化し，病期分類ステージ1であれば傷害された組織の保護に重点を置き，治癒過程が進行するにつれてステージ2，3に適したマネジメントを実施する必要がある．例えば，関節鏡視下腱板修復術直後の対象者はステージ1とみなすことができ，修復組織の保護に重点を置いて他動的に肩ROMの改善を図る必要がある．術後3〜4週になると疼痛も軽減し，医師の指示により回旋腱板筋群の再教育が開始される．この段階は病期分類ス

テージ2に相当する.

一方，運動系診断では，姿勢と運動に対する詳細な評価を通して症状の原因（cause），すなわちDSMとそれに関連する運動系の構成要素の機能障害を明確にすることが目的である．検査によって傷害された組織にある程度の物理的ストレスを加えることは避けられず，あらかじめ病期分類を実施し検査項目を取捨選択する判断が必要である．

特異的な病態解剖・生理学・運動学的基礎

MSIアプローチでは姿勢・運動パターンの評価，および運動系の要素の機能障害の評価を実施するので，一般的な解剖学・生理学・運動学的知識が必要なのはいうまでもない．また，前述した組織適応について理解しておくことは必須である．ここでは，MSIの概念を臨床応用する際に特に必要と思われる筋遂行能力（muscle performance）について記載する[10]．

筋遂行能力とは，単に筋力のみではなく筋に関する諸因子が適切に機能しているかどうかを示す用語である．諸因子とは，筋長，タイミング，筋の自動的張力（active tension），他動的張力（passive tension），筋持久力のことである．

筋は，持続的ストレッチングによって筋長の増加（適応的延長）を呈し，持続的に短縮位におかれると筋長の減少（適応的短縮）を呈する．前者は筋節数の直列方向への増加，後者は減少を意味する．筋が微小外傷（strain）を伴って延長されている場合は，ストレッチングやMMTによって痛みを生じたり対象筋に圧痛をみとめることがあり，まず該当する筋の保護を考えるべきである[11]．

筋長の変化は筋の自動的張力に影響を及ぼす．適応的延長を起こした筋は延長位では十分な張力を発生できるが，短縮位では発生できない[11]．例えば，中殿筋が延長した対象者にMMTを実施すると，最終外転域で最大抵抗に打ち勝つことができないが10～15°内転方向に戻した肢位では最大抵抗に打ち勝つことができる（図11.9）．筋長の変化は共同筋間でも生じることは重要なポイントである．例えば，股関節外転筋群には，中殿筋（前部線維，後部線維），大腿筋膜張筋，小殿筋があるが，大腿筋膜張筋は短縮されやすく中殿筋後部線維は延長されやすい．その結果，股関節外転

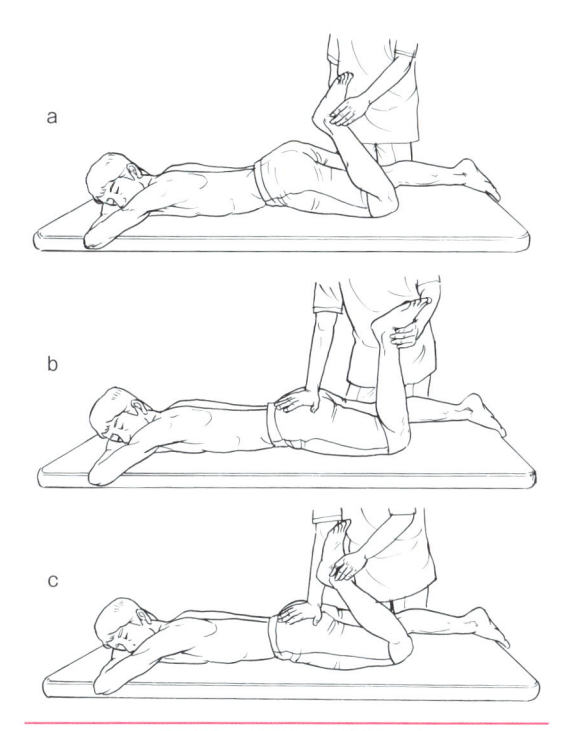

図11.9 ● 大腿直筋の筋長検査

a 腹臥位での他動的膝屈曲による尻上がり現象（殿部が持ち上がり始める直前で膝関節のROMを測定し筋長を評価）．
b 骨盤を固定した状態で膝を屈曲した場合でのROM制限は，大腿直筋の短縮を示唆．
c 骨盤を固定するとaと同等あるいはそれ以上の屈曲可動域が得られる場合は，腰部の伸展方向への相対的柔軟性を示唆．

運動は屈曲・内旋の代償運動を伴い，下肢アライメントや運動パターンに大きな影響を与える．

MSIアプローチでは，筋の他動的張力を筋の硬さ（stiffness）として捉える[12]．筋の硬さは筋を他動的に伸張したときの抵抗のことであり，関節安定性やアライメントに関与する．筋の硬さの主因子は筋節内のタイチン分子であり，硬さを得るためにはエクササイズによって適切な筋肥大を起こす必要がある．大腿直筋の筋長検査として腹臥位での膝他動的屈曲検査を実施すると，膝屈曲に伴って殿部が持ち上がってくることがある（図11.9a）．この際に尻上がりが生じないように骨盤を徒手的に固定すると，それ以上の膝関節の他動的屈曲が不可能な場合と可能な場合とがある（図11.9b, c）．前者では大腿直筋が短縮していることを示唆するが，後者では大腿直筋よりも腰椎の伸展運動の方が相対的に柔軟性に富むと解釈できる（大腿直筋の方が相対的に硬い）．この例のように，筋の硬さは身体の他分節（特に隣接部位）と比較して評価されるべ

きである．この捉え方は"相対的柔軟性"あるいは"相対的硬さ"とよばれ，弾力性に富むゴムチューブと弾力性の少ない針金を連結したモデルで考えると分かりやすい（図11.10）[13]．

筋の収縮タイミングは，動員パターンの優位性すなわち神経系の問題として捉えられる．例えば，腹臥位膝伸展位での股関節自動伸展運動に対する筋電図的研究によると，大殿筋とハムストリングスが同時に収縮する場合と，大殿筋の収縮タイミングが遅延する場合があることが知られている[14]．このような共同筋間での動員パターンの優位性は臨床でしばしば観察され（表11.3），MMTや運動パターンの評価の際に考慮するべきである．

以上に述べたような諸因子を含む筋遂行能力は，主に筋長検査，MMTの結果と観察された姿勢・アライメントや運動パターンから総合的に評価する．

治療効果

MSIアプローチは独立した治療テクニックの体系ではなく，運動機能障害に対する診断方法の一つと位置づけられるものである．運動系診断をするための検査法の再現性の検討[15,16]とともに，診断過程においてDSMを捉えるための二次検査の重要性に関する研究

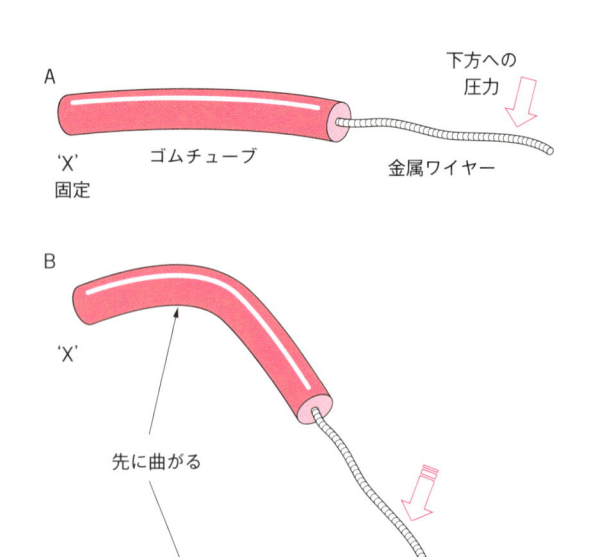

図11.10● 相対的柔軟性[11]

A　ゴムチューブと金属ワイヤーを連結したモデル．
B, C　針金よりもゴムチューブのほうが相対的に柔軟なために，下方への圧力に対して先に曲がるのはどちらもゴムチューブである．

表11.3●臨床でよく観察される共同筋間の動員パターンの変化

関節運動		優位筋	劣位筋
肩甲骨	挙　上	肩甲挙筋	僧帽筋上部線維
	上方回旋	僧帽筋上部線維	僧帽筋下部線維
	内　転	僧帽筋中部，菱形筋	僧帽筋上部・下部
肩関節	外　転	三角筋	腱板筋
	内　旋	大胸筋	肩甲下筋
	外　旋	三角筋後部線維	棘下筋，小円筋
骨盤	後　傾	ハムストリングス	腹筋群
	後　傾	腹直筋	外腹斜筋
股関節	伸　展	ハムストリングス	大殿筋
	屈　曲	大腿筋膜張筋，大腿直筋 縫工筋	腸腰筋 中殿筋後部線維
	外　転	中殿筋前部線維，小殿筋	
膝関節	伸　展	大腿直筋，外側広筋	内側広筋
	伸　展（歩行立脚相）	ハムストリングス	大腿四頭筋
足関節	背　屈	長趾伸筋	前脛骨筋
	底　屈	総趾屈筋，長母趾屈筋	下腿三頭筋

報告もなされている[17]．その研究では，Oswestry Disability Indexスコアが平均34±18%の51名（男性19名，女性32名）の腰痛対象者を対象に，MSIアプローチで用いられているアライメント検査と運動検査を含む28項目の一次検査を実施した．一次検査で症状のあった場合には，脊柱アライメントあるいは運動方向の修正（二次検査）を実施して，修正した方向と症状を記録した．その結果，アライメント検査の71%と運動検査の86%について，有意に二次検査による症状の改善をみた．また，54%の二次検査については，対象者によって複数方向のアライメントや運動の修正が必要だった．この結果は，二次検査によって運動方向の特異性を修正することの臨床的な妥当性を示しているとしている．

MSIアプローチは，エクササイズや姿勢・動作の指導によって問題となるDSMを修正する方法であるが，実際の臨床では徒手療法などを併用することも多い．治療効果を高めるためには，充分な説明によって問題点の理解を促し，患者自らが姿勢・動作を修正する動機づけのもとに，必要ならば徒手的・他動的アプローチと組み合わせることが大切である．

適用と禁忌

MSIアプローチの運動系診断の適用と禁忌は，前節で述べたように病期分類によって決定する．運動系診断の適用となるのは，多くの場合ステージ2～3である．病期分類によって運動系診断の適用ではないと判断された場合には，発生源または局所の機能障害として評価する．病期分類ステージ1であれば，組織の保護に重点を置いたアプローチが中心となることが多い．外傷後や術後の早期リハビリテーションの段階は，ステージ1に相当すると考えてよい．ステージ2～3に進めば，組織に負荷を加えて発生源の治癒過程を促進するべきである．この段階で，姿勢・運動パターンの問題が観察された場合には運動系診断の適用となる．

MSIアプローチに特異的な評価方法

前述の病期分類は，初期評価の段階で適用と禁忌を鑑別するだけのものではない．理学療法の進行に沿って，病期分類を繰り返し評価・治療の軌道修正を心がける必要がある．これを前提として，以下にMSIアプローチの評価の流れ，特異的な評価方法（DSMおよび運動系の要素の機能障害）および運動系診断について述べる．

1. 評価の流れ

対象者に対する問診や情報収集によって把握するべき項目は，外見，年齢，性別，身長，体重，体型，職業，病歴，予防措置・制限の有無・種類，疼痛，活動レベル，睡眠，使用薬などである．この中には，病期分類に必要な情報や組織適応の修飾因子となりうる情報も含まれている．運動系診断の過程に進んでよいと判断されたならば，筋骨格系疼痛の部位によって，主にlower quarter（下部四半分）あるいはupper quarter（上部四半分）の評価項目に沿って詳細な検査を実施する（表11.4，表11.5）．前者は腰椎・股関節，後者は肩甲骨・上腕骨の運動系症候群を想定した検査項目が多く，部位によっては別の検査を追加することもある．この評価過程でDSMと関与する運動系の要素の機能障害を捉え，それらを統合して運動系診断をする（図11.11）．実際の運動系診断では，既存の運動系症候群についての予備知識が有益である．例えば，腰部には5種類の運動系症候群が見出されており（表11.6），各々についての治療ガイドラインが提示されている[18]．

2. DSMを捉える

表11.4，表11.5に含まれるアライメント検査と運動検査について，一次検査から二次検査へと段階を踏んで対象者のDSMを捉えるが，一次検査で症状の訴えがなければ次の検査項目に進む．しかし，症状がなくても運動パターンが正常から逸脱したものであれば，記録しておくと以降の検査の参考になる．一次検査で症状を伴う運動パターンの異常が観察された場合には，以下のような方法で二次検査を実施する．

①セラピストによる徒手的な修正（他動的介助や制限）
②特定の筋活動の促進・抑制（下部腹筋群の収縮など）
③口頭指示による動き方の指導

以下に，"立位からの前屈"と"立位からの側屈"を例に，DSMを捉える検査手順について説明する．

表11.4 ● 下部1/4（lower quarter）の検査項目
(Washington University School of Medicine Program in Physical Therapy Lower Quarter Examinationを改変)

ポジション	検査項目	ポジション	検査項目
A. 立位	1. 印象（体型，形態的特徴） 2. アライメント 3. 前屈：および修正した前屈 4. 前屈からの復位動作：および修正した復位動作 5. 側屈：および修正した側屈 6. 回旋 7. 背屈 8. 片脚立位 9. 股関節・膝関節の屈曲（partial squat）	D. 側臥位	3. 股関節外転筋（筋長とMMT） 4. 股関節内転筋のMMT 5. Oberテスト変法（膝伸展位） 6. 股関節外旋・伸展位で外転（中殿筋後部線維）のMMT
		E. 腹臥位	1. アライメント（枕を入れた場合と入れない場合の比較） 2. 膝屈曲（他動と自動） 3. 股関節回旋 4. 膝伸展位で股関節伸展 5. 膝屈曲位で股関節伸展（大殿筋機能）
B. 座位	1. アライメント 2. 足背屈位で膝関節伸展 3. 股関節屈筋（腸腰筋）MMT 4. 股関節回旋筋のMMT，ROM	F. 四つ這い位	1. アライメント（無作為の状態と修正した状態） 2. ロッキングバックワード 3. ロッキングフォワード 4. 肩関節屈曲
C. 背臥位	1. 股関節屈筋群の筋長検査 2. アライメント（股・膝関節の伸展位と屈曲位での痛みの比較） 3. 片側の股・膝関節屈曲（他動と自動） 4. 股関節屈曲位からの外転・外旋 5. 下部腹筋群の機能検査 6. SLR（他動と自動） 7. SLRにて神経伸張検査 8. 大腰筋機能（MMT） 9. 大腿筋膜張筋機能（MMT）	G. 壁に背をつけた立位	1. 腰部を平坦にする 2. 肩関節屈曲
		H. 基本動作	1. 寝返り 2. 背臥位からの起き上がり 3. 座位からの立ち上がり 4. 歩行 5. 階段昇降 6. 個別の職業やスポーツにおける姿勢や動作
D. 側臥位	1. アライメント（側腹に枕を入れた場合の変化） 2. 股関節の外旋・外転	I. 追加検査（必要に応じて）	1. 上部腹筋群の機能検査 2. 背臥位で両側股・膝関節の屈曲

注意）それぞれの検査項目において，対象者は検者の指示によって，自由にそれぞれの検査ポジションをとったり，指定の運動を実施したりする．セラピストはそれぞれの検査で生じた症状を聴取する．さらに，アライメントや運動の障害が観察された場合には，それを修正したり変法にしたりして検査を繰り返し，そのつど対象者の症状の変化を聴取する．

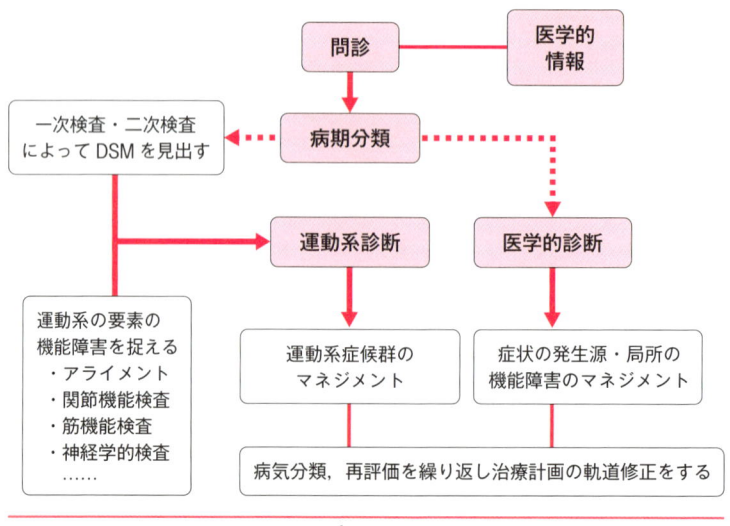

図11.11 ● MSIアプローチによる評価の流れ

表11.5 ● 上部1/4（upper quarter）の検査項目
(Washington University School of Medicine Program in Physical Therapy Upper Quarter Examination を改変)

ポジション	検査項目
A. 立位	1. アライメント；頭部，頸部，胸部，肩部（肩甲骨，上腕骨） 2. 両側の肩関節屈曲および屈曲位からの戻り（壁に向かった立位姿勢） 3. 肩関節外転 4. 片側肩関節屈曲（両側屈曲時と頸椎棘突起の運動を比較） 5. 肩外旋（肘屈曲位で上肢を体側につけて実施）
B. 背臥位	1. 小胸筋の筋長検査 2. 広背筋の筋長検査 3. 肩甲上腕筋群の筋長検査 4. 大胸筋の筋長検査 5. 外転位での肩回旋・外旋（MMT，ROM） 6. 内転位での肩外旋 7. 三角筋後部線維（および後方関節包）の筋長検査 8. 上腕二頭筋の筋長検査 9. 頸部屈筋（内在筋）の筋力検査 10. 下部腹筋群の機能検査
C. 腹臥位	1. 肩内旋・外旋（MMTとROM） 2. 僧帽筋下部線維のMMT 3. 僧帽筋中部線維のMMT 4. 菱形筋のMMT
D. 四つ這い位	1. アライメント（頸部，胸椎，肩甲骨，頸部伸筋群と肩甲挙筋の膨隆の比較） 2. 頸椎屈曲・伸展 3. ロッキングバックワード（頸部伸展に注意，上部頸椎屈曲） 4. 肩屈曲
E. 座位	1. 前鋸筋MMT 2. 僧帽筋上部線維MMT 3. 頸椎回旋（他動に肩甲骨挙上した場合と比較）
F. 機能的活動	1. 座位のアライメント（上肢を支持した場合と比較） 2. 睡眠時の姿勢 3. 作業環境（電話の使用，書類の整理，パソコンの使用・設置場所） 4. スポーツ活動，レクリエーション活動 5. 読書時（二重焦点メガネの使用） 6. 乗用車の運転
G. 追加検査	1. 壁に背部をつけて肩屈曲・外転

表11.6 ● 腰椎の運動系症候群の特徴・症状

腰椎の症候群	特徴・症状
伸展症候群	腰椎の伸展方向の運動やストレスによって痛みが生じる．55歳以上で身長の低めの人に頻発する．再発の既往が多く慢性化の傾向が強い．
屈曲症候群	腰椎屈曲時に痛みが生じ，立位より座位時が多い．座位時に腰椎が平坦でなく，屈曲位を呈する傾向がある．背の高い若い男性に多く，腰椎椎間板ヘルニアの症例を多く含む．
回旋症候群	回旋，腰椎の側屈および側方偏位（lateral glide）によって症状を呈する．腰椎の回旋は側屈を伴うため，この症候群であれば純粋な回旋あるいは側屈によって症状を呈する．臨床的には，純粋な回旋症候群の対象者よりも，以下に示す伸展症候群や屈曲症候群を合併したサブカテゴリーが多い．
回旋−伸展症候群	腰椎の伸展や回旋運動にて症状が出現，増悪する．症状は片側性，あるいは両側性の場合も左右差がある．症状は，腰部，殿部および下肢にも及ぶことがある．
回旋−屈曲症候群	座位時や体幹を捻った時，腰痛や殿部痛・下肢痛を呈する．座位で体幹に回旋を頻繁にするようなデスクワークに従事する人にみられる．その際，股関節のstiffnessは腰椎の回旋を増加させる因子となる．使用している椅子が低すぎることも重要な関与因子である．

1) 立位からの前屈 (図11.12)

　正常の場合，腰椎屈曲から前屈が開始され，引き続いて腰椎屈曲の全運動範囲の前半から股関節の屈曲が開始される．ある対象者に前屈するように口頭指示したところ，動作の終盤で腰痛を訴えたとする．その対象者は前屈の前半では腰椎の屈曲のみ実施し，後半になってはじめて股関節の屈曲（骨盤前傾）を開始していた（一次検査）．そこで，セラピストが前屈時に対象者の骨盤を徒手的に介助し，運動の前半から股関節が屈曲するように促したところ前屈時の腰痛は軽減した（二次検査）．この検査結果は，対象者が股関節屈曲よりも腰椎が前屈しやすい傾向をもち，それが腰痛に関連していることを示唆している．この二次検査からは腰椎の屈曲DSMあるいは回旋-屈曲DSMが疑われるが，さらに別の検査によって絞り込む必要があるだろう．

2) 立位での側屈

　正常な側屈では，腰椎は同側への回旋を伴い，最終域では自然な湾曲を描くとされる．しかし，図11.13の例では，右側屈は比較的自然なC字カーブを描くが，左側屈では腰椎が直線的で下部腰椎のみ左側屈しており同部に腰痛を訴えた（一次検査）．そこで，セラピストは対象者の左胸郭を保持して対象者に左側屈をするよう指示すると，腰椎の自然な湾曲が出現し痛みも軽減した（二次検査）．これは，右側脊柱起立筋が下部腰椎よりも相対的に硬く，結果的に下部腰椎が過剰に側屈-回旋していることを示唆している．この二次検査結果からは，腰椎回旋を含むDSM（回旋DSM，回旋-屈曲DSMあるいは回旋-伸展DSM）が疑われ，さらに別の検査によって絞り込む必要がある．

　初期評価の段階では，上に提示した2例のようにセラピストによる徒手的な修正が簡便で効率的なことが多いが，口頭指示や適切な筋収縮の指導を加えることで，より治療に直結したアプローチになる．二次検査は評価過程の随所で実施され，複数の検査で同様の結果が得られればDSMの可能性がより高くなる．筆者の経験では，非常に軽微な徒手的修正によって顕著な変化を引き起こすことが多いので注意深い徒手的操作と観察が必要である．

● 3. 運動系要素の機能障害を捉える

　DSMを捉えると同時に，運動系の構成要素の問題がDSMにどのように関与しているかを捉えることによって，対象者の運動機能障害をより明確に把握できる．

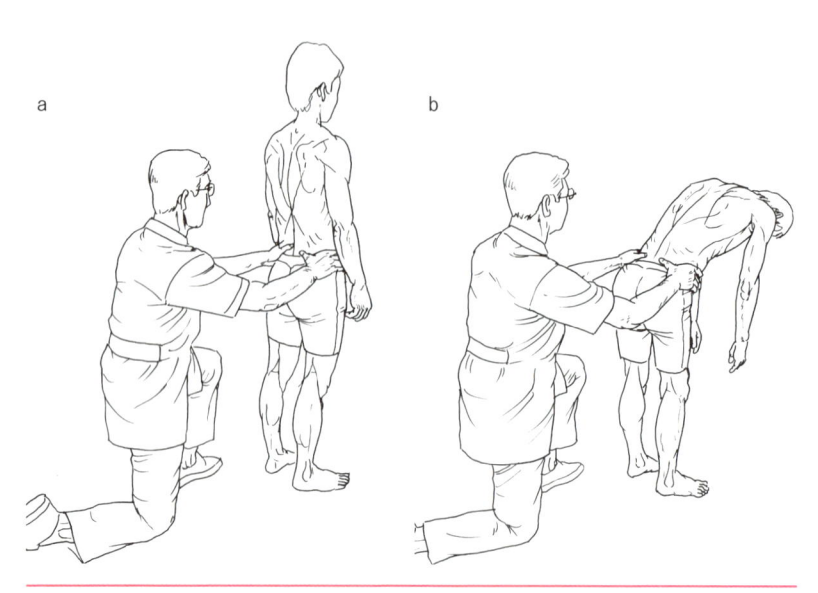

図11.12 ● 立位からの前屈の評価
aの開始肢位では，脊柱・骨盤のアライメントを視診・触診によって評価する．症状を伴ったアライメント異常があれば，修正して症状の変化を評価する．bの前屈運動中には，動きやすい部位と動的アライメント異常を観察する．腰椎に対して骨盤の前傾（股関節屈曲）のタイミングが遅ければ介助して症状の変化を評価する．

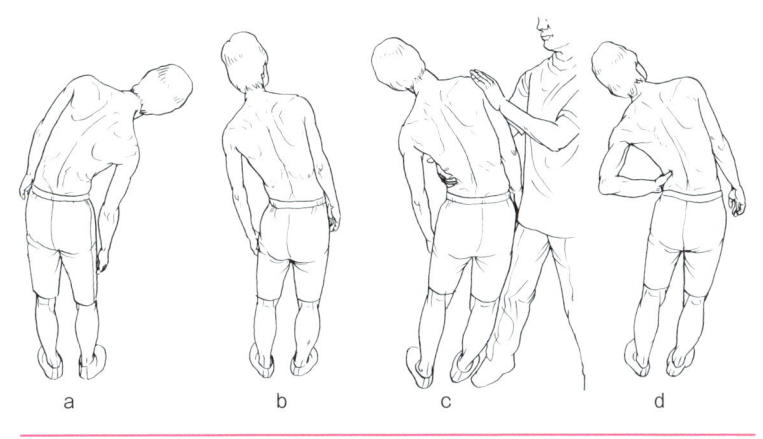

図11.13● 側屈の運動パターンの評価
a 右側屈では腰椎の湾曲は比較的自然である.
b 左側屈では下部腰椎のみ過剰に側屈しており上部腰椎や胸椎は直線的である.
c 左胸郭を保持すると自然な湾曲が出現.
d 対象者が自ら運動制御することもできる（エクササイズとして利用）.

1）骨格系

　関節アライメントの構造的多様性と後天的変異について評価する．腰部であれば前弯の増強・平坦化，股関節であれば前捻・後捻，膝関節であればX脚，O脚などがチェックすべき項目である．個別の関節アライメントの姿勢への影響を留意しながら評価する．アライメント異常があれば，医学的情報や問診をもとに可能な範囲で先天的か後天的かを鑑別する必要がある．後天的であれば，治療対象として考えなければならないことが多い．また，頭部の大きさ，上肢の長さ・重さ，体幹と下肢の長さの対比などの個人的特性にも注意が必要である．

　関節可動性については一般的な他動・自動ROM検査を実施するが，他動ROMには筋系の筋長や筋の硬さとの関連，自動ROMには運動パターンとの関連があることを忘れてはならない．副運動の検査もよい情報となる．肩甲上腕関節や股関節などの場合には，他動的副運動の検査だけでなく自動的骨運動（屈曲，外旋など）の際に触診によって運動軸の逸脱（例：上腕骨頭の上方滑り，大腿骨頭の前方滑り）をみつけることができれば，徒手的に運動軸を修正すること（二次検査）により副運動のDSMを確認することができる．

2）筋系・神経系

　前節で記載したように，筋系には筋力，筋長，筋の硬さと短縮，相対的柔軟性などの要素がある．評価方法としては，MMT，筋長検査（図11.14）が主体となるが，神経系も筋遂行能力の重要な要素なので，MMTや運動パターンの評価を実施する際に，動員パターンや共同筋間の収縮タイミングの相違についても注意深く視診・触診する必要がある．ここでは，筋系の機能障害の重要な項目の一つである腹筋群の機能評価について，特異的な方法を紹介する．

　腹筋群の機能検査：Kendallは腹筋群を上部腹筋群（腹直筋，内腹斜筋），下部腹筋群（外腹斜筋，腹横筋）に分類し，良い姿勢を維持して腰痛を予防するには特に外腹斜筋が重要であると記載している[19]．MSIアプローチでは，上部腹筋群に重点を置いたカールアップ–シットアップ（図11.15）に加え，下部腹筋群に重点を置いた9種類の段階的下部腹筋エクササイズを使用する[20]．筆者らは，これらエクササイズにより容易なヒールスライド（図11.16a）を加えて，下部腹筋のパフォーマンスを10段階に分けて評価し，対象者のレベルに合ったエクササイズを指導するようにしている（表11.7）．

● 4. 運動系診断

　以上に示したような検査結果を統合して運動系診断を実施する．その鍵となるのは，対象者の症状を最も確実に再現するようなアライメントや運動方向，すなわちDSMである．

　運動系症候群の命名には，DSMの方向を表す骨運動学的および関節運動学的記載を用いる．例えば，腰椎が回旋−屈曲しやすいDSMをもった腰痛の症例で

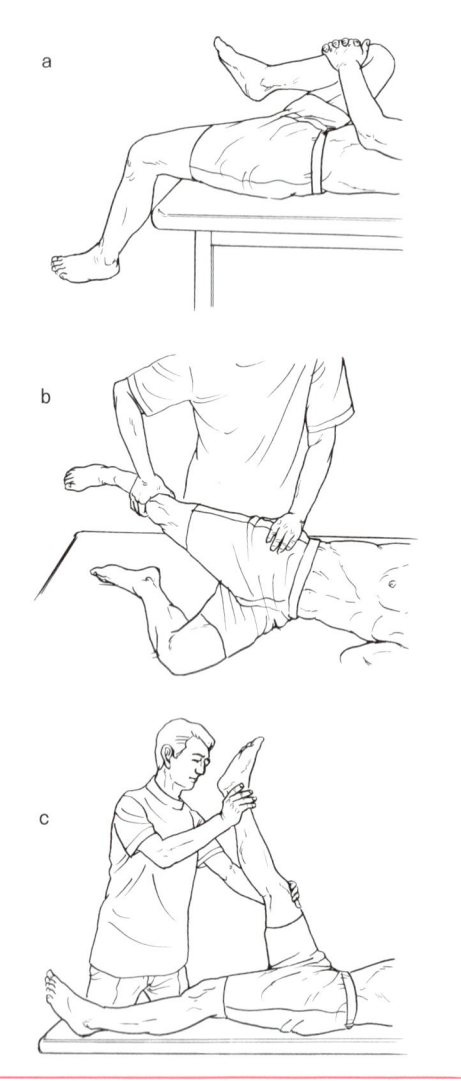

図11.14● 筋長検査
a　Thomasテスト；股関節屈筋群．
b　Oberテスト変法；大腿筋膜張筋．
c　passive SLRテスト；ハムストリングス

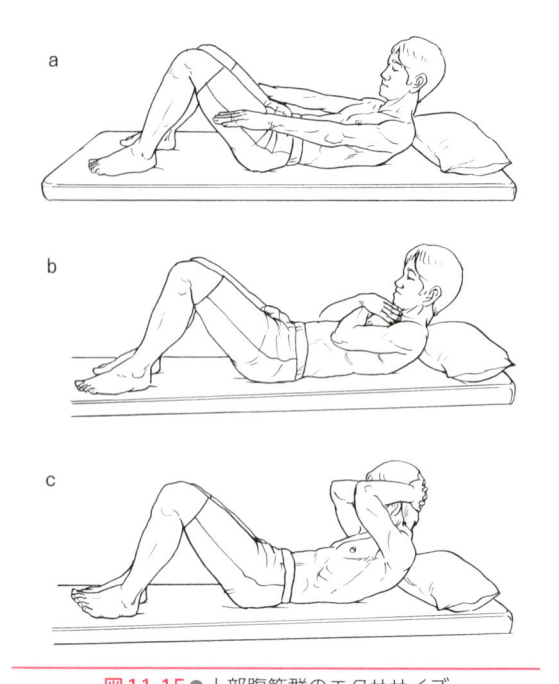

図11.15● 上部腹筋群のエクササイズ
胸郭を骨盤に向かって引き下げる動きが強調される．a→cほど運動強度は強い．

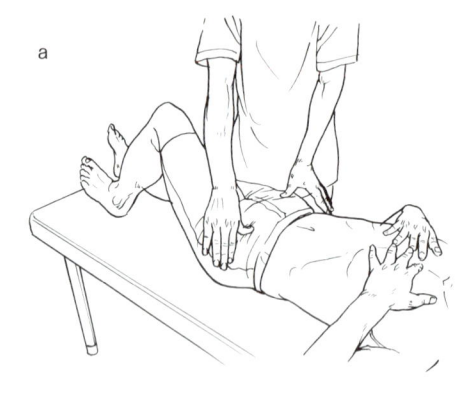

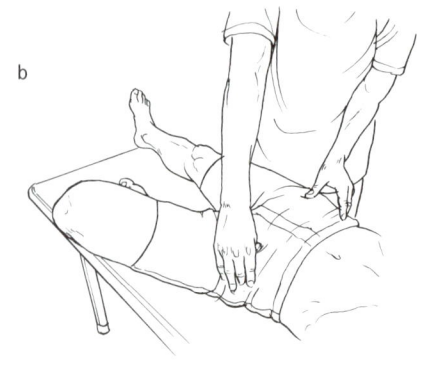

図11.16● 背臥位検査
a　ヒールスライド（踵をつけたまま股・膝関節を自動屈曲する）．
b　股・膝関節屈曲位からの股関節外旋運動．
　※左右のASISによって骨盤の動きをモニターする．

は「腰椎回旋－屈曲症候群」，肩甲骨が上方回旋不足（下方回旋DSM）の肩痛の症例は「肩甲骨下方回旋症候群」である．また，「大腿骨頭の前方滑りを伴う股関節内旋症候群」のように関節の副運動のDSMをもつ場合もある．これまでに，腰椎（表11.6），頸椎，胸椎，肩甲骨，上腕骨，肘関節，股関節，膝関節，足関節などに複数の運動系症候群が報告されている[21,22]．各運動系症候群の名称は，それ自体が対象者の問題点および治療目標を意味する．例えば，「腰椎回旋－屈曲症候群」では，腰椎回旋－屈曲が生じないような運動・動作を対象者が習得することを目標に治療計画を立てる．治療方法としては，姿勢・動作の指導やエクササ

表11.7 ● 下部腹筋群の漸増的強化エクササイズ（背臥位）※開始肢位はhook lying

※ それぞれのエクササイズは，下部腹筋を収縮した状態で実施する．骨盤，腰椎を床面に固定するだけの十分な収縮が維持できないのであれば，難易度の低い種目を選択する．

	評価エクササイズの方法	
易↑難易度↑難	片側の股・膝関節を屈曲・伸展（ヒールスライド）	
	片側の足を床に着けたまま，反対側の下肢を挙上	
	片側の膝を胸に抱え，反対側の下肢を挙上	
	片側の膝を軽く胸に抱え，反対側の下肢を挙上	
	片側の股関節を90°以上屈曲したまま，反対側の下肢を挙上	
	片側の股関節を90°屈曲したまま，反対側の下肢を挙上	
	片側の股関節を90°屈曲したまま，反対側の下肢を挙上し，踵がわずかに床に触れた状態のまま下肢を滑らせながら伸展	
	片側の股関節を90°屈曲したまま，反対側の下肢を挙上し，踵が床に触れないように下肢を滑らせながら伸展	
	両下肢を床上で滑らせ伸展・屈曲	
	両下肢を挙上し，両股関節90°屈曲位にした後，両膝を伸展しながら床面に降ろした後，開始肢位に戻る	

注）これらは，下部腹筋群の筋力評価法として利用することが可能である．難易度の少ない種目から実施し，正しく10回可能ならばその種目は実施する必要がなく次の種目に進んでよい

イズが中心となるが，具体的には次節で述べる．

代表的な治療方法の紹介

ここでは腰椎の運動系症候群に対する代表的な姿勢・動作の修正指導およびエクササイズについて述べる．

1. 姿勢・動作の指導・修正

①立位姿勢の修正：姿勢指導では腰椎の回旋，伸展，屈曲のDSMを制御するように指導する．例えば，腰椎伸展DSMを制御するにはわずかに骨盤を後傾させたり，頻繁に下部腹筋群を収縮させたりする．腰椎の側屈－回旋DSMを制御するには，一側の股関節を内転した立位姿勢を避ける．

②座位姿勢の修正：座位にて腰椎屈曲DSMをみとめる場合には，背もたれの固めの椅子に深く座り両股関節90°に保ち背中を伸ばすように習慣づける．また，座位で一側の骨盤に荷重が偏る姿勢は腰椎回旋DSMを増強させるので要注意である．

③座位からの立ち上がり動作の修正：立ち上がり動作時に腰椎伸展DSMをみとめる場合は，股関節伸筋群よりも背筋群，腹筋群よりも股関節屈筋群や背筋群が優位であることが多い．立ち上がる際に両上肢で椅子の縁や肘かけを押すように指導すると，過剰な股関節屈曲や腰椎伸展DSMを制御しやすい．逆に起立動作時の腰椎屈曲の制御には，両股関節の屈曲を強調することが必要である．また，股関節の内転や内旋があれば修正することによって，腰椎の回旋－伸展や回旋－屈曲DSMが制御しやすい．

④歩行の修正：立脚相において腰椎伸展あるいは回旋－伸展DSMをみとめる歩行パターンの場合には，対象者に歩幅を小さくすることと下部腹筋群を収縮させることを指導する．

⑤回旋を伴うスポーツ動作の修正：腰椎ではなく胸

椎や股関節によって回旋動作ができるように可能な範囲でのフォーム修正が必要である．

● 2．エクササイズ

ここでは，腰椎の運動系症候群の治療に絞って，Lower quarterの評価項目（表11.4）の中から利用可能な代表的なエクササイズについて紹介する．

①**背臥位にて片側の股・膝関節屈曲（ヒールスライド）**（図11.16a）：背臥位から片側下肢を床上で滑らせて屈曲させ，屈曲位から再び伸展位に戻す．屈曲運動の開始とともに症状を伴う骨盤の過剰な回旋がみとめられたら腰椎回旋を含むDSMが疑われる．下部腹筋群の収縮などによってDSMの制御が可能ならば，エクササイズとして適用できる．回旋−伸展や伸展DSMでは，股関節屈筋群の収縮によって症状が増強することがある．その場合，膝窩にタオルや紐を巻きつけて自己介助することによって，運動中の股関節屈筋群の収縮を抑えるとよい．

②**背臥位にて両股関節屈曲位からの片側股関節外転−外旋**（図11.16b）：この運動の前半から運動側への骨盤の回旋が症状を伴って起こる場合，下部腹筋群の収縮により制御可能ならばエクササイズとして適用できる．自動運動に先立ち他動運動範囲を評価しておくことも必要である（他のエクササイズも同様）．腰椎回旋を含むDSMの制御に有益なエクササイズの一つである．両大腿部にゴムチューブを巻くと股関節外旋筋に負荷をかけることができ，次に述べるエクササイズの前段階として使用することもできる．

③**側臥位にて両股・膝関節屈曲位で股関節の外転−外旋**（図11.17）：下部腹筋群と股関節外旋筋群のパフォーマンスを向上させることが目的である．股関節外旋筋群のパフォーマンスの低下は腰椎の回旋を含むDSMの関与因子の一つである．下部腹筋群を収縮させたまま，骨盤の回旋を抑えて股関節のみ動かすようにする．脛骨大腿関節の外旋運動が観察されたら，外側ハムストリングスや大腿筋膜張筋の代償の可能性があるので修正が必要である．

④**腹臥位にて股関節外転**（図11.18）：中殿筋後部線維（股関節の伸展−外旋筋）のパフォーマンスの向上に役立つ．中殿筋後部線維の弱化や延長は，大

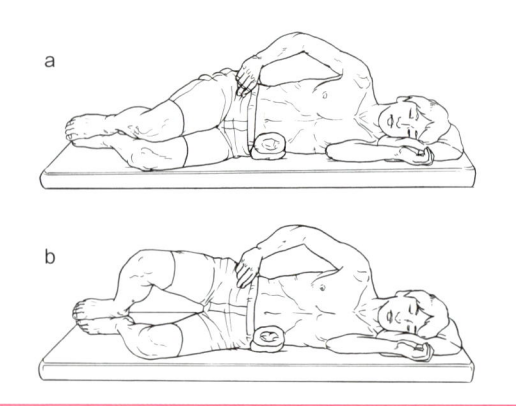

図11.17●側臥位にて股・膝関節屈曲位で股関節を外旋
股関節外旋運動の前半において骨盤の回旋が生じないかどうかモニターする．図では，セラピストではなくて対象者自身が骨盤運動をモニターしている（下部腹筋を収縮させて腰椎・骨盤の運動制御ができれば，エクササイズとして利用することができる）．骨盤の幅の広い対象者の場合は，図のように腰部にタオルをロールにして入れるとよい．

腿筋膜張筋の短縮とともに腰椎回旋−伸展や回旋−屈曲DSMの関与因子になることが多い．下部腹筋群を収縮させたまま，股関節を外転し再び戻す．腰椎の伸展や回旋−伸展DSMを制御するためには，股関節伸展を強調しないで床に滑らせるように外転するとよい．また中殿筋の延長が認められるケースでは，両膝の間に適度な枕を置くなどして，股関節外転域のみで実施するとよい．

⑤**腹臥位にて股関節伸展**：このエクササイズを腰椎回旋−伸展DSMの制御に利用する場合には，あらかじめ股関節の他動的伸展ROMを確認しておくことが大切である．伸展制限があれば，腹部に枕等を入れることが必要である．腰部伸展で代償しないように下部腹筋群を収縮させておく．ハムストリングスが最初に収縮してしまう場合は，膝屈曲位での股関節伸展を試みるのもよい（図11.19a）．しかし，この場合には大腿直筋が伸張位になり股関節伸展が制限されやすいので注意が必要である．課題として困難な場合には，背臥位などで大殿筋の等尺性収縮を頻繁に行う方がよい．

⑥**腹臥位にて片膝屈曲位にて股関節回旋**（図11.19b）：腰椎の回旋を含むDSMの制御に用いる．股関節回旋筋群の柔軟性の改善にも有用である．腹臥位で両股関節伸展位にて開始する．下部腹筋群を収縮させたまま一側の股関節を90°屈曲する．この肢位を保持したまま，対象者は股関節の外旋および内旋を実施する．大腿筋膜張筋の短

図11.18●腹臥位での中殿筋エクササイズ

中殿筋のMMTは側臥位の評価項目に含まれているが，弱化している場合には正常パターンで実施するのが困難なことが多い．腹臥位にてやや外旋位で外転すると中殿筋後部線維の強化に有効である．下部腹筋を収縮して骨盤を安定化させた状態で開始する．外転する股関節は内旋位にならないように注意する．正確に10回×3セット可能になったらチューブの使用，さらに強化されれば側臥位での実施に移行する．

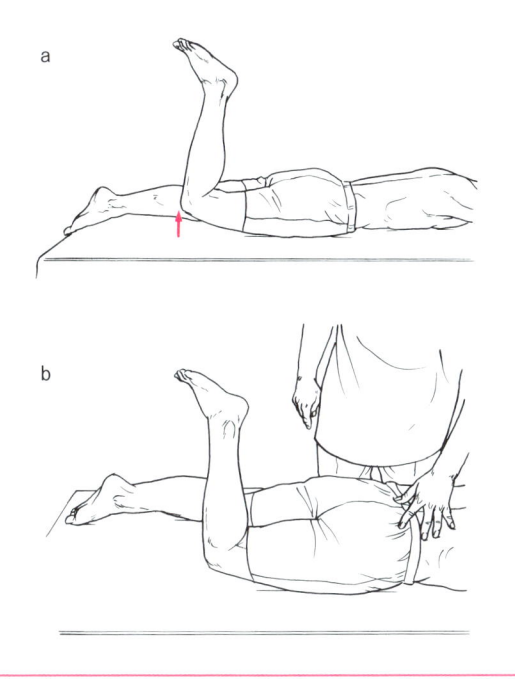

図11.19●腹臥位でのエクササイズ
a 股関節伸展（膝伸展位と膝屈曲位の場合を比較．腰椎・骨盤の過剰な運動にも注意）．
b 膝屈曲位での股関節外旋（運動の前半から腰椎骨盤の回旋や伸展が起きないかどうか観察する．図では左右のPSISで動きをモニターしている）．

縮が腰椎回旋－屈曲や伸展－屈曲DSMに関与している場合には，下部腹筋群収縮によって回旋制御が可能であれば，このエクササイズは大腿筋膜張筋に対するストレッチングとしても利用できる．大腿筋膜張筋の短縮によって腰椎の回旋制御が不可能な場合には，股関節をやや外転位にして試みるとよい．また，股関節外旋運動中に脛骨大腿関節の過剰な外旋が認められたならば修正が必要である．この運動で膝痛をみとめれば実施しない方がよい．

⑦**座位にて片側膝関節伸展**（図11.20a～c）：主に腰椎屈曲や回旋－屈曲DSMの制御の利用する．腰椎回旋－伸展DSMの回旋要素や回旋DSMの制御に利用することもできる．座位にて脊柱を正しいアライメントに保ったまま片膝を自動伸展する．あらかじめ椅子の背もたれに真っ直ぐ背中をつけたまま，背筋群の等尺性収縮をしておくとよい．対象者は，自らの骨盤に両手を置いて膝の伸展運動に伴い腰椎が屈曲や回旋しないようにモニターする．膝伸展運動中に，大腿骨の内外旋がみとめられる場合には，大腿部に軽く指を置いてモニターする．このエクササイズはハムストリングスのストレッチングでもあるが，対象者にとって

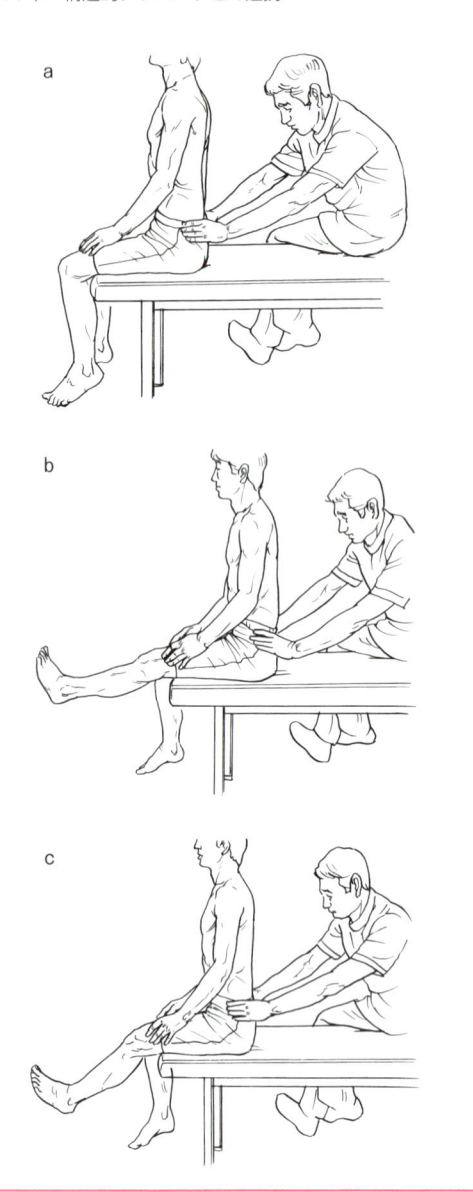

図11.20●座位での膝伸展

a 開始姿勢.
b PSISを触診し腰椎骨盤の動きをモニター. 膝伸展の前半において腰椎屈曲が出現すれば屈曲DSMを示唆.
c 腰椎の屈曲を制御すると膝が完全伸展できない.

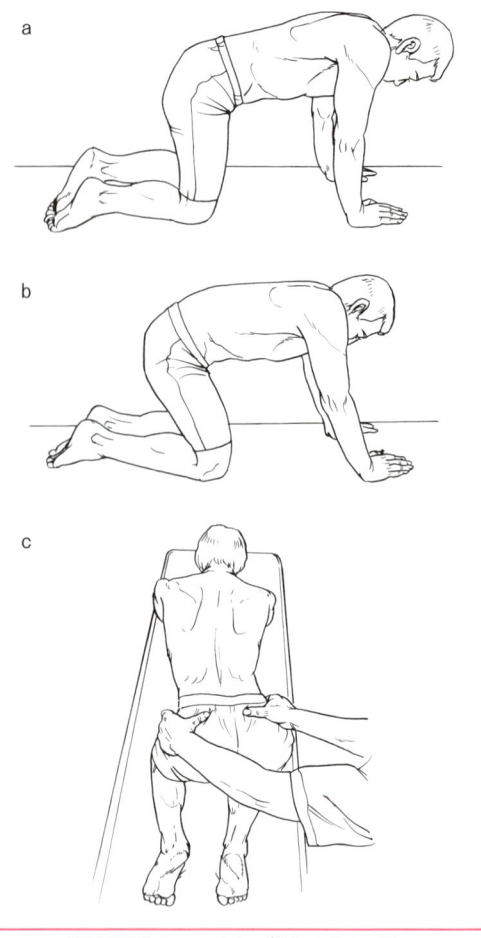

図11.21●ロッキングバックワード

a 開始姿勢.
b 後方に身体を振ると, 腰椎屈曲が出現.
c 骨盤の反時計回りの運動が観察され, 腰椎は右側屈している（回旋DSMを示唆）.

重要なのは膝の完全伸展の獲得よりもむしろ正しい運動パターンを習得することである.

⑧ **四つ這い位にてロッキングバックワード**（図11.21）：四つ這い位の観察, および四つ這い位からの身体の後方移動（ロッキングバックワード）の観察から, 身体各部に関する様々な情報を得ることができる. 脊柱については, まず四つ這い位にて, 矢状面上での湾曲, 前額面上の側屈, 横断面上での回旋のアライメント異常がないかを観察する. 最初は対象者の好む自然な四つ這い位をとってもらい評価することが大切である. 四つ這い位にて症状とアライメント異常があれば, 修正して症状の変化を確認する（二次検査）. この体位で症状がなければ, アライメント異常があっても修正せずに後方に体重移動してもらう. すでに確認されているアライメント異常に変化が生じるか, 新たにアライメント異常や症状が出現するかを観察する. 後方への体重移動に症状が出現した場合, 最初の四つ這い位のアライメントを修正してから運動を繰り返し症状の変化を評価する. さらに後方移動中にアライメント修正が必要な場合も多い. 徒手的操作によってDSMの制御が可能なことを確認したら, それを対象者に指導して実施し

てもらう．例えば，腰椎屈曲DSMを制御するために，腹直筋をリラックスさせ背筋群をやや緊張させて腰椎を平坦に保ち実施してもらう．逆に腰椎伸展DSMの制御では，後方移動によってやや腰椎が屈曲して症状が軽減することもある．後方移動によって症状が増加する場合には，股関節屈筋群の過剰活動を抑えるために両手で床を押すように指導するとよい．

選択されたエクササイズによってDSMを制御することが目的であるが，ホームエクササイズとして指導する課題は必ずしも一次検査にて症状があった種目に限らなくてもよいと筆者は考えている．評価中に指導によってDSMが制御できたとしても，自宅で実施すると難しいケースも多いからである．むしろ初期にはやや課題を容易にして，軽い違和感を訴えた検査種目や無症状だが負荷や反復回数を増加することによって症状の誘発が予測されるような検査種目をホームエクササイズとして選択するとよい．対象者が正確にエクササイズを習得したのを確認したうえで，ニーズや能力に合わせて課題の難易度を高めていくことを推奨する．

症例紹介

51歳，女性．診断名：腰椎椎間板ヘルニア

1. 現病歴

腰痛，左下肢痛のため某年4月10日当院整形外科受診．左下肢の激痛のため座位保持困難，乗用車の運転も不可能な状態だった．レントゲン上はL5/S1の狭小化（後日MRIにて左L5/S1の軽度の腰椎椎間板ヘルニアが確認された）を認めた．主治医は神経ブロックを勧めたが，対象者の拒否があり座薬と内服薬処方した．5月下旬，腰痛・下肢痛が軽減し内服薬を中止し理学療法が処方された．

2. 理学療法経過

1）初期評価と治療（6月3日）

【問診】座位からの立ち上がり時に腰痛がある．前かがみになるときも痛みを感じる．週3回パートで事務職をしており，立ち上がり動作が多くてつらい．特に運動習慣はない．来院時の数値的評価スケール（Numerical Rating Scale：NRS）は3/10．前屈動作や立ち上がり動作ではNRSが5/10になることもある．下肢痛はなくなったが，左下腿外側部，踵部および足底部にしびれ感は残存している．対象者の希望は，①立ち上がりが痛みなく楽にできるようになること，②4〜5月頃のような重度の症状にならないように再発防止をしたいことだった．病期分類はステージ2と判断され運動系診断の適用と考えた．しかし，前屈や立ち上がり動作の評価には注意を要し，検査中の神経症状の増悪には留意する必要がある．

【立位姿勢】腰痛はない．腰椎が平坦で骨盤はわずかに右に回旋位（左PSISおよびASISが右より前方にある）．中部胸椎にやや後弯の増加がみられる．胸骨下角は110°であり外腹斜筋の延長と内腹斜筋の優位性が示唆された．脊柱起立筋の形状の顕著な非対称性は観察されなかった．

【立位からの前屈】（図11.12）腰椎屈曲が股関節屈曲よりも早く起こり腰椎右側屈を伴う．前屈後半で腰痛の訴えあり．立位時の骨盤回旋を徒手的に修正して前屈すると腰痛やや軽減．さらに前屈時の股関節屈曲のタイミングを徒手的介助にて早めるとさらに腰痛が軽減した．二次検査（回旋位のアライメント修正と前屈パターンの修正）によって症状の軽減をみたので，腰椎回旋－屈曲DSMあるいは屈曲DSM，回旋DSMが疑われる．

【立位前屈位からの復位】腰椎から動きが始まるが症状はなし．

【立位での側屈】右側屈するとL5付近の腰痛を伴う側屈制限を呈す．左側屈の可動性は比較的大きいが最終域で疼痛を伴い，L5/S1での側屈が大きくそれより上部は湾曲が少なく直線的である（右腰部脊柱起立筋の相対的硬さを示唆）．腸骨稜よりも上部の左側体幹部を徒手的に固定したまま左側屈をすると左側屈時の腰痛が軽減した（二次検査）．本来，立位での腰椎側屈は連結運動（coupling movement）によって反対側への回旋が伴うので，この所見はL5が右回旋位（左側屈位）にあるために右側屈が制限され，逆に左側屈ではL5が過剰に左側屈していることを示唆している．

【片脚立位】左片脚立位時に左股関節内旋・内転を伴い骨盤右回旋が顕著に出現．

【クォータースクワット動作】股関節の動きは非常に少なく胸腰椎と膝関節中心の動きであるが症状はなかった．また，屈曲動作時に骨盤右回旋と左股関節内

旋がみられた．骨盤回旋を徒手的に制御しても左股関節内旋は残存した．

【背臥位にてヒールスライド】（図11.16a）左下肢では屈曲運動の開始ともに骨盤の右回旋が観察されたが腰痛はなし．右下肢の運動では骨盤の動きは観察されない．

【背臥位での他動的股関節屈曲】 ROMは右110°，左100°であり左屈曲最終域で腰痛を伴う腰椎屈曲を呈した．

【背臥位にてSLR】 他動は右80°，左70°であり左大腿後面のつっぱり感と下腿部のしびれ感の軽度増強を訴えたので，自動SLRは実施しなかった．

【両股・膝関節屈曲位での片側股関節外旋】（図11.16b）股関節外旋に伴って同側への骨盤回旋が認められる．特に，右股関節外旋では同時に骨盤の右回旋が生じたが症状はなかった．腹横筋の収縮を指導してから，再施行したところ骨盤回旋は制御可能になった（二次検査）．さらに外腹斜筋の収縮を指導したが実施困難であった．そこで，側臥位にて内腹斜筋のストレッチング（図11.22）を施行した後に再度施行したところ，腹筋収縮により胸骨下角狭小化が観察され，外腹斜筋の収縮も実施可能となった．このことから，腰椎回旋の制御には内腹斜筋の硬さの軽減と外腹斜筋パフォーマンスの向上が必要と考えられた．

【側臥位（両側股・膝関節屈曲位）での股関節外転・外旋】（図11.17）左右とも股関節運動と同時に骨盤回旋を生じたが症状の訴えはなし．徒手的に骨盤を固定して実施すると右股関節の自動運動は困難になった（二次検査）．また，腹横筋を収縮させた状態でも運動中の骨盤回旋の制御はできなかった．

【側臥位にて股関節外転】 右はMMT4，左は3であり，徒手抵抗に対して股関節が屈曲内旋した．側臥位でのOberテスト変法（図11.14b）は左が5°外転位で陽性だった．

【座位姿勢】 腰椎がやや屈曲位，骨盤がわずかに右回旋している（症状はなし）．

【座位にて片側膝伸展】（図11.20）右膝はほぼ完全伸展可能だが運動の最終域にてわずかに腰椎が屈曲した．左膝では伸展運動の前半から腰椎屈曲と骨盤後傾・右回旋が出現し腰痛を訴えた．この腰椎・骨盤の動きを固定して左膝伸展を実施すると完全伸展ができなくなるが腰痛は消失した（二次検査）．

【座位からの立ち上がり動作】 対象者はベンチに両手を支持して立ち上がった．こうすると腰痛はある程度抑えられるという．腰椎屈曲から運動が開始され骨盤の右回旋と体幹のわずかな右側屈を呈した．また，対象者はベンチから一回で立ち上がろうとした．両手で支持したままベンチに浅く座りなおしてから股関節屈曲を強調して起立させたところ，ほとんど腰痛を感じないで立つことができた．

【四つ這い位にてロッキングバックワード】（図11.21）四つ這い位は腰椎が軽度屈曲位であり，後方に体重を移動すると腰椎屈曲の増強および骨盤右回旋・右傾斜が生じたが痛みはなかった．左股関節をやや外転・外旋位にして大殿筋上部を緩めた状態で後方に体重移動すると，骨盤回旋なく運動を実施することができた．

【筋長】 上記の所見から左大腿筋膜張筋，左ハムストリングス，左大殿筋の硬化あるいは短縮があり，右腰部脊柱起立筋の相対的硬さも腰椎回旋に関与している．

【筋力】 上記の所見から，左右中殿筋の弱化（特に左），座位でのMMTにて左股関節外旋筋弱化（MMT3）が認められた．

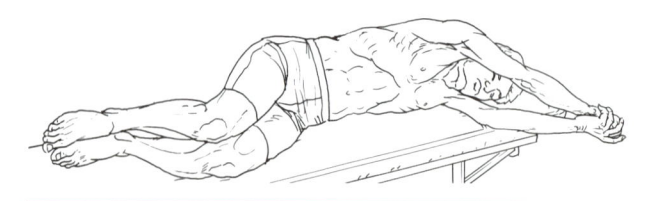

図11.22●内腹斜筋のストレッチング

側臥位になり片側（図では右側）の上肢を顔面に対して斜めに横切る方向に挙上し反対側の上肢で把持する．図の左上肢にて右上肢を長軸方向に伸張したまま，深呼吸を繰り返す．内腹斜筋が短縮でなく硬化している状態ならば，10秒×2〜3セットほどのストレッチングにて開大した胸骨下角を修正することができる．左右とも実施することを推奨する．広背筋，胸肋筋などの硬化の修正に使用することもできる．

以上の所見から，運動系診断は，腰椎回旋－屈曲症候群，病気部類ステージ2と判断された．治療方針は以下の2点として，生活指導とエクササイズを実施した．

① 日常生活における腰椎屈曲姿勢を制御すること．
② 腰椎回旋－屈曲DSMの関与因子となっている股関節周囲および体幹の筋インバランスを修正しつつ腰部へのストレスの少ない立ち上がり動作を習得すること．

[生活指導]
・ソファーや低い椅子に座ることを避ける．
・座位時には，背もたれに折りたたんだタオルを入れて腰部の前弯を保つ．
・立ち上がり動作時には，両手で支持し殿部を前方に滑らせてから股関節屈曲を意識する．

[エクササイズ]
・側臥位で体側ストレッチング（図11.22）：内腹斜筋の硬さを軽減させ外腹斜筋が収縮しやすい状態にすることを目的に両側とも実施．
・背臥位で片側股関節外旋（図11.16b）：腹横筋および外腹斜筋収縮を強調．
・ロッキングバックワード（図11.21）：左股関節をやや外転・外旋位にして腰椎を伸展位に保ったまま実施する．
・座位にて腹横筋収縮し腰部中間位を保ったまま片膝伸展（図11.20）．

2）2回目（1週後の6月10日）

【評価】座位からの立ち上がり動作にて腰痛はNRSで2-3/10程度である．前回指導されたエクササイズは再評価によって正しく実施されていることが確認できた．胸骨下角は100°に改善した．立位からの前屈は股関節の屈曲を意識すれば無痛で実施可能．立位側屈では，右側屈時の痛みと可動性は改善したが，左側屈時の下部腰椎の過剰な側屈の制御が困難なままである．背臥位での他動SLRは左右ともに80°，左股関節屈曲ROMは110°に改善した．側臥位での左股関節外転・外旋時の骨盤回旋制御はいまだ困難であり，左股関節外旋と外転のMMTは3のままである．左Oberテストは0°でありまだ大腿筋膜張筋が硬い．前回実施しなかった腹臥位にて片膝屈曲位での股関節外旋（図11.19b）では，左股関節外旋運動の前半から骨盤回旋が起こる．そこで，股関節をやや外転位して下部腹筋を収縮させたところ骨盤回旋は制御可能となった．ロッキングバックワードは，左股関節中間位でも正しく実施できるようになっていた．

【治療】前回のエクササイズを以下のように修正・追加した．

・背臥位でチューブ使用し片側股関節外旋：チューブにて負荷を増やし続行（図11.16b）．
・腹臥位にて片側股関節外転：下部腹筋収縮したまま実施（図11.18）．
・腹臥位にて片膝屈曲位で股関節外旋（図11.19b）を軽度外転位にて実施（下部腹筋を収縮させた状態で実施）．
・立位での側屈運動（図11.13）：左手で腸骨稜より上部の体側を保持したまま左側屈運動を実施．
・椅子からの立ち上がり動作：左股関節の屈曲を強調するとともに内旋しないように注意する．ロッキングバックワードの後に実施する．

3）3回目（2回目から約2週後の6月26日）

【評価】立ち上がり動作時の腰痛はNRSで2/10程度であるが，まだ起立時の骨盤右回旋がわずかに観察される．胸骨下角は90°に改善した．側臥位での左股関節外旋運動も正しく実施できるようになり，左外旋筋MMTは正常化していた．左大腿筋膜張筋の硬化と左中殿筋弱化がわずかに残存していた．

【治療】前回のエクササイズを確認しほぼ実施できていた．腹臥位での一側股関節外転運動（図11.18）をチューブ使用にて実施するように指導した他，以下の種目を追加した．

・腹臥位での片膝屈曲位での股関節外旋（内外転0°）：下部腹筋を収縮したまま外旋運動を実施し大腿筋膜張筋を伸張する（図11.19b）．

4）4回目（3回目から約2週後の7月8日）

【評価】腰痛ほとんど感じない．立ち上がり動作時，立位からの前屈時の腰椎回旋－屈曲DSMは制御されている．筋長検査，MMTおよび股関節ROMは正常化した．

【治療】指導したエクササイズのうち今後は以下のエクササイズを実施していくように依頼し，日常動作の注意点を確認して理学療法は終了となった．

・側臥位での体側ストレッチング（図11.22）
・側臥位での股関節外転・外旋（図11.17）

- ロッキングバックワード（図11.21）
- 椅子からの立ち上がり動作練習の続行

引用文献

1) Sahrmann SA（竹井仁 他・監訳）：運動機能障害症候群のマネジメント．医歯薬出版，2005，pp.2-3．
2) Hall CM, Brody LT：Therapeutic exercise moving toward function（2nd ed.）．Lippincott Williams & Wilkins, 2005, pp.20-27．
3) 前掲書1）pp.9-49．
4) 前掲書1）pp.4-15．
5) Sahrmann SA（竹井仁 他・監訳）：続運動機能障害症候群のマネジメント．医歯薬出版，2013，pp.1-5．
6) 前掲書5）pp.8-35．
7) Mueller MJ, Maul KS：Tissue Adaptation to Physical Stress：a proposed "Physical Stress Theory" to guide physical therapist practice, education, and research. Physical Therapy, 4：383-403, 2002．
8) 前掲書5）pp.6-11．
9) 前掲書5）pp.41-57．
10) 前掲書5）pp.30-32．
11) 前掲書1）pp.11-25．
12) 前掲書1）pp.28-33．
13) White SG, et al.：A movement system balance approach to management of musculoskeletal pain. In Grant R ed：Physical therapy of the cervical and thoracic spine（2nd ed.）．Churchill Livingstone, 1994, pp.339-357．
14) Pierce MN, et al.：Muscle firing order during active prone hip extension. JOPT12：2-9, 1990．
15) Van Dillen LR, et al.：Reliability of Physical Examination Items Used for Classification of Patients With Low Back Pain. Physical Therapy, 78：979-988, 1998．
16) Harris-Hayes M, et al.：The inter-tester reliability of physical therapist classifying low back problems based on the movement impairment classification system. PMR1：117-126, 2009．
17) Van Dillen LR, et al.：Further Examination of Modifying Patient-Preferred Movement and Alignment Strategies in Patients with Low Back Pain during Symptomatic Tests. Manual Therapy14：52-60, 2009．
18) 前掲書1）pp.73-119．
19) Kendall FP, et al.：Muscles testing and function（4th ed.）．Lippincott Williams & Wilkins, 1993, pp.160-161．
20) 前掲書1）pp.370-375．
21) 前掲書1）pp.51-259．
22) 前掲書5）pp.61-589．

（鈴木　勝）

ヤンダアプローチ

概念と定義

ヤンダアプローチは，詳細な視診と徒手での評価・治療を基本としたマッスルインバランスに対するアプローチである．

ヤンダのマッスルインバランスの概念は，中枢神経系と筋骨格系の構造はお互いに影響をしあって働いており，これらの構造に変化が起きたとき，筋システムは両方のシステムから影響を受けているため，働きに変化が起こり，機能障害が生じることを指摘したものである．

チェコ共和国の神経学者であり，理学療法士でもあったブラディミア・ヤンダ（1923-2002）は，ヨーロッパではリハビリテーションの父，またマッスルインバランスにおける神経学的概念の父とも呼ばれ，ヤンダの理論は，理学療法における評価と治療の基本として使われている．

ヤンダは，日本でも長年にわたり指導を行った反射性運動療法の創始者ボイタと同じチャールス大学プラハスクールの出身である．ヤンダやボイタが臨床で活躍した時代の旧チェコスロバキアは，様々な国々からの侵略を受け，共産主義下に置かれ，最新の高額な機器やテクノロジーを利用した医療からはほど遠く，臨床家は詳細緻密な観察と視診による診断や治療が不可欠な状況に置かれていた．ボイタが脳性まひ児の観察から自らの理論，治療法を開発していったように，ヤンダも，臨床的な観察から理論を展開していった．ヤンダは，厳しい環境下にあったうえに，不幸にも17歳のとき，ポリオに感染し四肢麻痺までに至り，自らリハビリテーションを体験した．数年をかけて再び歩行できるようになったヤンダ自身の経験も，マッスルインバランスの理解と治療に優れたヤンダアプローチに大きく影響を与えたといわれている．

また，ヤンダは，チェコ語のみならず，ドイツ語，英語など複数の言語を理解することができたため，国内のみならず，海外の研究や医学書を読み，積極的に他者の研究を自らの評価治療に取り入れ，理論を展開していった．そのため，ヤンダアプローチは，世界各国の優秀な研究者による力の結集ともいえる．ヤンダは大変謙虚であり，常に世界各国の優秀な研究者や臨床家の業績を尊重し讃えた．そのため，自らの著書はチェコ語のものがわずかにあるだけで，英語圏の国々や日本でも紹介されることが少なかったが，亡くなる直前，当時アメリカで共にヤンダアプローチの指導を行っていたページ，フランクそしてレンダーの三者に指導を続けて行うことを託し，2002年に亡くなった．この節は，ヤンダが他界した後，三者により米国で出版され，日本語でも訳本が出版されたヤンダアプローチの本をもとに，治療・評価の基本的な概念を紹介する．

手技に特異的な病態解剖・生理・運動学的基礎

ヤンダは臨床での多くの患者の観察から，筋には硬くなりやすい筋と弱くなりやすい筋があることを発見した．神経学者であったヤンダは，筋群は中枢神経系により身体全体を通して調整されているという視点に立ったとき，筋緊張性システムに硬くなりやすい筋が，そして相動性システム・弱くなりやすい筋が一致していることに気づいた．筋緊張性システムの筋群は，系統発生学的に古く，優位になりやすく，座位での作業など屈曲姿勢で持続的に同じ運動を繰り返すなど，主に屈曲の機能であり，相動性システムの筋は，系統的に若く，抑制されやすく，伸展運動において有意であり，主に重力に抗して姿勢を維持するなどのために働いている．

表11.8に，ヤンダの筋分類による硬くなりやすい緊張性システムと弱くなりやすい相動性システムの筋群を示した．なりやすいとここで示したのは，ヤンダはこの分類は，厳密なものではなく，筋は両方の要素をもちながらも緊張性・相動性のいずれかの要素が強いもの，また両方の要素をもつ可能性を示唆したため

表11.8 ● 硬くなりやすい筋　弱くなりやすい筋[2]

硬くなりやすい緊張性システムの筋群	弱くなりやすい相動性システムの筋群
上肢帯	
後頭下筋 胸筋（大胸筋，小胸筋） 上部僧帽筋 肩甲挙筋 胸鎖乳突筋 斜角筋* 広背筋 上肢屈筋・回内筋 咀嚼筋	中部・下部僧帽筋 菱形筋 前鋸筋 頸部深部屈筋群（頸長筋，頭長筋） 斜角筋* 上肢伸筋・回外筋 顎二腹筋
下肢帯	
腰方形筋 胸腰椎部脊柱起立筋 梨状筋 腸腰筋 大腿直筋 大腿筋膜張筋・腸脛靱帯 ハムストリングス 短内転筋 下腿三頭筋（特にヒラメ筋） 後脛骨筋	腹直筋 腹横筋 大殿筋 中殿筋，小殿筋 内側広筋，外側広筋 前脛骨筋 腓骨筋

*斜角筋は硬くも弱くもなりうる

である．

　このように大きく筋を分類したうえで，硬くなりやすい筋と弱くなりやすい筋の原因について説明した．ヤンダは筋の硬さは特にマッスルバランスにおける重要な要素とした．筋が硬くなる主な原因として様々な研究や論文を元に以下を挙げた．

　【辺縁系の活動】 ストレス・疲労・痛み・感情の乱れは，片影系を通じ，筋を硬くする．

　【筋の圧痛点】 筋の一部分の線維の緊張が亢進して硬くなる．

　【筋スパズム】 筋の虚血や筋緊張の変化などにより，筋が硬くなる．

　【筋緊張の亢進による適応】 いつも同じ姿勢取るなどで，筋が長時間短縮位におかれ適応的に短く硬くなる．

　また筋弱化の主な原因としては，以下を挙げた．

　【相反抑制】 反対の作用をする筋，つまり拮抗筋の筋緊張が高まったり，常に促通された状態にあると，動作筋は抑制され，運動を発揮できなくなる法則を相反抑制という．例えば，ハムストリングスが肥大し筋緊張が高い状態にあると，大腿四頭筋は筋力を発揮しにくくなる．

　【関節原性】 関節の腫脹や機能障害により，筋は脊髄（前角細胞経由）で反射的に抑制される．例を挙げると，膝に腫脹が起こった状態が続くと，反射的に大腿四頭筋が抑制され，ひいては筋萎縮へと進行する．

　【求心性遮断】 神経・筋受容器からの求心性情報が低下している状態を求心性遮断と呼ぶ．例えば靱帯の損傷により，機械的受容器からの情報が低下し，関節や筋群の反射的で素早い反応や収縮，運動ができなくなることが挙げられる．

　【偽麻痺】 偽麻痺はヤンダにより定義された．構造的な神経の損傷がないにもかかわらず，筋が抑制されてしまい，あたかも麻痺しているかのような状況を呈することをいう．例えば，ハムストリングスが過度に働いてしまう場合，共同筋である大殿筋が抑制されて偽麻痺を呈することなどが例に挙げられる．ヤンダは以下のよう偽麻痺を定義した．

　1．徒手的筋力テストが4レベルであること．
　2．触診上の低緊張が認められること．
　3．早期の共同筋活動やEMGレベルの低下を伴う

筋始動遅延を含む筋活動パターンの変化が認められること．

【圧痛点（トリガーポイント）による筋力低下】トリガーポイントとは，先に述べた通り，筋の一部が部分的に筋緊張亢進した状態で，この筋線維の部分が刺激の閾値を低下させてしまうため，活動，早期の疲労などが起こり，最終的には筋力低下へとつながる．

【疲労】筋疲労は代謝性や神経学的な要因などにより引き起こされる．よく認められるのは，運動中に筋が痛みを感じる前に疲労してしまい，痛みがでるよりも早く代償的な運動や，望ましくない運動パターンが起こってしまう．

【伸長性筋弱化】伸長性筋弱化とは，筋が正常な関節可動域は越えないが，持続的に生理学上の中間位を越えて伸長された状態をいう．持続的に伸長された筋は，筋紡錘の抑制と筋節の増加を引き起こす．例えば，コンピューターを円背で長時間利用を何ヵ月も行うと，肩甲骨が外転位置に置かれ，僧帽筋に伸長性弱化が起こる．

【硬さによる筋弱化】使いすぎた筋は，時間とともにどんどん短くなり，その筋の長さ−張力曲線に変化が起こり，活性化されやすい状態が長期間にわたって続くと，最終的に弱化する．使いすぎた筋には，筋線維の局所貧血や変性が起こる．このような抑制され，弱った筋が筋力増強訓練を行うと，その活動性は増大するよりも低下することをヤンダは発見した．

ヤンダは，このような筋の硬さと弱化はよくあるマッスルインバランスのパターンを伴って起こることを発見した．そしてこのパターンは中枢性障害などでみられる筋の異常パターンに類似しており，マッスルインバランスが中枢神経系によって制御されていることを主張した．ヤンダはこれらのパターンを上位，下位交差性症候群と層状症候群にマッスルインバランスとして定義した．

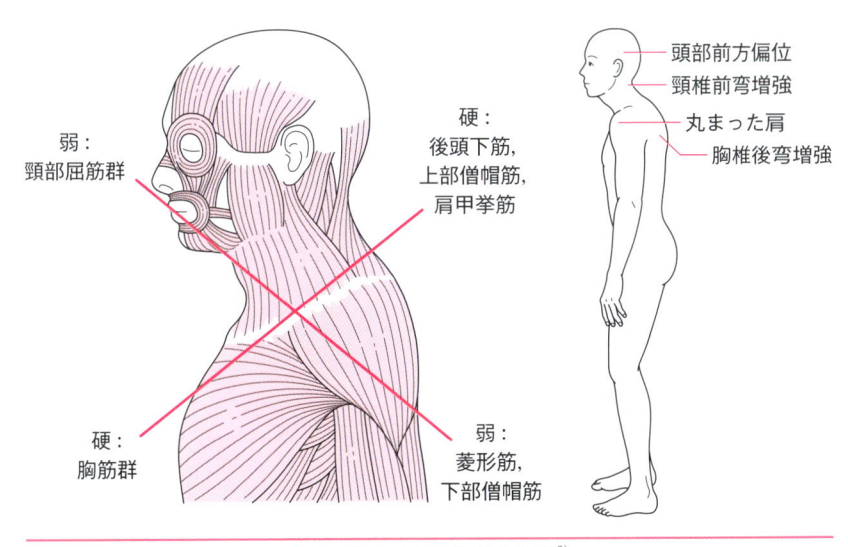

【上位交差性症候群】

上位交差性症候群は（図11.23）背側の上部僧帽筋と肩甲挙筋の硬さと腹面の大胸筋・小胸筋の硬さが交差をして現れるマッスルインバランスである．また腹面の頸部深部屈筋の弱さと背面の中部下部僧帽筋の弱さが共に起こる．このマッスルインバランスのパターンは，特に環椎後頭関節，第4-第5頸椎間，頸胸椎移行部，肩甲上腕関節，第4-5胸椎間で機能障害を引き起こす．

【下位交差性症候群】

下位交差性症候群（図11.24）背側の胸腰椎伸筋群の硬さが，腹面の股関節屈筋群（腸腰筋・大腿四頭筋）の硬さと交差して起こる．そして，背面の大殿筋と交差して，腹筋群の弱化が起こる．このインバランスは，特に第4-5腰椎間，第5腰椎と第一仙骨間，そして股関節の機能障害を引き起こす．

ヤンダは下位交差性症候群の中に2つのタイプを発見した．

Aタイプは，物を床から持ち上げる，屈む，押す，

弱：頸部屈筋群
硬：後頭下筋，上部僧帽筋，肩甲挙筋
硬：胸筋群
弱：菱形筋，下部僧帽筋

頭部前方偏位
頸椎前弯増強
丸まった肩
胸椎後弯増強

図11.23● 上位交差性症候群[2]

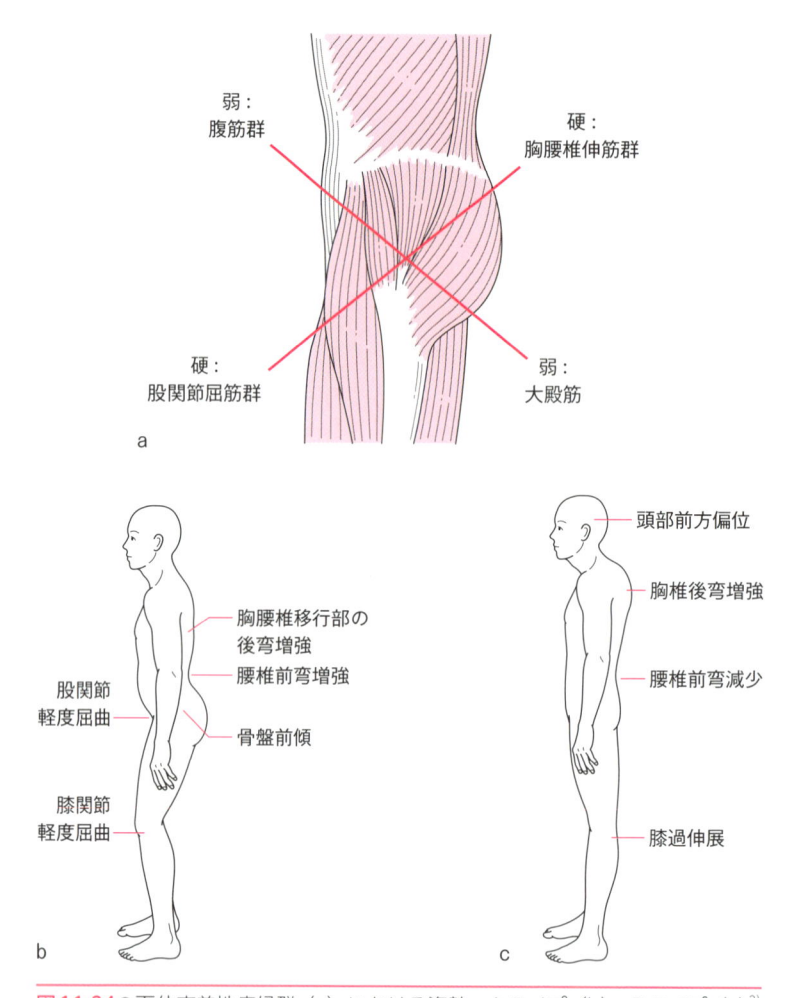

図11.24 ● 下位交差性症候群（a）における姿勢；Aタイプ（b）　Bタイプ（c）[2]

立ち上がるなどの様々な運動時に股関節屈曲伸展を主に使い，立位姿勢は，股関節・膝関節の軽度屈曲を伴った骨盤前傾，腰椎の過度の前弯と胸腰椎移行部の後弯が認められる．

　Bタイプは，Aタイプが股関節伸展運動を使うのに対し，腰椎部の運動を主に使い，立位姿勢は，腰椎の前弯が浅く胸腰椎移行部まで広がり，胸椎での代償的な後弯と頭部が前方に引かれる．

【層状症候群】

　ヤンダは上位交差性症候群と下位交差性症候群が同時に起こり，層をなして起こることを層状症候群と呼んだ（図11.25）．

　層状症候群は，長期にわたりマッスルバランスの状態に置かれて機能障害を慢性的に引き起こすため，上位交差性症候群や下位交差性症候群が単独で起こる場合よりも予後が悪い．

治療の効果

　ヤンダは，中枢神経系によってつかさどられている運動システムの治療は，徒手療法のみでは不十分とした．治療を効果的に行うためには，まずマッスルインバランスのある筋の機能を正常化すること，つまり，短く硬くなっている筋を正常な長さに戻し，弱くなったり，抑制されている筋を促通することを治療として行い，筋が正常に反応しやすい状況を作ったうえで，中枢神経系で運動制御ができることを目的とし，後に述べる感覚運動訓練などへと進めていく．そのため，徒手療法のみではよくならないケースや，慢性的な骨関節系痛み症候群のあるケースに対し，中枢神経系の関与を考慮したヤンダアプローチは効果が期待でき，試してみるべき治療といえるだろう．

弱い筋群　　　　　　　　　　硬い筋群
　　　　　　　　　　　　　　頸部の起立筋
　　　　　　　　　　　　　　上部僧帽筋
肩甲帯の　　　　　　　　　　肩甲挙筋
下部安定筋群

　　　　　　　　　　　　　　胸腰椎部の起立筋
腰仙骨部の
起立筋・大殿筋

　　　　　　　　　　　　　　ハムストリングス

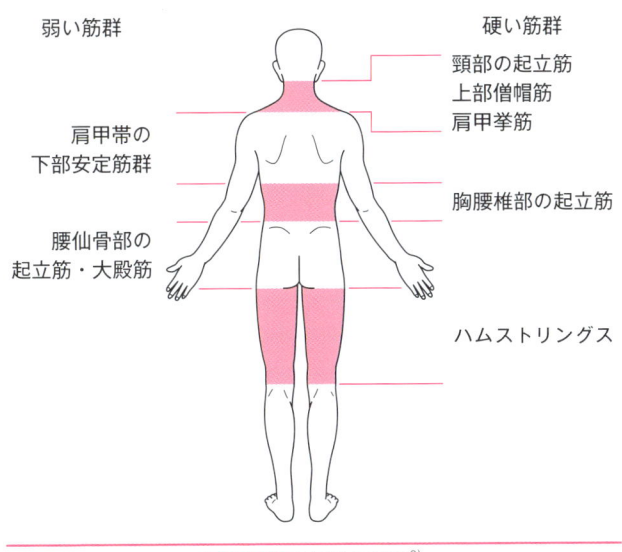

図11.25●層状症候群[2]

(Based on G. Jull and V. Janda, 1987, Muscles and motor control in low back pain. In Physical therapy for the low back, edited by L. Twomney and J. R. Taylor, Oxford, United Kingdom, Churchill Livingstone)

適用と禁忌

ヤンダアプローチは概念的であり，その適用は幅広い．ヤンダはマッスルインバランスのパターンはすでに8歳の子供で始まっていることを確認している．また，アプローチの概念や原則を理解すれば，小児から成人，整形疾患から中枢性疾患，スポーツ選手の怪我予防から高齢者の廃用症候群まで，多岐にわたって応用できる．禁忌は一般の運動療法と同様で，アプローチ特有の禁忌というものはない．

手技に特異的な評価方法

1. 視診

ヤンダは，「身体は物語を語る．身体に話させよ．」と言い，視診によりその患者がどのような運動の特徴をもっているかのヒントを得られるとした．

視診をできる限り脱衣で行い，筋の肥大，萎縮，頭部，脊柱，四肢の位置などを立位で前方，側方，後方から観察する．例えば，観察により肥大している筋の拮抗筋は，相反神経支配により，抑制されたり弱化していることが考えられる．また，先に述べた下位交差性症候群のAタイプ，Bタイプの所見があった場合は，弱い筋，硬い筋に見当がつく．臨床で視診を毎日繰り返すと，パターンを見つけることが容易になり，いち早く必要な評価，治療へとつなげていくことができる．

2. 運動パターンテスト

従来の筋力テストは，検査をする筋の動きに対して抵抗をかけることにより行われているため，起始，停止の構造的な方向のみが検査の対象となる．しかし，機能的な運動，つまり押したり，引いたり，立ち上がったりという普段の動作においては，個々の筋が独立して働くわけではなく，主動作筋，共同筋，そして拮抗筋が協調して働くことによって生み出されるわけである．

ヤンダは視診による6つの運動パターンテストを開発した．股関節伸展，股関節外転，体幹起き上がり，頸部屈曲，腕立て伏せ，肩関節外転パターンテストであり，筋が協調的に働き，機能的な運動反応が行われているかを確認した．

1) 股関節伸展運動パターンテスト

股関節の伸展は，歩行の立脚後期において行われる運動であり，機能的な運動として日常の生活において

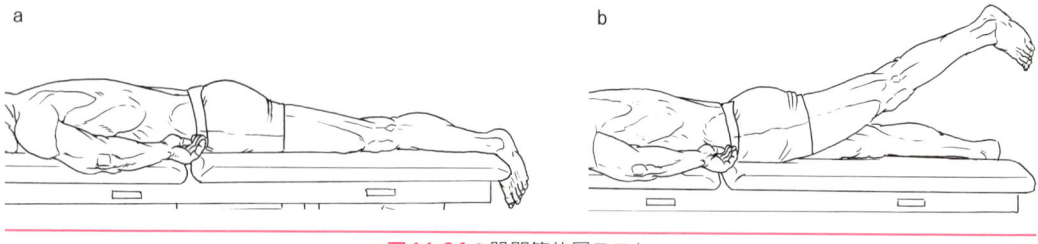

図11.26 ● 股関節伸展テスト
a. 開始時肢位　b. 終了時肢位

重要な運動パターンである．

股関節伸展テストでは，ハムストリングス，大殿筋，脊柱起立筋，肩関節周囲筋筋収縮の始動順序と筋活動の程度を観察する．このテストは，図11.26に示した通り，腹臥位で上肢を体側に置き，足部は治療台の端から外に出て股関節が中間位であるようにする．患者には，天井に向かって検査する側の下肢をゆっくりと挙上するように指示する．

正常な筋始動順序のパターンは，ハムストリングスに続き大殿筋，次に反対側の脊柱起立筋，そして同側の脊柱起立筋が働く．異常なパターンでよく認められるのは，ハムストリングスと脊柱起立筋の活動と大殿筋の遅延または欠如である．

2）股関節外転運動パターンテスト

大腿筋膜張筋，中殿筋後部，小殿筋など外転に作用する筋群は，歩行周期の立脚期において前額面での安定化に重要である．股関節外転運動パターンテストでは，このような外側にある筋群の骨盤安定機構の質を検査する．

このテストは，図11.27に示した通り，検査する側が上側で，下側の下肢は屈曲位にある側臥位で行う．患者には天井に向かって上方の検査する側の下肢をゆっくり持ち上げるように指示する．正常なパターンでは，まず中殿筋と小殿筋が収縮を開始し，大腿筋膜張筋，そして腰方形筋へと続く．股関節が屈曲，内旋，外旋することなく，そして，骨盤の挙上も体幹回旋もなく，体幹の安定性を保ったまま約20°程度外転する．

よくある異常なパターンは，股関節屈筋と外転筋の双方の作用をもつ大腿筋膜張筋が硬く張力を発して，股関節が屈曲する．またほかの異常パターンの例としては，20°外転する前に，中殿筋・小殿筋が働かずに，腰方形筋の代償的な収縮により骨盤が側方傾斜し挙上する．

3）体幹起き上がり運動パターンテスト

体幹起き上がりテストは，股関節屈筋と腹筋の運動パターンをみるテストである．腹部筋が抑制されたり弱化すると股関節屈筋がその代償をするため優位となる．

図11.28に示した通り，患者は背臥位で膝を屈曲することにより骨盤腰椎を中間位とする．治療者は，患者の踵の下に手を置き，手に踵からかかる圧が検査中常に一定に保たれているかをチェックする．患者は肩甲骨下角が約7.5 cm上がったところまで持ち上げるが，それ以下でももし手に踵からかかる圧が保たれなかった場合は検査を終了する．

正常な運動パターンの順序は，まず頭部が持ち上がり，頸部，そして肩が持ち上がっていく．よくある異常なパターンでは，腹部筋群の安定性にかけ，骨盤の中間位置を保てず，腰椎が前弯したり，骨盤の前傾が起こる．

4）頸部屈曲運動テスト

このテストは，頸部深部屈筋と共同筋である胸鎖乳突筋と前斜角筋の相互作用をみる．頸部深部屈筋は，頸部の分節的な運動の制御と支持安定性に寄与している．しかし，深部頸部屈筋が抑制されると代償的に胸鎖乳突筋や前斜角筋などが優位となり，姿勢では，下顎骨が前方に突き出すような頸部の位置となる．

図11.29に示した通り，患者は背臥位で股関節と膝関節は屈曲し骨盤や脊柱が中間となる位置から開始する．患者に頭部を持ち上げ，20秒間動かずに維持するように指示する．正常な運動パターンでは，後頭環軸関節のうなずくような動作から始まり，それ以下

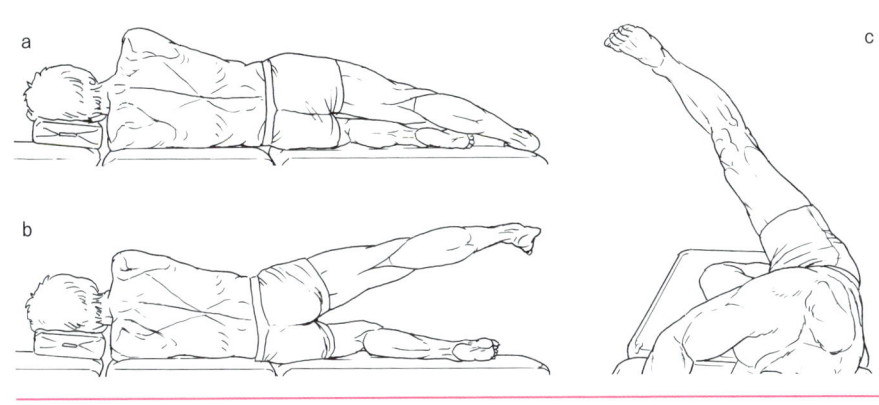

図11.27● 股関節外転テスト
a. 開始時肢位　b. 終了時肢位　c. 異常パターン：股関節の屈曲

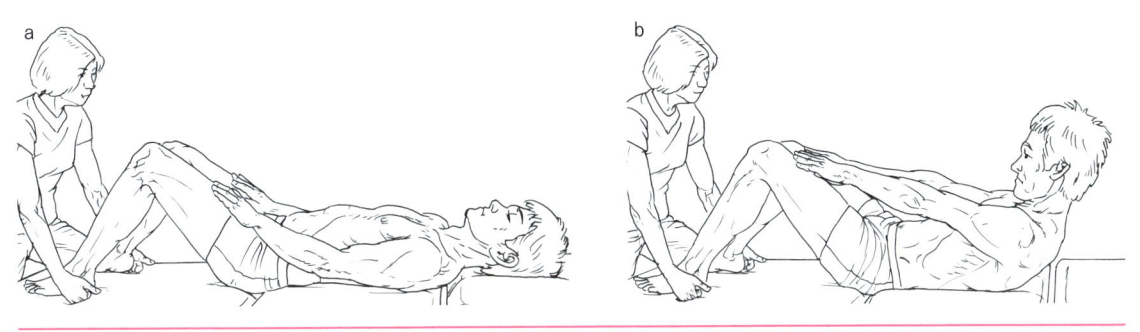

図11.28● 体幹起き上がりテスト
a. 開始時肢位　b. 終了時肢位

の屈曲が分節ごとに頭側から尾側方向へ続いていく．異常なパターンの典型は，深部頸部屈筋が弱化し，胸鎖乳突筋や前斜角筋が優位となって下顎骨が前に突き出すような運動から開始する．

5）腕立て伏せ運動パターンテスト

腕立て伏せ運動パターンテストは，動的な場面での肩甲骨の安定性能力について評価ができる．このテストは図11.30のように一般的に身体能力が比較的正常から高いレベルにある患者では，腹臥位で膝を伸展した位置で行う．しかし，体幹の直立姿勢を維持することが難しい身体能力が低いレベルの患者では，膝をついた姿勢で行ってもよい．

正常なパターンでは，体幹が上昇する際に，肩甲骨は外転，上方回旋し，肩甲骨の挙上は伴わない．典型的な異常のパターンは，翼状肩甲や過度な肩甲骨の内転を引き起こし，前鋸筋の弱化や不全を示唆する．

6）肩関節外転運動パターンテスト

このテストは，肩関節の外転を利用し，三角筋，回旋筋腱板，上部僧帽筋，肩甲挙筋の協調性を評価する．患者は座位で，図11.31のように，上肢は体側，肘関節は屈曲位とする．

テストは，基本的に肩関節は90°まで外転を行うが，もし，肩関節外転60°以下で肩関節挙上が認められた場合はその時点でテストを中止する．

正常な運動パターンは，まず三角筋・棘上筋が収縮し，その後上僧帽筋が安定化のために収縮をする．

よく認められる異常パターンでは，上僧帽筋と肩甲挙筋の早期からの活動で，回旋筋腱板，三角筋の不全や弱化などが示唆される．

治療手技：代表的な手技の紹介

感覚運動トレーニングは，ヤンダにより提唱された代表的な治療法の一つであり，ヤンダアプローチにお

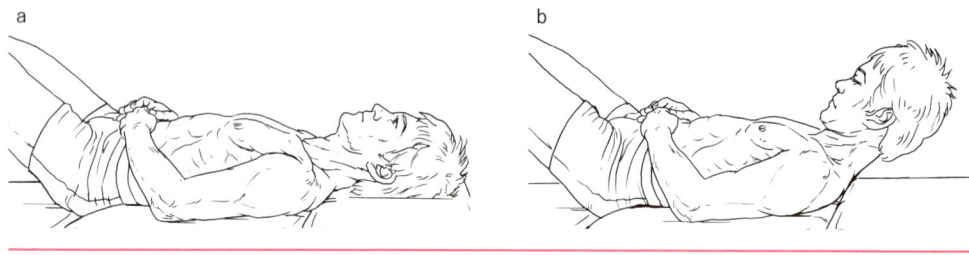

図11.29 ● 頸部屈曲テスト
a. 開始時肢位　b. 終了時肢位

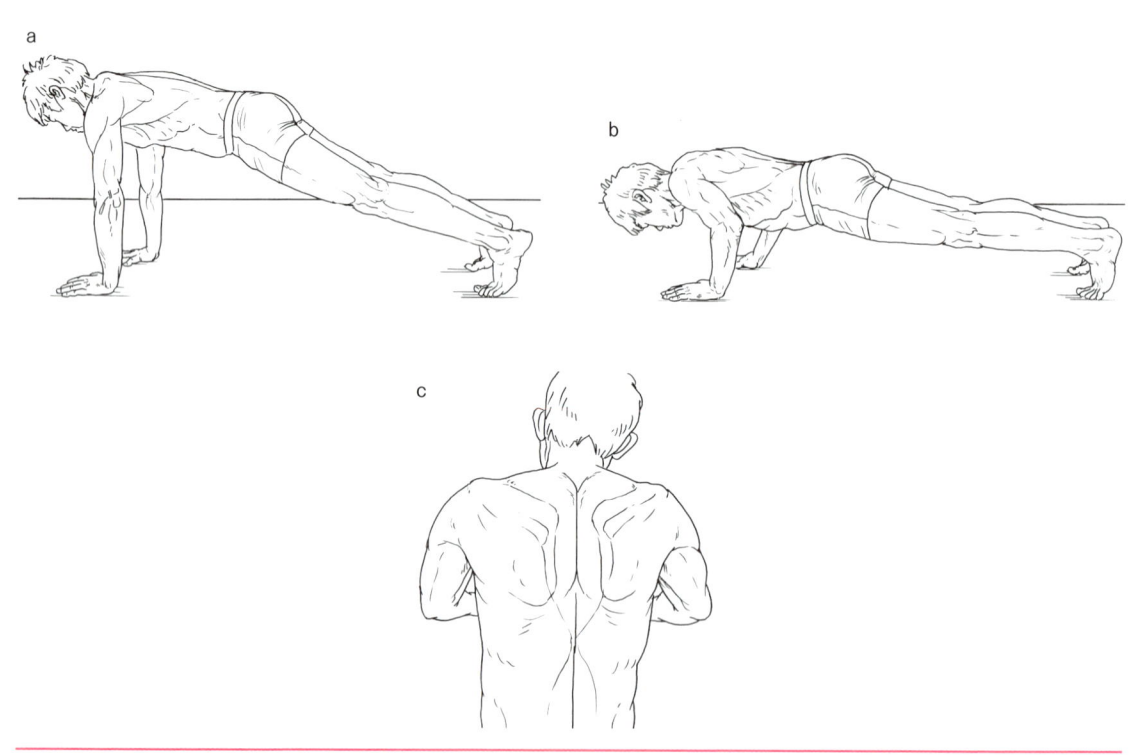

図11.30 ● 腕立て伏せテスト
a. 開始時肢位　b. 終了時肢位　c. 異常パターン：肩甲骨の過度な内転

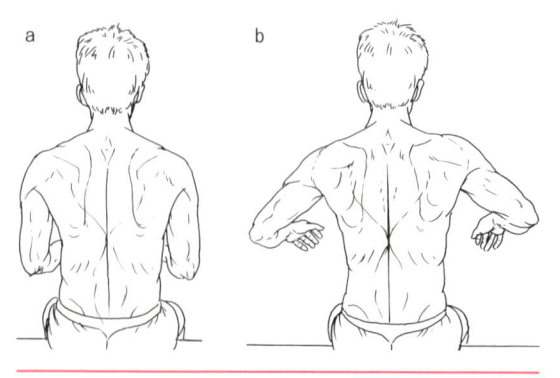

図11.31 ● 肩関節外転テスト
a. 開始時肢位　b. 終了時肢位

いて必要不可欠な治療手技である．

　ヤンダは，運動器は中枢神経系につかさどられているため，徒手療法技術単独では，運動システムの機能回復は不十分であるとし，中枢神経系の運動−感覚プログラムを治療することが必須と考えた．感覚運動トレーニングを行うことにより，脊髄小脳路，前庭脊髄路，前庭小脳路などを通じて皮質下構造のより高位中枢に影響を及ぼし，運動−感覚プログラムの修正を行う．筋の機能は運動学習の際に随意的に動かされて筋活動を起こすのみではなく，姿勢を維持安定するために無意識的・反射的に筋活動を起こす．このような反

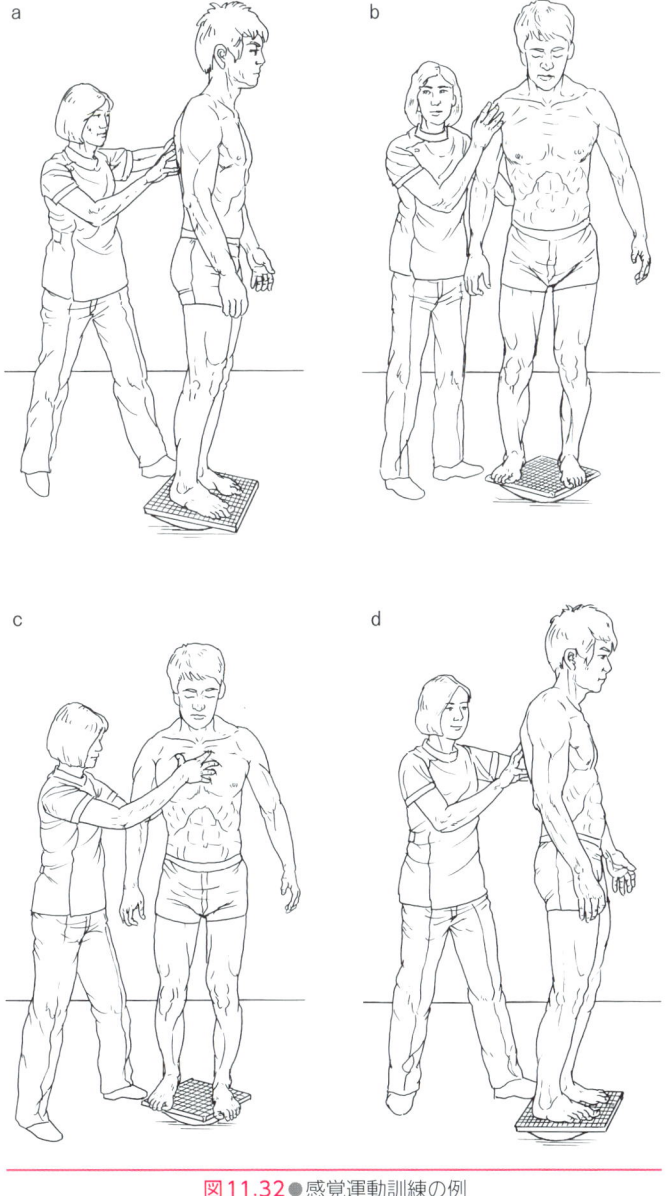

図11.32●感覚運動訓練の例
a. 前方への体重移動　b. 右側方への体重移動　c. 左側方への体重移動
d. 後方への体重移動

射的な筋の活動は機能的な運動において不可欠であるとヤンダは考えた．感覚運動トレーニングは，以下のように段階的に進めていく．

①姿勢維持やバランス機能などのために重要な身体の3つの領域である足底，頸椎，仙腸関節に，固有感覚入力の量と強さを挙げる．例えば，触覚刺激を利用してブラッシング，タッピング，テーピングなどを用いる．

②関節は反射的に支持のために働くという機能を利用し，姿勢安定化を促す．例えば，姿勢を維持するのが少々難しいバランスパッドやボードの上に立ち，姿勢を維持できるようにトレーニングする（図11.32）．

③素早く自動的にバランスの自動制御を行えることを促すために，簡単な運動から複雑な運動へと進める．例えば，両足立ちから片足立ちで動作を行うようにする，重りやバンドの抵抗を増やして運動を進める，視覚的な情報を減らし開眼から閉眼

とする，また前庭機能の変化を与えるために頸部を左右に回旋するなど，課題を難しくしていく．
④押す，引く，持ち上げるなど機能的な運動やスポーツ活動での必要な運動要素を通じて，日常生活のなかやスポーツ活動でもバランスを保って安定化して運動が行える能力を高めていく．

症例紹介　評価からその手技を選択した理由，実際の治療，治療結果

症例1

17歳の女子高校生．チアリーダーを目指していたが，頻回の両側足関節捻挫に悩んでいた．理学療法開始時，ジャンプ着地で足部の捻挫．捻挫は軽度ながら，松葉杖歩行で体重負荷ができないほど痛みを感じていた．理学療法を過去に経験したが，1～2回の訪問で，主に可動域訓練と筋力強化のホームプログラムで終了していた．今度こそ再発を防ぎ，チアリーディングを行いたいということで，集中的な理学療法を希望した．症例は週に1～2回の理学療法と，徹底したホームプログラムを行った．初回評価時，関節可動域は正常で，痛みがあるものの明らかな筋力低下や筋の萎縮などは認められなかった．治療プログラムは，ヤンダアプローチの概念に基づき，足底部の触覚刺激をローラーで行ったり，表面に凸凹のある足底板を踏むことから開始した．このような刺激を行った後，体重をかけて歩くことが容易になってきた．体重負荷が容易になったところで，テーピングを利用し，固有感覚入力を増加した上で，バランスパッドやバランスボード上で両下肢立ちから片足立ちへとトレーニングを進めていった．2～3週間ほどの治療で，症例は杖なしで痛みなく歩けるようになった．そこで，スクワット，ジャンプなどをマシーンを利用した軽度のものから徐々に進めた．そして，実際のチアリーディングに必要なキックや開脚ジャンプと着地などで，安定した姿勢を維持できるようにトレーニングを行い，症例は約2.5ヵ月のトレーニングで，チアリーディングに復帰することができた．

症例2

82歳の男性．パーキンソン病の既往があり，転倒による左股関節の骨折後歩行が不可能となった．来院時は車いす介助で，妻の付き添いが必要であった．立位姿勢を観察すると，体幹，上肢，下肢が屈曲位にあり，筋緊張性システムの筋群が優位な状態で，相動性システムの筋群の筋力が3＋レベルと抑制された状況にあった．下位交差性症候群の典型で，背側の胸腰椎伸筋群の硬さが，腹面の股関節屈筋群（腸腰筋・大腿四頭筋）の硬さと交差して起こり，背面の大殿筋と交差して，腹筋群の弱化が起こっていた．治療はまず，短縮した筋の伸長を行ったうえで，バンドを利用し，四肢体幹の相動性筋群が働く運動方向，つまり回外，外転，伸展方向の運動を行った．このように，促通運動を行ったうえで歩行訓練へと進めていった．3ヵ月後には，症例は歩行器で歩行が可能となった．立位が安定してとれるところで，バランスパッドやボードを用い，積極的なバランス訓練を行い，6ヵ月後には，杖歩行が可能となり，一人で通院が可能となった．

謝辞

資料提供等にご協力頂きましたヤンダアプローチの著者であるClare Frank氏，リハビリテーションセンター荒木茂氏，石川県済生会金沢病院　森健太郎氏にお礼申し上げます．

引用文献

1) Assessment and Treatment of Muscle Imbalance, Te Janda approach Human Kinetics, 2009.
2) Page P 他（小倉秀子・監訳）：ヤンダアプローチ　マッスルインバランスに対する評価と治療．三輪書店，2013.

（小倉秀子）

フェルデンクライス・メソッド

　最近，フェルデンクライス・メソッドは，各国の理学療法士，作業療法士の間でも広く導入されるようになって北米の大学ではすでに正規の教科としてカリキュラム化されているところも増えている．米国ではフェルデンクライス・メソッドを専門とするプラクティショナーのみならずその資格をもった理学療法士がプロ野球をはじめ，バスケットボール，フットボール，ニューヨークのバレエ団，サンフランシスコ交響楽団，ヨットのアメリカズカップチーム，プロゴルファーなど様々な団体で能力の向上やリハビリテーションを目的に雇用されている．

　臨床現場では，フェルデンクライスのお膝元，イスラエルをはじめスウェーデンなど，理学療法の一手法として定着し普遍的に用いられている．従来の運動器系を偏重した訓練法ではなく，対象者自らが学習プロセスを認識し，自己の身体の変化に気づき効率のよい身体の使用法を日常化していく体性感覚へのアプローチは，すべての人間が学ぶ適用をもつ．とりわけリハビリテーションでは身体の機能性を再調整していく手法として，わが国でも積極的に応用する価値がある．

　筆者は，日本フェルデンクライス協会のメンバーであり，北米協会の会員でもあるが，海外出張の折，フェルデンクライス・メソッドを紹介する機会があった．図11.33は，コスタリカ・セミナーにおける一場面で，医師をはじめ100名を越す医療従事者の参加があった．図11.34は，パキスタンのラホール理学療法専門学校におけるFI（後述）による腰痛に対するアプローチを紹介しているところである．

　フェルデンクライス・メソッドは各国の理学療法士，作業療法士間で日本より知られているという印象をもった．

フェルデンクライス・メソッドの概念

　フェルデンクライス・メソッドには彼自身が定めた定義はない．フェルデンクライス自身が常に改革と成長を求めており，固定観念や定義を表示することをしてこなかった．

　彼の著書は数冊あるのみで文中には人体の動きのイラストはなく，講演やワークショップでも実技を示さず，参加者の思考とかイメージに期待した．模範的，定型的動作パターンを提示し，それに沿って参加者がそれを正しい動きとしてコピーすることを抑制した．

　「動き自体に関心があるのではなく，個人がそれをどうやるかに，私は関心があるのです」と述べている．

フェルデンクライス・メソッド誕生のきっかけ

　モーシェ・フェルデンクライス（図11.35）は，30

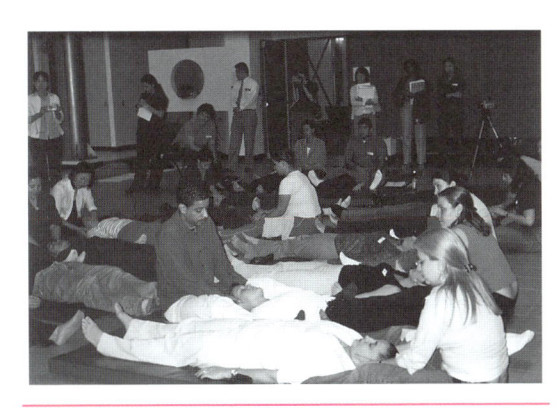

図11.33

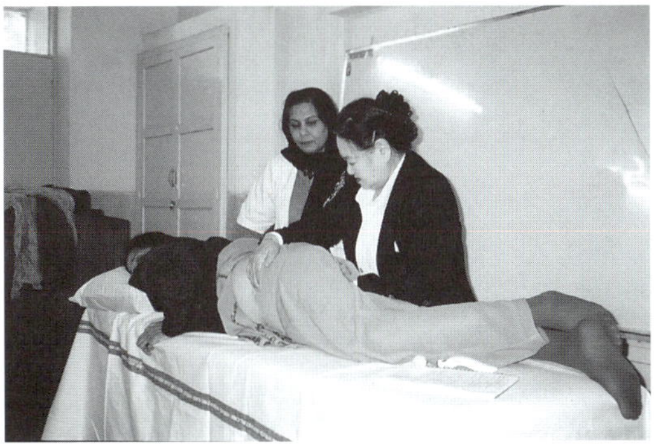

図11.34

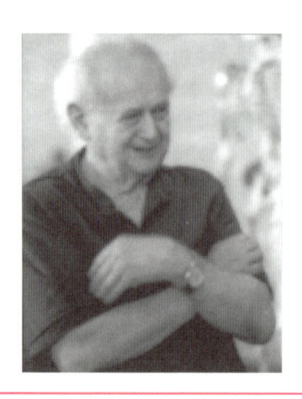

図11.35

歳代にプレーをしていたサッカーで傷めた自分自身の膝を治すために医療機関を訪れるが，どこも手術以外に方法はないといわれる．そこで何事にも好奇心と興味を示すこの物理学者は，自分自身で回復させようと身体を観察することから始め身体の動きについての探求が始まった．自らの観察はもちろんのこと解剖学，生理学，神経学の本を読みあさり高名な人々を訪れては議論を重ねている．そして自らの身体観察では急性期の膝ではリンパ系をはじめ循環系の支障で筋の緊張が生じ，その影響は全身に及ぶこと，例えば呼吸パターンまで変化すること，慢性期では痛みは持続し，日常生活の動作にも支障をきたし障害部分は末梢神経のみならず中枢神経にも関連し，歪曲した動きは機能性を抑制してしまうことなど，身体の動きの変化に着目した．

運動器系のみならず感覚器系によっても刺激が動きを生み出すこと，動きは身体全体による機能的統合を失い，改善できないこと，ゆえに習慣化された悪い動きを学び直すことによって自ら気づき，変化，進化させていくことにあるとした．

また，日本の柔道がフェルデンクライスに与えた影響も大きい．たまたま日本からパリを訪れた講道館の創設者，嘉納治五郎の柔道の技を見てその動きに感動する．その後，柔道を学んで黒帯となり，欧州で初めてパリに柔道連盟を設立する．

フェルデンクライスは柔道の何に惹きつけられたのか．日本人がその小さな体格を補うために肉体の内面を深く調整するようになったこと，肉体的感性を内面的意識へのアプローチにより養うことにあると感銘を受ける．フェルデンクライスは根性論，訓練，頑張るという表現を忌み嫌い，柔道の柔は剛を制する，バランスの崩れない下への体重移動と水平移動，そしてスピードとパワーを要求しない静と動を東洋的武術観から学び，座位，立位時の重心の変化を重視した．彼の記した一冊『高等柔道（Higher Judo）』では次のようなことを述べている．

「精錬した身体では，動きは周囲の環境に必要に応じて順応していく傾向がある．われわれの社会では本来人間のもつ神経システムに適応できないくらいに歪められ，人間が本来もっている動きが抑制されてしまった．潜在している多くの機能性の精度を高めるためには動きを再び学び直す状況が必要となった．人々は特別な動きを新しく身につけるのではなく，生まれて以来，発達してきた正しい発達段階から動きやパターンをつくり直すことを教えられなければならなくなってしまったのだ.」

フェルデンクライス・メソッドの適用

フェルデンクライス・メソッドはより良い動きをしたい人すべてに有効である．

メソッドは治療ではなく学びに関わっているため，未開発の能力開発と疾病の症状との間に明確な境界を設けていない．これまでもあらゆる疾病に対してメソッドが試みられ，その実績が報告されている．脳血管障害，脳性麻痺，多発性硬化症，脊椎側弯症，切断による機能障害，顎関節症，摂食障害，あらゆる痛みなど広範囲に試みられている．

筆者の臨床現場では，その理学療法業務の80％はフェルデンクライス・メソッドに負っている．これまでの手法に比べて対象者自らが身体感覚の変化に気づいてくれる分，喜びや感動を共に分かち合える．対象者，セラピスト共に治療後の満足感が得られ，対象者は機械的に繰り返す運動よりは体をどのように動かせばよいかという学び方を学ぶきっかけを得て，動作に対する動機と意欲が高まる．

このことはホームプログラムへの移行，継続が容易となり効果も対象者自身が認識できADLの自立度も高まる．

「"学び"とは本来，楽しいものである」とフェルデンクライスは述べている．学びには，ひいてはリハビリテーション指導には双方が楽しむ感覚が重要である．

フェルデンクライス博士について

柔道に深い関心をもち，自らも黒帯であったフェルデンクライスは，2度ほど来日している．1度目は彼の最初の弟子13人のうちの一人であったミア・シーガルが，建築家の夫の赴任に同行して日本に住んでいて，彼女が招聘，2度目は講道館の招聘によるものであった．フェルデンクライスの来訪は新聞でも報道された．筆者はすでに当時，理学療法士をしていたがリハビリテーションには関係のない分野の人だと看過したことが今もって悔やまれてならない．講道館の創設者，嘉納治五郎を尊敬し，13人の弟子にも米国サンディエゴにおける300人を集めたワークショップでも，彼は日本の嘉納治五郎の話をよくしたという．80年の人生の後半をフェルデンクライス・メソッドの開発と普及に努め世界中を駆け巡った．

モーシェ・フェルデンクライス（Moshe Ferdenkrais，1904-1984年）は，ロシアに生まれたイスラエル人で，少年時代は貧困のなかにあったが，苦学をして後に，応用物理学で博士号と電気工学の学位も取りフランスの原子力機関で仕事をした．一時，ソルボンヌ大学のキューリー夫人の研究室にいたことはよく知られている．1940年，ドイツによるパリ侵略に遭い英国に逃れた．

フェルデンクライスが残した有形無形の遺産は，現在イスラエルで子孫によってフェルデンクライス財団として管理運営されている．この財団とは直接関係はないがおよそ35ヵ国にフェルデンクライス協会があり，本部持ち回りで活動している．北米フェルデンクライス協会が最大の組織で中心的役割を果たしており，毎年北米で行われるワークショップは数多い．

日本では2000年にドロン・ナボン氏によって1年間に40日の履修コースが設けられ，これに4年間出席することによって国際公認の資格が本部から認められるコースが開始された．2003年にプラクティショナー69名が誕生し，うちリハビリテーション分野では理学療法士4名，作業療法士1名，医師1名が資格を取得，以後，現在もコースが継続され，徐々にではあるが関連分野にも有資格者が増えており，リハビリテーション分野での普及が期待される．2014年時点で国内に3コースが設けられている．しかし，資格がなければフェルデンクライス・メソッドを用いてはならないというものではなく，また他の手法に比べてリスクもほとんどなく安全かつ多くの人に適用するから，リハビリテーション分野における応用範囲は広い．

フェルデンクライス・メソッドの方法

このメソッドは医療行為，マッサージ，ボディワーク療法などといった技術ではなく動きの学習のプロセスである．

学んでいくには教える人，学ぶ人がおり教える人を教師（ティーチャー）あるいは実施者（プラクティショナー）と呼んでいる．本書では教える側を実施者，レッスンを受ける側をクライアントと表現し理学療法に抵抗のないようにした．

学び方（レッスン）には二つの方法がある．一つはATM（awareness through movement，動きを通しての気づき）で，主にグループを対象として行われ，実施者の口頭指示に従い運動パターンのレッスンに沿って行うものである．

もう一つの方法は実施者の徒手（hands on，触手）によるものでFI（functional integration，機能統合）といい，マンツーマンで行われる．

フェルデンクライス・メソッドはこの二つの方法によって人々のもつ身体感覚とのコミュニケーションを図りながら機能性を組織化していくことを"学ぶ"学習プロセスであり，自らが気づくことを高め，動きの能力範囲が広がるよう働きかけ，より良い生活の質，人生の質の表現に寄与するものである．

メソッドの原理は重力，物理学，生体力学に基づいており，人間の心身の発達学，分化と進歩の理解も必要である．

現在，私たち理学療法士が用いている運動療法にはクライアント自らに気づいてもらう配慮，運動の組み立てはあまりみられない．理学療法士は矯正，改善，向上を目的として他動的誘導，指導に終始している場面が多い．

ATMについて

動きは繰り返し反復して筋力をつけることを狙いとせず，むしろ筋肉の不適切かつ無駄な緊張を取り除くために重力に抗する動きは行わない．ATMにしろFIにしろ重力に抗した立位肢位を基本とする動きの開始

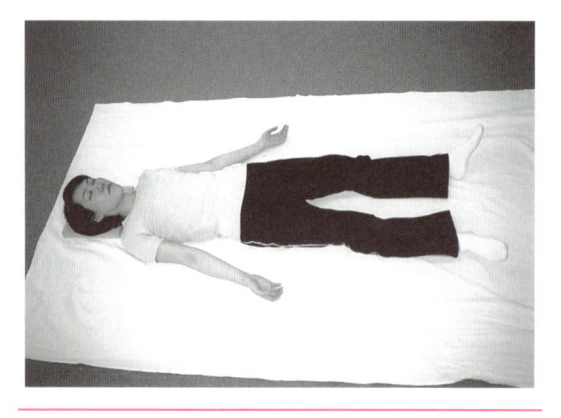

444 ●第11章　構造的アプローチとの連携

図11.36

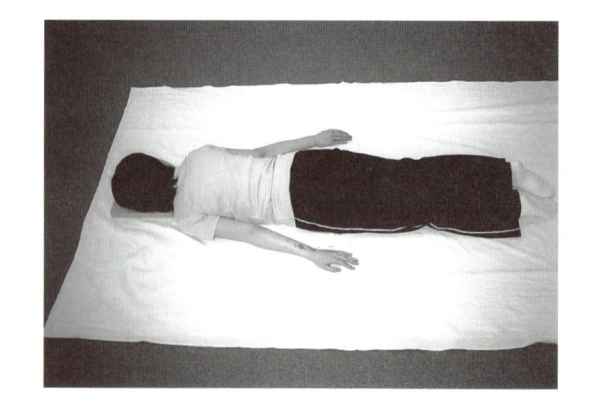

図11.37

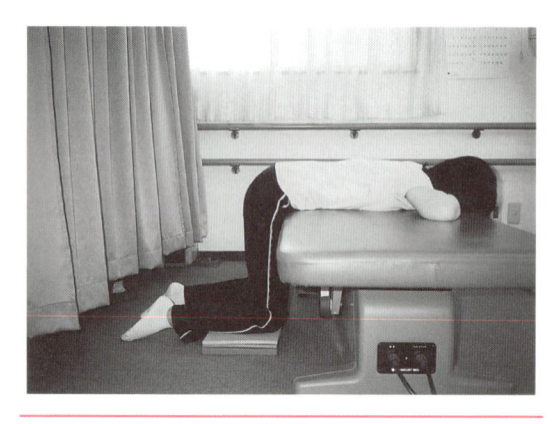

図11.38

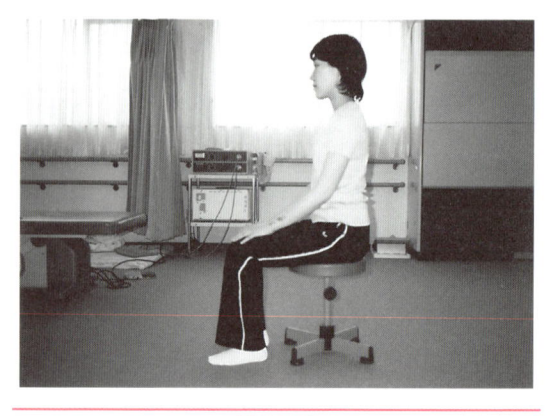

図11.39

姿勢はほとんどない．基本肢位は通常，背臥位で，この姿勢では外力からの刺激量は最小であり，自らの身体に注意を集中すれば立位よりはるかに微細な感覚を識別できる．

　フェルデンクライス・メソッドの開始時には，背臥位（図11.36），腹臥位（図11.37），膝立ち腹臥位（図11.38），椅座位（図11.39）の肢位がとられ，立位からの動きはきわめて少ない．横臥位，座位などは動きの過程のなかでよくとられる姿勢である．

　一人でピアノを持ち上げようと力んでいるときに鼻に蚊がとまっても感じることはできないだろう．しかし，背臥位で床に横たわっている状態では蚊のとまったことを容易に感じることができる．どのような生物体でも刺激量による神経システムの認識度があり比率がある．刺激の閾値としての人間の感度比率は1〜40％範囲といわれる．この現象はフェクナー・ベイパーの法則といわれ生理学の原理に基づいている．ATMでは背臥位を開始姿勢として後に紹介するボディスキャニングを行い，一連の動きを行う．左右への横臥位，座る，立ち上がるという移動動作の基本的な人間の機能的動きを段階的に向上させていくレッスンで構成されている．動きが熟練するにつれて複雑な組み合わせとなってくるが，枠や型にはまった動きはしない．動きの個人差はきわめて大きく，レッスン中，動きの内容が違っていなければ実施者がクライアントが動いている範囲を矯正したり注意することはしない．

　注意をするとすれば，「頭を左に回してください」という指示に対して右へ回したときや，「右を向いて横寝になってください」という指示に左右の方向を間違えたときに指摘するくらいのもので，あくまでもクライアントの動きを尊重する．

　無理のない動きのなかでクライアント自身が学んでいるのだから．

　フェルデンクライスの言葉に「不可能を可能に，可能を容易に，容易を優雅にするために」というのがあ

る．最初から表面的な優雅さを求めないことである．

　自己のなかに自然な動きの道筋を探って見つけていけば，誰にでも熟練や上達が得られる．脳の刺激は身体を通して神経系の情報として伝達される．生まれてこのかた，ほんのわずかな神経回路しか使っていない神経は無数にあり，それはまた誰にでも可能性のある動きである．動きへの学びを探りながら気づいていくことによって，脳に新しい回路が作りだされる．自分がこれまでいかに限られたパターンでしか動いていなかったかに気づく．そのことに気づいたとき，自らの別の可能性が自分のなかに準備されていくことになる．

　自らを再編成していくために自分の神経システムをいったん，ニュートラルな状態にしたうえで潜在的な本来の可能性が働き始める．ニュートラルポジションは動きの過程で確認することができる．例えば，一つのレッスンを始める前に両手指を組み合わせてみる．日頃の習慣によって反射的に同じ組み合わせしかできなくなっている．意識しないとその組み合わせを変えることができなくなっている．フェルデンクライス・メソッドのレッスンを終えて手指を組んでみるとどちらの母指を上にしても意図せずに自然に可能となっている．これがニュートラルポジションで自然体の動きであり，社会構造，社会的習慣に身体の動きを順応させているための社会習慣病ともいうべき後天的に作られた不自然な動きをブロックするのがフェルデンクライス・メソッドの一つの狙いでもある．

　ATM開始前には必ずボディスキャニングを行う．理学療法の検査，測定に相当するものであるが，理学療法士サイドだけの指標ではなくクライアント自身に動きの変化に自ら気づいてもらうこと，脳の活性化を図り身体の部分を識別する能力を高める重要な導入である．開始前に立位で身体の重力を感じとる，下肢にかかる左右の違い，呼吸，上腕の重み，姿勢，歩き方の変化，など開始前後の変化を認識するためのスキャニングで所要時間はおよそ60分である．

　ただ横たわっている状態で，実施者の口頭指示に従ってイメージだけで身体を動かす．意識と向き合うことによって脳の活性化が図られる．「小さな動き」からいかに脳が意識を生み出すかを自らの動きという最も身近なことから発見，気づくことになる．

ATM実施に当たっての留意点
①開始前の問診と評価（自己評価を主に）．
②動きは矯正しない．クライアントの意識に沿って学ぶプロセスを重視する．
③決して頑張らない．
④身体の単純な動きの繰り返しではあるが，体操や訓練ではない．
⑤口頭の指示によりゆっくり，やさしい声調で行う．命令的な口調，号令，大声はかけない．
⑥実施者は模範的な動きを示さない．言われるがままに身体の動きの感覚を誘導し無理のない動きのなかで気づく方向に．
⑦クライアントは自分の下手な動きを気にしない．下手にポーズを作ったりすることは自然な動きを抑制してしまう．
⑧動きは繰り返されるが，反復運動ではない．
⑨ATM終了後はできるだけ動きの変化を楽しみ，急に重い物を持ったり，せわしげに仕事を始めないのがよい．
⑩ATM，FIともに部屋にBGMを流すことはない．
⑪ATMを行うにふさわしい環境と雰囲気に配慮する．
⑫床に横たわるためマットと頭部を安定させる小さなスポンジマットが何枚かあるとよいし，いずれもバスタオルで代用できる．

　フェルデンクライス・メソッドでは，ATMにしろFIにしろ，特別な用具は用いない．後頭部，足関節を安定させるスポンジマット，股関節，膝関節のローリングや脊椎のバランス感覚のためにローラーを用いるぐらいのものである（図11.40）．

　最近，ローラーを用いたエクササイズが紹介されているが，このローラーを用いたのはフェルデンクライスが最初である（図11.41）．

　ATMについて紹介したが，導入部分として重要なボディスキャニングの説明について，ここではイスラエルのフェルデンクライス・ティーチャーとして活躍しているエラット女史の指示内容を全文掲載する．ク

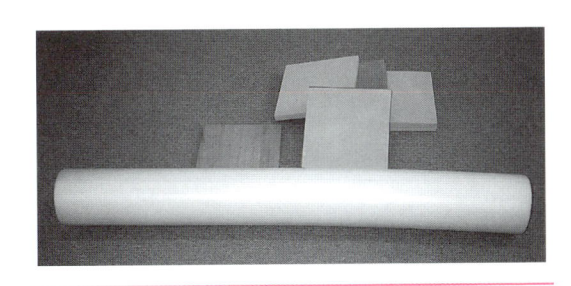

図11.40

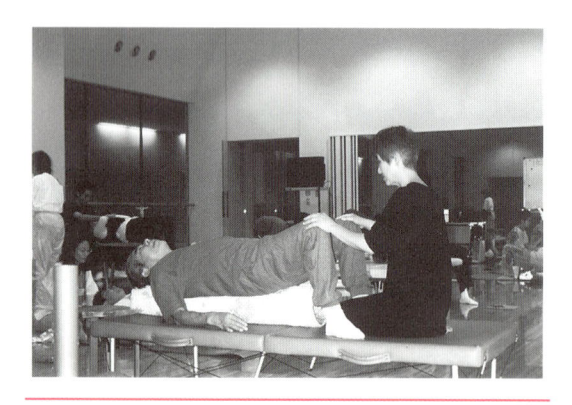

図11.41

ライアントに何を気づかせようとしているのかその意図を理解することがATMを進めることに役立つ．

ATM（動きを通しての気づき）開始前のボディスキャニング

「これからATMのレッスンを始めますので仰向けに寝てください．

まず，ご自分のからだがどのようにどのようなところが床と接しているかを感じてみましょう．

まず，足の踵の部分から始めましょう．右足の踵のどの部分が床面と接していますか．右足のどの部分が床に対して重力すなわち重みをかけているかを感じてみてください．

床と接触している右足の部分を頭の中で描くか，またはその形状を感じることができますか．同じように今度は左足のスキャニングをしてみてください．左足の踵のどの部分が床と接していますか．踵の内側でしょうか，それとも外側でしょうか．右の踵が床に接している部分と左側の接している部分とは違いがありますか．床と接している部分が広く感じるのはどちらの踵でしょうか．どちらも同じように感じますか．

それでは次に膝下からの下肢の部分と床の接触部分について感じてみてください．あなたの足が床に接していることで，床の方でもまたあなたに何かをしていることがわかります．

床の視点からも同じことを考えることができるのです．床はあなたの足の右足の，左足のどこを支えていますか．

次に，膝の後ろを感じてみてください．膝窩部というところですが，たいていの人はこの部分は床から少し浮いています．その隙間を感じてみてください．

次に膝の部分から飛んで両腕を感じてください．床に対し両腕のどの部分が接触していますか．どの部分が支えられていますか．ここで再び両足に戻って右足と左足が床に接触している部分を比べてみてください．踵の部分と下腿，そして両腕の間を何度か行ったり来たりしながら頭の中で接触している部分を描いてみてください……頭の中でどのくらい努力していますか．接触している部分を感じとろう，描こうとするその負担を少し軽くすることができますか．どの部分が床と接触しているのかしていないのかということを正確に認識することは問題ではありません．楽にしてください．口を少し開けて，目を硬く閉じないで……

次に骨盤のどの部分が床に接触しているかを感じとってください．骨盤のどの部分が床に圧をかけていますか．それは右側の骨盤でしょうか，左側の骨盤でしょうか．どっちなのかわからなくなった，あるいはその部分が変化していくことだってある，わからなくなっても構いません．自然に横たわっていると重力は微妙に変化していますし，人によっては左のほうが常に重たいとか右側の重みやこわばりを常に感じている人もいます．

それでは続けて背中を感じてみてください．例えば背中の下の方，つまり腰椎部ですがその部分は床からどのくらい隙間が開いていますか．そのトンネルの端から端まで通り抜けることができますか．通り抜けることができる動物がいるとすればどんな動物でしょうか．小さなネズミ？　それとも大きなネズミですか……

続けて背中の上の方にいってみましょう．背中のどの部分がはっきりと床の面に接触していますか．肩甲骨の部分はどうでしょうか，右の肩甲骨の部分と左の肩甲骨の部分の重みを比べてください……

最初に感じた両足の踵の部分から，左右の肩甲骨の部分までを上下しながらご自分のからだをスキャニングしてみてください．

あなたがご自分で選んだ何色かのペンキを持っているとして，床面に接触している部分にペンキの色がつくとしたら重い重力のかかっているところは濃く，重みが軽いところでは薄くペンキのつくのを頭の中で描いてみましょう，……床の上に描けた絵を想像することができますか，……

次に首の後ろから肩，そして両腕の方に戻ってくだ

さい．あなたの腕の部分，上腕，前腕，手，指が床に触れているところを感じてください．何人かの人は手の甲が床に接触していますし，何人かは手のひらと指が床に接触しているでしょう．

　先ほどのあなたのペンキで遊んでみましょう．ご自分のからだに沿って踵から頭，腕，と床の上に押された点によって描かれるまで行ったり来たりしてみましょう．一度なぞっただけで全体像を描くのはやさしいことではありません．今，あなたが描ける絵は大雑把な絵でしょう．今は骨盤と頭，踵の部分のペンキが濃いと感じとることができればそれで十分です．

　床面に押されたからだの部分は変化すること，変化していることがわかると思います．例えば，自然に息を吸って息を吐いたとき，床面に接触している背中の部分が変化しているかもしれません．ほんの少しの間，息を吸うときと吐くときにあなたの背中でペンキの触れるところが大きくなったり小さくなったりする部分を感じてみてください．

　頭をほんの少し右と左にゆっくり転がしてみてください．ほんの少しです．そして，頭を転がしながら床の異なった部分にペンキを塗ることができます．

　今度は両方の踵を左右に転がしてみてください．転がした左右にペンキが残るでしょうか．私は踵を転がしてみてくださいといったのですが，何人かの人は足全体を左右に動かして回転させています．踵の部分だけを転がすより足全体を動かすほうが人によってはずっと動かしやすいことがわかります．

　あなたが床につけたペンキで形つくられたイメージができましたか．あなたが立ち上がって床に残したペンキの色をイメージできますか．

　それでは，本当に横になりたい側から横になって静かに立ち上がってください．

　目を閉じて床に残したペンキの色を眺めることができるか想像してください．

　あなたが想像していたよりも大きく広かったのか，狭くて短かったのか想像していたよりも意外だったと思いますか．あなたが想像して見ようとすると消えてしまいますか．

　それでは，少し歩いてみてください．

　歩いているとき，背の高さはどうですか．頭から床までの距離はどのくらい感じますか．

　あなたが床の上に残したイメージよりもその距離や長さはどうですか，ちょっとそこで立ち止まって目を閉じて頭から床までの距離を想像してみてください．

　あなたが床に残してきた形より長いですか，短いですか．

　このようなからだの感じ方は難しいですか……少し歩いて……そして休んでください．」

　以上，ボディスキャニングの実際を説明した．ATMの準備運動ともいうべきこのレッスンが終わると，一連のATMレッスンに入るが，レッスンが終わると再びボディスキャニングを行い，自分の身体のなかで起きている変化を感じる．このボディスキャニングだけでも60分はかかるので，最初はこのボディスキャニングのATMだけで十分である．

　慣れてくるとスキャニングはすべての部分に行わず略していくこともあり，レッスンを受けるグループのレベル，時間などに左右される．

　スキャニングが終わると，ATMレッスンに入るわけだが，一連のレッスンプログラムでも数百の組み合わせがある．

　ここではフェルデンクライス・メソッドのティーチャーとして世界的にも有名な日本のコースで教えたエラット・アルマゴールとカール・ギンズバーグが行ったレッスンの例を紹介したい．フェルデンクライスはその著書の中でイラストや写真という図解を示さなかった．イメージの図式化，定型化は自然な動きを抑止させてしまうことを恐れたからである．レッスンを受けようとするその人の無理をしない可動範囲内での動きの内容と質で身体感覚の変化を感じることが重要なのである．

　しかし，本文ではあえて基本姿勢の写真をいくつか示すことによってイメージを明確にした．

　ATMレッスンは理学療法，作業療法の現場に試みる前にまず理学療法士，作業療法士自身が自分のからだに行ってみること，そのことによってクライアントへの身体的アプローチのなかで自らの身のこなし方がいかに拙劣かが認識できるし，実感をもって口頭指示も行いやすくなる．次に示すレッスンはほんの一部でしかないがティーチャーの説明の内容が平易な言葉を使っていながらクライアントの身体内部に何を求めているのか，狙いはなんなのか推測することによってクライアントのニーズに適したレッスンを組み立てられるようになっている．

【レッスン1．ATMの例：這う動き】

上述のボディスキャニングを終了後のATMとして「這う動き」を紹介しよう．

「では，うつぶせになってください．顔を左に向けて下さい．左手はからだの横においてください．右手は頭の後ろで床に置いてください（図11.42）．

この姿勢で骨盤を右の方に少し回転させてください．少しです．左側の骨盤が床から少し離れて右の方へと回転します．この動きをしてみると力を抜いたときに左側の骨盤はすぐに床に戻りますか，または骨盤がそのままとどまっている方法が見つけられますか．骨盤を少し右に回転してその位置でとどまっていられますか．少ししてから床に戻すようにしてみましょう．つまり可逆的な動きができるでしょうか．無理にしないで動いたところで止めて，また戻していきます．小さな動きを探していきます．

骨盤を右に回転し始めると，左脚が回転し始めます．その動きが自然に起こるようにしてください．無理のない動きで自然に左脚が回転するように何度か動かしてみてください．左脚が回転し始めたら，膝を少し曲げて下さい．脚が回転するとき，膝を少し曲げると，骨盤の動きにもっと可逆性が出てくるでしょうか．今は小さな動きで動かしてください．大きな動きをするより小さな動きをすることの方が難しいことがあります（図11.43）．

小さな動きを続けていると，骨盤が右に回転するためには肋骨のあたりで何かしなければならないことに気づくでしょう．骨盤をどこかで回転する必要があります．背骨が回転し肋骨の回転が出てきます．それではうつぶせのままからだを元に戻して休んでください．床との接触に何か変化を感じますか．

では，うつぶせのままで左腕はからだの横に置きます．右手は頭の後ろで床に置き，骨盤を右に回転します．小さな動きをしながら少しずつ骨盤の動きを大きくしていけるでしょうか．そして膝の動きがより胸の方に近づくようにします．骨盤の動きを考えて膝の動きは起こるままにさせます．骨盤を少し大きく動かすと，背骨や肋骨の回転するのがわかるでしょう．膝が胸に近づき，脚が曲がります．踵が床に近づきます．膝を曲げたまま休める位置にたどりつけるでしょうか．骨盤がどれくらい回転し，膝がどれくらい曲がるかによりますが，静かにやさしく続けてください．

赤ちゃんがベビーベッドに寝かされているとした

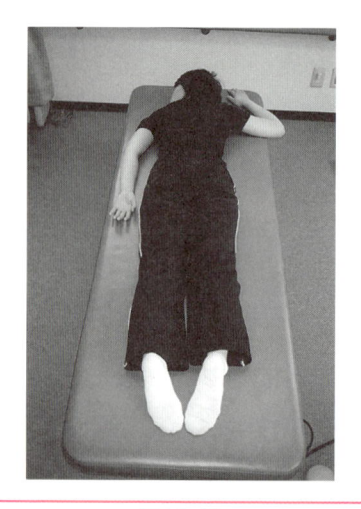

図11.42

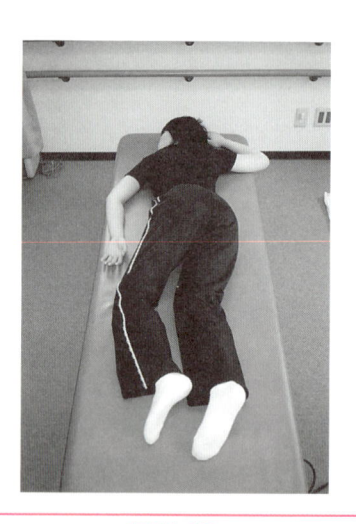

図11.43

ら，最初にする動きはこのようなほんのわずかな動きで骨盤を動かす動きでしょう．もちろん小さな赤ちゃんの場合，膝はとても楽に曲がるでしょう．うつぶせに寝ている赤ちゃんの場合，膝はすでに曲がっているでしょう．

では，仰向けになって休んでください．仰向けのまま床との接触を感じてみましょう．何か変化があるかどうか気づいてください．自分のなかの空間に変化がありますか．身体の左右に違いを感じますか．

また，うつぶせになりましょう．今度は反対側でやります．顔が右向き，右腕はからだに沿って置き，左手は頭の後ろに置きます．小さな動きで始めます．骨盤を左に回転します．動きに可逆性をもたせてください．バランスのとれた動きです．どこの位置でも止ま

れてどこからでも元の姿勢に戻れる動きです．

その動きを続けながら骨盤の動きを大きくしていき，右脚の回転を感じて，骨盤の動きにつれて膝が曲がるようにします．骨盤が動くことで，膝がより胸の方に移動していきます．膝を胸に近づけることはできるのですが，骨盤によって膝が胸に近づく範囲内でやってください．赤ちゃんのときは，骨盤の方が脚よりもよく動かせます．主な動きは骨盤と胸の間で起こります．時たま脚のほうがひょいと動いたりします．

では，仰向けになり休みましょう．自分のなかの空間に気づいてください．動きの過程のなかで自分のなかの空間に起こる変化を確認していきましょう．

では，うつぶせになって．顔を右に向けてください．右腕はからだの横に置いて，左の腕は肘を曲げて左手を床に立てておきます．骨盤を左に回転させます．骨盤は楽なところで膝が曲がり，休める位置を探してください．骨盤を何回か回転させて，膝を曲げて置いておけるところを探します．心地よい場所が見つかったら，そこに置いていてください．右膝が曲がって休める状態で，右手を横に伸ばしてください．

そして，右腕全体を頭の方へ向け滑らしていきます．次に今度は膝の方に向けて滑らせます．頭と膝の間の床をどれくらい探ることができるでしょうか．肩とか上半身の動きをどう変えたらよいでしょうか．どのあたりで胸を柔らかくする必要がありますか．頭の下まで腕を滑らせる方法を見つけてください．脚で何かを変えないとこれではできないと思います．腕を伸ばして頭の下を通すには手を変えないといけません．それに対して脚はどうしたらいいでしょうか．

腕を頭の下に通しながら，頭を腕の上に転がします．その時にある時点で手のひらが上を向くように回転します．曲がっている膝が伸びて，腕を反対の方にもっていき戻ってくるときに，また膝を曲げます．頭の下を通って腕がまわって反対の手にぶつかったら，もと来た道を戻ってください．では，うつぶせで休みましょう．

うつぶせで左右の肩に違いを感じるでしょうか．呼吸に違いがありますか．胸の動きに違いを感じるかもしれません．身体の右の空間，左の空間で違いを感じるかもしれません．

うつぶせのまま，右を向いて，左手を床について肘を立てます．骨盤を左に回転します．右膝が曲がり，心地よく休める位置を探します．また右腕を横に広げたところから探り始めます．円を描くような動きをして，頭の下を通り，脚がまっすぐになり，骨盤が動いて，肘を曲げて身体の下を通し，身体の反対側に出します．

骨盤を回転し膝を曲げたりしながら，右腕で円を描く動きをします．自分の周りで右腕が完全に円を描くようにします．では，今の動きと反対方向に腕を回すことができますか．

では，休みましょう．うつぶせのまま休みます．

また，顔を右に向け右腕は下ろしてください．骨盤を回転して膝がどう曲がるかを感じてください．骨盤の転がる動きが膝を動かします．どのくらい楽に膝が動きますか．腕を交代して左でやります．左右の違いを感じてください．

仰向けで休みましょう．時間をとって左右の身体の空間の違いを感じてください．同時に左右の呼吸の違い，身体の左右の床との接触を感じてください．

それでは，ゆっくりと横になって立ち上がってください．

床についている足底の感じはどうですか．左右の足にかかっている重心はどうですか．バランスは？　骨盤の重みは？　あたりを見回しながらゆっくりと歩いてください．」

以上，ボディスキャニングとATMの一例を紹介した．

ボディスキャニングだけでも60分はかかるが，慣れてくると半分くらいの所要時間で実施することもできるが，初めは実施者の言語指示についていくことで頭のなかは忙しく精一杯であり，ただ横たわっているだけだが終了後にはひどく疲労を感じることもある．

したがって，当初はボディスキャニングだけでATMレッスンは十分であることも多い．

レッスンの内容と進め方のほんの一例を紹介した．フェルデンクライスはその著書の中でも写真やイラストを使わなかった．イメージの図式化は個人によって大きく異なりイメージの定型化，写真などによる忠実なパターンに追従しなぞっていくことを抑制し個人の受ける感覚を重視した．しかし，身体感覚の変化を感じることは容易ではない．

ATMをクライアントに実施する際には必ず指導する者の体験が必須である．

機能統合（functional integration）の実際

ATMはティーチャーあるいは実施者による言語指示によって行われるが，FI（機能統合）は実施者とクライアントの1対1で行われ，頭部，体幹，四肢をソフトタッチで他動的に動かしながら動きによる身体感覚の変化をクライアントに気づかせようとするものであり，ATMが全身調整，整体的ニュアンスが強いのに比べて，FIは治療的色彩が濃い．しかし，レッスンの内容はATMと全く異なるものではなく，自動的なATMを他動的に実施する要素も多い．

FIレッスンでは，ATM前処置のようなボディスキャニングは通常行わず，始める前に今何が問題なのか，痛みの有無など簡単な問診を行い，座位，立位，歩行を観察する．

【FIにおける触手（hands on）の重要性】

レッスン中には実施者は無言で身体にタッチしていくのが常でクライアントのもつ神経系の反応を探るようにコミュニケーションを図り，神経システムの組織化を図っていく．

フェルデンクライス・メソッドにおけるFIでは，皮膚感覚として存在する触圧覚による身体の情報を感じとることが重要である．

身体を手で触り，操作し，認識することによって，身体の変化に気づかせ，身体機能の統合を図っていく．

手は探索する感覚器官であり，動くことに，動かすことによる，しかもより繊細な動かし方により，例えば椎体のどの部分に触れているか，プラクティショナー，クライアント双方の弁別，識別度は高まる．

このようなタッチによる感覚刺激としては，Roodのstroking，Bobathのhandling，PNFなどが挙げられる．Roodは，手で触れることによって正常な反応を探り出し，正しい反応や動きを学べるように軽いタッチで誘導するstrokingに着目し，タッチによる独自の手法を編み出した．Bobathのhandlingは手による動作への誘導であり，その刺激はやや強い．PNFは圧受容体促進のため手による接触と圧迫によって筋の収縮を助けるほどの圧迫と抵抗を与えることによって行われる．

フェルデンクライス・メソッドにおけるタッチ，すなわちフェルデンクライスのいうところのhands onはRoodの手技に最も近い．図11.44はフェルデン・タッチの例を示している．

柔らかで軽いタッチと動きを通していかに変化に富んだ機能的運動パターンを引き出し，人間本来のもつ動きを思い出させ学ばせるかのヒントを与える．理学療法士はクライアントのもつ短縮，緊張，拘縮などの部分に触れたり発見するとつい矯正を図りたい気持ちに駆られるが，フェルデンクライス・メソッドは決して治療的アプローチではなく学習的アプローチであるから治療的意図をもたずに対応する姿勢が必要である．理学療法的対応でももちろん同様であるが，FI実施にあたっては，実施者，クライアント相互の信頼に基づいて行う環境と雰囲気，実施者の人柄，資質が結果に左右する．

ATMの項では這う動きについて紹介した．連動する動きとしてここではうつ伏せになっての背椎に触れるメソッドを紹介しよう．この内容は1999年9月，日本でカール・ギンズバーグによって行われたものを引用（一部改正）し紹介するものである．

【レッスン2，FIの例：脊椎を触れる】

「治療台にうつぶせになって休んでください．顔を右に向けてゆっくり骨盤を動かしてみてください」（実施者は治療台の横で丸椅子に座る）．以上の口頭指示の後，実施者はクライアントの腸骨前部に手を置き，指を引っかけるようにする．クライアントが骨盤を動かすとその動きの方向を感じとる．感じとりながらその動きに沿い手を動かしていく．強く押さない，握らない．

もう一方の手でクライアントの背骨をタッチする．実施者は骨盤を動かしてもらっているときに背骨に何が起こっているかを感じる．次にその動きを少し，ほんの少し誘導しながら背中で起こっていることを観察する．うつぶせのままの肢位で次に頭を左に向けてもらう．骨盤を同様に動かしてもらいながら背骨の動きの違いを診てみる．

クライアントの背中に触れていったとき，実施者はやることがないほど，うまく触れると思うだろう．手でクライアントの動きについていくと，その人の感覚が感じられる．正しい動きを教えるのではなく，そのクライアントとともに動きについていき，クライアントにとって何が適切かを見つけていく．正しい動き，

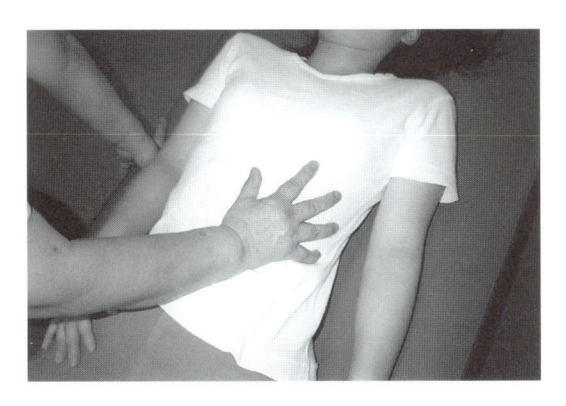

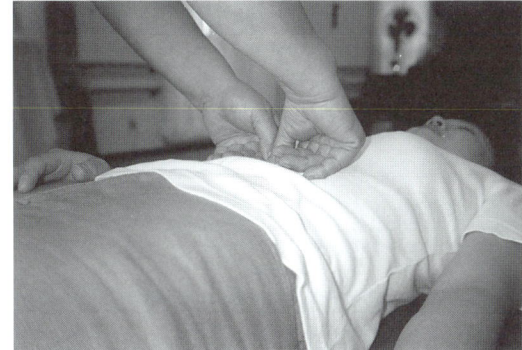

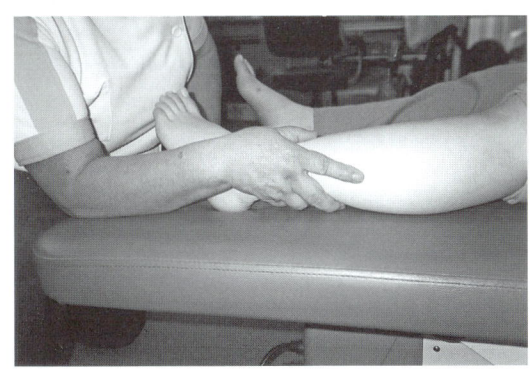

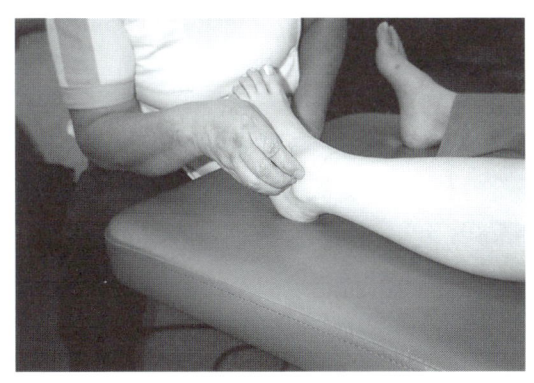

図11.44

(リラクセーションとセラピューティックタッチ.理学療法17:915, 2000 より引用)

　正しいポジションなど正しいパターンを探しているのではない．

　触れることでクライアントがすでにしていることがサポートされているように感じさせる．新しい部位に手を置いているだけで何かを感じさせ，目覚めさせてあげる．背骨や胸部などに手を置くことで新しい動きをクライアントが起こすようにする．なんらかのアイデアによってではなく無言のタッチによって進めていく．頸椎，肩甲骨など異なる部分を触れながら動きの変化を感じてみる．

　骨盤は楽に動かしてもらうこと，クライアントはどのように動かしているかを観察する．クライアントのやり方を変えようとしないこと．腰椎あたりで筋緊張がとれずどのように動かせば楽に動かせるか分からず，安心して動かしていないかもしれない．実施者が手を添えると動きやすくなるだろう．あ，そうかと気づき腰椎が楽に自然に動く可能性を実施者が広げてあげたことになる．

　社会的環境に適応させてきたクライアントの背骨の動くパターンはあらゆる行動につながっているが，どのように背骨を保っているか，どのように腰椎を使っているかに関連してくる．本来，背骨はどのようなアライメントをとっているだろうか．腰椎ではほとんど回旋は起こらない．手で触れるとそれを感じることができる．

　手で肩甲骨や胸部に触れてみる，そしてクライアント自身で動かしてもらう．動き始めよりはるかに楽に動いていることがわかる．骨盤と頭部を一緒に動かさないようにとクライアントに伝えなくとも，クライアントはもう頭部を動かさなくなったかもしれない．初めは骨盤を動かすときは全体を動かす必要があると思っていたが，実施者が手を添えただけでその部分の動きがわずかに増えただけでクライアントは楽に動く範囲が異なったことに気づいたかもしれない．

　クライアントは安全と感じられる楽な範囲のなかで動きの質と違いを感じ，なんらかの進歩があったと認識する．痛みや不快感をもっている人たちにとって，このような範囲での学習が大事である．クライアントがしていることについて触れる，感じるだけで十分であり，正しい動かし方のパターンを教えているのでは

ない．

　次に静かに仰向けになってもらう．身体にかかる重力を最小限にしたこの支持基底面の姿勢でFIの結果，反応をみる．呼吸パターンはどうか，胸郭の動きはどうか，左右の骨盤の位置はどうか，四肢の緊張はとれているか，右肩を対角線に少し押してみる，動きはどこまで伝わるか，左肩を対角線に足部の方向に少し動かしてみる，動きの連動をどこまで感じるか．実施者の両手を左右の肩甲骨に滑り込ませて床にかかっている肩甲骨の重みを感じてみるなど．

　静かに横になりやすい方から起き上がり座位をとったときのからだの感じ方，立位をとったときのからだの感じを認識し，歩いてみる．

　背骨を触れる，この簡単なメソッドには多くのヒント，示唆が含まれている．腰痛を訴えるクライアントにこれだけで十分な結果と満足が生まれる場合も多い．

禁忌

　フェルデンクライス・メソッドは，生活習慣からきた不要な筋緊張を取り除き，日常生活のなかで無理なく動けるように動かし方を学ぶことを目的としているので疾患の有無にかかわらずすべての人に適用できるが，メソッドの目的にそぐわないものには次のようなものが挙げられる．

・筋力増強，筋トレーニングは行わない．
・矯正という目的はない．
・強制を伴う手技も口頭指示もない．
・訓練，治療ではなく学習，教育である．

　副作用として立ちくらみ，めまい，嘔吐，血圧の低下がみられることもあるので，その時には直ちに中止する．

おわりに

　私自身がこれまで他動的，一方的な運動に終始していた理学療法から抜け出し，クライアントが自らの感覚で動き方をいかに学んでくれるか，ひいてはその結果がクライアントの日常生活全般の動作のなかで自然な動きが拡大されていくかを，臨床現場で確認し，認識している．これからも，機会を作って普及していきたい方法の一つとして紹介した．

参考・引用文献

1) 日本フェルデンクライス研究会：フェルデンクライス・メソッド・ティーチャース教材．日本フェルデンクライス研究会，pp.1-10，2000．
2) モーシェ・フェルデンクライス（安井武・訳）：心をひらく体のレッスン．一光社，2001．
3) 田口順子：リラクセーションとセラピューティックタッチ．理学療法17：914-915，2000．
4) Complementary Therapies in REHABILITATION：Osa Jackson-Wyatt Phd PT. SLACK, pp.189-197, 1997.

（田口順子）

テープ療法

概念と定義

テープには薬剤が含まれていないが，テープ療法は皮膚に密着させて皮膚への物理的効果を利用して医療効果を期待するものである．伸縮性テープと非伸縮性テープを用いる非固定性療法である．テープ療法の治療原則は全身運動調整と局所異常調整に分けられる．

テープ療法は理論的で追試可能な方法を選択し，評価と治療に再現性のある貼付原則により施行する[1]．整形医学〜整形理学療法〜テーピング医療の理論と技術の具体的な整理により，根拠に基づいたテーピング医療を実践する．根拠に基づいたテーピング医療により，筋骨格系疾患の病態生理を深めることが可能になっている．また評価と治療における時間が短縮する．テープ療法は治療手技としてだけでなく，筋肉や関節の機能異常の評価としても有効である．

手技に特異的な病態解剖・生理・運動学的基礎

1. 筋肉機能異常や緊張不均衡に対するテープ療法

局所病変からの侵害刺激が発生するとC線維を介して脊髄反射が引き起こされ，関連筋肉群の緊張状態が持続する．さらに侵害刺激は脊髄側角の交感神経細胞を刺激して当該細動脈が収縮し，当該領域の乏血状態が起こる．乏血状態になった組織では通常とは異なった代謝が行われ，ブラジキニンやセロトニンなどの発痛物質が産出される．その結果，侵害刺激により脊髄反射が加速されることにより，筋肉の内因性発痛物質の蓄積が起こり，痛みの伝導が繰り返される[2]（図11.45）．筋肉はその症状と徴候を直接的に表現する．この痛みの悪循環を断ち切るために，脊髄反射による筋肉の緊張持続への対処がきわめて重要になる．テープ療法の目的は基本的に筋肉機能異常の評価と治療である（図11.46）．

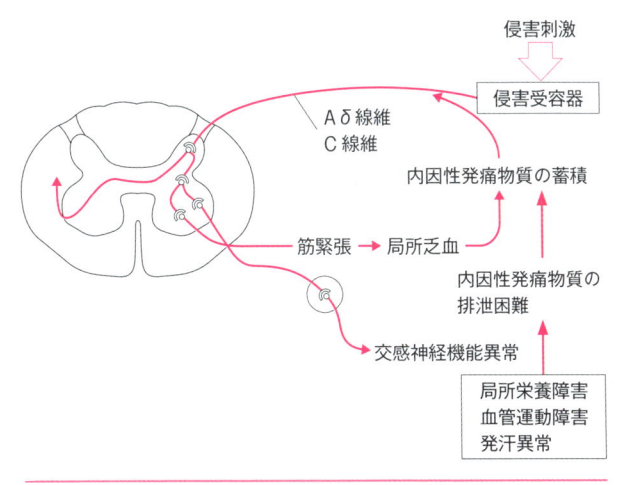

図11.45 ● 侵害刺激による痛みの悪循環

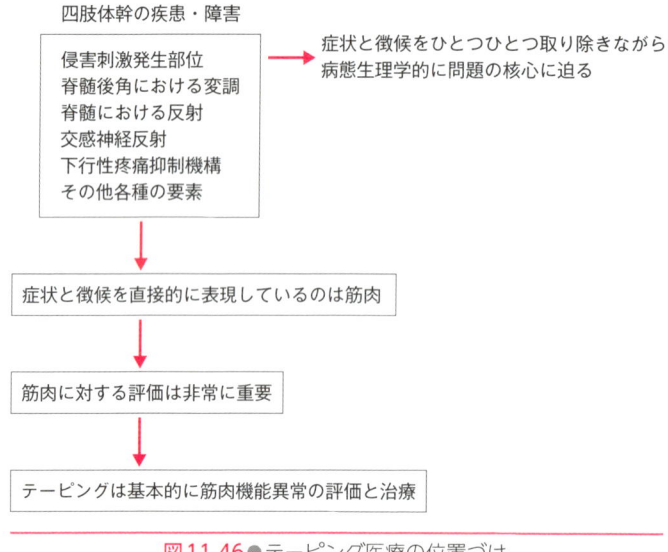

```
四肢体幹の疾患・障害

┌─────────────────┐
│ 侵害刺激発生部位      │ → 症状と徴候をひとつひとつ取り除きながら
│ 脊髄後角における変調  │   病態生理学的に問題の核心に迫る
│ 脊髄における反射      │
│ 交感神経反射          │
│ 下行性疼痛抑制機構    │
│ その他各種の要素      │
└─────────────────┘
          ↓
  症状と徴候を直接的に表現しているのは筋肉
          ↓
  筋肉に対する評価は非常に重要
          ↓
  テーピングは基本的に筋肉機能異常の評価と治療
```

図11.46● テーピング医療の位置づけ

《筋肉機能異常の病態は以下のように分類する》

①筋肉そのものに問題がある場合．
　a．筋肉の損傷，筋肉不全断裂，急性労作性横紋筋融解症
　b．筋肉の機能異常
　c．筋肉の疲労，トリガーポイント活性化による関連痛，筋筋膜痛・機能障害症候群
②筋肉が関与する関節に問題があり，筋肉の機能に影響を及ぼす場合～関節機能異常．
③筋肉がその筋肉内を貫通する神経や筋肉の周辺を通過する神経を絞扼する場合～神経絞扼症候群．
④筋肉を支配する神経に問題がある場合．

　テープ療法はまず，筋肉そのものに問題がある場合の筋肉の損傷，筋肉の不全断裂と疼痛発現動作に関与する筋肉の機能不全に対して施行する．その後，症状・所見の変化がみられない場合，あるいは症状・所見が残存する場合は関節機能の評価と対応に進む．

2. 関節の機能異常に対するテープ療法
　　─局所異常調整

　一般に整形理学療法では関節のモビライゼーションが重要視されている．実際は筋肉の問題を処理しないとすっきりとした関節のモビライゼーションができないことが多い．筋肉の緊張の異常によって結果的に関節の機能異常が生じる場合，逆に関節に障害が起こったために侵害刺激が脊髄反射を起こして二次的に筋肉の緊張異常を起こす場合もある．いずれにしても私たちは筋肉の機能異常を伴った関節機能異常を診ていることになるので，関節のモビライゼーションだけで処理しようとするとたいへんである．テープ療法により筋肉の問題に対処した後，関節の機能異常の評価と治療を段階的に行うと，自然治癒の軌道に乗りやすい．

　関節の機能異常への評価を行い，関節の侵害刺激の発生を予防，機能的良肢位の誘導および局所的な異常の調整をテープ療法により施行する．

　関節のトラクション，関節モビライゼーション，運動療法を開始するとき，以下のような肢位で行うことが望ましい．

・両側の軟骨面が最大に接触している位置
・関節包が全面で緊張の差がない位置
・関節周辺の靱帯が全面で緊張の差がない位置
・関節の遊びが出やすい位置
・瞬発的で強力な運動が発揮しやすい位置

　テープ療法を施行する場合も，関節の急性期あるいは重度な機能障害に対して，関節の肢位を緊急避難的に上記の肢位にもっていくように誘導し，回復するに従って必要な運動機能を誘導する．

3. 筋骨格系疾患に対する段階的診療法とテープ療法

　四肢体幹に現れる運動器由来の症状・症候は局所病変による症状，局所病変周辺部の炎症による症状，当

該脊髄反射性筋肉群緊張持続による症状，当該交感神経反射性細動脈攣縮および反射性交感神経萎縮症による症状が加算・合算されたものである（図11.47）．疼痛の伝導・伝達・変調機序で二次的に加算・合算されている症状と所見の段階的評価と治療を行うことにより，重層的な要因の一つ一つを確認する．段階的診療法はセラピストが医師の指示に基づき，連絡，報告，相談しながら評価と対応を行う前段階と，医師が行う診断と根治治療の後段階の2段階に分けられる．

【前段階】
第1段階：交感神経節機能の評価と治療
第2段階：筋肉機能異常や緊張不均衡の評価と治療
第3段階：関節機能異常の評価と治療
第4段階：筋肉内局所的異常部位の評価と治療
　a．筋筋膜痛機能異常症候群の評価と治療
　b．神経絞扼症候群の評価と治療

【後段階】
第1段階：整形外科，整形医学，神経内科的理学診断と治療
第2段階：病態生理学的確定診断と根治治療
　a．身体科運動器官疾患の病巣探索
　b．身体科非運動器官疾患の病巣探索
　c．非身体科疾患の鑑別

日常診療では，上記の前段階における評価～治療がきわめて重要であり，前段階の適切な治療により，症状も所見もほとんど消失してしまう症例が多い．そして，最初，きわめて重症で難解に見えた症例や一元的に診断しにくい症例に対し，段階的・経時的に病態を分析し柔軟に理解し得る．

段階的診療法におけるテープ療法の位置づけは，基本的に前段階の筋肉機能異常の評価と治療である．次に関節機能異常に対する評価と治療にも施行する．

テープ療法は以上の段階において施行する．テープ療法は原因的な根治治療ではなく，あくまでも二次的に派生した症状や徴候を段階的に取り除く処置である．テーピング後に残存した症状と所見はその後の診断と治療に非常に貴重である．

治療効果

1. 治療原則

テープ療法の治療原則は全身運動調整と局所異常調整に分けられる．

【全身運動調整】
①意識的に努力している動きで疼痛が生じる場合，運動に直接に関与していて強力に収縮している力源筋の評価およびテープ療法を施行する．急性期

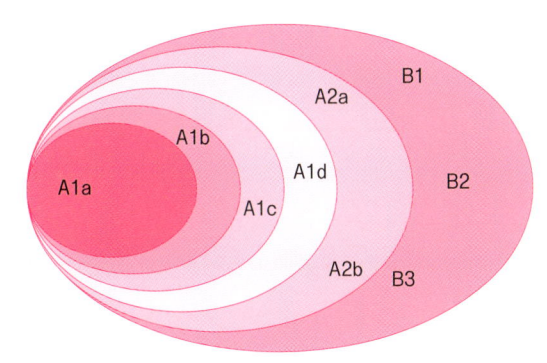

A．身体的問題由来の症状
　A1．運動器由来の症状
　　A1a　局所病変による症状
　　A1b　局所病変周辺部の炎症による症状
　　A1c　当該脊髄反射性筋肉群緊張持続による症状
　　A1d　当該交感神経反射性細動脈攣縮および反射性交感神経萎縮症による症状
　A2．非運動器由来の症状
　　A2a　内臓器官由来の症状
　　A2b　非内臓器官由来の症状

B．非身体的問題由来の症状
　B1．可逆的・機能的疾患による愁訴
　B2．非可逆的・器質的疾患による愁訴
　B3．無意識的・意識的演技（身体化現象・疾病利得・詐病・恐喝）による愁訴

図11.47●頭頸部・体幹・四肢における症状の重層的構造

〜重症の症例に行う．
②無意識的に動いているときに疼痛が生じる場合，反射的運動を円滑に進める筋肉群に注目して評価およびテープ療法を施行する．慢性期〜軽症の症例に行う．
例；共同運動パターン調整テープ，連合運動パターン調整テープ，姿勢反射調整テープ．

【局所異常調整】
筋骨格系疾患と障害の病理・病態生理学に基づいて局所原因的にテープ療法を施行する．

2. テープの作用機序

臨床的に過剰緊張にある筋肉は少しの引き伸ばしにも激しく感受性を示して疼痛や抵抗を発現する．緊張して疼痛を発現する筋肉を緩やかにストレッチして，さらに伸縮性粘着テープを貼る．この結果過緊張していた筋肉は弛緩し，疼痛が消失ないし軽減する．伸縮性粘着テープ療法では疼痛を発現する動作の方向を確認して，その反対の動作をしてもらい，その時に緊張している筋肉に対してテープを引き伸ばして貼るという大原則を守れば，たいていの四肢体幹の動作時疼痛は軽減する．したがって，筋肉の引き伸ばしに際して微妙な干渉的な動きにより，筋紡錘の錘内線維の感受性が低下する結果に至るものと推測する．

非伸縮性粘着テープ療法の場合でも，疼痛発現原因筋探索的テープは，疼痛発現動作を確認し，ついで筋力テストの要領で適当な負荷をかけながら，疼痛発現原因筋を見つけだし，該当の筋の筋腹，筋腱移行部，腱部を調べて責任部位を確認する．そのうえで，その部位の横断面積が増大することを妨げるようにテープを貼付すると疼痛が消失もしくは軽減する．

テープの作用機序を以下のように考察する．

1）テープの関門制御説的作用（図11.48）

伸縮性粘着性テープの場合は約10〜20％引き伸ばして貼るために，絶えず皮膚には機械的な刺激が加わる．テープを貼った近傍の筋肉を運動させれば，テープの水平，垂直方向に皮膚に刺激が加わり，いっそう太い径の線維からの求心性インパルスが増加する．太い径の求心性神経線維は膠様質細胞を興奮させ，細い径の求心性神経線維は膠様質細胞を興奮させない．関門制御説によれば脊髄後角の膠様質細胞は脊髄後角の二次ニューロン細胞または第一次中枢伝達細胞の興奮を抑制する[3]（図11.49）．これにより，細い径の線維（C線維）由来の求心性の疼痛インパルスは脊髄後角の二次ニューロンへ伝達することができなくなる．この

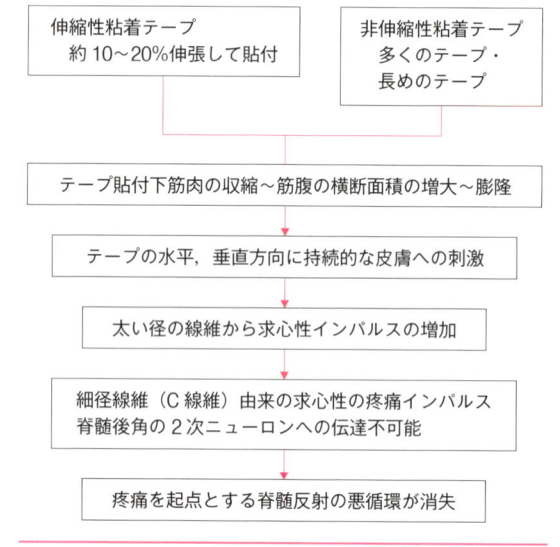

図11.48●テーピングの作用〜関門制御説的活用

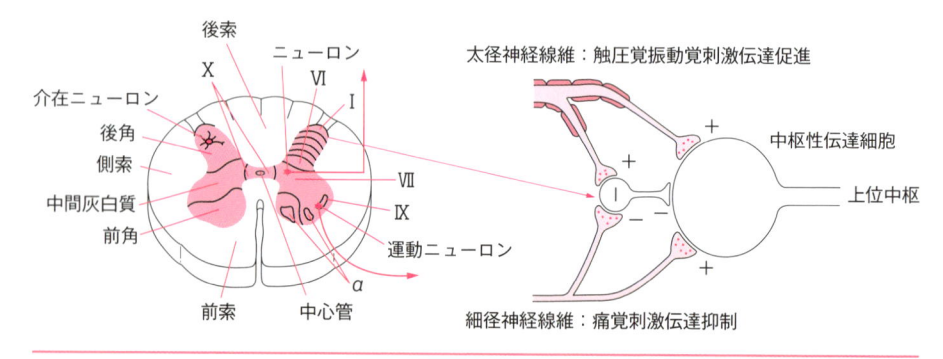

図11.49●脊髄後角Ⅱ層膠原質細胞抑制性介在ニューロンによる痛覚抑制
抑制性介在ニューロンによる痛覚抑制

ため，疼痛を起点とする脊髄反射の悪循環が消失する．非伸縮性粘着テープの場合でも多くのテープ，長めのテープを貼った場合は同様のことが予想される．

第3頸椎から第10胸椎まで脊椎の縦方向に沿ってテープを約20％伸ばしつつ貼付する．伸張性テープを伸張して貼ることにより常にテープと皮膚の間に刺激が加わり，太径神経線維終末から絶えず圧覚触覚振動覚の刺激が脊髄後角へ送られる．この胸椎傍縦テープはC線維や非常に細い交感神経線維からの疼痛刺激の入力を阻止することを目的としている（図11.50）．

2）筋紡錘などの受容器への作用

筋肉が収縮して筋肉の横断面積が増大するときに，非伸縮性テープで軽く圧迫することにより，その部位のゴルジ器官や筋紡錘に作用していると推測する．錘内線維は伸ばされると筋紡錘からのIa神経線維，およびゴルジ腱器官からのIIb線維を経由して脊髄に信号を送る．筋肉が収縮して，腱が筋腹の方向へ，そして皮膚方向へ移動するときにその通過点にテープを貼ることにより，腱そのものに圧迫が加わる．その時ゴルジ腱器官の過剰過敏性を抑制するものと推測する．すなわち，腱器官に加わる張力は低下すると考えられる．この際，腱に加わる張力は小さくて等尺性収縮の場合は大きい．したがって，自動運動ですでに疼痛が出現する場合は筋紡錘の障害，抵抗を加えて，等尺性収縮を促した場合に疼痛が出現する場合は腱器官の障害と大まかに考える．自動運動で疼痛が出現する場合には筋腹にまず触知・圧迫テストを施行する．抵抗運動（等尺性収縮）で疼痛が出現する場合は筋腱移行部か腱部分に触知・圧迫テストを施行する（図11.51）．指を軽く当てて等尺性収縮をしてもらい疼痛が軽減もしくは消失していれば，そこにテープを貼る（図11.52）．もし疼痛軽減を認めなければ，圧迫の程度を軽減するか，あるいは圧迫部位を中枢もしくは末梢に移動して効果を判定する．以上のような貼り方は皮膚に貼っているが，ゴルジ腱器官あるいは筋紡錘などの器官に作用していると考えられる．

3）皮膚筋肉反射的作用

非伸縮性の小さなクロステープ（図11.53，図11.54）は皮膚と皮下組織の上でわずかな触覚・圧覚・振動覚を刺激して，その刺激が脊髄髄節に入る際，同じ髄節に入ってくる当該筋肉からの刺激をその脊髄後角のあたりで消すような機構があると考える．筋肉が収縮して断面積が増加したときに，皮膚の伸展を防止することにより，筋膜および筋そのものに圧迫刺激を加える．それが筋紡錘の過剰過敏性を鎮静すると考える．

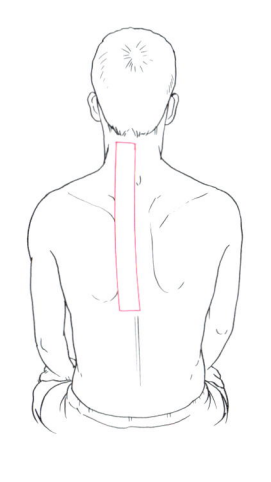

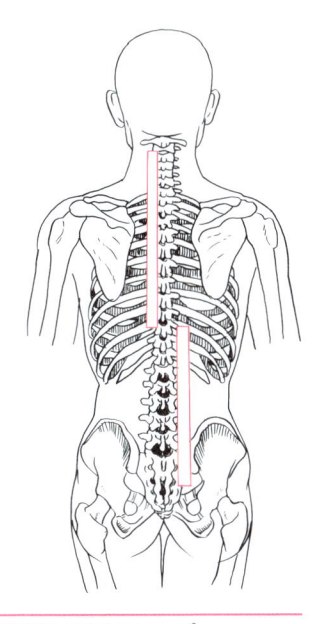

図11.50 ● 交感神経活動不活性化テープ

458 ●第11章 構造的アプローチとの連携

自動運動で痛みが出現する場合
手関節を背屈すると外側上顆に疼痛出現
↓
| 疼痛惹起原因筋を探索 |
第2中手骨の伸展に抵抗をかけると疼痛出現
長橈側手根伸筋が疼痛惹起原因筋と同定
↓
| 疼痛惹起原因筋の疼痛が軽減する部位を探索（責任部位） |
↓
長橈側手根伸筋に抵抗負荷を加えながら，軽い圧迫で疼痛が軽減する部位を探す

腱部を圧迫　筋腱移行部を圧迫　筋膜を圧迫

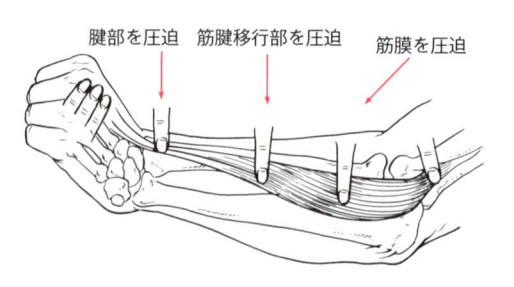

図11.51●筋力テストの要領で惹起原因筋・原因部位探索法

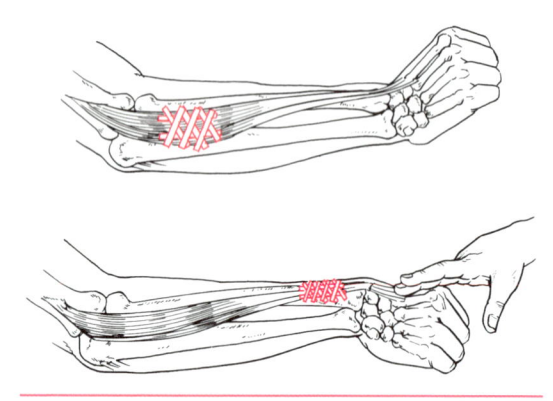

図11.52●筋腹・腱部の横断的圧迫テープ

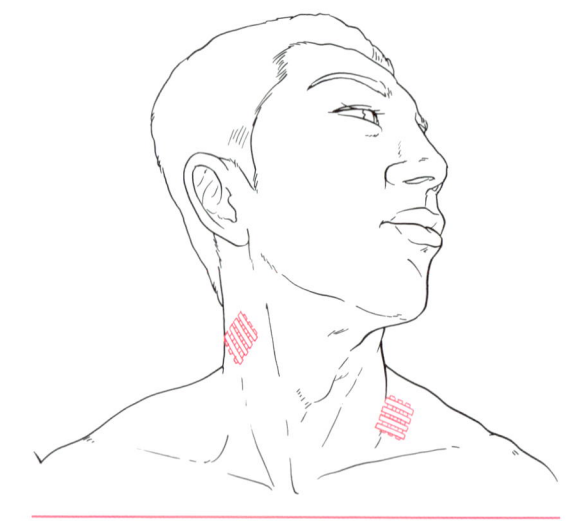

図11.53●頸部回旋筋　非伸縮性テープ
左中斜角筋と右胸鎖乳突筋は共同で頸部左回旋に作用する．このテープを貼付すると顔面側上下肢の伸展パターン運動・頭側上下肢の屈曲パターン運動が調整されやすい．

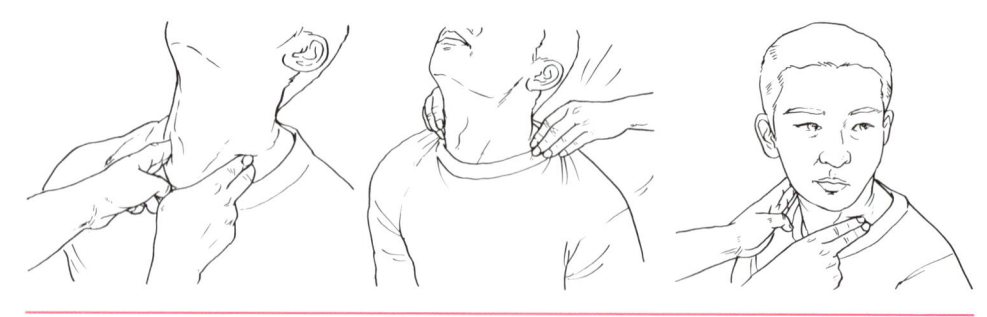

図11.54●触知・圧迫テストによる頸部運動時痛に対する疼痛惹起原因筋探索
疼痛発現運動方向に関与する筋の触知圧迫検査を検者の指腹により行う．触知圧迫して運動時疼痛が軽減する筋肉を探索する．

4）表在鍼治療・TENS 効果的作用

　Baldryは筋筋膜性トリガーポイント疼痛の治療のために表在鍼療法を行うとき，各トリガーポイントは正確に位置を決める必要があり，鍼がそれを被っている組織の中へ正確に刺入されるように注意を払わなければならないと述べている．これは表在鍼療法で刺激されたAδ線維と，トリガーポイント中の関連痛を形成するC線維とが同じ脊髄後角へ投射することを確実にするためと説明している．鍼刺激で生じたAδ求心性活動は，脊髄後角1層と2層の境界にあるエンケファリン作動性抑制性介在ニューロンの活動を引き起こし，脊髄に入力するトリガーポイントのC線維による刺激の伝達をブロックできるというBowsherの説を引用している[4]（図11.55）．さらに鍼療法によって疼痛が除去されてその疼痛領域の動きが回復してくると，その組織の伸展がAβ神経線維の活動を刺激する．このAβ神経線維は脊髄後角の第2層に到達して脊髄へ入力しようとしているC線維の求心性の伝達を抑制する．このように，表在鍼療法は筋筋膜性トリガーポイント疼痛を治療し得るのだとBaldryは説明している[4]．

　非伸縮性の小さなクロステープの作用を考えると，少なくともクロステープは表在鍼療法のようにAδ刺激を発することはないし，このAδ刺激によるC線維由来刺激の脊髄内入力抑制も下行性の抑制機構もありえない．しかし小さなクロステープ貼付は臨床的に鍼刺入と同様の効果を示すことは日常的に経験していることである．これは皮膚の"ツボ"が伸び広がらないようにすることによると考えている．病的な"ツボ"はその狭い皮膚部位の菲薄化や弾力性低下が認められる．身体の動きによって薄くて弾力性のない"ツボ"の皮膚をそれ以上に薄く伸び広がらないようにしているのがクロステープであると推測される．その作用によって疼痛が除去されてその疼痛領域の動きが回復してくる．我々の経験では小さな非伸縮性テープの貼付部位がほんの5mmずれても効果が出ないことがよくある．この点，Baldryが強調しているように，表在鍼療法は筋筋膜トリガーポイントを被う組織内に刺入して，鍼刺激とトリガーポイントからのC線維由来の入力が同じ脊髄後角に到達するようにすることが重要であるかもしれない．該当筋肉を被う小さな非伸縮性テープの刺激はTENSのごとく低閾値高頻度刺激[5]であり，Aβ求心性線維を通してC線維由来の刺激の脊髄への伝達を抑制しているものと考えられる．

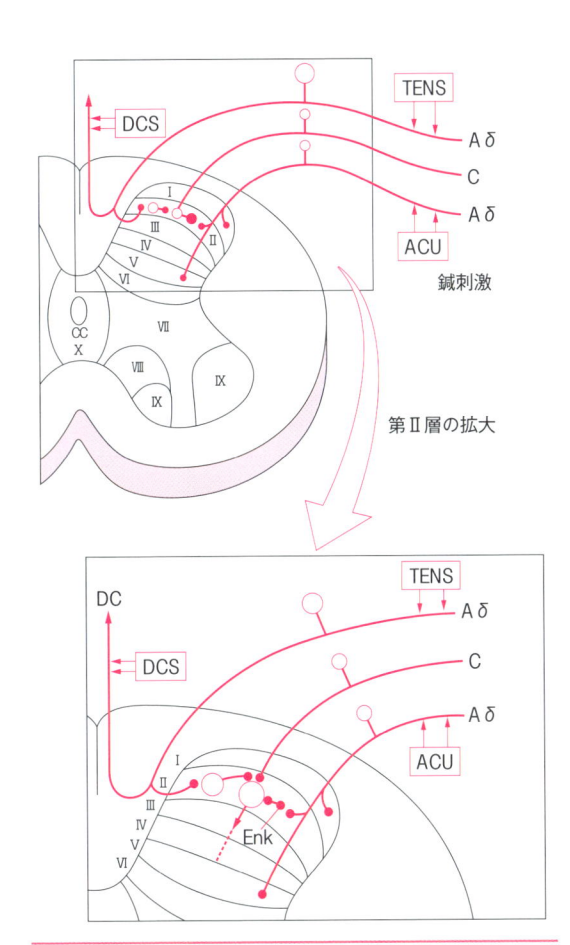

図11.55 ●脊髄後角への一次求心性線維の入力と鍼とTENSを含む回路

適用と禁忌

1．伸縮性粘着テープと非伸縮性粘着テープの適用

1）伸縮性テープの適用

　脊髄反射による筋肉の緊張を軽減し疾病の流れを変える場合に有効．関門制御説的効果を期待するときに使用する．

　全身運動調整では，運動レベル〜動作レベル〜行為レベル〜スポーツレベルのバランス調整に使用するが，重症例に使いやすい．

　関節機能異常の局所調整，筋筋膜痛，筋機能異常症候群，神経絞扼障害症候群，交感神経機能障害に使用する．

2）非伸縮性テープの適用

動作レベルの疼痛発現原因筋探索的テープに使用する．筋の筋膜〜筋腱移行部〜腱の疼痛発現責任部位に横断的に貼付し，筋の横断面積が増大することを防止する効果を期待するときに使用する．全身運動調整テープでは行為レベルやスポーツレベルの比較的軽症例の姿勢反射調節テープに使用する．局所原因療法テープでは関節機能異常に対する細かな調整をしやすい．

2. テープの量の変化

急性期や重症期には比較的に大量のテープを貼付している．運動レベルで疼痛を訴える場合，疼痛発現方向に関係のあるすべての筋肉に起始部から停止部まで貼付する．急性期には関門制御説的効果を期待するので，伸縮性テープを貼付する．

亜急性期，中等度症例になると動作レベルでの疼痛発現になるので，共同運動の視点からテープを貼付する．さらに軽症化して行為レベルの疼痛発現時期になれば，疼痛惹起原因筋〜疼痛惹起原因部位探索テープ療法が適用になる．疼痛惹起原因筋の探索テープや原因部位の探索テープは四肢・体幹のすべてに応用可能である．肘から末梢，膝から末梢の痛みは姿勢反射・連合反応・共同運動などの反射的視点のテープ療法後に多少残存することがある．特にこの部位には疼痛惹起原因筋の探索テープや原因部位の探索テープを施行するとよい．

スポーツレベルの疼痛が出現する場合の姿勢反射的テープ療法では小さな非伸縮性テープを数個貼るだけになる．

3. 伸縮性粘着テープの筋肉に対する貼付方法

1）疼痛発現動作に対する筋肉機能の評価

①疼痛発現動作の問診：どのような動作で疼痛が発現するか問診する．
②疼痛発現部位の確認：疼痛発現動作を行ってもらい疼痛が発現する部位を確認する．
③疼痛発現動作に関与する筋肉の運動分析：疼痛発現動作を分析し，その動作に関与する筋肉を検査する．

2）疼痛発現動作に関与する筋肉に対する伸縮性粘着テープの貼付方法

①貼付する筋肉を最大限に伸張する（図11.56）．
②最も筋肉の緊張している線維に起始から停止まで貼付する（図11.57）．
③テープの端から3〜4cmを伸ばさないで貼付する．その間は約10〜20％引き伸ばして貼る．
④テープ療法後，疼痛発現動作の疼痛を確認する．

4. 伸縮性粘着テープ貼付による皮膚のトラブル防止

1）伸縮性粘着テープの端と皮膚との摩擦によるトラブルの防止

テープの貼り始めと貼り終わりに起こる皮膚の問題は，テープを貼った際のテープの縦方向における伸長力の問題であり，身体を動かしたときにテープが皮膚を強く引っ張るために起こる．テープの左右の端と皮膚との間にミミズ腫れのような皮膚のトラブルが起こる場合には，テープの横方向における問題であり，身体の動きに伴ってテープの端と皮膚がこすれるために起こる．これらの問題を解決するためには，テープを貼るときに，目的とする筋肉を最大限に伸張させながら，一方，テープを過度に引っ張らずに貼ることにより防止する．

2）テープ貼付による皮膚の掻痒感や不快感の防止

テープをしばらく貼っていると，体温調整のための発汗作用による汗がテープの糊の下に蓄積するために，かゆみや不快感を訴えることがある．防止方法としては，伸縮性粘着テープを貼付後，なるべく入浴する．入浴のときにはタオルに石鹸を泡立て，テープの上から軽くたたき，その後，シャワーでよく洗い流すと，テープの糊や糊の下に溜まった汗が洗い流される．入浴後，テープの水分をタオルなどで拭き取り，ドライヤーでよく乾かすと，皮膚のかゆみや掻痒感は出現しにくい．

5. テープ貼付の禁忌

アトピー性皮膚炎や皮膚過敏症など皮膚そのものが弱い場合に，テープ貼付により接触性皮膚炎が起こることがある．症状は皮膚の炎症や発疹などである．湿布や絆創膏などによる皮膚のトラブルの既往歴を問診

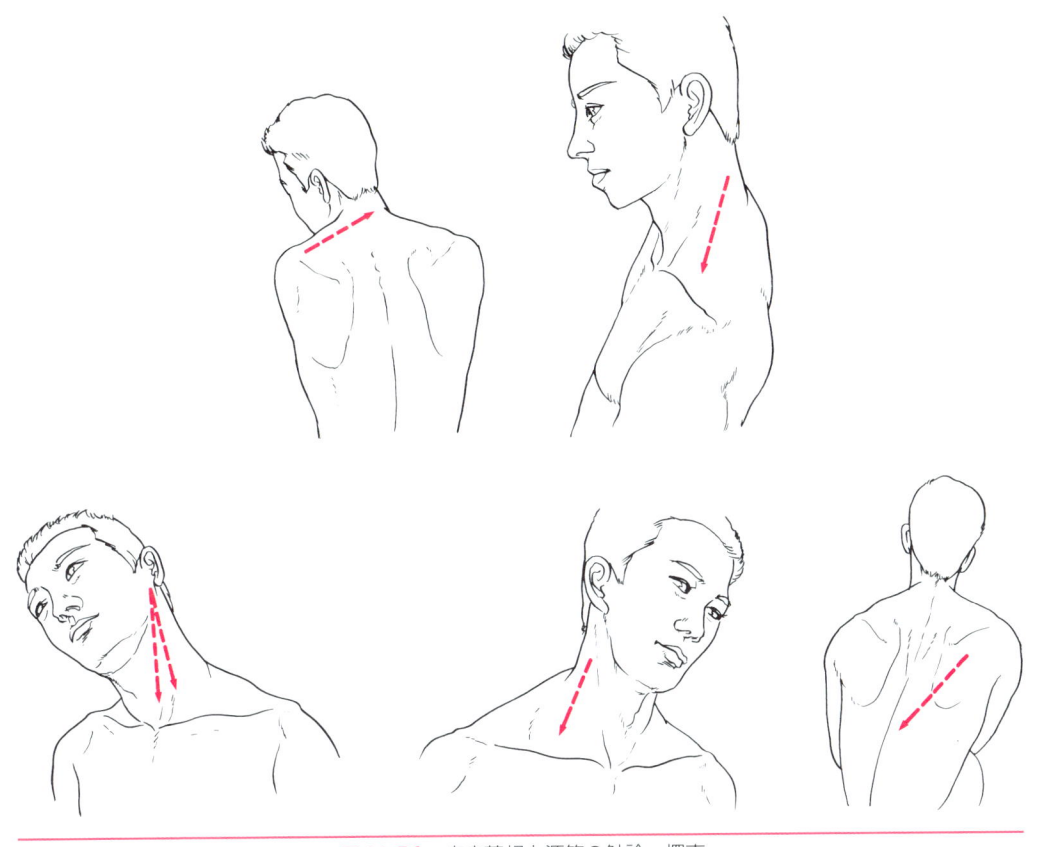

図11.56 ● 疼痛惹起力源筋の触診・探索

頭頸部右回旋運動で疼痛が発現する場合，左へ頭頸部を回旋させて緊張している筋を確認する．

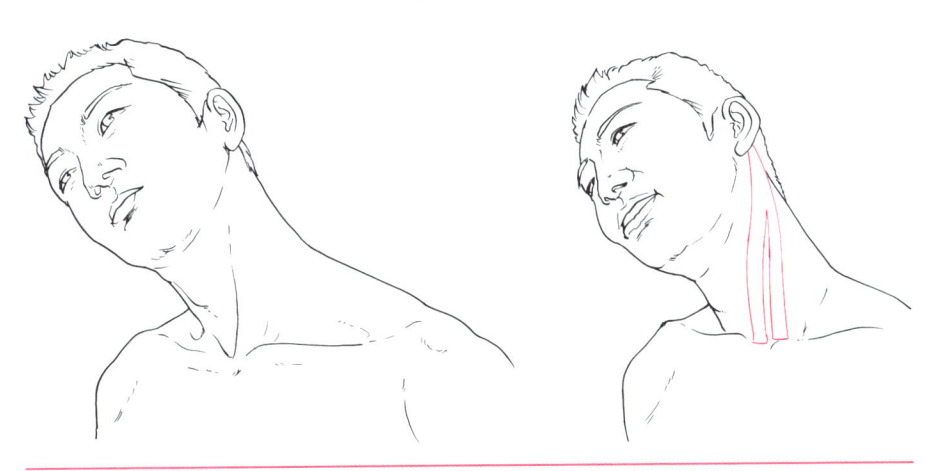

図11.57 ● 左胸鎖乳突筋の伸縮性テープ貼付方法

2〜3cm幅の伸縮性テープを筋肉の長さに合わせて用意する．テープの一方を2本に切っておく．起始部（後頭部上項線外側，乳様突起）にテープの端2〜3cmを伸ばさないように貼付する．2本に分けた前方の部分をまず，頭部を左回旋してテープを20％ほど伸ばして胸骨部に貼付する．次いでそのまま頭部を右へ側屈し後方のテープを20％ほど伸ばして鎖骨部に貼付する．

表などでチェックすることによりトラブルを未然に防ぐ．

手技に特異的な評価方法

人間の何気ない素早い動きは反射・反応を活用し、注意深くて緩慢な動きは反射的要素を抑制している。スポーツなどは中脳以下の統合的反射を総合的に活用し、瞬発力を引き出している。筋骨格系疾患患者の疼痛が運動～動作～行為～スポーツレベルのどの動きのレベルに発現するのかを区分する[1]。

1. 疼痛発現の動きの分類とテープ療法
（表11.9）[1]

1）運動レベルの評価とテープ療法
運動レベルは意識的で神経を集中した緩慢な単一関節の動きのレベルである。
重症度・急性期の激痛症例に多い動きである。
①動かそうとすると激痛が出現し、疼痛惹起原因筋を特定できない場合、疼痛発現運動の方向に関係している筋肉～力源筋にテープを貼付する。
②自動運動で疼痛が出現する場合、疼痛惹起原因筋を探索する。
疼痛を惹起する原因筋を探し出して、責任のある部位にテープを貼付する。
③自動運動で疼痛が出現するが、抵抗をかけると増強する場合、筋力テストの要領で疼痛惹起原因筋を特定する。
疼痛惹起原因筋にテープを貼付する。

2）動作レベルの評価とテープ療法
動作レベルは半ば意識的で半ば無意識的で同時的な複数関節の動き、姿勢反射を半ば抑制し半ば活用するレベルである。
①疼痛部位、疼痛を発現させる動作を問診する。
②疼痛が発現する部位と関節の動きを確認する。
③その関節の動きで疼痛を惹起する筋肉を筋力テストの要領で探索する（図11.51）。
④疼痛を発現させる筋肉を同定できれば、さらに同筋の疼痛発現責任部位を探索する。
⑤原因部位を探索できれば疼痛惹起原因筋責任部位にテープを貼付する（図11.52）。

3）行為レベルの評価とテープ療法
行為レベルはある課題を遂行するための比較的緩慢な全身の動きの、姿勢反射を積極的に活用するレベルである。瞬発的で継続的な重心位置の変化がなくて、比較的安定している状態での全身の動きである。統合的反射運動を抑制しつつも、選択的にそれを活用し効率的な運動を形成する。亜急性期から慢性期の初めで重症でない症例に適用である。
①疼痛部位、疼痛を発現させる全身的な動きを聞く。
②頸部・体幹・四肢の各部の動きを観察し、疼痛が発現する主要な関節の動きを確かめる。
③共同運動・連合運動・姿勢反射の視点で理解する。
④疼痛が発現する動きを共同運動・連合運動の反射パターンで分析する（図11.58）。
⑤重心移動の少ない場合は疼痛惹起反射パターンに

表11.9　全身運動調整とテーピング

Type	Ⅰ	Ⅱ	Ⅲ	Ⅳ
疼痛発現動き	運動	動作	行為	スポーツ
病期	急性期	急性期～亜急性期	慢性期	治り際
重症度	重症	中等度	軽症	ごく軽症
関節運動	単一関節運動	複数関節運動	全身関節運動	全力全身運動
負荷	なし	重力負荷	抵抗負荷	全出力
重心	安定臥位～座位　重心移動なし	安定剤～立位　重心移動なし	座位～立位変化　緩慢な重心移動	急速な重心移動運動
動作の連合	なし	一部可能	可能	ほぼ正常
中心的テープ	疼痛発現運動の方向に関係する力源筋群テープ	疼痛惹起原因筋・原因部位テープ　共同運動・連合運動テープ	共同運動・連合運動テープ　姿勢反射調整テープ	姿勢反射調整テープ　平衡運動反応調整テープ

関与している主要な筋肉群に対して検者の触知・圧迫テストにより手掌で原因筋を同定する（図11.59）．

⑥重心移動の多い場合はテープを仮に貼り，疼痛が発現する動きをしてもらい評価する．

⑦効果のあった反射パターン筋肉群の効果的部位にテープを貼付する．

⑧共同運動・連合運動的反射パターンテープ貼付で改善しても緊張性頸反射の視点から全体の姿勢反射を円滑に強力に進める筋肉にテープを貼る（図11.53）．

[例] 歩行分析的テープ療法

歩行周期の立脚相を重心の変移により4相に分類する（図11.60）．

歩行時に身体のどこかに疼痛が出現する場合，その発現時期を確認する．

疼痛が発現する周期の歩行動作に関与する筋肉に非伸縮性の小テープを貼付することにより歩容を調整する（表11.10）．

4) スポーツレベルの評価とテープ療法

スポーツレベルは日常生活では疼痛を生じないが，

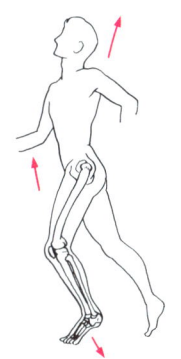

全伸展パターン	全屈曲パターン	伸筋群：	屈筋群：
跳躍する動作に関与している筋群	着地する動作に関与している筋群	大腿四頭筋 下腿三頭筋～足底筋 長趾屈筋群～長母趾屈筋群	ハムストリング筋 前脛骨筋 長趾伸筋～長母趾伸筋

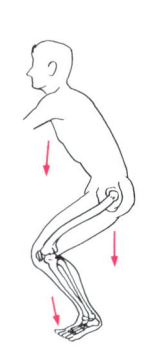

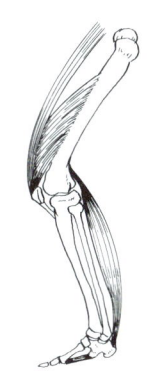

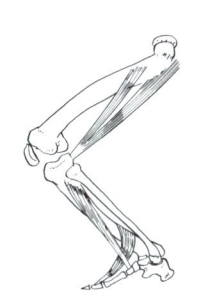

図11.58 ● 共同運動の視点での下肢の動作分析

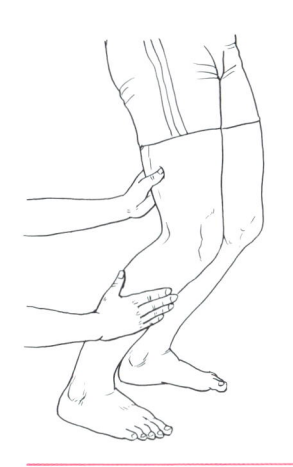

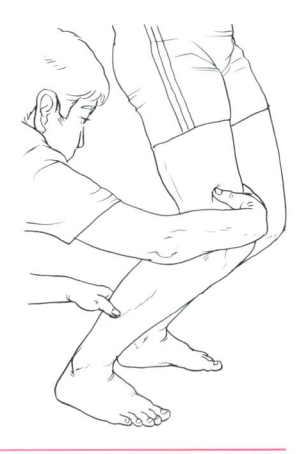

図11.59 ● 下肢の共同運動パターンと触知・圧迫テスト

屈筋群の触知・圧迫テストによる屈曲運動　ハムストリングス筋腹　前脛骨筋筋腹

伸筋群の触知・圧迫テストによる伸展運動　内外側広筋圧迫　下腿三頭筋腱移行部

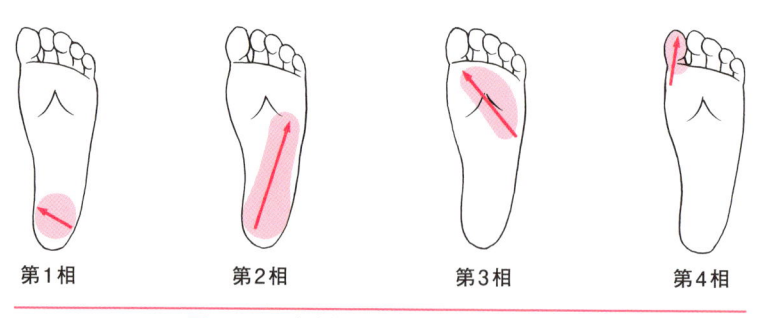

図11.60 ● 立脚期　足底接地面と重心移動

表11.10 ● 歩行動作分析的テーピング

	第 1 相	第 2 相	第 3 相	第 4 相
下肢全体 足全体	屈曲〜屈曲〜伸展 回内 短腓骨筋腱	屈曲〜伸展〜伸展 回外 後脛骨筋腱 （長母趾屈筋腱）	伸展〜伸展〜伸展 回内 後脛骨筋腱 長腓骨筋腱 （長母趾屈筋腱）	伸展〜伸展〜屈曲 回外 長腓骨筋腱 後脛骨筋腱 長母趾屈筋腱
膝関節	下腿内旋 半膜様筋 （外側広筋）	下腿外旋 大腿二頭筋 （内側広筋）	下腿外旋 大腿二頭筋 （内側広筋）	下腿内旋 半膜様筋 （外側広筋）
股関節	屈曲外旋外転 中殿筋 梨状筋	伸展内旋内転 大殿筋 大腿筋膜張筋	伸展内旋内転 大殿筋 大腿筋膜張筋	屈曲外旋外転 中殿筋 梨状筋
体　幹	中間〜後方回旋 広背筋	後方〜中間 前鋸筋	中間〜前方回旋 大胸筋	前方回旋〜中間 菱形筋
肩関節	伸展〜伸展 三角筋後部線維 上腕三頭筋	伸展〜中間 小胸筋 烏口腕筋	中間〜屈曲 三角筋前部線維 上腕二頭筋	屈曲〜伸展 大円筋 棘下筋
後頸部	対側回旋 胸鎖乳突筋	対側回旋〜中間 中斜角筋	中間から同側回旋 中斜角筋	同側回旋〜中間 胸鎖乳突筋

重心を次々と移動させながら，無意識・瞬発的に多くの課題を連続して遂行していく動きや，瞬発的に反射的に連続している全身的な動きのレベルである．慢性期〜治り際，ごく軽症例に適用である．

①疼痛部位，疼痛発現動作とその方向を聞く．
②瞬発的な全身の強力な運動は姿勢反射の視点で分析する．
③痛みの出る動きが明瞭な場合，対称性緊張性頸反射〜非対称性緊張性頸反射の視点から姿勢反射調整テープを貼る．すなわち姿勢反射運動の一部として疼痛発現動作を理解する．小さな入力で大きな出力を出し得るポイントに小テープを貼付する（図11.53）．
④痛みの出る動きが不明瞭な場合，平衡運動反応テストで問題のある動きを見つけだす．平衡運動を調整するテープを貼付する．

治療手技

1. 全身調整テープ療法と作用機序

1）疼痛惹起力源筋テープ

疼痛が強くて，実際に動かせないものの，動かそうとすると激痛が発現する場合は，その疼痛が発現する方向に関係のある筋肉群に広く貼付する．

単一関節の動きで激痛が発現する場合，特にあまりにも痛くて動かせないがある方向に動かそうとすると激痛が発現する場合，要するに疼痛が激しく筋力テスト的手法ができない場合に貼付する方法である．

①疼痛部位を聞き，疼痛発現〜増強動作を確認す

る．疼痛が発現する動きが複数に存在する場合は最も疼痛の激しい動きのみを対象とする．
②疼痛発現～増強動作する動きと反対方向の動きをしてもらう．
③その動作で緊張している筋肉を指腹で探る．
④緊張している筋肉の走行を起始から停止まで確認する．
⑤疼痛が発現する方向と反対方向の動きをした肢位で，伸縮性テープを10～20％伸張して貼付する．あるいは疼痛が発現する動きの方向に関係している筋肉のすべてに起始部から停止部まで伸縮性テープを貼付する．
⑥疼痛発現動作を再度してもらい疼痛発現増強の程度が軽快しているか確認する．

重症で検査が十分できない症例でも対応できる．表在性筋の筋緊張を緩和するつもりでテープを貼る．これらのテープは関門制御説的に触覚・圧覚・振動覚を惹起するテープであり，臨床的には過剰に緊張した筋肉群を見事に緊張緩和してくれるテープである．翌日，疼痛部位が現れ，疼痛の発現する方向が明確であれば，その方向の動きに関係している筋肉群のうちで，疼痛を惹起させている筋肉を検査して，同定できればその筋肉に対してテープを貼付する．

2）疼痛惹起原因筋テープ

疼痛が激痛より少し緩和し，自動運動で疼痛が出現する～自動運動で疼痛が出現するが，抵抗をかけると増強する程度であれば，疼痛発現の原因になっている筋肉を探索して，その筋肉のみにテープを貼付する．

筋力テストの要領で疼痛惹起原因筋を探索する（図11.51）．
①疼痛部位，疼痛を発現させる動作を聞く．
②疼痛を発現する動きの関節運動を確認する．
③その関節の動きで疼痛を惹起する筋肉を筋力テストの要領で探索する．
④疼痛を発現させる筋肉を同定できればその筋肉を最大に伸長した状態で，約10～20％伸張した伸縮性テープを貼付する．

3）疼痛惹起原因筋の原因部位テープ

①疼痛が発現する動きを確認する．疼痛が発現する方向，可動域，制動のある範囲に注意する．
②疼痛が発現する動きと全く反対方向の動きをしてもらう．緊張している筋肉を指腹で探る．
③筋力テストの要領で疼痛が発現する動きに関与している筋肉群の中から疼痛を発現させる筋肉を同定する．

筋力テスト的手法により疼痛惹起原因筋を探索できた場合，
④同筋に負荷をかけて疼痛を誘発しながら，筋肉上に検者の手を触知圧迫して，疼痛が軽減する部位を探索する．

疼痛惹起原因筋の起始部，筋腹部，筋腱移行部，腱部，停止部を触知・圧迫し，疼痛が軽減する部位を明確にする．
⑤疼痛原因部位に非伸縮性テープを貼付する．

［例］手関節背屈時の疼痛惹起原因筋探索・原因部位探索（図11.52）．

例えば，手関節を背屈すると疼痛が発現するとの訴えの場合，長橈側手根伸筋，短橈側手根伸筋，尺側手根伸筋，総指伸筋，長母指伸筋群などを筋力テストの要領で負荷をかけながら，順次調べていく．第2中手骨に抵抗をかけた場合に疼痛が出現するならば，長橈骨手根伸筋が疼痛惹起原因筋と同定する．次にその筋肉に対して下記のテストを続ける．

疼痛惹起原因筋に対して，検者の一方の手で負荷を与えて疼痛を惹起せしめつつ，他方の手・指で，その疼痛惹起責任筋の起始部，筋腹，筋腱移行部，腱部，腱停止部などを圧迫していく．最も疼痛が軽減する部位に非伸縮性テープを筋腹や腱を横断・圧迫するように貼付する．

4）触知・圧迫テストによる疼痛惹起原因筋テープ

①疼痛の発現する運動方向を確認する：その運動に関与する筋に対して筋力テストの要領で疼痛惹起原因筋を探索できない場合．
②疼痛が発現する運動に関与する筋群のなかから，セラピストは筋肉を触知・圧迫しながら，対象者に疼痛の発現する動作を行ってもらい疼痛が軽減～消失する筋肉を探していく．

この際，疼痛部位にかかわらず，疼痛が発現する運動に注目し，その運動学的な視点・分析により筋肉を選択する．
③疼痛が軽減～消失する筋が同定できれば，その筋の起始部～筋腹部～停止部に圧迫部位をずらして

疼痛が軽減する部位を明確にする．その部位が疼痛を発現する責任部位であると同定する．
④疼痛原因部位には非伸縮性テープを貼付する．
[例] 頸部運動時疼痛に関与する疼痛惹起原因筋探索（図11.54）
下肢伸展挙上時に発現する殿部下肢痛に対する疼痛惹起原因筋探索（図11.61）

5）共同運動パターンテープ～中等度症例—肢内での屈曲・伸展パターンの調節（図11.62）

急性期や比較的重症例では疼痛惹起原因筋が同定できない場合がある．このような場合疼痛発現動作のうち一肢の動きを共同運動の視点で分析し，どのパターンを促通すると疼痛が軽減するかテストして有効な部位にテープを貼付する．動作が一肢運動で出現するときは共同運動の視点で分析し屈曲運動か伸展運動かを選択する．その共同運動に関与している屈筋群や伸筋群に対して，手掌を当てた状態で疼痛発現動作をしてもらい，疼痛が軽減する部位にテープを貼付する．

（1）上肢の共同運動の視点による動作分析

動作分析には肩関節の最大の内転・内旋～上腕下垂状態～肘関節伸展～前腕回内の状態から肩関節の最大の外転外旋～肘関節屈曲～前腕回外の状態に向かう過程を屈曲パターンとみなす．

肩関節の最大の外転・外旋～肘関節屈曲～前腕回外の状態から肩関節の最大の内転・内旋～上腕下垂状態

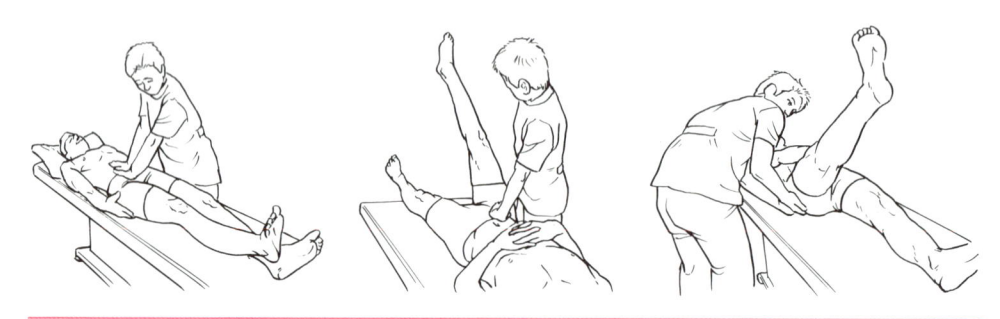

図11.61●下肢伸展挙上運動時痛に対する疼痛惹起原因筋探索
腸骨後傾に関与する腹直筋や外腹斜筋あるいはハムストリングス，股関節屈曲に関与する腸腰筋，大腿直筋などを検者の手掌で圧迫しながら下肢を伸展挙上を行い下肢伸展挙上時疼痛や可動域制限が改善する筋肉を探索する．

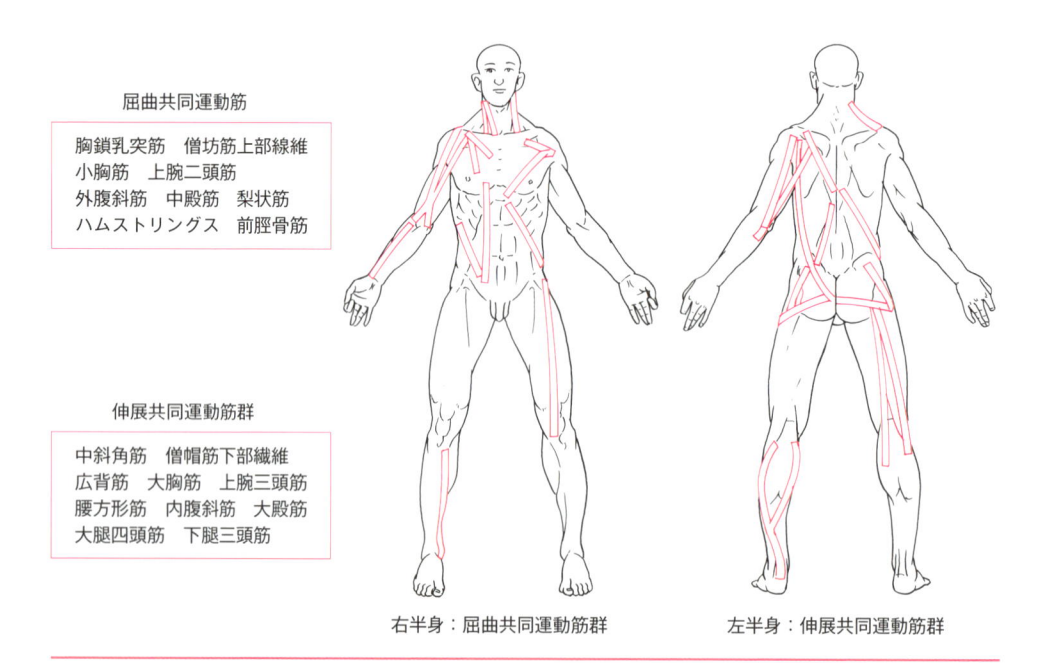

屈曲共同運動筋
胸鎖乳突筋　僧坊筋上部線維
小胸筋　上腕二頭筋
外腹斜筋　中殿筋　梨状筋
ハムストリングス　前脛骨筋

伸展共同運動筋群
中斜角筋　僧帽筋下部繊維
広背筋　大胸筋　上腕三頭筋
腰方形筋　内腹斜筋　大殿筋
大腿四頭筋　下腿三頭筋

右半身：屈曲共同運動筋群　　左半身：伸展共同運動筋群

図11.62●共同運動筋群とテーピング

～肘関節伸展～前腕回内に至る過程を伸展パターンと見なす．単純化していえば上腕の内旋運動を含む動作が伸展パターンである．上腕の外旋運動を含む動作が屈曲パターンである．中枢神経障害のない正常人の場合はスポーツ負荷がかかっても，上記のように典型的に現れるわけではない．正常人では肘から末梢はかなり共同運動～連合運動～姿勢反射から分離，独立した運動が可能である．また意識的に動作していることもあるので，肘から末梢の動きに幻惑されるとパターン分析を誤る．このため上腕の内旋・外旋運動に注目すべきである．

(2) 下肢の共同運動の視点による動作分析
（図11.58）

伸展パターンの動作とは，椅子から立ち上がる，しゃがみ位から立ち上がる，階段を上がっていく，飛び上がる動作である．下肢で蹴り出して重力に抗して伸び上がっていく過程は伸展パターンである．これらの動作で疼痛が出現するときは伸筋群に対する評価を行い，伸筋群に対してテープを貼る．屈曲パターン動作とは，椅子に着席するとき，しゃがみ込んでいくとき，階段を降りるとき，飛び上がって着地するとき，歩行～走行で着地から立脚中期までの動作である．下肢が重力に引かれて大地に着地し体重がかかっていく過程は屈曲パターンである．これらの動作で疼痛が出現するときは屈筋群に対する評価を行い，屈筋群に対してテープを貼る．

下肢の疼痛部位にかかわらず，疼痛発現動作を共同運動の視点で観察して屈曲パターンであるか，伸展パターンであるかを分析する．下肢の障害の部位がどこであろうと，下肢に痛みが出現するパターンの筋群に対して検者の手指あるいは仮のテープで各筋に対して圧迫を加え（図11.63），疼痛が軽減もしくは消失する筋肉を確認する．圧迫して疼痛が軽減した部位にテープを貼る（図11.64）．

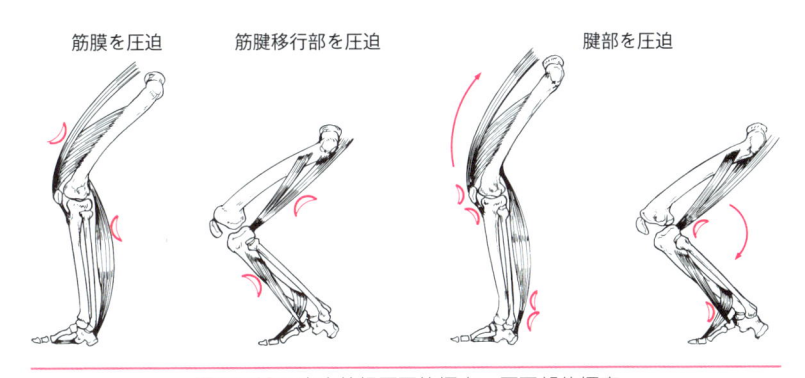

筋膜を圧迫　　筋腱移行部を圧迫　　　　　　腱部を圧迫

図11.63●疼痛惹起原因筋探索・原因部位探索

大腿四頭筋筋群

下腿三頭筋筋群

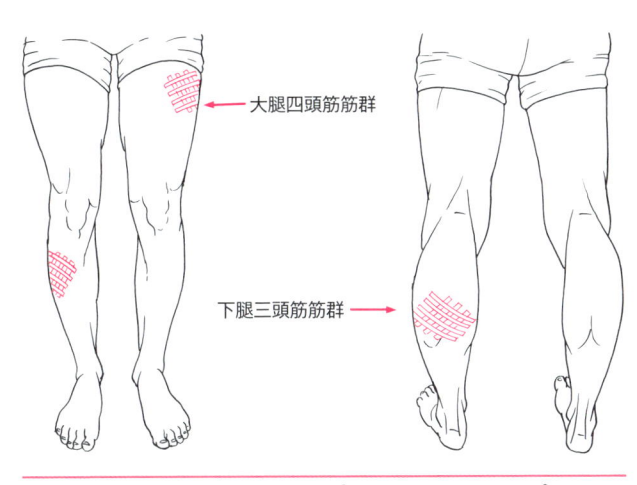

図11.64●非伸縮性テープによる筋腹圧迫テープ

・下肢屈筋群：ハムストリングス筋群，前脛骨筋，長母趾伸筋，長趾伸筋
・下肢伸筋群　大腿四頭筋，下腿三頭筋，長母趾屈筋，長趾屈筋，足底筋

6）連合運動テープ〜軽症例―二肢内での屈曲・伸展パターンの調節

疼痛を発現する動作を左右上肢〜左右下肢〜右上下肢〜左上下肢の運動の組み合わせの視点で確認し，疼痛を発現する連合反応パターンを促通するようにテープを貼付することにより，より確実な効果を獲得することもできる．対側連合運動と同側連合運動のパターンがみられる．

[例] サッカー選手がボールを右足で受け止めようとする動作として，右側上下肢が屈曲パターンを呈し，左側上下肢が伸展パターンを呈する．この時左右の上肢および下肢は対側連合運動として一方が屈曲パターン，他方が伸展パターンを呈している．

ランナーが走行中に右側の肘関節を屈曲しつつ，上腕を内旋しつつ，肩関節を伸展したときに，肩関節に疼痛を生じる例では，右側上肢の伸筋群，左側上肢の屈筋群に対してテープを貼る．

7）姿勢反射調整テープ〜軽症例―頭頸部から四肢〜体幹でのパターン調節

スポーツなどで最大の筋力を発揮しようとしたとき，正常人でも緊張性頸反射によるものと類似した姿勢パターンをみる．スポーツにて疼痛が出現し，疼痛発現動作が明確である軽症例に適用する．疼痛が発現する動作がどの姿勢反射パターン（対称性緊張性頸反射・非対称性緊張性頸反射）に該当するか選択し，その姿勢反射を促通するポイントにテープを貼付する．

また，運動レベルや動作レベルでの調整テープを貼付した後に残存している疼痛に対して，疼痛発現動作を姿勢反射の視点で判断して，その姿勢反射を促通し得るポイントにテープを追加貼付する．

（1）対称性緊張性頸反射の視点―頸部の屈筋・伸筋の関与

対称性緊張性頸反射では，頭部を伸展すると，両上肢が伸展し，両下肢は屈曲する．頭部を前屈すると，両上肢が屈曲し，両下肢は伸展する．

[例] 投げられたボールを両手で受ける動作で疼痛が出現する症例には，頸椎屈筋群にテープを貼付する．剣道の素振りの上段の構えから竹刀を振り下ろす面動作で疼痛が発現する症例には，頸椎伸筋群にテープを貼付する．

（2）非対称性緊張性頸反射の視点―頸部の回旋筋，側屈筋の関与

非対称性緊張性頸反射では，頭部を体幹に対して回旋したとき，顔面側上下肢が伸展し後頭側上下肢が屈曲する．また頭部を体幹に対して側屈したとき，耳介が肩に近づいた側の上下肢が伸展し，反対側の上下肢が屈曲する[6]．頭部回旋筋として顔面側の中斜角筋，頭側の胸鎖乳突筋にテープをすると効果的である（図11.53）．頭部側屈筋として側屈側の中斜角筋が有効である．

上下肢伸展共同運動で疼痛が出現する場合，中斜角筋にテープを貼付する．

上下肢屈曲共同運動で疼痛が出現する場合，胸鎖乳突筋にテープを貼付する．

[例] 投手が振りかぶって右手でボールを投げる瞬間と投げた後に，右肘や右肩に疼痛が発現するとき，右中斜角筋，左胸鎖乳突筋にテープを貼る．

8）立ち直り反応的テープ

頭部と頸椎の運動は体幹と四肢の運動を惹起させる引き金的存在である．腰椎を伸展，屈曲，回旋，側屈をさせようとするとき，まず頭部，頸椎からその運動を開始し，腰椎のそれぞれの運動が後発して惹起される（図11.65，図11.66）．

[例] 腰痛により右への寝返りで疼痛が発現するか，あるいは困難な症例には右中斜角筋と，左胸鎖乳突筋，体幹右側に伸展パターン，体幹左側に屈曲パターンの筋群にそれぞれテープを貼付する（図11.67）．

9）平衡運動反応〜ごく軽症症例

疼痛発現動作が明確でなく，労働負荷やスポーツ負荷にて疼痛が出現する軽症例には，平衡運動反応における不均衡を調整するテープを貼付する．立位で前後左右回旋方向における重心の急激な移動に対する反応のテストをして，反応異常のある方向に対して調整する．

身体の動きを矢状面運動（前屈後屈方向，底屈背屈方向）で調整するテープには，前足部機能を調整する

テープ（図11.68）や足関節底屈筋群や背屈筋群へのテープを貼付する．

身体の動きを前額面運動（左右方向，内反・外反方向）で調整するには，足底にテープを貼付する方法がある．踵の外側あるいは内側に補高テープを貼付し（図11.69），補高の厚みはテープを重ね貼りすることで調整する．また貼るテープの大きさにより調整する．

重症度や急性期・慢性期に応じて上記のバランス調節をする．軽症例では上記のバランス調整だけで問題が解決する場合もある．しかし，重症例ではバランス調整に加えて局所療法～原因療法が必要になる．

症例紹介（局所異常調整テープ療法の紹介）

テープ療法は筋骨格系疾患・障害の病理・病態生理学に基づいて，全身運動調整のほかに，局所異常調整を目的として施行する．局所異常調整テープ療法は目

椅座位から上半身を前屈する過程
屈曲共同筋群

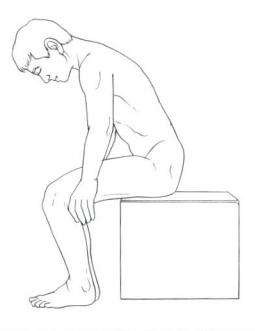

舌骨上下筋
顎舌骨筋
斜角筋群
胸鎖乳突筋
小胸筋

腹直筋
外腹斜筋
ハムストリングス
前脛骨筋

図11.65 ●立ち上がり動作の屈曲共同筋群

椅座位で上半身を前屈した状態から立ち上がる過程
伸展共同筋群

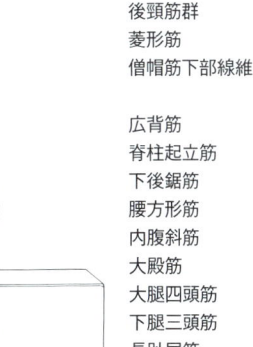

後頸筋群
菱形筋
僧帽筋下部線維

広背筋
脊柱起立筋
下後鋸筋
腰方形筋
内腹斜筋
大殿筋
大腿四頭筋
下腿三頭筋
長趾屈筋
長母趾屈筋

図11.66 ●立ち上がり動作の伸展共同筋群

伸展共同運動筋群

中斜角筋　僧帽筋下部線維
大胸筋　広背筋　上腕三頭筋
内腹斜筋　腰方形筋

屈曲共同運動筋群

胸鎖乳突筋　僧帽筋上部線維
小胸筋　外腹斜筋

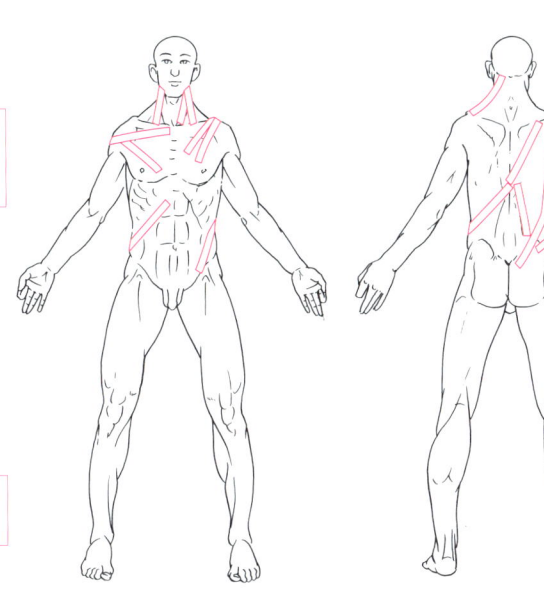

左体幹：屈曲共同運動筋群　　右体幹：伸展共同運動筋群

図11.67 ●右への寝返り動作とテーピング

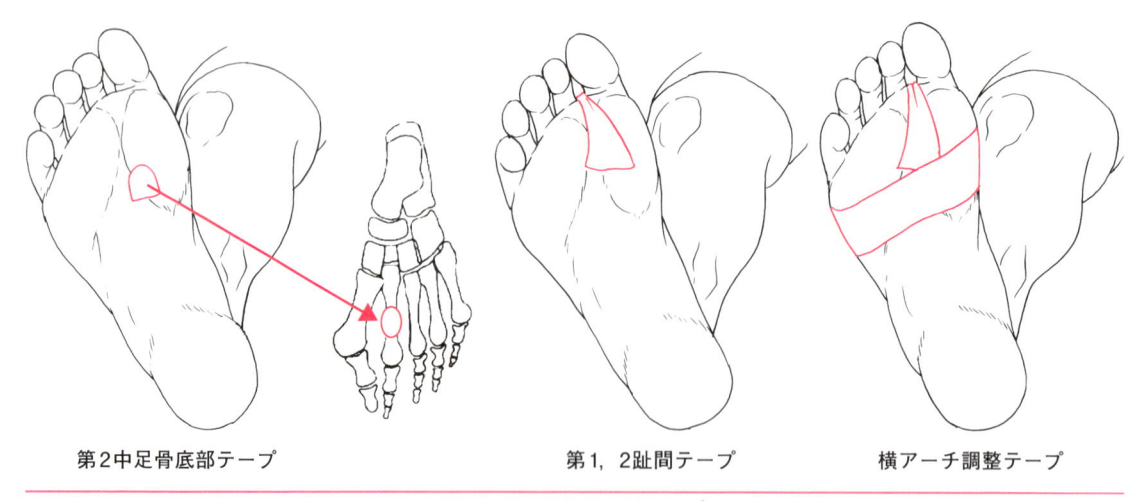

図11.68●前足部調整テープ

第2中足骨底部テープ　　　第1, 2趾間テープ　　　横アーチ調整テープ

右踵内側テープ　　　左踵外側テープ
右屈曲パターン促進　　左伸展パターン促進

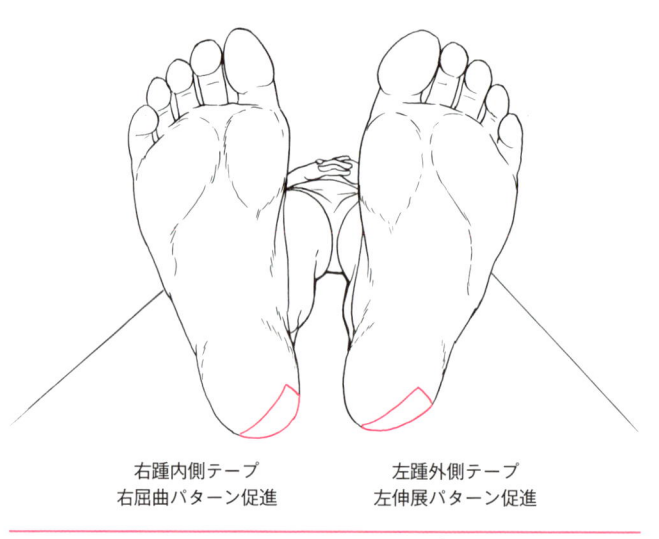

図11.69●踵の足底テープ

的に応じてテープを貼付し，下記のように作用機序は異なる．

1. 関節の亜脱臼を防止，あるいは偏位の整復を維持するテープ療法

　上腕骨頭前上方偏位防止テープ，橈骨手根関節亜脱臼防止テープ，母指手根中手関節亜脱臼防止テープ，距骨後方滑りテープなどがある．

1) 上腕骨頭前上方偏位に対するテープ
（図11.70）

　棘上筋は上腕肩甲関節の外転時に骨頭を臼蓋に引きつける求心作用をしている．上腕骨頭の調整筋である棘上筋が損傷した状態で，大きな三角筋が働きすぎると，上腕骨頭の上方偏位が起こり，骨頭は肩峰下アーチに衝突してしまい，十分な外転を行うことができない．肩関節内外旋において内旋筋が外旋筋に比べ筋力が強いため，内旋筋である大胸筋，肩甲下筋，大円筋，広背筋の作用などにより上腕骨頭は前上方へ牽引される．さらに，上腕骨頭の前上方偏位が非整復位の状態で上腕二頭筋長頭が骨頭を尾部方向へ引き下げ骨頭を外旋させて，骨頭と関節窩の適合を援助しようと代償することになる．その結果，上腕二頭筋長頭は上腕骨頭結節間溝部で前上方偏位している上腕骨頭にぶつかり，上腕二頭筋長頭腱炎を惹起し，上腕二頭筋長頭の機能障害を引き起こす．棘上筋腱損傷による上

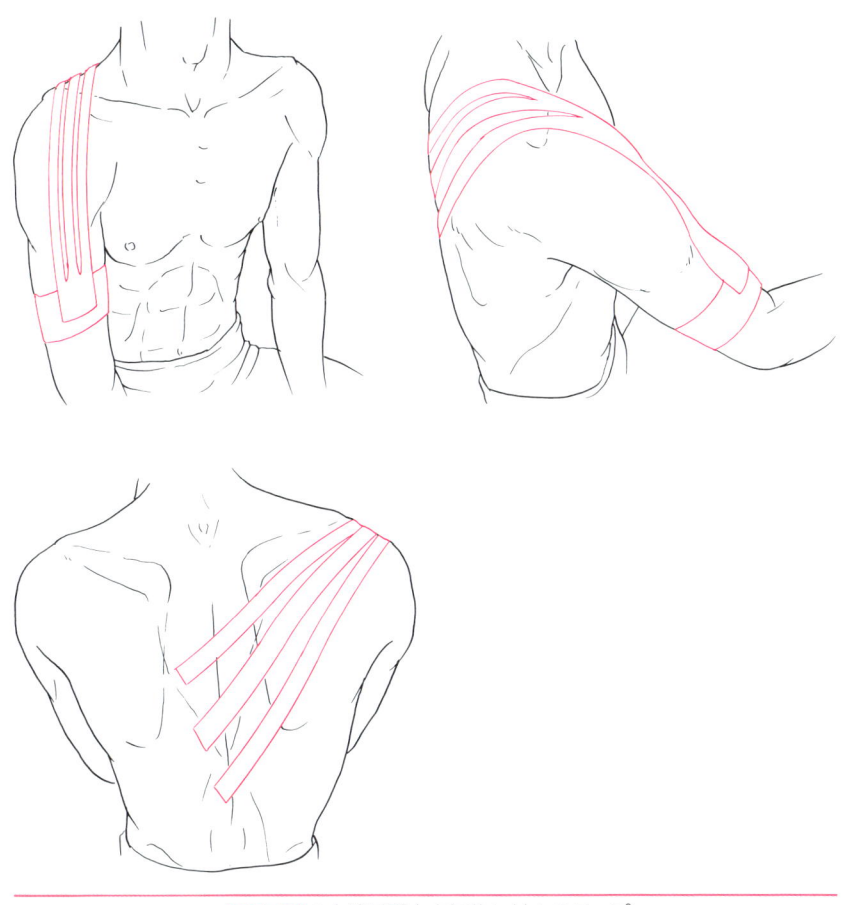

図11.70●上腕骨頭上方偏位に対するテープ

腕骨頭前上方偏位，上腕二頭筋長頭腱損傷を防止するため，上腕二頭筋筋腹部の最大収縮部上を1周するテープと，上腕骨骨頭前上方偏位を防止するテープを貼付する．上腕二頭筋の筋腹最大収縮部1周テープは，上腕二頭筋が収縮した際に，最も筋腹が膨隆した部分に伸縮性テープを巻く．セラピストは，上腕骨頭を関節包内で後下方へ滑らせるように誘導し，肘と前腕を支持する．上腕二頭筋の筋腹最大収縮部1周テープの上からの伸縮性テープを上腕二頭筋筋腹〜結節間溝部（上腕二頭筋長頭腱）〜肩鎖関節〜棘上筋〜棘下筋部へ貼付する．テープ貼付開始部位より約5cm上部から3〜4本に分けて貼付する．

2）橈骨手根関節機能異常に対するテープ療法（図11.71）

橈骨遠位端は掌側傾斜角（20〜25°）を有する[7]．形態学的に舟状骨および月状骨は橈骨遠位端に対し掌側に偏位しやすい．橈骨手根関節の機能異常では，舟状骨と月状骨が掌側に偏位し，そして回内方向に偏位し，橈側に偏位していることが多い．この偏位を整復した後に，手根骨を背側へ持ち上げ，維持するために以下のような伸縮性テープを貼付する．整復しにくい場合は先にこのテープを貼っておくと整復しやすい．

3〜4cm幅の伸縮性テープを第2および第3基節骨に分けて貼付し，手関節を背屈位に保持した肢位で，中手骨から橈骨遠位までをテープをやや強めに引っ張り気味にして貼付する．このテープの目的は手根骨を背側に引き上げることである．橈骨遠位部から外側上顆までは軽く伸ばして貼付する．このテープにより，舟状骨・月状骨の関節包内掌側，橈側，回内偏位が防止される．

3）母指手根中手関節亜脱臼防止テープ

人間の母指の対立機能は使い過ぎることにより障害されやすい．人間の母指手根中手関節は中手骨底部が橈側，背側に偏位していることが非常に多い．その理

・手亜脱臼整復後にテープ貼付
・手根骨の掌側への偏位を防止
・橈側手骨伸筋へのテープ
・手関節背屈位でテープ貼付

橈骨下端部傾斜角
掌側偏位しやすい

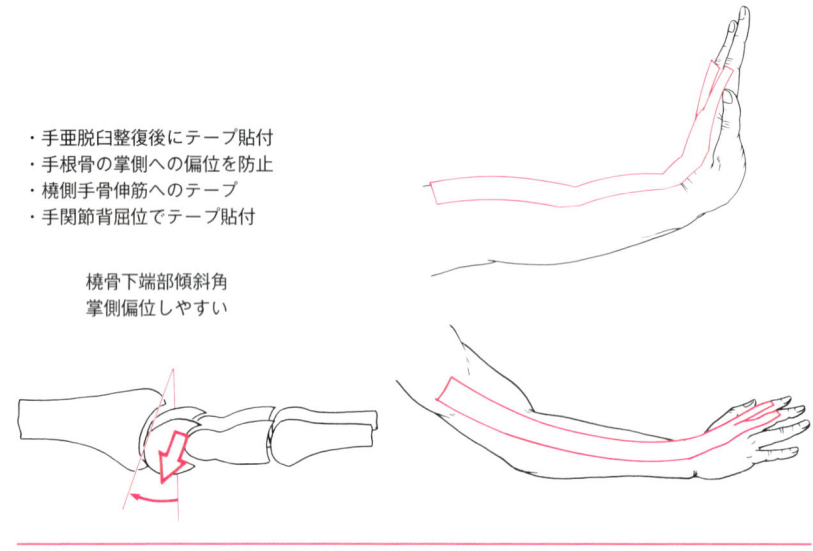

図11.71●橈骨手根関節亜脱臼防止テープ

疼痛惹起原因部位探索

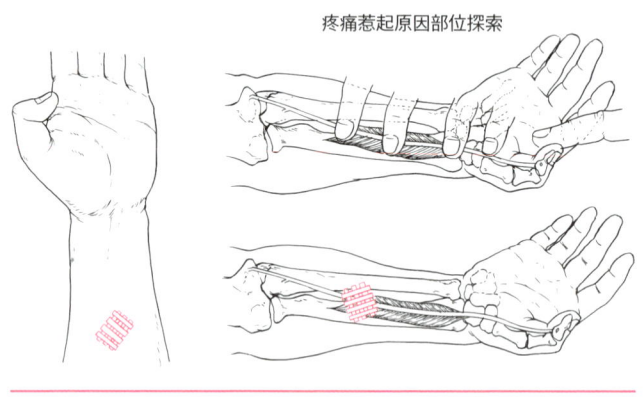

図11.72●長母指屈筋腱腱鞘炎　非伸縮性テープ

由の一つに，母指の頻繁に繰り返される対立運動（回旋運動）の際，長母指外転筋が働き，同筋の付着部である第1中手骨底部が橈側，背側に偏位しやすい．また，人間の母指手根中手関節にて対立運動（回旋運動）を制限する方向に走行している靱帯がないことも橈側，背側偏位が生じる理由の一つに挙げられる．母指手根中手関節の橈側，背側偏位がある状態で，さらに母指の対立運動（回旋運動）が繰り返されると長母指外転筋腱，短母指伸筋腱および長母指屈筋腱腱鞘炎が引き起こされる．このような症例には，筋力テストの要領もしくは触知・圧迫テストにより，疼痛惹起原因部位を探索し非伸縮性テープを貼る（図11.72）．第1中手骨底側を非伸縮性テープにより掌側に圧迫することにより大菱形骨と第1中手骨間の関節を調整する．

（図11.73）

4）距骨後方滑りテープ療法（図11.74）

距骨の後方への滑り運動ができないと距腿関節の背屈外反はできないと考える．例えば，足関節内反捻挫を例に考える．急性期の足関節内反捻挫の場合，距骨の前方偏位が認められ，距骨の後方への滑り運動が障害される．この状態では患肢へ荷重負荷ができない．人が母趾側に荷重し母趾で蹴り出しを行うには距腿関節の背屈外反が必要になる．背屈外反を行うには距骨の後方への滑り運動が必要となる．

距腿関節の背屈時に痛みが出現するならば前脛骨筋テープや長趾伸筋テープを貼付してみる．背屈の運動時痛は楽になったとしても，歩行時，患側下肢で立脚

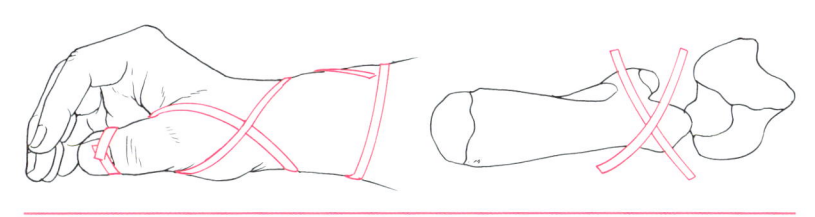

図11.73●母指手根中手関節亜脱臼防止テープ

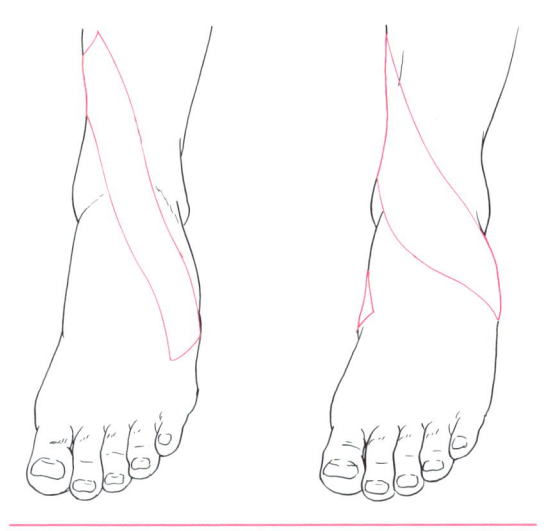

図11.74●距骨後方滑りテープ療法

中期を乗り越えることができないことがある．患側下肢よりも前に健側下肢を振り出すことができないことが多い．腓腹筋をゆるませた肢位（膝関節屈曲位）で距腿関節の関節裂隙に余裕が出てくるまで踵骨をトラクションする．トラクションは脛骨内果部を軸とする半円形を描くような形で行う．内反底屈状態でトラクションして踵骨を後方に引きながら外反背屈するような形で距骨を滑り込ませていく．この関節モビライゼーションにより距骨の後方への滑り運動を促すと，患肢への荷重負荷が可能となりやすい．この操作の後，伸縮性テープを第1中足骨の背側から底側へ回し第5中足骨の足底部から背側へ，さらに距腿関節前面を通り脛骨の内側へ貼付する．距骨の後方への滑り運動を維持するテープである．

2. 末梢の関節の関節包のインピンジメント防止テープ

指節間関節の屈曲状態から背屈するときに激しい疼痛が出現するとき，屈曲状態で末梢部を牽引しつつ関節裂隙を拡大してその隙間の上にやや厚めのテープを半周貼る．そしてテープを周囲から固定して背屈時に関節包が咬み込まれないように工夫してテープを追加していく．大腿脛骨関節，距腿関節などにも施行する．

3. 腱鞘炎に対する有角的方向転換テープ療法

腱鞘は腱を方向転換させて腱が浮き上がらないようにしている．腱鞘炎は腱と腱鞘との有角的な摩擦（使いすぎ～力みすぎ）の結果生じる．治療は腱と腱鞘の有角的摩擦をなくして炎症を抑えることである．したがって有角的方向転換点を人工的にずらすことにより目的を達成する．

疼痛部位・点を確認する～疼痛増強動作を確認する．腱の直上を圧迫することにより動作による疼痛が軽減する点を探す．腱鞘炎を起こしている腱鞘部位で有角的方向転換をしないようにする点を選ぶ．テープは非伸縮性テープで有角的方向転換点を適度に圧迫するように貼る．有角的方向転換点を人工的にずらすことにより目的を達成する．テープだけでは有効な効果が出ない場合はその点にてテープの下に豆状のゴムを入れるとよい．長母指屈筋腱腱鞘炎（図11.75a）長母指外転筋腱腱鞘炎（図11.75b），などに施行する．

4. 指の屈筋腱鞘炎に対する中手骨遠位端扇状開排防止テープ

示指～小指の屈筋腱腱鞘炎の場合，中手基節関節屈曲時，中手骨遠位端が扇状に開排する．そして屈筋腱の腱鞘が内外に広がり，腱を押さえつける．この時に腱と腱鞘の間に摩擦を生じて炎症が起こり，どちらかに肥厚があれば，弾撥現象や屈曲障害を惹起する．そこで中手骨遠位端が広がらないように中手基節関節を伸展したままで中手骨遠位端をぐるりと囲むように非伸縮性テープを貼付する．

a　長母指屈筋腱腱鞘炎　　　　　　　　　b　長母指外転筋腱腱鞘炎

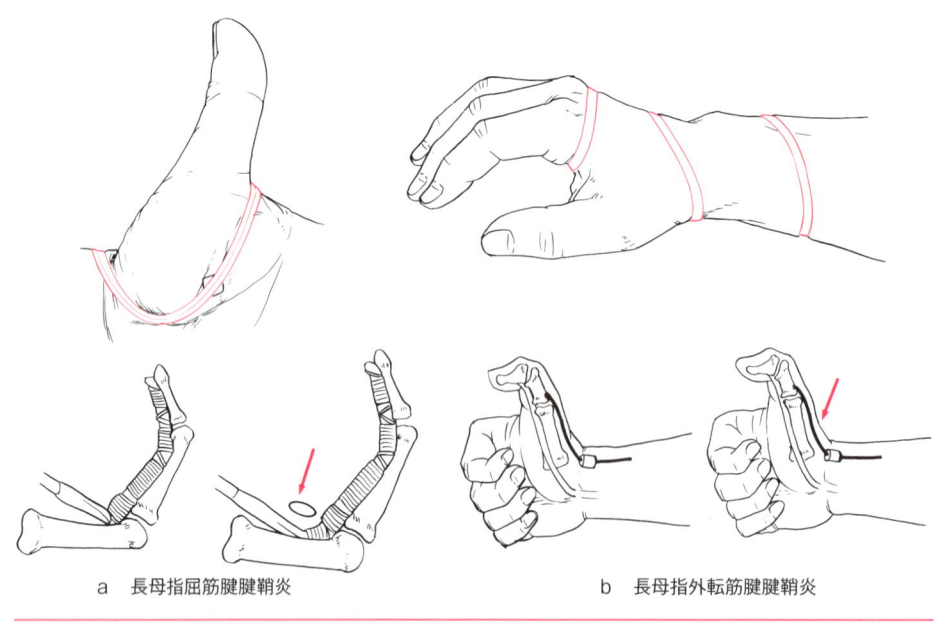

図11.75● 腱鞘炎に対する有角的方向転換テープ療法

5. 被覆テープ療法

　皮膚は弾力性があって厚いときは疼痛を発現しにくい．皮膚が周囲に引き伸ばされて薄くなったときや弾力性を失ったときに疼痛を感知しやすい事実を応用する[8]．

　疼痛部位を確認する～疼痛が増強する動作を確認する．皮膚が張って薄くなる部位と疼痛部位とが同一部位であることを確認する．疼痛増強動作と反対方向の動作をしてもらい疼痛が軽減することを確認する．その時，疼痛部位の皮膚がゆるんで厚くなっていることを確認する．テープは上記で確認した疼痛増強動作と反対方向の肢位で疼痛部分の皮膚が周囲に引っ張られて薄くならないような気持ちを込めて被覆テープを貼る．あるいは疼痛発現動作が軽減する皮膚の寄せ方を確認し，その方向に皮膚を寄せて被覆テープを貼る．テープを貼付した後，疼痛増強動作を再びとってもらい，疼痛が発現しないことを確認する（図11.76）．

6. 仙腸関節機能異常に対するテープ療法

　このテープの目的は仙腸関節の靱帯や関節包に侵害刺激を発生させない方向に腸骨を導くことである．仙腸関節の侵害刺激を軽減させるテープ後に所見および症状の変化を検査する．

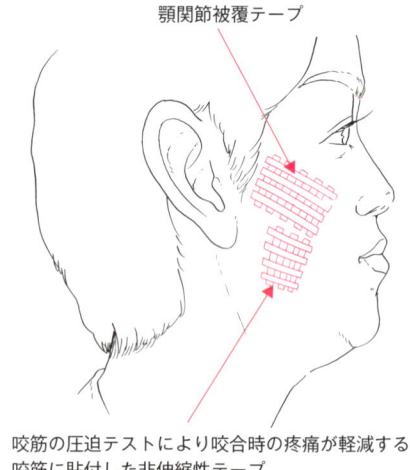

顎関節被覆テープ

咬筋の圧迫テストにより咬合時の疼痛が軽減する
咬筋に貼付した非伸縮性テープ

図11.76● 被覆テープ療法

　腸骨に対する徒手的操作による検査は立位の疼痛発現動作のみでなく，一側下肢伸展挙上検査や両下肢伸展挙上検査における所見に対しても仙腸関節の評価として有用である．制動あるいは疼痛発現などの所見に対し徒手的腸骨操作を行い，症状や所見の改善が認められる方向に腸骨を維持するようにテープ療法を行う．これによりそれぞれの所見に対する仙腸関節機能異常の関与を病態生理学的に理解しやすい．

1) 立位の腰部の疼痛発現動作に対する徒手的腸骨操作による検査（図11.77）

検者は徒手により対象者の両側の腸骨を前方あるいは後方へ傾斜させて，対象者に疼痛発現動作を行わせる．疼痛発現運動が軽減する左右の腸骨の徒手的操作の方向を確認する．

立位の疼痛発現動作が明確であり，腸骨操作により疼痛が軽減する明確な症例に対して，腰部の疼痛発現動作の疼痛が軽減する腸骨の方向（腸骨の後傾，開排，または前傾，離開）に伸縮性テープを貼付する（図11.78）．腸骨の後傾機能に関与する外腹斜筋，ハムストリングス，腸骨の前傾機能に関与する内腹斜筋，腰方形筋，縫工筋などの筋肉上に以下のような肢位で伸縮性テープを貼付する．

2) テープ療法による疼痛発現動作の疼痛が軽減する腸骨操作

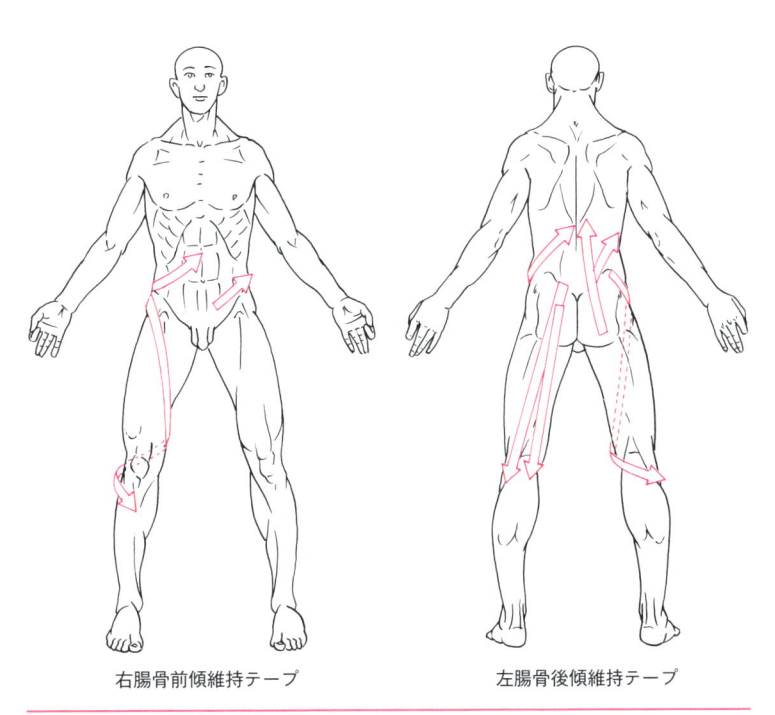

(1) 腸骨後傾テープの貼付方法（図11.79a，b）

肢位a：後傾する側の腸骨を上にした側臥位をとる．下側の下肢，股関節は伸展位にして腸骨を前傾する．上側の下肢は股関節，膝関節ともに最大屈曲する．この状態で股関節を最大外旋位にする．この状態で上側腸骨の上前腸骨棘より7cm末梢からテープを貼り始め，腸骨稜の腹側半分を被った後，外腹斜筋に沿って回旋しつつ第12胸椎棘突起まで貼付する．

肢位b：後傾する側の腸骨を上にした側臥位をとる．上側下肢は膝関節を伸展位にして股関節を最大屈曲させ，腸骨を後傾させる．その状態で後上腸骨棘からテープの貼付を開始して後下腸骨棘と坐骨結節を通過し大腿二頭筋長頭上あるいは半膜様筋に沿って脛骨に終わる．ハムストリングスの内側・外側の筋肉の選択はテストにより調整する．

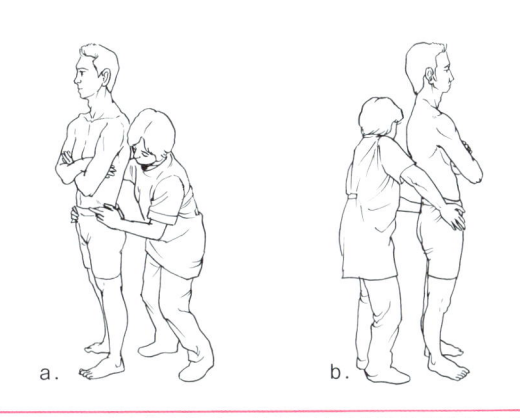

図11.77 ● 疼痛発現動作に対する徒手的腸骨操作による検査

右腸骨前傾維持テープ　　　　左腸骨後傾維持テープ

図11.78 ● 腸骨前傾・後傾テープ

a．外腹斜筋テープ

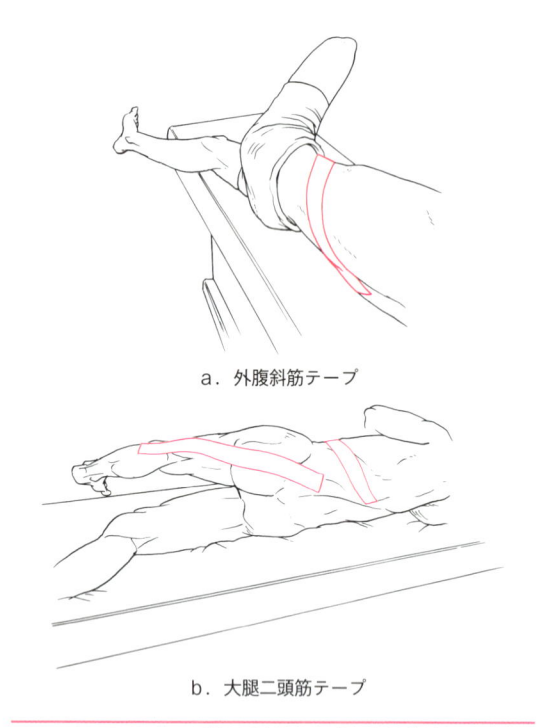

b．大腿二頭筋テープ

図11.79●腸骨後傾テープの貼付方法

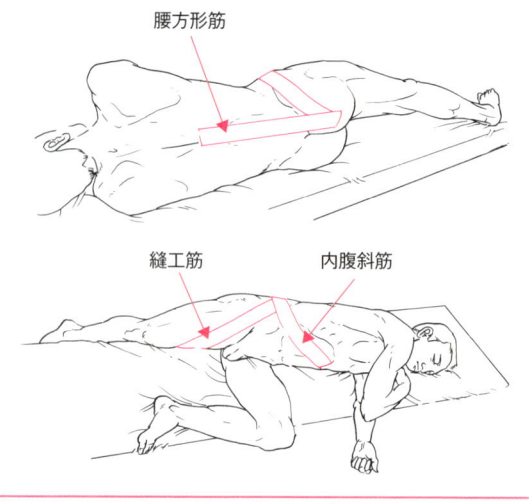

図11.80●腸骨前傾テープの貼付方法

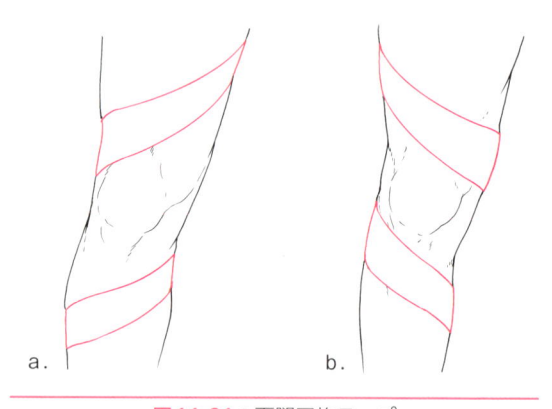

図11.81●下腿回旋テープ

(2) 腸骨開排テープ

腸骨後傾テープの肢位aと同じ肢位で上前腸骨棘から末梢部で7cm腹側よりテープを貼り始め，腸骨を開排するように水平に貼付を続け，仙骨に終わる．

(3) 腸骨前傾テープの貼付方法（図11.80）

肢位：前傾する側の腸骨を上にした側臥位をとる．下側の下肢の股関節と膝関節は最大限に屈曲する．上側の股関節は過伸展気味にする．後下腸骨棘からテープの貼付を開始する．後上腸骨棘を通過し，腰方形筋に沿って腰部の頭側に進み，第10肋骨に終わる．後下腸骨棘からテープの貼付を開始する．後上腸骨棘を通過し，腸骨稜の背側を被いつつ内腹斜筋に沿って上昇し胸骨の剣状突起に終わる．次いで上前腸骨棘よりテープを貼付し始め，縫工筋に沿って下行し，大腿内側から膝関節背面へ回旋し下腿前面に回り脛骨腹側に終わる．

7. 大腿脛骨関節機能異常に対するテープ療法

1）下腿回旋テープ

一般的に，立位で屈曲するとき，脛骨は大腿骨に対して内旋し，立ち上がるとき，脛骨は大腿骨に対して外旋する．しゃがみ動作で右膝に疼痛を訴える場合，右下肢で立ち，左側へ体幹を回旋して膝を屈曲したとき，疼痛が出現し，右側へ体幹を回旋して膝を屈曲したとき，疼痛が出現しないならば右の大腿外旋，下腿内旋時に疼痛が発現しないと推測し，下腿の内旋テープを貼付する．テープを貼付した後，右下肢のしゃがみ動作の疼痛を確認する．疼痛が出現しない方向が分かりにくい場合はテープを貼付してみて内旋と外旋どちらの方向で疼痛が軽減するか確認する場合もある．"テープを貼ってみる"ことにより，病態を探索できることはテープ療法の長所である．

(1) 下腿外旋制動テープ・下腿内旋誘導テープ（図11.81a）

しゃがみ込み動作時痛がある場合，徒手にて下腿を内旋させた状態で，しゃがみ込み動作を行うと疼痛が

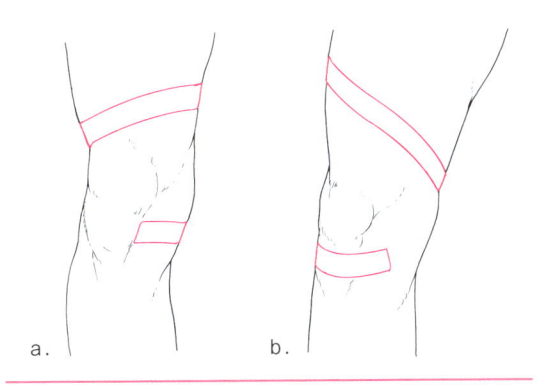

図11.82●膝関節半月板移動テープ

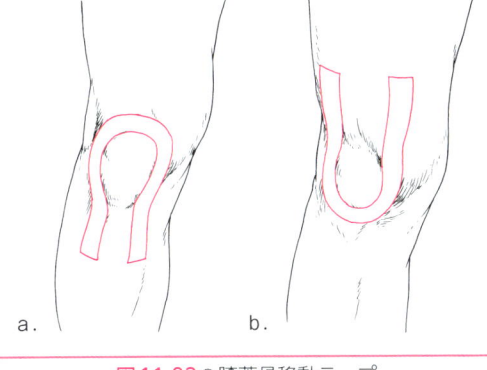

図11.83●膝蓋骨移動テープ

軽減あるいは消失する場合に貼付する．幅5cmのテープの端を下腿外側縁に貼付し，脛骨の内旋を誘導するように膝窩部，大腿外側，大腿内側まで貼付する．

(2) 下腿内旋制動テープ・下腿外旋誘導テープ（図11.81b）

しゃがみ込み動作時痛がある場合，徒手にて下腿を外旋させた状態で，しゃがみ込み動作を行うと疼痛が軽減あるいは消失する場合に貼付する．幅5cmの伸縮性テープの端を下腿内側縁に貼付し，脛骨の外旋を誘導するように膝窩部，大腿内側，大腿外側まで貼付する．

2）膝関節半月板移動テープ

大腿脛骨関節内での半月板の滑走を補助する．半月板は脛骨に付着しているので脛骨の近位端と半月板が付着する関節包や側副靱帯を保護するように貼付する．疼痛発現動作の方向により走行位置が異なる．内側半月板や外側半月板の周囲の組織を内旋あるいは外旋方向に移動すると痛みが軽減する場合にはインピンジメント防止テープという目的で，痛みの軽減する方向にテープを貼付する．

(1) 内側半月板内旋テープ（図11.82a）

2.5cm幅の伸縮性テープあるいは5～7mm幅の非伸縮性テープを使用する．

内側関節裂隙に貼付し，膝窩部，大腿外側を通りテープを貼付する．

徒手にて下腿を内旋させて膝関節屈曲を行うと疼痛の軽減あるいは消失する症例に貼付する．下腿回旋テープと合わせて半月板移動テープを貼付する．

(2) 内側半月板外旋テープ（図11.82b）

2.5cm幅の伸縮性テープあるいは，5～7mm幅の非伸縮性テープを使用する．

内側裂隙に貼付し，膝関節前面，外側半月板部，膝窩部，大腿内側を通り貼付する．

徒手にて下腿を外旋させて膝関節屈曲を行うと疼痛の軽減あるいは消失する症例に貼付する．下腿外旋テープと合わせて半月板移動テープも貼付する．

8. 大腿膝蓋関節機能異常に対するテープ療法

(1) 膝蓋骨移動テープ（膝蓋骨引き下げテープ）（図11.83a）

膝蓋骨と膝蓋靱帯との結合部に疼痛が出現する場合，膝蓋骨を上方へ動かした際に，疼痛が出現する場合に貼付する．2.5cm幅の伸縮性テープの中央に楔状の切り目を入れ，切れ目を上にしてテープ中央を膝蓋骨上縁に貼付する．膝蓋骨の内，外側縁，膝蓋靱帯に沿って，膝蓋骨を引き下げるように脛骨粗面部まで貼付する．

(2) 膝蓋骨引き上げテープ（図11.83b）

膝関節屈曲・伸展動作で膝蓋骨中央と大腿骨がぶつかり，痛みがある場合，膝蓋骨が下方に移動することにより疼痛がある場合貼付する．2.5cm幅の伸縮性テープの中央に楔状の切り目を入れ，切れ目を下にしてテープ中央を膝蓋骨下縁部に貼付する．膝蓋骨の内，外側縁に沿って，膝蓋骨を引き上げるように貼付する．

(3) 膝蓋骨左右移動抑制テープ

大腿に対して膝蓋骨の左右への動揺が大きい場合, 膝関節屈曲, 伸展動作に疼痛がある場合, 手掌全体で膝蓋骨を押さえて疼痛が軽減あるいは消失する場合に貼付する.

伸縮性テープの場合は7.5cm幅のテープを半分に折り, 切れ目を3本入れる. テープの端を膝関節後面に貼付する. テープの中央にできた4本のテープで膝蓋骨を被うように貼付する（図11.84）.

● 9. 前足部機能異常に対するテープ療法
（図11.68）

前足部の横アーチが消失している（扁平化した）下記のような症例に貼付する.

- 前足部横アーチ消失, スプーン化
- 第1中足骨の内反および第1基節骨の外反
- 第2, 3, 4基節骨近位端の背側亜脱臼と背屈
- 第5基節骨の内反
- 足趾屈筋群の筋力低下
- 歩行第4相の母趾および足趾屈筋群によるkick offが認められない場合
- 中足骨の疲労骨折
- 中足骨頭足底部の胼胝形成

圧迫すると母趾および足趾の屈筋が働きやすくなるポイントに重ね貼りしたテープを貼付する. その上に3.75cm幅のテープで中足骨の遠位部の開排を抑制するように第1中足骨遠位部の足背から, 足底を通り, 第4中足骨遠位部までテープを貼付する. この際, 横アーチを作るように足趾屈曲位でテープを貼付する.

● 10. 軽度の外反母趾に対するテープ療法
（図11.85）

① 2.5cm幅の伸縮性テープに, 一端から3cmほどの切れ目を入れる. 母趾中節骨近位部（母趾外転筋付着部）に, 切れ目を入れた側のテープの端を巻きつけるように貼付する. そして, 母趾基節骨を最大に外転させながら母趾外転筋の走行にテープを貼付する.
② 小趾側も同様に, 第5中節骨部に伸縮性テープを巻きつけるように貼付し, 小趾を外転しながら小趾外転筋の走行にテープを貼付する.
③ 次に, 3.75cm幅の伸縮性テープで中足骨の遠位の開排を抑制するように第1中足骨遠位部から, 足底を通り, 第4中足骨遠位部までテープを貼付

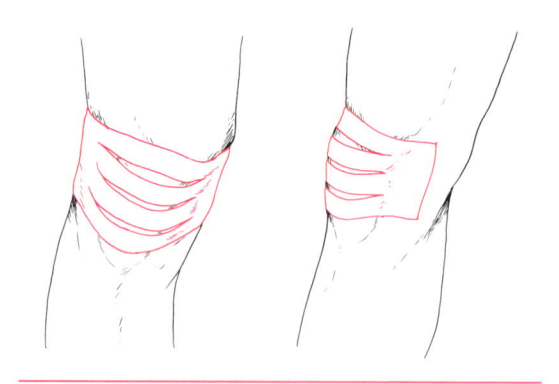

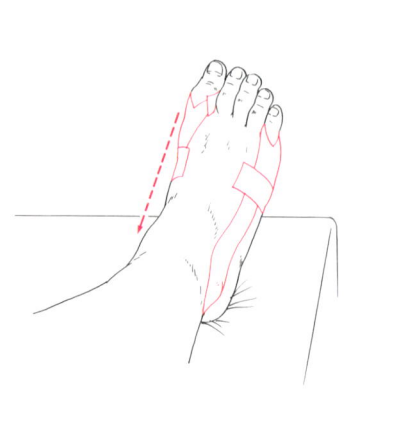

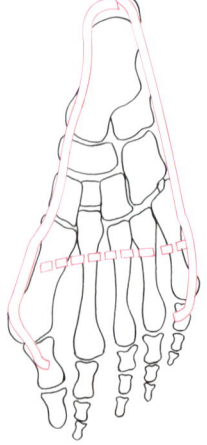

図11.84● 膝蓋骨左右移動抑制テープ

図11.85● 外反母趾テープ

する．この際，横アーチを作るように足趾屈曲位でテープを貼付する．

引 用 文 献

1) 有川功：ダイヤグラムによる筋骨格系のテープ療法．マニュピレーション47：8-11，1998．
2) 山本亨，若杉文吉：図解 痛みの治療神経ブロックを中心として．医学書院，1985，pp.13-15
3) 山本亨，若杉文吉：図解 痛みの治療神経ブロックを中心として．医学書院，1985，pp.17-18．
4) Bardly PE（川喜多健児・監訳）：トリガーポイント鍼治療．医道の日本社，1995，pp.96-98．
5) 西條一止，熊沢孝朗：鍼灸臨床の科学．医歯薬出版，2001，pp.470-475．
6) 中村隆一：中枢神経疾患の理学療法 姿勢・運動異常とその治療．医歯薬出版，1978，p.11．
7) Kapandji IA（荻島秀男・監訳，嶋田智明・訳）：カパンディ関節の生理学I上肢．医歯薬出版，2002，pp.148-149．
8) 小林孝誌：触圧覚刺激法（奈良勲，黒澤和生，竹井仁・編集：系統別 治療手技の展開）．協同医書出版社，1999，p.72．

（森川美紀・有川　功）

メディカルトレーニングセラピー
(medical training therapy：MTT)

メディカルトレーニングセラピー (medical training therapy：MTT) とは，「損傷を来した部分のトレーニング，身体全体のトレーニング，予防，損傷を来しやすい肢位でのトレーニング」であり，具体的には「関節の可動域，筋力，持久力，協調性，日常生活などの改善，適切な患者教育」を意味する．

現在，リハビリテーションでは，いわゆる個別リハが主流ではあるが，その際に必要な細かな運動処方，運動方法の確立は，いまだ不十分な現状にある．

人間は，いかに柔らかく，強く，長く，スムーズな動きができるかが，日常生活においてもスポーツや仕事においても重要な要素である．特に，人間の身体活動における動きやすさには，筋肉や関節の柔らかさをベースにしたフレキシビリティ（柔軟性）と筋力をベースにしたスタビリティ（安定性），さらには持久力や神経筋の協調性が重要となる．

本稿では，MTTの概念を説明し，トレーニングの種類として，欧米やヨーロッパにてパーソナルトレーニングに高い頻度で使用されているプーリーマシン（移動も容易でシンプルな構造で，運動の負荷量を容易に変更可能な機械）と，セラバンドを用いた方法について概説する．

トレーニングの科学

レジスタンストレーニングとは，局所あるいは全身の筋群に抵抗負荷を与えることにより，筋力，パワー，筋持久力といった骨格筋機能の向上を狙ったトレーニング方法の総称である．手段として用いる抵抗負荷は多種多様であり，バーベルやダンベル，空気圧・油圧・水圧などを利用したマシン，スプリングやゴムなどの弾性体，自身の体重，徒手抵抗，水抵抗，プーリーなどがある．

これまでは，「ウェイトトレーニング」あるいは「筋力トレーニング」という名称が一般的であったが，「レジスタンストレーニング」の方がより包括的な概念である．

筋力を決定する要因としては神経系の要因，筋量，筋線維組成，筋線維走行方向などが挙げられる．レジスタンストレーニングはそれらの要因をそれぞれ変化させる．

筋力強化で効果を得るには，一定量以上の負荷を加え，ある時間以上の運動を行うことが必要で，オーバーロード over load（過負荷）の原則と呼ばれる．それには，運動強度，持続時間，頻度，期間の4条件が必要となる．

1. トレーニングによる影響

トレーニングにより筋肥大ならびに筋線維の肥大が起こるとき，筋線維のタイプにより選択的肥大が生じることが知られている．

筋原線維が多ければ出力が高く，筋小胞体が多ければ高頻度で収縮でき，ミトコンドリアが多ければ有酸素的代謝が強くなる[1-8]．

筋線維は3つに分類できる．①typeⅠ線維（ST線維，SO線維，赤筋，遅筋，Sタイプ）：収縮速度は遅く，疲労耐性が最も高いが収縮力は小さい．有酸素性代謝によるエネルギー獲得に適した能力が高く，姿勢保持筋など持続的な収縮が必要な筋に多い．②typeⅡa線維（FTa線維，FOG線維，速筋，FRタイプ）：収縮速度は速く，疲労耐性も高く，SO線維とFG線維の両方の性質を有する．③typeⅡb線維（FTb線維，FG線維，白筋，速筋，FFタイプ）：収縮速度が速く，疲労耐性が最も低く，収縮力は大きい．無酸素性エネルギー代謝による作動に適し，素早く大きな力発揮を必要とする筋などに多い（図11.86）．

トレーニングによってtypeⅡ線維もtypeⅠ線維も肥大するが，肥大率はtypeⅡ線維の方が大きい．そして，typeⅡ線維のなかでは，筋力トレーニングによるtypeⅡb線維の割合の減少とtypeⅡa線維の割合の増加がみられる．つまり，エネルギー産生効率の高い方向への変化を引き起こす[7-11]．

身体トレーニングの場面でも，なるべく速く動くという意識をもって動くと，漫然と動く場合に比べ，F

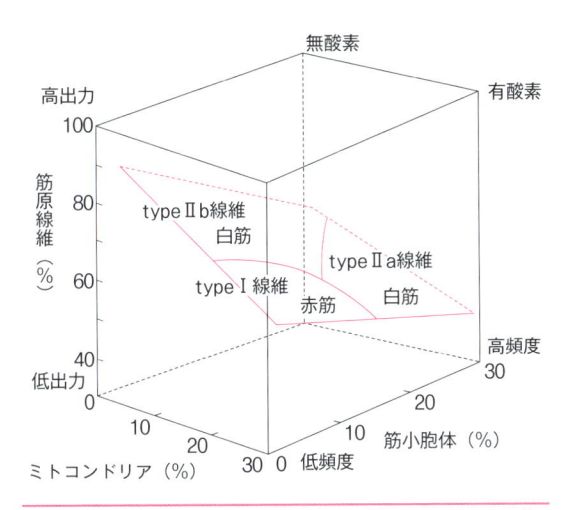

図11.86 ● 骨格筋線維の収縮頻度に関係する3大要因[1]

タイプの運動単位が選択的に動員され，その結果，男女ともにtypeⅡ線維に選択的肥大が生じる．選択的肥大が生じれば，全筋横断面積に対するtypeⅡ線維の面積比は増大し，トレーニング効果の乏しいといわれる筋収縮速度も改善される可能性がある．

電気刺激などの非生理学的手段を用いるとtypeⅡ線維からtypeⅠ線維への移行が生じることがあるが，通常のトレーニングによっては同様の変化は生じず，筋に占める割合は遺伝的要素が強い[8]．

また，短距離選手と長距離選手の筋線維組成における特徴も先天的なものであり，それぞれの種目に適した筋線維組成をもつ者が，自然選択的にそれらの種目に参加していくと考えられている．

2. 持久性トレーニングとスプリントトレーニングの効果

持久性トレーニングの効果は，概していえば身体の有酸素的能力の向上である．持久力トレーニングにより，有酸素的ATP合成の場であるミトコンドリアの大きさと数，そして密度が増加するとともに，TCA回路に関係するクエン酸合成酵素（CS）やリンゴ酸脱水素酵素（MDH）などの酵素活性，電子伝達鎖と関係するチトクロムオキシダーゼ活性などの増加がみられる[8]．

スプリントトレーニングでは，潜在的な解糖系能力が向上する．スプリントトレーニングではより速いATP供給が必要となるため，無酸素的なATP供給系や解糖系からのエネルギー供給の貢献が大きくなる．

その結果，クレアチンキナーゼ（CK）活性やアデニレートキナーゼ活性，解析系に関与するホスホフルクトキナーゼ（PFK）や乳酸脱水素酵素（LDH）活性が増加する[8]．

3. トレーニングによる神経系の改善

筋収縮は，興奮収縮連関により生じ，運動単位は筋収縮の機能的単位である．ある特定の筋の収縮力は，筋収縮活動に動員される運動単位の総数と個々の運動単位におけるα運動ニューロンのインパルス発射頻度に依存している[8,10-12]．

運動単位の動員様式をリクルートメントと呼び，運動単位のインパルス発射頻度の調節をレートコーディングと呼ぶ．筋力の発揮レベルが低い段階では前者により調節されているが，レベルが上がりすべての運動単位が動員された後は後者により調節される．

筋力強化運動の初期は，等尺性収縮や自動介助運動などが行われるが，この時期は筋再教育の段階と考えられ，神経系へのアプローチが主となる．筋横断面積はほとんど増加しないが筋力は増加する．この適応が神経系の改善（運動単位動員の増加ならびに個々の運動単位における発射頻度の増大）である．

中期以降は筋力，筋横断面積ともに増加する．つまり，初期では収縮に参加する筋線維数の増加により発揮筋力が増加し（神経活動の改善），その後は筋線維が肥大し（外見的には4週以降），筋力改善を引き起こすことになる[8-11,13]（図11.87）．

4. トレーニングによる筋量の増大

トレーニング中期以降の筋力増加においては筋横断面積の増加（筋肥大）が主たる役割を担う[14]．

筋力増加を伴う筋肥大の主要な部分を担うのは，従来から支持されてきたように，個々の筋線維の肥大（hypertrophy）であり，筋線維肥大の中身は筋原線維の肥大と数の増加（筋線維の縦裂）である（図11.88a）．一方，筋肥大のメカニズムとして筋線維の増殖（hyperplasia）の可能性があげられているが，賛否両論があり，統一的見解は出ていない．また，衛星細胞の融合と筋線維への分化による筋線維の新生や縦裂（splitting）（図11.88b）が筋線維増殖の機序として示されているが，いずれも動物実験モデルによるものであり，ヒトではいまだ明らかになっていない[14]．

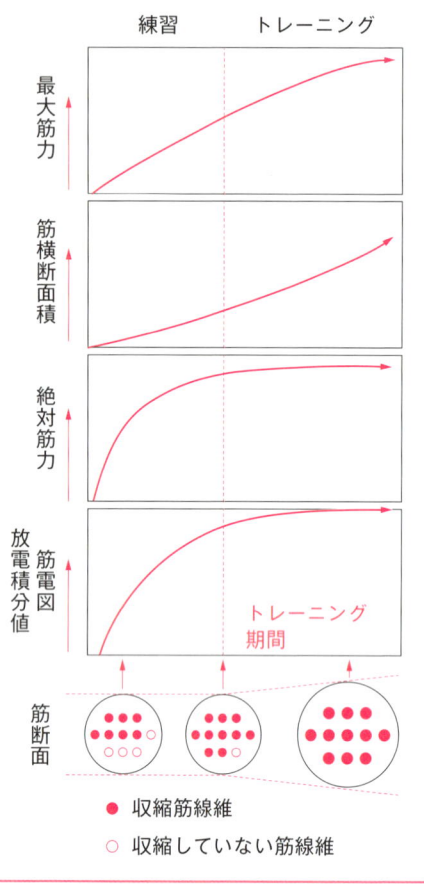

図11.87 ● 筋力強化の効果分析[12]

図11.88 ● 筋線維の肥大[14]

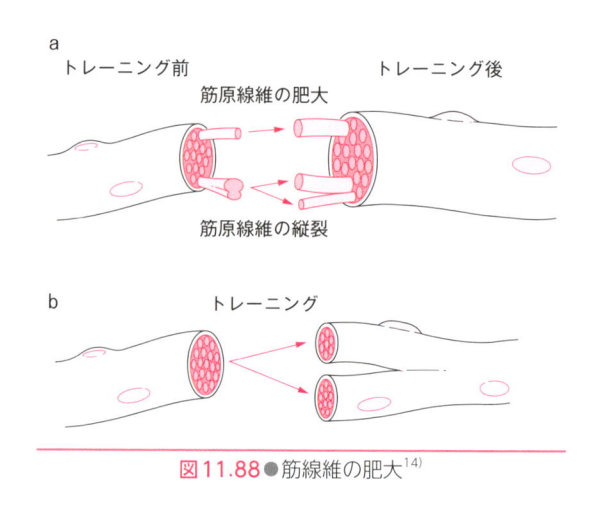

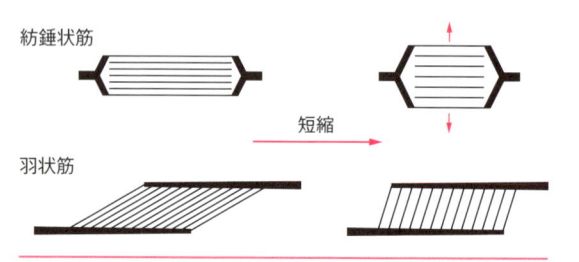

図11.89 ● 紡錘状筋と羽状筋の短縮の模式図[7]

5. 紡錘状筋と羽状筋との違い

　紡錘状筋は筋線維の短縮によって解剖学的横断面積は大きくなるが，羽状筋は短縮によって筋束の羽状角が増加し，解剖学的横断面積や筋厚は変化しない（図11.89）．筋線維の収縮速度は各筋節の収縮速度の合計であるから，筋線維長が長い紡錘状筋の方が，羽状筋よりも速い収縮とより長い距離の収縮に有利といえる．筋線維全筋レベルで発揮される筋力は，平行する筋線維の横断面積の総和として定義される生理学的筋横断面積を反映する．紡錘状筋と羽状筋とを比較すると，明らかに羽状筋の方が生理学的筋横断面積が大きくなり，力発揮の点では有利に働くということになる[7,11]．

　トレーニングによって筋肥大が起こると羽状角が増加する．しかし，あまりに肥大しすぎると，力発揮という点では不利になる．羽状角が45°以下では，羽状角が大きいほど発揮される力は大きいが，45°を越えると発揮張力を小さくしてしまう．一般人の場合5〜25°の範囲にあるが，エリートボディビルダーの場合には50°以上に達する場合がある[7,11]．

6. 不活動による筋萎縮

　骨格筋は，身体活動（運動量）の増加あるいは減少に対し，量的にも質的にも著しい適応変化を示す[7,8,10,11,15]．

　不活動による筋の顕著な変化として，筋または筋線維の萎縮が挙げられる．筋萎縮の程度を表す指標として，筋重量および筋線維の横断面積の比較がよく用いられる．筋重量の著しい減少がみられた筋では，筋線維間の隙間が広くなり，typeⅡ線維，typeⅠ線維ともに著しく萎縮する．不活動に伴う筋重量の低下は，この筋線維の萎縮が最も大きな要因であるが，そのほかに筋に含まれる水分量の変化なども影響すると考えられる．

　筋の伸張位固定では，筋重量の低下や筋線維の萎縮

の程度は非常に小さく，逆に短縮位固定では著しい筋線維の萎縮をもたらす．さらに，筋線維タイプ別では，多くの報告でtypeⅠ線維の萎縮率が大きいことを認めている．

非荷重による筋萎縮を防止するためにも，可能な限りの荷重を行うべきであろう．

7. 筋の固定の影響

筋は筋・腱移行部で成長し，腱組織は骨・腱移行部で成長する割合が高い．小児の場合，筋肉の拘縮は，筋の成長の失敗により起こり，成人の場合，筋の拘縮は，筋節の消滅により起こるとされている[16]．

筋の固定が及ぼす影響として，筋を伸張位で固定すると，筋節の新生が起こって，既存の筋原線維の先端に新たに追加され，全体として筋線維の伸張が生じる．筋を短縮位で固定すると，筋節が個々に消失して筋線維そのものの短縮が起こる．その結果，等尺性収縮力も短縮された筋線維の長さに応じて発揮されるために，筋力の低下は必然的になる．また，筋を中間位固定と短縮位固定で比較すると，短縮位固定の方が変性過程は著明である[16]．

8. 加齢による影響

生まれた直後には，すべての筋はtypeⅡ線維の性質を示すが，生後4～6週で分化を生じてtypeⅠ線維が現れてくる．加齢で，筋線維面積はtypeⅡ線維に顕著な萎縮が認められるのに対して，typeⅠ線維はその影響をあまり受けない．運動単位もFF型およびFR型が運動ニューロンの選択的な死により減少する．筋線維間の毛細血管の分布も減少する．

筋全体の筋力低下は個々の運動単位の減少が影響しており，残存する個々の運動単位そのものが発揮する機能に関してはあまり加齢の影響は受けない可能性が考えられる．加齢による筋力低下の原因は，筋線維組成の変化ではなく，筋の量的変化に強く依存している．加齢による筋量の減少は，筋線維数の減少（損傷を受けた筋線維の再生能力減少，神経筋接合部の再生能力低下，筋を支配する運動神経細胞の減少などが原因）とtypeⅡ線維の選択的萎縮の相乗効果によって生じ，筋力は筋の横断面積と比例することから，筋量の低下は高齢者の筋力低下につながる[7-11]．

ギプスやベッドレストのような不活動に伴う変化は，typeⅡ線維よりもtypeⅠ線維の減少をもたらすことから，typeⅡ線維の減少は加齢に伴う変化として捉えることができる．

9. トレーニング効果の個人差─遺伝子の多型性

トレーニング全般にいえることであるが，トレーニングに対する反応性における個人差は大きい．この背景にある要因は，遺伝的要因と環境的要因とに大きく分けられる．ヒトゲノム解読によって，個人の遺伝的な特質に合わせた医療，すなわちオーダーメード医療への方向が見据えられている[8]．

1998年のMontgomeryの実験によると，英国陸軍の新人兵士に10週間の筋持久力トレーニングを行わせた結果，アンギオテンシン変換酵素遺伝子（主に血圧の調節に関わっている）の違いによって筋持久力の伸びが異なったという興味深い研究があり，トレーニング処方に関する研究の新たな展開を予感させるものであるといえる[8]．

10. 低頻度レジスタンストレーニングの効果とその記憶─神経・筋記憶

トレーニングの頻度に関して従来から広く受け入れられてきた考え方は，「毎日トレーニングしたときの効果を100％とすると，頻度の低下とともに効果は低下し，1週間に1日では効果は40％，2週間に1日では効果がない」というものである．

これに対して，レジスタンストレーニングを日常行っていない人で，24週間に平均7～8日という超低頻度のトレーニングでも筋力が向上したという報告や，週1日で5週間という短期間でも等尺性最大筋力が向上し，それが17週間という脱トレーニング期間後もほとんど低下しなかったという実験結果がある．このトレーニングでは，筋の肥大よりも，神経系の改善が明らかであった．さらにこうしたレジスタンストレーニングの効果は潜在的に記憶されており，脱トレーニングによって筋力が一見低下したかにみえても，再トレーニングによって筋力の回復応答が向上するという可能性（神経・筋記憶）も提示されている．

もし本当にレジスタンストレーニングの効果が記憶されるものであれば，競技シーズン前のトレーニングの見直しや，青少年期におけるスポーツ・運動が中高年期の健康づくりの基盤として位置づけられる可能性も出てこよう[8]．

トレーニングの効果の記憶という興味深い現象は、レジスタンストレーニングだけではなく、トレーニング全般にわたってもっと広範な現象であるかもしれない.

また、神経・筋記憶のメカニズムとして、脊髄レベルを含む中枢が関与する可能性も指摘されており、さらなる研究の展開が期待されている[8].

11. 運動による心臓循環系の変化

心臓循環系の変化は運動の種類・強度によって異なる. 大きな筋による動的運動では、心拍出量、心拍数、収縮期血圧は増加する. 心拍出量は運動に用いる筋の大きさにも関係する. 同じ運動強度の場合、片側上肢あるいは片側下肢の運動では、両側上肢あるいは両側下肢の運動よりも心拍出量が多い. 同様に、上肢の運動と下肢の運動を比べると、上肢の方で相対的運動強度が高くなり、血圧や心拍数などの循環応答は高くなる.

静的運動では最大随意収縮の70％以上の筋収縮になると、筋血流は完全に遮断される. これ以前には血圧上昇によって筋内圧の上昇に対応している. そのため、収縮期と拡張期の血圧は上昇する. 心拍出量と心拍数の増加は中等度である. 持久性の有酸素性トレーニングを続けると種々の変化が起こり、心拍出量増加による心臓のポンプ作用が改善する[17]. 一般的にはトレーニングに伴って毛細血管数は増加し、不活動では逆の適応が生じる.

柔軟性

柔軟性（一つの関節、または一連の関節における可動性）を高めるためのストレッチング（伸張運動）とは、「伸展性の低下した軟部組織を伸張して柔軟性を改善するために、他動的に、あるいは自己で筋を引き伸ばす運動方法」である. 柔軟性を限定させる関節周囲軟部組織の因子とその割合は、関節包47％、筋・筋膜41％、腱10％、皮膚2％で、ストレッチングは、特に筋・筋膜の制限に効果的である[1,18].

筋の伸展性の増加は、粘弾性の変化、可塑性の変化、筋節の増加、神経筋リラクセーションによって生じる. 物理的に短縮した筋を引き伸ばすことで柔軟性を増大させることはもちろん、その施行後に血流を改善し、筋硬結の性状を正常化することによって、その自動的および他動的な伸縮性を回復することも治療目的とする. しかしながら、粘弾性の変化は一過性で持続性はなく、可塑性変化についてもエビデンスが乏しい. 筋節については長期間の伸張によって筋節が増加するという動物実験はあるが、短時間の伸張による変化は確認できていない[19].

神経筋リラクセーションについては、伸張反射を誘発しないようにゆっくりと筋を伸張し、ゴルジ腱器官による自己抑制（Ib抑制）によって脊髄α運動ニューロンの興奮性を低下させる. 一方、適度にリズミカルな弾みをつけて動的に筋を伸張するバリスティック・ストレッチング（ballistic stretching）も、関節可動域の最終域付近で実施すれば伸張反射の増加はなく、筋の伸展性の増加に効果があるという報告もある.

また、スタティック・ストレッチングの施行後に、対象者が感覚（疼痛の発生、最大伸張感、耐えられる最大疼痛）の遅延を生じるという報告もある[19]. つまり、伸展性の増加は、感覚認知の変化、あるいは強い負荷に耐えようとする心理的変化も影響している.

スタティック・ストレッチングの治療効果は、①軟部組織が含有するメッシュ状の膠原線維自体のストレスを経時的に漸減（低負荷－長時間伸張）して拘縮を改善、②血液循環を促進、③筋温の上昇、④血流の改善がATP合成を助けることでさらに筋緊張を緩和、⑤発痛物質や痛覚増強物質の除去を行って筋肉痛を緩和、⑥筋疲労の回復やパフォーマンスの改善、⑦筋緊張の軽減が上位中枢の過緊張も軽減させることによる心身のリラクセーション、⑧筋腱傷害の予防である.

柔軟性は様々な要因によって規定されるため、ストレッチング以外のトレーニングも全般的に行うことが必要で、特に関節の動的安定性を向上させる筋力トレーニングは重要である. いずれにせよ、組織の柔軟性獲得に満足な結果を得るためには数週間を要することもあるので、不良姿勢の改善および正しい姿勢と動作の指導、生活環境の整備も併せながら、じっくりと行うことが大切である.

1. ストレッチングの指針[20]

①一般的指針

柔軟性のインバランス（不均衡）のリスクを軽減するために、動筋と拮抗筋の長さと筋力のバランスの向上する. ストレッチングの補助的手段として、筋の抑制／促通法（proprioceptive neuromuscular facilitation：PNF），リラクセーション・トレーニング，マッサージ，バイオフィードバック療法，関節牽引または振動法を使用することもある．

②ストレッチング前

温熱療法あるいは低強度の反復性の自動ROM運動を実施する．

③アライメントと安定化（stabilization）

快適かつリラックスした患者の肢位を選択する．適切な肢位の調整，ならびに伸張する特定の筋群あるいは結合組織に伸張力を加えるために，効果的な固定を実施する．伸張する筋群の近位または遠位の付着部，あるいは身体分節の上部または下部のいずれかを固定する．

④ストレッチングの速度

伸張力はゆっくり加えてゆっくり取り除く．組織損傷のリスクを最小限に抑えるために，バリスティック・ストレッチングよりもスタティック・ストレッチングを使用する．

2. ストレッチングの適用と禁忌[20]

【適用】①皮膚，筋，結合組織などの短縮，②筋の硬さ，③筋力増強運動の事前運動（弱化筋を効果的に筋力増強する前には伸張する必要がある），④運動前のウォーミングアップ（筋温上昇，神経－筋系の協調性向上，柔軟性拡大，傷害予防），⑤間歇的運動の休息時（激運動の反復による筋硬度の増加を抑えて筋緊張亢進を予防，筋疲労を予防し筋力や筋持久力を維持），⑥運動後のクーリングダウン（筋肉痛防止，慢性的な筋肉痛軽減，疲労の軽減）など．

【禁忌】①骨片などによる関節運動の制限，②新鮮骨折が存在するか，骨の連結が不完全な場合．③捻挫，筋断裂，腱断裂，④軟部組織の急性炎症，または進行中の感染がある場合，⑤関節内あるいは周囲の急性炎症または感染症，⑤関節運動時や筋伸張時に起こる鋭い急性時疼痛などある場合，⑥過可動性（hypermobility）がすでに認められる場合，⑦骨の制動によって関節運動が制限されている場合，⑧構造的安定性または神経筋制御の代償として，機能的安定性を与えている低可動性組織．

【注意】①障害後の筋・関節，②関節の不安定性，③高齢者や長期間の安静臥床後，④CRPS（RSD），⑤軟部組織の拘縮や短縮が逆に関節の安定性や機能，ADLに寄与している場合，⑥骨粗鬆症あるいは長期間のステロイド使用などによる骨粗鬆症の疑い，⑦脳血管障害などの中枢神経系疾患の急性期など．

3. ストレッチングの強度，反復回数，伸張時間[20]

筋性防御（muscle guarding）と軟部組織損傷を抑え，筋痛を残さないように，低強度の持続的な伸張力を加える．低強度の長時間のスタティック・ストレッチング（徒手，機械，あるいはセルフ・ストレッチング）は，ストレッチングの最も安全な方法である．また，軟部組織の長さにおいて最も重要となる弾性変形ならびに長期に及ぶ可塑性に対して，伸張をもたらす．

健常だが低可動性のある人では，スタティック・ストレッチング（持続性あるいは間歇性／周期性の徒手ストレッチングまたはセルフ・ストレッチング）は，ROMの著しい伸張をもたらす．

慢性の線維性拘縮の患者では，長時間の機械によるストレッチングは，徒手ストレッチングまたはセルフ・ストレッチングよりもROMを著しく改善する．

徒手ストレッチングまたはセルフ・ストレッチングに関しては，著しい長期間のROM増加を達成するために，1回の周期は少なくとも15秒，30秒または最高で60秒間の維持時間とする．

1回の周期が15秒，30秒，および60秒間それぞれでのストレッチ周期（1回の治療セッションに2回以上反復する）では，著しいROMの増加をもたらす．ROM増加が最大かつ持続時間が最も長いのは，60秒間を反復するストレッチ周期である．

60秒間を越える各ストレッチ周期でも，効果は変わらない．

合計の伸張時間が等しいとき，間歇性／周期性ストレッチングは，スタティック・ストレッチングと比べて等しく効果的かつ快適であり，組織により大きな熱を生じさせる．

1～6回のストレッチ周期は，著しいROMの増加をもたらす．

4. ストレッチングの頻度[20]

ROMを増加かつ維持させ，一方でセッション間の軟部組織の治癒を可能にするためには，1週につき2回から5回のセッションを実施する．

健常だが低可動性のある人では，1週間あたり最低2回実施する．

軟部組織に障害を有する患者では，1週間あたり2回以上実施する．

5. ストレッチング後

延長位で組織を冷却する．

新たに獲得した可動範囲にて，強化運動を伴うストレッチングを実施する．

拮抗筋に対しては筋長が延長して筋力が低下しているので，自動での最大随意収縮が必要となる．その際に，やや短縮位での再学習・筋力増強が有効となる．

ROMの増加を維持するために，ストレッチング・セッション間に自動ROM運動と機能的活動を行わせる．ROMを永続的に獲得するために，患者に維持ストレッチング・プログラムと，機能的活動への新たな可動範囲の取り込み方を教える．

健常成人であれば，ストレッチングによって得られたROM増加は，ストレッチング・プログラム終了後，数週間から1ヵ月間持続する．

6. ストレッチングの注意事項

最適な筋弛緩と損傷予防のためには，バリスティック・ストレッチングを避ける．

過度なストレッチングを避け，正常なROMを越えるような関節への他動的な力を加えない．また，脆弱な筋に対する過度なストレッチングを避ける．

疾患，長期間にわたる臥床安静，高齢，またはステロイド類の継続使用による骨粗鬆症を有する，あるいは疑いのある患者に対しては，伸張力に十分に注意する．

軟部組織に浮腫がある，または長期間にわたって固定されていた場合には，十分に注意して伸張する．

運動後の筋痛を最小限に抑えるために，ストレッチングの強度，時間および頻度を慎重に進行させる．痛みは，24時間以上続いてはならない．

Medical Training Therapy (MTT)の実際

MTTのゴールは，①疼痛軽減，②関節機能と運動パターンの改善，③持久力，筋力，協調性改善，④支持基底面を狭く，高くしていく，⑤ADLとスポーツ動作の改善，⑥機能損失の代償，⑦新しい傷害の予防，⑧体脂肪の減少，⑨軟骨，腱，靱帯，筋の耐久性改善である．

MTT実施のための準備としては，①エクササイズの選択：筋力検査と運動強度（反復回数の検査と決定，セット数の決定）の選択，②セラピストによるエクササイズのデモンストレーション，③患者が模倣し，セラピストが修正，④禁忌の把握，などが重要となる．

1. 筋力トレーニング

求心性（concentric）収縮，遠心性（eccentric）収縮を中心に実施する．ほかに，プライオメトリック（plyometric）収縮や，関節の状態に応じて等尺性（isometric）収縮も用いる．動的収縮中の関節における角速度が一定になる等速性（isokinetic）収縮は，持久性と最大筋力だけには効果があるが，自然でダイナミックな関節の動きが起こせず，加速や減速ができず，協調性もつかず，関節に負担がかかるのでほとんど使用しない．

1）筋収縮様態
①求心性（concentric）収縮：張力下での起始停止が近づく筋収縮[1,21]（図11.90）．
②遠心性（eccentric）収縮：張力下での起始停止が離れる筋収縮．遠心性収縮のなかでも，求心性収縮をもたらす努力に逆らって他動的に逆方向に力を加えたときの収縮をアイソリティック isolytic収縮といい，等尺性収縮よりも30〜40%強い力である．遠心性収縮では求心性収縮に比し高い張力を発揮可能であるが，強い収縮で伸張されるこ

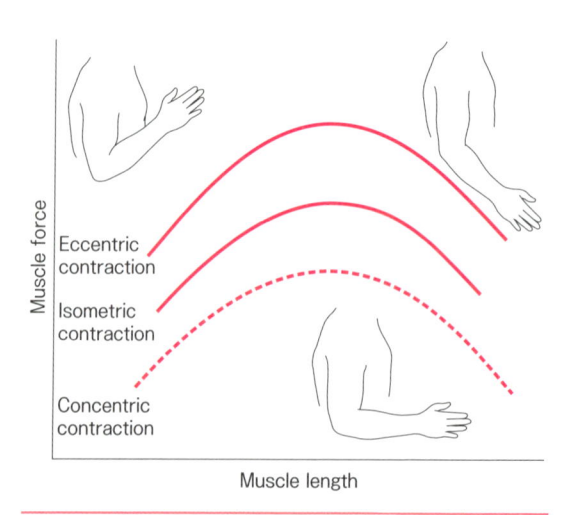

図11.90●収縮様態による筋力の違い[21]

表11.11● Dynamic exercise（求心性・遠心性）の利点

1. 可動性改善
2. 骨粗鬆症の予防
3. 循環の改善
4. 神経筋協調性（coodination）の改善
5. typeⅠ線維（緊張性）とtypeⅡ線維（相動性）のトレーニング
6. 筋長の変化
7. 最大持久力とクイックパワーのトレーニング
8. スポーツ動作のトレーニング
9. コラーゲン線維の変化

表11.12● Isometric（等尺性）exerciseの利点

1. 筋腱合計の長さに変化がない
2. 関節の動きがない（関節面の小さな滑りは起こせる）
3. 関節角度を選択できる
4. ブレースあるいはキャスト下で圧迫と滑りを起こせる
5. 骨粗鬆症の予防
6. 滑液の改善
7. 血液環流（pumping action）

とは筋障害を生じやすいので注意が必要である．求心性収縮と遠心性収縮の利点を表11.11に示す．

③等尺性（isometric）収縮：求心性収縮よりも10～30％強い力である．関節は動かないが，わずかな関節面の滑りは生じる．神経筋トレーニングとしての効果は低く，筋力増強の初期の段階に用いる．なお，筋内の血液循環が減少するため，障害筋に対しての高負荷は避けたほうがよい．等尺性収縮の利点を表11.12に示す．

④プライオメトリック（plyometric）収縮：伸張－短縮サイクルを用いた収縮．素早い遠心性動作は，伸張反射を引き起こす．引き続き，反対方向に素早く加速動作を行うことで，伸張反射により発生した大きな求心性収縮を利用する．伸張の大きさは重要ではなく，小さく素早く動作を行った方が，より大きな力を発揮できる．通常，高強度の筋力トレーニングとプライオメトリックストレーニングを同一日に行うことは避けるべきである．

また，等速性収縮は，持久性と最大筋力だけには効果があるが，自然でダイナミックな加速や減速ができないばかりか協調性もつかず，関節に負担がかかるだけなのでほとんど使用しない．

2. 運動の適量設定

1）1 Repetition Maximum（1RM）

1RMは，1回のみ運動を行うことのできる最大負荷量である[22-26]．最大筋力には，運動単位の数，速度，力，モチベーションが重要となる．最大だと思っても不慣れで痛みがあり，発揮できないこともあるので注意する．ある負荷に抵抗する運動が10回まで可能な場合，その負荷強度を10RMといい，約75％ of 1RMの負荷量に相当する[22]（表11.13）．

1RMの測定方法には以下の2つがある．

(1) ステップアップテスト

徐々に負荷を増やして，3～4回の試行で1RMを決定する．各試行間は3分間休息する．例えば，肘屈曲において，4kgで数回は楽に可能，次に6kgで2回は楽に可能，次に8kgでも1回は楽に可能，次に10kgでは，1回は代償動作なしで可能だったが2回目は完全に屈曲できなければ，1RMは10kgになる．

(2) 推定式

例えば肘屈曲を7kgで12回できたら，12回可能な％ of 1RMは70％なので，1RM＝100％×7kg/70％＝10kgとなる．

これらの方法で，1RMを決定し，目的に応じた運動強度（循環，協調性，柔軟性，持久力，筋力，パワー）（表11.14）において，表11.13を参考に至適回数を決定する．

ただし，最大筋力の30％以上の負荷は血圧の上昇

表11.13●％ of 1RMと％ of 1IMの目安[16,17]

％	100	95	90	85	80	75	70	65	60	55	50
回数	1	2	3	5	8	10	12	16	20	30	40
時間（秒）	1	4	5～10	10～15	20～30		40～50		53～60		60～

表11.14 ● 6つの運動に応じた運動強度

循環 circulation	30〜40% of 1RM	筋血流量の増加，血圧調整
協調性 coodination	40〜50% of 1RM	神経筋の協調性，全身のバランス重要
柔軟性 flexibility	40〜50% of 1RM	コラーゲン線維には線状の刺激が必要
持久力 endurance	50〜60% of 1RM	局所筋耐久力
筋力 strength	60〜90% of 1RM	筋容量増加
パワー power	90〜100% of 1RM	スピードを伴う爆発的筋力，筋容量増加なし 筋力が十分にある場合に行う

をもたらすので，血圧の高い中高年齢者に実施する際には最大筋力の40％程度という比較的低い強度のレジスタンストレーニングの継続によって血圧を低下させてから，運動強度を高くしていくとよい．

2) 1 Isometric Maximum (1 IM)

1 IMは1秒間維持可能な最大負荷量である．50% of 1 IMは1分に，15% of 1 IMは8分に相当する[22,23]（表11.13）．

例えば肩内旋で，筋力強化を目的に（表11.14），あるkgにて1 IMの60％負荷をかけたいとする．4 kgで28秒保持できたなら，28秒は約80％に相当するため，X/60＝4/80の式から，X＝約3 kgとなる．よって3 kgにて53-60 sec行うことになる（表11.13）．

3) 運動中の大原則

①痛みを起こさせない．
②過負荷にしない．
③運動中は疲れを起こさせない（疲労すると，集中力も欠如して代償動作がでる）．
④諸家の報告により反復回数は若干異なるため[22-26]，表11.13の反復回数は目安とし，繰り返し可能なだけの回数を行って休息する．
⑤セット間は呼吸が落ち着くまで，あるいはATPの回復まで90〜120秒以上休む．初級者の場合は，2〜5分休ませる．
⑥局所筋に対する運動には休息日を置く．持久力トレーニングの場合24〜48時間，求心性筋力トレーニングの場合48時間，遠心性筋力トレーニングの場合72時間，パワートレーニングの場合72時間は間隔を置く．有酸素運動での目標心拍数は，以下の通りである[22]．

病　後：　$HR = HR_{rest} + 30$
（＊HR_{rest}は目覚めのHRがベスト）
一　般：　$(220 - 年齢 - HR_{rest}) \times 0.5 + HR_{rest}$
運動選手：$(220 - 年齢 - HR_{rest}) \times 0.7 + HR_{rest}$

3. 各種運動プロトコル

各種運動プロトコルを表11.15に示す[22,27]．

協調性運動は，トレーニングに先駆けて行う．初日は疲労による代償は防ぎ，最低5回は反復する．45秒を越えると集中力が低下するので，初日はその程度から始める．

持久力運動は，50％を越えると筋に変化が生じる．持久力を改善し，代謝も改善する．セット数は，3セット以上が理想である．

筋力増強運動は，初級者と上級者では負荷を変える．例えば，1 RMの50％→60％→80％と徐々に増やす．反復回数は変形性関節症などの病理状態も考慮する．

セット数は通常3セットは実施する．1セットで疲労（回数は負荷による）したら3〜4分休み，2セット目も同負荷で行う．この場合2セット目は1セット目より回数が少なくなってもよい．

パワー運動を行う場合は，アスリートや，事前に6〜8週の長期にわたるトレーニングを実施した患者を対象とする．

遠心性収縮の場合には遅発性筋痛の発生に注意する．高強度の遠心性収縮は，筋の微細構造の損傷を引き起こし，運動後数時間から24時間程度経過して，筋を圧迫したり動かしたときに痛みを感じ，運動1〜3日後にピークとなる．遠心性収縮時の最大発揮張力は，等尺性収縮や短縮性収縮に比べて大きいにもかかわらず，動員される運動単位が少ないため，1本あたりの筋線維にかかる負荷が大きくなることが原因の一

表11.15●各種運動プロトコル[22,27]

目的	強度 1RMの%	回数	セット数	セット間休息	速度
協調性 求心性	1～100%	1～調整	調整	調整	普通
持久力 求心性	1～60%	＞20	初級1～5 上級5～8	30秒～1分	ゆっくり
筋力（初級者） 求心性	50～60%	20～40	2～6	2～3分	ゆっくり
筋力（上級者） 求心性	60～90%	3～20	初期3～5 後期5～8	2～3分 入院患者5分	ゆっくり
パワー 求心性	90～100%	1～3	3～5	5分	瞬発的
遠心性	100～130%	3～4	5～6	1分半～2分	ゆっくり
プライオメトリック 高速度と爆発力	30～75%	6～10	4～6	2～5分	速く
プライオメトリック 爆発的筋力	70～85%	2～10	3～5	2～4分	瞬発的
等尺性	50～100%	6～20 筋力増強 4～6秒 筋容積増加 10～30秒 局所筋持久力 45～90秒	3～5	1～2分	持続的

表11.16●筋力トレーニングプログラムの実際[22,27]

Level	強度 1RMの%	回数	セット数	セット間休息	トレーニングユニット（セット数の反復回数）
Level 1	0～50%	＞5 合計45秒以内	1～8	30秒～1分	10～12
Level 2	50～60%	20～40 合計45～90秒	6～8	30秒～1分	12～18
Level 3	60～90%	3～20	3～5	2～3分	12～18
Level 4	90～100%	1～3	3～5	5分	10～24
Level 5	＞30%	＞5	＞3	調整	調整

つとも考えられている[28]．また，ヒアルロン酸の凝集化も炎症の一因として重要である．あらかじめ回数を減らした同じ運動で慣らしておくことが予防につながる．

そのほかにプライオメトリック収縮や等尺性収縮も実施する．

4. 筋力トレーニングプログラムの実際

筋力トレーニングプログラムに関しては，実際にはLevel 1-5に分けて行う[22,27]（表11.16）．

Level 1では，トレーニング内容と効率的な動きを教える．また，神経筋再教育，固有受容器促通，協調性獲得を目的に実施する．回数は可能な限り反復するが，45秒を越えると集中力が低下するので注意する．

Level 2は，1日間隔で，3回/週は実施する．4週で12ユニット，6週で18ユニットが可能となる．

Level 3で，60％を選択したら10回で疲労し，90％を選択したら1回半で終了した場合は，最低3〜20回は行う必要があるので，60％で行う．例えば，上腕二頭筋で60％を選択したら10回で疲労したが，1日おきに1週間行った結果，21回できるようになれば，次に負荷を上げ，また回数を調整していく．12〜18ユニット終了すると筋は太くなるが協調性にはやや欠けるので，同じ方法だけを使い続けるのでなく工夫する．

Level 4では，エネルギー再生に時間を要するので2〜3日間隔で行う．筋は太くならず，スピードを備えた筋力がつき，協調性もよくなる．様々なトレーニング方法を，様々な筋で行うことが大切である．

Level 5は，筋の質を向上させるための締めくくりである．例えば1日の最後にプール内運動や集団ゲームを行う．

プーリーマシンを用いたエクササイズ例

モバイルスピードプーリーは，シンプルかつ運動の負荷量が容易に変更できるマシンである（図11.91）．ハンドルが2つあり，ハンドルは1つずつ，あるいは2つ一緒にも動かせ，身体の違う関節部位につけて動かすことも可能である．関節の動きに合わせてハンドルの高さが変更でき，かつロープの長さも調節可能である．また，動滑車の特性から，ハンドルを動かした距離の1/5しかウエイトは動かず，よってロープをか

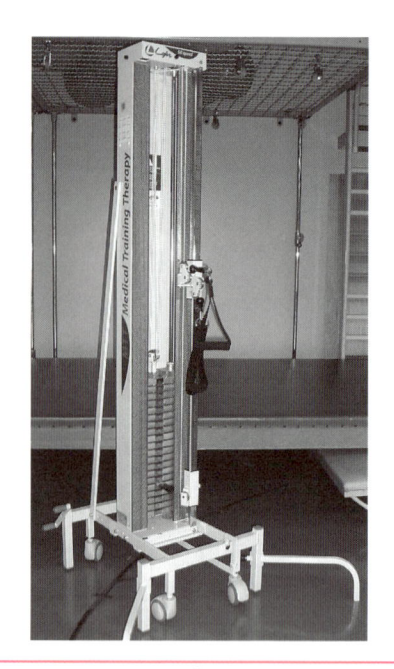

図11.91●プーリーマシン

なり長い距離まで動かすことが可能で，歩行や走行という移動距離を伴う動作にも使用可能である．速い動きでもウエイトが反動で飛び跳ねることもなく，関節への負荷も少なく，怪我をする可能性も少ない．

1. 求心性収縮による6種類の運動例

①循環改善例（図11.92），②協調性改善例（図11.93），③柔軟性改善例（図11.94），④持久力改善例（図11.95），⑤筋力改善例（図11.96），⑥パワー改善例（図11.97）．

なお，ロープは動く骨に対して適切に調整する．例

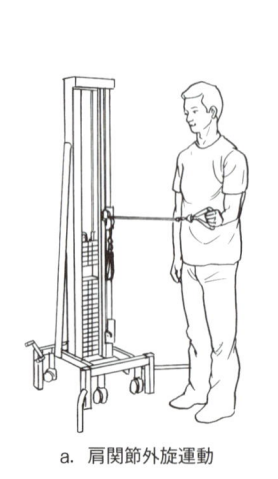

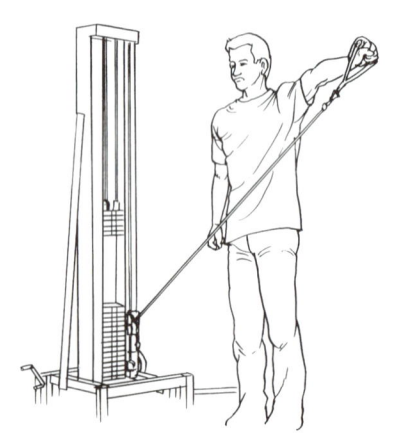

a. 肩関節外旋運動　　　b. 肩関節外転運動（サイドレイズ）

図11.92●循環改善例

a. 前方押し出し運動

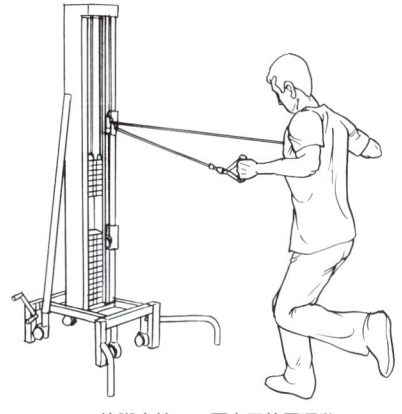

b. 片脚支持での肩水平伸展運動
慣れてくれば，右足の下に不安定板やダイナエアーバルーンクッションを置き，さらに右下肢の安定性トレーニングにつなげる．

図11.93●協調性改善例

えば，求心性収縮では，筋の伸張位から20～30％くらい短縮した関節角度において，動き骨とロープの角度が直角になるようにする．遠心性収縮では，筋の短縮位から20～30％くらい伸張した関節角度において，動き骨とロープの角度が直角になるようにする．

2. 遠心性収縮

特にisolitic収縮の場合，1RMの100～130％（身体レベルによって調整）で，ゆっくりと3～4回を5～6セット行う（表11.15）．その際，筋を短縮位に持って行う場合には，セラピストが介助する．図11.98に例を示す．ただし，遠心性収縮の場合には遅発性筋痛の発生に注意する．

3. プライオメトリック収縮

特にtypeⅡ線維の強化および筋容量増大のために1RMの30～75％（身体レベルによって調整）で，速く6～10回を4～6セット行う（表11.15）．さらに爆発的筋力を強化したい場合は，1RMの70～85％（身体レベルによって調整）で，さらに速い速度にて2～10回を3～5セット行う（表11.15）．図11.99に例を示す．

4. ADL動作

プーリーを用いて，段差あるいは階段昇降動作運動を段階的に習得する（図11.100）．

5. スポーツ動作

スポーツの特性を捉え，その動きをプーリーにて再現し，パフォーマンスの向上を図る（図11.101）．

6. 肩回旋筋腱板（ローテータカフ）強化エクササイズ

インピンジメントシンドロームや野球肩，五十肩などのカフエクササイズの例を図11.102に示す．

セラバンドを使用したエクササイズ例

セラバンドは，使用する色によって強度が異なる．表11.17は，1mのセラバンドを伸ばした場合の張力を示す．

例えば，カフエクササイズの棘上筋に対する，肩甲骨面scapula planeでの30°までの外転運動（図11.103）を実施する際には，1mのセラバンドが約50％伸ばされる．もしも1RMが1.3kgだった場合に，筋力増強を60％で行いたければ，0.8kgの負荷が必要となる．この場合は黄色のセラバンドを選択することになる．

同様に，下肢の安定性トレーニングを，セラバンドを用いて実施できる．左膝関節の筋力低下や靱帯損傷後の不安定性がある場合の例を図11.104と図11.105に示す．

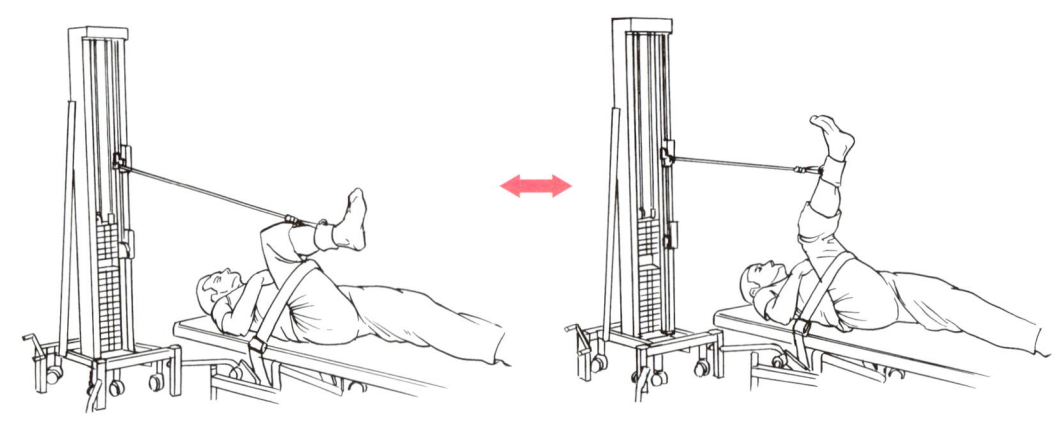

a. ハムストリングスのストレッチング（左：屈曲位，右：伸展位で10秒弛緩保持）

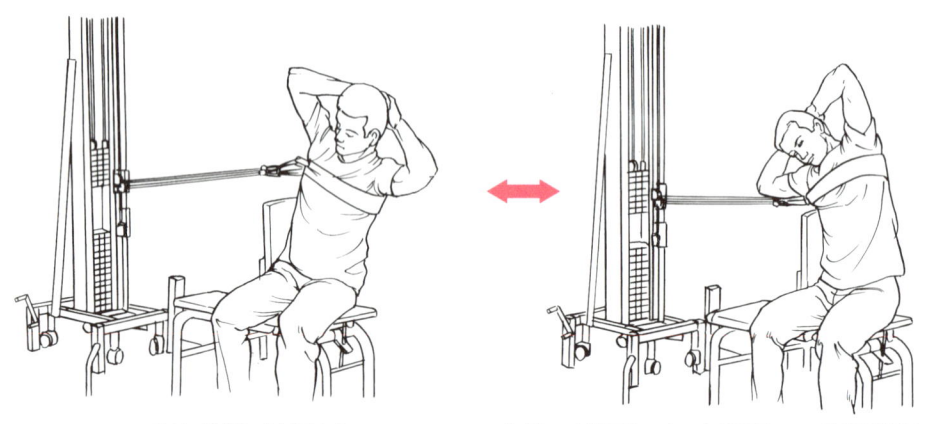

b. 体幹（胸椎）右側屈方向へのストレッチング（左：左側屈位，右：右側屈位で10秒弛緩保持）

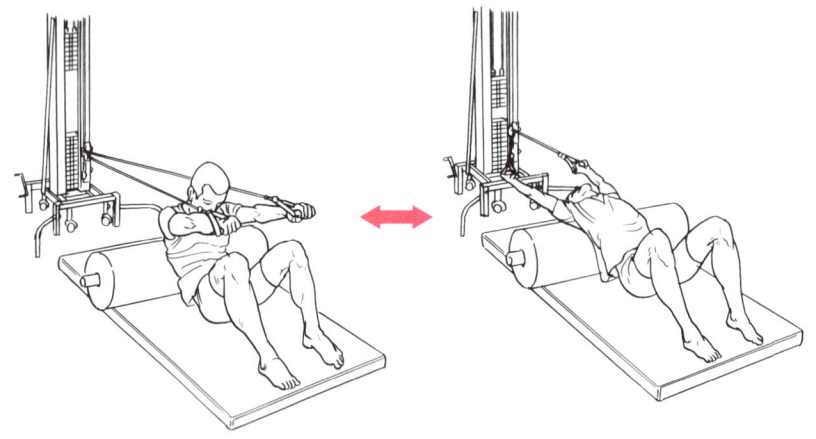

c. 体幹伸展方向へのストレッチング（左：屈曲位，右：伸展位で10秒弛緩保持）

図11.94●柔軟性改善例

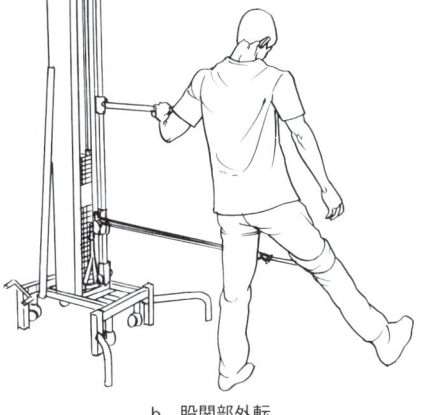

メディカルトレーニングセラピー (medical training therapy：MTT) ● 493

a. 体幹左回旋

b. 股関節部外転
バランスや持久力の低下した状態では，左手にサポートバーを用いる．

図11.95 ●持久力改善例

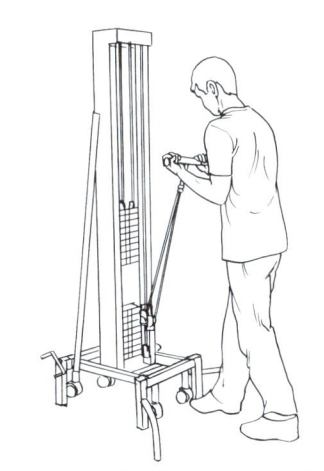

a. 両側上腕二頭筋強化（バイセプス・カール）

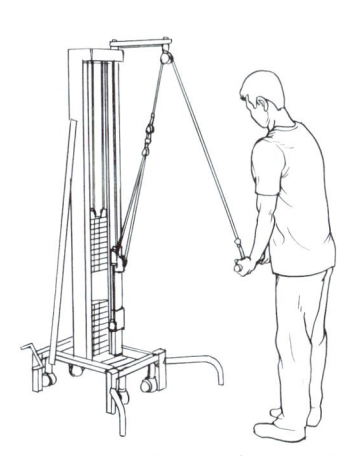

b. 両側上腕三頭筋強化（プレスダウン）

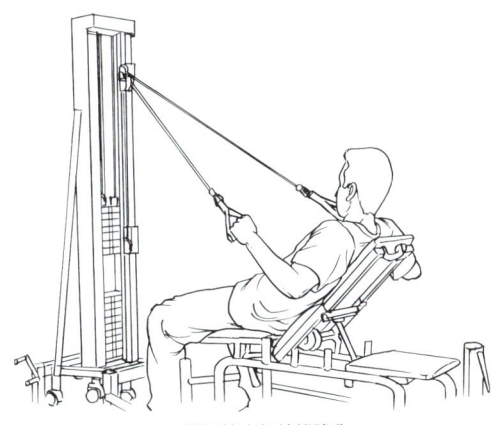

c. 僧帽筋中部線維強化

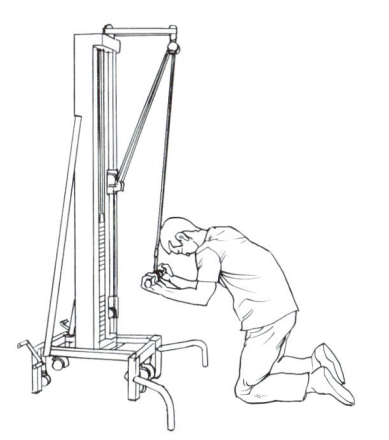

d. 膝立ちでの腹筋プレス

図11.96 ●筋力改善例（その1）

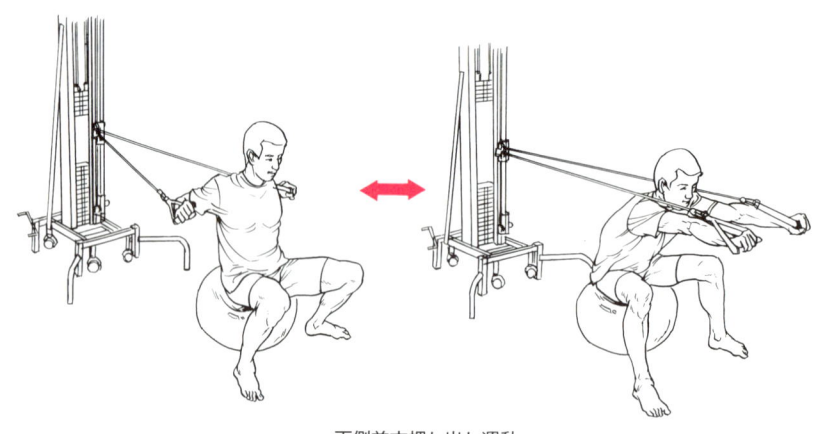

494 ●第11章　構造的アプローチとの連携

e. 両側前方押し出し運動
セラバルーン上の不安定な状態での，協調性を兼ねた筋力強化
肩水平伸展・体幹伸展から肩前方突出・体幹屈曲へ．
前方押し出し時にはバルーンを後方に転がしながら，腹筋強化も同時に行う．

図11.96●筋力改善例（その2）

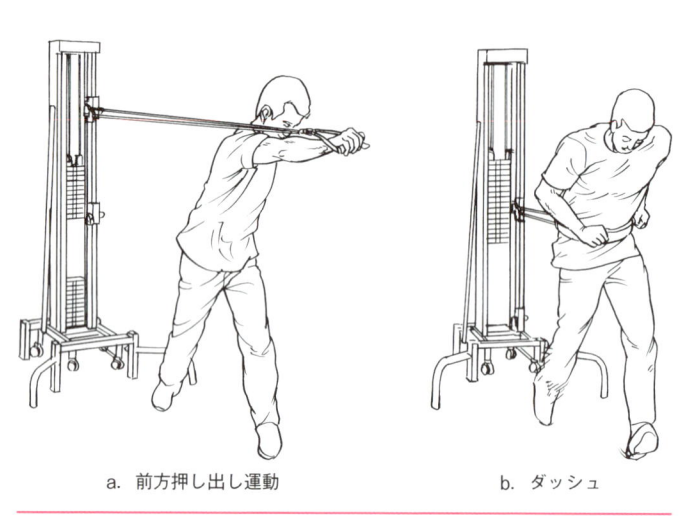

a. 前方押し出し運動　　　　b. ダッシュ

図11.97●パワー改善例

メディカルトレーニングセラピー (medical training therapy : MTT) 495

セラピストが補助　　　　　　　遠心性収縮

a. プルダウン

セラピストが補助　　　　　　　遠心性収縮

b. 肩関節内転

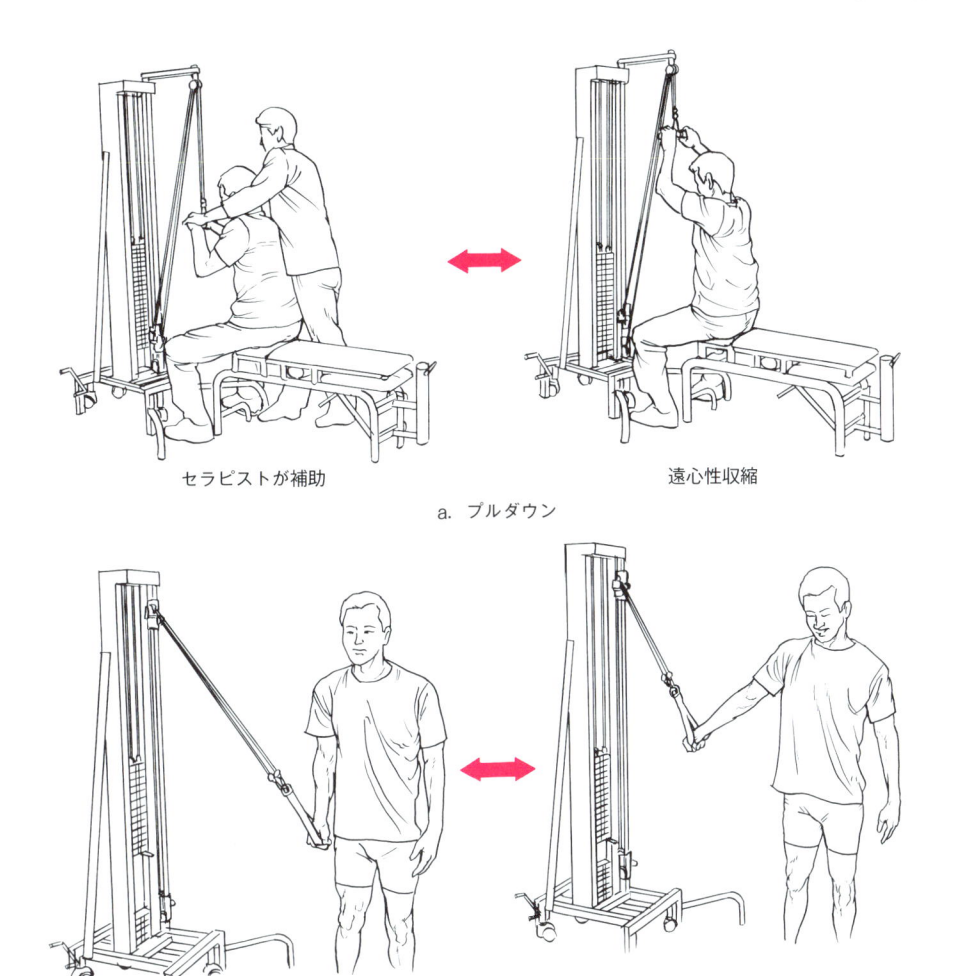

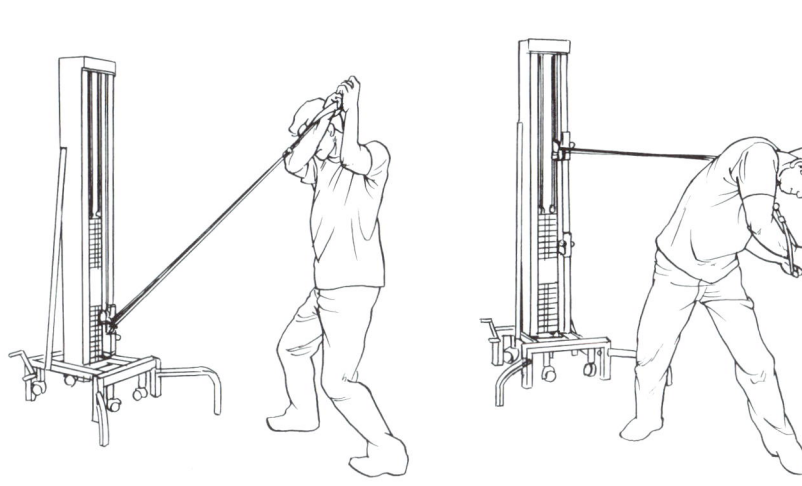

図11.98 ●遠心性収縮例

a. 左上方への体幹伸展方向への右側屈左回旋運動　　　b. 体幹屈曲方向への左側屈左回旋運動

図11.99 ●プライオメトリック収縮例

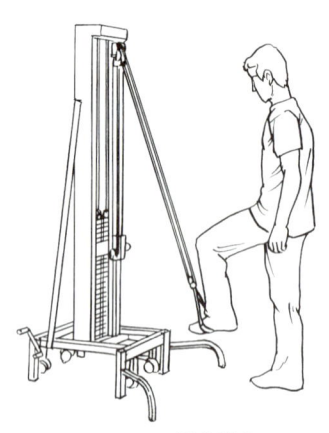

496 ●第11章　構造的アプローチとの連携

a. ステップ動作練習

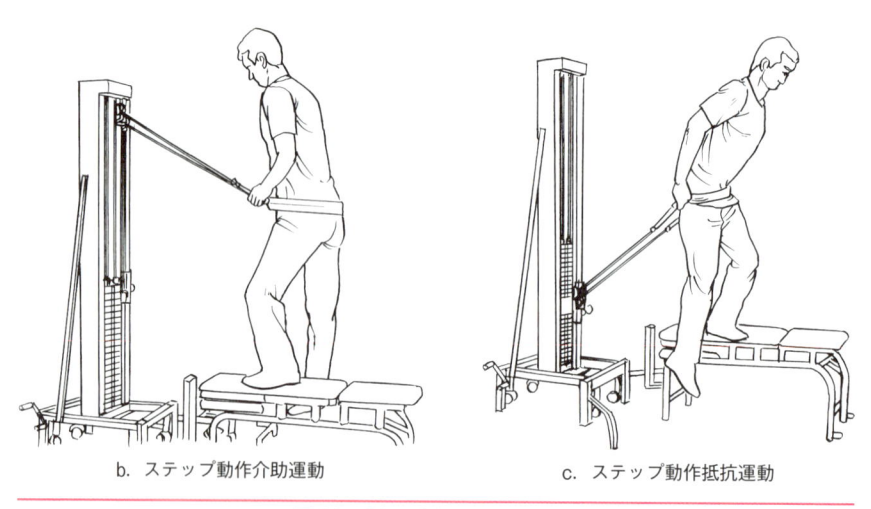

b. ステップ動作介助運動

c. ステップ動作抵抗運動

図11.100●階段昇降動作運動

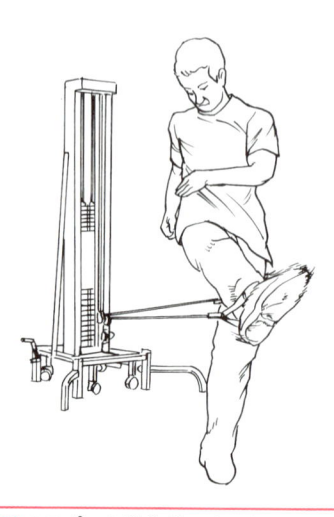

図11.101●スポーツ動作例：サッカーのキック動作

a. first positionで内旋運動　　　　　　　　　　　　b. 肩甲骨面scapula planeでの内旋運動

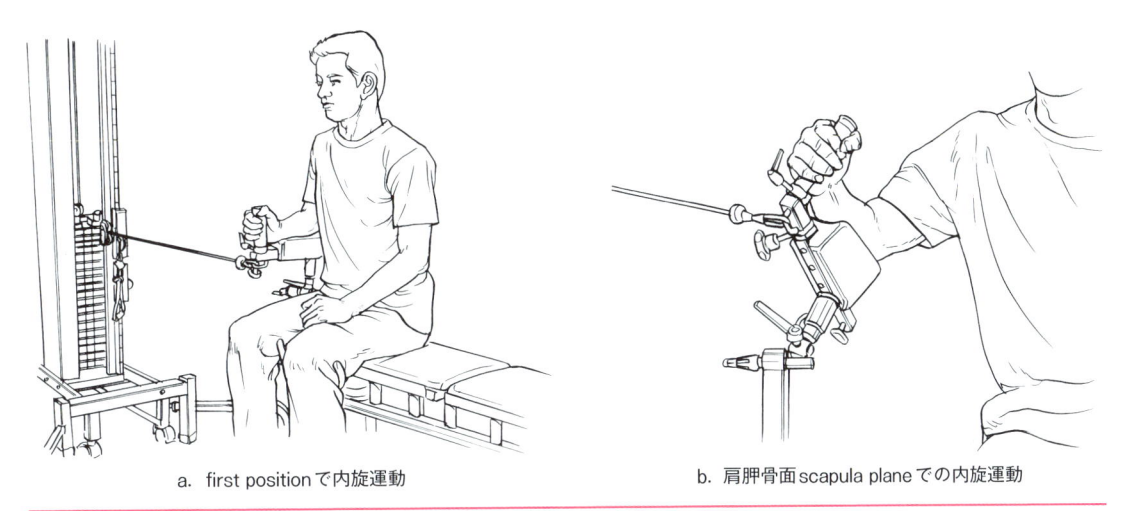

図11.102● ローテーターカフエクササイズ：肩内旋運動

表11.17● セラバンド伸張率－力関係

色（kg） 伸張率（%）	黄	赤	緑	青	黒	銀	金
25	0.5	0.7	0.9	1.3	1.6	2.3	3.6
50	0.8	1.2	1.4	2.1	2.9	3.9	6.3
75	1.1	1.5	1.9	2.7	3.7	5.0	8.2
100	1.3	1.8	2.3	3.2	4.4	6.0	9.8
125	1.5	2.0	2.6	3.7	5.0	6.9	11.2
150	1.8	2.2	3.0	4.1	5.6	7.8	12.5
175	2.0	2.5	3.3	4.6	6.1	8.6	13.8
200	2.2	2.7	3.6	5.0	6.7	9.5	15.2
225	2.4	2.9	4.0	5.5	7.4	10.5	16.6
250	2.6	3.2	4.4	6.1	8.0	11.5	18.2

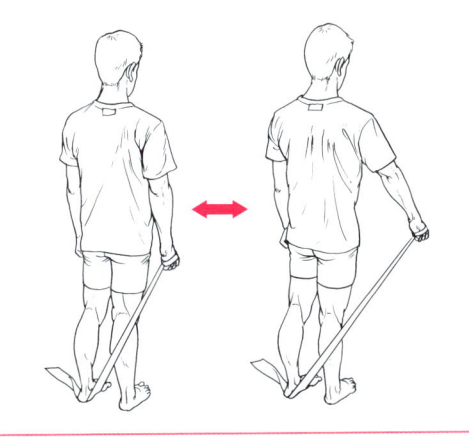

図11.103● セラバンドによる棘上筋強化運動
前腕回外で代償する場合は，回内位で行う．

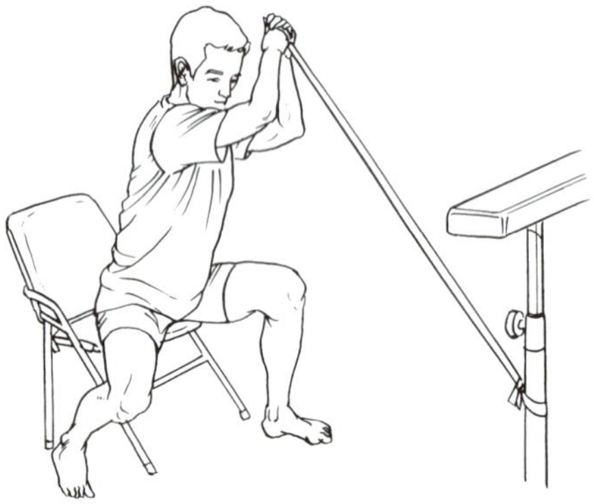

498 ●第11章 構造的アプローチとの連携

a. 椅座位での左足荷重

b. 立位での左足荷重

c. ダイナエアーバルーンクッション上で左足荷重

d. ダイナエアーバルーンクッション上で左片足荷重

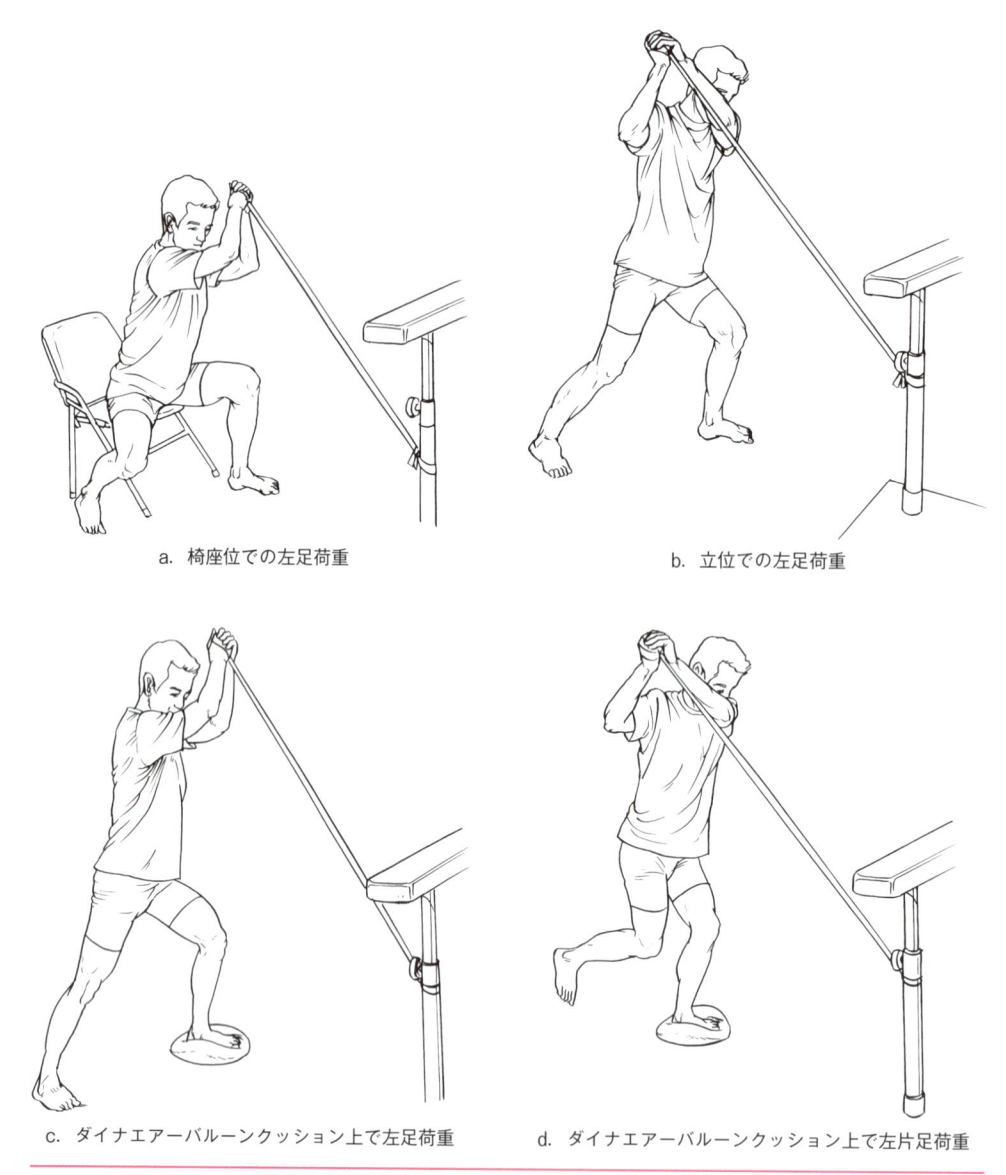

図11.104● 上肢を用いての左下肢安定性エクササイズ

セラバンドを左上方あるいは右上方，左下方，右下方などさまざまな方向に動かし，その動きを外乱として，左下肢の安定性強化を行う．

メディカルトレーニングセラピー (medical training therapy：MTT) ● 499

a. 股関節伸展→屈曲運動

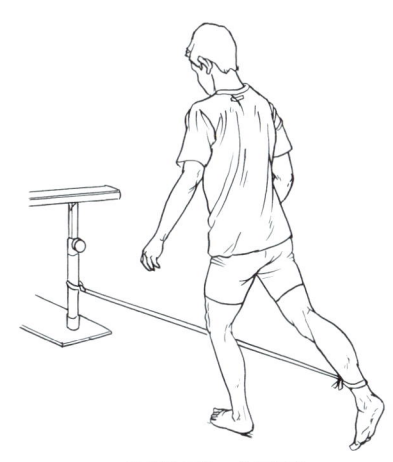

b. 股関節屈曲→伸展運動

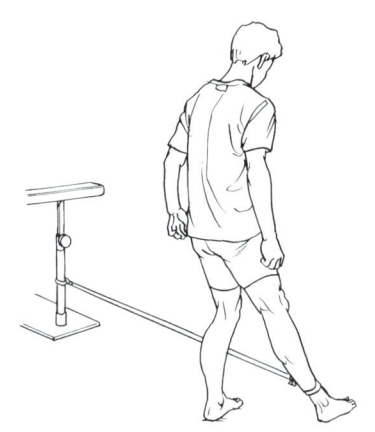

c. 股関節内転→外転運動

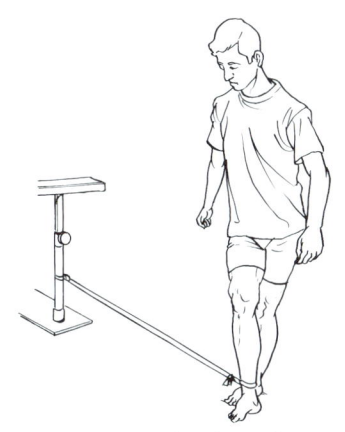

d. 股関節外転→内転運動

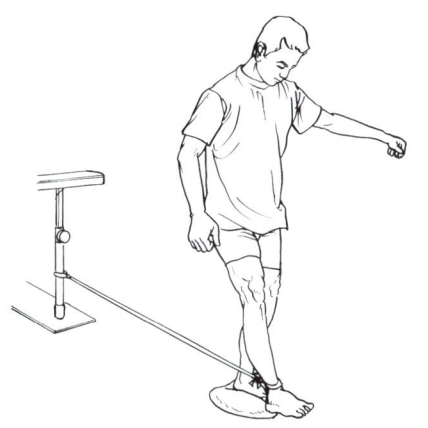

e. ダイナエアーバルーンクッションを用いての股関節伸展→屈曲運動
不安定な場合は，右手にT杖を持たせてもよい．

図11.105 ● 右下肢を用いての左下肢安定性エクササイズ

セラバンドを屈曲・伸展・外転・内転などさまざまな方向に動かし，その動きを外乱として，左下肢の安定性強化を行う．負荷は軽めで，左下肢は半屈曲位で保持する．

第11章

おわりに

今回は，循環の改善，協調性の改善，柔軟性の改善，持久力の改善，筋力の改善，パワーの改善を目的とした機能的アプローチとして，メディカルトレーニングセラピーを紹介した．より科学的な至適運動量を用いたこれらの方法は，セラピストにとっても患者にとっても，治療効果を上げ，再発を防ぐために利用価値のある方法といえよう．

文献

1) 竹井仁：運動器の構造（丸山仁司・編：運動学）．中外医学社，東京，2004，pp.5-54.
2) 竹井仁：触診機能解剖カラーアトラス 下巻．文光堂，東京，2008，pp.319-321.
3) 中村隆一・齋藤宏・長崎浩：基礎運動学 第6版．医歯薬出版，東京，2003，pp.43-201
4) Rome LC, Lindstedt SL：The quest for speed. Muscle built for highfrequency contractions. News Physiol Sci 13：261-268,1998.
5) 跡見順子，大野秀樹，伏木亨・編：骨格筋と運動．杏林書院，東京，2001.
6) 大日方昂・監修：運動分子生物学．ナップ，東京，2000.
7) 山田茂，福永哲夫・編：骨格筋―運動による機能と形態の変化．ナップ，東京，1999.
8) 勝田茂・編：運動と筋の科学．朝倉書店，東京，2000.
9) 吉岡利忠・監修：分子の目でみた骨格筋の疲労．ナップ，東京，2003.
10) 山崎俊明：筋力改善の理学療法（望月久・山田茂・編：筋機能改善の理学療法とそのメカニズム 第2版）．ナップ，東京，2007，pp.25-54.
11) 山田茂，福永哲夫・編：生化学，生理学からみた骨格筋に対するトレーニング効果．ナップ，東京，1999.
12) 福永哲夫：ヒトの絶対筋力―超音波による体肢組成・筋力の分析．絶対筋力におよぼす筋力トレーニングの影響．杏林書院，東京，1978，pp.182-227.
13) Lieber RL：Skeletal muscle structure, function, and plasticity（3rd ed.）. Lippincott Williams & Wilkins, Philadelphia, 2010, pp.41-181.
14) Hamill J, Knutzen KM：Biomechanical basis of human movement. Lippincott Williams & Wilkins, Philadelphia, 2003, pp.61-100.
15) 黒澤和生：神経筋骨格系障害の病態生理学的治癒過程（奈良勲，黒澤和生，竹井仁・編：系統別治療手技の展開 第2版）．協同医書出版社，東京，2007，pp.43-47.
16) 金子満寛：脳性麻痺児の拘縮は大人と同じか？（丸山仁司 他・編：考える理学療法 評価から治療手技の選択）．文光堂，東京，2004，pp.344-355.
17) 中村隆一・齋藤宏・長崎浩：基礎運動学 第6版．医歯薬出版，東京，2003，pp.43-201.
18) 竹井仁：肩こり・腰痛とストレッチングの本当の関係（奈良勲・編：理学療法のとらえかた）．文光堂，東京，2001，pp.68-84.
19) Cynthia Holzman Weppler, S. Peter Magnusson：Increasing muscle extensibility：a matter of increasing length or modifying sensation?. Phys ther90：438-449, 2010.
20) Carolyn Kisner, Lynn Allen Colby（竹井仁・訳）：運動療法・徒手療法ビジュアルポケットガイド．医歯薬出版，東京，2013，pp.4-6.
21) Oatis CA：Kinesiology. Lippincott Williams & Wilkins, Philadelphia, 2004, pp.44-65.
22) Lasse Thue：ノルディックシステム講習会資料，2003.
23) Scheers RV：Dosed exercise therapy講習会資料，2004.
24) 渡邉修・米本恭三：筋力トレーニングの処方．J Clin Reha 12(7)578-586, 2003.
25) Kurt Steininger, Jürgen Buchbauer（福林徹・監訳）：スポーツ復帰に向けてのリハビリテーションプログラム．文光堂，東京，1999.
26) 井畑裕貴，五月女洋，竹井仁 他：1RMを用いた運動強度と至適運動回数の設定について―筋の収縮特性による違い．理学療法学（大会特別号）33(2)：292, 2006.
27) 竹井仁：筋（富雅男 他・編：整形徒手理学療法）．医歯薬出版，東京，2011，pp.41-59.
28) 野坂和則：遅発性筋痛の病態生理学．理学療法18(5)476-484, 2001.

（竹井 仁）

治療手技専門コースガイド

■マッケンジー法（McKenzie Method, Mechanical Diagnosis and Therapy, MDT）

主催：国際マッケンジー協会

問い合わせ先：国際マッケンジー協会日本支部　http://www.mdt-japan.jp/

内容：国際マッケンジー協会主催の講習会は，4つのコースから構成されています．

- Part A（腰椎基礎コース）
- Part B（頸椎・胸椎基礎コース）
- Part C（腰椎応用・下肢コース）
- Part D（頸椎・胸椎・上肢コース）

上記コースを全て修了すると，修了認定試験を受験する資格が与えられます．この試験に合格すると，Credentialed MDT という資格が付与されます．この資格は，マッケンジー法の基礎教育課程を修了したことを国際マッケンジー協会が公認するものです．

講習会の開催スケジュールについては，国際マッケンジー協会日本支部のホームページを参照してください．

■MSI アプローチ

日本徒手理学療法学会の技術講習会にて年1回程2日間コースを実施しています．また，依頼に応じて日本理学療法士協会の各県療法士会主催の講習会や各地の研究会，勉強会にて MSI アプローチの講習会を実施しています．また，米国セントルイス市のワシントン大学で直接受講を希望される方は Web 上で検索することができます．

■ヤンダアプローチ

- ●日本語通訳付の講習会

    問い合わせ先：マニュアルセラピーインターナショナル東京（東京　町田市）

    http://www.mtitokyo.com

- ●英語の講習会

    問い合わせ先：Movement Links（アメリカ　ロサンゼルス）

    http://www.movementlinks.com

■ フェルデンクライス・メソッド
《コース名》「フェルデンクライス・メソッド講習会」
　　主催：PTOT フェルデンクライス研究会（代表　田口順子）
　　問い合わせ先：メールアドレス　feldenkrais@gmail.com（担当：渡辺耕平）
　　日時：2ヵ月に1回，日曜日開催（10時〜16時）
　　会場：国立精神・神経医療研究センター（小平），東京工科大学蒲田本校，社会医学技術学院（東小金井）（いずれかの会場にて開催）

■ テープ療法
　日本理学療法士協会主催による理学療法士講習会にて「筋骨格系疾患に対する段階的診療法」の講習会を実施してきました．そのなかでテープ療法の講習も実施してきました．
　今後のコース実施に関しての問い合わせ先：有川整形外科医院　orth.arikawa@arikawaseikei.jp

■ メディカルトレーニングセラピー（medical training therapy：MTT）
　コース実施に関して：
　　　著者（竹井　仁）までお問い合わせください．

索 引

【ア】

Ia抑制　41
Ib抑制　41
アイソメトリックエクササイズ　487
アイソリティック収縮　178
アクチンフィラメント　31, 32
圧縮検査　182
圧迫　61
圧迫・牽引検査　276
アプリヘンションテスト　59
α-γ連関　42
アルファ・リズム　85
安静肢位　272
痛みの伝達路　226
イリタブル患者　73
インバランス　484
ウェーバーテスト　86
ヴォン・フレイの触毛試験　86
羽状筋　30, 482
うずまき反射　382
運動感覚受容器　26
運動系症候群　413
運動系診断　413, 414, 421
運動検査　58
運動線維　34
運動単位　35, 374
運動ニューロン　33
MSIアプローチ（定義）　412
　●姿勢・動作の指導・修正　423
　●エクササイズ　424
MSIアプローチの適用・禁忌　417
エラスチン線維　20, 113
エルゴトロピック刺激　85
遠心性神経　39
エンドフィール　58
横断マッサージ　210
凹の法則と凸の法則　12

【カ】

下位交差性症候群　434
外呼吸　44
開放性運動連鎖　129
架橋形成　66
化骨　10
下肢伸展挙上　59
荷重－変形曲線　313
顆状関節　15
仮性筋拘縮　79
滑液　16
　──包　17
滑膜関節　12
下部腹筋群漸増的強化エクササイズ　423
下部1/4検査　418
過用症候群　115
感覚検査　60
感覚受容装置　80
寛骨（腸仙関節）機能異常　194
感作手技　361
患者教育　410
関節運動　271
関節円板　17
関節機能異常　207
関節腔　16
関節受容器　17, 126
関節唇　17
関節軟骨　15
関節の遊び　61, 208, 272
　──検査　278
関節の構成運動　12
関節の不動化　115
関節半月　17
関節包　16
　──下部のストレッチ　284
　──内運動　272
関節モビライゼーション（定義）　271
関節モビライゼーションの適用・禁忌　274
関連痛　54
機械的受容器　80

器官　7
　——系　7
利き目検査　180
機能的アプローチ（定義）　4
機能マッサージ（定義）　213
　　棘下筋——　215
　　棘上筋——　215
　　手根伸筋——　214
　　上腕二頭筋——　214
　　大腿筋膜張筋——　216
　　膝屈曲筋——　216
球関節　15
臼状関節　15
求心性神経　39
胸管　44
協調中心　117, 119, 165
胸椎ダクト　104
共同筋間動員パターン　416
共同筋群インバランス　142
鋸筋　30
棘上筋横断マッサージ　212
筋ガーディング　68
筋外膜　30
筋収縮　33
筋の起始　29
筋の形状　30
筋の停止　29
筋の補助装置　29
筋筋膜性　316
筋クランプ　389
筋腱移行部　28
筋原線維　31
筋硬結　387, 390
筋細胞　30
筋収縮　481, 486
　　遠心性——　486
　　求心性——　486
　　等尺性——　487
　　プライオメトリック——　487
筋周膜　30
筋障壁　179
筋触察　239
筋スパズム　68
筋節　31, 53
筋線維　30
　　——の種類　36
　　——組成　37
　　——肥大　482
　　——比率　37
筋長検査　415

緊張性システム筋群　432
緊張点　359
筋内膜　30
筋軟化　387, 390
筋肉ポンプ　43
筋の硬さ　415
筋の不動化　115
筋バランス　235
筋紡錘　26, 40, 117, 127
筋膜　23, 113, 127, 138, 165
　　深——　25
　　浅——　23
　　漿膜下——　27
　　——対角線　120, 170
　　——単位　117, 169
　　——の機能　166
　　——の機能異常　116
　　——の作用　117
　　——の種類　24
　　——の変性　116
　　——配列　118, 128, 169
　　——螺旋　121, 170
筋外膜　25
筋膜マニピュレーション（定義）　165
　　●大腿直筋外側　171
　　●腰方形筋・腰腸肋筋　171
　　●腓腹筋外側頭　172
　　●腸腰筋　173
　　●広背筋　173
　　●大殿筋下部線維　174
　　●上・下腓骨筋支帯　174
　　●上伸筋支帯　174
　　●大腿二頭筋遠位腱内側部　174
　　●長内転筋近位腱　175
　　●大胸筋・腹直筋融合部　175
　　●大胸筋　175
筋膜マニピュレーションの適用・禁忌　169
筋膜リリース（定義）　138
　　基本手技　●長軸方向リリース　143, 144
　　　　　　●横断面リリース　143, 148
　　　　　　●pull（traction）　143, 151
　　治療手技　●大腿筋膜張筋　145
　　　　　　●腸脛靱帯　145
　　　　　　●長趾伸筋　145
　　　　　　●背側骨間筋　145
　　　　　　●薄筋近位（長内転筋）　145
　　　　　　●薄筋遠位　147
　　　　　　●腓腹筋内側頭　148
　　　　　　●後脛骨筋　148
　　　　　　●骨盤隔膜リリース　149

- ●横隔膜リリース　149
- ●胸郭上口リリース　149
- ●舌骨部リリース　150
- ●後頭顆（後頭下筋群／頭蓋底）リリース　150
- ●上肢 pull　151
- ●下肢 pull　152
- ●側腹斜方リリース　152
- ●前胸部リリース　153
- ●水平方向リリース：肩甲骨・上肢　153
- ●筋膜ストレッチング　153
- ●骨盤部リリース　155
- ●腰仙部減圧　155
- ●腰方形筋・腰腸肋筋リリース　156
- ●腰腸肋筋リリース　156
- ●腸骨筋リリース　156
- ●腸腰筋リリース　157

筋膜リリースの適用・禁忌　141
小児に対する筋膜リリース（定義）　159
- ●腰背部方向リリース　162
- ●側腹斜方リリース　162
- ●腸腰筋リリース　162
- ●胸郭水平方向（大胸筋）リリース　162
- ●後頭顆（後頭下筋群）リリース　163
- ●側頭筋リリース　163
- ●前腕筋群リリース　163
- ●体幹回旋リリースと上肢伸張　163

筋力強化　482
筋力トレーニング　486
　　──の原則　488
　　──プログラム　489
筋連結　235
屈曲反射求心線維　83
クラウゼ終末　81
鞍関節　15
クリニカルリーズニング（定義）　71
- ●客観的検査　73
- ●後方視的評価　74
- ●主観的検査　72

クリニカルリーズニングの3要素　71
- ●ベストチョイス　75
- ●ベターチョイス　75
- ●クリニカルリーズニングの仮説　71

クワドラント　302
系（定義）　3
痙縮　115, 161
頸椎捻挫　295
ゲートコントロール理論　229
結合組織　17, 113

疎性──　21
密性──　21
　密性規則性──　27
　密性不規則性──　22
　──の構造　166
腱　27
牽引　272
　3次元の──　272
原因筋線維　233
腱紡錘　40, 127
膠原線維　18
後根反射　375
拘縮　161
構成運動　61
硬節　381, 384
構造的アプローチ（定義）　3
構造的障壁　180
興奮収縮連関　33, 34
後方運動配列　129
骨運動　271
骨改変　10
骨格筋　29
骨間靱帯　12
骨間膜　12
骨・筋成長バランス　160
骨代謝　9
骨端線瘢痕　10
骨年齢　10
骨の機能　7
骨の基本構造　9
骨の分類　8
骨盤帯機能異常　184
骨へのストレス　10
骨梁　11
コラーゲン線維　18, 113
　──束　20
コラーゲン代謝回転　380
ゴルジ腱器官　26, 40
combined movement　286
コンパラブルサイン　74
コンプレッションスリーブ・ストッキング　109
コンプレッションバンデージ　109
コンプレッションポンプ　110

【サ】

サイズの原理　37
坐位体幹前屈テスト　182
細胞外マトリックス　15, 32
坐骨神経伸張テスト　285

持久性トレーニング　481
軸索　353
　　――反射　375
　　――輸送　355
試験治療　277
自己抑制　41
支持細胞　38
膝蓋大腿テーピング　345
自動圧迫検査　59
自動運動検査　275
車軸関節　15
自由細胞　21
受動運動器　7
シュワン細胞　353
循環回路　42
　●体循環　42
　●肺循環　43
上位交差性症候群　433
上部1/4検査　419
障壁内域　179
静脈　42
　　――角　47
　　――壁　43
触圧覚刺激法（定義）　79
　●肩関節　90
　●肘関節　90
　●前腕　91
　●手指関節　91
　●股関節　92
　●膝関節　93
　●足関節　94
　●足指関節　94
　●椎体関節　97
　●上部頸椎，頭部　97
触圧覚刺激法の適用・禁忌　86
触診　61, 87, 208, 361
除神経性（廃用性）超感受性　378
触覚ユニット　83
自律神経系　39, 380, 383
しわ寄せテスト　388
神経因性疼痛　378
神経栄養因子　380
神経外膜　356
神経学的検査　60
神経・筋記憶　483
神経筋リラクセーション　484
神経系機能障害　358
神経系メカニクス検査　361
神経系モビライゼーション（定義）　362
　　スランプ検査　363

●ULNT 1　365
●ULNT 2a　365
●ULNT 2b　365
●ULNT 3　368
神経根障害　386
神経支配　356
神経周膜　356
神経性炎症　377
神経節　39
神経線維　39, 354
　　――の分類　354
神経損傷　357
伸縮性テープ　459
靱帯　17, 28
　　関節外――　28
　　関節内――　28
　　指示――　28
　　補強――　28
　　抑制――　28
伸張反射　41
真皮　22
深部痛　53
髄鞘　353
数値評価スケール　56
StarTスクリーニングツール　62
StarT Back test　63
スタビライゼーションエクササイズ　271
Stemmer徴候　108
ストレイン　115
ストレイン‐カウンターストレイン　126
ストレス‐ストレインカーブ　29
ストレッチング（定義）　217, 484
　　広背筋――　218
　　上腕二頭筋長頭――　219
　　静的――　217
　　僧帽筋――　220
　　大円筋――　218
　　大胸筋――　219
　　大腿直筋――　220
オートストレッチング　221
　　広背筋――　221
　　上腕二頭筋――　222
　　僧帽筋下行部――　223
　　大腿直筋――　223
ストレッチングの適用・禁忌　485
スプリントトレーニング　481
スプレイン　115
滑り　61, 272
静的検査　180
脊髄神経　38

――後枝・前枝　374
脊髄反射機構　39
セラバンドエクササイズ　491
ゼロ肢位　272
線維芽細胞　21
仙腸関節機能異常　186, 190
前方運動配列　129
層状症候群　435
臓性神経系　39
相対的柔軟性　416
相動性システム筋群　432
相反性抑制　41
速順応性線維／受容器機構　23, 83

【タ】

体性機能障害（定義）　53
体性神経系　39
体性痛　53, 54
大腿神経伸張テスト　285
ダイナミックエクササイズ　487
多羽状筋　30
楕円関節　15
脱感作手技　361
他動的下肢伸展挙上テスト　61
他動的可動検査　276
多腹筋　30
段階的診療法　399
弾性　20
　　――線維　18
弾力的障壁　180
知覚神経終末　80
恥骨結合機能異常　184
遅順応性線維／受容器機構　22, 83
中間位　179
　病的――　180
中間径フィラメント　32
中殿筋横断マッサージ　213
長橈側手根伸筋横断マッサージ　213
治癒過程（定義）　65
　　筋の――　67
　　神経の――　68
　　創の――　67
　　軟部組織の――　65
蝶番関節　15
治療手技（定義）　3
治療面　272
椎節　53
痛覚過敏　84, 379
抵抗運動検査　208

テープ療法（定義）　453
　●疼痛惹起力源筋テープ　464
　●疼痛惹起原因筋テープ　465
　●疼痛惹起原因筋の原因部位テープ　465
　●触知・圧迫テストによる疼痛惹起原因筋テープ　465
　●共同運動パターンテープ　466
　●連合運動テープ　468
　●姿勢反射調整テープ　468
　●立ち直り反応的テープ　468
　●平衡運動反応　468
局所異常調整テープ療法　469
　●上腕骨頭前上方偏位に対するテープ　470
　●橈骨手根関節機能異常に対するテープ療法　471
　●母指手根中手関節亜脱臼防止テープ　471
　●距骨後方滑りテープ療法　472
　●末梢関節包インピンジメント防止テープ　473
　●腱鞘炎に対する有角的方向転換テープ療法　473
　●指の屈筋腱鞘炎に対する中手骨遠位端扇状開廃防止テープ　473
　●被覆テープ療法　474
　●仙腸関節機能異常に対するテープ療法　474
　●大腿脛骨関節機能異常に対するテープ療法　476
　●大腿膝蓋関節機能異常に対するテープ療法　477
　●前足部機能異常に対するテープ療法　478
　●軽度の外反母趾に対するテープ療法　478
テープ療法の適用・禁忌　459
テンダーポイント　387
伝統的マッサージ　209
動筋‐拮抗筋インバランス　142
疼痛のタイプ　56
疼痛抑制機序　227, 231
動脈　42
　　――壁　43
特定方向への動きやすさ　413
徒手的神経ブロック療法　230
徒手的リンパドレナージ　108
トリガーポイント　387
トロフォトロピック刺激　85

【ナ】

内因性鎮痛系　227
内呼吸　44
内臓痛　53
内反捻挫テーピング　347
軟部組織モビライゼーション（定義）　206
2点識別テスト　81
二頭筋　30
二腹筋　30

ニューロダイナミック・テスト　60, 360, 362
ニューロン　38
認知行動療法　63
認知中心　117
脳神経　38
能動運動器　7
ノルアドレナリン受容体　377
ノンイリタブル患者　73

【ハ】

背側筋横断マッサージ　212
パチニ小体　22, 80
パトリックテスト　59
ハバース管　9
羽ばたき振動　82
Parisアプローチ（定義） 309
- 腰椎回旋 - 靱帯性ロック　319
- 腰椎側屈 - 腹臥位 - 股関節外転　319
- 中部頸椎　319
- 中部頸椎上前方へのマニピュレーション　320
- 離開（後頭骨～軸椎）　320
- 姿勢による離開（腰椎）　320
- 胸腰筋膜マニピュレーション　324
- 腰椎回旋マニピュレーション　324
- 腹部筋群トレーニング　325

Parisアプローチの適用・禁忌 314
半羽状筋　30
瘢痕　114
反射　39
　──回路　39, 41
　──性筋収縮　229
板状筋　30
ヒアルロン酸　16, 26
皮下組織　22
被刺激性　370
微小管　32
非伸縮性テープ　460
Pitting Edema Scale　108
皮膚受容器　23
皮膚靱帯　24
皮膚節　53
評価（定義） 53
- 家族歴　57
- 既往歴　57
- 現病歴　57
- 主訴　55
- 心理社会的要因　63
- 全身状態　57
- 疼痛　55

- 病歴　54
- 服用薬　57
- レントゲン　57

表在痛　53
病理運動学的モデル　412-414
フィラメント滑走　33, 34
プーリーマシンエクササイズ　490
フェイススケール　56
フェルデンクライスメソッド（定義） 441
- ATM　443
- ボディスキャニング　446
- 機能統合　450

フォルクマン管　9
副運動　61
複合運動　316
副生理的間隙　180
不動結合　11
不動肢位　272
プレーティング（定義） 261
- Pressing　265
- Cutting　265
- Picking　265
- Digging　265
- Sliding　265
- Catching　265
- Scratching　265
- Hammering　266

プレーティングの適用 262
- 浮腫　262
- 瘢痕，癒着　262
- 痛み　262
- 胸郭の筋緊張亢進　263
- 絞扼性神経障害　263
- 関節包内運動の誘発　264

分離　272
並進運動　327
平面関節　15
ベータ・リズム　85
包括的アプローチ（定義） 4
方形筋　30
紡錘状筋　30, 482
ほぞ継ぎ構造　346
ボディチャート　72
ホムンクルス　382
ポリモーダル受容器　376

【マ】

マイオセラピー（定義） 374, 386
- 急性期"筋軟化"に対する基本的テクニック　391

- ●慢性期"筋硬結"に対する基本的テクニック　392

マイオチューニング・アプローチ（定義）　225
- ●静的施行法　236
- ●動的施行法　236
- ●ROM制限に対するマイオチューニング・アプローチ　250
- ●筋力強化のためのマイオチューニング・アプローチ　253
- ●ADL練習のためのマイオチューニング・アプローチ　253
- ●腰痛，腰椎椎間板ヘルニアに対するマイオチューニング・アプローチ　255

マイオチューニング・アプローチストレッチング　246

マイオチューニング・アプローチの適用・禁忌　233

マイスナー小体　22, 80

muscle growth plate　160

マックマレテスト　59

マッケンジー法（定義）　401
- ——の診断名　404
- ——判断指標　402
  - ●Centralisation　402
  - ●Peripheralisation　402
  - ●Directional Preference　403
  - ●Trafic Light Guide　403

末梢感覚神経機構　81

末梢神経系　38

マッスルエナジーテクニック（定義）　177
- ●恥骨結合に対する治療　184
- ●仙骨（仙腸関節）に対する治療　186
- ●寛骨（腸仙関節）に対する治療　193
- ●脊椎に対する治療　198
- ●治療後の機能的運動　203

マッスルエナジーテクニックの適用・禁忌　180

マッスルペインリリーフ（定義）　126
- ●小胸筋　132
- ●三角筋鎖骨部線維　132
- ●上腕二頭筋　132
- ●橈側手根屈筋　132
- ●短母指外転筋　133
- ●菱形筋　133
- ●大円筋　133
- ●上腕三頭筋　133
- ●尺側手根伸筋　134
- ●小指外転筋　134
- ●前鋸筋　135
- ●烏口腕筋　135
- ●尺側手根屈筋　135
- ●短小指屈筋　136
- ●腕橈骨筋　136

マッスルペインリリーフの適用・禁忌・注意　130

マッチ棒テスト　389

マリガンテクニック（定義）　327
- ●椎間関節自然滑走法　329
- ●逆椎間関節自然滑走法　329
- ●持続的椎間関節自然滑走法　329
- ●対象者自身で行う持続的椎間関節自然滑走法　329
- ●運動併用モビライゼーション　330
- ●上肢運動併用脊椎モビライゼーション　330
- ●下肢運動併用モビライゼーション　331
- ●疼痛解放現象テクニック　331

マリガンテクニックの適用・禁忌　328

慢性痛　227
　——サイクル　228

ミオシンフィラメント　31, 32

ミクロフィラメント　32

Maitlandメソッド（定義）　298

Maitlandメソッドの適用・禁忌　301

メカニカルインターフェース　357, 373

メディカルトレーニングセラピー（定義）　480

メニスクス絞扼論　68

メルケル細胞　80

メルケル触盤　22

免疫系　380

毛細血管　42

モビライゼーション／マニピュレーション　310

問診　54

【ヤ】

ヤーガソンテスト　59

ヤンダアプローチ（定義）　431
　——運動パターンテスト　435
- ●股関節伸展運動パターンテスト　435
- ●股関節外転運動パターンテスト　436
- ●体幹起き上がり運動パターンテスト　436
- ●頸部屈曲運動テスト　436
- ●腕立て伏せ運動パターンテスト　437
- ●肩関節外転運動パターンテスト　437
　——感覚運動訓練　438

ヤンダアプローチの適用・禁忌　435

融合中心　119, 167

遊走細胞　21

誘発軽減検査　275

有皮膜小体　80

腰仙椎神経根症候群　286

腰椎屈曲テスト　189

腰椎伸張検査　188

【ラ】

RICE　66
ラディキュロパシー　386
離開　61
理学的検査　57
リクルートメント（運動単位の動員）　481
立位体幹前屈テスト　181
立位同側運動テスト　181
リハビリテーショントレーニング　271
リモデルリング　→「骨改変」をみよ
流体潤滑　16
リリース（定義）　140
臨床推論→「クリニカルリーズニング」をみよ

リンパ系　44, 45, 103
リンパ系機械的不全　105
リンパ系動的不全　105
リンパコレクター　104
リンパ性浮腫　104, 106
リンパトランク　104
loose packed position　58
ルーレット式皮膚痛覚計　390
ルフィニ小体　81
レートコーディング　481
レジスタンストレーニング　480
　低頻度──　483
レンガの壁理論　298

系統別・治療手技の展開

感覚器系−外皮／リンパ系／結合組織（非収縮組織）と筋系／関節系／神経系／その他の治療手技

改訂第3版

1999年5月15日	初版	第1刷発行
2007年4月16日	改訂第2版	第1刷発行
2014年9月30日	改訂第3版	第1刷発行
2015年9月1日		第2刷発行

定価はカバーに表記

編 集	竹井　仁・黒澤和生©
発行者	中村三夫
印 刷	株式会社 三秀舎
製 本	永瀬製本所
Ｄ Ｔ Ｐ	Kyodoisho DTP Station
発行所	株式会社 協同医書出版社

〒113-0033　東京都文京区本郷3-21-10
電話03-3818-2361　ファックス03-3818-2368
郵便振替00160-1-148631
http://www.kyodo-isho.co.jp/　　E-mail : kyodo-ed@fd5.so-net.ne.jp

ISBN978-4-7639-1075-2

JCOPY〈(社)出版者著作権管理機構　委託出版物〉
本書の無断複写は著作権法上での例外を除き禁じられています．複写される場合は，そのつど事前に，(社)出版者著作権管理機構（電話03-3513-6969，FAX 03-3513-6979，e-mail: info@jcopy.or.jp）の許諾を得てください．
本書を無断で複製する行為（コピー，スキャン，デジタルデータ化など）は，「私的使用のための複製」など著作権法上の限られた例外を除き禁じられています．大学，病院，企業などにおいて，業務上使用する目的（診療，研究活動を含む）で上記の行為を行うことは，その使用範囲が内部的であっても，私的使用には該当せず，違法です．また私的使用に該当する場合であっても，代行業者等の第三者に依頼して上記の行為を行うことは違法となります．